Shackelford's Surgery of the Alimentary Tract

Ⅲ: Pancreas, Biliary Tract, Liver, and Spleen

8th Edition
原书第 8 版

总主译 李玉民

Shackelford
消化道外科学
肝胆胰脾外科学卷

原 著 [美] Charles J. Yeo

合 著 [美] Steven R. DeMeester　　[美] David W. McFadden

　　　　[美] Jeffrey B. Matthews　　[美] James W. Fleshman

主 审 董家鸿

主 译 李玉民　李 汛　周文策　孟文勃

中国科学技术出版社
·北 京·

图书在版编目（CIP）数据

Shackelford 消化道外科学：原书第 8 版. 肝胆胰脾外科学卷 /（美）查尔斯·J. 杨（Charles J. Yeo）等原著；李玉民等主译. —北京：中国科学技术出版社，2023.8

书名原名：Shackelford's Surgery of the Alimentary Tract, 8E

ISBN 978-7-5236-0070-2

Ⅰ. ①S… Ⅱ. ①查… ②李… Ⅲ. ①肝疾病—外科学 ②胆道疾病—外科学 ③胰腺疾病—外科学 ④脾疾病—外科学 Ⅳ. ① R656

中国版本图书馆 CIP 数据核字（2023）第 037336 号

著作权合同登记号：01-2023-1096

策划编辑　王久红　焦健姿
责任编辑　王久红
文字编辑　张　龙
装帧设计　华图文轩
责任印制　徐　飞

出　　版　中国科学技术出版社
发　　行　中国科学技术出版社有限公司发行部
地　　址　北京市海淀区中关村南大街 16 号
邮　　编　100081
发行电话　010-62173865
传　　真　010-62179148
网　　址　http://www.cspbooks.com.cn

开　　本　889mm×1194mm　1/16
字　　数　980 千字
印　　张　39.25
版　　次　2023 年 8 月第 1 版
印　　次　2023 年 8 月第 1 次印刷
印　　刷　北京盛通印刷股份有限公司
书　　号　ISBN 978-7-5236-0070-2/R·3081
定　　价　398.00 元

Elsevier (Singapore) Pte Ltd.

3 Killiney Road, #08-01 Winsland House I, Singapore 239519

Tel: (65) 6349-0200; Fax: (65) 6733-1817

注　意

译者名单

主　　审　董家鸿

总 主 译　李玉民

主　　译　李玉民　李　汛　周文策　孟文勃

译　　者　（以姓氏笔画为序）

马天龙　兰州大学第二医院

王永琦　兰州大学第一医院

白　冰　兰州大学第一医院

任志俭　西安国际医学中心医院

刘丽平　兰州大学第一医院

李　汛　兰州大学第一医院

李　涛　北京大学人民医院

李　斌　兰州大学第一医院

李玉民　兰州大学第二医院

宋天亮　兰州大学第二医院

张　辉　兰州大学第二医院

张　磊　中山大学附属第六医院

张全保　复旦大学附属华山医院

陈　杰　中南大学湘雅医院

周文策　兰州大学第二医院

周彦明　厦门大学附属第一医院

孟文勃　兰州大学第一医院

赵　军　兰州大学第二医院

贺志云　兰州大学第一医院

郭继武　兰州大学第二医院

盛　亮　兰州大学第一医院

彭　健　中南大学湘雅医院

魏育才　兰州大学第二医院

内容提要

　　本书引进自 Elsevier 出版社，是一部经典的消化道外科学著作，由国际知名教授 Charles J. Yeo 领衔主编，联合 Steven R. DeMeester、David W. McFadden、Jeffrey B. Matthews、James W. Fleshman 等众多消化道外科领域的权威专家共同打造。本书为全新第 8 版，分四卷 181 章，全面介绍了消化道脏器解剖学、生理学，以及各种消化道外科疾病的诊断治疗和新进展，同时系统阐述了消化道外科疾病相关的基因组学、蛋白质组学、腹腔镜技术和机器人手术等前沿技术，具体展示了消化道外科领域较为先进的临床实践、手术技巧、微创治疗的新理念和新方法。

　　本分册为肝胆胰脾外科学卷，由芝加哥大学外科系主任、《胃肠外科杂志》原主编 Mathews 医生领衔主编，分四篇 53 章，系统介绍了胰腺的解剖、生理学、胚胎起源、影像学诊断、疾病影像学干预，以及 14 种胰腺疾病的诊疗等；胆道的解剖学、胚胎学、生理学、影像学诊断、疾病影像学干预，以及 11 种胆道疾病的影像学诊断和干预、内镜评估和治疗、手术治疗等；肝的解剖、生理学、肝功能的实验室检测、肝胆疾病患者围术期管理及营养支持，以及 14 种肝病的诊断性手术与肝切除术、微创切除术、肝肿瘤消融治疗、肝移植等；脾的解剖、生理学、脾切除术、脾微创手术和影像学辅助介入治疗、成人及小儿脾外伤、脾囊肿和肿瘤治疗等。

　　与同类书相比，本书行文简练，图表丰富，可读性强，尤其在对外科新技术的介绍上独具特色，在展示原著者对技术发展敏感触觉的同时，还提供了非常中肯的循证医学评价，是消化道外科医师难得的教材。

补充说明：本书收录图表众多，其中部分图表存在第三方版权限制的情况，为保留原文内容完整性计，存在第三方版权限制的图表均以原文形式直接录排，不另做中文翻译，特此说明。本书参考文献条目众多，为方便读者查阅，已将本书参考文献更新至网络，读者可扫描右侧二维码，关注出版社医学官方微信"焦点医学"，后台回复"9787523600702"，即可获取。

原著者名单

Editor-In-Chief

Charles J. Yeo, MD, FACS
Samuel D. Gross Professor and Chair
Department of Surgery
Sidney Kimmel Medical College at
   Thomas Jefferson University
Philadelphia, Pennsylvania

Section I　Esophagus and Hernia

Steven R. DeMeester, MD, FACS
Division of Foregut and Minimally Invasive Surgery
The Oregon Clinic
Portland, Oregon

Section III　Pancreas, Biliary Tract, Liver, and Spleen

Jeffrey B. Matthews, MD, FACS
Dallas B. Phemister Professor and Chairman of
   Surgery
The University of Chicago
Chicago, Illinois

Section II　Stomach and Small Intestine

David W. McFadden, MD, MBA, FACS
Chairman, Department of Surgery
University of Connecticut
Surgeon-in-Chief
University of Connecticut Health
Farmington, Connecticut

Section IV　Colon, Rectum, and Anus

James W. Fleshman, MD, FACS
Seeger Professor and Chairman of Surgery
Baylor University Medical Center
Professor of Surgery
Texas A&M Health Science Center
Dallas, Texas

原书参编者

Abbas E. Abbas, MD, MS, FACS
Professor and Chief, Division of Thoracic Surgery, Department of Thoracic Medicine and Surgery; Director, Thoracic and Foregut Surgery, Temple University School of Medicine, Philadelphia, Pennsylvania

David B. Adams, MD
Professor of Surgery, Medical University of South Carolina, Charleston, South Carolina

Piyush Aggarwal, MBBS
Fellow, Division of Colorectal Surgery, Mayo Clinic, Phoenix, Arizona

Bestoun H. Ahmed, MD, FRCS, FACS, FASMBS
Associate Professor of Surgery, University of Pittsburgh School of Medicine, Pittsburgh, Pennsylvania

Craig Albanese, MD, MBA
Division of Pediatric Surgery, Department of Surgery, Stanford University School of Medicine, Stanford, California

Matthew R. Albert, MD, FACS, FASCRS
Program Director, Florida Hospital Colorectal Fellowship, Department of Colon and Rectal Surgery, Center for Colon and Rectal Surgery, Florida Hospital, Orlando, Florida

Abubaker Ali, MD
Assistant Professor of Surgery, Wayne State University, Detroit, Michigan

Evan Alicuben, MD
General Surgery Resident, Keck School of Medicine of the University of Southern California, Los Angeles, California

Marco E. Allaix, MD, PhD
Department of Surgical Sciences, University of Torino, Torino, Italy

Ashley Altman, MD
Department of Radiology, The University -of Chicago Medicine, Chicago, Illinois

Hisami Ando, MD
President, Aichi Prefectural Colony; Emeritus Professor, Department of Pediatric Surgery, Nagoya University Graduate School of Medicine, Nagoya-city, Aichi, Japan

Ciro Andolfi, MD
Department of Surgery, The University of Chicago Pritzker School of Medicine, Chicago, Illinois

Alagappan Annamalai, MD
Surgery, Cedars-Sinai Medical Center, Los Angeles, California

Elliot A. Asare, MD, MS
Chief Resident, General Surgery, Department of Surgery, Medical College of Wisconsin, Milwaukee, Wisconsin

Emanuele Asti, MD, FACS
Assistant Professor, General and Emergency Surgery, IRCCS Policlinico San Donato, University of Milano, Milan, Italy

Hugh G. Auchincloss, MD, MPH
Cardiothoracic Fellow, Massachusetts General Hospital, Boston, Massachusetts

Benjamin Babic, MD
Department of Surgery, Agaplesion Markus Hospital, Frankfurt, Germany

Talia B. Baker, MD
Associate Professor of Surgery, Transplantation Institute, The University of Chicago Medicine, Chicago, Illinois

Chad G. Ball, MD, MSC, FRCSC, FACS
Associate Professor of Surgery, University of Calgary, Foothills Medical Center, Calgary, Alberta, Canada

Arianna Barbetta, MD
Research Fellow, General Surgery Department, Thoracic Surgery Service, Memorial Sloan Kettering Cancer Center, New York, New York

John M. Barlow, MD
Assistant Professor, Department of Radiology, Mayo Clinic College of Medicine, Rochester, Minnesota

Justin Barr, MD, PhD
Department of Surgery, Duke University Medical Center, Durham, North Carolina

Juan Camilo Barreto, MD
Assistant Professor of Surgery, Division of Surgical Oncology, University of Arkansas for Medical Sciences, Little Rock, Arkansas

Linda Barry, MD, FACS
Associate Professor of Surgery, University of Connecticut School of Medicine; Chief Operating Officer, Connecticut Institute for Clinical and Translational Science, Farmington, Connecticut

Eliza W. Beal, MD
Department of Surgery, The Ohio State University Wexner Medical Center, Columbus, Ohio

Kristin Wilson Beard, MD
Baylor Scott and White Medical Center, Round Rock, Texas

David E. Beck, MD, FACS, FASCRS
Professor and Chair, Department of Colon and Rectal Surgery, Ochsner Clinic Foundation, New Orleans, Louisiana; Professor of Surgery, Ochsner Clinical School, University of Queensland, Brisbane, Queensland, Australia

Kevin E. Behrns, MD
Dean, School of Medicine, VP for Medical Affairs, St. Louis University, St. Louis, Missouri

Oliver C. Bellevue, MD
General Surgery Resident, Department of Surgery, Swedish Medical Center, Seattle, Washington

Omar E. Bellorin-Marin, MD
Chief Resident, General Surgery, New York-Presbyterian/ Queens, Flushing, New York

Jacques Bergman, MD, PhD
Professor of Gastrointestinal Endoscopy, Department of Gastroenterology and Hepatology, Academic Medical Center, Amsterdam, The Netherlands

James Berry, MD
Department of Surgery, University of Connecticut Health Center, Farmington, Connecticut

Marc G.H. Besselink, MD, MSc, PhD
Department of Surgery, Academic Medical Center, Amsterdam, The Netherlands

Adil E. Bharucha, MBBS, MD
Professor of Medicine, Division of Gastroenterology and Hepatology, Mayo Clinic, Rochester, Minnesota

Anton J. Bilchik, MD, PhD
Professor of Surgery, Chief of Medicine, Chief of Gastrointestinal Research, Gastrointestinal Oncology, John Wayne Cancer Institute at Providence Saint John's Health Center, Santa Monica, California

Nikolai A. Bildzukewicz, MD, FACS
Assistant Professor of Clinical Surgery, Division of Upper GI and General Surgery, Associate Program Director, General Surgery Residency and Advanced GI/MIS Fellowship, Keck School of Medicine of the University of Southern California, Los Angeles, California

Jason Bingham, MD
Department of General Surgery, Madigan Army Medical Center, Tacoma, Washington

Elisa Birnbaum, MD
Professor of Surgery, Section of Colon and Rectal Surgery, Washington University School of Medicine, St. Louis, Missouri

Sylvester M. Black, MD, PhD
Assistant Professor of Surgery, Division of Transplant, The Ohio State University Wexner Medical Center, Columbus, Ohio

Shanda H. Blackmon, MD, MPH
Associate Professor of Surgery, Division of Thoracic Surgery, Mayo Clinic, Rochester, Minnesota

Joshua I.S. Bleier, MD
Associate Professor of Surgery, University of Pennsylvania, Philadelphia, Pennsylvania

Adam S. Bodzin, MD
Assistant Professor, Department of Surgery, Section of Transplantation, The University of Chicago, Chicago, Illinois

C. Richard Boland, MD
Chief, Division of Gastroenterology, Internal Medicine, Baylor Scott and White, La Jolla, California

John Bolton, MD
Chairman Emeritus, Department of Surgery, Ochsner Health Systems, New Orleans, Louisiana

Nathan Bolton, MD
Resident, General Surgery, Ochsner Medical Center, New Orleans, Louisiana

Luigi Bonavina, MD, PhD
Professor and Chief of General Surgery, Department of Biomedical Sciences for Health, IRCCS Policlinico San Donato, University of Milano, Milan, Italy

Morgan Bonds, MD
Surgical Resident, University of Oklahoma Health Science Center, Oklahoma City, Oklahoma

Stefan A.W. Bouwense, MD, PhD
Department of Surgery, Radboud University Medical Center, Nijmegen, The Netherlands

Joshua A. Boys, MD
Thoracic Surgery Research Fellow, Department of Surgery, University of Southern California, Los Angeles, California

Raquel Bravo-Infante, MD
Gastrointestinal Surgery Department, Hospital Clinic of Barcelona, Barcelona, Spain

Ross M. Bremner, MD, PhD
Executive Director, Norton Thoracic Institute, St. Joseph's Hospital and Medical Center, Phoenix, Arizona

Bruce M. Brenner, MD
Associate Professor of Surgery, University of Connecticut, Farmington, Connecticut

Shaun R. Brown, DO, FACS
Clinical Fellow, Department of Colon and Rectal Surgery, Ochsner Medical Center, New Orleans, Louisiana

Mark P. Callery, MD
Professor of Surgery, Harvard Medical School; Chief, Division of General Surgery, Beth Israel Deaconess Medical Center, Boston, Massachusetts

John L. Cameron, MD
Alfred Blalock Distinguished Service Professor of Surgery, Professor of Surgery,

The Johns Hopkins Hospital, Baltimore, Maryland

Michael Camilleri, MD
Atherton and Winifred W. Bean Professor, Professor of Medicine, Pharmacology, and Physiology, Consultant, Division of Gastroenterology and Hepatology, Department of Medicine, Mayo Clinic, Rochester, Minnesota

Jacob Campbell, DO, MPH
Department of Surgery, University of Connecticut Health Center, Farmington, Connecticut

Riaz Cassim, MD, FACS, FASCRS
Associate Professor, Department of Surgery, West Virginia University, Morgantown, West Virginia; Chief of Surgery, Louis A. Johnson VA Medical Center, Clarksburg, West Virginia

Manuel Castillo-Angeles, MD, MPH
Research Fellow, Department of Surgery, Beth Israel Deaconess Medical Center, Boston, Massachusetts

Christy Cauley, MD, MPH
Resident, Department of Surgery, Massachusetts General Hospital, Boston, Massachusetts

Keith M. Cavaness, DO, FACS
Surgery, Baylor Scott and White Health, Dallas, Texas

Robert J. Cerfolio, MD, MBA, FACS, FACCP
Professor of Surgery, Chief of Clinical Division Thoracic Surgery, Director of the Lung Cancer Service Line, New York University; Senior Advisor, Robotic Committee, New York, New York

Bradley J. Champagne, MD, FACS, FASCRS
Chairman of Surgery, Fairview Hospital; Director of Services, DDSI West Region; Professor of Surgery, Cleveland Clinic Lerner School of Medicine; Medical Director, Fairview Ambulatory Surgery Center, Cleveland, Ohio

Parakrama Chandrasoma, MD, MRCP
Chief, Surgical and Anatomic Pathology, Los Angeles County+ University of Southern California Medical Center; Emeritus Professor of Pathology, Keck School of Medicine of the University of Southern California, Los Angeles, California

Alex L. Chang, MD
Department of General Surgery, University of Cincinnati, Cincinnati, Ohio

Christopher G. Chapman, MD
Assistant Professor of Medicine, Director, Bariatric and Metabolic Endoscopy, Center for Endoscopic Research and Therapeutics, The University of Chicago Medicine and Biological Sciences, Chicago, Illinois

William C. Chapman, MD, FACS
Surgery, Washington University, St. Louis, Missouri

Susannah Cheek, MD
Clinical Instructor in Surgery, University of Pittsburgh, Pittsburgh, Pennsylvania

Harvey S. Chen, MD
Department of Surgery, Mayo Clinic, Rochester, Minnesota

Clifford S. Cho, MD
Department of Surgery, University of Michigan, Ann Arbor, Michigan

Eric T. Choi, MD
Chief, Vascular and Endovascular Surgery, Professor, Center for Metabolic Disease Research, Temple University Lewis Katz School of Medicine, Philadelphia, Pennsylvania

Eugene A. Choi, MD
Associate Professor of Surgery, Baylor College of Medicine, Houston, Texas

Karen A. Chojnacki, MD, FACS
Associate Professor of Surgery, Thomas Jefferson University, Philadelphia, Pennsylvania

Michael A. Choti, MD, MBA
Professor, Department of Surgery, University of Texas Southwestern Medical Center, Dallas, Texas

Ian Christie
Research Assistant, Department of Cardiothoracic Surgery, University of Pittsburgh, Pittsburgh, Pennsylvania

Heidi Chua, MD
Consultant, Department of Colon and Rectal Surgery, Mayo Clinic, Rochester, Minnesota

James M. Church, MBChB, MMedSci, FRACS
Staff Surgeon, Colorectal Surgery, Digestive Disease and Surgery Institute, Cleveland Clinic, Cleveland, Ohio

Jessica L. Cioffi, MD
Assistant Professor of Surgery, University of Florida, Gainesville, Florida

Susannah Clark, MS, MPAS
Boston, Massachusetts

Pierre-Alain Clavien, MD, PhD
Professor and Chairman, Department of Surgery, Division of Visceral and Transplant Surgery, University Hospital Zurich, Zurich, Switzerland

Adam Cloud, MD
Assistant Professor of Surgery, University of Connecticut, Farmington, Connecticut

Paul D. Colavita, MD
Gastrointestinal and Minimally Invasive Surgery, Carolinas Medical Center, Charlotte, North Carolina

Steven D. Colquhoun, MD
Professor of Surgery, Chief, Section of Hepatobiliary Surgery, Director of Liver Transplantation, Department of Surgery, University of California, Davis, Davis, California

William Conway, MD
Surgical Oncology, Ochsner Medical Center, New Orleans, Louisiana

Jonathan Cools-Lartigue, MD, PhD
Assistant Professor of Surgery, McGill University, Montreal, Quebec, Canada

Willy Coosemans, MD, PhD
Professor in Surgery, Clinical Head, Department of Thoracic Surgery, University Hospital Leuven, Leuven, Belgium

Edward E. Cornwell III, MD, FACS, FCCM, FWACS
The LaSalle D. Leffal Jr., Professor and Chairman of Surgery, Howard University Hospital, Washington, D.C.

Mario Costantini, MD
Department of Surgical, Oncological, and Gastroenterological Sciences, University and Azienda Ospedaliera of Padua, Padua, Italy

Yvonne Coyle, MD
Medical Director, Oncology Outpatient Services at the Baylor T. Boone Pickens Cancer Hospital; Texas Oncology and the Baylor Charles A. Sammons Cancer Center at the Baylor University Medical Center; Clinical Associate Professor, Texas A&M Health Science Center, College of Medicine, Dallas, Texas

Daniel A. Craig, MD
Assistant Professor of Radiology, Mayo Clinic, Rochester, Minnesota

Kristopher P. Croome, MD, MS
Assistant Professor of Transplant Surgery, Mayo Clinic, Jacksonville, Florida

Joseph J. Cullen, MD
Professor of Surgery, University of Iowa College of Medicine; Chief Surgical Services, Iowa City VA Medical Center, Iowa City, Iowa

Anthony P. D'Andrea, MD, MPH
Department of Surgery, Division of Colon and Rectal Surgery, Icahn School of Medicine at Mount Sinai, New York, New York

Themistocles Dassopoulos, MD
Adjunct Professor of Medicine, Texas A&M University; Director, Baylor Scott and White Center for Inflammatory Bowel Diseases, Dallas, Texas

Marta L. Davila, MD
Professor, Department of Gastroenterology, Hepatology, and Nutrition, The University of Texas MD Anderson Cancer Center, Houston, Texas

Raquel E. Davila, MD
Associate Professor, Department of Gastroenterology, Hepatology, and Nutrition, The University of Texas MD Anderson Cancer Center, Houston, Texas

Steven R. DeMeester, MD, FACS
Division of Foregut and Minimally Invasive Surgery, The Oregon Clinic, Portland, Oregon

Tom R. DeMeester, MD
Professor and Chairman Emeritus, Department of Surgery, University of Southern California, Los Angeles, California

Daniel T. Dempsey, MD, MBA
Professor of Surgery, University of Pennsylvania; Assistant Director, Perioperative Services, Hospital of the University of Pennsylvania, Philadelphia, Pennsylvania

Gregory dePrisco, MD
Diagnostic Radiologist, Baylor University Medical Center, Dallas, Texas

Lieven Depypere, MD
Joint Clinical Head, Department of Thoracic Surgery, University Hospital Leuven, Leuven, Belgium

David W. Dietz, MD, FACS, FASCRS
Chief, Division of Colorectal Surgery, Vice Chair, Clinical Operations and Quality, Vice President, System Surgery Quality and Experience, University Hospitals, Cleveland, Ohio

Mary E. Dillhoff, MD, MS
Assistant Professor of Surgery, The Ohio State University College of Medicine, Columbus, Ohio

Joseph DiNorcia, MD
Assistant Professor of Surgery, David Geffen School of Medicine, University of California, Los Angeles, Los Angeles, California

Stephen M. Doane, MD
Advanced Gastrointestinal Surgery Fellow, Department of Surgery, Thomas Jefferson University Hospital, Philadelphia, Pennsylvania

Epameinondas Dogeas, MD
Resident, Department of Surgery, University of Texas Southwestern Medical Center, Dallas, Texas

Eric J. Dozois, MD, FACS, FASCRS
Colon and Rectal Surgery, Mayo Clinic, Rochester, Minnesota

Kristoffel Dumon, MD
Associate Professor of Surgery, Hospital of the University of Pennsylvania, Philadelphia, Pennsylvania

Stephen P. Dunn, MD
Chairman, Department of Surgery, Nemours/Alfred I. Dupont Hospital for Children, Wilmington, Delaware; Professor of Surgery, Sidney Kimmel Medical College, Thomas Jefferson University, Philadelphia, Pennsylvania

Christy M. Dunst, MD
Co-Program Director, Advanced GI-Foregut Fellowship, Cancer Center, Providence Portland Medical Center; Foregut Surgeon, Gastrointestinal and Minimally Invasive Surgery, The Oregon Clinic, Portland, Oregon

John N. Dussel, MD
Fellow in Vascular Surgery, University of Connecticut, Farmington, Connecticut

Matthew Dyer, BA
Case Western Reserve University School of Medicine, Cleveland, Ohio

Jonathan Efron, MD
Associate Professor of Surgery and Urology, Johns Hopkins University, Baltimore, Maryland

Yousef El-Gohary, MD
Department of General Surgery, Stony Brook University School of Medicine, New York, New York

Mustapha El Lakis, MD
Thoraco-Esophageal Postdoctoral Research Fellow, General, Vascular, and Thoracic Surgery, Virginia Mason Medical Center, Seattle, Washington

E. Christopher Ellison, MD
Robert M. Zollinger and College of

Medicine Distinguished Professor of Surgery, The Ohio State University College of Medicine, Columbus, Ohio

James Ellsmere, MD, MSc, FRCSC
Division of General Surgery, Dalhousie University, Halifax, Nova Scotia, Canada

Rahila Essani, MD, FACS
Department of Surgery, Baylor Scott and White Healthcare, Texas A&M University College of Medicine, Temple, Texas

Douglas B. Evans, MD
Professor and Chair of Surgery, Medical College of Wisconsin, Milwaukee, Wisconsin

Sandy H. Fang, MD
Assistant Professor, Department of Surgery, Johns Hopkins Medical Institutions, Baltimore, Maryland

Geoffrey Fasen, MD, MS
Clinical Instructor in General Surgery, University of Virginia, Charlottesville, Virginia

Hiran C. Fernando, MBBS, FRCS, FRCSEd
Department of Surgery, Inova Fairfax Medical Campus, Falls Church, Virginia

Lorenzo Ferri, MD, PhD
Professor of Surgery, McGill University, Montreal, Quebec, Canada

Alessandro Fichera, MD, FACS, FASCRS
Professor and Section Chief, Gastrointestinal Surgery, University of Washington Medical Center, Seattle, Washington

Christine Finck, MD
Chief, Division of Pediatric Surgery, Donald Hight Endowed Chair, Surgery, Connecticut Children's Medical Center, Hartford, Connecticut; Associate Professor of Pediatrics and Surgery, University of Connecticut Health Center, Farmington, Connecticut

Oliver M. Fisher, MD
Gastroesophageal Cancer Program, St. Vincent's Centre for Applied Medical Research, Department of Surgery, University of Notre Dame School of Medicine, Sydney, Australia

James W. Fleshman, MD, FACS
Seeger Professor and Chairman of Surgery, Baylor University Medical Center; Professor of Surgery, Texas A&M Health Science Center, Dallas, Texas

Yuman Fong, MD
Chairman, Department of Surgery, City of Hope National Medical Center, Duarte, California

Michael L. Foreman, MS, MD
Chief, Division of Trauma, Critical Care, and Acute Care Surgery, Department of Surgery, Baylor University Medical Center; Professor of Surgery, Texas A&M Health Science Center, College of Medicine, Dallas, Texas

Todd D. Francone, MD, MPH, FACS, FASCRS
Chief, Division of Colon and Rectal Surgery, Newton-Wellesley Hospital; Director, Robotic Surgery, Newton-Wellesley Hospital; Associate Chair, Department of Surgery, Newton-Wellesley Hospital; Staff Surgeon, Massachusetts General Hospital; Assistant Professor of Surgery, Tufts Medical School, Boston, Massachusetts

Edward R. Franko, MD, FACS
Assistant Professor of Surgery, Texas A&M University College of Medicine, Dallas, Texas

Daniel French, MD, MASc, FRCSC
Assistant Professor, Division of Thoracic Surgery, Dalhousie University, Halifax, Nova Scotia, Canada

Hans Friedrich Fuchs, MD
Department of Surgery, University Hospital Cologne, Cologne, Germany

Karl Hermann Fuchs, MD
Professor, Department of Surgery, Agaplesion Markus Hospital, Frankfurt, Germany

Brian Funaki, MD
Professor of Radiology, The University of Chicago Pritzker School of Medicine; Section Chief, Division of Vascular and Interventional Radiology, The University of Chicago Medicine, Chicago, Illinois

Geoffrey A. Funk, MD, FACS
Trauma and General Surgery, Surgical Critical Care, Assistant Professor of Surgery, Texas A&M University College of Medicine, Dallas, Texas

Joseph Fusco, MD
Children's Hospital of Pittsburgh, University of Pittsburgh, Pittsburgh, Pennsylvania

Shrawan G. Gaitonde, MD
Fellow, Surgical Oncology, John Wayne Cancer Institute at Providence Saint John's Health Center, Santa Monica, California

Julio Garcia-Aguilar, MD, PhD
Chief, Colorectal Service, Department of Surgery, Benno C. Schmidt Chair in Surgical Oncology, Memorial Sloan Kettering Cancer Center; Professor of Surgery, Weill Cornell Medical College, New York, New York

Susan Gearhart, MD
Associate Professor of Surgery, Johns Hopkins Medical Institutions, Baltimore, Maryland

David A. Geller, MD, FACS
Richard L. Simmons Professor of Surgery, Chief, Division of Hepatobiliary and Pancreatic Surgery, University of Pittsburgh, Pittsburgh, Pennsylvania

Comeron Ghobadi, MD
Department of Radiology, The University of Chicago Medicine, Chicago, Illinois

Sebastien Gilbert, MD
Associate Professor of Surgery, University of Ottawa; Chief, Division of Thoracic Surgery, Department of Surgery, Clinician Investigator, The Ottawa Hospital Research Institute, The Ottawa Hospital, Ottawa, Ontario, Canada

David Giles, MD
Associate Clinical Professor of Surgery, University of Connecticut School of Medicine, Farmington, Connecticut

Erin Gillaspie, MD
Assistant Professor, Department of Thoracic Surgery, Vanderbilt University Medical Center, Nashville, Tennessee

Micah Girotti, MD
Division of Vascular Surgery, Northwestern University Feinberg School of Medicine, Chicago, Illinois

George K. Gittes, MD
Professor of Surgery, Surgeon-in-Chief, Children's Hospital of Pittsburgh, University of Pittsburgh School of Medicine, Pittsburgh, Pennsylvania

Michael D. Goodman, MD
Assistant Professor of Surgery, University of Cincinnati, Cincinnati, Ohio

Hein G. Gooszen, MD, PhD
Professor, Department of Operating Room/Evidence Based Surgery, Radboud University Medical Center, Nijmegen, The Netherlands

Gregory J. Gores, MD
Executive Dean for Research, Professor of Medicine, Division of Gastroenterology and Hepatology, Mayo Clinic, Rochester, Minnesota

James F. Griffin, MD
Surgical Resident, Department of Surgery, The Johns Hopkins Hospital, Baltimore, Maryland

S. Michael Griffin, OBE, MD, FRCSEd
Professor, Consultant Oesophagogastric Surgeon, Northern Oesophagogastric Cancer Unit, Royal Victoria Infirmary, Newcastle-upon-Tyne, United Kingdom

Leander Grimm Jr., MD, FACS, FASCRS
Assistant Professor of Surgery, Division of Colon and Rectal Surgery, University of South Alabama, Mobile, Alabama

L.F. Grochola, MD, PhD
Department of Visceral and Transplant Surgery, University Hospital Zurich, Zurich, Switzerland

Fahim Habib, MD, MPH, FACS
Esophageal and Lung Institute, Allegheny Health Network, Pittsburgh, Pennsylvania

John B. Hanks, MD
C. Bruce Morton Professor and Chief, Division of General Surgery, Department of Surgery, University of Virginia Health System, Charlottesville, Virginia

James E. Harris Jr., MD
Assistant Professor of Surgery, The Johns Hopkins Hospital, Baltimore, Maryland

Matthew G. Hartwig, MD
Associate Professor of Surgery, Division of Thoracic and Cardiovascular Surgery, Department of Surgery, Duke University Hospital, Durham, North Carolina

Imran Hassan, MD, FACS
Clinical Associate Professor of Surgery, Carver College of Medicine, University of Iowa Health Care, Iowa City, Iowa

Traci L. Hedrick, MD, MS
Associate Professor of Surgery, University of Virginia Health System, Charlottesville, Virginia

Terry C. Hicks, MD, FACS, FASCRS
Colorectal Surgeon, Department of Colon and Rectal Surgery, Ochsner Medical Center, New Orleans, Louisiana

Richard Hodin, MD
Department of Surgery, Massachusetts General Hospital, Boston, Massachusetts

Wayne L. Hofstetter, MD
Professor of Surgery and Deputy Chair, Department of Thoracic and Cardiovascular Surgery, The University of Texas MD Anderson Cancer Center, Houston, Texas

Melissa Hogg, MD, MS
Assistant Professor of Surgery, Division of Surgical Oncology, University of Pittsburgh Medical Center, Pittsburgh, Pennsylvania

Yue-Yung Hu, MD, MPH
Pediatric Surgery Fellow, Connecticut Children's Medical Center, Hartford, Connecticut

Eric S. Hungness, MD
S. David Stulberg, MD Research Professor, Associate Professor in Gastrointestinal and Endocrine Surgery and Medical Education, Northwestern University Feinberg School of Medicine; Attending Surgeon, Northwestern Memorial Hospital, Chicago, Illinois

Steven R. Hunt, MD
Associate Professor of Surgery, Division of General Surgery, Section of Colon and Rectal Surgery, Washington University School of Medicine, St. Louis, Missouri

Khumara Huseynova, MD
Assistant Professor of Vascular and Endovascular Surgery, West Virginia University, Morgantown, West Virginia

Neil H. Hyman, MD
Chief, Section of Colon and Rectal Surgery, Co-Director, Digestive Disease Center, Department of Surgery, The University of Chicago Medicine, Chicago, Illinois

David A. Iannitti, MD
Chief, Division of Hepatobiliary and Pancreatic Surgery, Department of Surgery, Carolinas HealthCare System, Charlotte, North Carolina

Jeffrey Indes, MD
Associate Professor of Surgery, Section of Vascular Surgery, University of Connecticut, Farmington, Connecticut

Megan Jenkins, MD
Department of Surgery, New York University Langone Medical Center, New York, New York

Todd Jensen, MSc
Research Associate, University of Connecticut, Farmington, Connecticut

Paul M. Jeziorczak, MD
Senior Fellow, Division of Pediatric Surgery, St. Louis Children's Hospital, St. Louis, Missouri

Danial Jilani, MD
Department of Radiology, The University of Chicago Medicine, Chicago, Illinois

Marta Jiménez-Toscano, MD, PhD
Gastrointestinal Surgery Department, Hospital Clinic of Barcelona, Barcelona, Spain

Blair A. Jobe, MD, FACS
Director, Esophageal and Lung Institute, Allegheny Health Network; Clinical Professor of Surgery, Temple University School of Medicine, Pittsburgh, Pennsylvania

Lily E. Johnston, MD, MPH
Resident, Department of Surgery, University of Virginia Health System, Charlottesville, Virginia

Peter J. Kahrilas, MD
Gilbert H. Marquardt Professor of Medicine, Northwestern University Feinberg School of Medicine, Chicago, Illinois

Matthew F. Kalady, MD
Professor of Surgery, Colorectal Surgery, Co-Director, Comprehensive Colorectal Cancer Program, Digestive Disease and Surgery Institute, Cleveland Clinic, Cleveland, Ohio

Noor Kassira, MD
Assistant Professor of Surgery, Division of Pediatric Surgery, University of South Florida, Morsani College of Medicine, Tampa, Florida

Namir Katkhouda, MD, FACS
Professor of Surgery, Division of Upper Gastrointestinal and General Surgery, Keck School of Medicine of the University of Southern California, Los Angeles, California

Philip O. Katz, MD, FACG
Director of Motility Laboratories, Jay Monahan Center for Gastrointestinal Health, Weill Cornell Medicine, New York, New York

Deborah S. Keller, MS, MD
Department of Surgery, Baylor University Medical Center, Dallas, Texas

Matthew P. Kelley, MD
General Surgery Resident, Johns Hopkins Medical Institutions, Baltimore, Maryland

Gregory D. Kennedy, MD, PhD
Professor of Surgery, University of Alabama Birmingham, Birmingham, Alabama

Tara Sotsky Kent, MD, MS
Assistant Professor of Surgery, Harvard Medical School, Beth Israel Deaconess Medical Center, Boston, Massachusetts

Leila Kia, MD
Department of Medicine, Northwestern University Feinberg School of Medicine, Chicago, Illinois

Melina R. Kibbe, MD
Chair, Department of Surgery, The University of North Carolina at Chapel Hill, Chapel Hill, North Carolina

John Kim, DO, MPH, FACS
Clinical Assistant Professor of Surgery, Clerkship Director, Surgery, University of Illinois College of Medicine, Champaign-Urbana, Illinois; Attending Surgeon, Acute Care Surgery and Trauma, Carle Foundation Hospital, Urbana, Illinois

Alice King, MD
Junior Fellow, Division of Pediatric Surgery, St. Louis Children's Hospital, St. Louis, Missouri

Ravi P. Kiran, MBBS, MS, FRCS (Eng), FRCS (Glas), FACS, MSc EBM (Oxford)
Kenneth A. Forde Professor of Surgery in Epidemiology, Division Chief and Program Director, Director, Center for Innovation and Outcomes Research, Division of Colorectal Surgery, NewYork-Presbyterian Hospital/Columbia University Medical Center, New York, New York

Orlando C. Kirton, MD, FACS, MCCM, FCCP, MBA
Surgeon-in-Chief, Chairman of Surgery, Abington-Jefferson Health; Professor of Surgery, Sidney Kimmel Medical College of Thomas Jefferson University, Abington, Pennsylvania

Andrew Klein, MD, MBA, FACS
Professor and Vice Chairman, Department of Surgery, Director, Comprehensive Transplant Center, Cedars-Sinai Medical Center, Los Angeles, California

Eric N. Klein, MD
Acute Care Surgeon, North Shore University Hospital, Manhasset, New York

Geoffrey P. Kohn, MBBS(Hons), MSurg, FRACS, FACS
Senior Lecturer, Department of Surgery, Monash University, Melbourne, Australia; Upper Gastrointestinal Surgeon, Melbourne Upper Gastrointestinal Surgical Group, Melbourne, Victoria, Australia

Robert Caleb Kovell, MD
Assistant Professor of Clinical Urology in Surgery, Department of Urology Surgery, Perelman School of Medicine, University of Pennsylvania, Philadelphia, Pennsylvania

Robert Kozol, MD
General Surgery, JFK Medical Center, Atlantis, Florida

Antonio M. Lacy, MD, PhD
Chief, Gastrointestinal Surgery, Hospital Clinic of Barcelona, Barcelona, Spain

Daniela P. Ladner, MD, MPH, FACS
Associate Professor of Transplant Surgery, Division of Organ Transplantation, Feinberg School of Medicine, Northwestern University; Director, Northwestern University Transplant Outcomes Research Collaborative, Northwestern University, Chicago, Illinois

S.M. Lagarde, MD, PhD
Department of Surgery, Erasmus MC–University Medical Center Rotterdam, Rotterdam, The Netherlands

Carrie A. Laituri, MD
Assistant Professor of Surgery, Division of Pediatric Surgery, University of South Florida, Morsani College of Medicine, Tampa, Florida

Alessandra Landmann, MD
Resident Physician, Department of Surgery, University of Oklahoma, Oklahoma City, Oklahoma

Janet T. Lee, MD, MS
Clinical Assistant Professor of Surgery, University of Minnesota, St. Paul, Minnesota

Lawrence L. Lee, MD, PhD, FRCSC
Department of Colon and Rectal Surgery, Center for Colon & Rectal Surgery, Florida Hospital, Orlando, Florida

Jennifer A. Leinicke, MD, MPHS
Department of Surgery, Washington University School of Medicine, St. Louis, Missouri

Toni Lerut, MD, PhD
Emeritus Professor of Surgery, Clinical Head, Department of Thoracic Surgery, University Hospital Leuven, Leuven, Belgium

David M. Levi, MD
Transplant Surgeon, Carolinas Medical Center, Charlotte, North Carolina

Chao Li, MD, MSc, FRCSC
Division of General Surgery, Dalhousie University, Halifax, Nova Scotia, Canada

Yu Liang, MD
Department of Surgery, University of Connecticut Health Center, Farmington, Connecticut

Andrew H. Lichliter, MD
Diagnostic Radiology Resident, Baylor University Medical Center, Dallas, Texas

Warren E. Lichliter, MD
Chief, Colon and Rectal Surgery, Baylor Scott and White Health, Dallas, Texas

Amy L. Lightner, MD
Senior Associate Consultant, Department of Colon and Rectal Surgery, Mayo Clinic, Rochester, Minnesota

Deacon J. Lile, MD
Department of General Surgery, Temple University Hospital, Philadelphia, Pennsylvania

Keith D. Lillemoe, MD, FACS
W. Gerald Austen Professor of Surgery, Harvard Medical School; Surgeon-in-Chief, The Massachusetts General Hospital, Boston, Massachusetts;

Jules Lin, MD, FACS
Associate Professor, Mark B. Orringer Professor, Section of Thoracic Surgery, University of Michigan, Ann Arbor, Michigan

Shu S. Lin, MD, PhD
Associate Professor of Surgery, Pathology, and Immunology, Duke University Medical Center, Durham, North Carolina

John C. Lipham, MD, FACS
Chief, Division of Upper Gastrointestinal and General Surgery, Associate Professor of Surgery, Keck School of Medicine of the University of Southern California, Los Angeles, California

Virginia R. Litle, MD
Professor of Surgery, Division of Thoracic Surgery, Boston University, Boston, Massachusetts

Nayna A. Lodhia, MD
Resident, Department of Internal Medicine, The University of Chicago Medicine, Chicago, Illinois

Walter E. Longo, MD, MBA
Colon and Rectal Surgery, Yale University School of Medicine, New Haven, Connecticut

Reginald V.N. Lord, MBBS, MD, FRACS
Director, Gastroesophageal Cancer Program, St. Vincent's Centre for Applied Medical Research; Professor and Head of Surgery, University of Notre Dame School of Medicine, Sydney, Australia

Brian E. Louie, MD, MPH, MHA
Director, Thoracic Research and Education, Division of Thoracic Surgery, Swedish Cancer Institute and Medical Center, Seattle, Washington

Donald E. Low, MD, FACS, FRCS(C)
Head of Thoracic Surgery and Thoracic Oncology, General, Vascular, and Thoracic Surgery, Virginia Mason Medical Center, Seattle, Washington

Val J. Lowe, MD
Professor of Radiology/Nuclear Medicine, Mayo Clinic, Rochester, Minnesota

Jessica G.Y. Luc, MD
Faculty of Medicine and Dentistry, University of Alberta, Alberta, Canada

James D. Luketich, MD
Henry T. Bahnson Professor and Chairman, Department of Cardiothoracic Surgery, Chief, Division of Thoracic and Foregut Surgery, University of Pittsburgh School of Medicine, Pittsburgh, Pennsylvania

Yanling Ma, MD
Pathologist, Department of Surgical Pathology, Los Angeles County + University of Southern California Medical Center; Associate Professor of Pathology, Keck School of Medicine of the University of Southern California, Los Angeles, Los Angeles, California

Robert L. MacCarty, MD
Professor of Diagnostic Radiology, Emeritus, Mayo Clinic College of Medicine, Rochester, Minnesota

Blair MacDonald, MD, FRCPC
Associate Professor of Medical Imaging, University of Ottawa; Clinical Investigator, The Ottawa Hospital Research Institute; Gastrointestinal Radiologist, The Ottawa Hospital, Ottawa, Ontario, Canada

Robert D. Madoff, MD
Professor of Surgery, University of Minnesota, Minneapolis, Minnesota

Deepa Magge, MD
Fellow in Surgical Oncology, Division of Surgical Oncology, University of Pittsburgh Medical Center, Pittsburgh, Pennsylvania

Anurag Maheshwari, MD
Clinical Assistant Professor of Medicine, Division of Gastroenterology and Hepatology, University of Maryland School of Medicine; Consultant Transplant Hepatologist, Institute for Digestive Health and Liver Diseases, Mercy Medical Center, Baltimore, Maryland

Najjia N. Mahmoud, MD
Professor of Surgery, Division of Colon and Rectal Surgery, University of Pennsylvania, Philadelphia, Pennsylvania

David A. Mahvi, MD
Brigham and Women's Hospital, Boston, Massachusetts

David M. Mahvi, MD
Professor of Surgery, Northwestern University School of Medicine, Chicago, Illinois

Grace Z. Mak, MD
Associate Professor, Section of Pediatric Surgery, Department of Surgery, The University of Chicago Medicine and Biological Sciences, Chicago, Illinois

Sara A. Mansfield, MD, MS
Clinical Housestaff, Department of Surgery, The Ohio State University Wexner Medical

Center, Columbus, Ohio

Maricarmen Manzano, MD
Division of Gastroenterology, National Cancer Institute of Mexico, Mexico City, Mexico

David J. Maron, MD, MBA
Vice Chair, Department of Colorectal Surgery, Director, Colorectal Surgery Residency Program, Cleveland Clinic Florida, Weston, Florida

Melvy S. Mathew, MD
Assistant Professor of Radiology, The University of Chicago Pritzker School of Medicine; Division of Body Imaging, The University of Chicago Medicine, Chicago, Illinois

Kellie L. Mathis, MD
Surgery, Mayo Clinic, Rochester, Minnesota

Jeffrey B. Matthews, MD, FACS
Dallas B. Phemister Professor and Chairman of Surgery, The University of Chicago, Chicago, Illinois

David W. McFadden, MD, MBA, FACS
Chairman, Department of Surgery, University of Connecticut; Surgeon-in-Chief, University of Connecticut Health, Farmington, Connecticut

Amit Merchea, MD, FACS, FASCRS
Assistant Professor of Surgery, Colon and Rectal Surgery, Mayo Clinic, Jacksonville, Florida

Evangelos Messaris, MD, PhD
Associate Professor of Surgery, Pennsylvania State University, College of Medicine, Hershey, Pennsylvania

Daniel L. Miller, MD
Clinical Professor of Surgery, Medical College of Georgia, Augusta University, Augusta, Georgia; Chief, General Thoracic Surgery, Program Director, General Surgery Residency Program, Kennestone Regional Medical Center, WellStar Health System/Mayo Clinic Care Network, Marietta, Georgia

Heidi J. Miller, MD, MPH
Assistant Professor of Surgery, University of New Mexico, Sandoval Regional Medical Center, Albuquerque, New Mexico

J. Michael Millis, MD, MBA
Professor of Surgery, Transplant Surgery, The University of Chicago, Chicago, Illinois

Sumeet K. Mittal, MD, FACS, MBA
Surgical Director, Esophageal and Foregut Program, Norton Thoracic Institute, St. Joseph's Hospital and Medical Center, Phoenix, Arizona

Daniela Molena, MD
Surgical Director, Esophageal Cancer Surgery Program, General Surgery Department, Thoracic Surgery Service, Memorial Sloan Kettering Cancer Center, New York, New York

Stephanie C. Montgomery, MD, FACS
Director of Surgery Education, Saint Francis Hospital and Medical Center; Assistant Professor, University of Connecticut School of Medicine, Hartford, Connecticut

Ryan Moore, MD
Department of General Surgery, Temple University Hospital, Philadelphia, Pennsylvania

Katherine A. Morgan, MD, FACS
Professor of Surgery, Chief, Division of Gastrointestinal and Laparoscopic Surgery, Medical University of South Carolina, Charleston, South Carolina

Melinda M. Mortenson, MD
Department of Surgery, Permanente Medical Group, Sacramento, California

Michael W. Mulholland, MD, PhD
Department of Surgery, University of Michigan, Ann Arbor, Michigan

Michael S. Mulvihill, MD
Resident Surgeon, Department of Surgery, Duke University, Durham, North Carolina

Matthew Mutch, MD
Chief, Section of Colon and Rectal Surgery, Associate Professor of Surgery, Washington University, St. Louis, Missouri

Philippe Robert Nafteux, MD, PhD
Assistant Professor in Surgery, Clinical Head, Department of Thoracic Surgery, University Hospital Leuven, Leuven, Belgium

Arun Nagaraju, MD
Department of Radiology, The University of Chicago Medicine, Chicago, Illinois

David M. Nagorney, MD, FACS
Professor of Surgery, Mayo Clinic, Rochester, Minnesota

Hari Nathan, MD, PhD
Department of Surgery, University of Michigan, Ann Arbor, Michigan

Karen R. Natoli, MD
Department of Surgery, Community Hospital, Indianapolis, Indiana

Rakesh Navuluri, MD
Department of Radiology, The University of Chicago Medicine, Chicago, Illinois

Nicholas N. Nissen, MD
Director, Liver Transplant and Hepatopancreatobiliary Surgery, Cedars-Sinai Medical Center, Los Angeles, California

Tamar B. Nobel, MD
Department of Surgery, Mount Sinai Hospital, New York, New York

B.J. Noordman, MD
Department of Surgery, Erasmus MC-University Medical Center Rotterdam, Rotterdam, The Netherlands

Jeffrey A. Norton, MD
Professor of Surgery, Stanford University School of Medicine, Stanford, California

Yuri W. Novitsky, MD
Director, Cleveland Comprehensive Hernia Center, University Hospitals Cleveland Medical Center; Professor of Surgery, Case Western Reserve School of Medicine, Cleveland, Ohio

Michael S. Nussbaum, MD, FACS
Professor and Chair, Department of Surgery, Virginia Tech Carilion School of Medicine, Roanoke, Virginia

Scott L. Nyberg, MD, PhD
Professor of Biomedical Engineering and Surgery, Department of Transplantation Surgery, Mayo Clinic, Rochester, Minnesota

Brant K. Oelschlager, MD
Byers Endowed Professor of Esophageal Research, Chief, Division of General Surgery, University of Washington Medical Center; Vice Chair, Department of Surgery, University of Washington, Seattle, Washington

Daniel S. Oh, MD
Assistant Professor of Surgery, Thoracic Surgery, University of Southern California, Los Angeles, California

Ana Otero-Piñeiro, MD
Gastrointestinal Surgery Department, Hospital Clinic of Barcelona, Barcelona, Spain

Aytekin Oto, MD
Professor of Radiology, The University of Chicago Pritzker School of Medicine; Section Chief, Division of Body Imaging, The University of Chicago Medicine, Chicago, Illinois

H. Leon Pachter, MD
Chairman, Department of Surgery, New York University Langone Medical Center, New York, New York

Charles N. Paidas, MD, MBA
Professor of Surgery and Pediatrics, Chief, Pediatric Surgery, Vice Dean for Graduate Medical Education, University of South Florida, Morsani College of Medicine, Tampa, Florida

Francesco Palazzo, MD
Associate Professor of Surgery, Thomas Jefferson University, Philadelphia, Pennsylvania

Alessandro Paniccia, MD
General Surgery Resident, University of Colorado School of Medicine, Aurora, Colorado

Harry T. Papaconstantinou, MD, FACS, FACRS
Department of Surgery, Baylor Scott and White Healthcare, Texas A&M University College of Medicine, Temple, Texas

Theodore N. Pappas, MD, FACS
Distinguished Professor of Surgical Innovation, Chief of Advanced Oncologic and Gastrointestinal Surgery, Duke University School of Medicine, Durham, North Carolina

Emmanouil P. Pappou, MD, PhD
Assistant Professor of Colorectal Surgery, Columbia University Medical Center, New York, New York

Manish Parikh, MD
Associate Professor of Surgery, New York University Langone Medical Center/Bellevue Hospital, New York, New York

Jennifer L. Paruch, MD, MS
Lahey Hospital and Medical Center, Burlington, Massachusetts

Asish D. Patel, MD
Chief Resident, Department of Surgery, University of Nebraska Medical Center, Omaha, Nebraska

Mikin Patel, MD
Department of Radiology, The University of Chicago Medicine, Chicago, Illinois

Marco G. Patti, MD
Center for Esophageal Diseases and Swall-

owing, University of North Carolina at Chapel Hill, Chapel Hill, North Carolina

Emily Carter Paulson, MD, MSCE
Assistant Professor of Surgery, University of Pennsylvania; Assistant Professor of Surgery, Corporal Michael Crescenz VA Medical Center, Philadelphia, Pennsylvania

Timothy M. Pawlik, MD, MPH, PhD
Professor of Surgery and Oncology, The Urban Meyer III and Shelley Meyer Chair for Cancer Research, Ohio State University; Chair, Department of Surgery, Wexner Medical Center, Columbus, Ohio; Division of Surgical Oncology, Department of Surgery, The Johns Hopkins School of Medicine, Baltimore, Maryland

Isaac Payne, DO
Surgical Resident, University of South Alabama, Mobile, Alabama

John H. Pemberton, MD
Professor of Surgery, College of Medicine, Consultant, Department of Colon and Rectal Surgery, Mayo Clinic, Rochester, Minnesota

Michael Pendola, MD
Staff Colorectal Surgeon, Department of Surgery, Baylor University Medical Center, Dallas, Texas

Alexander Perez, MD, FACS
Chief of Pancreatic Surgery, Duke University Medical Center, Durham, North Carolina; Associate Professor of Surgery, Duke University School of Medicine, Durham, North Carolina

Luise I.M. Pernar, MD
Assistant Professor of Surgery, Boston University School of Medicine; Minimally Invasive and Weight Loss Surgery, Boston Medical Center, Boston, Massachusetts

Walter R. Peters Jr., MD, MBA
Chief, Division of Colon and Rectal Surgery, Baylor University Medical Center, Dallas, Texas

Henrik Petrowsky, MD
Professor of Surgery, Vice Chairman, Department of Visceral and Transplant Surgery, University Hospital Zurich, Zurich, Switzerland

Christian G. Peyre, MD
Division of Thoracic and Foregut Surgery, Department of Surgery, University of Rochester School of Medicine and Dentistry, Rochester, New York

Alexander W. Phillips, MA, FRCSEd, FFSTEd
Consultant Oesophagogastric Surgeon, Northern Oesophagogastric Cancer Unit, Royal Victoria Infirmary, Newcastle- upon-Tyne, United Kingdom

Lashmikumar Pillai, MD
Associate Professor of Vascular and Endovascular Surgery, West Virginia University Medical Center, Morgantown, West Virginia

Joseph M. Plummer, MBBS, DM
Department of Surgery, Radiology, and Intensive Care, University of the West Indies, Mona, Jamaica

David T. Pointer Jr., MD
Surgery, Tulane University School of

Medicine, New Orleans, Louisiana

Katherine E. Poruk, MD
Surgical Resident, Department of Surgery, The Johns Hopkins Hospital, Baltimore, Maryland

Mitchell C. Posner, MD, FACS
Thomas D. Jones Professor of Surgery and Vice-Chairman, Chief, Section of General Surgery and Surgical Oncology, Physician-in-Chief, The University of Chicago Medicine Comprehensive Cancer Center, The University of Chicago Medicine, Chicago, Illinois

Russell Postier, MD
Chairman, Department of Surgery, University of Oklahoma, Oklahoma City, Oklahoma

Vivek N. Prachand, MD
Associate Professor, Director of Minimally Invasive Surgery, Chief Quality Officer, Executive Medical Director, Procedural Quality and Safety, Section of General Surgery, Department of Surgery, The University of Chicago Medicine and Biological Sciences, Chicago, Illinois

Timothy A. Pritts, MD, PhD
Professor of Surgery, University of Cincinnati, Cincinnati, Ohio

Gregory Quatrino, MD
Surgical Resident, University of South Alabama, Mobile, Alabama

Sagar Ranka, MD
Resident, Department of Internal Medicine, John H. Stroger Hospital of Cook County, Chicago, Illinois

David W. Rattner, MD
Chief, Division of General and Gastrointestinal Surgery, Massachusetts General Hospital; Professor of Surgery, Harvard Medical School, Boston, Massachusetts

Kevin M. Reavis, MD
Division of Gastrointestinal and Minimally Invasive Surgery, The Oregon Clinic, Portland, Oregon

Vikram B. Reddy, MD, PhD
Colon and Rectal Surgery, Yale University School of Medicine, New Haven, Connecticut

Feza H. Remzi, MD, FACS, FTSS (Hon)
Director, Inflammatory Bowel Disease Center, New York University Langone Medical Center; Professor of Surgery, New York University School of Medicine, New York, New York

Rocco Ricciardi, MD, MPH
Chief, Section of Colon and Rectal Surgery, Massachusetts General Hospital, Boston, Massachusetts

Thomas W. Rice, MD
Professor of Surgery, Cleveland Clinic Lerner College of Medicine; Emeritus Staff, Department of Thoracic Cardiovascular Surgery, Cleveland Clinic, Cleveland, Ohio

Aaron Richman, MD
Department of Surgery, Boston Medical Center, Boston, Massachusetts

Paul Rider, MD, FACS, FASCRS
Associate Professor of Surgery, Division of Colon and Rectal Surgery, University of South Alabama, Mobile, Alabama

John Paul Roberts, MD, FACS
Professor and Chief, Division of Transplant Surgery, University of California, San Francisco, San Francisco, California

Patricia L. Roberts, MD
Chair, Department of Surgery, Senior Staff Surgeon, Division of Colon and Rectal Surgery, Lahey Hospital and Medical Center, Burlington, Massachusetts; Professor of Surgery, Tufts University School of Medicine, Boston, Massachusetts

Kevin K. Roggin, MD
Professor of Surgery and Cancer Research, Program Director, General Surgery Residency Program, Associate Program Director, Surgical Oncology Fellowship, The University of Chicago Medicine, Chicago, Illinois

Garrett Richard Roll, MD, FACS
Assistant Professor of Surgery, Department of Surgery, Division of Transplant, University of California, San Francisco, San Francisco, California

Kais Rona, MD
Chief Resident in General Surgery, Keck School of Medicine of the University of Southern California, Los Angeles, California

Charles B. Rosen, MD
Chair, Division of Transplantation Surgery, Mayo Clinic, Rochester, Minnesota

Samuel Wade Ross, MD, MPH
Chief Resident, Department of Surgery, Carolinas Medical Center, Charlotte, North Carolina

J. Scott Roth, MD
Professor of Surgery, Chief, Gastrointestinal Surgery, Department of Surgery, University of Kentucky, Lexington, Kentucky

Amy P. Rushing, MD, FACS
Assistant Professor, Division of Trauma, Critical Care, and Burn, The Ohio State University Wexner Medical Center, Columbus, Ohio

Bashar Safar, MBBS
Assistant Professor of Surgery, Johns Hopkins Medicine, Baltimore, Maryland

Pierre F. Saldinger, MD
Chairman, Surgery, New York-Presbyterian/Queens, Flushing, New York

Kamran Samakar, MD, MA
Assistant Professor of Surgery, Division of Upper Gastrointestinal and General Surgery, Keck School of Medicine of the University of Southern California, Los Angeles, California

Kulmeet K. Sandhu, MD, FACS, MS
Assistant Professor of Clinical Surgery, Division of Upper Gastrointestinal and General Surgery, Keck School of Medicine of the University of Southern California, Los Angeles, California

Lara W. Schaheen, MD
Cardiothoracic Surgery Resident, Department of Cardiothoracic Surgery, University of Pittsburgh, Pittsburgh, Philadelphia

Bruce Schirmer, MD
Stephen H. Watts Professor of Surgery, University of Virginia Health System, Charlottesville, Virginia

Andrew Schneider, MD
General Surgery Resident, The University of Chicago Medicine, Chicago, Illinois

Richard D. Schulick, MD, MBA
Professor and Chair, Department of Surgery, University of Colorado School of Medicine, Aurora, Colorado

Ben Schwab, MD, DC
General Surgery Resident, Northwestern University Feinberg School of Medicine, Chicago, Illinois

Stephanie Scurci, MD
Resident, University of Miami Miller School of Medicine, Palm Beach Regional Campus, Palm Beach, Florida

Anthony Senagore, MD, MS, MBA
Professor, Chief of Gastrointestinal Surgery, Surgery, University of Texas–Medical Branch, Galveston, Texas

Adil A. Shah, MD
Resident, Department of Surgery, Howard University Hospital and College of Medicine, Washington, D.C.

Shimul A. Shah, MD
Director, Liver Transplantation and Hepatobiliary Surgery, Associate Professor of Surgery, University of Cincinnati, Cincinnati, Ohio

Brian Shames, MD
Chief, Division of General Surgery, General Surgery Residency Program Director, University of Connecticut Health Center, Farmington, Connecticut

Skandan Shanmugan, MD
Assistant Professor of Surgery, Division of Colon and Rectal Surgery, University of Pennsylvania, Perelman School of Medicine, Philadelphia, Pennsylvania

David S. Shapiro, MD, FACS, FCCM
Chairman, Department of Surgery, Saint Francis Hospital and Medical Center–Trinity Health New England, Hartford, Connecticut; Assistant Professor of Surgery, University of Connecticut School of Medicine, Farmington, Connecticut

Matthew Silviera, MD
Washington University, St. Louis, Missouri

Douglas P. Slakey, MD, MPH, FACS
Professor, Surgery, Tulane University, New Orleans, Louisiana

Joshua Sloan, DO
Division of Gastroenterology, Einstein Healthcare Network, Philadelphia, Pennsylvania

Nathan Smallwood, MD
Division of Colon and Rectal Surgery, Baylor University Medical Center, Dallas, Texas

Shane P. Smith, MD
General Surgery Resident, Department of Surgery, Swedish Medical Center, Seattle, Washington

B. Mark Smithers, MBBS, FRACS, FRCSEng, FRCSEd
Professor of Surgery, University of Queensland; Director, Upper Gastrointestinal and Soft Tissue Unit, Princess Alexandra Hospital, Brisbane, Queensland, Australia

Rory L. Smoot, MD, FACS
Assistant Professor, Mayo Clinic, Rochester, Minnesota

Kevin C. Soares, MD
Resident, General Surgery, Department of Surgery, Johns Hopkins Medical Institutions, Baltimore, Maryland

Edy Soffer, MD
Professor of Clinical Medicine, Director, GI Motility Program, Keck School of Medicine of the University of Southern California, Los Angeles, California

Julia Solomina, MD
Department of Surgery, The University of Chicago, Chicago, Illinois

Nathaniel J. Soper, MD
Loyal and Edith Davis Professor of Surgery, Northwestern University Feinberg School of Medicine; Chair, Department of Surgery, Northwestern Memorial Hospital, Chicago, Illinois

Stuart Jon Spechler, MD
Chief, Division of Gastroenterology, Co-Director, Center for Esophageal Research, Baylor University Medical Center at Dallas; Co-Director, Center for Esophageal Research, Baylor Scott and White Research Institute, Dallas, Texas

Praveen Sridhar, MD
Department of Surgery, Boston Medical Center, Boston, Massachusetts

Scott R. Steele, MD, FACS, FASCRS
Chairman, Department of Colorectal Surgery, Cleveland Clinic; Professor of Surgery, Case Western Reserve University School of Medicine, Cleveland, Ohio

Joel M. Sternbach, MD, MBA
Bechily-Hodes Fellow in Esophagology, Department of Surgery, Northwestern University Feinberg School of Medicine, Chicago, Illinois

Christina E. Stevenson, MD
Assistant Professor of Surgery, Department of Surgery and Neag Comprehensive Cancer Center, University of Connecticut, Farmington, Connecticut

Scott A. Strong, MD
James R. Hines Professor of Surgery, Northwestern University Feinberg School of Medicine, Chicago, Illinois

Iswanto Sucandy, MD
Clinical Instructor, Department of Surgery, University of Pittsburgh School of Medicine, Pittsburgh, Pennsylvania

Magesh Sundaram, MD, MBA, FACS
Senior Associate Medical Director, Carle Cancer Center, Carle Foundation Hospital, Urbana, Illinois

Sudhir Sundaresan, MD, FRCSC, FACS
Surgeon-in-Chief, The Ottawa Hospital; Wilbert J. Keon Professor and Chairman, Department of Surgery, University of Ottawa, Ottawa, Ontario, Canada

Lee L. Swanstrom, MD
The Institute of Image-Guided Surgery of Strasbourg, University of Strasbourg, Strasbourg, Alsace, France; Director, Division of Gastrointestinal and Minimally

Invasive Surgery, The Oregon Clinic, Portland, Oregon

Patricia Sylla, MD
Associate Professor of Surgery, Division of Colorectal Surgery, Icahn School of Medicine at Mount Sinai Hospital, New York, New York

Tadahiro Takada, MD, FACS, FRCSEd
Emeritus Professor, Department of Surgery, Teikyo University School of Medicine, Tokyo, Japan

Ethan Talbot, MD
Resident, General Surgery, Bassett Medical Center, Cooperstown, New York

Vernissia Tam, MD
Resident in General Surgery, University of Pittsburgh Medical Center, Pittsburgh, Pennsylvania

Eric P. Tamm, MD
Professor, Diagnostic Imaging, The University of Texas MD Anderson Cancer Center, Houston, Texas

Talar Tatarian, MD
Department of Surgery, Jefferson Gastroesophageal Center, Sidney Kimmel Medical College at Jefferson University, Philadelphia, Pennsylvania

Ali Tavakkoli, MD, FACS, FRCS
Associate Professor of Surgery, Director, Minimally Invasive and Weight Loss Surgery Fellowship, Co-director, Center for Weight Management and Metabolic Surgery, Brigham and Women's Hospital, Harvard Medical School, Boston, Massachusetts

Helen S. Te, MD
Associate Professor of Medicine, Department of Medicine, Center for Liver Diseases, The University of Chicago Medicine, Chicago, Illinois

Ezra N. Teitelbaum, MD, MEd
Foregut Surgery Fellow, Providence Portland Medical Center, Portland, Oregon

Charles A. Ternent, MD, FACS
Section of Colon and Rectal Surgery, Creighton University School of Medicine, University of Nebraska College of Medicine, Omaha, Nebraska

Jon S. Thompson, MD
Professor of Surgery, University of Nebraska Medical Center, Omaha, Nebraska

Iain Thomson, MBBS, FRACS
Senior Lecturer, University of Queensland; Upper Gastrointestinal and Soft Tissue Unit, Princess Alexandra Hospital, Brisbane, Queensland, Australia

Alan G. Thorson, MD, FACS
Clinical Professor of Surgery, Creighton University School of Medicine, University of Nebraska College of Medicine, Omaha, Nebraska

Chad M. Thorson, MD, MSPH
Pediatric Surgery Fellow, Stanford University, Palo Alto, California

Crystal F. Totten, MD
Department of Surgery, University of

Kentucky College of Medicine, Lexington, Kentucky

Mark J. Truty, MD, MsC, FACS
Assistant Professor, Mayo Clinic, Rochester, Minnesota

Susan Tsai, MD, MHS
Associate Professor of Surgical Oncology, Department of Surgery, Medical College of Wisconsin, Milwaukee, Wisconsin

Jennifer Tseng, MD
Surgical Oncology Fellow, The University of Chicago, Chicago, Illinois

Tom Tullius, MD
Department of Radiology, The University of Chicago Medicine, Chicago, Illinois

Andreas G. Tzakis, MD, PhD
Director, Transplant Center, Cleveland Clinic Florida, Weston, Florida

J.J.B. van Lanschot, MD, PhD
Professor, Department of Surgery, Erasmus MC–University Medical Center Rotterdam, Rotterdam, The Netherlands

Hjalmar C. van Santvoort, MD, PhD
Department of Surgery, St. Antonius Hospital, Nieuwegein, The Netherlands

Hans Van Veer, MD
Joint Clinical Head, Department of Thoracic Surgery, University Hospital Leuven, Leuven, Belgium

Jorge A. Vega Jr., MD
Department of Surgery, University of South Florida Morsani College of Medicine, Tampa, Florida

Vic Velanovich, MD
Professor, Department of Surgery, University of South Florida Morsani College of Medicine, Tampa, Florida

Sarah A. Vogler, MD, MBA
Clinical Assistant Professor of Surgery, University of Minnesota, Minneapolis, Minnesota

Huamin Wang, MD, PhD
Professor of Pathology, The University of Texas MD Anderson Cancer Center, Houston, Texas

Mark A. Ward, MD
Minimally Invasive Surgery Fellow, Gastrointestinal and Minimally Invasive Surgery, The Oregon Clinic, Portland, Oregon

Brad W. Warner, MD
Division of Pediatric Surgery, St. Louis Children's Hospital, St. Louis, Missouri

Susanne G. Warner, MD
Assistant Professor of Surgery, City of Hope National Medical Center, Duarte, California

Thomas J. Watson, MD, FACS
Professor of Surgery, Georgetown University School of Medicine; Regional Chief of Surgery, MedStar Washington, Washington, D.C.

Irving Waxman, MD
Sara and Harold Lincoln Thompson

Professor of Medicine, Director of the Center for Endoscopic Research and Therapeutics, The University of Chicago Medicine and Biological Sciences, Chicago, Illinois

Carissa Webster-Lake, MD
University of Connecticut, Farmington, Connecticut

Benjamin Wei, MD
Assistant Professor, Division of Cardiothoracic Surgery, University of Alabama-Birmingham Medical Center, Birmingham, Alabama

Martin R. Weiser, MD
Stuart H.Q. Quan Chair in Colorectal Surgery, Department of Surgery, Memorial Sloan Kettering Cancer Center; Professor of Surgery, Weill Cornell Medical College, New York, New York

Dennis Wells, MD
Resident in Thoracic Surgery, Department of Surgery, University of Cincinnati College of Medicine, Cincinnati, Ohio

Katerina Wells, MD, MPH
Director of Colorectal Research, Baylor University Medical Center; Adjunct Assistant Professor, Texas A&M Health Science Center, Dallas, Texas

Mark Lane Welton, MD, MHCM
Chief Medical Officer, Fairview Health Services, Minneapolis, Minnesota

Yuxiang Wen, MD
General Surgery, Cleveland Clinic Florida, Weston, Florida

Mark R. Wendling, MD
Acting Instructor and Senior Fellow, Advanced Minimally Invasive Surgery, CVES, Division of General Surgery, University of Washington, Seattle, Washington

Hadley K.H. Wesson, MD
Assistant Professor of Surgery, The Johns Hopkins Hospital, Baltimore, Maryland

Steven D. Wexner, MD, PhD(Hon)
Director, Digestive Disease Center, Chair, Department of Colorectal Surgery, Cleveland Clinic Florida, Weston, Florida

Rebekah R. White, MD
Associate Professor of Surgery, University of California, San Diego, La Jolla, California

Charles B. Whitlow, MD, FACS, FASCRS
Chairman, Department of Colon and Rectal Surgery, Ochsner Clinic Foundation, New Orleans, Louisiana

B.P.L. Wijnhoven, MD, PhD
Department of Surgery, The Erasmus University Medical Center, Rotterdam, The Netherlands

Justin Wilkes, MD
Department of Surgery, Maine Medical Center, Portland, Maine; Research Fellow, Department of Surgery, University of Iowa, Iowa City, Iowa

Rickesha L. Wilson, MD
General Surgical Resident, Department of Surgery, University of Connecticut,

Farmington, Connecticut

Piotr Witkowski, MD, PhD
Associate Professor of Surgery, Department of Surgery, The University of Chicago, Chicago, Illinois

Christopher L. Wolfgang, MD, PhD
Chief, Hepatobiliary and Pancreatic Surgery, Professor of Surgery, Pathology, and Oncology, The Johns Hopkins Hospital, Baltimore, Maryland

Stephanie G. Worrell, MD
Surgery, Keck School of Medicine of the University of Southern California, Los Angeles, California

Jian Yang, MD
Department of Liver Transplantation Center, West China Hospital of Sichuan University, Chengdu, Sichuan Province, China

Charles J. Yeo, MD, FACS
Samuel D. Gross Professor and Chair, Department of Surgery, Sidney Kimmel Medical College at Thomas Jefferson University, Philadelphia, Pennsylvania

Ching Yeung, MD
Thoracic Surgery Fellow, University of Ottawa, The Ottawa Hospital–General Campus, Ottawa, Canada

Evan E. Yung, MD
Fellow in Surgical Pathology, Los Angeles County + University of Southern California Medical Center, Los Angeles, California

Syed Nabeel Zafar, MD MPH
Chief Resident, Department of Surgery, Howard University Hospital, Washington, D.C.

Giovanni Zaninotto, MD
Professor, Department of Surgery and Cancer, Imperial College, London, United Kingdom

Herbert Zeh III, MD
Professor of Surgery, Division of Surgical Oncology, University of Pittsburgh Medical Center, Pittsburgh, Pennsylvania

Joerg Zehetner, MD, MMM, FACS
Adjunct Associate Professor of Surgery, Klinik Beau-Site Hirslanden, Berne, Switzerland

Michael E. Zenilman, MD
Professor of Surgery, Weill Cornell Medicine; Chair, Department of Surgery, NewYork-Presbyterian Brooklyn Methodist Hospital, Brooklyn, New York

Pamela Zimmerman, MD
Associate Professor of Vascular and Endovascular Surgery, West Virginia University, Morgantown, West Virginia

Gregory Zuccaro Jr., MD
Department of Gastroenterology and Hepatology, Cleveland Clinic, Cleveland, Ohio

中文版序

自 *Shackelford's Surgery of the Alimentary Tract* 第 1 版问世以来便深得好评，此为全世界消化道外科学者精深理论和精湛技艺的集中体现。*Shackelford's Surgery of the Alimentary Tract,8E* 由 Charles J. Yeo、Steven R. DeMeester、David W. McFadden、Jeffrey B. Matthews、James W. Fleshman 等多位消化道外科领域的国际知名专家编著而成，该书不仅反映了消化道外科的最新理念和规范化程度，同时还展示了消化道外科的最新手术技术，深受全世界广大消化道外科工作者的青睐。

Shackelford's Surgery of the Alimentary Tract 在国内尚无中文译本，由兰州大学李玉民教授总主译的《Shackelford 消化道外科学（原书第 8 版）》，准确反映了原著的内容和特色。本书图文并茂，语言流畅，内容丰富，最大限度地贴近中国读者的阅读习惯，便于我国外科医生了解和掌握消化道外科领域的新进展与新动向，提高医学理论及临床实践水平，为我国消化道外科医生的实用性参考书。

希望本书的翻译和出版有助于我国同行学习和借鉴国外专家的先进技术和经验，从而促进精准消化道外科理念和技术在国内进一步推广和普及。

我谨向大家推荐此套丛书，希望大家阅读后能有所裨益。

中国工程院院士
北京清华长庚医院院长
清华大学临床医学院院长
清华大学精准医学研究院院长

译者前言

随着现代科学技术的突飞猛进，消化道外科得到了长足的进步。消化道外科的教科书迭代更新不断涌现，有力促进了外科学的快速发展。自 1955 年以来，由 Richard T. Shackelford 教授撰写的 *Surgery of the Alimentary Tract* 经历 60 余年的不断更新再版，如今已是第 8 版。本书自首版问世以来，便受到全世界范围内广大医务工作者的高度好评，成为消化道外科医生、内科医生、胃肠病学家、住院医生、医学生和医学研究者的重要参考资料，是消化道外科的经典教科书。

Shackelford's Surgery of the Alimentary Tract,8E 由 Charles J. Yeo 教授领衔主编，联合美国、加拿大、意大利、日本和德国等 10 余个国家的 420 余位专家共同编著而成。原书第 8 版分为上下两卷，内容涵盖整个消化道系统，上卷介绍食管、疝、胃和小肠疾病；下卷介绍肝、胆、胰、脾及结直肠和肛门疾病。每卷内容包括正常解剖、病理生理、常见疾病的诊疗等。全新第 8 版在保留既往版本内容的基础上，还重点介绍了基因组学、蛋白质组学、腹腔镜技术及机器人技术等消化道外科领域的前沿进展；阐述了消化道外科的先进理念、手术技巧、微创治疗等新方法。全书内容丰富，图文并茂，不仅延续了该书籍的稳定性，同时也具有创新性。

Shackelford's Surgery of the Alimentary Tract 在我国消化道外科学界有着广泛的知名度，在外科医生中拥有一大批忠实的读者，但截至目前，该书尚无中文译本。为了第一时间将 *Shackelford's Surgery of the Alimentary Tract,8E* 翻译出版，承蒙中国科学技术出版社的委托，我们邀请了国内相关专业的知名专家学者，组成编译委员会，共同完成了本书的翻译工作。

本分册为肝胆胰脾外科学卷，由芝加哥大学外科系主任、《胃肠外科杂志》原主编 Mathews 医生领衔主编，分四篇 53 章，系统介绍了胰腺的解剖、生理学、胚胎起源、影像学诊断、疾病影像学干预，以及 14 种胰腺疾病的诊疗等；胆道的解剖学、胚胎学、生理学、影像学诊断、疾病影像学干预，以及 11 种胆道疾病的影像学诊断和干预、内镜评估和治疗、手术治疗等；肝的解剖、生理学、肝功能的实验室检测、肝胆疾病患者围术期管理及营养支持，以及 14 种肝病的诊断性手术与肝切除术、微创切除术、肝肿瘤消融治疗、肝移植等；脾的解剖、生理学、脾切除术、脾微创手术和影像学辅助介入治疗、成人及小儿脾外伤、脾囊肿和肿瘤治疗等。

李汛教授、周文策教授和孟文勃教授等对本卷的编译工作给予了大力支持，魏育才博士和所有参与本卷译校工作的专家、学者及同事为之付出的辛勤努力，我在此深表谢意。

由于全书内容涵盖广泛，加之中外术语规范及语言表达习惯有所差异，中文翻译版中可能存在疏漏或欠妥之处，恳请读者批评指正，不吝赐教。

兰州大学副校长、医学部主任
甘肃省消化系肿瘤重点实验室主任
兰州大学第二医院普外科国家临床重点专科主任

原书前言

今天我们迎来了经典教科书 *Shackelford's Surgery of the Alimentary Tract,8E* 的出版。在过去的 60 余年里,这套丛书已成为指导外科医生、内科医生、胃肠病专家、住院医生、医学生和其他相关医务工作者的重要参考书。我们希望您在第 8 版书中了解前沿信息、领略精美插图、学习最新知识、感悟满满收获。

历次出版概况

Surgery of the Alimentary Tract 由巴尔的摩外科医生 Richard T. Shackelford 独自撰写,并于 1955 年出版,第 1 版深受读者喜爱。在 1978—1986 年的漫长时间里,Shackelford 医生独自撰写了多达五卷的第 2 版,并由约翰斯·霍普金斯大学外科主任 George D. Zuidem 医生担任联合主编。在我进行外科实习和早期任教的日子里,*Surgery of the Alimentary Tract,2E* 是指导我治疗消化道疾病的"圣经"。

第 3 版于 1991 年出版。由 Zuidem 医生撰写并且由一位编者协助完成,共 5 卷,这一版是里程碑式的重塑。消化道外科领域在此期间有了显著进步,新的研究成果被收录其中,同时对新兴技术进行了说明。

第 4 版于 1996 年出版。仍在 Zuidem 医生的领导下完成,这本书无论在范围、广度和深度上,仍然是百科全书式的风格。此版本已经成为外科医生、内科医生、胃肠科医生和涉及消化道疾病患者护理的其他卫生保健专业人员的经典参考资料。

第 5 版于 2002 年出版。我受 Zuidem 医生的邀请加入他的创作团队,并担任联合编辑。第 5 版仍由五卷组成,内容涵盖新的手术技术、分子生物学进展和非侵入性疗法,总结了开放手术、腹腔镜手术和内镜技术对患者进行综合治疗的进展情况。

第 6 版于 2007 年出版。此版本从五卷压缩至两卷,并删除了陈旧的内容,使用新的印刷工艺如四色制作方案,并不断提升印刷水平。

第 7 版于 2012 年出版。

第 8 版介绍

第 8 版保持了与第 6 版和第 7 版一致的外观。不同的是,第 8 版是由我和 4 位专家编辑精心编著而成。我在 4 位同事的大力协助下完成了这一版著作,他们也分别担任本书四个主要部分的编者。在编者们孜孜不倦地工作和策划组织下,这本书终于创作完成。他们将手术操作、手术技术和非侵入性治疗的许多变化写入了书中,每个部分都保留了解剖学和生理学的相关知识,也包括了基因组学、蛋白质组学、腹腔镜技术和机器人技术方面的最新进展。第 8 版由来自第 7 版的 2 名编者和 2 名新的编者共同完成,这让我们的团队在传承旧模式的基础上进行了创新。

食管及疝外科学卷，由洛杉矶南加州大学的外科教授 Steven R. DeMeester 医生及相关学者共同编著而成。DeMeester 医生是全球知名的消化道外科学专家，他将自己对食管和食管疾病的认知都在本书中表现了出来，其内容涵盖食管疾病的病理学和动态诊断学，以及关于胃食管反流病、食管动力障碍和食管肿瘤的相关内容。DeMeester 医生是 Tom DeMeester 医生的儿子，Tom DeMeester 医生是对该领域有卓越贡献的传奇人物。

胃及小肠外科学卷，由 David W. McFadden 医生及相关学者共同编著而成。本卷对上消化道系统管腔结构的内容进行了更新，该内容为此领域做出极大贡献。McFadden 医生在康涅狄格大学工作，担任外科教授和主任医师，并且为消化道疾病外科研究和教育方面的专家。他曾在 *Journal of Surgical Research* 担任了多年的联合主编，还担任过消化道外科学会的主席。

肝胆胰脾外科学卷，由 Jeffrey B. Matthews 医生及相关学者共同编著而成，他是芝加哥大学外科系主任。Matthews 医生曾担任 *Journal of Gastroin testinal Surgery* 的主编，还担任过美国消化道外科学会主席。本卷是其一生对消化道外科的经验总结。

结直肠及肛门外科学卷，由贝勒大学医学中心外科主任 James W. Fleshman 教授领衔设计和修订。Fleshman 医生是该领域的国际知名人物，其详细阐述了盆底解剖和生理学的最新进展，炎性肠病的新疗法，以及腹腔镜治疗的新研究。

致谢

第 8 版的完成离不开每位学者精湛的专业能力、无私奉献和辛勤付出，感谢他们的付出！

如同其他书本的出版一样，数以百计的人为这版书的出版做出贡献，他们为完成如此经典的著作克服了许许多多的困难，在此，我们对他们所做的贡献表示衷心的感谢。本书中的大多数合作伙伴是来自国内外该领域的知名专家，他们愿意为此分享自己的知识，我对此深表感激，是他们对自己事业的热爱，最终成就了这一本精彩的专著。

我同样感谢 Elsevier 的出版团队，在他们一遍又一遍的审校下，第 8 版才能顺利出版。

我要感谢 Michael Houston、Mary Hegeler、Amanda Mincher 和其他参与这个项目的工作人员。第 8 版中包含了大量的新内容，很多专家花费了数千小时去完成这些新增的内容。他们为此付出辛勤劳动，心甘情愿，无怨无悔。

最后，我要感谢在出版过程中帮助过我的人，以及 Claire Reinke、Dominique Vicchairelli 和 Laura Mateer。你们给我提供了莫大帮助。

Charles J. Yeo, MD

献　词

感谢我的妻子 Theresa，以及我的孩子 William 和 Scott，感谢我的导师们。逝者已矣，生者如斯，他们为我的外科学教育做出了巨大贡献。感谢我的同事和朋友，*Shackelford's Surgery of the Alimentary Tract, 8E* 得以问世离不开他们的贡献。感谢年轻的消化道外科医生和其他医疗专业人员，你们将从这本书中学习知识，推动这一领域向前发展，并不断提高我们对消化道疾病的认识。

Charles J. Yeo

感谢我的父亲 Tom DeMeester，他热衷于研究食管和上消化道疾病的病理生理学，并将这些知识应用到改善患者的生活之中。无论是过去还是现在，这些记忆都不断激励着我；感谢我的许多导师，他们帮助我学习了外科手术的操作，并鼓励我不断去追求完美；感谢我的同事们，他们放弃了夜晚、周末和假期的许多时间，撰写本书摘要、相关论文和章节；感谢我的同事和住院医师，他们通过艰苦培训成为下一代外科专家；感谢支持我的家人和朋友，愿意接受我对家庭的缺席，并支持我长期奔赴在工作岗位上，照顾需要帮助的患者。

Steven R. DeMeester

我想把这本书献给所有与我共事过的医生和同事，感谢他们让教育成为我生活中如此美好的一部分；希望这本书会让我们回忆起昔年一起处理疑难病例的时光，并将鼓励你们继续将知识传授给需要指导的人。

James W. Fleshman

感谢 William Silen 和我已故的祖父 Benjamin M，感谢外科住院医生和学生们对知识的渴求，感谢我的妻子 Joan，还有我们的儿子 Jonathan、David 和 Adam，感谢他们对我的爱和支持。

Jeffrey B. Matthews

感谢我的妻子 Nancy 和我的孩子 William、Hunter 和 Nora，以及我所有的导师、同事和患者。他们每天都在让我接受挑战并不断激励着我。

David W. McFadden

目　录

第三篇　肝　脏

第四篇　脾　脏

第一篇 胰 腺
Pancreas, Biliary Tract, Liver, and Spleen

第 90 章
胰腺的解剖学、生理学和胚胎学
Anatomy, Physiology, and Embryology of the Pancreas

Joseph Fusco　Yousef El-Gohary　George K. Gittes　著
李　汛　盛　亮　译

摘要

多年来，胰腺一直吸引着发育生物学家、解剖学家和生理学家。因为其仅从内胚层发育为具有两种完全不同功能的器官，一些学者将胰腺称为真正的"两个器官合一"。尽管功能和形态截然不同，但这些不同的细胞类型是相邻的，这使得胰腺可以同时完成外分泌和内分泌功能。内分泌组织仅占成人胰腺质量的 2%，由 5 种细胞亚型（α 细胞、β 细胞、δ 细胞、ε 细胞和 PP 细胞）组成，分别分泌胰高血糖素、胰岛素、生长抑素、胃泌素和胰多肽。另外，外分泌组织占成人胰腺的 98%，由腺泡上皮细胞和导管上皮细胞组成。了解导致胰腺组织发育的复杂信号通路有助于阐明许多困扰胰腺疾病的治疗靶点，其中包括糖尿病、胰腺炎和胰腺癌。在这里，我们回顾了胰腺的基本解剖学和胚胎发育。

关键词：胰腺；解剖学；生理学；胚胎学

胰腺一词来源于希腊语，意思是"所有的肉"[1]，发育生物学家多年以来一直对胰腺的胚胎发育十分感兴趣。它是一个内胚层衍生的器官，由两个形态上不同的组织组成，即外分泌胰腺和内分泌胰腺（图 90-1）。有些学者甚至把它描述为两个器官，因为这两个组织（外分泌和内分泌）在胰腺内的功能和组织不同。

为了更好地理解胰腺发育的胚胎学和分子生物学机制的重要性，我们希望在未来可以设计从干细胞中产生治疗有用组织（如胰腺或 β 细胞）的策略，并更好地理解可能导致胰腺癌的分化途径。

胰腺的形态发育是由其两大功能决定的，即外分泌组织产生消化酶，内分泌组织产生代谢活性激素。尽管这两个组织的形态和功能是不同的，但它们均存在于胰腺内。内分泌胰腺仅占成人胰腺质量的 2%，由 α、β、δ、ε 和 PP

这 5 种细胞亚型组成朗格汉斯岛（胰岛），分别分泌胰高血糖素、胰岛素、生长抑素、胃泌素和胰多肽。另外，外分泌胰腺组织占成人胰腺质量的 98%，由腺泡上皮细胞和导管上皮细胞组成[1]。本章回顾了胰腺的基本解剖和胚胎发育。

一、基本解剖

人类胰腺是一个长的、锥形的腺体器官，分为四个解剖结构域，即头部、颈部、体部和尾部，以及一个副叶或钩突，头部位于十二指肠第二部分的环内。胰腺位于腹膜后位，在胃的后方，表面光滑，呈分叶状，横向延伸至脾门方向，成人胰腺长 12～15cm。消化酶和碳酸氢盐由外分泌腺泡组织分泌后排到微小的胰管导管网络，然后汇聚至主胰管（Wirsung 导管和 Santorini 导管），最后通过十二指肠大乳头（肝胰壶腹）排到十二指肠。来源于腹侧的 Wirsung

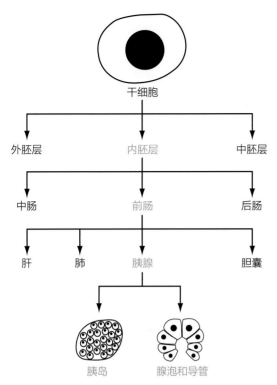

▲ 图 90-1　多能祖细胞干细胞胰腺发育的细胞谱系示意图

可能导致胰腺创伤，并可能导致导管损伤。胆总管在胰头后侧的深槽中穿过，直到它在肝胰壶腹处与主胰管汇合。胃位于胰腺体部和尾部的前面，而主动脉、左肾上腺和左肾位于胰腺体部的后面。胰尾位于脾门中，脾动脉通常是曲折的，沿着胰腺的上缘延伸。胰腺的主要血液供应来自腹腔干和肠系膜上动脉的多个分支，在胰体和胰尾内形成动脉弓，胰十二指肠上下动脉沿胰头运行。大约每 5 例患者中就有 1 例患者在动脉解剖上有很大的变异。例如，通常起源于腹腔干的右肝动脉也可能源于肠系膜上动脉（也称为异位的右肝动脉），其向胰头后方行进至肝脏。术前计算机断层扫描可以辨别这种动脉变异，对于避免损伤是非常重要的（图 90-3）。

二、生理学

尽管胰腺的内分泌部和外分泌部具有不同的功能（分泌不同的激素和消化酶），但却通过一个调节反馈系统来协调和响应食物消化。胰腺通过朗格汉斯岛的内分泌细胞调节身体的能量代谢，这些细胞占整个胰腺的近 2%。这种调节通过胰岛素和胰高血糖素的作用保持微妙的平衡。胰岛素是能量储存的激素：它诱导氨基酸摄取增加，促进葡萄糖摄取到细胞中，从而增加蛋白质合成，减少脂解和糖原分解，特别是饭后或处于高血糖状态的时候。另外，胰高血糖素被认为是能量释放的激素：它通过刺激低血糖环境中的肝糖异生，糖原分解和脂解来刺激更高的血糖水平，从而抵消胰岛素的作用。

β 细胞根据血糖水平及神经和体液刺激分泌胰岛素。与肠外途径相比，当葡萄糖在肠内摄入时，胰岛素释放到血液中的刺激要大得多，这表明消化道的前反馈机制被激活，预计血糖会上升。这种预期是由肠降血糖素介导的。主要有两种肠促胰岛素激素，即葡萄糖依赖的胰岛素肽，又称抑胃肽（GIP）和胰高血糖素样肽 -1（GLP-1）。当消化道中的腔内葡萄糖浓度增加

导管和远端的 Santorini 导管汇合成主胰管可能有一个单独的副胰管（来源于 Santorini 近端导管），它通过十二指肠小乳头将钩突和胰头下部分泌的胰液引流到十二指肠。背侧和腹侧胰管不完全融合导致胰腺分裂，但胰腺导管引流系统存在许多解剖变异（图 90-2）。内分泌激素产生于朗格汉斯岛（分散在整个胰腺），并被一个连接胰岛的毛细血管网络排出，从而分泌进入血液 [2]。胰岛内分泌细胞的分布是物种依赖性的。在啮齿类动物中，胰岛的核心被 β 细胞所占据，周围包绕一圈 α 细胞，然而，在人类和猴子中，所有的内分泌细胞都是混合分布的 [3]。非内分泌细胞也存在于胰岛中，其中包括内皮细胞、神经元、树突状细胞、巨噬细胞和成纤维细胞。胰腺手术需要很好地理解胰腺与其他结构的解剖关系。胰头位于下腔静脉、右肾动脉、双肾静脉和肠系膜上血管的前方，钩突位于肠系膜上血管的后方。胰腺颈部位于门静脉和第 1、2 腰椎的前方。由于胰颈位于这些椎体的前方，来自前方或后方的钝性创伤直接打击到上腹部

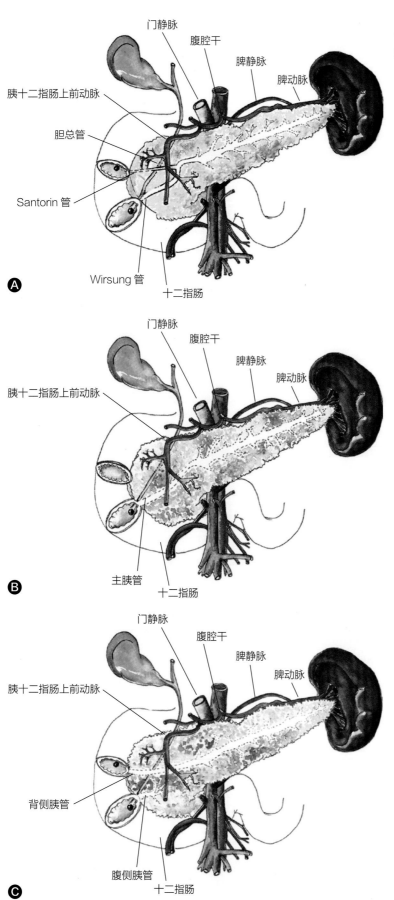

◀ 图 90-2　胰腺与其他解剖结构的解剖关系示意图

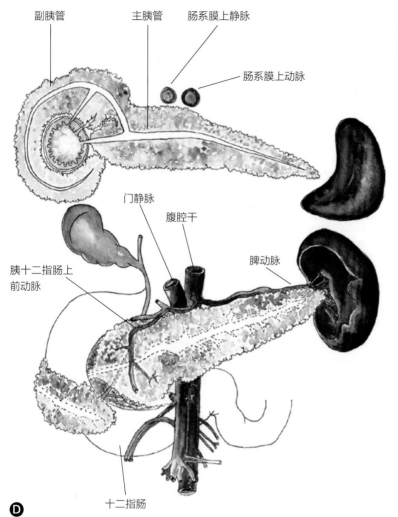

◀ 图 90-2（续）　胰腺与其他解剖结构的解剖关系示意图

时，两者均由位于小肠上皮的内分泌细胞分泌，随后它们刺激 β 细胞分泌更多的胰岛素。因此，制药行业对开发基于肠促胰岛素来治疗糖尿病（特别是 2 型糖尿病）具有极大的兴趣，因为它对 β 细胞有很强的刺激分泌作用。与刺激 β 细胞分泌胰岛素而不考虑血糖水平的传统药物不同，胰岛素以葡萄糖依赖的方式增加 β 细胞对血糖水平的反应，除了增加 GLP-1 对胰高血糖素分泌的抑制作用外，还具有增加胃中食物转运时间的能力[4,5]。抑制胰岛素释放的体液包括生长抑素、淀粉酶、瘦素和胰抑肽。迷走神经一般会刺激胰岛素的释放，而交感神经系统则会抑制胰岛素的释放，其抑制作用由神经纤维分泌的各种肽类分子介导，如 P 物质、血管活

性肠肽（VIP）和神经降压素。

激素、胆囊收缩素（CCK）和副交感性迷走神经兴奋均会刺激外分泌腺的分泌。传统的外分泌功能分为三个阶段：①由食物的视觉和气味触发的头期，占胰腺排泄量的 10%～20%；②由食物进入胃和胃膨胀引起的胃期，占酶排泄量的 15%～20%；③由十二指肠和近端空肠酸化引起的肠期，占膳食刺激胰腺排泄量的 60%～70%[6]。胰腺的外分泌部由导管树和大量的腺泡细胞组成。十二指肠中胆盐和胆汁酸的酸化和进入十二指肠的促胰液素和 VIP 的共同刺激，反过来又导致富含碳酸氢根的液体从导管细胞中释放。迷走神经刺激，以及肽或脂肪酸进入十二指肠会导致 CCK 和乙酰胆

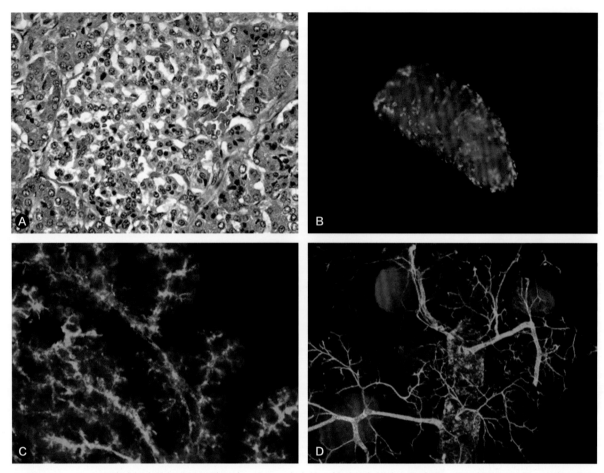

▲ 图 90-3　**A.** 人类胰腺标本的标准组织学切片，显示一个小的、相对苍白的染色细胞团，称为朗格汉斯岛，它嵌入在染色较深的外分泌组织中；**B.** 成年小鼠胰腺全坐标图，显示孤立的胰岛被胰岛素染色，周围有胰高血糖素；**C.** 胚胎第 16.5 天胰腺的完整图像，说明胰岛素细胞与胰管之间的密切关系；**D.** 用胰岛素和双歧杆菌凝集素染色的成年小鼠胰腺胰管全贴装图像

碱的释放，进而从腺泡细胞中分泌富含消化酶的液体。

目前，最广泛接受的导管细胞分泌碳酸氢盐模型，涉及二氧化碳从循环系统扩散到细胞中，在那里二氧化碳被碳酸酐酶水合形成 H_2CO_3。H_2CO_3 解离成 H^+ 和 HCO_3^-。碳酸氢盐通过氯化物 / 碳酸氢盐交换体输送到导管表面。分泌素与基底外侧膜上的受体结合，激活腺苷酸环化酶产生环磷酸腺苷（cAMP）。cAMP 反过来激活腔内细胞表面的囊性纤维化跨膜调节剂（CFTR），允许氯化物进入导管间隙。碳酸氢盐和氯化物通过导管细胞膜产生离子和渗透梯度，导致钠和水跟随[7]。CFTR 的缺陷会继发于导管和腺体阻塞，继而导致管腔内导管分子无法水合，从而导致急性和慢性胰腺炎[8,9]。氯离子流入内腔的缺乏阻止了离子和渗透梯度的形成。因此，钠和水不会渗入内腔，产生量减少，导致分泌物增稠和随后的阻塞。在两个 CFTR 等位基因突变的个体中，胰腺炎很少是并发症，因为这会导致胰腺从子宫开始的快速破坏。患者经历了腺泡细胞的丢失，腺泡细胞是胰腺炎的必要病因，导致胰腺功能不全。随着碳酸氢盐的分泌，胰腺外分泌功能的第二步涉及从腺泡细胞释放消化酶。消化酶在腺泡细胞内以非活性形式合成，并被包装成酶原颗粒。颗粒迁移到细胞表面，融合到细胞膜上，释放其内容物，以响应迷走神经、肽和脂肪酸的刺激。其中一部分酶包括淀粉酶、脂肪酶、RNA

酶和 DNA 酶，以其活性形式合成，但大多数（胰蛋白酶原、糜蛋白酶原、原羧肽酶和前弹性蛋白酶）在释放时是不活跃的。肠刷边缘酶和肠肽酶可以将胰蛋白酶原裂解为其活性形式胰蛋白酶，胰蛋白酶裂解并激活剩余的消化酶。目前已经发现了 40 多个阳离子胰蛋白酶原（PRSS1）突变，该基因编码胰蛋白酶。突变往往导致胰蛋白酶原过早激活胰蛋白酶，产生一种以胰腺炎反复发作为特征的疾病，最终导致胰腺功能不全[11]。

通常测量血清淀粉酶来诊断胰腺炎，在急性发作后 6h 内通常是正常的 2.5 倍，然后在 3～7 天内恢复正常。然而，血清淀粉酶测定诊断胰腺炎的主要局限性是缺乏特异性，因为存在几种临床情况可能导致淀粉酶升高。另外，血清淀粉酶正常当然也不排除胰腺炎。淀粉酶与肌酐比值（ACR）可能有助于区分急性胰腺炎和其他情况，使用以下方程。

$$（尿淀粉酶 \, U/L × 血肌酐 \, mg/dl）÷$$
$$（血淀粉酶 \, U/L ÷ 尿肌酐 \, mg/dl）×100$$

当 ACR ＞ 5% 时提示急性胰腺炎，＜ 1% 时提示高淀粉酶血症。另外，血清脂肪酶水平被认为是更特异的诊断胰腺组织损伤的指标，因为脂肪酶只产生于胰腺。脂肪酶在酒精性胰腺炎中趋于较高，胆源性胰腺炎中淀粉酶水平较高，因此脂肪酶与淀粉酶的比值被认为是区分两者的手段。

三、基本胰腺胚胎学

胰腺的胚胎发育经过三个阶段[12]。第一阶段是未分化阶段，内胚层开始启动胰腺形态发生，在这个阶段只有胰岛素和胰高血糖素基因表达[13]。第二阶段涉及上皮分支形态发生，同时形成原始导管。这一阶段涉及胰岛祖细胞的分离，它们开始分化并失去对基底膜的附着[14]。第三阶段也是最后一个阶段，从腺泡细胞在导管结构的顶端形成开始，伴随着含有酶的酶原颗粒发展。腺泡细胞通常在出生后不久就开始分泌酶[12, 15]。

在早期发育过程中，胰腺通过这些转录因子启动未分化的，原始内胚层前肠管的区域规范化：胰十二指肠同源框 1（Pdx1）标记胰前内胚层和胰腺特异性转录因子 1a（PTF1a），两者都在多能胰腺祖细胞中表达[16]。在小鼠胚胎第 9 天（E9）时，胰腺在形态上首先表现为在前肠管背侧胃远端的十二指肠通道水平上的间充质凝结。所有在内胚层表达 Pdx1 和 PTF1a 的细胞最终都会产生成人胰腺中的上皮细胞，其中包括内分泌腺、腺泡细胞和导管细胞[1]。在小鼠 E9.5 左右和人类妊娠第 26 天时，背芽开始向上方的间充质中逸出，同时保持肠管的腔内连续性[17]。小鼠背芽外翻约 12h 后，人类背芽外翻 6 天后，腹芽开始出现。肠道旋转会将腹叶带到背侧，最终与胰腺背芽融合（这一事件对应于人类妊娠第 6～7 周，或者小鼠 E12～E13），有助于钩突和胰头下部的形成，而胰腺的其余部分来自胰腺背芽。整个腹侧胰管和背侧胰管的远端融合在一起，形成 WirSong 主胰管。背侧胰管的剩余近端部分被破坏或保留，成为一个小的 Santorini 副胰管[18]。这两个芽的融合和外露之后是胰芽柄区域（主胰管的前身）的伸长和芽尖区域的分支形态发生。与发育中的肾、肺和唾液腺中常见的分支形态发生生长模式不同，在发育中的肾、肺和唾液腺中，分支形态发生在 90°角上，胰腺生长在锐角分支模式中，这导致从紧密相对的上皮分支之间排除或"挤出"间充质（图 90-4）。这种对间充质的排斥可能会影响上皮 - 间充质的相互作用和谱系选择。然后，在胚胎发育期间，胰腺通过胰腺上皮内两个不同的分化波经历内分泌细胞群体的主要放大，即早期的初级波（小鼠 E13.5 之前）和次级的分化波（小鼠 E13.5～E16.5）[1]。在相似的妊娠窗口期，外分泌腺在分支形态发生和腺泡细胞分化方面经历指数增长。

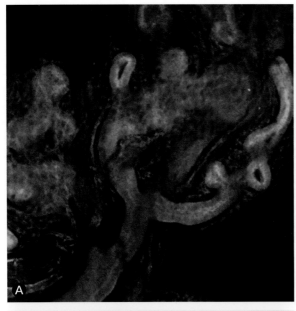

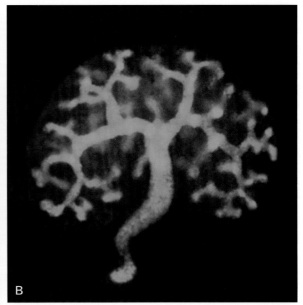

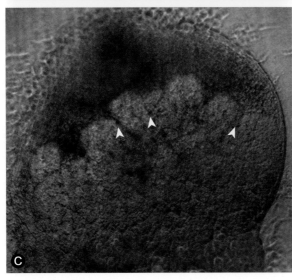

▲ 图 90-4　**胰腺分支形态发生不同于肺、肾等其他器官系统**
A. 对 E12.5 肺进行 ECAD、PGP9.5（神经元标志物）和 CD31 染色；B.E11.5 肾培养 3 天，上皮标志物 Calbindin-D28k 染色，均呈 90°分支型；C. 培养 5 天的 CD-1 培养的 E11 全胰腺呈急性分支状间充质隔离区（箭头）。间充质含有调节胰腺生长和分化的因子

四、背侧和腹侧胰芽发育

值得注意的是，尽管腹侧和背侧胰腺芽的形态发育可能相似，但它们在分子水平上明显不同，各种证据表明，胰腺雏形之间在规格上存在差异，其中脊索起着关键作用。Sonic Hedgehog（Shh）是一种有效的细胞间模式分子，在整个前肠都有表达，但在未来的胰腺内胚层中明显受到抑制。这种对 Shh 的抑制似乎对胰腺背部发育是必要的，从而允许胰腺特异基因的表达（包括 Pdx1 和胰岛素）。鸡胚培养中脊索的缺失导致在前肠内胚层的胰腺区域出现异位 Shh，随后胰腺发育失败[19]。Activin-βB（转化生长因子 -β 家族成员）和成纤维细胞生长因子（FGF）2 均可模拟脊索活性诱导胰腺基因[19]。与背芽形成鲜明对比的是，切除脊索后，腹侧胰岛的发育基因表达不受影响[20]。另外，腹侧胰腺在上覆的心源性间充质信号的控制下发育，后者也产生促肝信号（FGF）来诱导肝形成。在心源性间质区域缺乏促肝 FGF 信号将导致内胚层默认分化为腹侧胰腺[21]。当前肠腹侧内胚层在没有心脏中胚层或 FGF 的情况下培养时，它不能激活肝脏特异性基因，而是表达

Pdx1。心脏中胚层通过成纤维细胞生长因子诱导腹侧内胚层形成肝脏，同时抑制胰腺发育[21]。在 Hlxb9 突变小鼠中，腹侧和背侧胰腺之间的进一步差异被证明。同源异型盒基因 Hlxb9 在小鼠胰腺背侧和腹侧原基的内胚层中瞬时表达，在小鼠中灭活后，只有背侧胰腺发育受阻[22]。造血表达的同源异型盒 1（Hex1）是前内胚层[23]的早期标志物，在 E7 的细胞中表达，随后形成腹侧胰腺和肝脏。Hex 缺失突变胚胎有特定的腹侧胰芽发育失败，背部胰芽发育正常[24]。这些例子强调了控制背侧和腹侧胰腺芽发育的显著不同的分子调控。

五、胰腺的起始与内胚层模式

控制原始肠管进入不同专门化领域的信号分子还没有完全阐明[25]。胰腺和其他内胚层来源的器官通过内胚层和周围间充质之间的一系列相互作用而发育，这是启动器官规格或沿着前肠内胚层前后轴形成内胚层图案的关键步骤。在原始肠管中，转录因子的区域表达是内皮模式的表现；例如，Hex1 和 Nkx2.1（也称为甲状腺转录因子 1）在 E8.5 沿着原始肠管的前后轴表达，分别产生肝脏和肺 / 甲状腺。PDX1 和 PTF1a 在前肠 – 中肠内胚层边界共表达，定义胰腺和十二指肠，而 CDX1 和 CDX4（后内胚层的早期标记）在中肠后段和后肠区域表达，从而形成小肠和大肠。因此，指定了原始肠管的各个区域（图 90-5）[26, 27]。在器官发生开始之前，间充质诱导的内皮模式化是必要的。在外植体培养中，当胰腺间充质从胰腺上皮中去除时，会导致胰腺细胞分化中断，内分泌谱系优先于外分泌腺[12]。原始肠管分为前肠、中肠和后肠三个区域，每一个区域都会产生专门的结构[16]。这种肠管结构域的细分是由原肠胚期内胚层不同的分子标志物控制的（E7.5）[16, 28, 29]。胚胎前侧的内胚层形成腹侧前肠，随后形成肝、肺、甲状腺和腹侧胰腺。另外，最终内胚层的背侧区域有助于食管、胃、胰腺背部、十二指

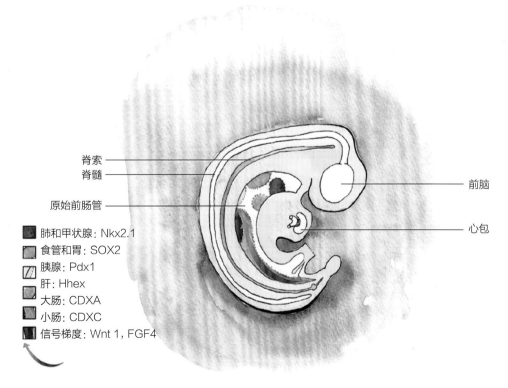

脊索
脊髓
原始前肠管
前脑
心包

肺和甲状腺：Nkx2.1
食管和胃：SOX2
胰腺：Pdx1
肝：Hhex
大肠：CDXA
小肠：CDXC
信号梯度：Wnt 1, FGF4

▲ 图 90-5　原始前肠管（E8.5）与各种转录因子的区域规格示意图。在梯度中从后中胚层分泌的 Wnt 和 FGF4 抑制前肠命运，促进后肠发育。前内胚层 Wnt 和 FGF4 的抑制促进了前肠命运

肠和肠道的形成。胰腺的形成是一些关键的特定转录因子和信号通路作用的结果。例如，来自后中胚层的 FGF4 和 Wnt 信号在前内胚层中被特异性地抑制，以允许前肠发育。正如培养的小鼠内胚层和鸡胚的活体研究所证明的那样，FGF 信号最初需要确定，然后维持肠管结构域。FGF4 通常在发育中的中肠 - 后肠内胚层附近的中胚层和外胚层表达，当分离的小鼠内胚层在高浓度的 FGF4 存在下培养时，可以诱导出一个后（肠）内胚层。另外，较低浓度的 FGF4 诱导了更前部（胰腺 - 十二指肠）细胞的命运。同样，在体内用 FGF4 处理鸡胚时，Hex1（前内胚层标记）的表达区域减少，而 CdxB（后内胚层标记）的表达提前扩大，从而抑制前肠的发育 [27, 30]。因此，FGF4 通过抑制前（前肠）命运和促进后（肠）内胚层命运，在内皮模式形成中起着关键作用。还有一个将内胚层模式与胰腺发育启动联系在一起的分子途径是 Wnt/β-catenin 信号，就像在蛙类（非洲爪蟾）的研究中所证明的那样 [31]。β-catenin 在前内胚层的抑制对于启动肝脏和胰腺的发育和维持前肠的特性是特别必要的。相反，维持后内胚层高 β-catenin 活性促进肠道发育，抑制肝脏和胰腺的前肠发育。McLin 等 [31] 证明，抑制 β-catenin 在前内胚层（β-catenin 通常被抑制的地方）表达导致 Hhex 的下调，以及肝脏（For1）、胰腺（Pdx1）、肺 / 甲状腺（Nkx2.1）和肠道（Enocut）的其他前肠标志物的下调 [28]，导致前肠命运的抑制，即肝和胰腺的形成。抑制后内胚层中的 β-catenin（未来的后肠通常表达 β-catenin）可诱导异位肝和胰腺标志物（Hex1、Pdx1、弹性蛋白酶和淀粉酶），继而引起异位肝芽的起始和胰腺的发育 [31]。同源盒基因 Hhex 是 β-catenin 的直接靶标，是最早的前肠标志物之一 [23]，对小鼠正常的肝脏和腹侧胰腺的发育是必不可少的 [24, 32]。Hex 表达在腹侧胰腺的规格和分化中起着重要作用，其中 Hex-/- 缺失突变小鼠胚胎缺乏腹侧胰腺，并且缺乏肝、甲状腺和部分前

脑 [24, 33]。维 A 酸（RA）信号已被认为是斑马鱼内皮纹样形成的重要分子。RA 信号对肝脏和胰腺的特化和分化都是必需的 [34]。与 RA 一样，骨形态发生蛋白（BMP）信号也被证明在斑马鱼的内胚层构型和胰腺的正常发育中起作用，但 RA 和 BMP 都不影响内胚层前体的诱导 [35]。在小鼠体内靶向干扰 Pdx1 基因也阻止了胰腺的发育 [36]。Pdx1 在小鼠胰腺起始和前肠内胚层构型中的关键作用被胰脏 Pdx1 突变的人类进一步证明 [37]。尽管我们对许多分子信号在胰腺间充质和胰腺间充质间的相互作用有了越来越多的了解，但大多数途径仍然知之甚少。

六、胰腺间充质

胰腺间充质是胰腺组织形态发生的关键因子，它包裹着胰腺上皮细胞。这些因子促进发育中的胰腺的生长和分化，特别是诱导内分泌细胞群体的生长和快速分支形态发生 [1]。在胰腺发育的早期阶段，胰腺间充质帮助调节胰腺上皮在内分泌和外分泌谱系之间的谱系选择 [1,12]。胰腺间充质与上皮的这种相互作用是胰腺发育的重要过程。无间充质培养的纯胰腺上皮（E11）完全不能发育，但当有间充质培养时，上皮生长为完全分化的胰腺（腺泡、导管和内分泌结构）[12]。胰腺间充质通过细胞与细胞间的接触对上皮细胞产生促外分泌作用，并通过间充质分泌的扩散因子介导促内分泌作用 [38]。间充质与上皮的接触既增强了缺口信号（Hes1），有利于腺泡谱系，也抑制了 Ngn3 的表达，从而抑制了内分泌分化 [39]。在无间充质的情况下，胰腺上皮的默认分化是内分泌 [12]。有趣的是，在基底膜丰富的凝胶中培养纯胰腺上皮，没有间质，会导致导管结构的主要形成。这些结果提示基底膜中含有有利于导管发育的因子或成分 [12]。为了进一步说明间充质和间充质信号在胚胎和器官发育中的重要性，当发生在脾和胰腺相关间充质之间的正常胚胎分离在 Bapx1 缺失的突变胚胎中没有发生时，胰腺背部的芽会出现肠化 [40]。在脾脏间

充质中表达的 Activin-A 可能是这种转分化的媒介，因为在体外培养系统中，将胰芽暴露于 Activin-A 也会导致肠化[41]。一些信号通路参与了这种上皮 – 间充质间的相互作用，如 FGF。具体地说，表达在胰腺间充质中的 FGF1、FGF7 和 FGF10 通过表达在胰腺上皮细胞的成纤维细胞生长因子受体 2B（FGFR2b）来介导它们的作用。间充质成纤维细胞生长因子信号已被证明能诱导上皮细胞增殖，有利于外分泌分化[42]。同样，受体 FGFR2b 或配体 FGF10 的缺失突变会导致胰腺早期分支形态发生的钝化，抑制内分泌祖细胞的增殖和内分泌的过早分化，表明 FGF10 正常诱导上皮细胞增殖，阻止内分泌分化[43, 44]。尽管 FGF 在胰腺背侧发育中起着积极的作用，但它似乎在胰腺腹侧芽发育中起着不同的作用。心源性间充质分泌的 FGF 抑制腹侧胰腺芽的形成，有利于肝脏发育[21]。胰腺间充质中的 BMP 配体诱导上皮分支并抑制内分泌分化[45]。

七、关键信号分子

（一）转化生长因子 –β 信号

转化生长因子 –β（TGF-β）超家族信号已参与许多发育过程（包括胰腺发育）。超家族由三个主要亚家族组成，其中包括 TGF-β 亚型（哺乳动物为 1～3）、BMP 和激活素，简而言之，TGF-β 配体与丝氨酸 – 苏氨酸激酶受体 2 型结合，后者磷酸化 1 型受体，这种磷酸化导致 SMAD 在 C 端丝氨酸区的磷酸化，而 SMAD4 则被转运到细胞核以影响转录。在 β 细胞中，这种途径有助于抑制增殖。相反，β 细胞的增殖刺激来自表皮生长因子（EGF）和肝细胞生长因子（HGF）等因素，它们在 SMAD 蛋白的连接区产生磷酸化，而不是 C 端。这些信号通过泛素化或蛋白酶体降解而终止。

胰腺发育早期的 TGF-β 亚型受体分布于胰腺上皮和间充质，但随后逐渐局限于胰岛和导

管[46]。另外，TGF-β 配体（TGF-β$_1$、TGF-β$_2$ 和 TGF-β$_3$）早在 E12.5 就特异性地定位于胰腺胚胎上皮，然后逐渐集中到腺泡细胞，在那里它们通过 TGF-βⅡ型受体介导其作用[46]。通过在体内过表达显性阴性的 TGF-βⅡ型受体，或者在体外用 TGF-β 特异性的泛中和抗体去阻断胚胎胰腺中的 TGF-β 信号，可导致增殖的内分泌细胞数量的显著增加，尤其是在导管周围区域[46]。总体而言，TGF-β 异构体信号转导抑制胚胎胰腺导管形成内分泌细胞，TGF-β 异构体抑制促进胰腺导管上皮细胞增殖和向内分泌细胞分化[46]。

SMAD 在发育生物学家中引起了兴趣，因为 SMAD4 在 50% 的胰腺癌中被特异性地鉴定为突变[47]。然而，SMAD4 在胰腺发育中的关键作用尚未确定[48]。另外，SMAD7 作为一种通用的 TGF 信号抑制药，在 PDX1 启动子下表达时，导致出生时 β 细胞减少 90%，取而代之的是胰高血糖素细胞[49]。

（二）Notch 信号

胰腺祖细胞必须做出的关键决定之一是是否进入内分泌或外分泌谱系。Notch 信号已被确定为这一命运决定的主调节器[50]。Notch 受体的激活导致 HES1 的激活和 Ngn3 等基因的抑制（Ngn3 是胰腺内分泌谱系发育的先决条件标志）[50]。Notch 还用于维持细胞处于未分化的祖细胞样状态。Notch 信号受损导致胰腺前体细胞提前分化为内分泌细胞。然而，Notch 信号在胰腺血统选择中的确切机制仍然不清楚，而且 Notch 信号在胰腺发育中的确切作用仍然是含糊不清的。

（三）Hedgehog 信号

哺乳动物家族 Hedgehog 信号由 Shh、DHH 和 IHH 组成。Shh 信号是前肠分化为胃肠道命运所必需的[51]，其在预期胰腺内胚层的抑制是胰腺形成的先决条件。然而，胰腺发育过程中

的 Hedgehog 信号似乎很复杂。在小鼠的前部靶向缺失 Shh 并不会像预期的那样导致胰腺区域的扩大[52,53]。IHH 基因缺失突变小鼠发育成小胰腺，表明 IHH 具有促胰腺作用[54]。此外，将 Shh 缺失突变与 IHH 杂合突变相结合会导致环状胰腺。

Shh 信号异常表达与胰腺外分泌肿瘤之间似乎存在联系，在非浸润性疾病向胰腺导管腺癌转化的过程中观察到 Shh 配体的上调[55]。此外，已有研究表明胰腺癌上皮分泌的 Shh 配体以旁分泌方式与基质细胞结合，导致细胞增殖和结缔组织增生[56-58]。针对胰腺癌患者的 HH 分子的中和和靶向的临床试验已经到位[50]。直到最近，Strobel 等[60] 发现 Shh 在近端导管系统中的一个特殊隔室（称为胰管腺）中有表达，Shh 才被认为在正常胰腺[19]中表达，PDG 是一个外翻的盲端，专门产生 Shh 配体。当暴露于慢性损伤中时，PDG 会生长，这与 Shh（以及胃黏蛋白和其他祖细胞标志物，如 Pdx1 和 hes1）的表达上调有关。这一过程导致 Shh 介导的具有胰腺上皮内瘤变（PanIN）特征的黏液性胃肠上皮化生。PanIN 是胰腺癌的前体病变，来源不清楚，已知异常表达 Shh 和胃肠道黏蛋白。它们被认为是由导管产生的，因此 PDG 可能是 Shh、黏液化生和肿瘤之间的缺失环节[51]。

（四）Wnt 信号

Wnt 信号通路在胰腺早期内胚层分化中起着重要作用，因为 β-catenin 在前内胚层中的抑制是启动肝脏和胰腺发育所必需的（见本章前面）。然而，除了内胚层模式外，Wnt 信号传导具有多种胰腺作用，这取决于 Wnt 信号的时间和地点。胰腺上皮中 Wnt1 或 Wnt5a 的转基因表达分别导致胰腺发育不全或严重发育不全，证实早期 Wnt 信号传导对胰腺发育有害。其他人发现 Wnt 信号在促进出生后胰腺生长中的作用[61]，说明 Wnt 信号在胰腺发育中的复杂和多重作用。

八、内皮细胞与氧分压

已有研究表明，暴露在低氧分压下的细胞会经历适应性变化，如无氧代谢、血管生成增加和红细胞生成[62]。在胰腺发育过程中，β 细胞的分化似乎受到氧气压力的影响。细胞这种适应性反应的一个关键介质是缺氧诱导因子（HIF）[63]。HIF1α 在 E11.5 的大鼠胰腺上皮和间充质中有较强的表达，之后逐渐减弱，出生时几乎检测不到。缺氧导致 HIF1α 的稳定，导致 Ngn3 表达缺失，从而抑制 β 细胞的分化。氧分压升高导致 β 细胞分化上调，HIF1α 降解，Ngn3 恢复。同样，抑制 HIF1α 的降解会导致 Ngn3 的抑制和 β 细胞分化的停止，即使在常氧条件下也是如此[63]。

内皮细胞

胰岛是高度血管化的，嵌入在一个比外分泌胰腺密度高 5～10 倍的毛细血管网络中，可以有效地将胰岛激素分泌到血流中（图 90-6）[64]。胰岛移植需要一个酶消化过程，同时也会去除一些胰岛内的内皮细胞。这种内皮去除可能会夺走 β 细胞的一个重要的血管基底[65, 66]。在发育过程中，β 细胞聚集形成胰岛，并表达高水平的血管内皮生长因子以吸引内皮细胞[67]。VEGF-A 缺乏的 β 细胞形成的胰岛毛细血管较少，实验性过表达 VEGF-A 改善了胰岛移植物

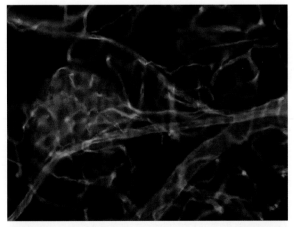

▲ 图 90-6　完整的成年小鼠胰腺，**CD31** 和胰岛素染色显示胰岛内复杂的微血管网络

的血管化[67, 68]。因此，在胚胎发育过程中，血管和胰腺细胞之间存在着密切的关系。随着胚胎胰腺发育的不同阶段，它接收来自不同相邻结构的信号，其中包括脊索、心脏中胚层和背主动脉。从非洲爪蟾胚胎中移除背主动脉会导致胰腺内分泌发育缺乏[69]。此外，主动脉内皮细胞在体外可诱导内胚层形成胰腺背侧芽和 β 细胞。有趣的是，腹侧胰腺的发育似乎并不依赖于内皮，尽管它靠近卵黄静脉[70]。这一差异在一名主动脉缩窄的人身上得到证实。患者没有胰体和胰尾，但存在胰头，后者来自腹芽，腹芽独立于主动脉发育[71]。这里，预期的胰腺内胚层可能失去了来自"狭窄"的主动脉的诱导信号，特别是导致胰腺背侧发育不全。

九、细胞外基质

胰腺上皮位于连续的基底膜鞘内，构成上皮 – 间充质界面，对胰腺发育起着重要的指导作用[72]。基底膜在许多其他器官的分支形态发生中也起着重要的调节作用，层粘连蛋白和Ⅳ型胶原是所有基底膜的主要蛋白质成分[73]。层粘连蛋白 –1 被发现在分离的 E11 小鼠胰腺上皮中诱导导管形成[12]，并介导间充质的前外分泌诱导作用，以及妊娠后期的前 β 细胞的作用[38, 74]。β 细胞不能形成自己的基底膜，但依赖内皮细胞产生血管基底膜。内皮细胞还产生Ⅳ型胶原，它与 $\alpha_1\beta_1$ 整合素相互作用，增加胰岛素的分泌[75]。钙依赖性黏附分子是细胞间黏附的关键分子，在胰腺内分泌祖细胞的迁移和分化过程中起着重要作用。E 钙黏素和 R 钙黏素最初定位于导管，当内分泌祖细胞移出导管形成胰岛时被下调[76, 77]。神经细胞黏附分子在成熟的 α 细胞和 PP 细胞中表达[78]，是胰岛内内分泌细胞聚集所必需的[79]。

十、胰高血糖素

在小鼠胰腺发育过程中，最先检测到的内分泌细胞是 E9 左右的含胰高血糖素的细胞，最近的研究表明，胰高血糖素信号对胰岛素表达细胞的早期分化是必要的，这些细胞出现在 E10~E13[17, 80]。胰高血糖素是由胰高血糖素原在原激素转换酶 2（PC2）的作用下产生的。当 PC2 或胰高血糖素受体被敲除时，突变小鼠缺乏胰高血糖素，胰岛细胞分化和成熟延迟，但在怀孕后期仍表现出胰岛素阳性细胞的大量产生（"第二波"）[81]。此外，外源性加入 GLP-1 类似物 exendin-4 能够挽救早期胰岛素表达细胞分化的延迟，并能将大鼠胰腺腺泡细胞（AR42J）和大鼠胰腺导管细胞（ARIP）转化为胰岛素表达细胞[80, 82]。这些研究有力地支持了胰高血糖素信号通过其受体在启动早期胰岛素分化中的作用。最近的研究表明，α 细胞在消融了近 99% 的现有 β 细胞后，可以在再生过程中被重新编程形成新的 β 细胞[83]。

十一、转录因子

（一）胰腺和十二指肠同源异型盒 1

转录因子是协调所有内分泌和外分泌细胞系形成的关键因素，它们在胰腺发育中的作用已被广泛研究。研究最多的转录因子是 Pdx1，它是胰腺祖细胞最早的标志之一，后来只在 β 细胞中表达。E8.5 在原始前肠的胰前区表达，E10.5~E11.5 在远端胃、胆总管和十二指肠表达[1]。DX1 最初在整个上皮细胞中表达；然而，当细胞致力于内分泌谱系或导管时，它的表达在细胞中被抑制。当细胞分化为胰岛素阳性的 β 细胞谱系时，它会重新出现。缺乏 Pdx1 基因的突变小鼠和人类出现胰腺发育不全[37]。使用四环素可调节的转基因敲入系统延迟抑制 Pdx1 显示胰腺发育严重迟钝，完全缺乏腺泡细胞和 β 细胞[84]，表明 Pdx1 在胰腺发育过程中继续发挥作用，而不是在早期的区域指定的内皮模式形成过程中。

（二）胰腺特异性转录因子 1a

PTF1a 是胰腺前体细胞的早期标志物，在 E9.5 左右表达稍晚于 Pdx1，然后在 E18.5 时定位于腺泡[85]。PTF1a 缺失突变小鼠出现严重的胰腺发育不全，腺泡和导管缺失，这一观察结果与 Pdx1 缺失突变小鼠相似；然而细胞仍在发育，有趣的是，内分泌细胞通过胰腺间充质向外迁移，在脾脏形成胰岛[86]。已经在人类身上发现了 PTF1a 不起作用的突变，因为他们出生时没有胰腺[87]。

（三）神经原蛋白 3

Ngn3 是胰腺内分泌谱系特异性最早的标志物之一，是内分泌谱系发育所必需的。它首先在 E11.0 表达，然后在 E15.5 左右达到峰值[88]。在具有腺泡命运的细胞中，Ngn3 被认为是被通过 Hes1 的 Notch 信号所拮抗[89]。Ngn3 细胞增殖，产生有丝分裂后的内分泌前体细胞，表达转录因子 NeuD、Nkx6.1 和 Pax6。Ngn3 在 E17.5 左右关闭[88, 89]。当 Ngn3 从细胞中敲除时，会导致四种内分泌细胞类型（α、β、δ 和 PP）的缺失，这四种内分泌细胞分别产生胰高血糖素、胰岛素、生长抑素和胰多肽[90]。因此，Ngn3 可能是胰腺内分泌分化的关键和必需因子，起着前内分泌基因的作用。然而，Ngn3 究竟如何控制不同内分泌亚型的后续规范仍有待充分阐明。在人类中，Ngn3 在 16～38 周之间没有被检测到，但在整个胰腺和胰岛中重新出现[91]。Ngn3 不与胰岛素或 Pdx1 共定位，这与小鼠的研究有关，即当激素阳性细胞出现时，Ngn3 就会消失[90, 92]。

（四）Rfx6

Rfx6 是 Ngn3 下游的一种转录因子，被认为是引导胰岛细胞分化的关键内分泌调节因子。它最初广泛表达于肠道内胚层，特别是在未来胰腺区域的 Pdx1 阳性细胞中，然后逐渐局限于有丝分裂后胰岛前体细胞的内分泌谱系。Rfx6 缺失突变的小鼠除了胰多肽细胞（胰岛素、胰高血糖素、生长抑素和生长激素）外，不能产生其他所有类型的胰岛细胞。一种人类新生儿糖尿病综合征（患者缺乏胰腺内分泌细胞）伴肠闭锁被证实存在 Rfx6 基因突变[93]。因此，Rfx6 依赖于 Ngn3，是胰岛细胞发育的独特调节因子。

（五）Nkx2.2

Nkx2.2 早在 E9.5 就表达，与 Pdx1 共表达作为多能胰祖细胞的标志，最终仅限于 Ngn3 阳性细胞，并持续存在于除 δ 细胞以外的所有内分泌谱系[94]。Nkx2.2 缺失突变小鼠没有 β 细胞，PP 细胞减少，α 细胞减少 80%，但对 δ 细胞没有影响。有趣的是，观察到大量 Ghrelin 阳性的 ε 细胞，没有胰高血糖素的共表达，这表明 Nkx2.2 通常诱导胰岛素阳性分化并抑制 ε 细胞的形成[94]。

（六）MafA/B

内分泌细胞群体有两个明显的扩增波，初级（E13.5 前）和次级（E13.5～E16.5）过渡期。MafB 在两波中均在内分泌细胞中表达。当胰岛素阳性细胞形成成熟的 β 细胞，MafB 关闭，然后细胞表达 MafA[95]。MafA 仅在次级波 β 细胞和成体 β 细胞中首次表达。MafA 是胰岛素基因的关键调控因子，被认为是 β 细胞特有的唯一转录因子，也是成熟 β 细胞的标志。然而，这对 β 细胞的形成并不是绝对必要的，因为 MafA 缺失突变小鼠在出生时胰岛素阳性细胞的比例是正常的[96]。

（七）Sox9

Sox9 是胰腺前体细胞的标志物，可以产生所有类型的胰腺细胞，是维持这些细胞处于前体状态所必需的[97]。出生后，Sox9 的表达变得局限于导管和中央腺泡细胞间隔[98]。由于胰腺前体细胞池的耗尽，Sox9 突变体表现出胰腺发育不良（图 90-7）[98]。

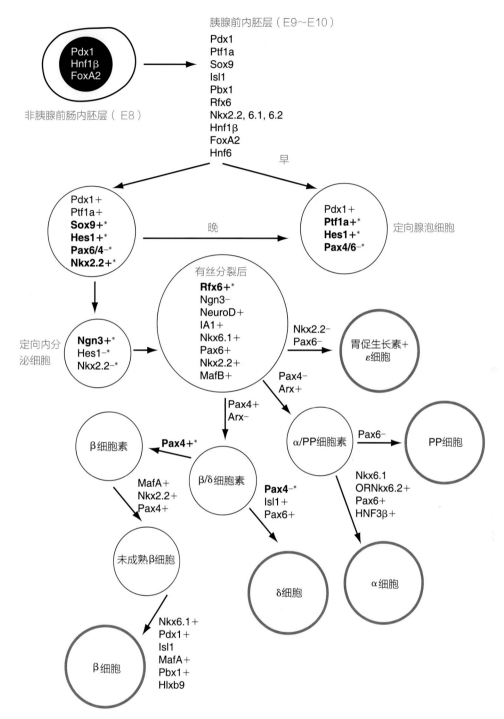

▲ 图 90-7　胰腺内分泌和外分泌细胞谱系概述

*. 该途径中的关键角色

第91章
急性胰腺炎
Acute Pancreatitis

Stefan A.W. Bouwense   Hein G. Gooszen   Hjalmar C. van Santvoort   Marc G. H. Besselink❶ 著

李　汛　张宏龙 译

摘要

2012 年修订的亚特兰大分类中描述了急性胰腺炎的临床表现、诊断和分类。但现在仍有争议，传统上，急性胰腺炎的病程被描述为具有两个死亡高峰期的双相病程：早期和晚期。在第 1 周，有全身炎反应综合征的体征；随后的数周和数月表现为代偿性抗炎症反应综合征。早期肠内营养或益生菌治疗对胰腺（周围）坏死减少继发感染的变化未显示有益的结果。内镜下奥迪括约肌切开对治疗不伴胆管炎的重症急性胰腺炎的作用仍存在争议。轻度胆源性胰腺炎恢复后，是早期胆囊切除术的指征。

基于 2013 年国际胰腺学会（IAP）/ 美国胰腺学会（APA）循证指南，坏死性胰腺炎干预的主要指征是坏死继发感染。当证实或怀疑感染时，侵入性干预最好延迟至疾病发作后至少 4 周，以使积聚物被"厚壁性包裹"。基于外科的"升阶梯疗法"，第一步是经皮穿刺置管引流。在导管引流后，65% 的患者需行坏死组织清除术。坏死组织清除术的首选途径是微创。在感染性坏死治疗中，外科的"升阶梯疗法"优于剖腹手术，可以通过内镜完成（经胃导管引流和内镜坏死清除术）。TENSION 试验比较了手术和内镜方法，预期在2017 年获得结果。

关键词：急性胰腺炎；2012 年修订的亚特兰大分类；胆囊切除术时机；经皮导管引流；腔镜辅助腹膜后清创术；经胃导管引流；经胃坏死清除术

急性胰腺炎是急性住院患者最常见的消化系统疾病，其发病率呈上升趋势[1]。约 80% 的急性胰腺炎患者病程轻微，症状通常在 1 周内消退[2, 3]。约 20% 的患者发生伴有器官衰竭和（或）坏死性胰腺炎的急性重症胰腺炎。坏死性胰腺炎是指胰腺实质坏死和（或）胰周脂肪坏死[2, 4]。这些患者存在持续性全身炎症反应综合征和（或）（多）器官衰竭的风险。无菌性胰腺坏死和无菌性胰周积液通常可通过保守措施成功治疗。但是，30% 的患者发生坏死继发性感染，最常见于发病后 3~4 周。发生坏死继发感

染时，发病率和死亡率急剧增加[5, 6]。与轻型胰腺炎（0%~1%）相比，重型胰腺炎的总体死亡率较高（15%~30%）[7, 8]。

一、病因学

在西方国家，胆石症是胰腺炎最常见的原因，见于 50%~60% 的患者，其次是酒精，见于 20% 的患者。急性胰腺炎的其他罕见原因包括高钙血症、高甘油三酯血症、药物、遗传性原因、奥迪括约肌功能障碍、胰腺分裂、感染等[1, 9]。在做出特发性胰腺炎的最终诊断之前，排除具有治疗意义的原因很重要；可通过超声内镜检查排除胆汁淤积，可通过对比增强计算

---

❶ 荷兰胰腺炎研究组。

机断层扫描（CECT）排除胰腺肿瘤[10]。

二、临床表现及诊断

急性胰腺炎的诊断需要满足以下 3 个特征中的 2 个：①符合急性胰腺炎的腹痛（急性发作且持续、重度的上腹痛，常放射至背部）；②血清脂肪酶值（或淀粉酶值）至少大于正常上限值的 3 倍；③符合 CECT 急性胰腺炎的特征性影像表现，磁共振成像（MRI）或经腹超声检查常少见[2, 3]。

通常满足前两个标准，不需要 CECT 影像特征即可诊断。但是，CECT 对腹痛数天但淀粉酶和脂肪酶数值已正常的患者可能有帮助。在疾病最初的 72～96h 内进行 CECT 时应谨慎，因为 CECT 无法证实该时间段发生的胰腺坏死和胰周积液[11, 12]。

三、急性胰腺炎的分类

1992 年亚特兰大研讨会尝试性地提出了急性胰腺炎的全球共识和普遍适用的分类系统[2, 13]。由于诊断影像学和治疗的改善，以及对器官衰竭和胰腺炎病理生理更好的理解，有必要修订亚特兰大分类[2]。2012 年修订版亚特兰大分类旨在阐明术语，以及促进对急性胰腺炎患者的统一定义和标准化报告的使用。根据是否存在局部并发症和（或）器官衰竭，定义了 3 类急性胰腺炎：轻度、中度和重度（表 91-1）。根据局部并发症的诊断影像学，急性胰腺炎分为间质性水肿性或坏死性胰腺炎。4 种类型的局部并发症分别是：急性积液、假性囊肿、急性坏死性积液（即无菌性或感染性）和包裹性坏死（即无菌性或感染性）（表 91-2）。

改良的亚特兰大分类代表了对急性胰腺炎患者进行分类的进步，但是一些实际的分类问题仍然需要解决。为了区分急性坏死性积液和包裹性坏死，假定需要 4 周时间包裹这些积液的囊壁才能形成[14]。患者之间的积聚物的包裹速度也可能不同；因此，最好使用实际存在的

积聚物包裹速度，而不是发病后的，以此区分急性坏死性积液和包裹性坏死。MRI 特别有助于确定标本中是否主要含有液体或固体碎片[14]。但是，MRI 对重症患者不适用[11]。CECT 在确定标本积聚物是否主要包含液体或固体物质方面也有其局限性，这一区别与临床决策相关。

CECT 和 MRI 在急性胰腺炎诊断中的确切地位需要在未来的研究中阐明。

表 91-1　2012 年修订版亚特兰大分类中定义的急性胰腺炎严重程度

并发症	2012 年修订版亚特兰大分类		
	轻度	中度	重度
局部并发症	无	有	有
全身并发症			
一过性器官衰竭	无	有	有
持续器官衰竭	无	无	有
原有疾病加重	无	有	有

表 91-2　2012 年修订版亚特兰大分类中定义的采样

定　义	性　状*
急性积液（发病后 < 4 周和水肿性胰腺炎）	• 均匀液体密度 • 局限于正常胰周筋膜平面 • 没有可定义的壁包裹该集合 • 邻近胰腺（非胰腺内）
假性囊肿（罕见，通常在发病和水肿性胰腺炎 > 4 周）	• 边界清楚 • 通常为圆形 / 椭圆形均匀液体密度 • 边界清楚的壁和完全包裹 • 邻近胰腺（非胰腺内）
急性坏死性积液（发病和坏死性胰腺炎后 < 4 周）	• 均匀和非液体密度 • 没有可定义的壁包裹该集合 • 位置：胰腺内和（或）胰腺外
包裹性坏死（通常在发病和坏死性胰腺炎后 > 4 周）	• 均匀和非液体密度 • 壁清晰且完全包裹 • 位置：胰腺内和（或）胰腺外

*. 急性胰腺炎形态学特征的亚特兰大分类定义修订版

四、预测严重程度

急性胰腺炎的临床病程不可预测，可能在

数天内完全恢复，也可能在疾病发作后数小时内发生多器官衰竭和死亡。在过去的几十年中，人们尝试着预测急性胰腺炎发病最初几天的严重程度，并提出了许多评分系统，为临床医生提供指导。

（一）预测疾病严重程度

由于急性胰腺炎临床病程的变异性较大，因此开发了许多预测性评分系统。这些评分系统基于临床和生化参数，如 Ranson、APACHE-Ⅱ、Imrie 或改良的 Glasgow 评分。

入院时，血 C 反应蛋白和血尿素氮水平也常用于预测严重程度。所有这些评分系统均有其优势和局限性，如最近的一项系统综述所述，具有高阴性预测值和高阳性预测值的系统尚不可用[15]。最常用的评分及其应用见表 91-3。

（持续）器官衰竭的存在是急性胰腺炎发病率和死亡率的关键决定因素，尤其是（早期）多器官衰竭与高死亡率相关。国际胰腺学会（IAP）/ 美国胰腺学会（APA）指南推荐使用持续全身炎症反应综合征（SIRS）（> 48h）作为预测急性胰腺炎严重程度的标志物[3]。持续性器官衰竭也是亚特兰大修订版分类中急性胰腺炎严重程度的关键决定因素之一（表 91-2）[2]。

（二）形态学评分系统

CECT 评估的形态学异常可在评分系统中使用，如 Balthazar 分级、胰腺大小指数、CT 胰腺外炎症评分、CT 严重指数或改良的 CT 严重指数。尽管所有这些评分系统均已显示与发病率和死亡率相关，但在入院时或住院早期，仍难以准确识别发生临床重症疾病的患者个体[12, 16, 17]。一项比较所有放射学评分系统对急性胰腺炎严重程度进行早期预测的研究显示，入院时早期 CT 检查作为独立预测指标与更容易获得的临床评分系统相比，在预测临床重症急性胰腺炎和死亡率的准确性方面没有优势[12]。

五、急性胰腺炎的分期

传统上，急性胰腺炎被描述为双相病程，有两个早期和晚期死亡高峰[18, 19]。早期阶段的特征是 SIRS，持续 1～2 周。晚期表现为代偿性抗炎反应综合征（CARS），其病程从数周至数月不等。最近的数据表明，双相病程已经过时，器官衰竭的发生率和死亡率没有两个高峰[5]。

在首次到急诊科就诊时，可能已经存在器官衰竭；然而，在更严重的病例中，通常在早期 SIRS 阶段，入院后诊断为器官衰竭的中位时间为 2 天。

总体而言，在急性胰腺炎早期死亡的患者中，约 50% 没有感染坏死，但患有多器官功能衰竭。近期一项队列研究的系统回顾表明，急性胰腺炎器官衰竭患者的死亡率为 32%。器官衰竭和感染坏死患者的死亡率为 43%。

（一）早期阶段

在胰腺炎症的早期阶段，细胞因子级联被激活，是宿主对局部胰腺疾病过程产生全身反应的原因，临床表现为 SIRS[7, 20]。SIRS 持续时，通常会发生器官衰竭。如前所述，器官衰竭的存在和持续时间对确定急性胰腺炎的严重程度很重要[2]。一过性器官衰竭定义为 48h 内缓解的器官衰竭。持续器官衰竭持续时间超过 48h。如果器官衰竭累及一个以上器官系统，则定义为多器官衰竭（MOF）。一种有用的器官功

表 91-3 急性胰腺炎的评分系统	
	预测重度急性胰腺炎的临界值
APACHE Ⅱ	前 24h ≥ 8*
BISAP	前 24h ≥ 3
改良的 Glasgow	前 48h ≥ 3
Ranson	前 48h ≥ 3
入院时尿素	> 60mmol/L
C 反应蛋白	前 72h > 150U/L

*. 症状发作后
APACHE Ⅱ. 急性生理学和慢性健康状况评价；BISAP. 急性胰腺炎严重程度的床旁指数

能障碍评分系统是改良的 Marshall 评分系统[2]。SIRS 早期阶段发生与胰腺局部并发症无关的肺部或泌尿生殖道感染，可能导致早期器官衰竭。

尽管在第一时期可能存在形态学异常，但对确定异常的程度和内容物，尤其是胰腺（周围）坏死的程度可能不可靠。此外，急性胰腺炎的严重程度与局部并发症的程度并不成正比[2, 11, 12]。因此，在早期阶段定义急性胰腺炎的严重程度更依赖于器官衰竭而不是仅依赖于（周围）胰腺坏死的存在（或程度）。

（二）晚期阶段

在晚期，早期 SIRS 之后可继发 CARS。CARS 阶段的器官衰竭与局部并发症和继发性感染有关，如胰腺坏死感染。同样在此阶段，但更罕见的情况下，感染可能来源于肺部或泌尿生殖道。在这种情况下，可能难以确定 CARS 反应的原因（感染性坏死或来自另一器官系统的感染）并开始适当的治疗。

急性胰腺炎患者的大量观察性队列研究也证明了这一点，研究证明这些感染最常见于入院后第 1 周[22]。

在晚期阶段，充分描述 CECT 扫描上的局部并发症的特征对于进行坏死清除术的决策很重要。在临床中，这意味着需要区分急性坏死性积聚和包裹性坏死。影像学中局部并发症的表现和局部并发症导致的（持续）器官衰竭的组合，仍然是进行某种形式坏死清除术的基础。

六、治疗

早期支持措施

1. 疼痛管理　在绝大多数急性胰腺炎患者中，剧烈腹痛是急诊科的就诊症状。在入院的最初几天，腹痛仍然是该疾病最主要的特征之一。目前尚无急性胰腺炎的特异性疼痛治疗方案，因此推荐使用世界卫生组织（WHO）的镇痛阶梯疗法[23]。疼痛管理及其生理和免疫应答

的确切位置仍不详[24]。

2. 液体疗法　急性胰腺炎初始液体复苏的最佳液体输注速率和反应测量仍存在争议，因为仍缺乏高水平证据。重度败血症和感染性休克的重症监护研究显示，与标准治疗相比，早期目标导向治疗提供了更好的结局[25]。

在急性胰腺炎的最初几天常需要充分的液体复苏，以纠正或最好地预防血管内血容量不足并维持胰腺的微循环[26, 27]。相反，不受控制的积极液体治疗可能诱发疾病的加重甚至死亡，因此必须仔细监测液体复苏的反应（心率、平均动脉压和每小时尿排出量 0.5～1ml/kg）[3, 28, 29]。

最近更新的急性胰腺炎 IAP/APA 治疗指南建议，使用乳酸林格液，输注速率为每小时 5～10ml/kg，直至达到复苏目标，同时监测生命体征参数和尿量[3, 30]。

3. 预防感染　在急性胰腺炎中，早期感染（尤其是菌血症），以及后期继发胰腺坏死感染，往往对死亡率有显著影响[22]。因此，应尽早启动感染的预防策略。

在 PROPATRIA 试验之前，一项研究显示[31]，益生菌可减少胰源性败血症和外科手术干预的需要，另一项研究显示，在重症急性胰腺炎的晚期阶段，经鼻空肠喂养益生菌可预防器官功能障碍[32]。由于在更大型的随机对照多中心试验中缺乏有力的证据，PROPATRIA 试验在预测的重型胰腺炎患者中比较了益生菌与安慰剂治疗后的结局。发现益生菌对减少感染并发症没有影响；但是，益生菌组观察到非预期的肠缺血率（9% vs. 0%）和死亡率（16% vs. 6%）更高[33]。解释这种不良反应的机制尚不清楚，但不推荐在急性胰腺炎中使用益生菌。

一个广泛争议的问题是在急性胰腺炎中预防性使用抗生素以预防坏死感染。最近的随机试验系统综述显示，预防性静脉内给予抗生素不能预防胰腺（周围）坏死的感染[34-36]。因此，急性胰腺炎的抗生素仅适用于治疗（而非预防）证实的感染或临床强烈疑似感染性坏死[3]。

选择性肠道净化可降低重症监护室中各种疾病的总体死亡率[37]。这种方法在急性胰腺炎中的效果已经过检验，可降低并发症发生率，但对死亡率无影响[38]。目前尚无设计合理、患者数量充足的研究。因此，使用选择性净化应权衡抗生素耐药性增加和真菌定植的可能性[39]。

4. 营养　目前，重点关注重症监护室和普通外科病房患者的喂养时间和途径[40-42]。当口服营养不耐受时，应开始肠内或肠外营养。在预测的急性重症胰腺炎中，通过鼻肠营养管进行肠内营养与肠外营养的比较显示，肠内营养在减少器官衰竭、感染坏死甚至死亡率方面具有优越性[43]。肠内营养有益作用的潜在机制可能是降低肠道通透性和细菌移位导致的较少细菌过度生长。这可能对肠动力有积极影响，可能有助于保护或恢复肠黏膜[44, 45]。

在 PYTHON 试验中，将患有重症胰腺炎的患者被随机分配到急诊科，在就诊后 24h 内接受早期鼻肠管喂养，或者在就诊的最初几天内开始口服饮食，仅在口服饮食 72h 后不能耐受时才进行管饲[46]。最重要的结果是，常规早期鼻肠内营养并未降低感染或死亡的复合终点。在按需治疗组中，大多数患者（69%）耐受口服饮食，不需要管饲。因此，仅当急性胰腺炎前 3～5 天不能耐受经口饮食时，才推荐肠内营养。

5. 内镜下逆行胆管造影和乳头括约肌切开的作用　紧急内镜下逆行胆管造影术（ERC）和内镜括约肌切开术仅适用于并发胆管炎的胆源性胰腺炎[3]。在轻度胆源性胰腺炎且合并无症状胆总管结石和（或）不存在胆管炎的情况下，没有证据表明 ERC 会对急性胰腺炎的病程产生有益影响[3, 47]。在无胆管炎的急性重症胰腺炎中，理论上推测内镜括约肌切开术（缓解胰管压力）可降低病程的严重程度[48]。然而，关于该受试者的证据存在冲突，因此荷兰胰腺炎研究组目前正在随机多中心的 APEC 试验中招募患者，以比较在无胆管炎的重症胰腺炎患者中早期 ERC 与内镜括约肌切开术的效果

（ISRCTN97372133）[3, 47, 49]。

6. 胆囊切除术的作用　胆石性胰腺炎患者行胆囊切除术的时机已经有数十年的争议；在同一住院期间，早期行胆囊切除术被认为可降低胆石相关并发症复发的风险，但早期胆囊切除术可能增加技术性并发症风险[50, 51]，然而缺乏强有力的证据，因此进行了 PONCHO 试验[52]。本试验表明，早期胆囊切除术（出院前，当患者已康复并排除严重疾病时）与间期胆囊切除术相比，可有效降低轻度胆源性胰腺炎患者的胆石相关并发症复发率，且并发症的附加风险极低[52]。因此，轻度胆源性胰腺炎消退后应早期行胆囊切除术。

有关重症胰腺炎胆囊切除术时机的证据很少。目前建议在所有胰腺坏死症状消失或持续 6 周以上时行胆囊切除术。

7. 感染性坏死的处理　当坏死性胰腺炎患者的临床状况在最初 1～2 周内没有改善或恶化时，可能发生感染性坏死。下一步是进行 CECT 检查，寻找急性坏死性积液或包裹性坏死[2, 3]。当在积聚物中发现气泡时，认为发生了坏死感染，这些气泡可能是产气细菌感染或合并消化道瘘引起的[11]。在没有气泡的情况下，强烈怀疑感染且需要干预时，细针抽吸（FNA）采集可用作下一个诊断步骤[3]。需要注意的是，目前缺乏设计恰当的关于 FNA 临床意义的前瞻性研究，12%～25% 的患者报告了假阴性 FNA 结果，并且存在将感染引入坏死腔的风险[54-56]。

当怀疑或证实感染坏死时，应开始静脉注射广谱抗生素，随后可根据标本培养来缩小范围[3]。一些病例显示，在小部分患者（5%～10%）中，抗生素单药治疗可成功避免手术、放射或内镜介入治疗的需要，但在绝大多数患者中，抗生素治疗应视为疾病该阶段中重要的支持性治疗，同时引流和（或）清除（疑似）感染坏死组织是有效治疗的唯一选择[5]。

传统上，即使在坏死性胰腺炎的临床病程早期，也会进行开腹手术以切除坏死组织，但

目前这种做法已基本被放弃[57]。现如今，如果临床上可行，往往要推迟手术或内镜干预的时机，通常为 CECT 检查发现包裹性坏死（完全包裹），该过程通常需要 3～4 周[11]。与前 2 周的早期介入治疗相比，等待完全包裹和延迟介入治疗，降低了并发症发生率和死亡率，这可能是因为包裹有助于有效的坏死清除，同时降低了出血和穿孔等并发症的风险[5, 58]。

在急性（早期）阶段，由于无菌积聚物的引流存在引入感染的风险，从而增加并发症发生率和死亡风险[3, 59]，因此没有干预无菌积聚物的指征。在胆道或胃肠道梗阻和持续性疼痛的罕见病例中，为了缓解症状，无菌的积聚物可能需要引流，但通常在发病后至少 4 周进行[3]。

七、侵入性治疗

在引入坏死组织清除的微创技术后，最初通过开腹手术进行的开放式坏死组织清除术的地位在过去几年中发生了变化[3, 60]。在过去数十年中，开放式坏死清除术的死亡率（11%～39%）和并发症发生率（高达 95%）很高[61, 62]。由于侵入性干预的时机和方法的改进，加之重症监护室支持治疗的改善，近年来的研究显示坏死组织清除术的成功率显著提高（11%～19%）[55, 60]。

在引入了首次引流和选择性清除胰腺坏死的微创技术（即导管引流和腔镜辅助腹膜后清创术）后，进行的开腹术数量急剧下降[58, 60, 63]。但是，紧急开腹手术仍适用于伴有腹腔间隔室综合征、肠缺血和肠穿孔的急性胰腺炎患者[5, 64-66]。在这些病例中，比起坏死组织的切除，腹腔减压才是手术治疗的目标。如需早期开腹探查，若术前未发现感染性坏死，强烈建议不要探查后腹膜腔。腹腔间隔室综合征治疗的国际指南提出采用药物和经皮引流的逐级方式，之后在需要时行开腹手术[67]。

微创介入治疗

如今三级诊疗中心采用某种形式的升阶梯方法来治疗急性胰腺炎中的感染坏死。

第一步，被广泛接受的是放置经皮或内镜引流管，以减压积聚物[60,68]。当这不能改善临床症状时，且 CECT 检查显示减压不成功或不完全，可增加或调整引流。如果仍不成功，则进行坏死清除术。这种治疗方法，也称为升阶梯治疗法，不仅减少了手术创伤（与原发性坏死清除术相比），还降低了需要手术或放射干预的医源性损伤、肠损伤和出血的风险[60,68]。

有几种微创介入治疗可用于感染坏死性胰腺炎的引流和（或）清创：经皮导管引流[69]、经皮坏死清除术[70]、VARD[71]、腹腔镜坏死清除术[72]和内镜下腔内引流及坏死清除术[73]。

1. 经皮导管引流和视频辅助腹膜后清创术 导管引流是控制败血症的微创技术，是治疗感染坏死的第一步。引流管用于引流坏死组织中受压的脓液，预防进一步的菌血症，并可作为坏死组织清除术的桥接（图 91-1）。该技术的显著优势包括简单和广泛可用性。在 PANTER 试验中，35% 的患者仅接受抗生素和经皮引流治疗；其他研究也显示了相似的结果[60,74,75]。

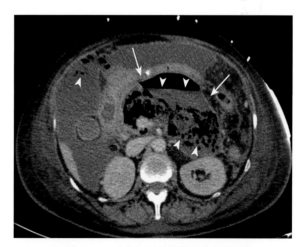

▲ 图 91-1 感染坏死性胰腺炎患者的成像

患者在通过左侧腹膜后放置单支较大的经皮引流管后完全恢复，未进行额外的引流操作，也未进行坏死组织清除术。箭指向积液的边界，箭头指向受影响的气泡和气液平面（经 Elsevier 许可转载，引自 van Brunschot S, Bakker OJ, Besselink MG, et al. Treatment of necrotizing pancreatitis. Clinical Gastroenterology and Hepatology: The Official Clinical Practice journal of the American Gastroenterological Association. 2012;10:1190–1201.）

大多数胰腺周围积液可通过腹膜后或经腹膜途径经皮引流。经腹膜后途径的优势是其操作要求不高，且并发症发生率低（即肠穿孔和腔室污染[60,76]）。当导管引流积液不成功时，其可作为微创腹膜后坏死清除术的指征（图 91-2）。

在 PANTER 试验中，最小引流管管径为 12F，每日用 250ml 生理盐水冲洗 3 次引流管，保持其开放[60]。当积聚物未处于最佳引流状态时，提倡扩大引流或放置额外的引流[3,74]。

如果是 VARD，需要采取以下步骤。患者取右侧卧位，进行全身麻醉，在靠近引流口处做 5～7cm 的肋缘下切口。以最近的 CECT 作为引流指导，通常很容易找到胰周积液。用镊子从积聚物中取出可见的非黏附性坏死。使用

0°视频内镜，用长的无损伤镊子去除松散粘连的坏死组织，以降低活性皮下组织出血的风险。关闭腹壁时放置 2 根较粗的引流管用于术后灌洗（每 24 小时最多 10L）（图 91-2）。VARD 手术视频可以在 YouTube 上荷兰胰腺炎研究组的名称下找到。

既往描述的升阶梯治疗法的安全性和有效性证据来自随机化多中心 PANTER 试验。在本研究中，88 例疑似感染坏死性胰腺炎患者被随机分配接受初次开腹坏死清除术（通过开腹手术）或外科升阶梯疗法（包括经皮导管引流作为第一步），如果未观察到临床改善，则在 72h 后接受 VARD[60]。在试验中，35% 的患者仅通过经皮导管引流成功治疗。与开放性坏死清除

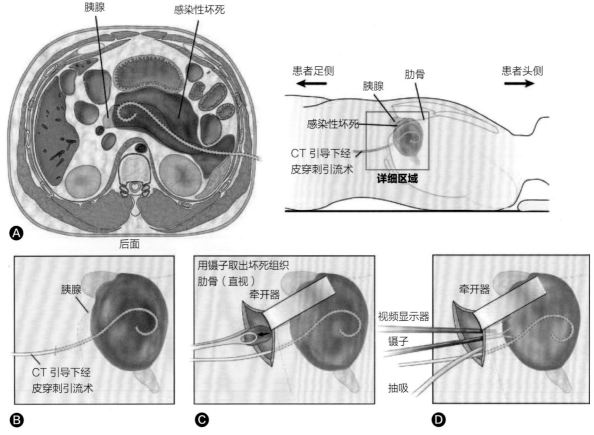

▲ 图 91-2　经皮穿刺置管引流及电视辅助下腹膜后病灶清除术

A. 坏死型胰腺炎患者的对比增强计算机断层扫描图像，显示横断面图像。经腹膜后左侧置管引流为首选途径。B. 引流区域的详细信息。C. 在经皮引流的穿刺部位附近，做一个小的肋下切口。引流管用于引导坏死物通过腹膜后积液。直接清除所有可见坏死组织。D. 在 0°视频内镜下，用腹腔镜器械进一步清创（经 Elsevier 许可转载，引自 van Brunschot S, Bakker OJ, Besselink MG, et al. Treatment of necrotizing pancreatitis. Clinical Gastroenterology and Hepatology: The Official Clinical Practice journal of the American Gastroenterological Association. 2012;10:1190–1201.）

术相比,这种方法与死亡率和主要并发症的联合终点的发生率显著较低相关(40% vs. 69%)。与开放性坏死清除术相比,在逐级升阶梯治疗方法组中的并发症,如胰瘘形成(28% vs. 38%)、切口疝(7% vs. 24%)、新发糖尿病(16% vs. 38%)等发生率较低。还有一些并发症,如腹腔内出血(16% vs. 22%)和需要干预的肠 - 皮瘘或内脏器官穿孔(14% vs. 22%),两组之间没有显著差异。

VARD 手术之后还有多种其他腹膜后入路,包括单孔或多孔手术和软式内镜检查[70, 77-79]。

2. 内镜下引流和坏死清除术 一种日益流行的替代手术的方法是内镜下腔内置管引流坏死灶,如果引流不完全成功,则进行内镜下经腔坏死物清除术[73, 80, 81]。

这可通过胃或通过十二指肠壁进行(图 91-3)。如果选择内镜入路,需要进行以下步骤。在深度镇静或全身麻醉下,患者以左侧卧位开始该流程。通过超声内镜探查大小、内容物及积聚物与其他结构的关系[82]。非超声引导下引流在技术上可行,但成功率低于超声引导下操作[83, 84]。首先,采集样本进行细菌培养。然后在 X 线透视引导下导入 19 号 FNA 针和导丝,并在积液中打圈[85]。使用电灼术及球囊扩张,在积聚物和肠腔之间创建 8～12mm 的瘘管。将鼻囊导管和两个双猪尾支架(或金属支架,以创建更大和更永久的“支撑”腔开口)置于积液中,用于将内容物冲洗至胃或十二指肠(每 24 小时 1L)[86-88]。有报道显示,金属支架可能增加出血风险,因此该技术需要在随机试验中验证。多

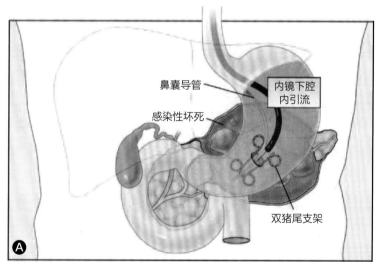

鼻囊导管
感染性坏死
内镜下腔内引流
双猪尾支架

Ⓐ

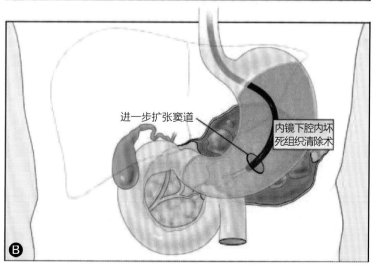

进一步扩张窦道
内镜下腔内坏死组织清除术

Ⓑ

◀ 图 91-3 内镜下腔内引流术和内镜下腔内坏死组织清除术

A. 通过胃壁穿刺坏死的积液,并在积液中放置导丝,如果需要,在超声内镜引导下进行。沿导丝扩张窦道。在积液部位放置双猪尾引流管和鼻囊导管,用于持续灌洗。B. 通过内镜进一步扩张囊肿胃吻合口,通过内镜进行清创。坏死组织清除术可在直视下进行(经 Elsevier 许可转载,引自 van Brunschot S, Bakker OJ, Besselink MG, et al. Treatment of necrotizing pancreatitis. Clinical Gastroenterology and Hepatology: The Official Clinical Practice journal of the American Gastroenterological Association. 2012;10:1190–1201.)

次产生积液可通过多次囊肿胃吻合术或联合经皮和内镜进行引流 [89-91]。

如果在引流后 72h 没有发现临床改善，内镜下坏死清除术则作为技术上成功引流后的下一步。使用前视内镜，将瘘管扩张至 15～18mm，将内镜推进积液腔内。使用内镜附件（即圈套器、网篮和钳子），通过该通道进行坏死物清除术，将坏死物碎片留在胃内。操作时建议注入 CO_2 以降低空气栓塞的风险，但由于内镜注入未进行压力控制，所以这并不能做到 100% 的保护。

最后，将猪尾支架和鼻囊导管留在腔内，以确保通过瘘管进行永久性引流 [85, 92, 93]。内镜下坏死组织清除术应每隔几天重复 1 次，直至清除大部分坏死物质。没有数据表明需要将坏死组织完全清除才能成功治疗患者。

与外科升阶梯治疗方法相比，高达 91% 的病例实现了内镜引流和坏死组织清除的技术成功 [82]。主要并发症是出血、空腔脏器自发性穿孔和胰瘘。

3. 哪一种技术更优越　目前，尚缺乏令人信服的坏死组织清除首选途径的证据。尽管相对于坏死组织清除术，微创介入的地位有所提升，但其中一种策略的优势尚未得到证实。例如，荷兰 PANTER 试验未直接比较 VARD 和开放性坏死清除术，因为在升阶梯方法策略中，VARD 总是需要先进行经皮引流 [60]。

在 PENGUIN 试验中比较了 VARD 和内镜经腔坏死清除术，该试验是在 20 例感染性坏死患者中进行的一项初探性试验。与 VARD 相比（18 例患者接受了坏死清除术），内镜坏死清除术后的主要终点（术后促炎反应）显著降低。对于重大并发症和死亡的联合终点，显示了相似的效应。

近 期 完 成 的 TENSION 试 验（ISRCTN 09186711）比较了采用内镜和升阶梯手术方法后的结局（在 2017 年发表）。本试验的重点是临床结果（主要病发症发生率和死亡率）和成本效益 [94]。

显然，坏死性胰腺炎患者应该接受由外科医生、胃肠病学家、放射科医生和重症监护医生组成的多学科综合治疗组的治疗 [95]。大多数专家建议在感染坏死性胰腺炎患者中采用一种递升式方法。治疗以亚特兰大修订版分类和 IAP/APA 循证指南中提出的建议为指导。

第 92 章
慢性胰腺炎
Chronic Pancreatitis

Jennifer Tseng   Eugene A. Choi   Jeffrey B. Matthews   **著**

李 汛   张宏龙   **译**

摘要

慢性胰腺炎是一种进行性炎症性疾病，可导致胰腺外分泌组织和内分泌组织的不可逆性破坏。本章概述了该病的定义、危险因素、临床表现、诊断和治疗选择。对治疗方案的讨论包括药物、内镜和手术干预的概述。

关键词：慢性胰腺炎；胰腺切除术；自身免疫；假性囊肿；吸收不良；胰尾切除胰腺空肠吻合术（Puestow 手术）；自体胰岛移植

慢性胰腺炎是一种导致胰腺外分泌和内分泌组织不可逆破坏的进行性炎症性疾病。正常胰腺组织的纤维化替代可能与持续性腹痛、外分泌功能不全的发展和最终产生的糖尿病有关。炎症可能导致包括胆道和胃肠梗阻、腹水、门静脉 - 脾系膜血栓、假性囊肿、出血和脓毒症等局部并发症的形成。在晚期阶段，慢性胰腺炎临床表现很明显，通常伴有胰管狭窄和扩张、结石和弥漫性实质钙化及器官功能不全，最终影响消化即代谢功能。然而，对于早期和轻度慢性胰腺炎患者的识别仍然是一个艰巨的挑战。慢性胰腺炎缺乏临床相关分类系统，因此其治疗方式尚不一致。最好根据患者症状和解剖学发现等个体情况做出治疗决策，而不是基于病因或形态学严重程度的分类系统。

一、定义

急性胰腺炎一般指器官的单发急性炎症，通常与组织病理学改变有关，其中包括水肿、脂肪坏死和出血。虽然急性损伤常常是完全可逆的，但也可能会产生永久性实质损伤、局部

或远处并发症甚至死亡等严重表现。慢性胰腺炎通常是指一种持续的炎性和纤维化疾病，其特征是不可逆的形态学改变、进行性和永久性的外分泌和内分泌功能丧失，临床上主要表现为反复发作的急性加重或持续性上腹部疼痛。然而，在现实中，急性和慢性胰腺炎表现出来的胰腺炎症和纤维化的情况比这两个二分法术语所表达的含义要更多。急性胰腺炎的反复发作（甚至单次发作）可能会导致胰腺内部的慢性改变，虽然根据这种变化的时机和程度将其命名为慢性胰腺炎是有些武断的。慢性胰腺炎的组织病理学改变包括纤维化、朗格汉斯腺泡细胞和朗格汉期岛数目减少、胰管狭窄和扩张及含钙结石（胰管结石）的形成。慢性胰腺炎的形态 / 结构变化可在出现任何临床症状前数年发生。一种假说认为胰腺星状细胞的激活（引起结缔组织增生）是导致慢性胰腺炎转变的关键致病"开关"[1]。

为统一胰腺炎术语建立共识的努力始于1963 年在马赛举行的一次国际会议，与会者一致认为慢性胰腺炎的特点是外分泌组织不可逆的局灶性、节段性或弥漫性破坏，并伴有主胰

管扩张或局灶性狭窄。1984 年 [2,3] 在马赛举行的第二次会议上，慢性胰腺炎被细分为伴局灶性或节段性或弥漫性纤维化的慢性胰腺炎、伴或不伴结石的慢性胰腺炎，梗阻性慢性胰腺炎被列为不同的类型。为了确定与临床危险因素相关的变化，1988 年在罗马举行的一次会议增加了慢性钙化性胰腺炎和慢性炎症性胰腺炎的形态学区别，慢性钙化性胰腺炎的特征是导管内钙化和蛋白质栓塞，而慢性炎症性胰腺炎的特征是单核炎症细胞的密集浸润 [4]。1984 年在剑桥举行的一次共识会议将急性胰腺炎和慢性胰腺炎的区别定义为炎症形态和功能变化的可逆性 [5]。剑桥会议提出了一个基于内镜逆行性胰胆管造影术（表 92-1）、超声（US）、计算机断层扫描的影像学结果的慢性胰腺炎分类系统。日本胰腺学会的慢性胰腺炎诊断标准侧重于一系列诊断方法的检查结果，其中包括 US、CT、ERCP、分泌素刺激和胰腺组织的组织学检查。某些标准，如胰腺结石在 CT 或 US 上的存在被认为是慢性胰腺炎的确凿证据，而其他标准，如轮廓不规则的胰腺畸形，被认为只是支持该疾病的可能或可能的证据 [6]。所有这些共识方法的缺点是无法在疾病的最早阶段建立明确的诊断。此外，没有一种分类系统被证明在指导治疗决策方面具有实际适用性。

表 92-1 剑桥会议慢性胰腺炎分类：内镜下逆行胰胆管造影术

术 语	主胰管	异常侧支胰管	附加特征
正常	正常	无	—
可疑	正常	< 3	—
轻度改变	正常	≥ 3	—
中度改变	异常	> 3	—
明显改变	异常	> 3	1 个或 1 个以上的大空洞、梗阻、充盈缺损、严重扩张或不规则

改编自 Sarner M, Cotton PB. Classification of pancreatitis. Gut. 1984; 25:756.

二、危险因素

半个多世纪以前，人们已经注意到了酒精与急慢性胰腺炎的关系。Sarles 等证明，慢性胰腺炎的相对危险性随着平均每日饮酒量的增加而直接增加 [4]。然而，即使是相对适量的酒精摄入或者在发病前饮酒的持续时间相对较短也会导致慢性胰腺炎。在慢性胰腺炎中，酒精被认为会增加胰液中的蛋白质浓度，从而导致导管内钙结石形成、导管上皮溃疡、炎症和纤维化。然而，只有一小部分酗酒者（5%～10%）会患上胰腺疾病，这表明酒精更多的是胰腺炎的危险因素，而不是胰腺炎的致病因素，这些患者容易因各种未知或定义不清的原因而易患胰腺炎。不同的疾病过程引起相似的胰腺损伤可能遵循不同的临床过程。因此，Whitcomb 等没有根据假定的病因对胰腺炎进行分类，而是提出了一个方法对可能相互作用导致患者发生胰腺炎的危险因素进行分类 [7]。根据这一框架，危险因素被归类为中毒/代谢性、特发性、遗传性、自身免疫性、复发性急性或梗阻性（TIGAR-O）（表 92-2）。另一个分类系统采用 M-ANNHEIM 范式：饮酒的多重危险因素（过量饮酒＞ 80g/d，增加 20～80g/d，中度＜ 20g/d），尼古丁摄入，营养因素（高热量的脂肪和蛋白质比例，高脂血症），遗传因素，输出管因素（胰腺分裂、环状胰腺、肿瘤、创伤和奥迪括约肌功能障碍），免疫因素，以及各种罕见的代谢紊乱（高钙血症、甲状旁腺功能亢进、慢性肾衰竭、药物和毒素）[8]。

（一）毒性/代谢

在西方国家，近 70% 的慢性胰腺炎病例与长期饮酒有关 [9]。吸烟与酒精性慢性胰腺炎的早期表现有关，并与钙化的出现和糖尿病的发展有关。目前尚不清楚是不是烟草引发了这种疾病 [10]，然而，烟草被认为会加剧病情的发展。在一个临床前模型中，研究人员证实烟草暴露

表 92-2　与慢性胰腺炎相关的病因危险因素	
毒性 / 代谢性	酒精、吸烟、高钙血症（甲状旁腺功能亢进症）
	高脂血症
	慢性肾衰竭药物
	毒素
特发性	热带的
遗传性	阳离子胰蛋白酶原（PRSS1）
	PRSS2、CTRC
	CFTR、SPINK1
	CSR、CLDN2、CPA1
自身免疫性	孤立的或与自身免疫性疾病相关的
复发性（急性和严重）	坏死后（重症急性胰腺炎）
	复发性急性胰腺炎
	血管疾病 / 缺血性
	辐射后
阻塞性	胰腺分裂
	奥迪括约肌紊乱
	导管阻塞（肿瘤）
	创伤后胰管瘢痕
	壶腹前十二指肠壁囊肿

改编自 Etemad B, Whitcomb DC. Chronic pancreatitis: diagnosis, classification, and new genetic developments. Gastroenterology. 2001; 120:682.

会增加慢性胰腺炎患者罹患胰腺癌的风险[11]。甲状旁腺功能亢进和高钙血症也与慢性胰腺炎有关。慢性肾衰竭患者的患病风险更高。

（二）特发性

从病史上来看，约 20% 的患者没有发现环境或代谢性危险因素，因此被归类为特发性急性胰腺炎、复发性急性胰腺炎或慢性胰腺炎。特发性疾病的患者通常呈双峰型年龄分布，年龄介于 10—20 岁或 50 岁以后。然而，越来越多的特发性患者被认为存在潜在的基因突变和多态性，可能更适合被重新归类为遗传亚组。为了更好地理解诱发慢性胰腺炎的遗传、环境和代谢因素之间的相互作用，已经成立了一个联盟（北美胰腺炎研究 2），以收集患者问卷和血液进行基因组 DNA 和生物标志物研究[12]。

（三）遗传性

尽管遗传性胰腺炎在 20 世纪 50 年代就被认为是一种独特的临床疾病，但直到 1996 年人们才开始了解其遗传学基础。遗传性慢性胰腺炎的遗传模式为自体显性遗传，外显率约为 78%。遗传连锁分析在染色体 7q 上建立了遗传性慢性胰腺炎的基因座，该区域编码 8 种不同的酶原基因（包括各种胰蛋白酶和羧肽酶 A）。Whitcomb 等对阳离子和阴离子胰蛋白酶原基因的每个编码区进行了突变筛选分析，发现在阳离子胰蛋白酶原基因（PRSS1）中存在单一的 G·A 转换突变[7]。这种转换突变导致了精氨酸（CGC）到组氨酸（CAC）（R122H）的替换，该替换不改变酶的结构或催化活性，但导致异常稳定蛋白质的产生。R122H 突变产生一种抗蛋白酶解的胰蛋白酶原，有利于其在胰腺内的不适当激活，从而导致自身消化。PRSS1 中的其他突变已经在不同的亲缘关系中被发现，尽管这些突变的研究还不够深入[13-16]。遗传性胰腺炎患者，特别是那些携带 PRSS1 基因 R122H 突变的患者，估计一生中罹患胰腺癌的风险为 35%[17]，吸烟使得这一风险增加了 1 倍。

其他一些基因的变异与慢性胰腺炎有关。Witt 等对不相关的 96 例患有特发性慢性胰腺炎的儿童和青少年进行了研究，发现了丝氨酸蛋白酶抑制药 Kazal1 型（SPINK1）的频繁突变[18]。SPINK1 与胰蛋白酶原共存于酶原颗粒内，被认为可以防止胰腺内蛋白酶的不适当激活。与慢性胰腺炎相关的最常见突变是外显子 3 中的 N34S 氨基酸替换。SPINK1 或 PRSS1 基因的突变导致胰腺内胰蛋白酶活性失衡，从而导致胰腺自身消化和炎症产生。据推测，SPINK1 突变不是胰腺炎的直接原因，但可能会降低其他危险因素对该病的阈值[19]。

慢性胰腺炎也与囊性纤维化跨膜传导调节基因（CFTR）的突变有关。囊性纤维化是一种常染色体隐性遗传性疾病，与 CFTR 基因的突变有关，*CFTR* 基因编码位于胰腺近端导管上皮细胞顶部的环状单磷酸腺苷调节的氯离子通道。超过 1000 个突变对通道功能的特性产生了广泛的影响。最常见的突变导致位于第 508 位的单一氨基酸——苯丙氨酸的缺失（*DF508*）。临床表现取决于特定突变及其对氯离子通道功能特性的影响。Sharer 等研究发现 *CFTR* 突变在特发性胰腺炎患者中比酒精性慢性胰腺炎患者中更为常见 [20]。*CFTR* 突变不是慢性胰腺炎的直接原因，但可能与之相关。*CFTR* 突变可能导致碳酸氢盐分泌减少、胰液分泌受损、蛋白质栓塞形成及胰腺功能不全。另外，*CFTR* 突变可能改变囊泡分选和颗粒运输或导致膜脂失衡。慢性胰腺炎也与阴离子胰蛋白酶原（*PRSS2*）和糜蛋白酶 C（*CTRC*）基因的突变有关。PRSS2 在慢性胰腺炎中的突变发生率较低，在第 191 位密码子由甘氨酸变为精氨酸的 *PRSS2* 突变体似乎对慢性胰腺炎具有保护作用。糜蛋白酶 C 基因突变可能会增加 *CFTR* 和 *SPINK1* 突变的烟酒滥用患者罹患慢性胰腺炎的风险并加速其疾病进展 [22,23]。钙敏感受体（*CSR*）、X 连锁 Claudin-2（*CLDN2*）、羧肽酶 A1（*CPA1*）及其他遗传和非遗传改变也与慢性胰腺炎有关 [24-28]。

（四）自身免疫性

自身免疫性胰腺炎，也称为淋巴细胞浆细胞硬化性胰腺炎，是慢性胰腺炎的罕见病因（1%）[29]。腺体增大、弥漫性导管狭窄和胆管胰腺段狭窄是该病的特征。组织学检查显示胰腺实质有 CD4+、CD8+ 淋巴细胞和 IgG4 浆细胞浸润，间质纤维化，腺泡细胞萎缩。自身免疫性胰腺炎患者的抗体针对的肽与幽门螺杆菌的纤溶酶原结合蛋白（PBP）序列及在胰腺的腺泡细胞中表达的泛素蛋白连接酶 E3 组分 n-Recogin2 同源 [30]。自身免疫性胰腺炎可与其他自身免疫性疾病相关，其中包括干燥综合征、原发性硬化性胆管炎（PSC）和炎症性肠病。自身免疫性胰腺炎的主要治疗方法是类固醇治疗。这种疾病所见的局灶性炎症通常类似于胰腺肿块，在影像学检查中很难与胰腺恶性肿瘤相鉴别。

（五）复发性急性

任何病因的急性胰腺炎反复发作均可引起慢性胰腺炎。这一机制知之甚少，但可能涉及炎症后瘢痕形成和坏死的累积效应，以及激活胰腺星状细胞引发纤维化的机制。此外，放射线和局部缺血可能导致不可逆转的组织病理学改变和慢性胰腺炎的炎症特征。然而，复发性急性胰腺炎（RAP）特指急性胰腺炎发作，如果潜在的诱发因素得到治疗，则不会导致慢性胰腺炎 [31]。

（六）梗阻性

梗阻性胰腺炎可以是先天性的、功能性的或获得性的。胰腺梗阻的原因包括胰腺或壶腹部肿瘤，以及损伤后的胰管纤维化。一些人认为奥迪括约肌的基础压力升高会导致近端导管的相对流出梗阻，从而导致胰腺炎。患者也可能存在胰腺导管系统解剖变异，容易发生梗阻，最明显的是胰腺分裂。然而，绝大多数胰腺分裂患者是无症状的，因此，解剖变异可能与其他危险因素共同导致胰腺炎。

三、临床表现

慢性胰腺炎最常见的症状是腹痛（90%），尽管疼痛的模式变化很大。在一些患者中，特别是在病程的早期，疼痛可能是一个次要特征。在急性加重期间，疼痛可能是偶发的、轻微的或无症状的，但通常注意到疼痛会逐渐变得更加稳定。在疾病的晚期，疼痛可能会消失（"倦怠"），这一过渡通常与糖尿病和外分泌不足的发生有关。疼痛最常发生在上腹部，常放射至背部，通常伴有恶心和呕吐。总体而言，慢性胰腺炎的病程是高度不可预测和多变的。Lankisch 等研究人员对 335 例慢性胰腺炎患者进行了随访，尽管长期观察期超过 10 年，但大多数患者仍持续经历疼痛[32]。由于进食会加剧疼痛，患者可能会避免规律饮食，从而导致体重减轻和营养不良。4%～30% 的患者有明显的外分泌功能不足，并报告有腹胀、胀气或脂肪泻。吸收不良会导致体重减轻和微量营养素缺乏，特别是脂溶性维生素 A、维生素 D 和维生素 E。内分泌功能不全或糖尿病会在疾病晚期发生，通常是当 90% 的实质被纤维化取代时。与遗传性胰腺炎相比，糖尿病在酒精相关慢性钙化性胰腺炎患者中发病率更高。

四、慢性胰腺炎的胰外并发症

部分患者出现胃肠道和胆道梗阻症状。胰头明显纤维化或大假性囊肿的发展可导致十二指肠、结肠和胆管阻塞（图 92-1）。在被诊断为慢性胰腺炎的患者中，胆道梗阻的发生率为 3%～23%，而在需要手术的患者中，胆道梗阻的发生率则更高（15%～60%）[33]。所有患者中十二指肠梗阻 / 狭窄的发生率为 2%，而在需要手术治疗的患者中，十二指肠梗阻 / 狭窄的发生率更高（12%）。大部分脾静脉血栓形成的患者没有症状；血栓形成的发生率随调查人群的不同而不同，为 4%～45% 不等，但很少有患者出现胃底静脉曲张出血[34,35]。此外，慢性胰腺

炎与骨质疏松性骨折的风险增加有关，骨质疏松性骨折很可能继发于营养不良和吸收不良[36]。

流行病学和临床前研究表明，慢性胰腺炎与胰腺癌的发生有关。Lowenfels 等对 2015 例慢性胰腺炎患者进行了一项随访至少 2 年的多中心历史队列研究[37]。在 2 年和 5 年的随访中，胰腺癌的标准化发病率风险比分别为 16.5 和 14.4。在初次诊断后，非遗传性慢性胰腺炎的胰腺癌 10 年累积发病率为 2%[36]。从 35 岁开始到 70 岁，遗传性胰腺炎的胰腺癌发病率为 40%[38]。胰腺癌的发病率在与长期饮酒相关的胰腺炎患者和有其他危险因素的患者中同样高。在临床前小鼠模型中，Guerrra 等报道，与慢性胰腺炎相关的炎症对致癌基因 KRAS 诱发胰腺癌必不可少（图 92-2 和图 92-3）[39]。

五、慢性胰腺炎的疼痛机制

已经提出了许多机制来解释慢性胰腺炎的疼痛。然而，疼痛的假设原因与针对该原因的治疗的临床结果之间的相关性目前也是不完善的。在某些情况下，主胰管的阻塞被认为会导致导管压力增加，从而通过伸展激活的神经通路导致疼痛。导管阻塞也可能导致胰酶在基底外侧分泌的错误分类和错误定位，从而触发蛋白酶激活的有害性通路。在这种情况下，解除

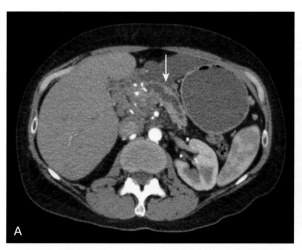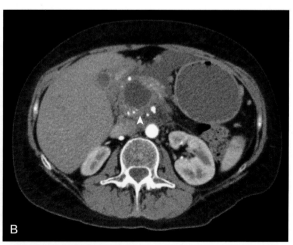

▲ 图 92-1　一例有饮酒史的 48 岁女性慢性胰腺炎患者
A. 腹部横断面 CT 显示扩张的胰管（箭）；B. 胰头与主胰管相通的假性囊肿（箭头）

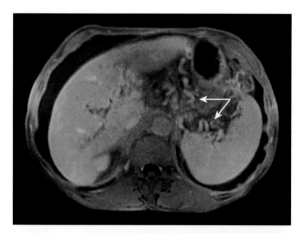

▲ 图 92-2　一例有大量饮酒史的 50 岁男性慢性胰腺炎患者
磁共振成像显示脾静脉血栓形成，广泛静脉曲张，累及脾门和胰尾（箭）

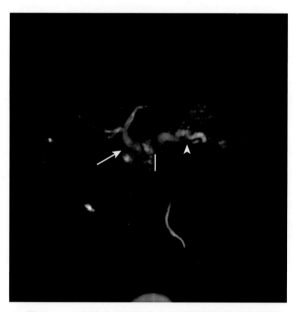

▲ 图 92-3　一例有大量饮酒史的 52 岁男性慢性胰腺炎患者
磁共振胰胆管成像显示胆总管扩张至胰内部分（箭），胰管及其两侧不规则扩张（箭头），胰头水平管腔内充盈缺损（线）

主管道梗阻通常是治疗疼痛的有效方法。胰腺的慢性炎症可能会导致胰周包膜和小叶周围实质的纤维化，这被认为会损害组织局部和局部的血液流动，从而通过缺血和随后的组织酸中毒产生疼痛[40]。实质纤维化也被比作室间隔综合征，与静脉引流受损有关[41]。与慢性胰腺炎相关的慢性炎症也可能通过局部、脊髓或中枢伤害性通路的神经重构而导致内脏痛觉过敏[42, 43]。在这种关于疼痛的细胞、器官和系统基础的不

确定性的背景之上，是麻醉成瘾的混杂影响，它折磨着许多受影响的患者。

六、慢性胰腺炎的诊断

慢性胰腺炎的诊断基于病史和体格检查、血液检查、功能测试和放射学检查相结合。临床医生应该对疼痛、发作的复发性质及疾病的风险因素（包括饮酒和家族史）进行清晰地描述。由于疼痛的自然病史是高度可变的，20% 的患者患有无痛性慢性胰腺炎，因此可能延迟诊断并不罕见。在体格检查中，可能有营养不良的迹象，如暂时性消瘦和皮下脂肪储存减少。腹部饱满可能提示胰腺假性囊肿的存在。

对于慢性胰腺炎，特别是在其早期阶段，没有完美的检测方法。血清淀粉酶和脂肪酶，以及空腹血糖和糖化血红蛋白（HbA1c）可能是有帮助的。血清淀粉酶和脂肪酶水平在慢性胰腺炎急性加重期间可能升高，但随着疾病的进展和胰腺实质纤维化，即使在急性炎症发作期间，其水平也可能保持正常。随着内分泌功能的恶化，晚期疾病患者的血糖可能会升高。可以检查粪便样本中的脂肪含量。大便收集时间为 72h，每天脂肪含量超过 7g 是不正常的。胰腺外分泌功能也可以通过分析在内镜检查过程中胃泌素刺激前后十二指肠碳酸氢盐浓度[44]或通过测定粪便弹性蛋白酶来评估。然而，粪便弹性蛋白酶水平在轻中度慢性胰腺炎中可能不敏感。一种 ^{13}C 混合甘油三酯呼气试验也在开发中，用于诊断慢性胰腺炎引起的胰腺外分泌功能不全[45]。对于自身免疫性胰腺炎患者，血清 IgG4 蛋白水平、抗核抗体、类风湿因子和血沉（ESR）可能有助于确诊[46]。

腹部平片可能显示钙化，但其他方面没有帮助，也不是常规推荐的。同样，经腹超声通常受到患者身体习惯的限制，并依赖于操作者。最常用的方法是静脉增强 CT，它能有效地显示疾病的晚期改变，其中包括导管和实质钙化、导管扩张和狭窄、实质萎缩，以及假性

囊肿、血管血栓和假性动脉瘤等并发症。ERCP 和磁共振胰胆管造影（MRCP）可作为 CT 的补充，更好地显示胰腺导管系统。在磁共振成像广泛使用之前，ERCP 是确诊早期慢性胰腺炎的金标准。据报道，ERCP 诊断慢性胰腺炎的敏感性为 70%~90%，特异性为 90%~100%。目前，ERCP 并不是常规的纯粹用于诊断目的，因为它是侵入性的，可能导致急性胰腺炎；它的使用在很大程度上局限于可以考虑内镜治疗的情况，如用于结石清除。MRCP 是非侵入性的，避免使用非电离辐射和对比剂。静脉注射促胰液素的磁共振胰胆管成像可增强胰导管的显示，并提供有关胰腺外分泌能力的定性和半定量信息，但在发现钙化方面作用有限。一些研究表明，超声内镜可以在 CT、MRCP 和 ERCP 发现改变之前发现慢性胰腺炎的早期改变 / 特征，如导管壁回声、局灶性回声和导管分支增加[47]。然而，使用超声内镜诊断慢性胰腺炎的标准是有争议的，其中一些发现可以在没有临床症状或已知胰腺疾病的个体中发现。

七、慢性胰腺炎的治疗方法

对于慢性胰腺炎患者，治疗首先要改变生活方式。患者应该停止饮酒。持续接触酒精可能会导致胰腺炎反复发作，并加剧疼痛。患者应该戒烟。疼痛患者可能需要改变他们的饮食和饮食模式。患者可能需要在一天中吃 6 顿少量的低脂肪食物，并增加液体摄入量。进餐时口服胰酶对吸收不良和与外分泌不足相关的疼痛都有帮助。根据几项小规模随机试验，计划剂量的非包被酶制剂（而不是更广泛使用的包被制剂）也可能减轻慢性胰腺炎的疼痛，尽管这种方法的有效性存在争议。患有 1 型糖尿病的患者可能需要胰岛素替代治疗。

治疗慢性胰腺炎患者的最大挑战之一是疼痛控制。饮食调整后仍持续疼痛的患者可能需要禁食数天，其中包括静脉输液、鼻空肠肠饲管肠内喂养或经中心导管肠外营养。一些有限

的研究表明，奥曲肽和抗抑郁药可能有助于减轻疼痛和减少恶化的风险[48]。最近的一项 Meta 分析显示了抗氧化疗法在减轻疼痛方面的益处[49]。非甾体抗炎药物，如布洛芬，可在疾病早期使用。普瑞巴林可能有助于预防慢性胰腺炎引起的中枢敏感和痛觉过敏[50]。然而，难治性疼痛可能需要长效和短效麻醉药的联合治疗方案。对于不适合内镜或外科手术的患者，可经皮或内镜下进行腹腔丛神经阻滞。这种阻滞可以缓解大约 50% 接受手术的患者的疼痛，疼痛缓解通常持续 2 个月。然而，为了持久缓解疼痛，患者可能需要在第一次治疗后 2~6 个月进行辅助治疗；然而，这些治疗通常是无效的。用于神经阻滞的药物有多种，其中包括神经溶解药（酒精）、抗炎药（类固醇）和麻醉药。另一种方法是胸腔镜内脏神经去神经术，据报道可以达到短期止痛的效果。此外，还报道了用于鞘内输注麻醉药的植入式泵（表 92-3）[51]。

表 92-3 疼痛管理策略反映了假定的机制	
诊断	**建议的治疗方法**
局部炎症	药物治疗（胰酶、镇痛药、麻醉药和普瑞巴林）
导管高压	减压术（Puestow，内镜下支架植入术）
器官高压	切除术（Whipple，Frey 手术）
腹膜后损伤	神经消融术（腹腔阻滞和内脏切除术）
伤害感受改变	心理社会干预（咨询和戒断）

八、内镜治疗

胰腺内镜治疗可以用于疼痛和影像学证据显示导管被钙化结石阻塞的患者[52]。胰腺括约肌切开术允许引入内镜设备，通过气囊扩张或螺旋钢丝支架取出装置扩张胰管狭窄。内镜下聚乙烯支架的大小为 5.0~11.5F 不等，可以放置在狭窄区域以保持导管通畅。打通狭窄处可以使胰液畅通无阻，从而改善疼痛和营养吸收。不幸的是，支架的通畅期相对较短，通常为 2~4

个月。支架闭塞和移位会加重疼痛并导致化脓性感染。矛盾的是，长期支架植入会加重导管周围炎症、纤维化和狭窄。导管支架通常在一段时间（2～4 个月）后取出，如果疼痛改善，则观察患者并给予胰酶补充药。

结石可在胰管内、管壁或胰腺实质内形成，通常在狭窄附近的管腔中形成，加剧导管阻塞和炎症。管腔内结石可以用 Dormea 型网篮取出。比胰管开口大的结石可以通过机械碎石术粉碎成更小的碎片。体外冲击波碎石术可以帮助去除网篮或机械碎石无法取出的结石。Meta分析和系统回顾发现，ESWL 对于主胰管结石直径＞ 5mm、存在胰管狭窄、嵌顿性胰管结石或内镜方法失败的患者是有效和安全的[53]。内镜治疗也可以用于治疗与慢性胰腺炎相关的胆道狭窄。十二指肠梗阻可以通过内镜置入可膨胀涂层金属支架来缓解。此外，有症状的假性囊肿可以在适当选择的患者中经胃或经十二指肠引流，以达到缓解疼痛的目的。

九、手术治疗

外科治疗一般用于其他治疗手段无法控制的症状性慢性胰腺炎。手术适应证包括顽固性腹痛、慢性胰腺炎的继发并发症，如胆管狭窄、十二指肠狭窄、假性囊肿和疑似胰腺肿瘤。手术治疗的目标是减轻疼痛和解决并发症，同时尽可能保留外分泌和内分泌功能。手术的具体选择通常是由解剖学发现决定的，尽管在任何给定的情况下可能有几种合理的选择（表 92-4和表 92-5）。在考虑手术方案时，有用的特征是存在所谓的大管病和小管病，以及炎性肿块的存在和位置。

在许多患者中，炎症和实质异常最明显地出现在胰头。Briggs 等提出胰头部也是慢性胰腺炎疼痛的主要来源[54]。鉴于此，又因WirSong、Santorini 三大导管系统及通过胰头的钩状走行，所以人们常说胰头是疾病的"起搏器"。患者可能较少出现胰腺尾部的孤立性炎症，或者仅有导管扩张和狭窄，没有局灶性纤维化或主要炎性肿块。

手术的最佳时机受到对病程的全面评估的影响。较长的病程、术前阿片类药物的使用及频繁的内镜手术与手术后持续的疼痛有关。在出现症状的 3 年内接受手术的患者疼痛缓解程

表 92-4　慢性胰腺炎的外科治疗		
切除术	**减压术**	**混合手术**
胰十二指肠切除术（Kausch-Whipple 手术）	Duval 手术	Frey 手术
保留幽门的胰十二指肠切除术（Traverso-Longmire）	Puestow-Gillesby 手术	Hamburg 改良术
Beger 手术	Partington-Rochelle 手术（Puestow）	Berne 改良术
近全胰腺或全胰腺切除术	Izbicki 手术	—

表 92-5　基于胰腺形态的外科治疗方案		
	扩张的胰管	**小的或非扩张的胰管**
无局灶性肿块	减压：Partington-Rochelle 手术（Puestow） 混合手术：Frey	观察 切除：胰十二指肠切除术、全胰腺切除术 减压：Izbicki 手术
局灶性肿块	切除：胰十二指肠切除术，Beger 手术 混合手术：Frey	切除：胰十二指肠切除术、Beger 手术

度有所改善，内分泌和外分泌功能延迟丧失。长期的慢性胰腺炎可能会导致痛觉过敏，因为更严重的阶段与中枢痛觉通路的敏化有关[55, 56]。

十、切除术

对于局灶性病变主要局限于胰头而没有导管扩张的患者，通常首选 Whipple 手术（胰十二指肠切除术）（图 92-4）[57]。切除胰头还可以解决胆管狭窄和十二指肠梗阻（如果存在），并改善上游近端（主）胰管及其分支胰管的引流。重建包括两层胰肠端侧吻合术（图 92-5）、肝管空肠端侧吻合术和胃空肠吻合术。疼痛缓解，无论是完全缓解还是部分缓解，通常在约 85% 的患者中都能实现。胰十二指肠切除术（PD）后，新发的糖尿病在术前糖耐量正常的患者中并不常见，尽管高达 50% 的患者将在随后的 10 年内发展为糖尿病[58]。近 50% 的患者术后会出现需要补充胰酶的外分泌不足。手术相关的死亡率一般 < 5%，尽管术后并发症的总体发生率

通常在 30%~40%。Traverso 和 Longmire 引入了保留幽门胰十二指肠切除术（PPPD），该手术旨在通过保留生理性胃排空机制来改善消化功能和生活质量[59]。Beger 提出了保留十二指肠的胰头切除术（DPPHR），作为 PD 或 PPPD 的替代手术[60]。该手术包括在脾静脉和肠系膜上静脉交汇处分割胰颈，并切除胰头，沿十二指肠留下一小圈胰腺组织。手术采用端到端、侧对侧 Roux-en-Y 胰肠吻合术完成（图 92-6）。DPPHR 维持胃肠和胆道的连续性，并获得类似于 PD 的疼痛缓解[60-62]和生活质量的改善[63]。

该手术的关键步骤包括识别和保存胃十二指肠动脉后支和胆总管胰内部分。Gloor 等描述了一种改进的 DPPHR，称为 Berne 手术，它涉及在没有正式分割颈部的情况下挖掘胰头的中央部分[64]。

十一、减压术

对于无局灶性炎性肿块的大导管疾病患

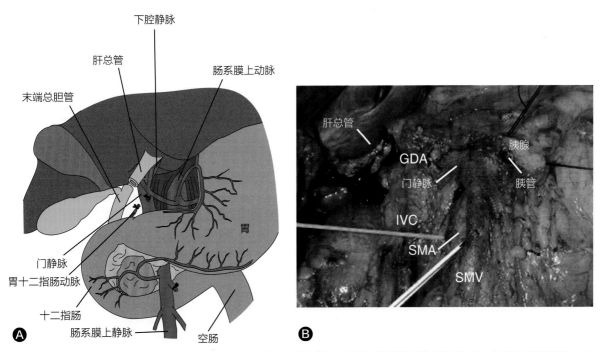

▲ 图 92-4　**A. 胰十二指肠切除术（经典的 Whipple 手术），手术包括切除胰头、胆总管远端、胃远端、十二指肠和空肠近端；B. 切除 Whipple 标本后腹膜的特征**
GDA. 胃十二指肠动脉；IVC. 下腔静脉；SMA. 肠系膜上动脉；SMV. 肠系膜上静脉（引自 Ahmad SA, Wray CJ, Rilo HR, et al. Chronic pancreatitis:recent advances and ongoing challenges. Curr Probl Surg. 2006;43:184.）

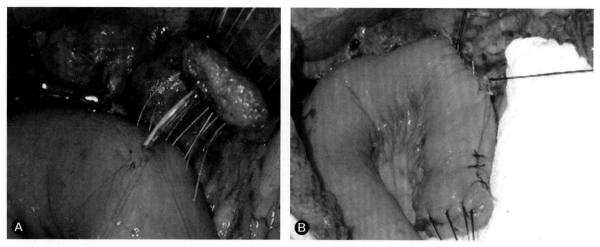

▲ 图 92-5　**A. 切除 Whipple 标本后的重建包括使用 5F 小儿喂养管作为胰管支架的两层端侧胰管空肠吻合术；B. 已完成的胰空肠吻合术**

引自 Ahmad SA, Wray CJ, Rilo HR, et al. Chronic pancreatitis: recent advances and ongoing challenges. Curr Probl Surg. 2006;43:185.

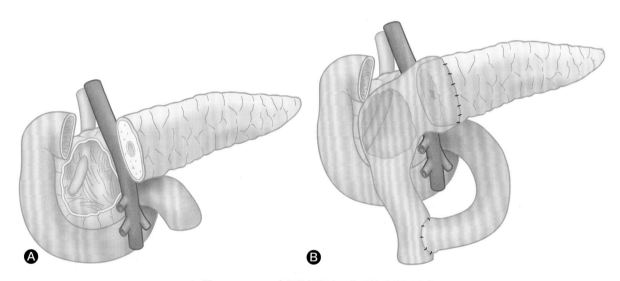

▲ 图 92-6　**Beger 介绍的保留十二指肠的胰头切除术**

A. 手术包括分割胰腺颈部，沿着十二指肠留下一小部分胰腺组织；B. 胰肠端端、侧侧 Roux-en-Y 吻合术（引自 Beger HG, Buechler M. Duodenum-preserving resection of the head of the pancreas in chronic pancreatitis with inflammatory mass in the head. World J Surg. 1990;14:83；和 Beger HG, Krauztberger W, Bittner R, et al. Duodenum-preserving resection of the head of the pancreas in patients with severe pancreatitis. Surgery. 1985;97:467.）

者，胰管 - 肠内引流是首选治疗方法。1954 年，Duval 描述了用 Roux-en-Y 空肠襻引流胰腺尾部作为慢性胰腺炎的一种方法。这种手术经常失败，因为它没有解决胰腺近端的疾病。Puestow 和 Gillesby 介绍了一种改进的方法，将整个胰管沿胰体和胰尾从外侧引流到 Roux-en-Y 空肠襻，最初的描述是结合脾切除和胰腺远端切除 [65]。Partington 和 Rochelle 通过取消脾切除

和胰腺切除简化了 Puestow 技术 [66]。Puestow 手术或称胰肠外侧吻合术，其中包括结肠后侧 Roux-en-Y 胰空肠吻合术（图 92-7）。通常情况下，80% 的大管疾病患者会经历疼痛缓解，尽管在长期研究中，缓解的持久性受到了质疑。

（一）混合手术

一些患者不仅存在大管疾病，而且胰头内

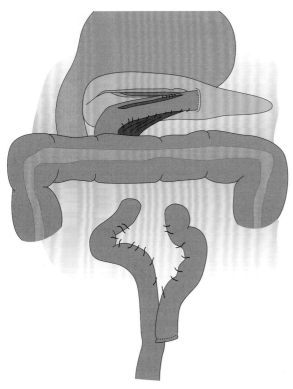

▲ 图 92-7　胰肠外侧吻合术（Puestow 手术），结肠后胰肠 Roux-en-Y 吻合术

还存在严重的炎症性疾病，Puestow 式的侧方胰肠吻合术可能不足以解决胰头内潜在的疼痛来源。Frey 介绍了一种手术，它结合了保留十二指肠的胰头切除，而不正式分割胰颈，并结合背部导管的纵向胰空肠吻合术[67]。在选定的患者中，Frey 手术似乎是一种可接受的手术选择，可以实现持久的长期疼痛缓解，并减少阿片类药物的依赖。在几个系列研究中，超过 75% 的病例在 Frey 手术后疼痛缓解和体重增加[68, 69]。对于胰头部炎症性肿块但有小管疾病的患者，Izbicki 介绍了一种手术方式，将胰头切开与 V 形纵向楔形切除相结合，随后进行胰体和胰尾的侧方减压胰空肠吻合术[70]。

（二）全胰腺切除伴自体胰岛移植

患有小管疾病、弥漫性实质炎症或微小病变、遗传性综合征及既往胰腺手术失败的患者对治疗提出了特别的挑战。对于终末期或难治性疾病，选择包括近全胰腺切除术或全胰腺切除术。最初的全胰切除术后并发症发生率很高，最常见的是长期血糖控制不佳和严重的外分泌功能不全[71]。随着长效胰岛素的引入和更有效的胰酶替代，以及胰岛分离和保存的进展，人们对自体胰岛移植的全胰切除重新产生了兴趣。几个中心现在已经报道了在选定的患者群体中[72-74] 使用这一术式的结果，通常报道 75% 的患者疼痛完全或接近完全缓解，60%～70% 的患者实现了麻醉药物独立。

虽然有很大一部分患者（40%）在自体胰岛移植后最初是胰岛素非依赖性的，但随着时间的推移，移植的胰岛功能会稳步下降。然而，胰岛素需求量往往很小，总的来说，自体胰岛移植术后的糖尿病似乎更容易发生，更不容易受到血糖大幅波动的影响，特别是严重的低血糖。自体胰岛移植全胰腺切除的适应证和时机存在争议，但潜在的候选对象包括那些先前手术失败的患者，没有常规手术选择的小导管疾病患者，以及遗传性胰腺炎综合征患者。早期全胰腺切除联合胰岛自体移植可以避免慢性阿片类药物使用的并发症，并使剩余的非纤维化胰腺实质产生更高的胰岛产量[75, 76]。

（三）外科手术和内镜治疗的结果

对于风险调整、饮食调整、止痛药物和内镜治疗无效的患者，应考虑介入治疗。Ammann 等前瞻性随访 245 例慢性胰腺炎患者，在酒精性复发性胰腺炎患者中，53% 不需要手术，报告持久疼痛缓解的患者数量在手术患者组和非手术患者组中相似[77]。然而，许多回顾性研究表明，接受手术治疗的患者最终可能需要更少的干预和住院治疗，总体生活质量更好[78]。

尽管人们倾向于认为内镜干预的侵入性较小，但现在已经有两个比较手术和内镜的前瞻性随机试验表明手术干预具有明显的优势。Díte 等将 72 例患者随机分为手术（切除或引流）或内镜治疗，其中包括括约肌切开、支架置入和（或）取石。手术提供了更好的长期疼痛缓解和体重增加[79]。第二项研究随机选取 39 例未行胰空肠吻合术或内镜下胰管引流术的胰管远端梗阻患者。经过 24 个月的中位随访，手术患者的疼痛评分较低，身体健康综合评分较好，疼痛持续缓解（75%～32%）。随机接受内镜治疗的患者需要更多的重复治疗（表 92-6）[80]。对于大管或局灶性炎症的患者，在疾病发展的早期进行手术可能是合适的。有症状的小管疾病患者和轻度至中度疼痛患者的最佳治疗方案仍然存在争议。

大多数接受手术治疗的患者长期疼痛明显减轻，体重增加，药物依赖性降低[59]。据报道，术后死亡率通常在 3% 以下，并发症发生率通常在 10%～40%。然而，在不同的环境下，具体手术的最佳选择还不是很清楚。一般来说，PD 和 PPPD 的并发症发生率高于 DPPHR 和引流术，但是在缓解疼痛和控制邻近器官并发症方面没有显著差异。

Izbicki 等报道了一项随机对照试验，比较延长引流和 PPPD。后一种术式的并发症发生率较高（53.3% vs. 19.4%），且引流术式提供了更好的生活质量。这两种手术在缓解疼痛和解决邻近器官并发症方面同样有效[81]。Köninger 等介绍了一项随机研究的结果，该研究比较了 Beger 手术和 Berne 改良手术，65 例患者被随机分为两组，进行了 24 个月的随访。接受 Berne 改良手术的患者手术时间和平均住院时间较短。术后 2 年，两组患者的生活质量相似[82]。Strate 等报道了一项比较 Beger 和 Frey 手术的随机试验的长期随访结果，发现在晚期死亡率、生活质量、疼痛评分及外分泌或内分泌不足方面没有差异[83]。同一组报道了一项比较 PPPD 和 Frey 手术的随机试验的长期随访。中位随访 7 年后，生活质量和疼痛控制方面没有差异。Müller 等报道了一项比较 Beger 手术和 PPPD 的随机试验的长期随访[84]。结果显示，两种手术在疼痛控制和维持胰腺内外分泌功能方面的效果是相似的。

十二、结论

慢性胰腺炎导致正常胰腺实质的进行性和不可逆性破坏，并以纤维化取代，最终导致外分泌功能不全，以及导致内分泌功能不全。其发病机制并不是简单统一的。相反，包括环境暴露、遗传因素和解剖异常在内的风险因素之间的相互作用似乎容易导致慢性胰腺炎的发展。治疗决策应该以患者病情表现为指导，但由于缺乏共识的指导方针和临床医生的偏见而受阻。治疗方案包括风险调整、止痛治疗、饮食、内镜治疗和手术治疗。患者在有放射学、内镜和外科专业知识的大容量中心，以及由社会工作者、营养师和心理学家组成的辅助系统中可以得到最好的治疗。

作 者	年 份	患者数量		持续缓解的患者占比			手术平均数量	
		支架术	外科手术	支架术	外科手术	P 值	支架术	外科手术
Beger 等[60]	1999	36	36	61.4	85.9	0.002	NA	NA
Izbicki 等[61]	1994	19	20	32	75	0.007	8	3

表 92-6　内镜支架置入术与外科治疗的随机对照试验

第93章
胰腺假性囊肿和其他胰腺炎相关并发症
Pseudocysts and Other Complications of Pancreatitis

Stephen M. Doane   Charles J. Yeo **著**

李 汛 聂国乐 **译**

摘要

　　胰腺炎可导致各种并发症，如胰腺假性囊肿、胰瘘及脾静脉血栓形成、假性动脉瘤和梗阻等胰腺外并发症。本章概述了胰腺假性囊肿患者的临床表现、评估及治疗方法，其中包括内引流、切除、外引流和内镜治疗方法。同时讨论了胰外瘘和胰内瘘，提供了一种适用于胰腺假性囊肿的选择性治疗流程，以及适用于胰腺胸膜瘘的治疗流程。

关键词：假性囊肿；胰腺积液；胰腺囊肿；囊肿胃吻合术；囊肿空肠吻合术；胰腺导管破裂；假性囊肿引流；胰瘘；胰腺炎并发症；脾静脉血栓；假性动脉瘤

一、胰腺和胰周液体积聚

　　胰腺炎常导致假性囊肿或其他并发症。修订后的亚特兰大胰腺炎分类共识指南介绍了急性胰腺炎的各种特征，区分了间质性水肿性胰腺炎和更严重的坏死性胰腺炎（表93-1）[1]。急性胰周液体积聚明确定义为没有组织坏死的液体积聚。胰腺假性囊肿定义为胰腺内或邻近的积液由成熟的、非上皮化的纤维性炎症囊壁完全包裹所形成。根据定义，急性假性囊肿形成过程至少需要4周。胰腺假性囊肿在增强计算机断层扫描成像上通常均匀，少量或没有坏死，无明显的固体成分（图93-1）。急性坏死性积聚定义为通常形成于坏死性胰腺炎的背景下，没有完整囊壁包裹的较多的积液和坏死物积聚。如果该积聚物完全被成熟的炎性囊壁包裹，则被定义为胰腺包裹性坏死，这一更具体的术语取代了先前胰腺脓肿的概念（图93-2）。尽管在急性胰腺炎的稳定、胰管评估和微创技术选择上具有许多相同的适用原则，但包裹性胰腺坏死的治疗将在第94章讨论。

　　急性胰腺炎引起的液体积聚和假性囊肿的发生率分别为40%和5%～15%[2-4]。胰腺炎的病因因地域而异，但在大多数病例中，酗酒与假性囊肿的形成密切相关（50%～70%）。任何其他病因的胰腺炎也可导致假性囊肿，如胆结石、创伤和术后问题。胰腺炎的胆道病因更常导致急性胰腺炎后的假性囊肿发生，而酒精通常是慢性胰腺炎患者假性囊肿的病因。炎性细胞因子的释放是胰腺炎免疫反应的一部分，可导致胰腺实质周围大量反应性液体聚集。这些液体积聚通常无菌并且可伴随胰腺炎的消退而消失。微循环损伤和腺泡内消化酶的激活会损害胰腺实质本身。由于富含淀粉酶的分泌物渗出，胰腺导管系统的破坏或闭塞也可能导致胰腺内和胰周的液体积聚。是否合并感染、大量坏死物质的存在，以及与主胰管系统的持续相通是积液对治疗反应性的影响因素。

表 93-1　胰腺和胰周积液的定义（按发病时间）

急性胰腺炎分期	间质性水肿性胰腺炎	坏死性胰腺炎
早期（0～4 周）	急性胰周液体积聚	急性坏死性积聚
晚期（＞4）周	胰腺假性囊肿	包裹性坏死

改编自 the revised Atlanta classification of Acute Pancreatities, 2012.

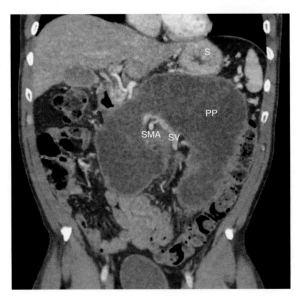

▲ 图 93-1　急性胆源性胰腺炎

CT 显示一个较大的马蹄形胰腺假性囊肿（PP）。S. 胃；SMA. 肠系膜上动脉；SV. 脾静脉

二、胰腺假性囊肿

（一）临床表现

由于胰腺炎相关的炎症反应阻止液体充分重吸收，假性囊肿最常位于胰腺附近的小网膜囊。较少的情况下，假性囊肿会在胰腺实质内形成或延伸到其他腹膜内或腹膜后位置。胰腺假性囊肿的症状通常包括腹痛和早饱。较少见的症状包括假性囊肿感染、黄疸或占位性肠梗阻、囊内出血和假性囊肿破裂导致的腹膜炎。如果假性囊肿足够大，在体检时可以触摸到与假性囊肿相对应的腹部肿块。假性囊肿大多发现于急性胰腺炎后的腹部影像中，假性囊肿在胰腺炎病史患者胰腺囊性病变中占据多数。此外，高达 40% 的慢性胰腺炎病例可发生假性囊肿 [3]。囊性病变鉴别诊断中也必须考虑到肿瘤性、先天性和感染性病因，见表 93-2 [5]。在没

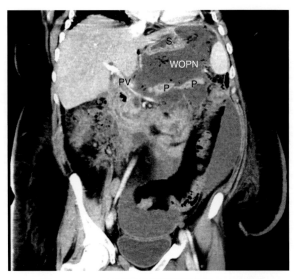

▲ 图 93-2　CT 扫描显示包裹性胰腺坏死（WOPN）
P. 胰腺；PV. 门静脉；S. 胃

有胰腺炎或胰腺相关症状病史的患者中偶然发现的胰腺囊肿很少是假性囊肿 [6-7]。

（二）影像学

增强 CT 成像对胰腺囊性病变高度敏感（接近 100%），但不能排除囊性肿瘤的可能性。囊性肿瘤有时可表现为大囊性表型，并不总是存在囊壁结节。伴有重症胰腺炎病史提示诊断为假性囊肿，但囊性肿瘤也可引起导管阻塞，导致 5%～10% 的患者发生胰腺炎。慢性胰腺炎的影像学表现，如腺体实质钙化、胰管结石和胰腺萎缩应引起注意。在最近一篇关于胰腺囊性病变的综述中，T_2 加权磁共振成像中病变内部存在无强化的碎片是假性囊肿的高度特异性表现，这可能有助于排除肿瘤。内镜逆行胰胆管造影术在过去被认为是诊断胰管破裂或狭窄的金标准，如果假性囊肿与胰管系统之间相通，通常可以看到假性囊肿显影。然而，ERCP 是一种具有自身操作相关并发症风险的侵入性操作（包括先前无菌性积液的感染风险）。与 ERCP 相比，磁共振胰胆管成像在鉴别胰管渗漏方面的准确率超过 90%，这可能是胰腺炎患者需要早期干预的可靠指标（图 93-3）[9]。因此，目前 ERCP 很少用于诊断。

表 93-2　胰腺及胰周区域囊性病变	
炎性液体积聚	急性胰周液体积聚
	胰腺假性囊肿
	急性坏死性积聚
	包裹性胰腺坏死
胰腺囊性肿瘤	浆液性囊腺瘤
	黏液性囊腺瘤 / 囊腺癌
	导管内乳头状黏液性肿瘤
	囊性胰岛细胞瘤
	囊性腺癌
	腺泡细胞囊腺癌
	囊性绒毛膜癌
	囊性畸胎瘤
寄生虫性囊肿	包虫病性囊肿
	猪带绦虫囊肿
皮样囊肿	—
淋巴上皮囊肿	—
先天性单纯性囊肿	—
多囊性疾病	单独的胰腺病变
	与多囊肾病相关
	与希佩尔 – 林道病相关
	与囊性纤维化相关
胰腺外囊肿	重复囊肿
	肠系膜囊肿
	脾囊肿
	肾上腺囊肿

改编自 Yeo CJ, Sarr MG. Cystic and pseudocystic diseases of the pancreas. Curr Probl Surg. 1994; 31:165.

（三）囊液分析

在假性囊肿诊断不确定的情况下，超声内镜可以更好地定性囊性病变，并辅助抽取囊液样本进行分析。检测囊液癌胚抗原（CEA）、淀粉酶水平及黏蛋白，共同准确地区分恶性 / 癌前囊性肿瘤和假性囊肿的可能性[10]。最常见的囊性病变及其囊液特点见表 93-3。此外，其他囊性肿瘤，如囊性内分泌肿瘤、囊腺癌或具有囊性成分的实性假乳头状肿瘤，有时也会与假性囊肿混淆。细针穿刺细胞学检查通常可以鉴别出能够排除假性囊肿的上皮细胞，但是该方法缺乏可靠的敏感性[11]。

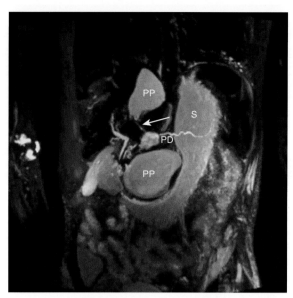

▲ 图 93-3　胰管破裂合并假性囊肿的磁共振胰胆管成像

厚层、T_2 加权磁共振胰胆管成像显示胰腺假性囊肿，患者急性胰腺炎后 3 周计算机断层扫描显示胰周积液并怀疑胰管瘘。图中显示破裂的主胰管和假性囊肿之间有微小的交通（箭）。PP. 胰腺假性囊肿；S. 胃；PD. 胰管 [改编自 Drake LM, Anis M, Lawrence C. Accuracy of magnetic resonance cholangiopancreatography in identifying pancreatic duct disruption. J Clin Gastroenterol.2012;46(8):696-699.]

（四）分型

由于假性囊肿概念的不精确及报道的案例较少，较早的假性囊肿治疗数据似乎相互矛盾或难以解释。D'Egidio 和 Schein 介绍了一种被广泛引用的分型方案。该方案将假性囊肿分为三种类型：Ⅰ 型为急性胰腺炎后的坏死后假性囊肿，很少涉及胰管破裂；Ⅱ 型为慢性胰腺炎急性发作后出现的坏死后假性囊肿，有时表现为胰管破裂；Ⅲ 型为通常与胰管阻塞和扩张有关的滞留性假性囊肿[12]。尽管该观察系列报道中患者具有异质性，但得出的重要结论有：无胰管狭窄的患者经皮穿刺引流后假性囊肿复发率低，慢性胰腺炎患者内引流成功率高，以及由于发现有胰管狭窄的假性囊肿引流与复发相关，有胰管狭窄的患者有必要行胰管减压（内镜支架置入或手术）。Nealon 等进一步阐明了与胰腺假性囊肿预后和处理有关的重要解剖学关系，根据主胰管的特征和假性囊肿 – 胰管是否存在交通将假性囊肿分为 Ⅰ ～Ⅳ 型（图 93-4）[13]。

囊液成分	胰腺假性囊肿	浆液性囊腺瘤	黏液性囊性肿瘤	导管内乳头状黏液性肿瘤
癌胚抗原（CEA）	低	低	高	低到高
淀粉酶	高	低	低	高
黏蛋白	无	无	常有	常有

表 93-3　常见胰腺囊性病变的囊液浓度

引自 Brugge WR, Lauwers GY, Sahani D, Fernandez-del Castillo C, Warshaw AL. Cystic neoplasms of the pancreas. N Engl J Med. 2004; 351（12）:1218–1226.

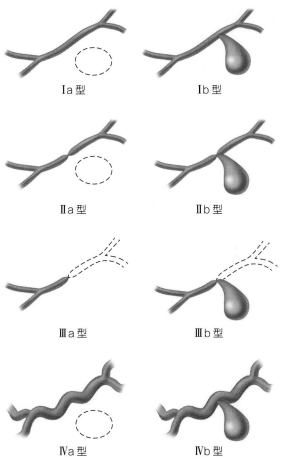

▲ 图 93-4　胰腺假性囊肿与胰管解剖位置关系的 Nealon 分型
Ⅰ型 . 胰管正常；Ⅱ型 . 胰管狭窄；Ⅲ型 . 胰管闭塞（胰管离断综合征）；Ⅳ型 . 慢性胰腺炎。a 亚型代表无放射学证据证明胰管和假性囊肿之间相通，b 亚型代表胰管和假性囊肿相通（改编自 Nealon WH, Bhutani M, Riall TS, Raju G, Ozkan O, Neilan R. A unifying concept: pancreatic ductal anatomy predicts and determines the major complications resulting from pancreatitis. J Am Coll Surg. 2009;208:790–799.）

（五）非手术治疗

较早的资料显示，假性囊肿的非手术治疗将显著提高并发症发生率。这些报道可能是由于当时腹部影像学对假性囊肿检测的敏感性较低，对于那些有较大假性囊肿的患者造成选择性偏向，如不对囊肿进行干预和引流很可能无法消退。20 世纪 90 年代初发表的两项关于假性囊肿的观察性研究帮助改变了这一范例。Yeo 等[14] 报道了连续 75 例在 CT 上发现假性囊肿的患者，其中 48% 的患者没有症状并进行了非手术治疗。在这些无症状的假性囊肿患者中，60% 的假性囊肿在随访 1 年后完全消失。其余 40% 的患者病灶保持稳定或缩小，只有 1 例患者出现自限性且无须手术的并发症（囊内出血）。虽然较大的假性囊肿更有可能需要手术，即使是那些直径＞ 10cm 的假性囊肿患者，也有 27% 的患者成功地进行了非手术治疗。Vitas 和 Sarr[15] 同样报道了 68 例症状轻微或没有症状的假性囊肿患者，这些患者最初采用非手术方法进行治疗。经过 51 个月的中位随访，约 2/3 的初始假性囊肿直径为 2～11cm 不等的患者在没有干预的情况下治疗成功。在接受随访的非手术患者中，54% 的假性囊肿完全消失。只有 7% 的患者由于假性囊肿相关的并发症需要进行紧急手术，尽管如此，在采用非手术方法寻找假性动脉瘤形成或即将出现的血管侵蚀的迹象时，有必要进行密切的初始随访。最近，Cui 等发表了一项关于急性胰腺炎（中位直径 9.7cm）后假性囊肿的前瞻性研究显示，84% 的患者假性囊肿变小或缩小[2]。在 Nealon 的 563 例假性囊肿患者中，25% 的患者自发消退，直径＜ 5cm 或＞ 5cm 的假性囊肿之间消退的可能性相当[13]。

尽管有不足之处，Soliani 等报道的一系列假性囊肿显示直径＜ 10cm 和＞ 10cm 的假性囊肿的复发率相似[16]。急性胰腺炎并发假性囊肿往往比慢性胰腺炎、酒精性胰腺炎合并假性囊肿的临床症状更明显，后者往往有更持久的炎症过程。Nealon 分类中正常的胰管解剖结构是假性囊肿自然消退的重要预测因子，Ⅰ型假性囊肿的消失率为 87%，而与任何其他导管解剖相关的假性囊肿消退率很低。NealonⅡ型、Ⅲ型和Ⅳ型假性囊肿通常有典型症状而需要干预。

（六）治疗方案

当患者的症状严重到足以影响他们的生活质量，或者假性囊肿在影像监测中继续增大时，建议选择性减压（框 93-1）。传统上，开腹手术囊肿空肠吻合术是内引流的金标准，其假性囊肿复发率低于 5%[17]。新的内镜和腹腔镜技术在假性囊肿的治疗中已经证明了具有相似的效果，同时微创手术具有降低病死率和住院时间的优点[18, 19]。这些技术将在第 94 章进一步讨论。一项迄今为止最权威的大型研究显示，在有经验的中心假性囊肿经内镜引流的消退率超过 90%[20]。然而，最近的一系列比较内镜和手术引流的报道显示腹腔镜或开腹手术的成功率更高，这表明内镜引流的疗效差异很大且明显依赖于操作者[21]。当胃镜超声（或 CT 或 MRI）提示胃和假性囊肿之间存在静脉曲张或其他大血管时，应行手术而非内镜引流。

与手术内引流相比，假性囊肿的经皮穿刺置管引流术需要多次的重复介入治疗[22]并具有更高的死亡率[23]，尽管后者可能是由在病情较重的急性胰腺炎患者中使用该措施而产生的选择偏差所致。经皮穿刺置管引流术失败时通常伴有相关的持续性胰瘘和很高的败血症发生率[24]。在拥有足够外科和内镜专业知识的医院，经皮置管引流术可能最好留给严重营养不良或医学上不适合进行更广泛手术的患者。经皮穿刺置管引流术适用于感染性假性囊肿合并脓毒

症的紧急治疗。对于疑似假性囊肿感染的稳定患者，手术或内镜引流可能仍是有效的治疗选择[25]。

框 93-1　胰腺假性囊肿的治疗方案
● 观察
● 经皮穿刺置管引流术
● 内镜内引流术
- 囊肿胃引流术
- 囊肿十二指肠引流术
- 经十二指肠乳头胰管支架置入术 / 假性囊肿引流术
● 手术治疗措施
- 囊肿胃吻合术
- 囊肿空肠 Roux-en-Y 吻合术
- 囊肿十二指肠吻合术
- 纵行胰空肠吻合术
- 胰腺部分切除术
- 外引流术

（七）内引流手术

无论是开腹还是腹腔镜内引流手术都遵循相同的基本原则。通常是在假性囊肿首次出现 6 周以后，囊壁必须成熟且足够厚以便进行吻合。对于慢性胰腺炎的急性炎症一旦消退，可能会立即进行假性囊肿的手术。鉴于既往胰腺炎常见的显著炎症反应，应尽可能减少假性囊肿周围的剥离。如果有任何担心囊性肿瘤的可能性，可以在吻合处切除囊肿壁全层活检，并立即冰冻切片进行评估。假性囊腔内的残留物或坏死物也应在吻合前轻轻吸出或清除。根据假性囊肿的解剖位置，内引流可选择囊肿胃吻合术、囊肿空肠 Roux-en-Y 吻合术或囊肿十二指肠吻合术。尤其在巨大假性囊肿的病例中，根据假性囊肿来选取吻合口的位置以便充分引流[26]。单用胰肠纵向吻合术引流胰管可足以治疗慢性胰腺炎并发的假性囊肿。在其他更复杂的病例中，必要时可行胰腺切除。外引流可能导致长时间的胰皮瘘，但在急诊脓毒症情况下，当采取更明确或更广泛的干预措施不可行时可能需要外引流。

1. 囊肿胃吻合术　一般情况下当假性囊肿

前壁与胃后壁在小网膜囊中的位置直接相对时，囊肿胃吻合术是首选的内引流方法。因为小网膜囊的组织平面可能有明显的瘢痕形成，前路囊肿胃吻合术最常被提及（图 93-5）。这项技术包括在胃的前壁水平（通常是在身体内）进行纵向胃切开术。可以通过按压胃后壁来显示大的假性囊肿的隆起，或者可以用抽气针来定位较小的病变。必要时也可以使用超声来定位假性囊肿。通过切开（或切除活检）至少 3cm 长的胃后壁进入假性囊肿，抽出假性囊肿的内容物。传统上，囊肿胃吻合口采用可吸收的 2-0 或 3-0 缝线（如聚二氧杂环酮或聚乙醇酸）进行连续锁边缝合以确保充分止血。如果假性囊肿囊壁厚度不够厚（＞ 5mm）有吻合破裂的危险，也可使用带有厚钉仓的胃肠外科吻合（GIA）器。然后用缝合线或外科吻合器关闭胃前壁。

2. 囊肿空肠吻合术　囊肿空肠吻合术采用 Roux-en-Y 结构（与环状结构相比），因此具有保持流动的肠道内容物远离假性囊腔的优点。尽管通过横结肠系膜右侧或左侧的系膜裂口与假性囊肿吻合最常见，Roux 肠襻功能多样，并且适用于腹腔内任何位置的假性囊肿。同样的 Roux 肠襻可以用来引流不同位置的多个假性囊肿，或者在合并胆管狭窄的情况下对扩张的胆总管进行减压。在近端空肠距 Treitz 韧带约 30cm 处行囊肿空肠吻合术，形成长 40～60cm 的 Roux 肠襻。常规闭合肠系膜的缺损。根据外科医生的偏好来选择缝合线或外科吻合器进行囊肿空肠吻合。假性囊肿的壁压入横结肠系膜，外层采用丝线，内层采用连续可吸收缝线的双层吻合（图 93-6）。

3. 囊肿十二指肠吻合术　除非假性囊肿位于胰头并紧贴十二指肠壁，否则很少需要行囊肿十二指肠吻合术。十二指肠纵向切开术用于暴露十二指肠内侧壁。抽吸式穿刺针可以用来确定假性囊肿与十二指肠壁最接近的位置。在进行 2～3cm 长的囊肿十二指肠吻合术时，要注意避免损伤胃十二指肠动脉、胆总管及主胰管。

如果这些结构阻碍了从十二指肠内侧壁通向假性囊肿，则优先选择囊肿空肠吻合术。如果胰腺实质间有出血，可以沿着囊肿十二指肠吻合口进行间断缝合止血。然后将十二指肠外侧切口可用单层或双层关闭，并可根据外科医生的偏好来决定是否放置闭式引流管。在过去，囊肿十二指肠侧侧吻合由于吻合口裂开和脓肿形成相关的发病率和死亡率很高，因此（若有的话）应谨慎选择 [27]。

4. 胰管引流术　对于慢性胰腺炎患者，主胰管狭窄或阻塞被认为是假性囊肿持续存在的主要因素。最初怀疑患有急性胰腺炎的假性囊肿患者，在 MRCP 或 ERCP 上也可能有与慢性胰腺炎一致的发现。Nealon 和 Walser 对 103 例主胰管直径＞ 7mm 的假性囊肿伴慢性胰腺炎患者行纵行胰管空肠吻合术（Puestow 术式）后行单纯胰管引流术或外科囊肿空肠吻合术联合胰管引流术 [28]。除了单纯胰管引流组患者手术时间较短和术后并发症略少外，两组结果基本相似。在平均随访 5 年以上的队列中，单纯胰管引流组无假性囊肿复发且 89% 的患者术前疼痛症状完全缓解。在这项研究的最后，在胰管引流过程中通过一次术中抽吸来处理假性囊肿。有数据表明相较内镜干预，手术干预在慢性胰腺炎缓解疼痛方面可能更有效率和效果 [29]。虽然内镜下经乳头胰腺支架置入术可能是假性囊肿减压术的一种成功方法，假性囊肿和慢性主胰管病变的患者可能是早期手术治疗效果更好的一个亚组。

5. 胰腺切除术　因为胰腺切除术后其内、外分泌功能的降低，以及在慢性炎症和纤维化区域需要更广泛的手术切除，胰腺部分切除术一般不作为治疗假性囊肿的首选方法。然而，即使在 Murage 等的一项手术策略倾向于内引流而非手术切除的研究中，假性囊肿和胰管离断综合征亚组患者接受手术切除的比例为 60% [30]。当存活的左侧胰腺残留物不能通过完整的主胰管将其分泌物排入十二指肠时，就会发生胰管

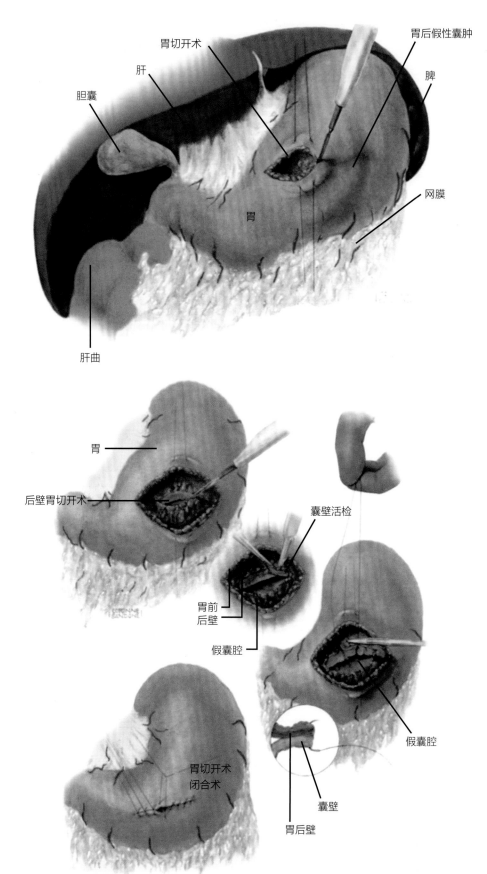

胆囊

肝

胃切开术

胃后假性囊肿

脾

网膜

胃

肝曲

胃

后壁胃切开术

囊壁活检

胃前
后壁

假囊腔

假囊腔

胃切开术
闭合术

囊壁

胃后壁

◀ 图 93-5 如本文所述，胰腺假性囊肿的前路囊肿胃吻合术

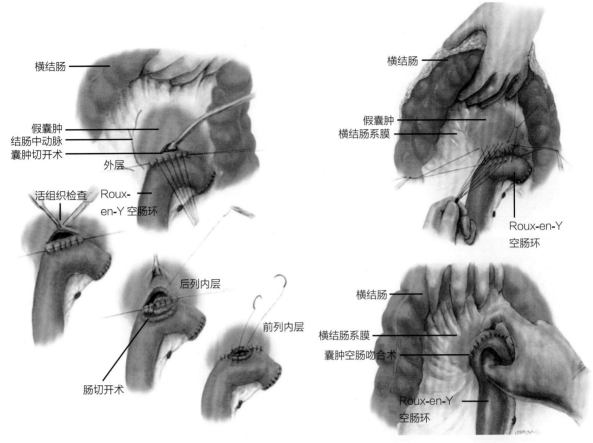

▲ 图 93-6　胰腺假性囊肿的囊肿空肠 Roux-en-Y 吻合术，重点是假性囊肿与 Roux-en-Y 肠襻的确切吻合

离断综合征（Nealon 型 Ⅲa 和 Ⅲb 型）。该情况可与急性坏死性胰腺炎同时出现，或者在缺血及先前清创造成导管损伤后以延迟出现，以及由于慢性胰腺炎相关的近端导管闭塞或狭窄而出现滞留假性囊肿（图 93-7）。胰腺残端长度 < 6cm 且存在脾静脉血栓的患者最有可能行胰腺远端切除术和脾切除术。其他切除左侧残余胰腺的患者可能是因为胰管过于细小不适合吻合。对于因慢性胰腺炎症状而接受手术的患者，可以在行保留十二指肠的胰头切除术或 Whipple 手术的同时切除胰头假性囊肿，以确保减轻术后疼痛。由于对内镜下假性囊肿的可及性及在胰管完全破裂的情况下内镜引流的长期通畅性存在疑问，Fischer 等对其所有的延迟性胰管离断综合征患者进行了胰腺远端切除和脾切除术。术前 80% 的病例行脾动脉栓塞术以减少手术失血量[31]。Heider 和 Behrns 回顾了一大批假性囊肿患者，发现 6% 的假性囊肿累及脾实质[32]。这些患者中的大多数需要行远端胰腺切除术和脾切除术。如前所述，如果胰腺病变的术前影像和囊液采样不能排除囊性肿瘤并确认假性囊肿的诊断，那么可能需要切除。

6. 外引流术　假性囊肿的开放外引流术通常产生可控的胰皮瘘，并且与瘘管延迟闭合相关，这取决于与胰管的连通程度。外引流术可能是行紧急手术控制假性囊肿破裂所致的出血或腹膜炎时最合适的暂时性措施。可以在患者病情稳定后再进行确切的内镜或手术治疗。如果假囊肿壁过于薄弱或不成熟而不能吻合时，可行外引流术。在手术中，当既定的内引流术由于粘连而在解剖学上不能实现时，假性囊肿的外引流术是一个合理的"紧急"选择。如果在为急性坏死物积聚进行坏死组织清除术时遇到感染的假性囊肿，假性囊肿的外引流术也是必要的。

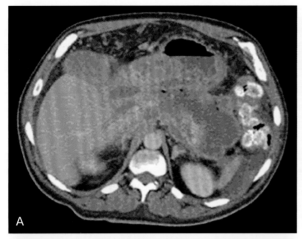

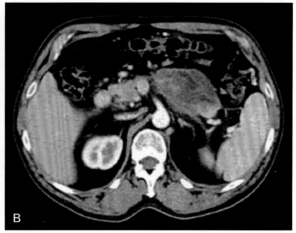

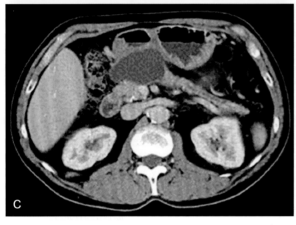

▲ 图 93-7　胰管离断综合征（DPDS）的 CT 表现，典型的表现如图

A. 合并包裹性胰腺坏死；B. 延迟性 DPDS 伴多房性假性囊肿；C. 慢性胰腺炎相关性 DPDS 伴假性囊肿和胰腺体尾部实质萎缩（改编自 Fischer TD, Gutman DS, Hughes SJ, Trevino JG, Behrns KE. Disconnected pancreatic duct syndrome: disease classification and management strategies. *J Am Coll Surg*.2014;219:704-712.）

（八）手术疗效

假性囊肿的手术减压术是一种初期成功率很高且可持续的干预措施。假性囊肿一旦充分引流，假性囊腔就会消失并融合到与之吻合的器官壁上。1960—1966 年，对于 451 例囊肿小肠吻合术患者的回顾发现，假性囊肿复发率仅为 3.5%，死亡率为 5.3%[33]。1975—2001 年，对于 321 例接受囊肿小肠吻合术的患者的回顾分析发现，患者假性囊肿复发率仅为 10%，死亡率为 2.5%[34]。最近对 118 例假性囊肿腹腔镜手术（主要是囊肿胃吻合术）患者的回顾分析显示，假性囊肿复发率仅为 2.5%，死亡率为 0%，并发症发生率为 4.2%[35]。同样，Nealon 等研究显示，在接受开放手术治疗假性囊肿的 367 例患者中，假性囊肿复发率为 2%，死亡率为 0%[13]。在这项研究中，25% 的患者的假性囊肿的自发消退；其余 87% 的患者需要手术治疗，其中一

些患者经内镜或经皮引流失败。当前这一系列研究证明了手术治疗胰腺假性囊肿的重要性，提出了一项汇总的假性囊肿治疗流程（图 93-8）。

三、胰瘘

（一）胰管破裂

如果胰管破裂没有伴假性囊肿，可能会导致胰内瘘的发展，不同的临床表现为胰性腹水、胰胸膜瘘或胰肠瘘。此外，胰腺炎经皮穿刺或外科手术治疗之前的胰管引流可能导致胰外瘘。钝性或穿透性创伤对胰腺的严重破坏也可能导致胰内瘘。假性囊肿在不介入治疗的情况下进展到破裂的概率不到 5%，并形成胰内瘘。虽然可偶尔通过需紧急干预的化学性腹膜炎、疼痛或出血的急性症状预测到胰内瘘，但更常见的情况是胰内瘘会缓慢进展，表现为腹部不适、呼吸急促或进展缓慢的肠梗阻。

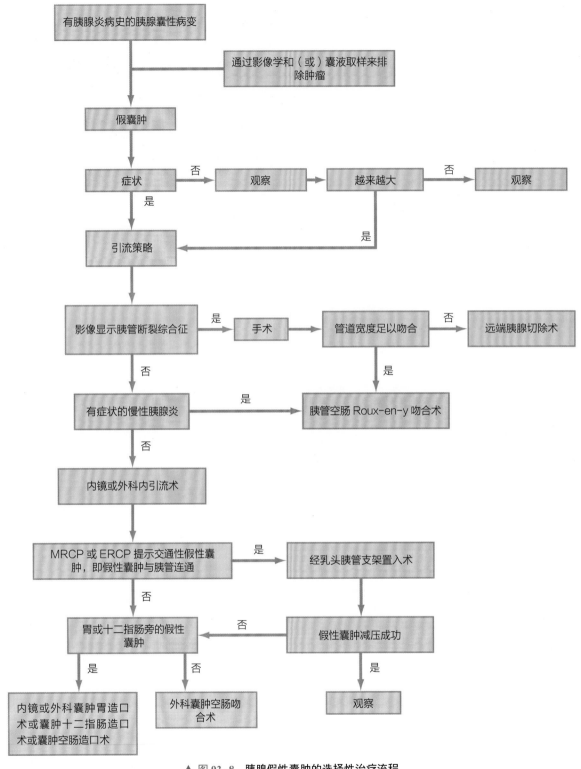

▲ 图 93-8 胰腺假性囊肿的选择性治疗流程

（二）胰外瘘

　　Nealon 研究了 79 例因经皮或经内镜治疗假性囊肿而出现并发症的患者[24]。在这些伴有并发症的患者中，84% 的患者存在与经皮引流失败相关的持续性的胰外瘘，所有这些患者在放置引流管后平均间隔 2 个月进行手术以解决胰瘘。这些患者通常有适合行囊肿空肠吻合术的残留假性囊腔，但是，18% 的患者由于假性囊肿先前破裂而需要行瘘管空肠吻合术，11% 的患者由于断裂的左侧胰腺残端形成瘘管而需要行远端胰腺切除术。Tsiotos 等对 61 例坏死性胰腺炎患者的研究发现：23% 的患者发生胰皮瘘，其中部分同时伴有肠瘘[36]。在没有手术干预的情况下，胰皮瘘平均需要 4 个月才能闭合，闭合率为 64%。

（三）胰内瘘

胰腺炎后可继发胰肠瘘，原因多考虑局部的胰腺周围坏死性炎症过程和相关的微血管损伤。尽管在某些情况下胰内瘘可能导致假性囊肿或包裹性胰腺坏死的意外减压和消退，但瘘管形成的炎症过程会导致感染性胰腺坏死，引起更典型的出血或脓毒症。胰肠瘘可能是新发的，也可能是通过坏死清除或闭式引流操作后的并发症发展而来。胰结肠瘘（图 93-9）[37] 是重症胰腺炎报道中最常见的胰肠瘘，高细菌负荷增加了脓毒症的发生率和随后的死亡率。最近一项对 311 例急性胰腺炎和感染性坏死患者的研究发现，38% 的患者发生胰肠瘘，61% 的瘘管累及结肠[38]。胰胆瘘可能导致胆管炎或胆汁淤积。胰腺胸膜瘘是一种罕见的胰腺炎并发症，当胸腔内负压将腹膜后液体吸入纵隔后，表现为大量症状性胸腔积液（图 93-10）[39]。胰腺炎有时会引起反应性胸腔积液，但胰腺胸腔积液的特点是胸腔积液中淀粉酶含量高（通常 > 1000U/L）。同样，胰性腹水中（图 93-11）的淀粉酶含量较高，血清白蛋白 - 腹水梯度 > 1.1，这与腹膜炎症或肝病继发腹水的患者不同。液体分析是诊断胰性腹水或胰胸膜瘘的关键，因为这些类型的胰内瘘通常是慢性胰腺炎无痛病程的并发症，而且只有少数患者会在查体中出现提示胰腺疾病的腹痛或压痛[40]。

（四）治疗

胰内瘘的初始治疗包括经皮引流相关积液

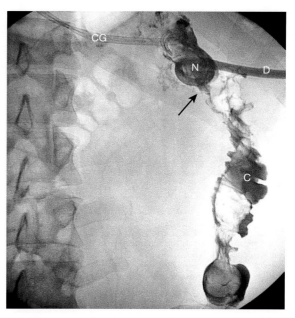

▲ 图 93-9　透视下经皮穿刺引流管造影发现胰结肠瘘
外引流管（D）注入对比剂，包裹性胰腺坏死（N）、瘘管（箭）和降结肠（C）不显影。目前存在两种囊肿胃造瘘支架（CG），用于经皮和内镜下经肠道（"双模式"）联合引流（改编自 Heeter ZR, Hauptmann E, Crane R, et al. Pancreaticocolonic fistulas secondary to severe acute pancreatitis treated by percutaneous drainage: successful nonsurgical outcomes in a single-center case series. *J Vasc Interv Radiol*. 2013;24:122–129.）

以控制内瘘量，除非立即选择手术干预。在胰胸膜瘘的情况下，通常的治疗方法胸腔置管引流术已足够，尽管在某些患者中脓胸引起的肺部卡压可能最终需要剥离才能恢复正常的肺功能。饮食限制和肠外营养常用于减少瘘管输出量，但只要不增加瘘管输出，减少胰腺刺激的鼻空肠喂养可能是更好的选择。奥曲肽和其他抗分泌药物可能会减少瘘管的输出量，但它们在缩短瘘管闭合时间方面并没有显示出持续的益处[41]。现已证明当支架能够穿越明显的胰管狭窄时，经乳头内镜胰管支架的置入可以促进瘘管闭合[42]。经鼻十二指肠乳头引流也可用于胰管减压，其优点是允许重复成像以检查瘘管是否闭合，而不需要额外的内镜操作。King 等对已发表的一系列胰胸膜瘘病例回顾结果显示，与初始内科治疗的患者相比，接受早期手术治疗的患者瘘管愈合时间更短，并发症发生率更低[39]。Schweigert 等研究发现，长时间的非手

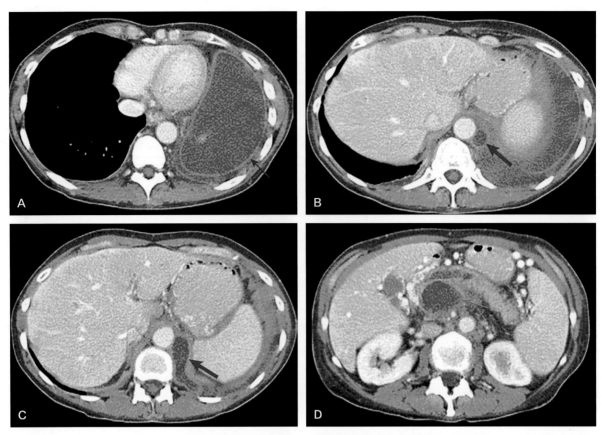

▲ 图 93-10 **胰腺胸膜瘘的 CT 图像，术前胸部和腹部 CT 扫描的代表性断面**

A. 注意左侧胸腔积液，边缘强化（红细箭）；B 和 C. 腹主动脉周围瘘管从腹部延伸至纵隔（红粗箭）；D. 深至扩张的主胰管的胰腺假性囊肿（绿箭）（改编自 King JC, Reber HA, Shiraga S, Hines OJ. Pancreatic-pleural fistula is best managed by early operative intervention. *Surgery*. 2010;147:154-159.）

术治疗与胸膜脓肿风险显著增加有关。因为胰管破裂的解剖可以指导最有效的治疗方式，所以应早期实施 MRCP 评估胰内瘘患者。Wronski 等提出了一种基于 MRCP 的胰胸膜瘘治疗流程，该流程适用于胰腺炎引起的所有类型的胰内瘘[44]。当 MRCP 显示胰管正常或轻度扩张，或者在胰管中断附近合并胰管狭窄时，可考虑行内镜逆行胰胆管造影放置经乳头胰管支架以治疗瘘管。如果 ERCP 放置支架不能导致瘘管愈合，或者 MRCP 显示胰管完全堵塞并远端破裂，应进行外科治疗，如胰管引流术或胰腺远端切除术。

1. 瘘管空肠吻合术　当可以避免胰腺切除术时，建议使用瘘管空肠 Roux-en-Y 吻合术治疗顽固性不愈合的胰外瘘，因为其与切除术相比可降低并发症发生率和死亡率。经皮引流管应尽可能接近胰瘘的起始处，但没有必要在炎

症较重的腹膜后进行切开。切断纤维性瘘管并切除其远端。近端用可吸收 4-0 单丝缝线间断缝合固定在 Roux 肠襻上（图 93-12）[45]，并在吻合口附近放置腹腔引流管。尽管许多作者报道在瘘管空肠吻合术之前至少要等 6 个月，Bassi 等报道了在瘘管发病后平均 2 个月进行手术的 17 例患者中，通过内引流术 100% 成功解决了瘘管问题[46]。他们认为在瘘发生后的 6～12 周内就足以形成成熟的瘘管。

2. 远端胰腺切除术　如果胰内瘘像其他胰管离断综合征的病例一样起源于靠近胰尾部，可以进行远端胰腺切除术。囊肿空肠 Roux-en-Y 吻合术适用于包含瘘管的成熟假性囊肿。如果近端胰管需要减压或瘘管太薄而不能行吻合术，则建议行胰空肠 Roux-en-Y 吻合术。坏死性胰腺炎后胰肠瘘一旦经外引流控制，手术前可能

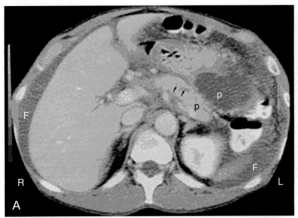

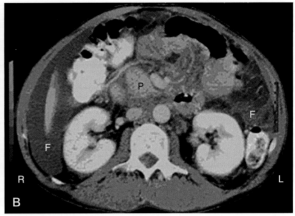

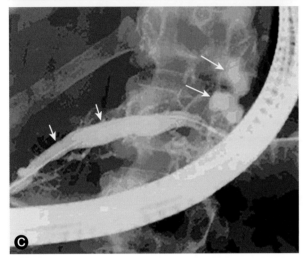

▲ 图 93-11　长期胰腺炎病史患者的胰源性腹水
A 和 B.CT 扫描显示胰腺主胰管扩张，胰腺尾部前有部分与假性囊肿破裂一致的包裹性液体积聚。伴有大量的腹膜后和腹膜内积液。腹膜抽液淀粉酶检测结果为 20 000U/L，与胰源性腹水相符。C. 内镜逆行胰腺造影检查显示胰管扩张（两个短箭）及对比剂从胰腺尾部渗入假性囊肿（两个长箭）。F. 液体；p. 胰腺；P. 假性囊肿（改编自 Balthazar EJ. Complications of acute pancreatitis: clinical and CT evaluation. *Radiol Clin North Am*. 2002;40:1211–1227.）

需要较长时间的非手术和内镜治疗。胰结肠瘘则在该原则之外，其需要行临时性的近端结肠造口引流或结肠节段切除术以充分控制瘘管输出量和减轻脓毒症恶化的进展。

四、胰腺炎的胰外并发症

（一）脾静脉血栓形成

胰腺炎常可导致脾静脉血栓形成，因为脾静脉的位置在胰腺的正后方，容易发生胰周纤维化。假性囊肿常出现在慢性胰腺炎和脾静脉血栓形成的患者中，在一项对胰腺炎引起的脾静脉血栓自然发展的单中心回顾中，89% 的患者可见假性囊肿[47]。根据 805 例患者的 Meta 分析发现，胰腺炎导致的脾静脉血栓发生在大约 14% 的胰腺炎患者中，尽管这一结果可能高估了发表偏倚。这些患者的消化道出血发生率

仅为 12%，明显低于门静脉高压和肝静脉压力梯度高患者的出血率。只有 53% 的脾静脉血栓患者出现胃或食管静脉曲张，只有 52% 的患者表现为脾大。在这项 Meta 分析中，1997 年以来发表的七项研究中有四项显示自发性出血率为 0%。因此，胰腺炎背景下的脾静脉血栓形成影响似乎比肝硬化或癌症患者要小。通常慢性胰腺炎患者腹部影像学偶然发现的脾静脉血栓形成，既不推荐常规抗凝，也不建议预防性脾切除术。如果发生左侧门静脉高压症所致的食管胃底静脉曲张出血，脾切除术是最终的治疗方法。脾动脉栓塞是临床上不适合手术的有症状患者的一种选择。一些作者认为，脾静脉血栓形成并无症状的胃底静脉曲张患者也是接受手术的一个指征，是因为其他原因如慢性疼痛、假性囊肿等需进行胰腺手术的患者，应该在相同的手术中接受脾切除术，以防止未来的静脉

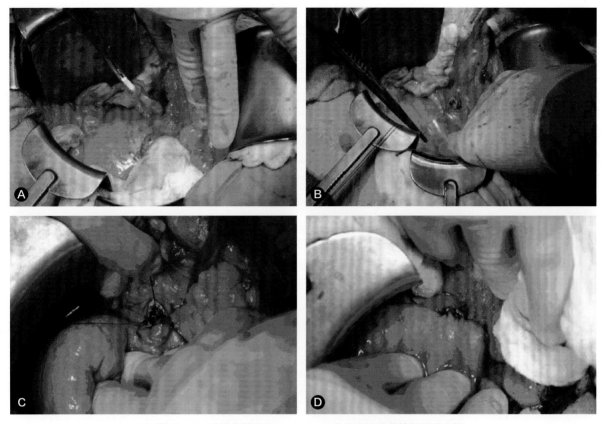

▲ 图 93-12 胰腺瘘管空肠 Roux-en-Y 吻合术治疗胰管断裂综合征

A. 首次胰腺坏死切除术时，通过横结肠系膜根部留置的胰外引流导管的胰道的解剖；B. 切开瘘管并留置固定缝线；C. 建立胰腺瘘管 - 空肠 Roux-en-Y 吻合术；D. 瘘管与空肠完全吻合 [改编自 Pearson EG, Scaife CL, Mulvihill SJ, Glasgow RE. Roux-en-Y drainage of a pancreatic fistula for disconnected pancreatic duct syndrome after acute necrotizing pancreatitis. *HPB (Oxford)*. 2012;14:26–31.]

曲张出血 [49]；我们确实有选择地提倡这种方法，但它仍然存在争议。尽管如此，脾静脉血栓形成在术前影像学上是一个值得注意的重要发现，因为这些患者会有增大的胃周和大网膜静脉侧支，这可能会在胰腺手术中造成麻烦的出血。Izbicki 等对接受慢性胰腺炎切除手术的患者进行比较，发现肝外门静脉高压组的出血、伤口感染和整体医院并发症的发生率较高 [50]。与脾静脉血栓形成不同的，慢性胰腺炎患者因罕见的静脉曲张（如结肠和十二指肠静脉曲张）而发生自发性出血的病例也有报道。

（二）假性动脉瘤和出血

胰腺炎发生后的出血性并发症比静脉血栓更少见，但可能危及生命。在急性坏死性胰腺炎的背景下，很少会有假性囊肿或坏死物积聚到主要血管（如门静脉或脾动脉）进行直接侵蚀。更常见的是，由于与胰腺分泌物接触导致的小动脉壁的酶促破裂，假性动脉瘤会在假性囊肿或胰腺坏死区附近形成。假性动脉瘤、胰腺坏死弥漫性出血、假性囊肿出血等晚期出血并发症似乎占胰腺炎病例的 1%～4%。在 Balthazar 和 Fisher 的报道中，这些并发症通常出现得较晚，从最初的胰腺炎发作起 2 个月到 8 年（平均 2.3 年）不等 [51]。当评估有胰腺炎病史的患者时，临床上应高度怀疑假性动脉瘤和隐匿性出血。Zyromski 等指出，在胰腺炎合并假性动脉瘤患者中，62% 的情况下腹痛是患者唯一的主诉 [52]。这些患者中只有 29% 出现了明显的消化道出血。血管造影栓塞已成为胰腺炎假性动脉瘤的一线治疗方法（图 93-13）。弹簧圈栓塞是常用的技术，但如果靶动脉不能被栓塞时，如共同的肝动脉或肝固有动脉假性动脉瘤，可以使用支架置入术，报道的成功率为67%～100% 不等。假性动脉瘤与胃肠道的连接或长期暴露在胰液中可能导致感染和再出血。Pang 等对胰腺炎假性动脉瘤和胰腺术后患者的血管造影干预进行了系统回顾，结果显示需要再次干预的比例为 20%（重复血管造影或手术）[53]。因此，他们设计了假性动脉瘤的分类系统，以突出在使用栓塞作为稳定措施后需要考虑明确手术治疗益处的情况。当患者血流动力学不稳定或试图对出血血管进行血管造影栓塞失败时，急诊手术在控制出血方面起着重要作用。出血血管的近端和远端结扎通常是最方便的手术，但也可以进行有限的胰腺切除。

（三）梗阻

不同程度的麻痹性肠梗阻在胰腺炎中非常常见。假性囊肿压迫引起的梗阻可发生在从胃到结肠的任何地方。梗阻应该会在假性囊肿减压术后消失，除非胰腺炎的病理生理导致了邻近的缺血和纤维化。在极少数情况下，肠系膜或肠壁的梗死导致肠坏死 / 穿孔需要紧急切除和近端造口。据报道，存在由胰腺炎导致的十二指肠、空肠、结肠和胆总管局灶性缺血性狭窄需要行切除或旁路手术[54-55]。据 Frey 等报道，5%～10% 的慢性胰腺炎患者梗阻的胆总管需要进行手术减压，而以前的胰肠吻合术并不能预防胰管狭窄[56]。大的假性囊肿可以阻塞输尿管或下腔静脉，需要及时减压以避免由于肾积水或下肢水肿造成的慢性后遗症。

五、结论

假性囊肿和胰瘘是急性或慢性胰腺炎发生后的常见并发症。拥有一个包括外科医生、内镜科医生、放射科医生和介入放射科医生在内的多学科治疗方法尤为重要。了解主胰管的状况对于选择最佳治疗方案至关重要。在多数情况下，手术仍然是最有效的治疗策略。

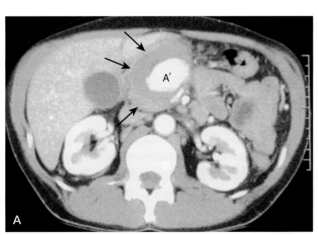
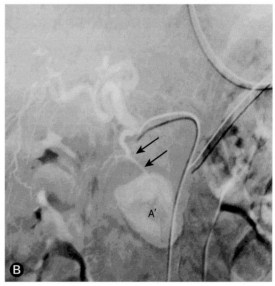

▲ 图 93-13　有胰腺炎病史的患者假性囊肿内的假性动脉瘤

A.CT 扫描显示一大的、椭圆形的静脉对比剂充盈结构，与假性囊肿（箭）中的假性动脉瘤（A′）一致；B. 选择性胃十二指肠动脉造影，显示源于胰十二指肠动脉上支的假性动脉瘤（A′）（箭）。假性动脉瘤栓塞成功（改编自 Balthazar EJ. Complications of acute pancreatitis: clinical and CT evaluation. *Radiol Clin North Am*. 2002;40:1211–1227.）

第 94 章
胰腺炎并发症的内镜微创治疗
Endoscopic and Minimally Invasive Therapy for Complications of Pancreatitis

Christopher G. Chapman　Irving Waxman　Vivek N. Prachand　著

李　汛　聂国乐　译

摘要

尽管急性胰腺炎和慢性胰腺炎历来被认为是独立的临床疾病，但随着对这两种疾病发病机制的深入认识，人们逐渐认识到 AP、复发性 AP 和 CP 是一个疾病连续体。作为疾病谱的一部分，这些炎症状态可能会导致局部并发症，需要进行侵入性治疗。在 AP 中，这些并发症可能包括炎性胰腺积液，胆道、胃或十二指肠梗阻，脾和门静脉血栓形成，胃肠道出血 / 假性动脉瘤，以及内外瘘。CP 患者除了伴有胰胆管结石或胰管狭窄的慢性疼痛外，仍有假性囊肿和胆道梗阻的风险。在过去的 10 年里，为了减少与传统开放外科技术相关的死亡率，已经开发了侵入性较小的内镜、经皮和腹腔镜治疗来解决这些并发症。医疗技术的迅速发展继续演变着临床管理策略，修订后的炎性胰腺积液定义提供了更多关于结果的同质数据。鉴于临床表现、当地技术专长和解剖变异的异质性，最好是在由外科医生、胃肠病专家和放射科医生组成的多学科团队背景下，考虑到疾病过程的自然史和病理生理学，选择个体化的治疗方法。

关键词：急性胰腺炎；慢性胰腺炎；胰腺包裹性坏死；胰腺假性囊肿；超声内镜；坏死切除术；胰管破裂；胰管狭窄；胰管结石；炎性胰腺积液

急性胰腺炎（AP）和慢性胰腺炎（CP）是动态炎症状态，可导致局部并发症，需要侵入性治疗。尽管 AP 和 CP 以前被认为是不同的临床实体，但实验性胰腺炎模型的进展、临床特征的改变和基因突变的发现使人们更好地理解了两者的病程进展及病理生理，所以被认为是一个连续的临床疾病。AP 和 CP 的局部和全身性并发症源于胰腺内酶原的激活，导致炎症级联反应、组织缺血和胰液渗漏。AP 与 CP 的区别在于症状的缓解、组织学的改善及总体上维持胰腺的内分泌和外分泌功能。但是，在具有持续性胰酶活化或复发性 AP 的部分患者中，可能会发展为炎症诱发的永久性结构损伤，可诊断为 CP。

从本质上讲，AP 和 CP 急性加重的早期医学管理往往为支持性治疗，重点是评估疾病的严重程度，积极的液体复苏和疼痛控制。然而，当出现炎性胰腺积液等并发症时，通常需要介入治疗。2012 年，亚特兰大公布了炎性胰腺和胰周积液的修订分类（表 94-1），为区分这些病变提供了标准化定义[1]。炎性胰腺积液分为急性胰腺积液（APFC）、急性坏死物积聚（ANC）、胰腺假性囊肿和包裹性坏死（WON）四种类型。炎性胰腺积液作为不同实体的新定义和分类对于认识其自然病史、后期并发症发生率和死亡率的风险及微创治疗的结果是很重要的。此外，大多数先前文献报道的治疗结果是基于这些炎性液体集合的不同组合[2]。除了炎性胰液积聚

胰液收集	胰腺炎类型	时 间	完全确定的壁	含有固体坏死碎片	射线照相特征*
急性胰腺积液	间隙疏松	< 4 周	无	有	• 流体密度均匀收集 • 受正常胰周筋膜平面限制 • 没有可定义的壁来封装集合 • 邻近胰腺（无胰腺内延伸）
急性坏死物积聚	坏死	< 4 周	无	有	• 不同位置不同程度的非均匀和非液体密度（早期有些表现为均匀） • 没有可定义的壁来封装集合 • 胰内和（或）胰外
假性囊肿	间隙疏松	> 4 周	有	无	• 界限清楚的，通常是圆形或椭圆形 • 均匀流体密度 • 没有非液态成分 • 壁轮廓分明，完全封闭
包裹性坏死	坏死	> 4 周	有	有	• 具有液体和非液体密度的不同程度的局部（有些可能看起来是均匀的）的非均匀性 • 壁轮廓分明，完全封闭 • 胰内和（或）胰外

表 94-1　2012 年修订的亚特兰大分类定义和急性胰腺炎相关炎性胰液收集的形态学特征

*. 增强 CT 表现

改编自 Banks PA, Bollen TL, Dervenis C, et al. Classification of acute pancreatitis—2012: revision of the Atlanta classification and definitions by international consensus. Gut. 2013;62:102–111.

及其感染风险之外，AP 的局部并发症还包括胆道 / 胃 / 十二指肠梗阻、脾和门静脉血栓形成、胃肠道出血 / 假性动脉瘤及内外瘘。慢性胰腺炎患者仍有发生类似并发症的风险，如假性囊肿和胆道梗阻，以及伴有胰胆管结石或狭窄的慢性疼痛。

治疗急性胰腺炎和慢性胰腺炎并发症的医生可采用内镜、微创手术和放射介入学等多种方法，为传统的开放外科治疗策略提供了多种选择。随着医疗技术的发展，亚特兰大修订的炎性胰腺积液定义提供了更多关于结果和临床管理策略的同质数据。考虑到积液的异质性、当地医师的技术专长和解剖变异，管理决策应该在由外科医生、放射科医生和胃肠病科医生组成的多学科团队进行个体化的制订。

一、急性胰腺炎的局部并发症

急性胰腺炎是一种常见的炎症性疾病，在

美国每年有超过 20 万人入院，每年的医疗费用超过 20 亿美元[3]。急性间质性水肿性胰腺炎的死亡率为 3%～5%[4]；然而，当出现无菌性胰腺坏死时，死亡率上升到 15%，感染性胰腺坏死（IPN）上升到 30%～40%[5]。AP 的死亡率分为两个阶段——早期，通常继发于严重的全身炎症反应，并伴有多器官功能衰竭，以及原发损害；第二阶段，晚期，继发于局部并发症，其中包括感染和胰周坏死[6]。尽管有这些相关的统计数据，绝大多数急性间质性胰腺炎和维持足够灌注的患者将得到缓解，并且不合并并发症。15%～20% 的患者发展为胰腺和胰周坏死[1]，但在这些病例中，胰管破裂及并发症发生率更高，病情持续时间更长[4,7]。

急性胰腺积液和急性坏死物积液

根据修订的亚特兰大分类，急性胰腺液体积聚包括 APFC 和 ANC，并且在 AP 出现后不到 4 周被诊断出来。APFC 主要是在急性间质性胰腺炎发作后发生的液体充盈的集合，没有实质性或胰腺周围坏死的放射学证据。ANC 为继发于胰腺或胰周坏死含有液体和固体坏死碎片组织的混合物。这些积液通常不需要任何治疗干预，因为它们通常是无菌的，缺乏明确的成熟壁，几周后就会自行溶解。然而，如果发生感染或出现症状，可能需要考虑治疗。

更好地了解这些积液的自然病程，结果表明尽管 APFC 可能发生在 40%~60% 的急性间质性胰腺炎患者中，但绝大多数（85%~90%）在 7~10 天内自愈[8, 9]。持续超过 4 周的 10%~15% 的残留物会进展为胰腺假性囊肿，并有发生并发症的风险，其中包括囊内出血、破裂或感染。大的（> 6cm）、持续 6 周以上的 APFC[6] 与 CP 相关[10, 11]，包含多个囊性病变（约 10% 的患者）[11, 12]，位于尾部[13] 或壁厚 > 1cm[14] 的患者自发消退的可能性较低，需要连续监测以评估是否需要干预。

ANC 患者通常表现为全身炎症反应增强、多器官衰竭，需要转入重症监护病房，这在评估感染时可能会造成混淆。在最初的 2 周时间里，ANC 通常是无菌的，应该接受积极的治疗。应避免在早期阶段对 ANC 进行手术清创，除非感染得到证实，坏死物质液化，因为先前紧急开放手术清创的数据与过高的并发症发生率和死亡率有关。如果患者出现反复感染的全身症状，如发热、新出现的腹痛或加重、白细胞增多，则应怀疑 ANC 合并感染。在这些情况下，应该开始使用具有足够胰腺穿透性的抗生素，以便争取时间从 ANC 过渡到 WON，即形成成熟的、明确的囊壁。通过这一过渡，WON 可以进行微创清创手术，减少并发症的风险。

二、感染性胰腺坏死

重症 AP 治疗的基石是支持性治疗，通常是在 ICU，40%~70% 的胰腺坏死患者合并 IPN，需采取更具侵入性的治疗，如手术、经

皮或内镜清创[5]。2012 年修订的亚特兰大分类将 WON 定义为"胰腺和（或）胰周坏死的成熟、包裹性积液，已形成明确的炎性囊壁"。WON 通常在重症急性坏死性胰腺炎发作 4 周后演变为 ANC。2014 年，Sarathi Patra 等报道了重症 AP 的液体积聚自然病史，发现 41% 的 ANCS 患者可自发消退，而 49% 的患者进展为 WON[15]。如果是无菌积液，对 WON 的治疗通常是保守的；然而，如果 CT 发现胰腺或胰周积液中存在气体，或者对 ICU 最大限度的支持治疗没有反应，并经抽吸或引流积液的培养证实，怀疑为 IPN，则有必要使用抗生素和侵入性治疗。如果不积极治疗，IPN 的死亡率接近 100%。

以往治疗 IPN 的标准方法是外科清创，目的是清除所有受感染的组织。开腹坏死清除术的死亡率（11%~39%）和并发症发生率（34%~95%）较高[16, 17]，其中包括胰皮肤瘘和肠皮肤瘘、切口疝、胰腺外分泌和内分泌功能不全，这就导致了侵入性较小的技术的发展和实施，如内镜下坏死清除和经皮引流。

IPN 的治疗标准是多模式的"升阶梯治疗"（包括经皮导管引流和外科坏死清除术）；然而，内镜技术的进步导致了一种不断演变的治疗模式转变。因此，包括国际胰腺学会和美国胰腺协会循证指南在内的临床指南都赞同将经皮导管或内镜跨壁引流作为治疗的第一步，随后是内镜或微创坏死清除术[18]。管理策略的制订可能很困难，因此需要多学科评估。无论采用何种方法，由于坏死组织的划分和组织需要数周时间，而且早期干预后手术死亡率较高，因此最好在严重坏死性 AP 发作后至少推迟 4 周行 IPN 清理术[18]。

内镜下坏死组织清除术

对于距离胃壁或十二指肠壁近距离（约 1cm）内的 WON 患者，内镜下坏死切除术已成为手术治疗的替代方案。内镜下坏死清除术的技术包括直接穿刺（在腔内隆起的情况下）或

使用超声内镜引导的针刺，以及随后进入坏死囊腔的导丝。一旦进入安全通道，使用扩张导管、针刀或囊壁切开器扩张窦道，随后使用气囊扩张器将其扩张至 15～20mm，以允许内镜的头端进入坏死区。然后使用内镜附件的组合进行坏死清除手术。维持这个通道的方法是在胃或十二指肠壁与囊腔置入支架。有多种支架可供选择，其中包括两个或更多猪尾支架、胆道或食管全覆盖自膨胀金属支架（FCSEMS），以及自 2013 年起的带有双蘑菇头的 FCSEMS，称为 LAMS。它可以是非烧灼增强型（Non-CE）或烧灼增强型（CE），贴腔金属支架（以便一步穿刺和支架置入）（图 94-1）。LAMS 在放置时可不使用射线，其好处是使坏死壁和管腔壁保持紧密对接，理论上降低了移位的风险，并且直径足够大，可以让内镜通过。最初的坏死清除术后，可以通过管道维护来重复进入并进行清创术，持续冲洗可能需要放置鼻囊引流管。在某些情况下，使用过氧化氢和多端口通道（称为多腔通道术）冲洗可能是有益的。

在两个多中心的回顾性试验中，对内镜下应用塑料双猪尾支架进行的 WON 引流进行了评估，报道的临床手术成功率分别为 80% 和 91%，手术相关并发症的发病率分别为 26% 和 14%[19, 20]。荷兰胰腺炎研究组（PENGUIN 研究）进行了一项随机对照实验，其中 20 例患者随机接受内镜下塑料支架行坏死清除术和微创电视辅助腹膜后坏死组织清除术（VARD），如果不可行，则行开放手术[21]。在感染性坏死性胰腺炎患者中，内镜下坏死切除术减轻了炎症反应，降低了并发症的发生率，并预防了新发的多器官衰竭。

2016 年的一项回顾性的多中心研究涉及17 家美国机构，这些机构使用全覆膜的 LAMS 对 WON 进行内镜管理[22]。到目前为止，在这个包含 124 例患者的大队列中，LAMS 的技术成功率为 100%，随访 3 个月后临床成功率为86.3%。内镜介入治疗的中位数为 2，总支架移位率为 5.6%，总支架通畅率为 94%。14% 的患者发生早期不良事件（< 30 天），7.2% 的患者发生晚期不良事件。没有发生手术相关的死亡，最初有两项内镜下坏死清除术多中心回顾性试验将患者死亡直接归因于这一过程。这种差异是多因素的，但很可能与人们对成熟囊壁重要性的认识有所提高、LAMS 的发展、二氧化碳使用作为护理标准的使用有关。2015 年发表了一项使用 CE-LAMS 进行炎性胰周积液的大型多中心（13 个欧洲机构）研究结果，其中包括 52 例 WON 病例[23]。该技术总体成功率为98.9%，临床成功率为 92.5%。5.6% 的患者报道了不良事件。需要进一步的前瞻性随机研究来证实非 CE 和 CE-LAMS 在 WON 中的安全性和有效性；然而，最初的数据是有希望的，具有很高的临床成功率和最小的不良事件。

三、经皮穿刺治疗

还有一种 IPN 引流方法是在 CT 或超声引导下，将大口径经皮引流管置入坏死区。引流管最好通过腹膜后放置，以避免肠道渗漏和感染性内容物渗入腹膜。每天冲洗 3～4 次，并逐渐扩大到最大（30F），以便对主要液化的坏死组织进行引流和适度清创。当在解剖学上不能安全和适当地通过内镜进入 IPN 区域时，这种方法有时是必要的。除了需要频繁的放射线检查和更换引流管，以及对颗粒坏死组织进行相对无效的清创外，这项技术的一个主要缺点是相关的慢性胰皮瘘形成率很高。

"阶梯式"治疗与微创胰腺坏死组织清除术

与开放手术相比，微创胰腺坏死清除术是一种可以改善预后的方法。已有多种方法被报道，其中包括经腹膜或腹膜内腹腔镜坏死清除术和经 VARD 或窦道内镜的腹膜后坏死清除术。由于技术和时机的显著异质性，有关腹腔镜手术方法的文献非常有限，但迄今为止公布的数据显示，高达 20% 的病例需要再次手术，而且

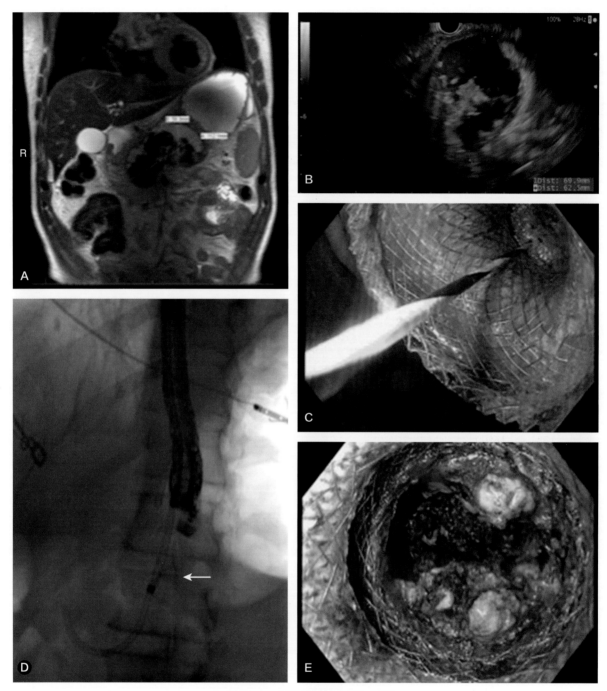

▲ 图 94-1　内镜下围壁胰腺坏死引流

A. 磁共振成像扫描显示被包裹的感染性胰腺坏死，请注意积液中存在的内部碎片；B. 超声内镜图像，显示经胃切面观察坏死物积聚，并有内部碎片或坏死的证据；C. 囊肿与胃腔间置入金属支架，以便进入坏死区；D. 通过 LAMS 放置塑料支架（箭）的透视图像；E. 通过内镜扩张的 LAMS 可见的坏死组织

几乎普遍需要外引流，从而增加了发生胰皮瘘的可能性。因此，鉴于微创腹膜后坏死清除术和内镜坏死清除术的进步，腹腔镜手术的使用频率较低，通常在后一种选择不可用、技术上不可行或临床上不成功时应用。窦道内镜检查

要求术中扩张引流道，然后用肾镜、腹腔镜或其他柔性内镜对坏死组织进行冲洗和清创。对于 VARD，一根 14～20F 的经皮导管被放入坏死区，通常通过左腹膜后窗口的 CT 引导[24, 25]。在肋骨下切开一个 5cm 的切口，以腹膜后引流

管为导向，完成钝性分离，以便放置一个端口用于视频摄像机的插入。然后在视频引导下清除松散的附着碎片。手术完成后，插入两个大口径引流管（插入空洞最深处和切口处附近），并完成持续冲洗。

2010 年，一项针对 88 例荷兰患者的多中心随机前瞻性试验（PANTER）完成，该试验比较了开放式清创术和"阶梯式"IPN 治疗方法[26]。在这项试验中，如果连续两次经皮穿刺引流手术都不能改善临床或影像学，则行微创腹膜后胰腺坏死清除术，该试验的主要结果终点包括新的器官系统衰竭、穿孔、肠皮肤瘘和死亡。阶梯式方法与主要终点（40% vs. 69%）、ICU 入院（16% vs. 40%）、切口疝（7% vs. 24%）、新发糖尿病（16% vs. 38%）及胰酶补充剂的使用（7% vs. 33%）相关。有趣的是，35% 的阶梯式手术患者仅对经皮穿刺引流有反应，不需要微创腹膜后坏死切除术。在死亡率方面没有差别（17% vs. 16%），而且每例患者的总成本降低了 16 000 美元。因此，阶梯式手术比开放手术有明显的优势。

内镜下的坏死清除术也可以采用循序渐进的方法完成，如有必要，可以先进行内镜下跨壁引流，然后再进行内镜下的跨壁坏死清除术。一项系统综述[27] 和前述的随机对照 PANTER 研究[21] 表明，内镜手术是安全、可行的，并且并发症与外科手术相似。目前，多学科的共识声明建议，当需要干预时，治疗的第一步是采用经皮导管或内镜跨壁引流的循序渐进的方法，必要时再进行内镜或微创外科坏死清除术。如果内镜下可以取到 WON，建议进行跨壁引流；然而，对于位置较深的坏死组织，位置不靠近胃或十二指肠，或者内镜治疗失败后，应考虑 VARD。

四、胰腺假性囊肿

胰腺假性囊肿是胰腺周围或胰腺实质内的包裹性积液，有明确的非上皮化炎性囊壁，胰酶浓度高，AP 和 CP 中无或仅有极少量的固体坏死成分[1]。在 AP 中，假性囊肿随着 APFC 的成熟而发展，通常在急性间质性水肿性胰腺炎发作后 4 周，伴有导管破裂和胰酶渗漏到胰腺周围或腹膜后组织（偶尔在胰腺内）。尽管对腹部进行高分辨率的增强 CT 检查通常是胰腺积液诊断最常用的初始诊断方式，但磁共振成像和超声内镜增强了评估胰管完整性和囊性病变内是否存在坏死碎片的能力[2]。区分包裹性胰腺积液为假性囊肿和 WON 的重要性显而易见，因为成功的内镜治疗在假性囊肿中的发生率为 86%～100%，而 WON 患者的这一比例为 63%～81%[2]。对有症状、感染或进行性增大的胰腺假性囊肿保留干预措施。假性囊肿引起临床症状需要考虑引流，这些症状是在患者从急性胰腺炎恢复后出现的。因此，新的或加重的腹部、腰部或背部疼痛，口服不耐受和体重减轻，机械性梗阻（胃、十二指肠或胆道），感染的证据（非介入性病变中的气体），对 PD 渗漏（瘘管）的担忧，应引起对症状性假性囊肿发展的关注。虽然单独的大小通常不被认为是引流的适应证，但快速增长或较大的病变更有可能出现症状，自然消退的可能性较小，并且可能面临更高的并发症风险[28]。在进行引流之前，需要一个足够成熟的假囊肿壁，这通常需要 4～6 周。< 3cm 的病变被一些有经验的内镜医师认为不适用于跨壁支架[2]。

假性囊肿可以通过外科（开放和腹腔镜）、内镜和放射线引导经皮引流方法进行引流。在拥有专业技术和适当的手术支持的中心，内镜引流假性囊肿的方法已经成为一线治疗选择，一项随机临床试验[29] 和几项单中心回顾性研究[30, 31] 显示，与开放手术囊肿胃造口术相比，显示出相似的疗效、更短的住院时间和更高的成本效益。2008 年，Varadarajulu 等完成了一项初步的回顾性病例对照研究，比较了超声内镜引导引流和开放手术囊肿胃造口术，发现超声内镜组在结果上没有差异，并且增加了成本节约和减少了

住院时间 [31]。2013 年，同一作者在后续的一项单中心、开放标签、随机试验中证实了这些结果。内镜组在 24 个月的随访期内没有假性囊肿复发，内镜组住院时间明显缩短（中位数为 2 天，手术组为 6 天；P < 0.001），身心健康状况更好，费用更低（7011 美元 vs. 15 052 美元；P=0.003）[29]。

Melman 等对 EUS、腹腔镜和开腹囊肿胃造口术引流假性囊肿进行了回顾性比较。这是 2009 年发表的，并且仍然是唯一一篇将腹腔镜手术技术作为对照的已发表文献 [30]。在这项研究中，腹腔镜和开腹手术组的初次成功率（定义为初步干预后症状或假性囊肿的消失）显著高于超声内镜（分别为 87.5%、81.2% 和51.1%；P < 0.01），但并发症发生率没有显著差异（分别为 25%、22.7% 和 15.6%；P=0.64）。EUS 队列的成功率出人意料地低，并发症发生率为 15.6%，高于预期，其中包括 3 例需要紧急剖腹手术的患者和 2 例胃穿孔患者。这些发现可能部分归因于早期的技术经验和使用非标准化的 2012 年前修订的亚特兰大"假性囊肿"分类定义，并纳入了胰腺碎片 / 含有坏死的积液。

假性囊肿的内镜引流可以在 EUS 引导下完成或不需要 EUS 引导（通常称为传统的透壁引流 CTD），以及经乳头的引流，即 ERCP。CTD 对无明显门静脉高压的隆起性病变（管腔受压）患者安全有效 [32]；然而，估计只有 42%～48% 的炎性胰腺积液会出现管腔隆起，而在胰尾积液中较少出现管腔隆起 [2, 33]。两项前瞻性随机试验将 EUS 引导的技术与 CTD 进行了比较。在韩国 [34] 和美国 [35] 进行的试验中，EUS 引导的技术成功率明显高于 CTD（94% vs. 72%，P=0.039；100% vs. 33.3%，P < 0.001）。在这两个试验中，100%CTD 失败的患者在转至 EUS 时引流成功。在韩国的研究中，两组之间没有差异；然而在美国的研究中，CTD 队列中有 2 例手术相关大出血，其中 1 例死于手术后 4h 继发的囊腔内大出血 [35, 36]。随后的 Meta 分析证实了相似的发现，得出结论：EUS 引导

下的方法比 CTD 具有更高的技术成功率和安全性，是治疗非隆起性假性囊肿、门静脉高压症或凝血障碍的首选方法 [37]。因此，许多内镜专家认为 EUS 引导的技术是更好的方法，因为它可以识别囊性碎片 / 坏死、其他囊性病变和大的中间血管 [33, 36]。对于假性囊肿的跨壁引流，有多种支架可供选择，其中包括塑料猪尾支架、FCSEMS、CE-LAMS 和 非 CE LAMS。目前的文献支持放置至少两个双猪尾塑料支架作为治疗的标准；然而，这是一个快速发展的领域。尽管 FCSEMS 具有易于放置和管腔直径较大的优点，可改善引流并降低闭塞风险，但由于担心支架迁移或侵蚀，而且塑料支架的价格要低得多，对于长期引流可能更安全。2012年对 20 例有症状的假性囊肿患者进行的初步前瞻性研究显示，采用双猪尾巴塑料支架锚定的 FCSEMS 引流的技术成功率为 100%，假性囊肿消退率为 70%，无复发，不良事件发生率为15%，支架移位率为 15%[38]。紧随其后的是 2015年的一项多中心回顾性回顾，其中 230 例接受双猪尾巴塑料支架引流的假性囊肿患者与 FCSEMS进行了比较 [39]。接受 FCSEMS 治疗的完全消失率明显高于双猪尾巴塑料支架（98% vs. 89%；P=0.01）。此外，双猪尾塑料支架与不良事件风险增加 2.9 倍相关。

Itoi 等在 2012 年首次报道了 LAMS 治疗症状性胰腺假性囊肿引流的回顾性研究 [40]。在所有 15 例患者中，LAMS 均成功展开，仅有 1 例支架移位的报道。在 1 年的随访中，所有的患者在最初的手术后，他们的积液都完全消失了，没有复发。随后对混合炎性胰腺积液进行的多中心前瞻性研究报道了 91%～98% 的患者技术成功和 93% 的患者胰腺积液得到解决的相似结果，其中一项研究报道假性囊肿的消解率为93%，WON 为 81%[41, 42]。进一步的多中心、随机、前瞻性研究是必要的，以确定 LAMS 在假性囊肿引流中的安全性和有效性是否优于双猪尾塑料支架。

在临床实践中，通常在建立囊肿胃造口术或囊肿十二指肠造口术后，在 4～6 周内完成胰胆管 CT 或磁共振重复成像，以评估 PD 完整性和积液的大小。在假性囊肿和主要 PD 之间没有连通的患者，在假性囊肿完全引流后 4～6 周可能会移除透壁支架。

据报道，与内镜假性囊肿引流相关的主要并发症为感染、出血、支架移位 / 梗阻、穿孔在 2.5%～37%[2, 43]。感染是一种常见的并发症，因此，围术期通常使用抗生素。感染通常是囊腔未完全排空的结果，特别是支架阻塞或移位，以及由于胰腺组织坏死的不恰当的引流。前者通常可以通过在囊腔内放置至少两个双猪尾巴塑料支架，并保证同时引流多个相通的假性囊肿来避免。与假性囊肿引流相关的出血通常是引流过程中血管被刺穿的结果。高危患者为胰尾积液（毗邻脾血管）、伴发门静脉高压和胃底静脉曲张的患者。在这些患者中，理论上使用彩色多普勒超声内镜可以降低不慎刺穿邻近血管的风险。然而，在大多数情况下，出血是轻微的，可以使用内镜技术治疗，如注射肾上腺素、应用热止血装置、放置止血夹、填塞扩张球囊或放置 FCSEMS。内镜治疗的其他并发症，如空腔脏器穿孔和支架移位，都很少见。当假性囊肿距离胃或十二指肠壁超过 1cm 时，常可见游离穿孔。

腹腔镜下引流假性囊肿的方法已经被很好地描述，并且与开腹手术相同，根据囊肿的解剖形态，引流可以通过前（腔内）和后（腔外）假性囊肿胃造口术、囊肿空肠 Roux-en-Y 吻合术或囊性十二指肠吻合术来实现。虽然比内镜治疗更具侵入性，但腹腔镜（和开放）手术可以同时清除任何坏死，改善对肠或假性囊肿壁出血的评估和控制，有机会对假性囊壁进行充分的活检以排除恶性肿瘤，并确定共同开口的位置以便于位置性引流。最简单的腹腔镜技术是经前入路的囊肿胃吻合术（图 94-2）。在做了 2～3cm 的胃前造口后，通常可以看到假性

囊肿靠着胃的后壁隆起，通过将胆囊抽吸针穿过胃后壁插入假性囊腔来确认这一点。如果不是很明显，可以使用腹腔镜超声定位假性囊肿。用单极、双极或超声波能源加宽进入假性囊肿的开口，以容纳腹腔镜吻合器的通道，切除部分壁并送往病理学以排除恶性肿瘤。吻合器高度的选择需要根据胃共同壁和假性囊肿的厚度进行综合判断，以实现适当的组织压迫以止血，而不会出现过多的组织坏死。如果组织厚度超过装订能力，则延长开口，并使用连续的、可吸收的单股缝合线来缝合两者的边缘。探查假性囊腔，如果有坏死组织，则小心清除。前胃造口术是封闭的，患者通常可以在当天晚上晚些时候开始饮水。在打开胃结肠网膜后，也可以通过较小的囊入路进行囊壁胃吻合术，与前入路相比，这可能更有利于获得更好的位置依赖性引流，尽管该间隙可能会因为先前的胰腺炎发作而消失。

当较大的假性囊肿延伸至胃下方时，腹腔镜下囊肿空肠 Roux-en-Y 吻合术可能比囊肿胃吻合术更可取。在这种情况下，当从胸骨下的角度观察时，可以看到假性囊肿通过横结肠系膜膨出。通过结肠系膜向假囊肿壁开窗，避免损伤结肠中血管和肠系膜下静脉，在 Treitz 韧带远端 40cm 处切断近端空肠后，使用间断的不可吸收或可吸收的缝合线将 Roux 肠襻接近假囊肿壁，肠系膜和肠系膜的缝合边缘朝向患者左侧，并按所述进行吻合或缝合的囊肿空肠吻合术。然后进行空肠远端至少 50cm 的空肠吻合术，以减少肠腔内的反流。

腹腔镜手术的结果主要包括回顾性病例系列[44-49]。在这些研究中，治疗成功率为 83%～100% 不等，并发症发生率为 0%～27%。复发率为 0%～20%，并且 0%～20% 的患者还需要采取其他外科手术或其他临床管理策略。Palanivelu 等发表了迄今为止最大的病例系列，这是一项为期 12 年的单中心回顾性回顾，评估了 106 例接受腹腔镜治疗的患者[49]。平均随访

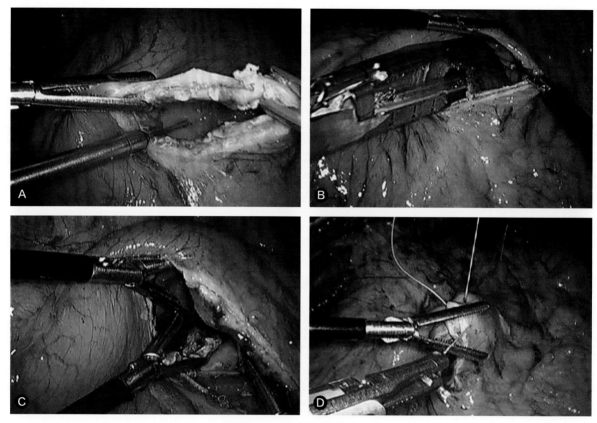

▲ 图 94-2　腹腔镜囊肿胃吻合术

A. 经前胃切开针吸过胃后壁的假性囊肿；B. 用于在后胃和囊壁之间形成共同开口的厚组织吻合器；C. 囊腔内残余坏死性胰腺碎片清理术；D. 胃前切开缝合

54 个月，治疗成功率为 100%，并发症发生率为 6.6%，复发率为 0.9%。腹腔镜下囊肿胃造口术占全部外科手术的 83.4%，腹腔镜囊肿空肠造口术 7.4%，开腹囊肿胃造口术 1.8%，腹腔镜外引流术 7.4%，腹腔镜囊肿胃造口术占手术总数的 83.4%，腹腔镜囊肿空肠造口术占 7.4%，开腹囊肿胃造口术占 1.8%，腹腔镜外引流术占 7.4%。

五、胰管破裂

AP 和 CP 均可见 PD 主支或侧支的破坏。几乎每个 AP 病例都涉及某种形式的管道渗漏，这种渗漏可能会持续，也可能不会持续。AP 的持续渗漏可导致假性囊肿发展、胰外瘘和胰内瘘的形成，从而导致胰性腹水（如果是前壁）和高淀粉酶胸腔积液（如果是后壁）及胰管断裂综合征。胰腺内瘘还可以与其他器官沟通，其中包括胆道系统、支气管、小肠、胃或结肠。

在 CP 患者中，渗漏总是与下游结石或狭窄相关。内镜治疗在这些临床情况下的导管渗漏的管理中扮演着重要的角色，其中包括胰腺假性囊肿的跨壁引流，通过大或小乳头将支架置入 PD 的跨乳头引流，以及最近描述的 EUS 引导下的胰管引流（EUS-PDD），通过胰十二指肠吻合术或胰胃吻合术将完全断开的 PD 重新连接到肠腔。

导致胰腺腹水或胸腔积液的胰内瘘的保守内科治疗包括禁食（NPO）、肠外营养、生长抑素或其类似物，以及根据需要进行穿刺术。然而，这种方法在相当大比例的患者中并不成功 [50, 51]。目前已有多个系列报道了经乳头支架治疗胰性腹水和高淀粉酶胸腔积液时导管破裂的情况，其中 90% 以上的患者解决了积液问题，没有出现并发症或复发。患者可能需要同时进行穿刺术或同时行假性囊肿引流。经乳头支架置入术不是通过对瘘的封堵起效，而通过绕过下游梗阻和胰腺括约肌的潜在区域，从而将十二指肠转变为对胰液流动阻力最小的路径。在这些情况下，如果发现部分 PD 破裂并能成功桥接，经乳头孔支架置入术似乎是最有效的。胰胆瘘几乎总是对胰胆管支架置入[52]4～6 周有反应，提示瘘不是发生在断开的腺体的上游部分。在严重坏死性 AP 和 CP 导致的胰腺上游可存活部分分离的情况下，称为胰管分离综合征（DPDS）。大多数（＞80% 的病例）的胰腺头部或颈部或体部有破裂[53]。DPDS 的怀疑应该出现在无法溶解或反复出现炎性胰腺积液的情况下，在这种情况下，内镜或磁共振（促胰液分泌素）胰腺造影可能会提供明确的诊断。手术仍然是 DPDS 治疗的标准，这取决于损伤的位置和分离的功能性胰腺组织的数量。在有大量功能性胰腺组织的病例中，首选腹腔镜或开腹胰肠吻合术，而如果只分离了一小段，则可能需要行远端胰腺－脾切除。在 DPDS 相关胰腺积液的病例中，可以像前面讨论的那样通过内镜完成跨壁引流；然而，当 DPDS 被诊断出来时，有一些报道称永久保留跨壁支架，而不是传统的 4～8 周[54-55]。虽然不确定的支架放置可以将 PD 长期引流到肠腔内，但也存在支架迁移和闭塞的风险。现在，使用 EUS-PDD 将断开的节段引流到胃或十二指肠也是可行的，有报道称，这项技术在主干 PD 完全破裂的 CP 和 PD 瘘的情况下是成功的[56]。

六、胰管狭窄

主胰管狭窄通常是慢性胰腺炎症或反复发作的急性胰腺炎的结果。在适当的临床环境下，胰腺恶性肿瘤也是 PD 狭窄鉴别诊断的一部分。在任何给定的时间都可能出现一种以上的狭窄，其症状程度各不相同。在 CP 患者中，狭窄可能与胰管结石有关。一旦通过一种或多种方法（横断面成像、活组织检查、超声内镜、细胞学或胰管镜）排除恶性肿瘤，就可以采用各种治疗干预措施，试图缓解与慢性导管狭窄相关的症状（疼痛和脂肪泻）。

内镜治疗对胰头单纯性狭窄最有效，而单纯性尾部狭窄或多发性狭窄的患者可能无法接受内镜治疗。内镜下处理 PD 狭窄的方法始于胰腺括约肌切开后导丝进入 PD。狭窄扩张有多种方法，其中包括渐进式扩张导管和可控径向扩张聚乙烯气囊。球囊是最常用工具，所选球囊的大小应与狭窄下游的 PD 接近，以避免较正常的导管部分破裂。

如果狭窄有尖锐的角度或无法通过渐进式扩张导管或球囊扩张器，在扩张之前可能需要使用 Soehendra 支架取出器来"钻穿"狭窄。这通常是巨大的 PD 结石导致的。扩张后，大多数内镜医师尝试放置一个 5～10F 的聚乙烯支架，其直径与导管下游直径接近。在症状改善的患者中，支架在 2～3 个月内取回，如果可能，随后重复扩张和增大支架尺寸。这个过程在一年中重复几次，如果没有狭窄或症状缓解，患者变得依赖支架，应该考虑手术治疗。

一项单中心随机前瞻性研究比较了 39 例近端导管扩张（＞5mm）的症状性主胰管狭窄患者的开放式外科胰肠吻合术和经壶腹内镜治疗，结果显示，手术治疗组的疼痛评分有所改善，身体健康总结评分也更好，75% 的疼痛完全或部分缓解，而内镜治疗组的疼痛完全或部分缓解了 32%。并发症发生率、住院时间和胰腺功能改变在两组之间相似，尽管内镜治疗组比手术组需要更多的手术（中位数分别为 8 例和 3 例）。由于这些发现，试验提前停止[57]。在这项研究中，使用了一个没有侧孔的 10F 支架。相反，我们的做法是在狭窄扩张后将多个平行的 5～7F 支架放入 PD。最近将 FCSEMS 引入临床内镜实践，提高了使用这些大口径设备作为胰腺良性狭窄的可移除内固定物的可能性。使用 FCSEMS 治疗慢性胰腺炎相关的主胰管狭窄的三项前瞻性研究已经发表，86% 的患者在 5 个月的随访中没有复发疼痛，在治疗 2～3 个月后支架取出率为 100%[58-60]。然而，在一份报道中，支架移位率高达 31%，在另一份报道中，新发狭窄的发生率为 16%。在提倡常规使用这些明显更昂贵的设备治疗良性 PD 狭窄之前，还需要进行额外的研究。

现在有几个已发表的系列研究表明，PD 狭窄的内科治疗后复发性胰腺炎的发作减少了 60%～80%[61-67]。虽然也有人建议减轻或解决慢性疼痛（立即，65%～95%；长期，32%～68%）[68]，PD 支架置入术本身也存在医源性并发症的风险。当支架置入相对正常的导管时，侧支闭塞、实质萎缩和腺体纤维化都是可能的 [69, 70]。此外，支架侧瓣或支架尖端压力引起的炎症或"胰管炎"可导致进一步的纤维化和导管狭窄。

现有文献显示，内镜治疗 PD 狭窄 1 年，最多只能有 50% 的解决率，大多数报道的解决率为 20%～30%[61, 62, 65-67]。然而，重要的是要认识到，狭窄的存在并不意味着症状，事实上，60%～80% 的患者在内镜治疗后变得没有症状，即使是在存在残余狭窄的情况下也是如此。

超声内镜引导下胰管引流

在一些患者中，常规经乳头内镜逆行胰管造影术无法通过大乳头或小乳头进入 PD，原因是严重狭窄、胰头结石、PD 分离、无法触及壶腹或手术后解剖结构改变。EUS 引导下的两种 PD 通路和引流方法是 EUS 引导下的"会合"和"顺行"直接引流 [71]。在这两种技术中，一根 19 号的超声内镜细针穿刺主干至狭窄处，一根坚硬、亲水性的约 0.025 英寸（0.63mm）或 0.035 英寸（0.89mm）的斜形或直形导丝进入十二指肠或在十二指肠内形成环状。

在"会合"过程中，将导丝顺行插入十二指肠后，取出超声内镜，并将十二指肠镜推进到大乳头。管腔内的导丝是用圈套器或钳子夹住。导丝穿过内镜，拉出十二指肠镜的附件通道，治疗性附件随后可以通过该通道。这项技术也可以用于需要干预的胰腺解剖结构改变的

患者。其中一组患者接受了胰十二指肠切除术，并发展为胰肠吻合口狭窄。在"顺行"入路中，支架直接通过肠腔进入 PD。对于顺行技术，必须使用针刀、囊壁切开刀、渐进式扩张导管或 Soehendra 支架取出器进行扩张，以使支架通过胃肠道壁进入 PD。经乳头内支架置入术为首选；然而，使用导丝绕过狭窄并不总是成功的，在这种情况下，支架的远端部分可以保留在 PD 内，而近端部分留在胃内（透壁）。

2014 年，Fujii-Lau 等总结了目前 EUS 引导下 PD 引流的文献，回顾了 222 例患者的累积经验发表 [72]，包括顺行和会合技术在内，170 例（76.6%）获得技术成功，42 例（18.9%）出现并发症。最常见的并发症是腹痛 17 例（7.7%），其次是胰腺炎 7 例（3.2%）。此外，较少报道的并发症包括 4 例出血患者，2 例患者各有穿孔、胰周脓肿或导丝断裂。据报道，1 例患者出现发热、气腹、假性囊肿、动脉瘤或胃周积液。Itoi 等也做了类似的评论。2013 年，报道了 75 例使用顺行技术的患者的技术成功率超过 70%，52 例使用交会技术的患者的成功率在 25%～100%[73]。最大的一项同步队列研究涉及 20 例患者，其报道的技术成功率较低，仅为 48%。

虽然 EUS-PDD 是一种新兴的微创技术，但 EUS 引导下的会合式和顺行式 PD 介入治疗仍处于初级阶段，使用的附件并非专门为该技术设计的。因此，EUS-PDD 可以说是最具技术挑战性的治疗性 EUS 手术之一，应该由训练有素、经验丰富的内镜医生进行，他们有足够的手术支持，而且它的使用应该仅限于适当选择的患者。

七、慢性胰腺炎相关胆道狭窄

3%～23% 的胆道狭窄可能继发于纤维化，假性囊肿压缩和恶性肿瘤的晚期慢性胰腺炎患者中，并可能导致诸如慢性胆汁淤积、黄疸、急性和复发性胆管炎及继发性胆汁性肝硬化等。

良性胆道狭窄的内镜治疗通常在 12 个月内进行，因此在进行内镜治疗之前，通过 EUS-FNA 排除恶性肿瘤或刷洗狭窄部位以进行细胞学分析是至关重要。欧洲胃肠内镜学会（ESGE）发布用于慢性胰腺炎内镜治疗的临床指南建议，内镜治疗和手术治疗之间的选择应依靠当地的专业知识，患者的局部或全身性并发症（如肝硬化、脾静脉血栓形成和静脉曲张），以及预期对内镜手术的依从性（图 94-3）。如果选择了内镜疗法，当前的治疗金标准是放置多个并排的塑料胆道支架，约每 3 个月更换 1 次，增加支架数量或者更换大小，主要是出于对支架阻塞的担忧。

在超过 90% 的患者中，临时、多次放置塑料支架在技术上是成功的；据报道，同时放置多个塑料支架的长期成功率为 62%，而使用单一塑料支架的为 32%。一项单中心、非随机的前瞻性试验比较了放置多个和单个的塑料支架治疗效果，发现显著差异（成功率分别为 92% 和 24%），因此更加支持放置多个支架。尽管塑料支架治疗的成功率很高，但其不仅受到其容易阻塞和不更换时会发生胆管炎的风险的限制，而且平均需要 5 次 ERCP 手术才能成功治疗。全覆膜自膨式金属支架（FCSEMS）由于其直径较大且不易阻塞而越来越多地用于良性胆道狭窄。一项大型的前瞻性、非随机多国家参与的试验在 13 个中心进行了评估，对 187 例良性胆道狭窄患者（包括 127 例慢性胰腺炎患者）使用 FCSEMS 进行治疗。其中有 76% 的患者经治疗后胆道狭窄问题得到解决并去除了支架，平均支架放置时间为 11 个月（在慢性胰腺炎患者中这个比例为 79.7%），在 20 个月的随访中狭窄复发率为 15%。FCSEMS 在 80.5% 的慢性胰腺炎患者中成功取出，支架相关的或与取出支架相关的严重不良事件（以胆管炎为主）发生率为 27.3%。这些结果与另一项针对慢性胰腺炎相关胆管狭窄放置 FCSEMS 的研究相似，该研究报道指出 44 例患者在放置支架 3 个月后症状缓解率为 83.9%。这些研究鼓励并支持对 FCSEMS 治疗良性胆道狭窄的考虑和进一步研究，但目前，它们的使用尚未得到共识指南的认可。

八、胰管结石

相对于胆管结石，胰管结石是更为棘手的临床问题。造成这种情况的因素有很多，如结石中碳酸钙含量较多，其硬度比胆管结石大得多，而且通常位于胰管狭窄的上游。事实上，只有不到 50% 的胰管结石患者可以单独行内镜手术取出结石，另外 50% 需要碎石术以利于取石。最终，结石远端的胰管受累而明显扩张，由此产生的导管内高压可导致导管破裂并发展为胰腺假性囊肿、腹水和胸腔积液。

胰管结石需进行 CT 或 MRI/MRCP 的检查以获得高质量的断层成像，这样可以进行术前计划及结石大小的估计，并且确定是否存在导管破裂的并发症。较小的结石可以通过标准的取石方法取出，将取石气囊或网篮通过导丝旁边或上方进行取石。当胰管末段因结石嵌入狭窄时，需要使用逐级扩张的导管或静液压球囊扩张狭窄。如果胰管狭窄严重，不允许导管或球囊扩张器通过，可使用 Soehendra 支架取出器"钻过"狭窄和结石。在大多数情况下，进行内镜下括约肌切开术以帮助取石。在某些阻

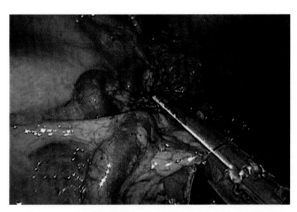

▲ 图 94-3　在慢性胰腺炎中脾静脉血栓形成引起的胃周静脉曲张。血管吻合器用于分割脾胃韧带，为脾功能亢进和有症状的慢性胰腺炎局限于胰腺尾部的患者进行腹腔镜远端胰腺切除术和脾切除术做准备

塞性慢性胰腺炎病例中，因腹侧胰管存在大结石或严重狭窄阻塞，可能存在"假性裂口"，在这种情况下，建立通道和引流通常是通过小乳头来实现的。

（一）胰管碎石术

大多数患者需要某种形式的碎石术以利于结石取出。对于胰管结石，机械碎石术可能会比较困难，尤其是存在胰管狭窄的情况下，因为必须将取石网篮穿过结石的远端才能完全展开并捕获结石。可以在胰管行内镜检查时进行基于探针的碎石术（无论是液电还是激光）；但是，将内镜通过狭窄的胰管才能接近结石，这仍然是非常有挑战性的。

由于机械碎石术和基于探针的碎石术操作起来十分困难，大多数具有胰管大结石的患者会在进行内镜取石术之前先进行体外冲击波碎石术。在进行 ESWL 之前，需要进行结石定位和腹部血管钙化的评估。根据我们的惯例，在 ESWL 之后立即进行 ERCP，进行 PD 括约肌切开术和结石取出。ESWL 后 ERCP 时的盐水冲洗和鼻胰引流管的放置似乎都促进了结石碎片的排出，并可能排除需要多次 ERCP 的情况。无论是否进行 ESWL，在 ERCP 时均需将一个或多个支架置入胰管中，以允许其他结石通过，并进行胰管减压，预防因括约肌切开术后乳头水肿引起的胰腺炎（图 94-4）。

尽管有数据表明内镜下取石可改善临床症状，但并非所有患有慢性胰腺炎并钙化灶的患者都应尝试进行结石取出。不适合进行手术的患者包括那些在胰头部位有大量小结石（假瘤），结石远端没有胰管扩张，分支胰管或远端尾部有结石，导管未连接处的结石，以及胰头中同时伴有炎性肿块等。这些患者应考虑接受手术治疗或进行药物治疗

最新的研究表明，成功从胰管清除结石的患者中，约 2/3 的患者明显改善了慢性疼痛的症状，并减少或消除复发性胰腺炎的发作。最

近两个大型回顾性研究报道了 ESWL 在阻塞性胰管结石患者中的长期治疗效果，分别有 636 例患者和 120 例患者。其中，Tandan 等发表的一项较大的研究中，对 272 例患者进行了 5 年以上的随访，有 164 例患者（60.3%）没有疼痛，有 97 例患者（35.7%）有轻度或中度疼痛发作，而 11 例患者（4.04%）有发作性的剧烈疼痛。Seven 等发表的较小的研究中，平均随访时间为 4.3 年，有 85% 的患者可部分缓解疼痛，50% 的患者无须使用止痛药即可完全缓解疼痛，84% 的患者避免了手术。

尽管取得了这些成功，但对于能否仔细地选择患者却不能得到足够的重视。那些不适合于内镜治疗的患者，以及那些需要多年、多次 ERCP 治疗并发症的患者，应该考虑进行外科手术。即使现在内镜治疗慢性胰腺炎及其相关并发症已经很有效，仍有相关数据指出在慢性阻塞性胰腺炎导致长期疼痛的患者中，手术减压或切除术优于内镜治疗。

（二）腹腔镜下慢性胰腺炎减压 / 切除治疗

腹痛是 85%～90% 的慢性胰腺炎患者的主要症状，尽管内镜针对慢性胰腺炎并发症（狭窄、结石和假性囊肿）的干预有所进步，但近 50% 的慢性胰腺炎患者仍然会出现逐渐加重的疼痛症状，邻近器官的狭窄进行性加重（胆管和十二指肠），或者影像学发现可疑赘生物。因此，手术干预仍在疾病管理中发挥重要作用。由于慢性胰腺炎的疼痛具有多种病因，其中包括导管 / 组织高压、神经源性炎症、内脏 / 中枢神经敏感、组织缺血，外科手术可通过减压（外侧胰空肠吻合术和造口术），切除术（Beger 手术、Berne 手术、胰十二指肠切除术、胰体尾切除术和全胰切除术），或者两种手术的结合（Frey 手术和 Hamburg 手术）来缓解疼痛。这些手术及其效果的详细信息在本书的其他地方进行了描述。手术的选择依据是胰头是否存在炎性肿块，胰管扩张的程度（直径 > 7mm

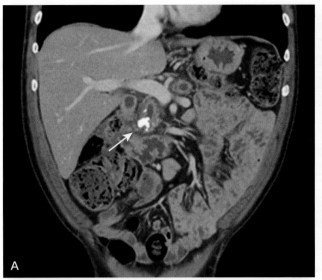

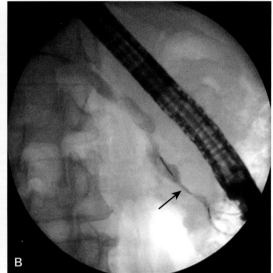

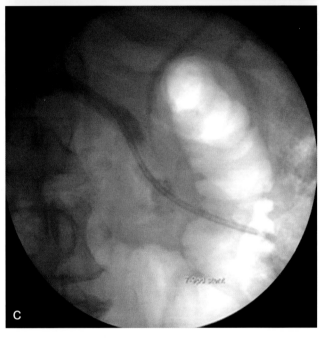

▲ 图 94-4　胰管结石
A. 冠状位计算机断层扫描显示胰头部位的胰管结石（箭示结石）；B. 内镜胰胆管造影术显示了胰管高度狭窄的病例在体外冲击波碎石术后影像（箭示胰管狭窄）；C. 将支架置入胰管，以便在结石取出后进行引流

被认为是"大导管"），腺体受累程度，是否怀疑癌症，以及之前的胰腺手术史。外科手术治疗不是治愈性的，但应能缓解疼痛，解决相邻组织的并发症（如果存在），改善生活质量，并以安全、持久的方式保留胰腺的内分泌和外分泌功能。胰管的微创外科治疗已被证明技术上可行，并且短期效果良好，手术包括腹腔镜胰空肠侧侧吻合术、胰体尾切除术、胰十二指肠切除术和 Frey 手术。2012 年和 2013 年发表的两项长期随访、随机对照研究，进行了十二指肠保留手术（如 Frey 手术）和胰十二指肠

切除术用于慢性胰腺炎的比较。Keck 等发现在进行了中位数为 5 年的随访后，保留幽门和保留十二指肠的胰头切除术在缓解疼痛和最终生活质量方面具有同等效力，而胰腺内分泌或外分泌功能没有差异。Bachmann 等发表的研究对 64 例接受胰十二指肠切除术或 Frey 手术的患者进行了 15 年的随访。同样，胰十二指肠切除术和 Frey 手术可长期缓解疼痛并改善生活质量。然而，使用 Frey 手术发现了更好的短期结果和更长的生存期，所以作者提出十二指肠保留手术可能更有利。

腹腔镜胰腺手术具有显著降低中线或双侧肋下切口相关的并发症发生率的潜力。鉴于大多数准备接受外科手术的患者已经患有难以医治的疼痛，因此腹腔镜手术后切口疼痛的减轻可能具有明显的优势。此外，这些患者的相对营养不良可能会增加切口感染和切口疝的风险，而腹腔镜手术可显著降低这些风险。此外，慢性胰腺炎所致的炎症、水肿和密集的瘢痕，无论是进行开放式手术还是腹腔镜手术，都大大增加了手术的难度，应予以考虑。对于所述的大多数手术，由手术进入腹部引起的创伤（即剖腹手术）远大于手术本身的创伤。实际上，术语微创胰十二指肠切除术是一个重要的语义悖论。

从技术的角度来看，由于需要进行两次胰空肠吻合术，在慢性胰腺炎的情况下解剖门静脉融合处并触诊胰头以评估切除深度，因此 Beger 手术似乎最不适合腹腔镜。腹腔镜术中超声检查可能对后者有用，除了使用细缝线和针进行体内缝合以外，还必须具备腹腔镜手术技巧。可以使用机器人辅助方法来促进后一种技能。与 Beger 手术相反，腹腔镜下更容易进行外侧胰空肠吻合术、造口术和远端胰切除术，因为它们通常避免了在慢性胰腺炎情况下潜在的危险性大血管解剖，并且所需的吻合术在技术上没有那么大的挑战。考虑到胰头切除术、Frey 和 Berne 手术代表了腹腔镜技术难度的中等水平，尽管其切除范围不及 Beger 手术那么广泛。Hamburg 手术复制了 Beger 手术中的胰头切除术，增加了腹腔镜手术的难度，尽管其腹侧胰空肠吻合术比 Beger 手术更适合于腹腔镜下的缝合。

目前，只有极少数的胰腺外科医生掌握并定期使用必要的先进腹腔镜技术，以有效地执行需要胰肠重建的慢性胰腺炎手术。相应的是，很少有腹腔镜医师对慢性胰腺炎的临床治疗有足够的了解，并且经常在十二指肠和胰头颈部的解剖区域进行手术。因此，有必要在这两组外科医生之间开展合作和开展双边教育，以弥合这一差距，以便使患者可以从慢性胰腺炎的微创外科手术治疗中最大限度地受益。外科医生、消化内科医生、放射科医生、疼痛科医生和营养师组成的多学科合作团队对于达到这种具有挑战性的疾病的最佳治疗是必不可少的。

第95章
影像学引导下的胰腺疾病的介入干预

Imaging and Radiologic Intervention in the Pancreas

Melvy S. Mathew   Brian Funaki   Aytekin Oto   **著**

李 汛   魏佳赟   **译**

摘要

影像学检查和影像引导下介入干预已越来越多地用于各种胰腺疾病的检查和治疗。其中最常见的成像方式包括计算机断层扫描、磁共振成像（通常与胆胰胰管成像结合使用）和超声检查。将这些无创检查手段与临床目的结合，可以更准确地诊断和评估胰腺相关良、恶性疾病。并且，在影像引导下进行的微创手术可以有效改善结局，将患者的死亡率降至最低。

关键词：胰腺分裂；胰胆管合流异常；环形胰腺；急性胰腺炎；修订后的亚特兰大分类；急性胰腺积液；急性坏死物积聚；假性囊肿；包裹性坏死；慢性胰腺炎；自身免疫性胰腺炎；胰腺腺癌；胰腺神经内分泌肿瘤；导管内乳头状黏液肿瘤；浆液性囊腺瘤；黏液性囊性肿瘤

计算机断层扫描、磁共振成像和超声等影像学检查常用于诊断胰腺疾病。其中，CT 可以提供胰腺的高分辨率图像，甚至可以描绘出小的病变和钙化，是目前最常用的影像技术。多层 CT（MDCT）的出现，使 CT 采集速度和图像质量得到了显著提高。随着 64 层、128 层、256 层甚至 320 层 CT 的发展，增强 CT 提供了不同阶段更为精确的图像。此外，MRI 与磁共振胰胆管成像联合应用在胰腺和胆管成像中的作用也越来越重要。MRCP 可以在一次检查过程中评估胰腺实质、胆管、胰管及血管。没有电离辐射是 MRI 的重要优势，使其成为临床上连续多次检查的良好选择。经腹部超声检查通常是疑似胰腺和胆道疾病患者的主要影像学检查方法之一。对比增强超声检查可以提高检测胰腺疾病的准确性，但在大多数地区并未广泛使用。但是，即使使用对比剂，超声检查也有其固有的局限性。例如，由于气体过多或患者

肥胖，通常无法显示整个胰腺，并且检查的质量取决于操作者的经验。本章回顾了胰腺先天性、炎性和肿瘤性疾病的 MDCT、MRI 和超声成像特征，以及介入放射学技术在其诊治中的应用。关于双源 CT（以期减少对患者的辐射剂量）在局灶性胰腺病变检查中的应用也正在进行研究。

一、先天性疾病

（一）胰腺分裂

胰腺分裂是最常见的先天性胰腺异常，患者可能没有症状。然而，它通常与急性或慢性胰腺炎有关[1]。由于 CT 上胰腺导管难以完整显示，特别是当其管径正常时，胰腺分裂很难在 CT 上进行诊断。

然而，MRCP 突出显示胰管，可以较好呈现胰腺分裂患者的背侧和腹侧胰管进入十二指肠的单独入口。由于胰腺分裂是病因未知的胰腺炎

患者的主要考虑因素之一，因此 MRI 在这些患者的影像学评估中起着重要作用。有时候，胰腺导管因其体积小或继发于胰腺水肿而无法被观察到。在这些情况下，促胰液素使用后的 MRCP 可以改善胰腺导管解剖结构的显示[2,3]（图 95-1）。

（二）异常胰胆管汇合

异常胰胆管汇合中，主胰管和胆总管在十二指肠壁内汇合，并在奥迪括约肌附近形成一个共同的通道（通常长于 15mm）[4,5]。因为胰胆管异常与胰腺炎、胆道癌变等相关，其识别至关重要。尽管内镜逆行胰胆管造影是最可靠的评估方法，但超声内镜检查和 MRCP 也可用于异常胰胆管汇合的诊断。MRCP 可以无创检查胆总管和胰管之间的异常结合，还可以显示相关的胆总管囊肿、胆道扩张、胰腺炎或胆道恶性肿瘤（如胆管癌或胆囊癌）[6]。

（三）脂肪浸润

胰腺脂肪浸润通常呈现弥漫性分布，但也可能是局灶性分布，并与 CT 上表现为低密度的一些肿块相似[7,8]。在这种情况下，MRI 可通过使用化学位移技术来提供正确的诊断，证实胰腺脂肪浸润[7,8]。

在 CT 上，弥漫性脂肪浸润表现为薄壁组织的小叶被混合的低密度区域分离或置换。脂肪局灶性浸润被认为是正常胰腺组织之间的低密度和不增强的脂肪相互交叉。与胰腺的弥漫性脂肪浸润相比，局部脂肪浸润表现为高密度板状或三角形区域[8]。在 MRI 上，与同相 T_1 加权图像相比，局灶性脂肪浸润区域显示了在相反相梯度回波 T_1 加权图像上信号强度的损失；这是由这些病灶区域内细胞内脂质的存在所致。与胰腺腺癌不同，局灶性脂肪浸润不会引起胰腺实质萎缩、导管扩张或相邻血管移位。

（四）轮廓异常

环形胰腺是一种罕见的先天性结构异常，可能需要手术治疗，具体取决于十二指肠梗阻的程度[9,10]。CT 和 MRI 证实正常的胰腺组织环绕并包裹了十二指肠降部。立即造影后的图像有助于区分胰腺组织及十二指肠，并更好地证明了十二指肠壁的增厚。此外，MRCP 能够较清楚显示胰胆管系统[9,10]。轮廓的异常在胰腺的钩突部及胰尾较为常见，但也可能涉及胰体。发现正常的导管穿过轮廓异常的区域对于排除炎症或肿瘤非常有用。

二、急性胰腺炎

急性胰腺炎定义为胰腺及邻近器官的急性

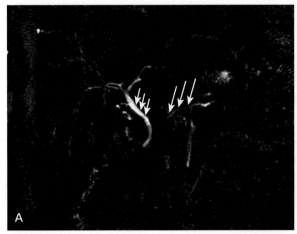
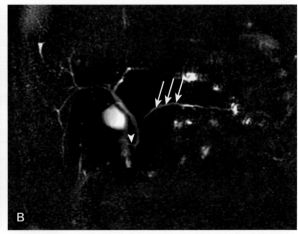

▲ 图 95-1　胰腺分裂

A. 促胰液素给药前的磁共振胰胆管成像显示的胰管（长箭），短箭表示胆总管；B. 促胰液素给药后，由于扩张及其通过小乳头分别向十二指肠（箭头）开放，胰管（长箭）变得更加清晰

炎症过程，分为水肿性（70%～80%）或坏死性（20%～30%）急性胰腺炎[11]。初步诊断需基于临床特征，但影像学检查可能在确认急性胰腺炎的诊断、确定严重程度和发现并发症方面起着至关重要的作用[12]。超声通常是首要影像学检查方式，并可能识别出胆结石和胆道扩张等潜在因素。然而，胰腺在超声检查过程中往往显示受限。增强 CT 是诊断胰腺炎的一种快速且容易实行的影像技术[13, 14]。MRI 应该被考虑用于病情进展评估，尤其在年轻患者和有碘对比剂危险因素的患者中，以及用于患者随访。MRCP 可以评估整个胆管和胰管系统，并有助于确定急性胰腺炎的病因。

　　在轻度胰腺炎病例中，胰腺可能在 CT 或 MRI 上显示正常。急性胰腺炎中胰腺的影像学特征包括 CT 和 T_1 加权图像上的器官弥漫性或局灶性肿大，边界模糊，信号异质减少，以及水肿继发的造影后增强减弱。胰周的炎性改变包括周围脂肪液化和胰周积液（图 95-2）。随着胰腺炎严重程度加重，可能会看到胰腺内有非增强区域，表明出现坏死[12, 13]。在 MRI 上，胰周渗液最好的表现是 T_2 加权图像上呈现脂肪样高信号的液体积聚[11]。弥散加权 MRI 在检测轻度胰腺炎的细微变化方面可能优于 CT[15]。

　　根据修订后的亚特兰大分类，在出现症状后 4 周内进行影像学检查时，可以发现的胰腺炎并发症包括急性胰周积液和坏死。超出这个时间点，发现的积液称为假性囊肿，或者在坏死的情况下称为包裹性坏死（图 95-3A 和 B）[11, 12]。感染性坏死是一种严重并发症，可能需要外科手术治疗或经皮穿刺引流。胰腺组织增生或坏死区域内存在气体提示感染性坏死。假性囊肿发生于胰腺炎急性发作后至少 4 周，通常为圆形或椭圆形，并显示为边缘增强（即纤维壁）。大多数假性囊肿无症状，并保持稳定或自行消退。如果假性囊肿并发感染或出血，则可行经皮穿刺引流。在 MRI 上，假性囊肿在 T_1 加权图像上表现为低信号，在 T_2 加权图像上表现为高信

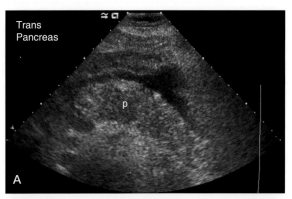

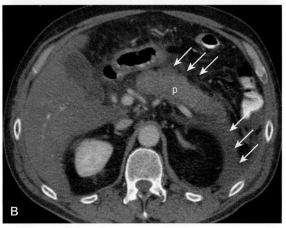

▲ 图 95-2　急性胰腺炎
A. 在超声检查中，胰腺（p）增大且低回声，与急性胰腺炎相适应，注意还有少量的胰周积液；B. 增强的计算机断层扫描图像显示出水肿，胰腺肿大（p），并伴有胰周积液和与急性胰腺炎一致的炎症改变（箭）

号，并随着时间的推移显示出渐进的纤维壁增强。从急性胰腺炎发病后，WON 出现并持续超过 4 周，主要出现在坏死的情况下。值得注意的是，WON 可能看起来与 CT 上的假性囊肿相同。MRI 在区分这两个实体方面非常有用，这种区别在治疗方案中有重要的意义，如下文所述。

　　介入放射学在急性胰腺炎的治疗中起着越来越重要的作用。超声或 CT 引导下经皮穿刺引流或抽吸液体可以用于诊断感染或进行治疗[12, 16]。对于假性囊肿和 WON 的区分非常重要，因为后者往往需要积极介入或手术干预。在 WON 的诊断上，MRI 具有优势。在常规 CT 发现的病变中，脂肪饱和 T_2 加权图像可分辨囊内容物是否为液性或者是否主要为非液化坏死物。常见的手术入路包括经侧腹膜后入路或经腹膜前

入路（图 95-3C）[16]。通常需要使用多根大口径、多侧孔引流管进行引流。放置引流管后，需要

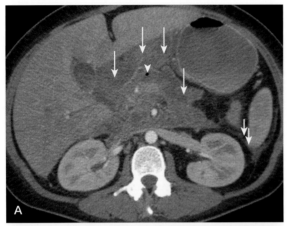

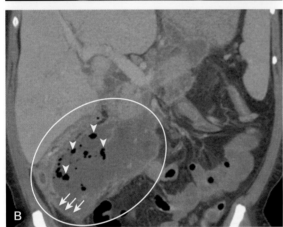

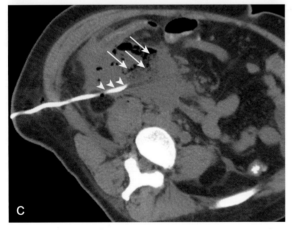

▲ 图 95-3 坏死性胰腺炎

A. 轴向对比计算机断层扫描图像显示胰腺和胰周积液不增强，并延伸至左上象限（长箭），并伴有空气灶（箭头），左肾旁上前间隙（短箭）显示有游离液体; B. 增强 CT 图像显示受感染的积液向下延伸至右侧的结肠旁沟（圆形），并且有多个空气灶（箭头）和壁增强（短箭），仅凭 CT 影像学发现，很难最佳地评估积液的内容物，外观可疑是坏死性包裹; C.CT 引导下的积液引流，在 CT 引导下，将猪尾导管（箭头）放入积液腔内，继而引流积液（箭）

进行后续的 CT 检查。微创坏死清除术可以通过将内镜置入坏死腔内，然后冲洗、使用圈套器和（或）网篮去除坏死的组织。对于有血管并发症（如出血或假性动脉瘤）的患者可能需要进行急诊血管造影和栓塞术。

三、慢性胰腺炎

MRI 结合 MRCP 是诊断慢性胰腺炎最常用的无创检查。MRI 能够评估胰腺实质改变（包括信号改变和萎缩改变）和胰管改变。此外，CT 非常适合显示特征性胰腺钙化（图 95-4）。

慢性炎症的早期影像特征主要是胰腺组织信号异常，如在对比前 T_1 加权的脂肪饱和成像中固有 T_1 信号的降低。较晚的影像表现包括胰管和胆管的扩张与狭窄、导管内钙化，以及实质萎缩或肿大[17]。在慢性胰腺炎患者中，与正常的胰腺组织相比，胰腺的造影后增强减弱。

由急性至亚急性胰腺炎引起的局灶性胰腺肿大可能难以与癌症区分。主要影像学特征包括"导管穿透征"（即在局灶性胰腺异常段中可见到正常或无阻塞的胰管）和钙化的存在。另一方面，血管浸润的影像表现不是慢性胰腺炎的典型特征，而是高度表明恶性肿瘤的证据。

慢性胰腺炎的并发症包括由假性囊肿形成、叠加的感染和血管并发症（如门静脉或脾静脉

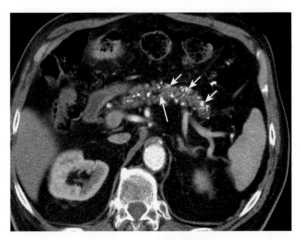

▲ 图 95-4 慢性胰腺炎

轴向增强后计算机断层扫描图像显示胰腺萎缩并多发钙化（短箭）和主胰管扩张（长箭），与慢性胰腺炎一致

血栓形成和动脉假性动脉瘤）引起的胃肠道梗阻，可能需要介入放射学干预。促胰液素刺激增强的 MRCP 可以评估胰腺的外分泌功能和导管顺应性。增强 MRCP 之前应给予阴性口服对比剂，以准确评估胰腺功能。

四、自身免疫性胰腺炎

自身免疫性胰腺炎的诊断需要多学科的方法。尤其是 CT 和 MRI 之类的影像检查，可以对临床可疑病例进行初步诊断，并有助于监测对治疗效果。

在自身免疫性胰腺炎中，可能会观察到胰腺实质改变及胆管和胰管异常。自身免疫性胰腺炎导致胰腺呈弥漫性的"香肠状"，或者更罕见的局灶性"大块状"肿胀。胰腺在 T_1 加权图像上表现为低信号，在 T_2 加权图像上表现为高信号。静脉内对比剂给药后，可能会延迟胰腺实质增强或胰周边缘增强。在 MRCP 上可能最好地看到主胰管和分支管的不规则变窄、狭窄和扩张。其他可能的影像表现包括胆道狭窄、腹膜后淋巴结肿大和双侧多发性低密度 / 低信号肾损害。

局限于胰头的自身免疫性胰腺炎必须与胰腺癌区别开。两者的区别很小，但至关重要。在某些情况下，仅根据影像学发现可能很难或不可能进行区分。胰腺可疑局灶病变内正常胰管的识别是提示良性病因的重要影像学证据，特别是在 MRCP 上应积极观察。具体表现为病变内主胰管不规则且逐渐变细，上游胰管的管径正常，以及激素处理后胰腺的正常化，均提示自身免疫性胰腺炎[18, 19]。超声内镜引导下组织采样也可能有助于诊断自身免疫性胰腺炎，并排除潜在的肿瘤。

五、外伤

胰腺损伤的诊治主要依赖于损伤程度，特别是主胰管的完整性和伴随腹部损伤的严重程度[20, 21]。CT 是首选检查方式，对胰腺损伤的敏感性和特异性均 > 85%[22]。其他成像方式

不那么敏感或特异，且检查（如 MRI 的检查）可能花费的时间太长或在紧急情况下可能无法使用。

在 CT 上，胰腺损伤的影像学特征包括实质性撕裂伤（即胰腺内低密度区域）、胰腺部分挫裂（有或没有分离）、出血、积液、肾前筋膜增厚及腹部左上象限组织结构的相关损伤。通常需要进行随访扫描以排除或监测并发症，如胰腺炎、胰腺瘘或假性囊肿，甚至可能需要干预。

在对创伤患者进行的腹部 X 线上，明显的腰大肌阴影改变、肿块效应提示的血肿或游离气体尤为重要；然而，这些仅发生在 18%～20% 的胰腺损伤患者中[23]。超声在评估胰腺损伤方面的作用非常有限。MRI 不仅可以显示整个胰腺，还可以评估胰管。如果不能通过 CT 扫描排除胰管破裂，MRI 可能很有用。在 T_1 加权图像上，受损的胰腺组织在对比剂给药后将显示不同程度信号强度下降[20, 21]，并在注射对比剂后增强，渗出液体在 T_2 加权脂肪抑制图像上为高信号区域。

六、肿瘤

（一）恶性腺瘤

胰腺导管腺癌的特征在于其相对较快的生长、周围组织的早期浸润及肝和淋巴结的早期转移。不可切除的标准包括腹腔干、肠系膜上动脉或肝总动脉浸润或远处转移。

一般来说，CT 是胰腺恶性肿瘤确认诊断和确定分期最常用的方法。MRI、MRCP 和磁共振血管造影相结合还可以检测胰腺病变具体情况[24]。超声检查在局灶性胰腺病变的检测及慢性胰腺炎与肿瘤的鉴别方面非常有限。

就 CT 和 MRI 而言，在胰腺期（即对比剂给药后约 45s）和门静脉期（即对比剂给药后约 70s）成像对于检测胰腺腺癌至关重要。在静脉对比剂给药后，胰腺癌在胰腺中表现为低

密度 / 低信号（图 95-5A）。位于胰腺头部的肿瘤所产生的占位效应导致上游胰腺和胆管扩张（"双管征"）（图 95-5B）。用于诊断和评估血管侵犯的分级系统包括与血管的邻接程度、血管的形态变形（图 95-5C）、胰周静脉的扩张及"泪珠征"，即肿瘤累及肠系膜上静脉的畸形形态 [25, 26]。MRI 是监测和定性肝脏病变（常为转移灶）最灵敏的影像学方法之一 [27]。肝转移灶血管减少，T_1 加权图像上呈低信号，T_2 加权图像上呈轻度高信号，并且在注射对比剂后显示不规则的边缘增强 [24]。恶性淋巴结病通常通过使用尺寸大小标准进行评估，最大短轴尺寸为 10mm [25]。腹水、腹膜异常增强、结节和网膜增厚与腹膜转移性疾病密切相关。近来，弥散加权 MRI 已显示可改善对肝和腹膜转移性病变的检测 [28]。

（二）胰腺神经内分泌肿瘤

影像学在胰腺神经内分泌肿瘤中的作用主要是用于检查明确病变数量和位置。术中超声检查在这一过程中可能起特别重要的作用，也对后续手术计划的制订至关重要。CT 和 MRI 也可用于监测和跟踪恶性神经内分泌肿瘤患者的病情变化。胰岛素瘤和胃泌素瘤是胰腺最常见的两种内分泌肿瘤。胰岛素瘤通常在诊断时较小（＜2cm），血管丰富，并表现为清晰的圆形病变。在未增强的 CT 图像上，胰岛素瘤通常显示为低密度，在 T_1 加权图像上显示为低信号，而在 T_2 加权图像上显示信号增强。给予对比剂后，胰岛素瘤倾向于在动脉期急剧增强，并且在延迟相成像中仍保持高密度 / 高信号（图 95-6）。伴随的肝转移灶也是富血管性的，尤其是当病变较小时，可能表现出周围边缘增强或均匀增强 [29]。

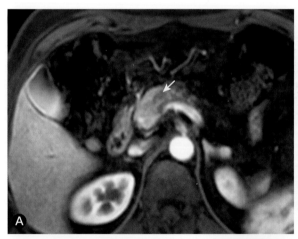

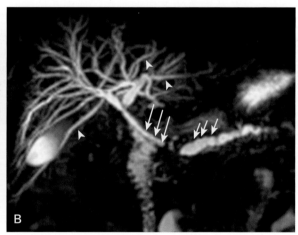

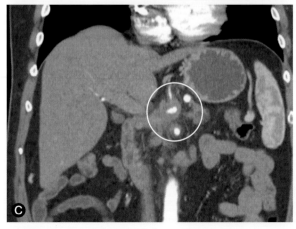

▲ 图 95-5 **胰腺腺癌**
A. 在对比增强的 T_1 加权图像中，可以看到与胰腺腺癌相符的胰头内的低信号，界限不清的病变（短箭）；B. 磁共振胰胆管成像显示"双管征"是由累及胰头的肿瘤的占位效应引起的：胰管的狭窄扩张（短箭），胆总管扩张（长箭），肝内胆管系统的扩张（箭头）；C. 增强 CT 动脉期图像显示胰腺腺癌包裹了腹腔干和肠系膜上动脉（圆形）

胃泌素瘤在诊断时相对较大（平均大小为 4cm）[29]。它们最常发生在胃泌素瘤三角中，其定义为胰腺的颈部和体部中间，胆囊和胆总管汇合处之上，十二指肠的第二部分和第三部分之下。胃泌素瘤不像胰岛素瘤那样血管丰富。胃泌素瘤在 CT 平扫上表现为等密度肿块，并在 T_1 加权脂肪抑制图像上显示信号减弱，而 T_2 加权图像上的信号增加。给予对比剂后，胃泌素瘤可能表现为轻度增强，并伴有低强化区域，反映病灶内坏死[30]。肝转移瘤在 T_2 加权脂肪抑制图像上表现为高信号，并有明确的边界。大多数胃泌素瘤是恶性的，评估局部浸润和远处转移的情况对患者后续诊治至关重要。

无功能的胰腺内分泌肿瘤通常较大。因此，影像学的主要作用不仅在于检查是否有肿物，更要明确定性，特别是与胰腺腺癌的鉴别[31]。鉴于无功能的胰腺内分泌肿瘤通常是恶性的，患者初期即出现肝转移，准确的分期和随访是必不可少的。无功能的胰腺内分泌肿瘤多为实体性，血管丰富。它们通常具有尖锐的边缘和包膜，并且可能具有囊性或坏死性区域。是否存在出血性内容物和钙化主要取决于肿瘤的大小[32]，这些病变在超声检查中会产生复杂的回声，并在 CT 和 MRI 上进行造影后显示为不均匀的增强。

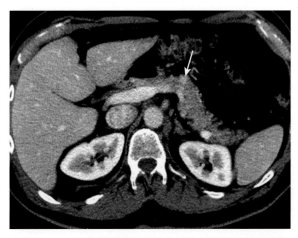

▲ 图 95-6　胰岛素瘤胰腺的轴向对比增强型计算机断层扫描图像显示胰腺体中有一个小而清晰的圆形病变（箭）。与正常胰腺相比，病变是高密度的，是胰腺神经内分泌肿瘤的典型计算机断层扫描

（三）胰腺囊性肿瘤

大多数胰腺囊性肿瘤由导管内乳头状黏液性肿瘤（IPMN）、浆液性囊腺瘤或黏液性囊性肿瘤组成。由于断层成像技术的进步，诊断胰腺囊性肿瘤的准确率越来越高。除了对这些病变进行检查和随访之外，还需要进行成像以区分恶性和良性囊性病变，由于每个病变的特征重叠，良恶性的区分仍具有挑战性。以下影像学特征在良性和恶性囊性病变的鉴别中很重要：病变的单囊或多囊性质、与胰管的连通、肿瘤的大小和胰管扩张的程度、存在粗大的分隔或附壁的结节、T_1 加权图像上的肿瘤信号。胰腺炎的病史和缺乏上皮内衬有利于假性囊肿的诊断，而中央钙化、分隔和固体成分的存在更能指示囊性肿瘤[33]。CT 在检测中央钙化方面具有优势，而 MRI 可更好地提供软组织对比分辨率和描绘肿瘤相对于胰管的轮廓。MRCP 图像可进一步用于胰腺导管系统的解剖学评估。MRI 由于缺乏电离辐射，也是后续成像的理想方式。

1. 导管内乳头状黏液性肿瘤　IPMN 分为三类：主胰管型、分支胰管型（BD-IPMN）和混合型[34, 35]。恶性肿瘤的风险取决于 IPMN 的类型。在 58%～92% 的主胰管型 IPMN 中报道了恶性肿瘤[34]，而 BD-IPMN 中的恶性肿瘤发生率在 6%～46%。因此，影像诊断的一个重要挑战是区分 IPMN 的类型与观察恶性肿瘤的影像特征。IPMN 可以在 MDCT 上检测到。然而，3D 高清增强 MRI 合并高清 MRCP 可能在显示与主胰管的关系及识别较小 BD-IPMN 方面更为准确[36, 37]。

BD-IPMN 可见于胰腺的任何部分，但最常见于钩突中。它们表现为椭圆形的囊性肿块，与胰腺的分支导管连通（图 95-7）。尤其是在较小的情况下，这些病变类似于慢性胰腺炎时的囊性病变。混合型 IPMN 的影像学特征包括 BD-IPMN 的存在，以及主胰管的扩张＞6mm。主胰管型 IPMN 可能具有主胰管的节段性或弥散性扩张的外观。

与恶性肿瘤相关的影像学特征包括附壁结节、主胰管扩张（> 8mm）、厚隔膜、管腔内钙化（CT 上最明显），MRCP 可见导管充盈缺损、乳头隆起、局部浸润和（或）浸润性癌症的征兆，如胆总管扩张[37]。

2. 浆液性囊腺瘤　1%~2% 的胰腺肿瘤的和 25% 的囊性胰腺肿瘤是浆液性肿瘤。它们在胰腺中均匀分布[34]。浆液性囊腺瘤是良性的，通常可分为微囊性、大囊性（也称为寡囊性）或混合性[38, 39]。通常，它们以胰腺肿块的形式出现，多为小块液体填充或固体状多囊性囊肿。病变可能具有星状中央瘢痕和钙化[38,39]。浆液性肿瘤从不与主胰管相通。较小的离散钙化可以在 CT 上更好地显示，而 MRI 可更好地显示小囊状囊肿及其内容物。注入对比剂后，可以看到薄壁隔膜的增强，产生了特征性的"蜂窝状"外观。此外，MRI 和 CT 可能显示出延迟强化的中央瘢痕。

3. 黏液性囊腺瘤　胰腺黏液性囊性肿瘤占所有胰腺肿瘤的 2%[34]。在病理学上，黏液性囊腺瘤被描述为具有边缘恶性潜能，因此需要与浆液性囊腺瘤区分开。大多数黏液性囊性肿瘤局限于胰体或胰尾，其大小范围可达 35cm[34]。它们的特点是形成大单囊或多囊囊肿，分隔增强（图 95-8）[35]。黏蛋白的产生通常会在这些肿瘤内导致高信号强度，并且在相关的肝转移病灶中也可见到（在 T_1 和 T_2 加权图像上显示黏液性囊腺癌）[29]。出血性肿块是黏液性囊性肿瘤的重要预测指标，在 CT 和 MRI 上分别显示为高密度和高信号。黏液性囊腺瘤有很好的局限性和包裹性。相反，可以看到黏液性囊腺癌浸润到邻近的器官或结构中。实性结节的出现、囊壁的不规则或增厚、肿瘤大小 > 6cm，转移性病变和（或）周围钙化的存在是与恶性肿瘤有关的其他特征。

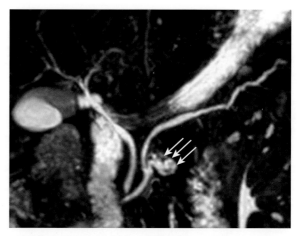

▲ 图 95-7　分支胰管型 - 导管内乳头状黏液性肿瘤。磁共振胰胆管成像显示椭圆形的囊性肿块，其边缘呈小叶状，位于胰腺的未钩突部（箭），并与主胰管相通

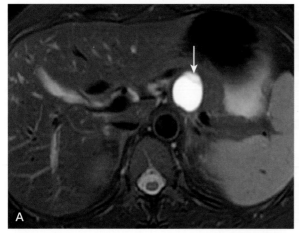

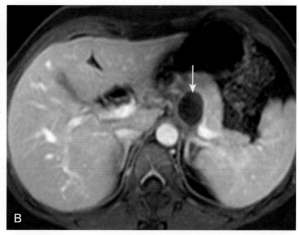

▲ 图 95-8　黏液性囊腺瘤
A. 脂肪饱和的 T_2 加权图像显示了较大的单囊囊性病变（箭），该病变与胰管不连通；B. 对比剂给药后，显示在 T_1 加权图像上黏液性囊腺瘤的壁增强（箭）

第 96 章
胰腺和壶腹周围癌
Pancreatic and Periampullary Cancer

Katherine E. Poruk　James F. Griffin　Christopher L. Wolfgang　John L. Cameron　**著**

李　汛　魏佳赟　**译**

摘要

胰腺和壶腹周围肿瘤包括一组不同类型的恶性肿瘤，它们发生在胰腺或胆胰壶腹部或其附近。这些肿瘤通常包括胰腺腺癌 [胰腺导管腺癌（PDAC）]、十二指肠乳头癌、远端胆总管腺癌、胆胰壶腹腺癌及胰腺神经内分泌肿瘤（PNET）。位于该区域的其他肿瘤包括胰腺导管内乳头状黏液性肿瘤（IPMN）、腺泡细胞癌、黏液性囊性肿瘤（MCN）和实性假乳头状肿瘤（SPN）。由于起源部位相同，这些肿瘤通常具有相似的临床表现，胰头和壶腹周围区的病变常出现腹部不适、梗阻性黄疸和瘙痒，胰腺尾部的病变表现为腹痛或腹部不适。该部位肿瘤往往接受相同的外科治疗，但潜在的生物学差异可能导致治疗上的细微不同，需要对这些肿瘤进行准确的诊断和鉴别。

关键词：胰腺癌；壶腹癌；胆管癌；十二指肠癌；胰十二指肠切除术

一、发病率

最常见的壶腹周围恶性肿瘤是 PDAC，其次是壶腹腺癌、远端胆管癌和十二指肠腺癌。在该区域也可发现其他不太常见的病变，其中包括 PNET、腺泡细胞癌、IPMN、肉瘤、胃肠间质瘤、MCN、SPN，以及其他癌症的转移。尽管与结肠直肠癌、乳腺癌和肺癌等其他恶性肿瘤相比，壶腹周围癌通常不太常见，但它们仍然是死亡的主要原因，这往往与早期诊断困难有关。据估计，2016 年有 53 000 例胰腺腺癌病例，使其成为美国第 9 大最常见的癌症。然而，预计同期约有 42 000 人死于 PDAC，使其成为癌症死亡的第四大原因，5 年总生存率仅为 7%[1]。美国每年每 10 万名男性和女性中有 10~12 人罹患胰腺腺癌，这一数字在过去几十年中相对稳定[2]。此外，欧洲国家在过去几十年中也有类似的稳定

发病率。尽管 PDAC 在日本、中东和亚洲的总体发病率仍然低于西方国家，但在过去的 30 年里，日本的胰腺腺癌发病率显著上升。

胆管癌是一种沿胆道生长的恶性肿瘤，其发病率低于胰腺腺癌。远端胆管癌占所有胆管癌的 20%～40%。在报道年发病率时，由于远端胆管癌通常与其他胆管癌（肝门部和肝内胆管癌）和胆囊癌病例合并报道，因此很难确定确切的发病率和死亡率。据估计，美国肝外胆管癌的总发病率为 1/10 万，与亚洲和东方国家相比，西方国家的发病率更高。

壶腹腺癌是一种罕见的起源于肝胰壶腹的肿瘤，占壶腹周围肿瘤的 6%～19%。其估计发病率为 6/100 万，虽然不常见，但在过去 30 年里缓慢上升。此外，与其他壶腹周围肿瘤相比，壶腹腺癌往往在早期出现症状，因此多达 80% 的肿瘤是可切除的。壶腹周围区域的十二指肠

腺癌是壶腹周围主要癌症中最不常见的[3]。通常很难估计这些肿瘤的确切发病率，因为在报道总体统计数据时，将十二指肠癌与其他小肠恶性肿瘤合并在了一起。

二、病理

胰十二指肠切除术后手术标本的病理检查显示疾病种类，其模式与总体发病率相似。切除标本大部分（40%～60%）为胰腺腺癌，10%～20% 为壶腹腺癌，10% 为远端胆管癌，5%～10% 为十二指肠腺癌，10%～20% 为良性病变。然而，值得注意的是，这种分类只涉及可切除的肿瘤。只有少数胰腺癌患者被发现时可行手术切除而无远处转移，因此，胰腺腺癌构成壶腹周围肿瘤的发生率很可能比报道的要高得多。

大多数胰腺腺癌发生于头部、颈部或钩突，是壶腹周围区域最常见的肿瘤病理类型。此外，胰腺腺癌存在罕见的肿瘤变异，其中包括管状腺癌、腺鳞癌、胶样癌（黏液性非囊性）和髓样癌。每种变异都有不同于传统胰腺腺癌的病理表现，常常导致切除后存活率的差异。其他不太常见的胰腺肿瘤包括腺泡细胞癌、PNET、MCN 和 SPN。

近年来，越来越多的胰腺囊性肿瘤被发现，这可能是由于横断面成像的使用增加。这些病变大多数是良性的，恶性潜能很小，如浆液性囊腺瘤；而其他病变，如 IPMN，往往被认为是浸润性导管腺癌发展的癌前病变，因此引起了人们的极大兴趣。非侵袭性 IPMN 根据其不典型增生的程度分为三级——低级别、中级别和高级别，然而最近讨论建议将所有非侵袭性 IPMN 简单地归类为低 / 中级别或高级别。此外，IPMN 的组织学亚型包括胰胆型、胃型、肠型和嗜酸细胞型，每种类型的自然病史略有不同[4]。多机构研究表明，在手术切除时 IPMN 相关的浸润性癌的发生率为 30%～38%[5, 6]。然而，与传统 PDAC 相比，来自 IPMN 的侵袭性腺癌是否具有更高的总生存率，数据尚不明确。

近年来也发现了胆道系统癌前病变的胆管内乳头状肿瘤（intraductal papillary neoplasms of the biliary tract，IPNB）[8-10]。与 IPMN 相似，它们也具有不同的组织学亚型（胰胆管、肠、胃和嗜酸细胞），这些组织亚型通过细胞形态的组织病理学分析和对细胞角蛋白和黏蛋白标志物的免疫染色确定[9]。IPNB 被认为是胆管癌发生的前驱病变，这与 IPMN 进展到 PDAC 相似。在一项包含 343 例患者的病例系列研究发现，11%（n=39）的患者在胆管肿瘤切除后的组织学上表现有 IPNB，其中 29 例患者（74%）有与 IPNB 相关的浸润性癌成分。

壶腹周围肿瘤的罕见病因包括来自肾、肺、黑色素瘤、乳腺、结肠、胃的转移性疾病，或者来自其他原发部位的肿瘤。肉瘤包括胃肠道间质瘤（GIST）、平滑肌肉瘤、组织细胞瘤和纤维肉瘤，也可能发生在壶腹周围区域。区分这些不同的肉瘤类型在治疗上很重要，因为 GIST 对靶向免疫疗法如甲磺酸伊马替尼（Gleevec）高度敏感。由于胰腺和肝门周围有大面积的淋巴组织，壶腹周围也可见淋巴瘤。

三、危险因素

（一）胰腺腺癌

胰腺腺癌的危险因素是所有壶腹周围肿瘤中最完整的，尽管我们对它们的了解仍然不完全。这些危险因素包括高龄、糖尿病、肥胖症、非裔美国人种族、吸烟史、慢性胰腺炎和家族史 / 遗传史[11]。大多数 PDAC 病例发生在 50 岁以上的成年人，胰腺腺癌很少在 40 岁以下出现。与不吸烟者相比，吸烟者患 PDAC 的风险更高（OR=1.71），戒烟 5 年以下的吸烟者也增加了患 PDAC 的风险（OR=1.78）[12]。胰腺癌家族史，特别是当两个或更多一级亲属受到影响时，被认为是患 PDAC 的强烈预测因素。其他因素包括饮酒、喝咖啡、既往胆囊切除术、缺乏体力活动、饮食中摄入肉类和糖等，被认为会增加患 PDAC 的风险，但这些都不太可能是真正的危险因素[13]。

　　一些遗传综合征和危险因素与胰腺癌的发病风险增加有关。然而，家族聚集性只占胰腺癌病例的 5%～10%。14 项大规模人群研究表明，有一级亲属患病的个体发生 PDAC 的总体风险为 1.8～2.3[13, 15, 16]；如果有两名一级亲属患病，这一风险将增加到 6.4 倍；如果有三名一级亲属患有 PDAC，则个体罹患胰腺癌的风险将增加 32 倍。BRCA1 和 BRCA2 突变的个体患胰腺肿瘤的风险更高，BRCA2 突变携带者的风险是 3.5～10 倍[17, 18]。胚系 BRCA2 突变也与乳腺癌、前列腺癌和卵巢癌的风险增加有关。Peutz-Jeghers 综合征，由 STK11/LKB1 突变引起，是一种罕见的常染色体显性遗传病，其特征是胃肠道良性错构瘤性息肉和口腔及其周围的深色小斑块。患有这种疾病的个体患 PDAC 的风险较正常人升高 132 倍[17, 19]。家族性非典型多痣黑色素瘤（FAMMM 综合征）涉及 CDKN2A 突变会导致多发性非典型痣和黑色素瘤发生风险的增加，并可使胰腺腺癌的风险增加近 22 倍。其他遗传风险因素包括家族性腺瘤性息肉病（APC 突变），风险增加 4.5 倍；林奇综合征（MSH2，MLH1/HNPCC 突变），PDAC 风险增加 8.6 倍；遗传性胰腺炎（PRSS1 突变），患胰腺癌风险增加 53 倍。

（二）体细胞遗传改变与胰腺癌

　　最近几篇关于胰腺癌的论文对全球遗传景观（即癌症基因组）的高度详细描述是众所周知的。一项研究对来源于 24 例患者的胰腺肿瘤进行综合分析，确定了一组共同核心的 12 条信号通路，在 67%～100% 的被研究肿瘤中，这些信号通路发生了基因改变[22]。这些突变使肿瘤能够逃避凋亡，生长不受限制，并转移到远处的器官。所有被研究的肿瘤都发现 KRAS、Wnt/Notch、TGF-β 和 Hedgehog（Hh）信号基因发生突变，而大多数癌症样本在调节侵袭或有关 DNA 损伤控制的过程中都发生了突变（p53）。总体而言，每个单独的肿瘤平均发现 63 个突变，这表明尽管有共同突变的核心，但大多数胰腺肿瘤之间存在异质性。此外，对 KRAS、Smad4 和 p53 等关键途径的突变进行比较，发现这些基因在家族性和散发性胰腺癌病例中的突变率相似。

　　最近另外一项更大样本研究通过全基因组测序对 100 例胰腺肿瘤进行分析，进一步证实了许多常见的突变途径（KRAS、Smad4、TP53、CDKN2A 和 MAP2K4）的存在，根据观察到的突变，肿瘤可分为四种亚型：稳定型、散发型、不稳定型和局部重排型[23]。稳定亚型（20%）包含不到 50 个结构变异事件，表明细胞周期缺陷和有丝分裂存在与 KRAS 和 Smad4 类似的点突变。局部重排亚型（30%）涉及一条或两条染色体上的重要焦点事件，涉及拷贝数增加的焦点区域或复杂的基因组重排。散发型（36%）涉及中等范围非随机染色体损伤的肿瘤。最不常见的肿瘤类型是不稳定亚型（14%），它涉及的肿瘤有大量的结构变异事件，表明 DNA 维持存在缺陷。这项工作表明，不同的亚型可以帮助理解肿瘤机制，并为治疗干预提供潜在的分层方法。

　　基因组数据也表明，这些突变累计并导致临床明显胰腺肿瘤的发展需要一个很长的时间窗。涉及突变累积数据的胰腺原发和转移肿瘤癌细胞测序估计，从肿瘤开始发展到临床可见的原发胰腺肿瘤平均需要 11.7 年，而发展到转移阶段还需要 6.8 年[24]。这表明突变的发生和肿瘤的发展需要很长的时间窗口，并为未来的筛查程序提供了一个潜在的长时间窗口。

（三）其他壶腹周围肿瘤

　　其他壶腹周围肿瘤（十二指肠癌、壶腹癌和远端胆管癌）的危险因素目前还不清楚，通常认为与遗传或环境因素有关。与胰腺腺癌类似，大多数壶腹周围肿瘤见于高龄患者，50 岁之前很少患病[25, 26]。原发性硬化性胆管炎

（PSC）、胆总管囊肿、胆总管结石、炎症性肠病及包括肝吸虫（华支睾吸虫，OR=4.8）、乙型肝炎（OR=2.6）和丙型肝炎（OR=1.8）在内的感染，发生胆管癌的风险较高。壶腹癌也越来越多地见于遗传性息肉综合征患者，其中包括遗传性非息肉病性结直肠癌（HNPCC）、Peutz-Jegher 综合征和 FAP。

四、诊断

（一）临床表现

由于缺乏特异的临床表现，胰腺和壶腹周围肿瘤通常很难早期诊断。许多患者，特别是那些肿瘤较小、处于疾病早期阶段的患者，不会出现任何症状。此外，尚缺乏确切的症状，并且特异的临床表现取决于病变的位置。壶腹周围肿瘤最常见的症状是由胆道流出道梗阻引起的黄疸，经典的说法是"无痛性黄疸"。通常，胆道梗阻会伴有尿色深黄、瘙痒、巩膜黄染和大便陶土色。其他症状包括体重减轻、乏力、上腹部隐痛或腰背部放射痛，十二指肠梗阻患者可能出现恶心、呕吐。相反，胰腺体、尾部肿瘤的患者更常出现体重减轻、恶心、早饱和上腹痛。有广泛疾病负担或肿瘤侵入腹腔神经丛的患者可能会出现严重的腹痛，但是并不常见。壶腹周围和胰腺肿瘤的罕见症状包括急性胰腺炎、上消化道出血和胆管炎。

对于任何考虑胰腺或壶腹周围肿瘤的患者，都应该进行完整的病史采集和细致的体格检查，需要特别关注任何潜在的危险因素或恶性肿瘤家族史。体格检查通常是非特异性的，但可能包括黄疸、巩膜黄染、腹部不适、肝大或显著增大的胆囊（Courvoisier 征）。晚期壶腹周围肿瘤患者可触及脐周结节（Sister Mary Joseph 结节）、左侧锁骨上结节（Virchow 结节）或直肠检查触及盆腔结节（Blumer 结节）。

壶腹周围肿瘤患者的实验室表现可能不明显，转氨酶、碱性磷酸酶和胆红素水平可能轻度升高，而梗阻性黄疸患者的转氨酶、碱性磷酸酶和胆红素水平可能会严重升高。凝血功能障碍可能与胆道梗阻引起的维生素 K 缺乏有关，而营养不良和体重减轻可能导致贫血和低蛋白血症。在一些胰腺癌患者中，空腹血糖升高的新发糖尿病先于壶腹周围肿瘤的诊断。肿瘤标志物应包括癌胚抗原（CEA）和糖类抗原 19-9（CA19-9）。尽管 CA19-9 水平在大多数胰腺癌和壶腹周围癌患者中升高，但考虑到良性胰腺和胆道疾病患者中类似的升高，它的诊断能力有限。然而，基线 CA19-9 水平对于监测肿瘤复发或评估治疗反应非常重要。

（二）影像学检查

胰腺和壶腹周围肿瘤最常用的诊断方法包括右上腹超声（RUQ US）、计算机断层扫描、磁共振成像、磁共振胰胆管成像、超声内镜、内镜逆行胰胆管造影术和经皮肝穿刺胆管造影术。对有腹痛或胆道症状的患者可能首先行 RUQ US 检查，可表现为胆道扩张、胆结石或胆囊增大，通过超声也可以发现提示疾病晚期的肝转移癌和腹水。但其对胰腺或壶腹周围肿块显示不清，需要额外的成像来充分排除这一区域的肿瘤。

高质量的断层成像对于壶腹周围肿瘤的检测、可切除性评估和转移灶的评估是必不可少的。大多数患者往往因腹部不适的主诉或者与病因无关行 CT 扫描首次发现壶腹周围肿瘤。多排螺旋 CT（MDCT）仍然是最有用的初始成像方式，并提供了一种高度敏感的方法来识别壶腹周围肿瘤及其与附近结构的关系（图 96-1）。血管系统的三维重建有助于确定肿块与包括肠系膜上动脉、腹腔动脉干、肠系膜上静脉和门静脉之间在内的重要血管之间的关系，MDCT 对胰腺肿瘤和远端胆管癌血管侵犯的诊断敏感性高达 90%。此外，MDCT 能以相对较高的灵敏度检测肝转移，但是这取决于病变的大小。MDCT 可以帮助诊断壶腹周围肿瘤，评估可切除性，并确定血管侵犯、局部进展或远处转移性疾病患者的替代治疗方法（图 96-2）。

MRI 很少作为壶腹周围肿瘤的首选影像学检查，但通常与 MDCT 联合以更好地显示壶腹周围肿瘤。MRI 和 MRCP 在检测远端胆管肿瘤方面特别有用，当存在或怀疑远端胆道梗阻，通过 CT 看不到明确的肿块时，MRI 和 MRCP 可以更容易地识别肿瘤的范围，并显示胆管和胰管（图 96-3）。通常，在 MRI 上可以发现胆管肿瘤或 MRCP 表现为胆管壁增厚或不规则，胆管树近端扩张。MRCP 是一种无创评估胆管的方法，没有侵袭性胰胆管造影的风险，但对胆管癌的诊断与 ERCP 相当。然而，如果需要介入，如支架置入或组织诊断，ERCP 仍然是必要的。

EUS 和 ERCP 为横断面影像的重要补充，提供了一种诊断可疑胰腺或壶腹周围肿瘤的方法，可同时获取病理诊断组织。EUS 提供了壶腹和十二指肠癌的直接可视化，为病理诊断提供了一种相对容易获取组织的方法。除可明确肿瘤分期和血管侵犯，EUS 还可以提供胰腺病变位置和大小的信息。在 EUS 引导下行细针抽吸，为手术切除前提供组织诊断，或者在明确诊断后进行新辅助治疗。胰腺癌在 ERCP 上的典型表现为胰管内长而不规则的狭窄，并伴有远端胰管和胆管的扩张（图 96-4）。此外，ERCP 可以在获得胆管刷检的同时，通过支架置入对胆道梗阻进行减压，从而减轻黄疸并获得组织诊断。然而，考虑到术后感染和相关并发症（如 ERCP 后胰腺炎）的潜在风险，并非所有胰腺或壶腹周围肿瘤患者都推荐常规 ERCP 和支架置入术。

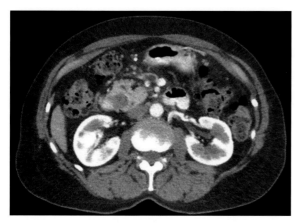

▲ 图 96-1　计算机断层扫描显示胰头低密度病变，证实为胰腺癌

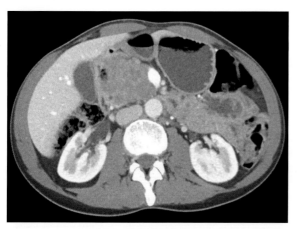

▲ 图 96-2　侵犯十二指肠的大型异质胰头肿块的 CT 图像

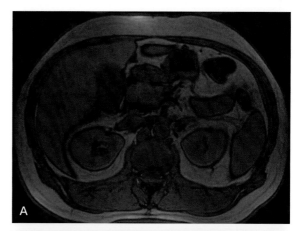

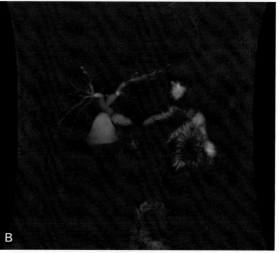

▲ 图 96-3　A. T_2 加权图像显示胰头低信号肿块；B. 相关冠状位磁共振胰胆管成像及肿块显示胆总管和胰管扩张

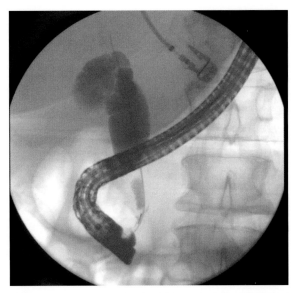

▲ 图 96-4　内镜逆行胰胆管造影显示胆总管远端肿块导致近端胆总管扩张

经皮穿刺肝胆道成像（PTC）是另一种用于确定胆道解剖结构的方法。然而，考虑到其有创性，它通常在内镜减压不可实行的情况下采用。PTC 与 ERCP 相比，具有相似的敏感度和特异度以获得胆管癌的组织诊断。然而，与 EUS 或 ERCP 相比，PTC 有更严重的并发症，如胆道出血，这通常是因为它的创伤性更大。

（三）组织学检查

对于可切除的胰腺肿瘤，手术通常仅根据影像表现和临床表现而不需要组织诊断。然而，超声或 CT 引导下经皮活检，或者 EUS 引导的活检可用于获得胰腺肿瘤的组织诊断。经皮活检最常用于评估可疑的肝脏病变，而 EUS 最适用于原发病变的活检。对于不可切除的胰腺癌患者及考虑行新辅助治疗或姑息治疗的患者，强烈推荐活检。此外，怀疑其他部位胰腺转移的患者或淋巴瘤患者应该接受活检，特别是如果这种疾病不需要切除就能得到最好的疗效。

远端胆管癌的组织诊断可以通过 ERCP 或 PTC 进行肿瘤刷检，通常在放置支架以解除梗阻的同时进行。ERCP 和 PTC 对于获得组织诊断的能力具有相似的敏感性和特异性 [29, 30]。然而，与

胰腺肿瘤一样，阴性活检并不能排除胆管癌。壶腹癌和十二指肠癌可以通过上消化道内镜活检。

（四）术前分期

肿瘤的分期基于美国癌症联合委员会和国家综合癌症网络提出的 TNM 分期系统，AJCC 指南适用于胰腺肿瘤、肝外胆管肿瘤、肝胰壶腹肿瘤和小肠肿瘤。这些标准考虑了原发肿瘤的大小和范围（T 分期）、淋巴结的受累程度（N 分期）和远处转移的存在（M 分期），并根据 TNM 的不同组合进行个体的总体分期，用来帮助指导治疗并提供有关预后的信息。TNM 分期相关的各个方面可以提供肿瘤的可切除性的评估，这在胰腺癌中尤为明显。在胰腺癌中，如果出现切除范围以外的淋巴结转移，侵犯主动脉，或者肿瘤包绕肠系膜上动脉或腹腔动脉超过 180°，则是切除原发肿瘤的禁忌证 [31]。目前，没有正式的标准对非胰腺壶腹周围肿瘤的可切除性进行评估，因此 PDAC 标准通常也被用于其他壶腹周围肿瘤可切除性的评估。此外，存在远处转移是所有主要壶腹周围肿瘤手术切除的禁忌证。

所有壶腹周围肿瘤在治疗前都要进行术前分期，通常使用与诊断相同的成像技术。MDCT 平扫＋增强可提供肿瘤相对于邻近血管系统的可切除性信息。CT 三维重建对壶腹周围肿瘤的可切除性评估有额外的预测能力，有研究报道准确率＞ 90% [32]。CT 三维重建技术在确定肿瘤侵犯肠系膜上血管、肿瘤负荷及可获得切缘阴性切除方面具有很高的准确性。此外，MDCT 对发现肝转移非常有效，特别是那些直径＞ 1cm 的肝转移癌 [33]。推荐术前行胸片和胸部 CT 等胸部影像学检查，尽管没有腹部转移的孤立肺转移是很少见的 [31]。

分期腹腔镜用于壶腹周围肿瘤的术前分期和治疗是一个有争议的话题。一些外科医生会在手术切除前对所有患者进行分期腹腔镜检查，其他外科医生不会常规进行分期腹腔镜检查，

理由是横断面成像的改进大大减少了手术时发现的无法切除的肿瘤数量。最后，个别医生将有选择地使用它来治疗那些在切除区域外有可疑病变的患者。一般说来，分期腹腔镜检查的成功率取决于成像质量，成像质量越低，分期腹腔镜的使用率越高。腹腔镜检查仅用于识别隐匿性转移，而不用于确定局部肿瘤与血管的关系，这最好是通过高质量的影像来实现。

五、胰腺癌和壶腹周围癌的切除术

（一）胰十二指肠切除术

1898 年，William S. Halsted 在约翰斯·霍普金斯医院成功地进行了第 1 例壶腹周围癌手术，该手术对 1 例梗阻性黄疸患者行包括楔形切除壶腹周围十二指肠、十二指肠端端吻合、胆胰管重建[34]。患者术后存活 7 个月，最终因局部肿瘤复发并发症死亡。同年，意大利外科医生 Alessandro Codvila 进行了第 1 例胰头和十二指肠全切除手术，但患者死于术后早期并发症。Walther Kausch 在 1909 年成功地完成了第 1 例两期 PD，1914 年 Hirschel 报道了第 1 例一期 PD。直到 1935 年，随着 Allen O. Whiple 对手术步骤的改进，这种手术才成为美国治疗壶腹周围肿瘤的一种可行的主流手术[37]。然而，由于发病率和死亡率很高，在接下来的几十年里很少进行这种手术，在 20 世纪 60 年代和 70 年代，一些外科医生甚至主张完全放弃这种手术。从 20 世纪 80 年代开始，约翰斯·霍普金斯医院的 John L. Cameron 领导完善了手术和术后护理的几个方面，大大降低了 PD 的死亡率，使其在高水平中心的死亡率降至目前的 1%～3%。

PD 是目前壶腹周围癌外科治疗的主流。手术包括三个基本步骤：隐匿性转移性疾病的探查和评估、肿瘤切除和胃肠道重建。采用从剑突到脐下的垂直中线切口，以暴露手术野，或者也可以采用双侧肋缘下切口。然后放置一个牵引器，以改善手术野的暴露。进入后，检查腹腔是否有转移，评估肿瘤是否可切除。检查和触诊整个肝脏、网膜、壁层和脏层腹膜表面、盆腔、小肠和大肠，在探查过程中发现的任何可疑病灶都应该送术中冰冻病理，因为远处转移的证据是切除的禁忌证。一些外科医生主张从分期腹腔镜检查开始。

内脏已经可以活动。首先，松解右结肠，从胰头分离出横结肠系膜。肠系膜上静脉位于胰腺颈部的尾侧，在十二指肠的第三段前方。肠系膜上静脉是通过解剖横结肠系膜底部和胰腺颈部下方的脂肪组织来识别的。切断进入肠系膜上静脉前表面的分支——右侧胃网膜静脉和结肠中静脉，这是继续安全解剖胰头所必需的。通常，使用牵引器抬起胰腺颈部的下缘对于暴露是有用的。直视下游离肠系膜上静脉前方的平面。

Kocher 手法是通过将十二指肠和胰头从腹膜后抬起来实施的。然后解剖肝十二指肠韧带，显露门静脉区。游离胆囊出胆囊窝，分离胆囊管和胆囊动脉。在这些操作过程中应评估门静脉结构，以确定是否存在起自肠系膜上动脉的替代右肝动脉。如果发现该血管，应对其进行解剖并保护其免受伤害。在手术早期，肝总管在接近胆囊管进入部位的水平被离断。胃十二指肠动脉在分离后钳夹测试，确认流入肝动脉的血流合适。胆管向尾部缩回，解剖门静脉前方表面。当门静脉和肠系膜上静脉前方的平面解剖完成后，可以在胰腺颈部后方置 Penrose 引流管。

经典的胰十二指肠切除术包括切除 30%～40% 的远端胃，距离幽门 2～3cm 使用线性吻合器离断胃。小肠的离断位于活动空肠的远端，多数情况下位于 Treitz 韧带远侧 20～30cm 处。仔细分离十二指肠第三、第四部分及切除段空肠的肠系膜血管分支。一旦十二指肠远端和空肠近端与其肠系膜分离，它就可以从左到右在肠系膜上血管的背侧传送。

在胰腺残端的上方和下方留置缝合线，以减少胰腺节段动脉的出血。然后用手术刀或电灼术将胰腺颈部切开。之前放置在胰腺颈部下方的 Penrose 引流管在切开过程中用于抬高胰腺组织，从而保护下面的主要静脉。应识别主胰管，以便随后进行重建。接着门静脉和肠系膜上静脉被推出血管沟，然后将胰腺钩突与肠系膜上动脉分开，取出标本。这是通过连续夹闭、分割和结扎肠系膜上动脉的较小血管分支来完成的，并应导致肠系膜上动脉骨骼化至少 180°，然后就可以取出标本了。胰腺颈部边缘、钩突边缘和肝总管边缘被标记以作病理检查。

现在可以将重点转向重建。重建有多种选择，最常见的是在分离的空肠上行胰空肠吻合术，然后是肝管空肠吻合术和胃空肠吻合术。对于保留幽门的 PD，胃空肠吻合术被十二指肠空肠吻合术所取代。胰肠吻合术是三者中最难的吻合术，也是导致手术并发症的最常见原因。关于胰肠吻合术的最佳类型、胰管支架的使用及纤维蛋白胶或生长抑素类似物等辅助物的使用存在争议。胰腺吻合术可采用套入术或胰管 - 黏膜吻合术。无论采用哪种技术，近端空肠残端都会穿过结肠中动脉右侧的结肠系膜缺损。胰管 - 黏膜吻合术采用端侧吻合的方式，外层由间断的 3-0 丝线缝合而成，其中包括横断胰腺的包膜和空肠的浆肌层缝合。然后在空肠上制造一个小的缺损，在空肠上进行胰管 - 空肠黏膜吻合术，间断采用 5-0 可吸收单股缝合线将胰管和空肠全层吻合在一起。一些外科医生更喜欢用 6cm 长的儿科营养管来支撑这种吻合口。支架的 3cm 被放置在胰管中，剩余部分被放置在空肠中。这种支架通常在几周内通过肠道随粪便排出。

套入术是行胰空肠端端或端侧吻合术。游离胰腺残端使其活动度为 2～3cm，以获得最佳吻合。胰肠吻合术分两层进行，外层由间断的 3-0 丝线缝合而成，其中包括胰腺的包膜和空肠的浆肌层。内层由 3-0 可吸收缝合线完成，其中包括包膜、部分胰腺切缘和整个空肠全层。应该尝试缝合几针将胰管吻合到内层，使其处

于开放状态。完成后，这种吻合将胰颈的切面插入空肠腔内几厘米。胃也可以用一种类似于空肠套入的方法来重新连接胰腺。然而，胰肠吻合术更常见。

胆管吻合术是在胰管空肠吻合口远端 5～10cm 处行肝管空肠端侧吻合术。这种吻合术是用一层间断的可吸收缝合线完成的。最后，根据幽门是否保留进行最后一次吻合，即十二指肠空肠吻合术或胃空肠吻合术。该吻合术可在肝管空肠吻合术远端 10～15cm、空肠横过结肠系膜缺损处近端进行，或者可以在更远端的空肠襻上，在穿过肠系膜缺损的远端，以熟悉的方式进行手术。

手术结束时，胰腺和胆道吻合口附近留有封闭的引流管。一些团队不愿放置引流管，考虑如果术后出现临床上明显的液体积聚，可能需要介入放射学的经皮引流。PD 后的术后管理包括确保患者在 1～2 天内严格禁食，并慢慢地将饮食过渡到流食，然后是逐步耐受固体食物。手术后 1 天，使用鼻胃管（NGT）对胃进行减压，除非引流量很多，否则第 2 天早上通常会拔除胃管。胰腺吻合口周围的引流管通常在患者正常饮食，没有任何明显的富含淀粉酶或胆汁的引流液流出后被拔除。

（二）腹腔镜胰十二指肠切除术

近年来，一种涉及腹腔镜或机器人 PD 的微创方法已被用于特定的病例。然而，考虑到这种操作的技术要求，它主要限于水平高、病源多的中心。大量的数据证实，当外科医生熟练掌握这项技术后，与开腹胰十二指肠切除术相比，腹腔镜 PD 后的并发症发生率或死亡率方面没有显示出差异 [38-40]。此外，两者术后患者的总存活率无明显差异。

在我们机构，腹腔镜手术首先在胰腺周围从左上象限到右上象限在半圆形区域内放置六个戳卡，这些 10mm 的戳卡均匀放置，以便从各个方向进入进行操作。与开腹手术一样，首

先要评估腹部是否有转移性病灶。术者站在患者的右侧，进入小网膜囊，然后用牵引器抬起十二指肠第一部和胃窦。识别肝动脉，并用电钩进行解剖，找到胃十二指肠动脉的起始处，这是下方门静脉的标志，解剖并结扎胃十二指肠动脉。此时，解剖胰腺下部寻找肠系膜上静脉。早期识别门静脉有助于肠系膜上静脉的识别。一旦静脉被发现，就可以在胰腺颈部后方钝性建立隧道，并用牵引带环绕起来。

当成功建立胰颈后方隧道，继而游离胆囊，寻找胆囊管汇入胆总管处，游离胆总管周围的血管，在汇入水平之上横断胆总管。胆总管可以作为一个识别下方的门静脉标记。在胆总管离断并游离后，使用 Kocher 手法游离十二指肠。十二指肠游离后在 Treitz 韧带远端 30~40cm 处确定远端空肠，并用吻合器将其切断。空肠的缝离断末端用 25cm 长的丝线缝合，以便于将空肠远端穿过 Treitz 韧带进行将来的吻合术。接下来，提起结肠，用电钩松解 Treitz 韧带，使用吻合器离断胃窦。

最后使用能量装置于胰腺颈部离断胰腺实质。门静脉和肠系膜上静脉从血管沟中游离，使用能量装置离断钩突与肠系膜上动脉间的交通支。较大的血管分支可能需要用夹子或缝线结扎。当标本被拉到右上腹时，先前缝合的空肠襻将通过 Treitz 韧带缺损被牵拉到合适的位置，以进行胰腺和胆管吻合术。此时可以切开空肠缝线以移除标本。

空肠已经处于合适的位置来完成三个吻合口的重建。这些吻合术类似于开放手术，需要体内缝合。胰腺空肠吻合术可以考虑胰管到黏膜的吻合，也可以采用套入技术。肝管空肠吻合术是通过间断缝合完成的，助手抬起肠襻以方便这一步骤的操作。最后的胃十二指肠空肠吻合术可以采用双层内翻缝合或吻合器吻合。手术结束时，在吻合口周围放置引流管。移除戳卡，关闭戳卡孔。腹腔镜 PD 患者的术后管理流程与开腹手术相似。

（三）远端胰腺切除术

胰腺远端切除术用于治疗位于胰体和胰尾的肿瘤。分期腹腔镜被推荐用于远端胰腺癌患者，因为肿瘤相关性转移在胰腺体、尾部癌患者中更常见。手术采用由剑突至脐下几厘米的垂直中线切口，也可以采用双侧肋骨下切口。使用牵引装置可大大改善视野的暴露。通过将大网膜从横结肠上游离进入小网膜囊。分离脾动脉并使用血管吊带控制。然后，通过分离脾结肠韧带，将结肠脾曲游离至胰腺尾部，使其远离脾脏。脾切除通常与远端胰腺切除一起进行，以获得更好的切缘，并清扫胰尾部和脾门的淋巴结。然而，对于一些良性胰腺疾病，脾脏是可以保留的。用电钩离断脾肾韧带，使脾脏向中线移动。分离并结扎脾胃韧带内的胃短血管。然后在胰尾和胰体后面形成一个平面，也可以游离和控制脾静脉。继续进行解剖，直到达到肿瘤以外的足够边缘。在此水平分离脾动、静脉，缝合结扎。接下来使用能量装置横断该缝合线远端的胰腺实质。胰腺断端应该使用可吸收缝线进行间断的 U 形缝线，以减少胰腺断端瘘的风险。如果能辨认出主胰管，应该用可吸收的单股缝线进行缝合，或者可以用直线切割切断胰腺。在手术完成之前，应该对胰腺边缘进行冰冻切片，以确认病变的完全切除。

远端胰腺切除术后患者的术后处理与 PD 相似，但患者发生胰瘘的风险较 PD 高。患者早期即可进食固体饮食。如果手术引流管位置合适，可用来监测有无胰瘘的迹象。从理论上讲，切除脾脏确实会增加患者术后脓毒症的风险，在术前或康复后接种肺炎球菌、脑膜炎奈瑟菌和流感嗜血杆菌疫苗。

近年来，腹腔镜手术已成为胰腺远端切除加脾切除或不加脾切除的标准方法。与开腹手术相比，腹腔镜胰腺远端切除术的结果相似，并发症发生率和死亡率没有任何增加[42-46]。此外，腹腔镜胰腺远端切除术与开腹胰腺远端切除术的长期存活率相当。

六、手术并发症

在过去的几十年里，胰腺手术取得了显著的进步，手术流程的改进大大降低了手术并发症发病率和死亡率。目前在较大的临床中心，PD 后的死亡率只有 2%～3%。然而，胰腺切除术后的一些术后并发症仍然很常见。最常见的并发症是胃排空延迟（DGE）和胰瘘；术后出血要少得多，但有可能致命。

（一）胃排空延迟

DGE 是指在没有梗阻的情况下胃不能正常排空。更具体地说，国际胰腺外科研究小组（ISGPS）将 DGE 定义为患者在术后第 1 周末无法恢复标准饮食，通常需要延长患者的鼻胃插管时间[47]。研究表明，PD 后 DGE 的发生率高达 45%，尽管大多数大型系列研究估计 DGE 的发生率在 12%～15%。ISGPS 根据患者的情况将 DGE 分为三级（A 级、B 级和 C 级）。A 级 DGE 患者在第 7 天时不能耐受口服，需要在术后第 4～7 天进行鼻胃插管（NGT），或者在第 3 天后更换 NGT。此级别的呕吐并不常见。B 级 DGE 患者在术后第 14 天时不能耐受口服，在第 8～14 天需要 NGT，或者在第 7 天后重新插入。在最严重的 C 级 DGE 中，患者在术后第 21 天后不能耐受口服，并且在术后 14 天仍需要 NGT。恶心和呕吐通常见于 DGE 的 B 级和 C 级，通常根据症状或上消化道成像的胃排空延迟做出诊断依据。早期的研究表明，保留幽门的 PD 可能会降低 DGE 的发生率，但比较经典 PD 和保留幽门的 PD 的大型研究结果多为模棱两可。DGE 的治疗取决于个体分级和症状的严重程度，通常从给予促动力药物（如红霉素）和改变饮食开始，到延长肠外营养支持的治疗。通过这些干预措施，症状通常会得到缓解，大多数患者能够耐受口服饮食。

（二）胰瘘

胰瘘是胰腺导管上皮与另一上皮表面的异常连接，导致富含胰酶的液体渗漏。根据国际胰瘘研究小组（ISGPF）的说法，术后胰瘘是由胰肠吻合口未能愈合或与吻合口无关的实质渗漏所致[50]。胰瘘通常通过测量胰周引流管液中淀粉酶的含量来诊断，引流管中淀粉酶含量在术后第 3 天或之后超过血清淀粉酶 3 倍以上是胰瘘的诊断标准。PD 和胰腺远端切除术的胰瘘发生率相似，两种手术的胰瘘发生率为 3%～28%。根据患者的一般状况、是否需要肠外营养和（或）引流，以及再次手术的可能性，已经定义了三种不同的胰瘘等级（A 级、B 级和 C 级）。合并 A 级胰瘘的患者一般状况好，不需要特殊干预。B 级胰瘘通常发生在一般状况良好的患者，但可能需要肠外营养或带管时间延长，直至瘘口愈合。最严重的形式是 C 级瘘管，患者一般情况较差，需要肠外营养、介入性引流，甚至可能需要再次手术治疗[50]。胰瘘的发生与较长的住院时间有关，但大多数患者可以在不需要额外手术的情况下得到有效治疗。

（三）术后出血

一种罕见但危及生命的并发症是术后迟发性出血，考虑到切除的位置和范围，PD 后的发生率高于胰腺远端切除术。ISGPS 根据发病时间、部位和严重程度对胰腺切除术后出血进行定义和分类[51]。轻度出血定义为血红蛋白浓度下降低于 3g/dl。相反，严重出血涉及大量失血，血红蛋白下降超过 3g/dl，需要紧急干预才能治疗。早期出血发生在手术后 24h 内，而晚期出血定义为手术后 5 天及以上。晚期出血通常是由胰瘘或附近感染形成的假性动脉瘤引起的，导致富含淀粉酶的液体侵蚀血管。术后出血可发生腔内出血进入胃肠道或腔外出血进入腹腔。因此，患者可能会出现上消化道出血、血流动力学不稳定的迹象，或者除了血红蛋白下降外没有其他症状。术后出血首选动脉栓塞治疗。手术探查和治疗适用于患者病情极不稳定而不能进行介入治疗或栓塞不成功的情况。如果出现这种并发症，死亡率很高。

七、壶腹周围癌切除后的存活率

一项对接受壶腹周围腺癌切除术患者的生存分析研究发现，胰腺癌切除后的 5 年肿瘤特异性生存率为 15%，远端胆管癌为 27%，壶腹腺癌为 39%，十二指肠腺癌为 59%[52]。因此，尽管有共同的部位和相同的手术切除，生存仍受到潜在的肿瘤生物学的影响。此外，尽管肿瘤类型不同，但分化良好、淋巴结阴性、切缘阴性（或 R_0）的患者的 5 年生存率有所提高。与胰头部左侧相比，病变位于胰头右侧的胰腺癌患者中位生存时间和 5 年总生存率更高[52]。其他与生存率高相关的因素包括肿瘤体积小、淋巴结阴性、肿瘤分化良好或中度及切除切缘阴性。早期肿瘤的存活率也得到了改善。对于胰腺癌，局部病变的 5 年存活率为 27%，而区域扩散到淋巴结的存活率为 11%，转移性疾病的 5 年存活率仅为 2%。根据分期，胆管肿瘤、壶腹腺癌和十二指肠腺癌也有相似的生存期差异。

八、不能切除疾病的姑息性治疗

由于大部分壶腹周围癌患者诊断时已处于晚期，往往无法进行根治性治疗。据估计，多达 80% 的胰腺恶性肿瘤患者将出现无法切除或转移相关的疾病。因此，需要手术和非手术相结合对症治疗。在大多数患者中，非手术姑息是治疗的首选，手术是用于不能通过保守方法进行充分管理的患者。需要姑息治疗的三个主要症状是梗阻性黄疸、胃出口梗阻和疼痛。

（一）胆道减压

大多数壶腹周围癌患者会因为肿瘤的位置而出现胆道梗阻。通常，这种梗阻会导致黄疸、腹部不适、瘙痒和恶心等症状。许多患者需要内镜或外科手术进行胆道减压，以解除梗阻，缓解症状，提高生活质量。早期病例可通过手术切除原发肿瘤来实现。然而，对于转移性或不能切除壶腹周围肿瘤的患者，这需要胆道支架植入或外科旁路手术。

胆道减压可以通过内镜或外科手术来完成。内镜支架植入术包括在胆道树内放置金属或塑料支架，以提供胆汁通过梗阻区域的通道。传统治疗中多使用塑料支架，但需要定期更换，而且容易闭塞和迁移。因此，近年来，自膨胀式金属支架得到了更广泛的应用。与塑料支架相比，这些支架的直径更大，闭塞的可能性也更小。然而，由于肿瘤向内生长它们仍存在被堵塞的可能，但其无法取出更换成为后续的问题[53]。PTC 引流管放置是一种在内镜手段失败时解除胆道梗阻的选择，但增加了包括胆道出血和胆瘘在内的并发症的风险。

同样，可以通过肝管空肠吻合术、胆囊空肠吻合术或胆总管空肠吻合术进行外科旁路手术，提供胆道和小肠之间的直接联系，从而绕过梗阻。最有效的手术是肝管空肠吻合术，方法是切除胆囊，胆囊管胆总管汇合处离断肝总管[54]。胆管与空肠环（需要在输入和输出襻之间进行 Braun 空肠吻合术）或与 Roux-en-Y 肠襻之间进行吻合术。与其他手术方法相比，肝管空肠吻合术的失败率较低。胆囊空肠吻合术由于胆囊管汇入胆总管的位置往往靠近原发梗阻部位，因此胆道再发梗阻概率较高。然而，外科旁路术倾向于保留给那些适合手术且内镜手段无法解除梗阻的患者。

内镜和外科胆道减压术的比较表明，虽然每种方法都有相关的获益和风险，但并没有明显的优势。大多数研究都是回顾性的，只包括一小部分患者，尽管进行了数量有限的早期随机对照试验来比较这两种方法。这些内镜胆道引流和旁路手术的随机试验显示，两种方法的发病率或总存活率没有差异[56-59]。一般而言，内镜支架置入术住院时间较短，但长期并发症的发生率较高。相反，旁路手术与较长的住院时间和增加早期并发症有关，但长期并发症较少。因此，在内镜和外科分流术之间处理胆道梗阻的决定涉及几个患者因素的考虑，以确定每个患者的最佳治疗方案。然而，在高度专业化的中心，内镜治疗传统上是一线治疗，手术是为这些方法失败的患者保留的。

（二）胃减压

壶腹周围肿瘤通常会导致胃出口梗阻的症状，其中包括持续的恶心和呕吐、疼痛、进食困难和生活质量下降[60]。这些症状是肿瘤压迫十二指肠或由于肿瘤浸润腹腔神经丛而导致运动障碍的结果[61]。无法接受手术切除肿瘤的患者将需要其他机制来缓解症状，在大多数情况下，这可以通过十二指肠支架置入或经皮胃造口管加空肠营养来实现。

接受剖腹探查并发现不能切除的患者可以接受十二指肠旁路胃空肠吻合术，通常结合手术胆道减压。早期的研究比较了有无胃旁路的肝管空肠吻合术，发现双旁路有利于预防胃空肠吻合术后胃出口梗阻的发生[62]。一项研究显示，单独行肝管空肠吻合术的患者中有 19% 发生胃出口梗阻，而姑息性胃肠吻合术的患者中无一例发生胃出口梗阻[63]。此外，在术后住院天数、发病率、手术死亡率和总存活率方面，行肝总管空肠吻合术的患者之间没有差异。因此，大多数接受姑息性旁路手术的患者将接受胃空肠吻合术和肝管空肠吻合术，尽管争议仍然存在。

对于不适合手术的患者，十二指肠支架置入术是治疗胃出口梗阻的一种潜在方法。进行上消化道内镜检查，在十二指肠置入自膨式金属支架，成功率为 90%～100%[64-66]。此外，支架置入的并发症发生率非常低。内镜支架置入术是否优于外科旁路术还有待观察。研究表明，内镜十二指肠支架置入术与外科旁路术的结果相当，在住院费用、并发症发生率或死亡率方面没有差异[67]。此外，内镜支架置入术与较短的住院时间和较快的进食恢复有关。然而，很少有随机对照试验比较这两种方法，大多数研究只涉及少量患者且为回顾性分析。因此，虽然这两种手段都可能有效，但内镜和外科旁路之间的决定应该基于个体和患者接受这两种手术的适合性。与胆道减压一样，传统上首选内镜方法作为一线治疗，手术保留给这些方法失败或不能用支架进行充分治疗的患者。

（三）疼痛控制

对于可切除或不可切除的壶腹周围肿瘤患者，充分的疼痛控制仍然是治疗的一个重要方面。壶腹周围肿瘤，尤其是那些体积较大的肿瘤，可能会导致严重的腹部和背部疼痛，严重降低患者的生活质量。这些肿瘤的标准疼痛治疗包括麻醉性和非麻醉性止痛药，如非甾体抗炎药。此外，经皮或开放的腹腔神经丛阻滞手术可用于减轻疼痛和减少麻醉性止痛药的需求。腹腔神经丛阻滞包括在 EUS 或 CT 引导下用酒精或其他神经溶解液破坏腹腔神经节和（或）内脏神经[68-69]。这也可以在姑息旁路手术时进行，尽管鉴于非侵入性技术的进步，这种操作不太常见。接受腹腔丛阻滞的患者在 4 周和 8 周后疼痛评分较低，而且需要较少的麻醉性药物来实现充分的疼痛控制[68]。其他研究表明，腹腔丛阻滞的疼痛缓解可以持续数月甚至数年[70]。腹腔丛阻滞后的不良反应是轻微的和短暂的，如局部疼痛、低血压和腹泻。

九、化学疗法
（一）新辅助治疗

化疗和放疗的时机是壶腹周围肿瘤的一个重要考虑因素，特别是在可切除的患者中，因此新辅助化疗有几个潜在的好处。许多肿瘤学家和外科医生倾向于使用新辅助化疗来评估肿瘤的生物学特性。一些患者被发现是可以切除的，但在切除后几周到几个月出现转移[71]。理论上，给予新辅助化疗可以让侵袭性肿瘤生物学有时间显现，从而使患者避免了因肿瘤手术带来的并发症以及死亡。此外，随着更有效的治疗方案的出现，新辅助治疗可能对早期全身控制有好处。此外，研究表明，无论患者接受新辅助化疗还是辅助化疗，总体存活率都是相似的[72]。然而，有证据表明，术后并发症会延误或阻碍辅助化疗的实施，有可能导致更糟糕的结果[73]。因此，在其他情况不允许辅助治疗的情况下，新辅助化疗的实施还能确保患者接受全程化疗。

（二）辅助治疗

经证实，壶腹周围肿瘤手术切除后给予辅助化疗可提高存活率。早期的研究包括所有壶腹周围癌，但最近的试验适当地集中在每一种肿瘤类型上，从而更好地了解了它们的生物学特征。研究最多的是胰腺癌，有几个试验评估了胰腺癌切除后的辅助治疗。第一个大型试验是 1985 年的胃肠道肿瘤研究小组（GITSG）试验。GITSG 试验表明，与未接受额外治疗的患者相比，接受氟尿嘧啶联合辅助放疗和化疗的患者的总体存活率更高，包括治疗组中在手术后存活超过 5 年的 3 例患者[74]。近年来，欧洲一些中心又进行了一系列多机构试验，进一步评估胰腺癌切除术后的辅助治疗。Charité-Onkologie 001（CONKO-001）试验旨在评估辅助化疗对无病存活率的改善，是否提高总存活率[75]。患者随机接受吉西他滨辅助治疗 6 个月或仅进行单独观察。CONKO-001 研究表明，与观察组相比，治疗组的无病存活率和总存活率都有显著提高，甚至在手术后 5 年也是如此。

欧洲胰腺癌研究小组（ESPAC-1）试验将接受手术切除的胰腺癌患者随机分为四组：单独放化疗组（2 周内 20Gy 加氟尿嘧啶）、单独化疗组（氟尿嘧啶）、放化疗加化疗或单独观察[76]。此研究显示，与未接受化疗的患者相比，接受化疗的患者存活率更高。然而，有趣的是，这项研究

表明，与放化疗相比，以氟尿嘧啶为基础的单独化疗提供了显著的生存获益，而放化疗实际上显示出了不利的影响。这一发现一直存在争议，因为一些较小的研究表明放化疗有潜在的好处，特别是在预防局部复发方面。基于 ESPAC-1 的结论，ESPAC-2 和 ESPAC-3 试验进一步评估了不同化疗药物在切除后的生存益处，即放化疗不如单独化疗。ESPAC-3 患者随机接受氟尿嘧啶或吉西他滨治疗 6 个月，结果无显著差异。两组患者的无进展生存率或总体生存率相似[77]。总体而言，这些研究证实，所有胰腺癌患者切除后辅助性化疗对生存都有好处。

远端胆管癌、壶腹癌和十二指肠癌切除后辅助化疗和放疗的作用还不太清楚，因为这些疾病很少见，而且缺乏评估辅助治疗效果相关的随机对照试验。回顾性研究和小型机构研究表明，与单纯手术相比，接受手术切除后进行辅助化疗的胆管癌患者的总生存期更长[78, 79]。然而，这些研究通常包括患有不同胆道恶性肿瘤（包括胆囊癌）的患者，这限制了它们对远端胆管癌的适用性。

十、结论

壶腹周围肿瘤是一组具有共同的位置和临床表现但生物学行为各不相同的肿瘤。虽然这些肿瘤通常表现出相似的症状，但预后和治疗取决于癌症的特定类型。胰腺癌是最常见的壶腹周围肿瘤，因此仍然是最好的研究对象，尽管在四种主要肿瘤类型中预后最差。手术切除仍然是大多数患者治愈的唯一机会，应该在适当的时候进行手术。然而，很明显，没有一种单一的方法可以有效地治疗这些患者；因此，除了手术外，还需要使用化疗和放射治疗来延长生存时间。随着这些肿瘤的诊断和切除水平都取得了新的进展，壶腹周围肿瘤的治疗前景看好。

第97章
胰腺神经内分泌肿瘤
Neuroendocrine Tumors of the Pancreas

Daniela P. Ladner　Jeffrey A. Norton　著
彭　健　陈　杰　译

摘要　　胰腺神经内分泌肿瘤是一种罕见的肿瘤，可以分为功能性和非功能性。除了胰岛素瘤，其他通常是恶性的。胰腺神经内分泌肿瘤的预后可通过 Ki-67 百分率来评估，所有肿瘤都应该进行评估。功能性肿瘤是通过与激素分泌相关的特殊检测来诊断的。计算机断层扫描和磁共振成像具有一定的价值，但不如新受体的 DOTATOC 敏感。手术切除是唯一的根治方法，对所有局部甚至转移性肿瘤都有效。其他疗法如依维莫司、肽相关放疗、生长抑素类似物等正在研发中。

关键词：胰腺神经内分泌肿瘤；胰岛素瘤；生长抑素受体显像；DOTA；手术

胰腺神经内分泌肿瘤（pancreatic neuroendocrine tumor，PNET）的总体患病率和发病率很低，为 1/100 万至 6/100 万[1]，但目前还在不断上升中[2]。胃泌素瘤和胰岛素瘤是最常见的两种功能性神经内分泌肿瘤。通常，除胰岛素瘤是良性以外，大多数 PNET 是恶性的。这类肿瘤的恶性诊断可基于 Ki-67，一种细胞增殖的标志物进行评估。PNET 是否为恶性很难根据组织学进行诊断，但通常发现病灶时合并转移。证实某种 PNET 属于恶性肿瘤。

除胰岛素瘤外，PNET 还包括生长抑素瘤、胰高血糖素瘤、胰多肽瘤、血管活性肠肽瘤、生长激素释放因子瘤、促肾上腺皮质激素生成瘤、甲状旁腺激素相关蛋白产生性肿瘤、神经降压素瘤和无功能性神经内分泌肿瘤。其中，大部分非功能性肿瘤是 PNET 最常见的肿瘤。所有 PNET 均分泌嗜铬粒蛋白 A，这也提示其可作为 PNET 的一种肿瘤标志物[3]。高水平的嗜铬粒蛋白 A 与肿瘤高负荷相关。胰腺内分泌肿瘤可产生多种激素[3-5]。这些发现表明胰腺内分泌肿瘤起源于未成熟胰腺干细胞的去分化。最近的一项研究发现了一种胰腺神经内分泌肿瘤干细胞，并且 c-MET 的表达是恶性生长的一个预测因子[6]。

显微镜下，PNET 是由一片小而圆且核质均匀的细胞组成（图 97-1）。有丝分裂象很罕见（Ki-67：1%～2%），且不能通过组织学外观来精准地确定良恶性[7]。

一些研究表明，PNET 可以依据其是否具有侵袭性的行为进行分组。侵袭型包括胰高血糖素瘤、血管活性肠肽瘤、生长抑素瘤和大多数无功能肿瘤。侵袭性肿瘤的特点是病程短，体积大，存在肝转移，长期生存率低。研究表明，许多临床和肿瘤的因素是发生侵袭性生长的预测依据。这些因素包括肝转移、淋巴结转移、局部浸润、原发性肿瘤直径 > 2cm、无功能性肿瘤和不完整肿瘤切除。PNET 通常是富血供的肿瘤，并且在胰腺 CT 动脉期强化明显。然而也有些肿瘤强化并不明显，这可能与肿瘤侵袭能力有关[8]。

PNET 发病的分子机制逐渐开始被阐明。最近的研究表明，位于 18 号长臂 21 区（18q21）的肿瘤抑制基因 DPC4 的改变可能诱使肿瘤形成。MEN-1 抑癌基因产物 Menin 的具体作用不详，尽管其多种相互作用表明其在转录调控、DNA 加工、修复及完整细胞骨架的形成过程中可能发挥关键作用。如前所述，c-MET 基因高表达表明 PNET 的行为更具侵袭性[6]。

胰腺内分泌肿瘤多发于家族性疾病，其中最常见的是多发性内分泌肿瘤（MEN-1）。而 PNET 在 I 型神经纤维瘤、希佩尔 - 林道综合征（von Hippel-Lindau disease，VHL）和结节性硬化症患者中发病率更高。有病例报道发现有同时罹患十二指肠生长抑素瘤和胃泌素瘤的 I 型神经纤维瘤的患者。在希佩尔 - 林道综合征患者中，17% 的患者患有胰腺内分泌肿瘤（包括腺瘤和腺癌）。除此之外，结节性硬化患者可能有较高胰岛素瘤和无功能 PNET 的发病率。

一、胰岛素瘤

胰岛素瘤是来源于胰岛 β 细胞的肿瘤，其可以分泌胰岛素从而引起低血糖症。胰岛素瘤的患病率每年约为 1/100 万[9]。与其他胰腺神经内分泌肿瘤不同，这些肿瘤通常是良性的（90%），极少数为恶性（10%）。它们均匀分布在整个胰腺中。患者为散发病例（80%）或为家族性综合征的一部分（MEN-1）。散发性的肿瘤是单发的，而且很小（直径＜ 2cm），因此难以定位[9]。而家族性的肿瘤通常较大（直径＞ 3cm），且常为多发。

（一）症状与诊断

Whipple 三联征是胰岛素瘤诊断的重要依据：低血糖症状，血糖＜ 45mg/dl，服用葡萄糖后症状缓解。急性神经低血糖症状包括焦虑、头晕、迟钝、神经错乱、无意识、性格改变和癫痫发作。症状通常在运动或禁食后更严重。80% 的患者或有体重增加。大多数（60%～75%）患者为女性，且许多患者都接受过精神心理评估。也有许多患者被诊断患有神经系统疾病，如癫痫、脑血管意外或短暂性脑缺血发作。在一项对 59 例胰岛素瘤患者的回顾性分析中发现，从症状出现到诊断时间的间隔为 1 个月到 30 年，诊断的中位时间为 2 年。5%～10% 胰岛素瘤患者也患有 MEN-1，应根据病史、症状、体检和生化检查进行排除。

对可能患有胰岛素瘤的患者应该进行 72h 诊断性禁食。我们必须排除假性低血糖，即注射外源性胰岛素或口服降糖药后出现与胰岛素瘤完全相同的症状。假性低血糖更常见于女性，使用胰岛素或口服降糖药的患者应警惕假性低血糖。通过气相色谱质谱法检测尿磺酰脲浓度可以判断口服降糖药的使用情况。胰岛素瘤患者体内无抗胰岛素抗体。低血糖时胰岛素原或 C 肽的血清浓度的增加有效地排除了假性低血糖的诊断，因为外源性胰岛素不含有这些蛋白质，并且抑制内源性产生。因此，慢性肾衰竭患者很难诊断胰岛素瘤，因为低血糖可能是由于其他原因引起的。

任何有低血糖症状和病史的患者，应在医院的严密监管下，进行 72h 的诊断性禁食。禁食期间，患者只能喝水或无热量的饮料。这个试验旨在可控的环境中诱发低血糖症状，以便可以在出现症状时测量血清葡萄糖和胰岛素水平。每隔 6h 及出现症状时测量血液中的血糖和免疫反应性胰岛素浓度。如果患者出现神经精神症状，如精神错乱、神志改变、头晕或癫痫发作，则应立即测量血清中葡萄糖，胰岛素、C 肽和胰岛素原水平，并中止禁食。同时静脉注射右旋葡萄糖以减轻低血糖症状。

如果患者出现低血糖症状，血清葡萄糖水平＜ 45mg/dl，同时胰岛素水平＞ 5μU/L，则可以诊断为胰岛素瘤。服用葡萄糖可以缓解症状。

血清 C 肽（＞ 0.7ng/ml）和胰岛素原的水平升高可进一步确诊并排除假性低血糖。60% 的胰岛素瘤患者在禁食后 24h 内出现症状，几乎所有患者在 72h 内出现症状[10]。

（二）术前定位

散发性非家族性胰岛素瘤可能术前很难精确定位。因此，在考虑手术之前，必须明确诊断。超声检查是定位胰岛素瘤的一项初步检查。与回声更强的胰腺组织相比，肿瘤回声很弱。然而，只有约 20% 的胰岛素瘤能通过超声检出，尤其在肠道气体和脂肪的影响下则更难检出。

经静脉注射对比剂和连续切片的薄层胰腺 CT 检查（图 97-2）可作为非侵入性检查首选。与周围的胰腺实质相比，肿瘤血管丰富。CT 可以发现至少 80% 的胰岛素瘤，并且可有助于肝转移的诊断。磁共振成像是一种新型但同样敏感的检查。胰岛素瘤在 T_2 加权像上表现为高信号。MRI 的敏感性与 CT 相同，并随肿瘤增大而增加。

生长抑素受体显像（SRS）或奥曲肽扫描已成为胰腺神经内分泌肿瘤的重要检查。其成像原理基于 2 型生长抑素受体的密度。放射性标记的奥曲肽通过生长抑素受体与肿瘤结合，

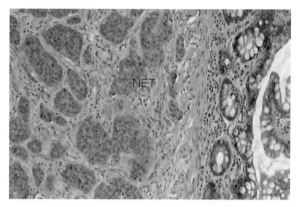

▲ 图 97-1　十二指肠壁内的神经内分泌肿瘤（NET），本图为生长抑素瘤

导致肿瘤在全身伽马相机显像中显示为"热点"。尽管 SRS 正确识别了 90% 的神经内分泌肿瘤和类癌，但小胰岛素瘤在 SRS 上通常不可见，而联用超声内镜（EUS）诊断胰岛素瘤的敏感性高于 90%。DOTA 扫描是一种更新型的 SRS。在 PNET 中，它比奥曲肽扫描成像更好，目前已取代奥曲肽扫描成为术前影像检查的首选[11]。

（三）侵入性定位检查

约 50% 的小胰岛素瘤（＜ 2cm）患者，无法通过无创成像检测出来。EUS（图 97-3）是一项重要的检查手段，它可以识别 2～3mm 的小肿瘤。PNET 可以通过细针穿刺活检明确诊

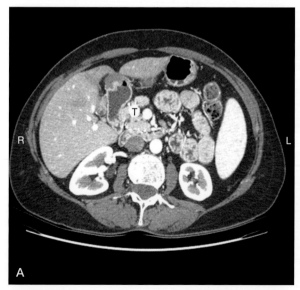

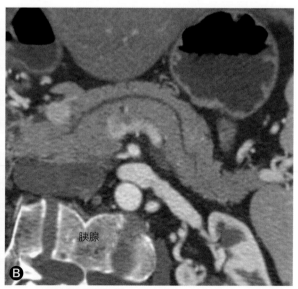

▲ 图 97-2　**A.** 胰头内小胰岛素瘤（**T**）的 **CT** 图像；**B.** 同一个 CT 图像的三维重建，显示胰头富血管的胰岛素瘤

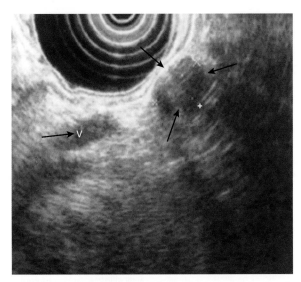

▲ 图 97-3　胃部超声内镜，换能器显示胰腺尾部有一个小的低密度肿块（胰岛素瘤）（箭）。与脾静脉（V）的关系也可见

断和定位 [12]。EUS 的灵敏度为 70%～90%，特异性接近 100%。EUS 检测灵敏度在胰头部比在胰体和胰尾部更准确。尽管这项检查前景优越，但仍存在一些局限性，包括假阳性结果，如将副脾或胰腺内淋巴结诊断为 PNET。CT 是 EUS 的一项有效辅助诊断方法，可对肝脏成像并排查播散性恶性肿瘤。

尽管进行了大量术前影像学检查，一小部分胰岛素瘤仍十分隐匿。如果根据 72h 禁食的结果确定诊断时，还应进行外科手术探查包括视诊、触诊和术中超声检查（IOUS）[13]。研究表明，手术探查联合 IOUS 能识别几乎所有胰岛素瘤。

（四）治疗

药物治疗应预防低血糖症。急性低血糖症最初通过静注葡萄糖治疗。在确定诊断和肿瘤定位时，可以通过频繁进食高碳水化合物饮食（包括夜间餐）来预防低血糖。饮食中添加玉米淀粉可能会延长和减慢葡萄糖的吸收。对于在两次进食之间频繁低血糖的患者，可以每天口服 400～600mg 剂量的二氮嗪。二氮嗪可抑制约 50% 胰岛素瘤患者的胰岛素释放。在一些患

者中，钙通道阻滞药或苯妥英钠可抑制胰岛素的分泌。奥曲肽结合并激活表达细胞上的生长抑素受体。然而，它抑制胰岛素释放的作用尚不明确。

胰岛素瘤患者低血糖的长期药物治疗通常只适用于其中少数（＜ 5%），包括在全面术前检查和剖腹探查后未定位、未切除的肿瘤患者，以及转移性、不可切除的恶性胰岛素瘤患者。而恶性胰岛素瘤和难治性低血糖的患者则可能需要放置植入式葡萄糖泵以持续输注葡萄糖。

手术是胰岛素瘤唯一的治疗方法。因为大多数胰岛素瘤都是良性的和小的，手术的目标是精确定位肿瘤并以最低的发病率将其切除。术中超声是胰岛素瘤手术的重大突破 [13]，尽管在大多数情况下，肿瘤是通过术前其他影像学检查或术中外科医生视诊或触诊来定位的。

中线或双侧肋下切口可以在术中充分暴露肿瘤。因为几乎所有的胰岛素瘤都位于胰腺内，所以延长 Kocher 切口，打开小网膜囊，这样就可以探查整个胰腺。肿瘤表现为一个坚硬的、结节状的、孤立性的肿块。它可能呈现褐紫色，形像樱桃。在进行术中超声定位应使用高分辨率的近场换能器（10～15MHz）[13]。与胰腺相比，神经内分泌肿瘤更透声（图 97-4）。应该从两个方向成像，来确定其真性结构。最近一项对

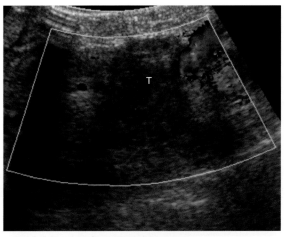

▲ 图 97-4　术中超声显示胰头内肠系膜上静脉（蓝色）和动脉（红色）右侧有一个小而低密度声透性好的肿瘤（T）。该肿瘤为胰岛素瘤，术中超声有助于摘除

37 例患者的连续研究显示，IOUS 发现了 35 例（95%）肿瘤，其中 2 例漏诊在胰尾。研究也对肝脏进行检查，对可疑病变进行活检或切除。

术前明确定位（包括 CT）的患者可考虑腹腔镜手术。在这些患者中，利用腹腔镜超声对肿瘤进行成像并指导切除，取得了良好的效果。接受腹腔镜胰岛素瘤切除术的患者术后疼痛更少，住院时间更短，恢复时间更快，妊娠期间出现的胰岛素瘤已有报道，通常在胎儿分娩或终止妊娠时进行治疗。

二、多发性内分泌肿瘤 1 型

MEN-1 是一种常染色体显性遗传疾病，肿瘤发生在多个内分泌器官。典型的患者有原发性甲状旁腺功能亢进，继发于甲状旁腺腺瘤（94%）、垂体腺瘤（35%）（最常见的是泌乳素瘤），以及可能是恶性的多个 PNET（75%）。胃泌素瘤和胰岛素瘤是 MEN-1 患者中最常见的功能性神经内分泌胰腺肿瘤，约分别占神经内分泌肿瘤综合征的 50% 和 20%。非功能性胰腺内分泌肿瘤和胰腺多肽瘤是在 MEN-1 患者中最常见的 PNET，因为这些肿瘤几乎总是在对胰腺进行详尽的病理学检查后才发现的。患者可能还患有整个神经内分泌系统的脂肪瘤、甲状腺瘤、肾上腺皮质腺瘤或癌及类癌。

在罕见的 PNET 中，MEN-1 存在于约 3% 的胰高血糖素瘤患者，1% 的血管活性肠肽瘤患者，33% 的分泌生长激素释放因子（GRF）的患者和 5% 的生长抑素瘤患者。

MEN-1 患者的遗传缺陷已定位在 11 号染色体的长臂上，并与骨骼肌糖原磷酸化酶基因相关。这些研究表明，MEN-1 患者的内分泌肿瘤的发生符合肿瘤形成的克努森"二次打击"模型，其中一个染色体中的遗传突变未被另一正常染色体的体细胞缺失或突变掩盖，从而消除了正常基因的抑制作用。相反，在散发的 PNET 患者中，似乎没有因同一基因的纯合失活而形成肿瘤。在 MEN-1 患者的血浆中已鉴定出生长因子。此外，一种在组织培养中对甲状旁腺细胞有丝分裂的循环血因子也已经被鉴定出来，随后的研究表明，该因子与成纤维细胞生长因子相似。然而，最近的证据表明甲状旁腺具有相似的克隆异常，因此它们代表相同的肿瘤[14]。

（一）诊断

所有出现胰腺神经内分泌肿瘤的患者都应考虑其患有 MEN-1 的可能。应仔细询问一级亲属的家族史，并应检查可疑合并症，如肾结石、甲状旁腺功能亢进症、低血糖症、消化性溃疡病、腹泻、库欣综合征和泌乳素瘤等。所有年龄 < 40 岁的因多腺体疾病而表现为原发性甲状旁腺功能亢进的患者，即使其没有 MEN-1 家族史，也应进行胰腺内分泌肿瘤筛查。体查应排除 MEN-1 中可能存在的脂肪瘤。如果怀疑存在 MEN-1，则需要筛查其他家庭成员。评估应包括检测血清钙、胃泌素、葡萄糖、PP、嗜铬粒蛋白 A 和催乳素的水平。

每位具有神经内分泌肿瘤生化证据的患者均应接受全面的放射影像学评估，以确定手术的可行性。在放射学评估期间，应使用药物治疗来缓解激素分泌过多所引起的症状。显然，在一些神经内分泌肿瘤（如血管活性肠肽瘤）患者中，药物缓解激素分泌过多改善了手术结局并降低了手术并发症发生率。

（二）治疗

MEN-1 中同时患有原发性甲状旁腺功能亢进症和 Zollinger-Ellison 综合征患者，手术纠正原发性甲状旁腺功能亢进（三个半腺体甲状旁腺切除术）应该在胰腺手术之前进行。因为纠正高钙血症将极大地改善 Zollinger-Ellison 综合征的体征和症状。如果存在 MEN-1，病理将证实胰腺内有多个神经内分泌肿瘤，因此患者很少通过手术治愈，但大多数专家建议神经内分泌肿瘤 > 2cm 的患者接受手术，因为这些肿瘤发生肝转移的可能性更高。内科治疗只能控制症状，肿瘤切除是治疗恶性 PNET 的唯一有效方法。由于是多发性肿瘤，MEN-1 患者手术切除效果更好。因此，对于局限性、可切除、影像学可见（2cm 或更大）的肿瘤患者，建议采用 Whipple 手术（对于胰头肿瘤）或远端胰腺切除术（对于胰体和胰尾肿瘤）。

（三）预后

许多相关因素都会影响患者手术效果（包括术前影像学检查的肿瘤位置），原发肿瘤是否位于胰腺或十二指肠内，胰腺受累的确切区域（头部、体部或尾部），肝脏或其他远处转移的存在，以及是否可以切除，是否是家族性或散发性神经内分泌肿瘤，以及其他合并症，这些都可能限制患者接受手术治疗。治疗成功的定义不必与治愈等同，因为减少药物用量，症状减少，生存期延长，都具有相当大的临床价值。很明显，对于每一个患者来说，神经内分泌肿瘤可能是恶性的，手术可以准确地对疾病进行分期，也可能是治愈性的，甚至对于那些转移性神经内分泌肿瘤的患者也是如此。

高风险 MEN-1 的家庭应进行遗传咨询和筛查。这些患者进入临床筛查，可以早期发现和治疗与 MEN-1 相关的肿瘤，并及时治疗甲状旁腺功能亢进。

三、生长抑素瘤

生长抑素瘤是一种由胰腺胰岛 D 细胞或十二指肠分泌过量生长抑素的罕见内分泌肿瘤。生长抑素过量会导致以脂肪泻、轻度糖尿病和胆石症为特征的综合征。生长抑素是最初在下丘脑中发现的一种抑制性激素。它具有抑制生长激素的能力，因此被称为生长激素释放抑制激素。生长抑素瘤综合征包括糖尿病、胆石症、体重减轻和贫血。随后又发现患者存在腹泻、脂肪泻和胃酸缺乏等症状。生长抑素抑制大多数其他胃肠道激素的释放。它会降低许多

胃肠道功能，其中包括胃酸分泌，胰酶分泌和肠道吸收。它也减少肠道运动和运输时间。与十二指肠的生长抑素瘤相反，胰腺生长抑素瘤与 von Reckinghausen 综合征无明显相关。

（一）临床症状

胰腺或肠道生长抑素瘤的发病年龄通常在 60 岁左右，男女发病率相当。最初的症状是糖尿病、胆石症和脂肪泻。据报道，胰腺生长抑素瘤患者中有 60% 出现葡萄糖耐量受损及糖尿病，70% 出现胆结石，30%～68% 出现腹泻和脂肪泻，86% 出现低氯血症。体重减轻可能是继发于腹泻和吸收不良。

（二）诊断

在大多数情况下，生长抑素瘤是在胆囊切除术时或常规影像学检查中偶然发现的。在 75% 的病例中，当诊断时其一般已发生转移，并且 > 5cm。大多数生长抑素瘤位于胰腺内。尽管胰岛 D 细胞在整个胰腺分布均匀，但 2/3 的肿瘤位于胰头，其余的位于十二指肠、壶腹或小肠。

诊断生长抑素瘤需要证明组织中生长抑素浓度升高，或者空腹血浆生长抑素水平升高。当生长抑素水平 > 14pmol/L 提示生长抑素瘤的诊断。CT 是一项敏感的影像学检查，因为在诊断时肿瘤通常比较大。另外，MRI 和 EUS 结合组织活检和细胞学检查或生长抑素受体扫描有助于诊断。随着对生长抑素瘤的更深层次认识和可靠的血液中生长抑素测定方法的建立，早期诊断生长抑素瘤是有可能的。

（三）治疗

大多数生长抑素瘤是孤立的，位于胰头或十二指肠内。这些肿瘤中有很高比例是恶性的。如果肿瘤是局限性的且没有广泛转移，我们可以选择手术切除，这也是治愈的唯一方法。在一些患者中，腹泻和脂肪泻的严重程度与肿瘤

大小及转移扩散的程度相关，当肿瘤被切除后症状可得到改善。因此，学术界一直提倡手术切除转移瘤，但是患者数量少，且明显获益还尚未被证实。十二指肠和胰腺生长抑素瘤患者的 5 年生存率分别为 30% 和 15%。

四、血管活性肠肽瘤

血管活性肠肽瘤通常位于胰腺内。大多数血管活性肠肽瘤都位于胰体和胰尾部。最初被称 Verner-Morrison 综合征，其症状包括大量腹泻、严重低钾血症伴肌无力、高钙血症和胃酸缺乏。血管活性肠肽瘤通常发生在成人。约 50% 的血管活性肠肽瘤是良性的。

（一）临床表现

70% 的患者中会出现大量腹泻（> 5L/d）。腹泻为分泌性腹泻，因此在禁食期间也持续存在。几乎所有患者都存在低钾血症，这是由于钾的过量丢失所致，并且导致严重的肌无力和虚弱。血管活性肠肽（VIP）抑制胃酸分泌，因此 75% 的血管活性肠肽瘤患者中存在胃酸缺乏。VIP 的血管扩张作用导致少数患者面色潮红。高血糖发生在 25%～50% 的患者中，是由 VIP 的糖原分解作用引起的。很大一部分患者存在高钙血症。

（二）诊断

对有分泌性腹泻和低钾血症疑似血管活性肠肽瘤的患者，应测量空腹血浆 VIP 水平。鉴于有症状的肿瘤通常＞ 1cm，CT 是一项敏感的影像学检查。磁共振、超声也可能有助于诊断。SRS 对肿瘤定位也有帮助。

（三）治疗

治疗血管活性肠肽瘤的第一步是纠正代谢失衡。长期腹泻引起的电解质失衡应积极纠正。长效生长抑素类似物可以减少腹泻，帮助纠正低钾血症和其他代谢紊乱。手术切除是治愈的唯一方法。可考虑使用术中超声定位识别肿瘤。如果不能完全手术切除，手术减瘤也可能是有帮助的，建议术后使用奥曲肽治疗。

五、胰高血糖素瘤

胰高血糖素瘤是分泌过量胰高血糖素的一种胰腺内分泌肿瘤。这种肿瘤能引起一种特征性的综合征，其中包括坏死松解性迁移性红斑（NME）、2 型糖尿病、体重减轻、贫血、口腔炎、舌炎、肺和静脉血栓及其他胃肠道和神经精神症状。有些患者也存在肝病和缺锌。与其他胰岛细胞肿瘤不同，胰高血糖素瘤几乎都是恶性的，而且通常不能通过手术切除治愈。大多数患者在随访约 5 年后发生与肿瘤相关死亡。手术是治疗的唯一选择。手术切除可使许多患者的症状和体征完全消失。

胰高血糖素瘤发病年龄通常在 50—60 岁之间。皮疹呈游走性、红色、鳞屑状，并伴有剧烈瘙痒。它通常发生在包括腹股沟和下肢的三角区。NME 是肿瘤的病理特征。皮疹与血浆氨基酸水平显著降低有关，可以通过全胃外营养完全逆转。也有人报道称，静脉输注氨基酸确实可以缓解皮疹，但不能逆转低氨基酸血症。糖尿病和葡萄糖耐量异常是最常见症状。然而，约 20% 的患者未出现高血糖。

体重减轻和恶病质很常见且可能很严重。胰高血糖素瘤患者更常见血栓栓塞症状。深静脉血栓形成和肺栓塞均可致死亡。

（一）诊断

诊断是通过测定升高的血浆胰高血糖素水平来确定的。所有胰高血糖素瘤的患者血浆胰高血糖素浓度均升高（＞ 150pg/ml）。血浆水平＞ 1000pg/ml 对胰高血糖素瘤具有诊断意义。CT 能定位肿瘤，其通常＞ 4cm（图 97-5A）。胰高血糖素瘤几乎总是出现在胰体和胰尾部，很少出现在胰头部。70% 的患者在诊断时已有肝转移。

（二）治疗

术前准备包括控制糖尿病，治疗并发症（如静脉血栓形成）和营养支持。切除原发肿瘤通常需要胰腺次全切除术和脾切除术。如果原发灶不能完全切除，减瘤和切除肝转移瘤则可以改善症状。转移灶进展缓慢（图 97-5B）。其他治疗包括肝动脉栓塞、贝伐珠单抗（Avastin）、氟尿嘧啶和奥沙利铂或依维莫司的化疗，长期奥曲肽（Sandostatin LAR）治疗改善症状，以及肝和胰腺的移植。

六、产生生长激素释放因子的肿瘤

GRF 是一种分泌过量 GRF 的神经内分泌肿瘤。GRF 最常见于肺（支气管），其次是胰腺、空肠、肾上腺和腹膜后。胰腺 GRF 通常较大（＞6cm）。诊断时约有 1/3 已经发生转移。约 50% 的 GRF 患者也患有 Zollinger-Ellison 综合征，而 33% 的患者患有 MEN-1。患者表现为肢端肥大症和胰腺肿块。如果存在肝转移或消化性溃疡疾病，也应考虑 GRF 的诊断。GRF 的诊断是通过血浆 GRF 测定来确定的。考虑到在诊断时肿瘤通常较大，因此 CT 是一种敏感的定位方法。手术完全切除可治愈该疾病。减瘤手术可以减

轻症状并延长生存期。奥曲肽治疗可以缓解肢端肥大症的症状。

七、产生促肾上腺皮质激素的肿瘤

恶性 NET 通常分泌多种肽。当肿瘤产生 ACTH（促肾上腺皮质激素）时，患者会出现库欣综合征。MEN-1 患者中垂体肿瘤过度产生 ACTH，但通常是轻度的，临床上意义不大。据报道，5% 的 Zollinger-Ellison 综合征患者患有库欣综合征。相反，由于神经内分泌肿瘤异位产生 ACTH，这些患者患有严重的库欣综合征。血液中皮质醇水平升高可诊断，CT 可用于定位。产生 ACTH 的 PNET 通常不可切除。因此，考虑到这些患者药物治疗皮质醇过多症通常效果不佳，可能需要进行减瘤术或双侧肾上腺切除术来控制高皮质醇血症的严重体征和症状。

八、释放甲状旁腺激素相关蛋白的肿瘤

据报道，严重的高钙血症是由 PNET 释放的甲状旁腺激素相关蛋白（PTHrP）所致。与 PNET 相关的高钙血症也是由于其他物质如 VIP

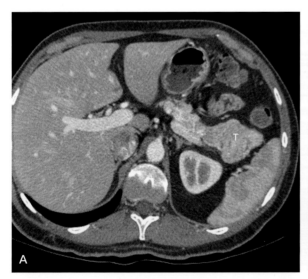 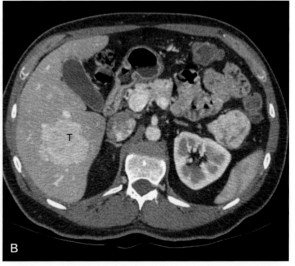

▲ 图 97-5　A.CT 显示胰尾胰高血糖素瘤（T），患者出现一种称为坏死松解性迁移性红斑的皮疹。B. 患者在肝右叶也有大范围转移（T）。他接受了胰腺次全切除 / 脾切除术，同时进行了右肝叶切除术，恢复良好。皮疹消失，2 年没有出现影像学可见的肿瘤

的释放引起。在大多数情况下，胰腺肿瘤是恶性的，并在诊断时已扩散到肝脏。

九、神经降压素瘤

有病例报道过分泌神经降压素的 PNET。神经降压素是一种在大脑和胃肠道中发现的肽类物质。它能引起低血压、心动过速、发绀、胰腺分泌、肠道运动和小肠分泌。患有神经降压素瘤的患者可出现腹泻和低钾血症、体重减轻、糖尿病、发绀、低血压和潮红。患者可以通过切除肿瘤来治愈，一些患者对化疗有反应。是否存在单独的神经降压素瘤目前尚不明确。研究发现，患有血管活性肠肽瘤和胃泌素瘤的患者血浆神经降压素水平升高。目前还不清楚是否存在其单独的综合征。

十、胃生长激素释放激素瘤

胃促生长素是一种新型的胃肠激素，具有广泛的代谢功能。它促进生长激素的释放，是能量平衡的重要调节剂。它已被证明可以增加食欲和食物摄入并调节胰岛素分泌。它与胃动素具有显著的同源性，能刺激胃收缩和胃酸分泌。一项研究发现 1 例患有胰腺神经内分泌肿瘤的患者，会分泌胃促生长素（即所谓的胃生长激素释放激素瘤）。在任何其他胰腺神经内分泌肿瘤中均未发现该激素。

十一、产生胰腺肽的肿瘤和无功能神经内分泌肿瘤

与激素高分泌综合征无关的神经内分泌肿瘤称为无功能性肿瘤。例如，PP 肿瘤分泌 PP，但是这种激素似乎不会引起症状。因此，该肿瘤被认为是无功能的。据估计，10%～25% 的胰腺神经内分泌肿瘤是无功能的。因此，它们被认为是胰腺最常见的神经内分泌肿瘤。

（一）临床表现

通常这些肿瘤确诊时都较大（＞ 5cm），且几乎所有肿瘤（80%）都是恶性和转移性的（图 97-6）。恶性肿瘤的发生率明显高于功能正常的 PNET。症状继发于肿块效应。恶病质、腹痛、肠出血、肠梗阻或肝大是常见症状。一些患者可以出现胰腺炎。一些患者由于其他原因（如外伤或肾结石）在 CT 上偶然发现的小 PNET。这些意外瘤通常＜ 2cm，恶性或功能性概率不大，当然，我们必须通过详细的病史询问及激

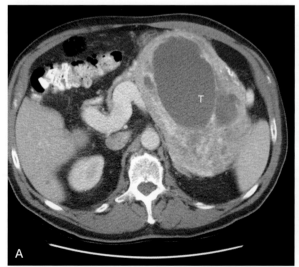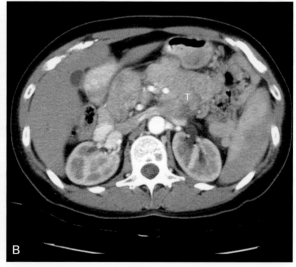

▲ 图 97-6　**A. 胰尾巨大的无功能性神经内分泌肿瘤（T）**，此患者表现为胃出血，因为肿瘤已经侵蚀到胃后壁。**B.** 这个患者出现背痛，她被发现在胰腺内有一个局限性的巨大的无功能性神经内分泌肿瘤。切除肿瘤需要全胰/脾切除。她预后较好，只是在 5 年的随访中出现了小肝转移灶

素测定来排除。在这些患者中，是否应该进行手术的观点尚无定论。我们认为，手术切除适用于年轻健康的个体。手术应该以最安全、尽可能保留胰腺实质的方式进行。如果因为接近胰管而导致瘘管，则可采用肿瘤切除术。但是，对于合并症较多，预期寿命较短的进行性和（或）转移性 PNET 的老年患者，简单的 MRI 随访可能是相对于手术更好的选择。

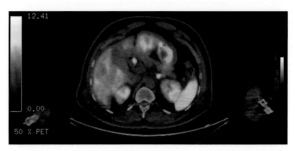

▲ 图 97-7　正电子发射断层扫描融合了 DOTATOC 扫描的轴向图像，胰头小神经内分泌肿瘤，左肾上腺意外发现第二个肿瘤。患者的 CT 显示胰头可能有神经内分泌肿瘤。随后进行 DOTA 扫描，以确定 CT 结果是否确实是胰腺神经内分泌肿瘤。DOTA 扫描显示胰头有胰腺神经内分泌肿瘤。它还显示了一个小肿瘤在左肾上腺，后来发现是一个 1cm 的嗜铬细胞瘤

（二）诊断

肿瘤通常是在手术过程中偶然发现的。鉴于这些肿瘤通常在患者出现症状时就已经很大，因此 CT 和 MRI 是良好的诊断性影像检查。PP 和嗜铬粒蛋白 A 是目前鉴定 PP 肿瘤的最佳血清标志物。非功能性胰腺内分泌肿瘤和 PP 肿瘤可以根据血清 PP 测定结果鉴别。用嗜铬粒素 A 免疫组织化学染色和 DOTA 扫描可以鉴别胰腺腺癌和神经内分泌肿瘤（图 97-7）。

（三）治疗

治疗包括手术切除和化疗。大部分无功能的胰岛细胞瘤都位于胰头，需要行 Whipple 术。肝肿瘤的治疗可以选择肝动脉栓塞。多巴胺激动药已被证明能在大而无法切除的胰岛细胞瘤患者中降低血液 PP 和嗜铬粒蛋白 A 水平。胰腺的 PP 肿瘤和无功能的神经内分泌肿瘤的生物学行为似乎没有差异。但是 PP 和嗜铬粒蛋白 A

水平可用于监测治疗效果。依维莫司和其他化疗方案对部分肿瘤有效。此外，基于标记生长抑素受体类似物的治疗（肽相关放射治疗）已经能够诱发部分但非完全反应，被证实对一些患者有用。肝移植也已用于许多局限于肝脏的患者，取得了可观的疗效 [15]。

（四）预后

无功能的 PNET 的 5 年生存期通常低于功能性神经内分泌胰腺肿瘤 [15]。由于该病患者的数量少，结果可能有所不同。功能性和非功能性肿瘤之间的行为很可能无明显差异。Ki-67 率是预后和生存期最重要的预测指标。所有患者均应进行病理学评估。

第 98 章
原发性胰腺囊性肿瘤
Primary Pancreatic Cystic Neoplasms

Andrew Schneider　Kevin K. Roggin　**著**

彭　健　陈　杰　**译**

摘要

本章回顾了浆液性、黏液性和导管内乳头状黏液性肿瘤的历史意义、临床表现和自然史。讨论了每种疾病的临床表现、诊断检查和治疗方案，总结了利用分子诊断来描述这些疾病恶变潜能的研究。最后，我们回顾了已发表的结果数据，其中包括手术切除后的患者生存率、复发率，以及随访策略。

关键词：胰腺囊性肿瘤；浆液性囊性肿瘤；黏液囊性肿瘤；导管内乳头状黏液囊性肿瘤

在过去的 1 个世纪中，越来越多的原发性胰腺囊性肿瘤（pancreatic cystic neoplasm，PCN）的发现给临床医生带来了挑战。越来越多的断层成像技术，如 CT 和磁共振成像的使用，导致其诊断率持续增加。由于这些病变的生物学行为不确定，而且缺乏预后标志物来辅助指导患者的治疗，治疗极为困难。早在 1908 年的文献中就有胰腺囊性肿瘤的报道。然而，直到 1978 年，Compagno 和 Oertel 才对浆液性和黏液性囊肿进行了区分[1]。这是一个非常重要的发现，因为黏液性囊肿有恶变的风险。仅仅几年后，1982 年 Ohashi 等[2] 发表了首例胰腺黏液性分泌癌的报道，后来在 1996 年被重新定义为导管内乳头状黏液性肿瘤（intraductal papillary mucinous neoplasm，IPMN）[3]。尽管在组织病理学诊断方面取得了进步，但 PCN 仍然是一个诊断难题，即使是最有经验的临床医生也无法准确地预测这些病变的恶性程度。本章将重点介绍 PCN 的分类和特征、诊断方式、治疗方法和治疗前景。

一、发病和流行病学

大多数胰腺囊肿是非肿瘤性的，起源于胰腺的损伤、炎症或先天性异常。较少比例的囊肿是肿瘤性的。尽管 PCN 以前被定义为一种罕见疾病，但随着断层成像技术使用的增加，PCN 的诊断率有所提高。根据 2010 年的回顾性分析，通过 MRI 发现的胰腺偶发囊肿的总患病率为 13.5%，并且随着年龄的增长而增加[4]。尸检发现 1374 例病例中 378 例为 PCN（27.5%），其患病率与年龄相关[5]。因此，随着成像技术的不断进步，更多的偶然性 PCN 将被发现。PCN 的三种最常见类型是浆液性囊性肿瘤（serous cystic neoplasm，SCN）、黏液性囊性肿瘤（mucinous cystic neoplasm，MCN）和 IPMN，约占所有 PCN 的 90%[6]。MCN 和 IPMN 是最常见的，更重要的是具有最高的恶变潜能。SCN 发病率相对较低，基本均为良性[7]。

（一）浆液性囊性肿瘤

SCN 最常见于女性（男女比例为 1∶3），

平均诊断年龄为 62 岁 [8]。SCN 有四种亚型：浆液性小细胞性腺瘤、浆液性大细胞性（寡囊性）腺瘤、冯·希佩尔－林道（VHL）病相关的胰腺囊肿和浆液性囊腺癌。

SCN 是以浆液性囊肿为特征，由单层立方上皮细胞包裹，其细胞核均匀，圆且深染，胞质富含糖原 [9]。值得注意的是，SCN 缺乏异型性、坏死和有丝分裂的特征。肉眼检查微囊性 SCN 具有典型的蜂窝状外观，周围有多个薄壁囊肿，中央有瘢痕（图 98-1）。通常来说，在中央瘢痕附近可以发现钙化。囊腔不与胰管系统连通。周围的基质通常包含神经、胰岛、淋巴样聚集体和血管 [9]。

浆液性巨囊性或寡囊性腺瘤罕见，通常有较大和较少的囊性结构。寡囊性腺瘤没有微囊型的中央瘢痕。这些囊肿在男性和女性中都存在，而且通常发病较早，平均发病年龄为 50 岁 [10]。它们主要位于胰头，这可能引起胆管阻塞有关的症状 [9]。显微镜下，巨囊性和微囊性浆液性腺瘤的细胞结构相似 [10]。

1. 冯·希佩尔－林道病相关的胰腺囊肿　VHL 病是一种由常染色体 3p25.3 的显性突变引起的多器官疾病。VHL 病相关的胰腺囊肿表现为染色体 3p25 杂合性缺失和 VHL 基因突变。Charlesworth 在 2012 年对文献进行了系统回顾，发现 420 例（60%）VHL 病患者中有 252

例有胰腺病变 [11]。这些病变与散发性浆液性囊腺瘤无法区分。相比之下，VHL 病患者往往有多个病灶而不是单发病变。这些病变的表现与非 VHL 病浆液性囊腺瘤相似，恶性可能性极小 [11]。

2. 浆液性囊腺癌　恶性 SCN 非常罕见，文献中只有少数病例报道。George 等 [12] 于 1989 年首次描述了 1 例患有浆液性囊腺癌的患者，至今发表的病例不到 40 例。这些恶性囊肿与良性浆液性囊腺瘤几乎完全相同，仅以转移灶的存在才能区分。文献表明，由于影像学存在血管侵犯，浆液性囊腺癌可能被误诊为恶性肿瘤。但对这些报道的浆液性囊腺癌标本进行的组织学检查未能发现任何恶性特征 [13]。

（二）黏液囊性肿瘤

MCN 是胰腺囊性肿瘤，其发病率低于浆液性囊肿或 IPMN。平均发病年龄范围是 40—50 岁，主要见于围绝经期女性（男女比例为 1∶20）[14]。

绝大多数的 MCN 存在于胰体和胰尾。MCN 直径为 1.5～35cm，但大多数在 6～10cm 时被诊断 [15]。MCN 肉眼观察呈球形，很少被钙化的纤维壁包裹（约 15%）。几乎所有的 MCN 均为多房结构。囊肿内可以充满黏液样、血样或水样液体。由于黏液的存在，这种液体比 SCN 中的液体更黏稠。MCN 不与胰管系统相通，除非胰管受到侵犯或形成瘘管。应仔细

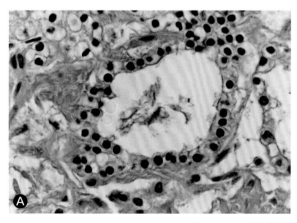 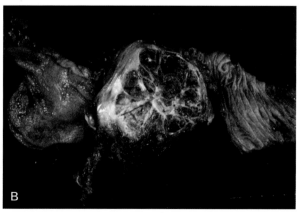

▲ 图 98-1　胰腺浆液性囊腺瘤（浆液性囊状肿瘤）

A. 单纯浆液性立方细胞无发育不良；B. 肉眼可见多个小囊肿（经许可转载，引自 Pyke CM, van Heerden JA, Colby TV, et al. The spectrum of serous cystadenoma of the pancreas: clinical, pathological, and surgical aspects. *Ann Surg*. 1992;215:132.）

寻找有无附壁结节，以排除间质侵犯[14]。

MCN 由分泌黏蛋白的高柱状细胞排列形成（图 98-2）。这些排列在囊肿周围的上皮细胞可能是乳头状或扁平状，并有向胃或肠分化的趋势。由于细胞黄体化和病灶玻璃样变，间质类似于卵巢白体。上皮下卵巢样间质是 MCN 的病理特征，是诊断所必需的。在难以诊断的病例中，卵巢样间质的存在有助于鉴别 MCN 和 IPMN。偶尔可见到上皮细胞有剥脱区域[14]。

MCN 的上皮表现出对细胞角蛋白 7、8、18 和 19，上皮膜抗原，癌胚抗原（carcinoembryonic antigen，CEA），MUC5AC 和 CA19-9 的免疫反应性。基质细胞染色显示雌激素（25%～63%）、孕酮（50%～80%）和 α 抑制素（50%～70%）[14]。

1. 恶性潜能　2010 年，世界卫生组织根据细胞异型性的程度将非侵袭性 MCN 分为三类：低度、中度和高度[16]。此分类是基于上皮异型增生的最大程度，而不是平均程度（图 98-3）。少于 20% 的 MCN 与浸润性癌相关，因此应被认为是胰腺腺癌潜在的癌前病变。尽管胶质癌、未分化癌、破骨细胞样巨细胞癌、腺鳞癌和肉瘤可能很少发生，但在这些病例中，浸润灶组织学与典型的胰腺导管腺癌是一致的。考虑到侵袭灶的体积相对较小，建议对囊肿进行广泛取样。恶变的发生率与囊肿的整体大小和复杂程度直接相关[14]。

2. 症状　大多数 MCN 患者出现非特异性症状，其中包括体重减轻、恶心、呕吐、腹泻和腹痛。大约 30% 的 MCN 患者有明显腹部肿块[14]。

（三）导管内乳头状黏液肿瘤

IPMN 最初在 1982 年由 Ohashi 发现，但直到 1993 年才正式使用 IPMN 这个词[2]。WHO 在消化系统肿瘤分类中将 IPMN 定义为一种肉眼可见的、产黏液的导管内上皮细胞肿瘤[16]。通过组织学和影像学，IPMN 根据导管受累可分为三种类型[17]。

1. 主干型 IPMN（约占 IPMN 的 25%）　无其他原因引起的胰管梗阻的情况下，主胰管呈节段性或弥散性扩张（> 5mm）。

2. 分支型 IPMN（约占 IPMN 的 57%）　与主胰管连通的胰腺囊肿（> 5mm）。

3. 混合型 IPMN（约占 IPMN 的 18%）　符合主干型和分支型的标准。

由于该疾病无症状，因此很难确定 IPMN 的总体发病率，目前认为其占所有胰腺肿瘤的 3%～5%[6]。大多数 IPMN 病灶是通过影像学或内镜偶然被发现。IPMN 在男性中发病率略高于女性，发病高峰为 60—70 岁[18]。与主干或混合型相比，分支型 IPMN 往往发生于年轻人

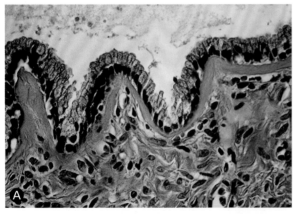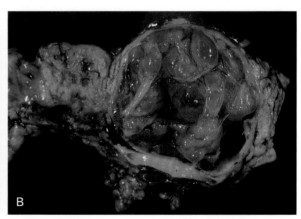

▲ 图 98-2　胰腺黏液囊性肿瘤

A. 柱状黏液细胞排列在囊壁上；B. 薄壁大囊肿和黏液囊液的大体表现 [经许可转载，引自 Sarr MG, Carpenter HA, Prabhakar LP, et al. Clinical and pathologic correlation of 84 mucinous cystic neoplasms of the pancreas: can one reliably differentiate benign from malignant (or premalignant) neoplasms? *Ann Surg.* 2000;231:205.]

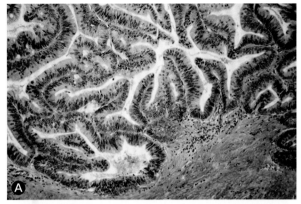
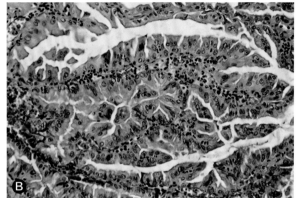
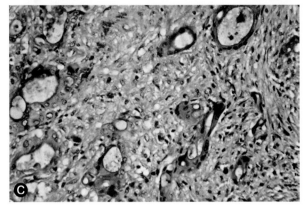

▲ 图 98-3　胰腺黏液囊性肿瘤

A. 乳头状叶状上皮增生性改变和低度不典型增生；B. 高度不典型增生伴乳头状息肉样囊内生长；C. 黏液性囊腺癌伴组织浸润和结缔组织增生 [经许可转载，引自 Sarr MG, Carpenter HA, Prabhakar LP, et al. Clinical and pathologic correlation of 84 mucinous cystic neoplasms of the pancreas: can one reliably differentiate benign from malignant (or premalignant) neoplasms? *Ann Surg*. 2000;231:205.]

中，且与恶性肿瘤的相关性较小[17]。

在 IPMN 的主干型中，主胰管通常是扩张的（≥ 5mm），其内充满黏液[19, 20]。内镜下肝胰壶腹往往具有特征性的"鱼嘴"外观[21]。通常可在胰头附近发现肿瘤，并沿着主胰管生长[22]。当患者有大或小乳头受累时，内镜下十二指肠内可见黏液[21]。由于慢性胰腺炎的缘故，邻近的胰腺可能质地坚硬且纤维化[15, 20]。分支型 IPMN 最常见于钩突[22]。肉眼观察，分支型 IPMN 是多囊样葡萄状结构，富含充满黏蛋白的导管[23]。由于不累积主胰管，邻近的胰腺通常是正常的[15]。

研究已经根据乳头状成分的上皮层对 IPMN 进行了分类（图 98-4）[17]。其中包括胃型、肠型、胰胆管型和嗜酸细胞型[24]。此外，IPMN 含有高度糖基化的黏蛋白（mucins，MUC），具有不同的基因表达模式，有助于区分组织病理学 IPMN 亚型[25]。胃型 IPMN 包含基底小核和顶端细胞质黏蛋白，外观与胃上皮相似。这些

病变基本均为低级别病变，并且表达 MUC5AC 和 MUC6。大多数分支型 IPMN 都是胃型[17]。肠型 IPMN 含有指状突起，富含黏蛋白的细胞内细胞核呈大雪茄样。这些表达 MUCH5AC、MUC2 和 CDX2 的肿瘤与胶体癌密切相关。主干型 IPMN 的大部分为肠型[17]。胰胆管型 IPMN 包含具有非典型核和核仁突出的立方上皮细胞。这些病变往往是高级别病变，并往往与管状和侵袭性的浸润性癌有关。其主要表达 MUC1 和 MUC5A。嗜酸性细胞亚型通常显示细胞中含有丰富的线粒体，导致其细胞内富含嗜酸性细胞质。这种类型往往复杂，有树枝状乳头、筛状结构和实体巢形成扩张的导管[17, 24]。这些病变大多为高级别病变，表达 MUC1 和 MUC6[24]。

因为大多数 IPMN 是偶然发现的，所以大多数是无症状的。症状出现也往往是非特异性的，其中包括不明原因的体重减轻、厌食、腹痛和背痛。黄疸可发生在黏蛋白阻塞壶腹或隐

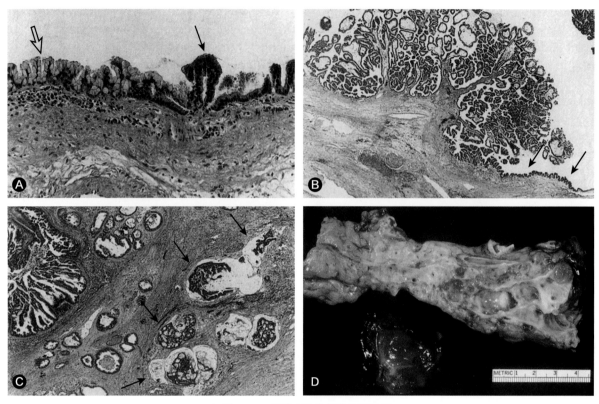

▲ 图 98-4　导管内乳头状黏液性肿瘤

A. 含有非发育不良、微乳头黏液增生（空心箭）和微乳头发育不良（实心箭）的导管上皮；B. 大体乳头状瘤改变伴扁平微乳头发育不良改变（箭）；C. 侵袭性腺癌（箭）；D. 大体检查：主胰管扩张伴大量导管内黏蛋白和导管腺瘤（经许可转载，引自 Loftus EV Jr, Olivares-Pakzad BA, Batts KP, et al. Intraductal papillary-mucinous tumors of the pancreas: clinicopathologic features, outcome, and nomenclature. Members of the Pancreas Clinic and Pancreatic Surgeons of Mayo Clinic. *Gastroenterology*. 1996;110:1909.）

匿浸润性癌时。胰管阻塞也会导致胰腺炎[26]。IPMN 可能代表整个胰腺的基因组不稳定。该概念被称为"视野缺损"（field defect），其被认为在远离 IPMN 原发部位发展复发性 IPMN 或胰腺腺癌的理论风险[27]。其他胰腺囊性肿瘤请参见表 98-1。

二、临床表现

大多数原发性胰腺囊性肿瘤是通过影像学偶然发现的[4]。约 47% 的 SCN 患者是无症状的，只是偶然发现了囊肿[8]。与 SCN 相关的非特定症状包括腹痛（25%）、可触及的肿块（10%）和黄疸（7%）。＞ 4cm 的囊肿与＜ 4cm 的囊肿相比，囊肿的大小在症状的表现中起重要作用（72% vs. 22%）[8]。MCN 和 IPMN 通常比 SCN 有更多的症状（约 75%），因为它们的体积更大。这些病变更可能引起急性胰腺炎，这是由胰腺导管的肿块效应所致（9.2%）。IPMN 也可引起

表 98-1　其他胰腺囊性肿瘤	
囊性内分泌肿瘤	囊肿通常包含透明的液体，边缘伴有肿瘤内分泌细胞；影像学上肿瘤表现为实性并伴有小的囊性改变[40]
囊泡细胞瘤	腺泡细胞囊腺瘤（腺泡细胞良性增生，无异型性）[97]；腺泡细胞囊腺癌（罕见，肿瘤体积大，平均 20cm，囊肿内壁有肿瘤腺泡细胞）[98]
其他伴有囊性改变的胰腺肿瘤	导管腺癌、腺鳞癌、未分化癌伴破骨细胞样巨细胞及鳞状细胞癌

急性胰腺炎，黏液的产生导致胰管阻塞。其他症状包括腹痛（60%）、乏力（10%）和可触及的肿块（12%）[28]。较小的分支型 IPMN 多无症状常被偶然诊断出 [29]。

三、诊断评估

每种 PCN 都有不同程度的恶性潜能，需要一个准确的诊断来确保做出适当的临床治疗决策。由于患者的非特异性或缺乏症状，临床表现多种多样。为了辅助 PCN 的诊断，医生依赖于不同的成像技术。本节将要讨论的三种成像包括多探测器计算机断层扫描（MDCT）、磁共振成像（MRI）和正电子发射断层扫描（PET-CT）。

（一）影像学特征（无创）

1. 多探头螺旋 CT　横断层面成像（包括 MDCT 和 MRI）已经成为评估胰腺病变的首选方法。影像学首先应该对胸部、腹部和盆腔进行全面评估，同时要注意肝脏和肺部的潜在转移灶。每种不同类型的 PCN 在断层扫描成像中都有不同的特征。

2. 浆液性囊性肿瘤　SCN 是一种良性囊肿，通常包含多个小的薄壁囊肿。SCN 有三种不同的影像学表现：多囊型、蜂窝型和少囊型。多囊型是最常见的，影像学可见多个小囊肿，囊肿直径均＜ 2cm。30% 的 SCN 中可以发现中心纤维瘢痕和放射状钙化灶 [9, 30]。较少见的蜂窝型是由大量的亚厘米长的囊肿组成，因为囊肿很小，这些囊肿在 CT 成像上可能表现为实体肿块。蜂窝状外观是由于多个囊肿而引起的对比剂对间隔壁的强化而形成的（图 98-5）。少囊型占比不到 2%，其特征是小的囊性区域伴有间质血管增生 [9]。通过成像区分单房 SCN 和 MCN 仍然是一个难题。2003 年的一项回顾性研究发现，当存在以下四项标准中至少三项时，放射学标准对 SCN 的识别特异性为 100%：①肿块在胰头位置；②分叶状轮廓；③无壁强化；④壁厚≤ 2mm[31]。

3. 黏液性囊性肿瘤　正常情况下，MCN 是大囊性和单房性的（80%），但也可以是多房性的（20%）。MCN 可能会外压胰管引起胰腺导管扩张，但它们不与胰管系统相通。MCN 囊肿壁厚且不规则，有乳头状突起延伸至囊肿内（图 98-6）。这种复杂的结构可以区分 MCN 和 SCN，与假性囊肿炎性实质相比，囊肿周围的胰腺实质通常是正常的。钙化很少见，但通常呈蛋壳状位于囊肿的周围，与恶性肿瘤相关 [9]。侵袭性黏液性囊腺癌的影像学表现包括钙化，多发乳头状内陷，囊内壁结节，间隔强化，囊

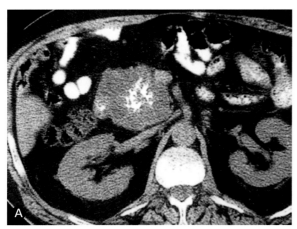
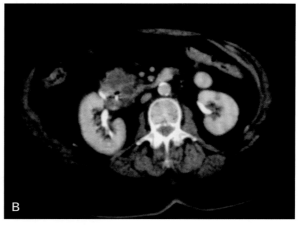

▲ 图 98-5　浆液性囊性肿瘤的计算机断层扫描

A. 伴有中心星状亮光钙化灶的实性病变；B. 胰头"微囊性"肿块（A. 经许可转载，引自 Pyke CM, van Heerden JA, Colby TV, Sarr MG, Weaver AL. The spectrum of serous cystadenoma of the pancreas: clinical, pathological, and surgical aspects. *Ann Surg*. 1992;215:132. B. 经许可转载，引自 Sarr MG, Murr M, Smyrk TC, et al. Primary cystic neoplasms of the pancreas: neoplastic disorders of emerging importance—current state-of-the-art and unanswered questions. *J Gastrointest Surg*. 2003;7:417.）

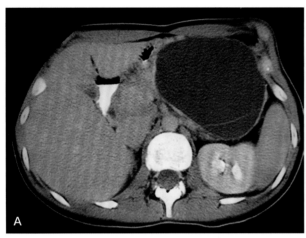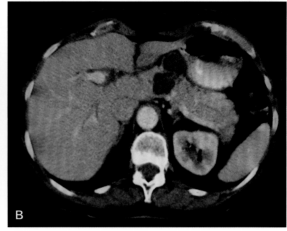

▲ 图 98-6　胰腺原发性黏液囊性肿瘤的计算机断层扫描特征

A. 大囊型：注意隔膜及周围无炎症反应；B. 胰腺中体的几个大囊性区域（经许可转载，引自 Yeo CJ, Sarr MG. Cystic and pseudocystic diseases of the pancreas. *Curr Probl Surg*. 1994;31:165.）

周肿块或反应，侵犯血管结构，肝外胆道梗阻和腹水。此外，囊内壁结节的大小与癌变的风险之间存在直接的相关性[32]。

4. 导管内乳头状黏液性肿瘤　典型的 IPMN 表现为位于钩突的主胰管（主干管 IPMN）或主干管的侧支（分支管 IPMN）囊性扩张（图 98-7）[22]。CT 中的充盈缺损表现为黏液球或恶变区域。通过使用 3D 重建术对胰腺进行连续切片，可以充分了解 IPMN 的范围。此外，影像学可以量化胰管扩张的程度，并有助于将 IPMN 与其他原因引起的胰管扩张（慢性胰腺炎或其他肿瘤性病变）区分开来。诊断混合型 IPMN 仍然很困难。如果主胰管扩张 ＞ 5mm 并伴有分支胰管 IPMN，则应怀疑是混合型 IPMN[33]。恶性可能性较高的影像包括主胰管 IPMN，壁结节和胆道扩张[9, 30]。然而，通过影像学区分良性和恶性 IPMN 的技术难度很大，只有通过足够的组织采样才能确定诊断。MDCT 的主要局限性是患者暴露于电离辐射下，因此应谨慎开展这种检查[34]。

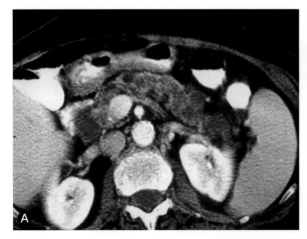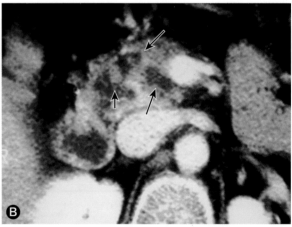

▲ 图 98-7　胰腺导管内乳头状黏液性肿瘤的计算机断层扫描结果

A. 主管道疾病，注意主胰管扩张和实质萎缩；B. 导管系统二级分支的分支导管内乳头状粘液性肿瘤扩张（箭）（A. 经许可转载，引自 Loftus EV Jr, Olivares-Pakzad BA, Batts KP, et al. Intraductal papillary-mucinous tumors of the pancreas: clinicopathologic features, outcome, and nomenclature. Members of the Pancreas Clinic and Pancreatic Surgeons of Mayo Clinic. *Gastroenterology*. 1996,110:1909. B. 经许可转载，引自 Sarr MG, Murr M, Smyrk TC, et al. Primary cystic neoplasms of the pancreas: neoplastic disorders of emerging importance—current state-ofthe- art and unanswered questions. *J Gastrointest Surg*. 2003;7:417.）

5. 磁共振胰胆管成像　MRI 的技术发展提高了显示胰腺病变的能力。与 CT 成像相比，其优势在于没有电离辐射。此外，允许快速屏气成像的新磁共振序列在对比剂注射的多个阶段通过增强成像减少了运动伪影。所有这些优势使 MRI 成为胰腺实质、胰管和血管的首选影像检查方法[35]。磁共振胰胆管成像（MRCP）是一种使用 MRI 对胰腺和胰管进行特异性评估的无创性诊断方法。与侵入性检查（如内镜逆行胰胆管造影）相比，这种成像方式几乎没有风险。此外，在评估因黏液填充侧支引起的胰管结构模糊时，MRCP 可能比 ERCP 更敏感[36, 37]。MRCP 还可以评估与主胰管系统不连通的囊肿[38]。与其他成像技术相似，存在附壁结节、主干型 IPMN 和胆总管扩张提示潜在的恶性病变[36]。MRCP 有助于诊断分支型 IPMN，因为其在 MRCP 下表现为"葡萄簇"样改变[17]。

6. 浆液性囊性肿瘤　MRI 上的 SCN 在 T_2 像上表现为"葡萄簇"样改变，伴有多个小囊肿和强化的分隔。与 CT 相比，MRI 具有更优异的软组织分辨率，因此能够检测出非常小的囊肿。出现明亮的 T_1 加权信号囊液提示血性液体。MRI 的主要缺点是无法检测 SCN 常见的中央钙化[39, 40]。

7. 黏液性囊性肿瘤　MRI 上的 MCN 表现为边界清晰的单房或多房的囊性病变，分隔强化，偶有实性成分。与 CT 相比，MRI 能够更好地识别囊肿内容物。T_1 和 T_2 加权成像上的高信号可能来源于囊肿内的黏液。MRI 可以更好地评估囊肿与导管系统的接近程度，有助于区分 MCN、假性囊肿及 IPMN。与 SCN 类似，MRI 上看不到钙化现象[39, 40]。

8. 导管内乳头状黏液性肿瘤　MRI 技术的进步（包括 3D 高分辨后对比 MRCP），使得可对胰导管系统和潜在 IPMN 进行详细评估。高分辨成像使 MRI 无须 ERCP 即可诊断 IPMN。由于没有辐射，MRI 可以用作随访追踪胰腺病变患者的首选影像学方式[40]。

然而 MRI 评估胰腺疾病有一定的局限性。传统成像不易观察到较小尺寸的 IPMN（＜10mm），应用超声内镜可进行全面评估[35]。此外，由于存在严重并发症甚至死亡的风险，以前植入起搏器或植入式除颤器的患者绝对禁忌 MRI 检查。如今，心脏植入设备的发展已使某些患者可以接受 MRI 检查，但仍应格外小心以防对患者造成伤害[41]。幽闭恐惧症是 MRI 的相对禁忌证，因为进行扫描所需的空间很狭窄。

9. PET-CT　PET-CT 是一种使用放射示踪剂（最常见的是 $^{18}F-$ 氟脱氧葡萄糖）识别组织代谢和灌注的成像方法[42]。PET-CT 被认为是有助于区分囊性病变良恶性的有效方法。有病例报道其敏感性和特异性分别为 92% 和 95%[43]。2013 年的一项 Meta 分析也得出类似的结果，敏感性为 88%[42]。PET-CT 的局限性在于假性囊肿和炎症（如急性胰腺炎）摄取率也会增高。某些黏液性肿瘤 FDG 摄取不足也可行手术切除。尽管这种方式可能会在未来得到应用，但目前尚不能提供足够的诊断价值，因此通常不建议在实验研究之外使用。

（二）内镜评估（侵入性）

1. 内镜评估胰腺囊性肿瘤　尽管有详尽的病史、体查和高分辨成像技术，区分胰腺囊肿的组织病理学亚型仍然十分困难。如前所述，鉴别良性和恶性 PCN 对于临床治疗至关重要。EUS 与细针穿刺可以提供解剖细节，局部分期和囊液采样。尽管 EUS 被认为是一种侵入性手段，但是由经验丰富的内镜医师进行操作时，严重并发症很少见。一项前瞻性研究发现 540 例患者的总并发症发生率为 1.1%[44]。EUS 可以明确囊肿大小、形态及与血管和其他内脏结构的接近程度（图 98-8）[45]。SCN 通常表现为无液体的微囊结构。由于疾病为良性，微囊的出现通常不能作为 FNA 的证据[46]。一些 SCN 具有类似于 MCN 的大的囊腔结构。低黏蛋白浓度和低黏度可区分这两者。

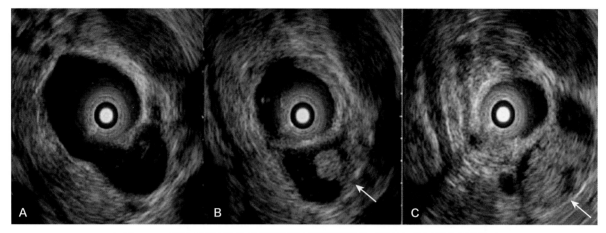

▲ 图 98-8　胰头导管内乳头状黏液性肿瘤伴附壁结节（箭头）的导管内超声检查

经许可转载，引自 Tanaka M, Chari S, Volkan Adsay N, et al. Management of intraductal papillary mucinous neoplasms and mucinous cystic neoplasms of the pancreas. *Pancreatology*. 2006;6:20 (Fig. 6).

MCN 通常是单房的，抽出可见高黏度液体[46]。液体的黏度高会使抽取的标本量不足[47]。EUS 上很难将 MCN 与 IPMN 区分。大多数 IPMN 表现出一种"葡萄状"的结构，并与胰管相通，而在 MCN 中无这一特征[46]。

ERCP 可以辅助诊断 IPMN，因为它可以显示胰管扩张、黏液阻塞继发的充盈缺损和分支胰管的囊性扩张（图 98-9）[46]。大乳头在主干型或混合型 IPMN 中也可以表现为扩张、鱼嘴样的外观，黏液自发流入十二指肠[21]。ERCP 的并发症较多，以及 MRCP 成像技术的发展将减少 ERCP 在 PCN 诊断中的使用。如前所述，与内镜检查相比，MRCP 检测分支型 IPMN 敏感性更高[48]。当肿瘤性囊肿引起阻塞性黄疸时，可以进行括约肌切开术并植入支架进行胆道减压，这是内镜的优势[49]。当然，这只是一种手术干预前的暂时性措施。EUS 的主要局限性在于，非三级医院很少有受过 EUS 培训的内镜医师。

2. 细针穿刺　经皮或内镜检查抽取囊性液体检查具有临床实用价值[50]。首选方法是通过内镜获取囊液，其潜在并发症风险较小。并发症包括出血（＜ 1%）、囊内出血（6%）、胰腺炎（1%～2%）、感染（＜ 1%）及沿针道的潜在恶性细胞播种[51,52]。术前常规应用抗生素从理论上讲可降低感染的风险，大多数内镜医生

会尽可能多地除去囊液，以减少细菌在囊液中播散[53]。

3. 液体细胞学　囊液细胞学检查有助于鉴别良性和高危 / 恶性 PCN[54]。SCN 的细胞学检查包括含糖原的扁平立方细胞、胞质清亮、无异型或坏死细胞[13, 55]。然而，囊液中完全没有任何细胞的情况很常见，不应作为诊断性结果[56]。低等级 MCN 囊液中含有蜂巢状片样物质和含有黏蛋白的柱状细胞簇。黏蛋白的存在有助于区分 SCN 和 MCN[57]。MCN 的异质性可能导致细胞学和组织学诊断不同，因此细胞学只能用来区分浆液性和黏液性肿瘤。IPMN 的细胞学检查典型表现可见乳头状簇的存在，其由不同程度异型性的含黏蛋白的柱状细胞排列形成[22]。异型性程度与恶性肿瘤的风险相关[58]。炎性胰腺假性囊肿的细胞抽取物通常含有巨噬细胞的细胞碎片、蛋白沉淀物和其他炎症细胞[59]。

FNA 的主要局限性是由于取材标本中缺乏足够的细胞物质而导致无法诊断，从而容易导致假阴性。一项针对 141 个囊肿的单中心研究发现，只有 58% 的囊肿能被细胞学诊断。通过内镜采集囊肿内固体成分有助于诊断。然而，频繁的邻近组织的"污染"可能会使诊断更加复杂[50]。

4. 囊液分析　最近学术界主要研究囊液的生化分析，希望借此能在手术干预前简化胰腺

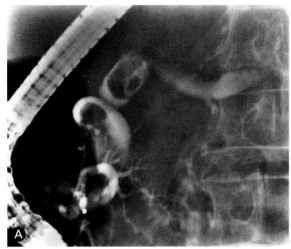

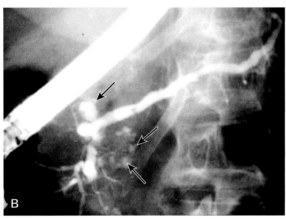

▲ 图 98-9　导管内乳头状黏液性肿瘤的内镜逆行胰胆管造影

A. 主胰管病变；B. 分支胰管病变（A. 经许可转载，引自 Loftus EV Jr, Olivares-Pakzad BA, Batts KP, et al. Intraductal papillary-mucinous tumors of the pancreas: clinicopathologic features, outcome, and nomenclature. Members of the Pancreas Clinic and Pancreatic Surgeons of Mayo Clinic. *Gastroenterology*. 1996;110:1909.B. 经许可转载，引自 Sarr MG, Murr M, Smyrk TC, et al. Primary cystic neoplasms of the pancreas: neoplastic disorders of emerging importance—current state-of-the-art and unanswered questions. *J Gastrointest Surg*. 2003;7:417.）

囊肿的诊断。分析通常包括黏蛋白、癌胚抗原和淀粉酶的测定[50]。

（1）黏蛋白：如前所述，如果取样充分，SCN 不含任何黏蛋白。黏蛋白的存在对于 MCN 和 IPMN 是高度特异性的，内镜检查时，取样后涂片，可以肉眼观察到黏蛋白的存在[50]。

（2）CEA：大多数胰腺黏液性肿瘤都含有比 SCN 更高浓度的 CEA。目前没有标准的临界值可以区分这两者，但大多数中心使用的浓度为 192ng/ml（由 Brugge 等建立[60]），灵敏度为 73%，特异性为 84%。此外，在黏液性病变的诊断中，没有其他任何血清学标志物比单独测量 CEA 更准确。当癌胚抗原水平低于 5ng/ml 时，黏液性肿瘤基本上可以排除[61]。

（3）淀粉酶：很少有报道认为淀粉酶有任何诊断价值[50]。在一些研究中，大于 5 倍血清淀粉酶强烈提示假性囊肿的存在[62]。然而，由于与胰管系统相通，IPMN 中囊液淀粉酶浓度可能较高。

囊液 CA19-9 的价值仍有争议，价值不确定[50]。

最近的研究热点着重分析胰腺囊液中 MUC 的表达程度。一项来自 Memorial Sloan Kettering 癌症中心的前瞻性研究[25]收集来自 40 例接受胰腺切除术患者的囊液，将胰腺标本分为低危（低度或中度异型增生）和高危组（高度异型增生或癌）。囊液中高浓度的 MUC2 和 MUC4 与高危人群相关[25]。这可能有助于外科医生选择要切除的患者。

5. 分子诊断　分子检测的日益普及促进了人们对与 PCN 相关基因突变的了解。这些突变包括 KRAS、p53、p16 和 SMAD4[63]。2009 年的一项多机构前瞻性分析显示，与这些突变相关的分子检测特异性高（96%），但缺乏敏感性（50%）[64]。考虑到其敏感性较低，当 IPMN 缺乏 KRAS 突变时，另一个基因 GNAS 被认为是突变的来源[50]。在评估 IPMN 的胰腺体囊液时，将 GNAS 和 KRAS 结合可以达到 98% 的特异性和 84% 的敏感性[65]。

尽管在囊液中单独使用分子标志物的作用有限，但有研究已经开始分析分子标记面板辅助诊断。2015 年的一项研究纳入了 130 个切除的胰腺标本，囊液由面板进行分析，其中包括基因突变、杂合性缺失和非整倍性。分子标志物和临床特征的结合实现了 90%～100% 的敏感性和 92%～98% 的特异性。此外，分子标记面板还证实 74 例患者中有 67 例不需要手术，因此可将不必要的手术减少 91%[66]。目前还需进行其他研究来评估术前获得的囊液的适用性，同时简化分子标记面板提高诊断效能。

四、手术处理

不同 PCN 的恶性潜能程度决定了其各自的治疗途径。

（一）浆液性囊性肿瘤

如前所述，几乎所有的 SCN 都是良性的。由于良性肿瘤切除风险高，所以 SCN 一般治疗原则是观察[7]。但随着胰腺手术围术期发病率和死亡率的降低，现倾向于切除 SCN。手术前对每位患者进行适当的风险分层是必不可少的。在年老或虚弱的患者中，保守治疗最为理想。应根据患者的危险因素、需要手术的范围和囊肿生物学特性来选择 SCN 切除术。SCN 手术治疗的主要适应证是存在症状。其他适应证包括囊肿大小＞ 4cm 和影像学评估后诊断不明[37]。手术切除的类型是根据胰腺内囊肿的位置决定的。手术术式包括胰腺切除术（胰十二指肠切除术、远端胰腺切除术）或组织保留手术（节段性中央胰腺切除术）。关于囊肿摘除术的文献报道很少，该手术胰瘘发病率高（约 40%）[67]。可以进行手术的 SCN 宜直接剜除。然而，小的外周 SCN 可直接摘除，但这种手术并不常做。由于 SCN 是良性病变，无须进行淋巴结清扫术或扩大清除术。

罕见的浆液性囊腺癌在治疗上仍是一个挑战。关于该恶变过程，文献中发表的病例数量极为有限。目前首选方法是将囊腺癌作为恶性肿瘤进行治疗，并遵循胰腺恶性肿瘤的标准手术程序进行。

（二）黏液性囊性肿瘤

不同程度的化生、异型增生、原位癌和组织浸润预示着与 MCN 相关的潜在恶变程度[68]。所有黏液性肿瘤的一般治疗原则是手术切除，无论其在胰腺中的位置或大小[7]。位于胰头的

MCN 应行胰十二指肠切除术。但是，大多数 MCN 来源于胰体和胰尾，因此应选择远端胰腺切除术[7]。是否进行脾切除术目前仍存在争议。如果没有恶性肿瘤的证据，可以考虑保留脾脏。如果在冷冻切片上有浸润，则应行脾脏切除术并进行脾脏血管切除和局部淋巴结清扫术[69, 70]。腹腔镜手术越来越多地用于胰体和胰尾的中小型 MCN。术中应注意不要使囊肿破裂，以免引起腹腔播散和组织学切缘不清[69]。之前已开展的非解剖学切除（摘除，十二指肠保留）治疗效果不理想，其术中诊断恶性肿瘤十分有限[71]。即使是恶性 MCN，淋巴结转移的发生率也很小，因此淋巴结切除仅限于胰腺病变的近端[72]。由于 MCN 的浸润，必要时需要切除邻近的结构或器官。与胰腺腺癌相比，MCN 倾向于压迫症状而不是侵袭[73]。

切除 MCN 时，通常无须在手术期间取冷冻切片，因为通常很容易从胰腺实质中分辨出囊肿的边界。如果要排除浸润性癌或可扪及距离切缘较近的质硬肿块时，可取术中冰冻切片。如果冷冻切片报告为浸润性癌，则应按其他胰腺癌标准进行手术[74]。

一些外科医生对某些低风险的 MCN 采用非手术方法。这些低风险因素包括无症状的 MCN，＜ 3cm，无附壁结节，无胰管和胆管扩张，以及无淋巴结肿大[72]。这种方法需定期影像学随访，以监测囊肿是否增大和附壁结节的出现。然而，随访的长期数据目前未知。尚无前瞻性研究明确影像学随访的频率或具体方法。非手术治疗需要与患者及外科医生进行全面讨论保守治疗时潜在恶性肿瘤的风险。目前的指南建议对＞ 3cm 或具有高风险特征的 MCN 进行切除。有些建议对所有 MCN 进行切除，无论其大小如何[17, 75]。

（三）导管内乳头状黏液性肿瘤

IPMN 的三种不同类型（主干型、分支型和混合型）有不同的治疗方式。所有主干型

IPMN 都应手术切除，除非现有合并症的风险大于切除带来的益处。IPMN 的手术治疗目标是切除所有腺瘤或潜在的恶性上皮，以最大限度地减少残余胰腺的复发。关于 IPMN 的病理生理基础有两种学说。第一种是将 IPMN 归为与腺癌相似的类别，其仅涉及胰腺特定部分的局部过程。手术切除 IPMN 是唯一且必要的处理方法。与之相反，一些人认为 IPMN 代表胰腺的组织缺损。尽管去除了囊肿，所有导管上皮仍有恶变的危险。理想情况下，全胰腺切除术可以消除所有风险，但会造成代谢紊乱和外分泌功能不全[76]，全胰腺切除术应在术前进行全面的术前评估和适当的风险分层[77]。

根据病变部位的不同，可以采用常规的胰腺切除术、胰十二指肠切除术或远端胰腺切除术来治疗局限性分支型 IPMN。然而，指南也推荐具有某些特征的分支型 IPMN 保守治疗。其中包括囊肿＜3cm 且无附壁结节的无症状患者[74]。有数据表明，这种类型恶性肿瘤发生率非常低（约2%）。这与进行常规切除术的预期死亡率基本相符[17, 78]。在 20%～30% 的分支 IPMN 患者中存在多个病灶[79]。卫星灶可以在高分辨率 CT 或 MRI 上显示。理想情况下，多灶性分支型 IPMN 的患者应进行全胰腺切除术。然而，如前所述，与全胰腺切除术相关并发症的发病率增加和生活方式改变使得我们更倾向保守治疗，其中包括切除最可疑或占优势的病变，并对残余胰腺进行后续影像学随访[17]。如果后续影像学显示出恶性特征，则通常需要行全胰腺切除术[74]。

主干型 IPMN 的治疗较为明确。与 IPMN 相关的潜在恶性肿瘤高发，因此需要手术切除。定位于胰体和胰尾的 IPMN（约 33%）可以采用远端胰腺切除术及脾切除术[24]。手术时，病理应检测冰冻切片的近端边缘，以排除高度异型性增生。一项前瞻性研究发现，冰冻切片和最终病理检查之间的符合率为 94%[80]。如果切缘阳性（高度异型增生、浸润），则要求从胰腺将切缘扩大至切缘阴性为止。但是，大多数外科医师如果发现连续两个切缘显示出恶变，将会选择全胰腺切除术[17]。这种切缘扩大的手术应该在术前与患者充分沟通，并且征得患者对全胰腺切除术的同意。定位于胰头或钩突的 IPMN 应行胰十二指肠切除术。应积极寻找冰冻切片的远端边缘病理学证据。如前所述，如果连续两个切缘提示恶变，通常需要进行全胰腺切除术（约 5%）[17, 81]。在冰冻切片中无异常并不意味着残余胰腺无病变残留。相反，可能存在累及胰腺其他部分的跳跃性病变，因此患者在手术切除后仍需要影像学检查随访[17, 81]。

很少进行预防性全胰腺切除术，因为随后的胰腺内分泌（糖尿病）和外分泌缺陷（营养不良）发病率会增加[79, 82]。

最近的研究热点集中于使用乙醇偶尔联合紫杉醇进行内镜下囊肿消融的治疗[61, 83]。消融可作为对较小囊肿和严重合并症而不能进行手术的患者的替代方案。由于乙醇与酶原的相互作用会导致急性胰腺炎，因此主干型 IPMN 禁忌内镜下用乙醇消融[84]。关于复发和生存的长期结果尚不清楚，目前不推荐对肿瘤性囊肿进行消融[61]。

五、辅助治疗和新辅助治疗

一直以来，即使没有切缘阳性，对于最终病理提示浸润性病变证据的患者，推荐辅助治疗。这种治疗方法仅仅是从胰腺癌的治疗中推断出来的，因为尚无随机临床试验评估其疗效[35]。与胰腺癌相似，辅助治疗首选的药物是以吉西他滨为基础的化疗和放疗[85]。约翰斯·霍普金斯大学[86] 的一项研究显示，当 70 例 IPMN 患者接受氟尿嘧啶放化疗后，死亡的相对风险率降低 57%。死亡率下降最多的患者为那些有淋巴结转移的患者。在杜克大学[87] 进行的一项回顾性分析纳入了 972 例接受了 IPMN 手术的患者，其中 309 例（31.8%）接受了辅助放疗。对照组和单纯手术组的总生存期无差异。但是亚组分析表明，侵袭性 IPMN、T_3/T_4

肿瘤和淋巴结受累生存率升高。目前尚无关于辅助放疗的普遍建议。有肿瘤高危因素的人（包括淋巴结疾病和侵犯在内），应权衡其放疗的风险和益处 [35]。

对于无法切除的疾病，应采用新辅助治疗。其中一些患者在治疗后可能获得手术机会，但尚未有临床试验证明其获益。

六、结局

（一）生存率

如果能够做到完全手术切除，手术切除 SCN 和非侵袭性 MCN 是有效的。

对于具有侵袭性的 MCN，先前的研究指出 5 年生存率接近 70%，但是对这些标本的回顾性分析，对分支型 IPMN 和具有增生性上皮无侵袭性的黏液性囊肿分类错误。较新的研究表明，切除浸润性 MCN 时，其 5 年生存率非常低（26%）[88]。对于不可切除的侵袭性 MCN，其预后类似于不可切除的胰腺癌 [77]。

一项回顾性分析对随访、流行病学和终末结局登记分析侵袭性 MCN 和 IPMN 之间总体生存率的差异。浸润性 MCN 位于胰腺内且无淋巴结转移（ⅠA 期）的患者的生存期明显高于类似分期的 IPMN（5 年时分别为 74.6% 和 43.4%）患者。但是在存在淋巴结浸润或胰腺外侵犯时，这种优势随之消失 [89]。

IPMN 的复发率不定，完全手术切除可治愈分支型 IPMN。如果切缘阴性且没有侵袭迹象，主干型 IPMN 在残余腺体的复发率

为 0%～10% [26, 77, 90]。大多数病例提示非侵袭性 IPMN 切除后 5 年生存率至少为 70% [91]。相比之下，尽管切缘阴性但存在浸润性证据的患者，其 5 年生存率降至 30%～50% [91, 92]，残余胰腺或远处的复发率均为 50%～90% [26]。IPMN 的组织病理学亚型与生存率相关。侵袭性管状亚型在手术切除后的 5 年生存率为 37%～55%，而胶体型在切除后的 5 年生存率为 61%～87% [93]。与生存率下降相关的因素包括管状型、淋巴结转移、血管浸润和切缘阳性 [81, 94]。有浸润迹象的 IPMN 与胰腺癌治疗相似。研究表明，IPMN 的生存率往往比胰腺癌高 [94]。这种生存获益可能归功于肿瘤生物学上侵袭性较低或 IPMN 的早期诊断。

（二）监测随访

SCN 和非侵入性 MCN 通常在胰腺内孤立存在，局部或远处复发的可能性很小 [95]。对这些类型的囊肿，无须定期腹部影像学随访 [74]。

对有侵袭的 MCN 进行随访，建议前 2 年每 3～6 个月进行 1 次影像学扫描，以监测局部或远处复发 [17, 74]。由于没有电离辐射，首选 MRI 检查，但其价格偏贵。

所有切除 IPMN 的患者均应接受影像学检查随访。如果 IPMN 复发，进一步切除将对生存期改善有所帮助 [90]。于 2012 [17] 年发布的国际共识指南为切除后影像学监测的频率和方式提供了建议（表 98-2）。常规测量血清中 CEA 和 CA19-9 提示 IPMN 复发的作用有限。值得注意的是，术后在影像学上发现的新的胰腺病

表 98-2　胰腺囊肿切除术后随访影像学指南

非侵袭性 MCN	不需要监测
侵袭性 MCN	类似于胰腺导管腺癌的监测，横断层面成像检查，每半年 1 次，持续 2 年
非侵袭性 IPMN，手术切缘为阴性	在术后 2 年及 5 年进行监测
非侵袭性 IPMN，手术切缘有异型细胞	术后每半年进行监测
侵袭性 IPMN	类似于胰腺导管腺癌的监测，横断层面成像检查，每 3～6 个月 1 次，持续 2 年

IPMN. 导管内乳头状黏液性囊性肿瘤；MCN. 黏液性囊性肿瘤

变也有可能是术后假性囊肿，切除不充分导致的 IPMN 复发，新的 IPMN 或无关的新肿瘤。

IPMN 也可能与胰腺外肿瘤（胃、结肠、直肠、肺和乳腺）和胰腺导管腺癌有关 [17, 24, 96]。目前尚不清楚这是否是遗传综合征。但是，患有 IPMN 的患者应积极了解其病情，并行肠镜来排除合并肿瘤的情况 [96]。

随着影像技术的改进，PCN 的发病率将继续增加。超声内镜、细胞学和分子学方面的研究使得辨别 PCN 的类型不那么困难。准确的术前诊断确保了有选择地为那些具有高危病变的患者提供手术治疗。手术外的管理（包括辅助治疗和随访），仍然是研究的热门领域。

致谢

特别感谢 Roberta Carden 的校对和编辑，特别感谢 George H. Sakorafas、Thomas Schnelldorfer 和 Michael G. Sarr 在上一版中所做的贡献。

第 99 章
非常见的胰腺肿瘤
Unusual Pancreatic Tumors

Elliot A. Asare　Huamin Wang　Eric P. Tamm　Melinda M. Mortenson　Douglas B. Evans　Susan Tsai　著

李　汛　盛　亮　译

摘要　胰腺导管腺癌和囊性肿瘤占胰腺所有肿瘤的绝大部分。然而，在过去的 20 年中，越来越多的人发现了胰腺的一些罕见和不寻常的疾病，部分原因是计算机断层扫描技术的使用增加。这些情况对临床医生来说具有挑战性，因为其表现和诊断结果往往与胰管腺癌相似。这一章将集中在这些很少被认识的病变，并将讨论最佳的诊断和治疗方法来管理他们。

关键词：腺泡细胞癌；实性假乳头状瘤；自身免疫性胰腺炎

虽然胰腺导管腺癌约占所有胰腺肿瘤的85%，但是胰腺上皮性肿瘤越来越多地被发现，这是由于腹部影像学检查的频繁和质量的提高，如计算机断层扫描。具有不典型临床表现或不寻常影像学特征的实性胰腺肿块可能对诊断具有挑战性，熟悉较不常见的胰腺疾病是必要的，以实现一个全面的鉴别诊断，有助于避免延误诊断。这一章将集中于不常见的胰腺实体瘤，并讨论最佳的诊断和治疗方法的管理。

一、腺泡细胞癌

腺泡细胞癌（ACC）占不到胰腺癌的 1%。与胰腺导管腺癌不同，ACC 起源于胰腺外分泌腺的腺泡成分，而非导管上皮。因此，ACC 往往保留了正常胰腺腺泡的外分泌特征，并能产生胰蛋白酶、糜蛋白酶、脂肪酶等消化酶。这些肿瘤在男性中更常见（男女比例为 2∶1），通常发生在 60—70 岁。约 50% 的患者在最初出现时无症状；然而，一些患者可能出现腹痛（45%）或体重减轻（35%）[1, 2]。约 10% 的 ACC 患者可能出现由于过量胰酶分泌引起的副肿瘤综合征，其特征是皮下脂肪坏死、骨梗死、关节炎和嗜酸性粒细胞增多。虽然没有特异性的血清或血浆检测可以诊断 ACC，但高达 25% 的患者血清脂肪酶水平可能升高[1, 3]。血清肿瘤标志物如 CA19-9、甲胎蛋白（AFP）和癌胚抗原（CEA）的表达存在差异[3]。在一些患者中，血清脂肪酶和甲胎蛋白的结合可以很好地评估肿瘤负荷对治疗的反应。

（一）影像学

ACC 通常是大的（7～10cm）孤立性肿瘤。病变小的时候可以完全是实性的，但是较大的肿瘤通常会超出血液供应，形成坏死的中心区域。ACC 在胰腺内的位置被报道为头部（47%）、尾部（47%）、颈部（3%）和钩突（3%）[4]。典型的横断面影像表现为一个大的、外生性、边界清楚的肿块，有强化的包膜，但中心为低密度（图 99-1）。也可能有内部钙化灶，尽管钙化并不是一个明显的特征 [3, 4]。与胰腺癌类似，ACC 在发病时往往转移，肝脏是最常见的转移部位 [4]。与胰管腺癌不同，ACC 不太可能引起胰管扩张，因为 ACC 起源于腺泡 [5]。ACC 的影像学鉴别诊断包括胰腺导管腺癌、胰腺神经内分泌肿瘤、实性假乳头状瘤（SPT）、胰腺母细胞瘤和黏液性囊性肿瘤。

（二）病理

在组织病理学检查中，纯 ACC 有两种主要的细胞生长模式：由生长发育良好的腺泡中的细胞组成的腺泡模式，以及以缺乏胰腺导管腺癌中可见的明显间质成分的细胞片状排列为特征的固体模式 [6, 7]。肿瘤细胞外观均匀，核仁位于中央，胞质呈典型的嗜酸性（图 99-2）。典型情况下，大多数 ACC 呈粗颗粒状顶端细胞质胰蛋白酶染色或糜蛋白酶染色 [8]。与胰管腺癌的染色模式不同，ACC 的 CEA 和黏胭脂红染色一般呈阴性。虽然细针穿刺活检通常可以区分胰腺导管腺癌和 ACC，但更大的诊断难题是区分 ACC 和分化良好的胰腺神经内分泌肿瘤、胰腺母细胞瘤。ACC 的诊断具有挑战性，因为它与胰腺神经内分泌肿瘤在形态学和免疫表型上存在重叠。ACC 可有散在的神经内分泌细胞存在于多达 40% 的细胞中 [6]。为了区分神经内分泌细胞，增加突触素和嗜铬粒蛋白 A 的免疫组化可能会提供信息。当神经内分泌细胞占肿瘤的 35% 以上时，就属于腺泡 - 神经内分泌混合型癌 [9]。

最近，有 21 个 ACC 进行了全外显子组测序。这些肿瘤平均有 64 个体细胞突变，超过 30% 的癌症中没有常见基因突变 [10]。ACC 中发现的非同义突变数量大于胰腺导管腺癌、前列腺癌和肝细胞癌等肿瘤，但小于黑色素瘤和肺癌。一些与胰腺导管腺癌相关的基因，其中包括 ATM、BRCA2 和 PALB2，也被鉴定为 ACC 中的突变基因 [11]。然而，存在于胰腺癌中发

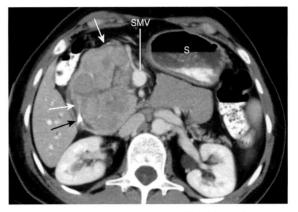

▲ 图 99-1　经过对比增强计算的轴向图像
一个大腺泡细胞癌患者的 CT 显示十二指肠局部受压（白箭），引起胃膨胀（S）和胆道梗阻，需要胆道支架植入（黑箭）。SMV. 肠系膜上静脉

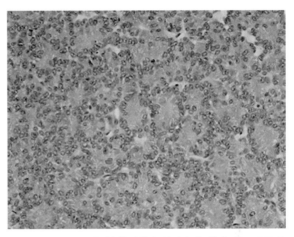

▲ 图 99-2　PAS 阳性的腺泡细胞癌组织学表现，可见实心、小梁和腺样生长。核圆形至卵圆形，多形性极小，只有一个突出的核仁

生了突变的关键驱动基因，其中包括 KRAS、TP53、CDKN2A 和 SMAD4，在 ACC 中很少发生突变。有趣的是，目前已知与主要类型胰腺癌相关的基因突变相对不同：胰腺导管腺癌的特征是 SMAD4、TP53、KRAS 和 CDKN2A 突变；MEN-1、DAXX、ATRX 和 mTOR 通路突变引起的神经内分泌肿瘤；RNF43 基因突变引起的黏液性囊性肿瘤及通过 GNAS 和 RNF43 突变的导管内乳头状黏液性肿瘤。已经发现 ACC 表达 BCL10，而在胰腺导管腺癌和神经内分泌肿瘤中不存在 BCL10 [12]。尽管 ACC 微卫星稳定，但它们表现出高度的染色体失衡，这可能有助

于将其与胰腺导管腺癌和胰腺神经内分泌肿瘤区分开来 [13, 14]。在表达神经原蛋白 −3 的小鼠细胞模型中，*Tsc1* 基因的缺失导致 mTOR 信号的激活，从而导致 ACC 的发展 [15]。在胰腺肿瘤中发现的不同分子改变使得在原发肿瘤或转移性活检很难仅根据组织病理学标准进行分类的罕见情况下使用 DNA 测序成为可能。

（三）治疗

局部病变患者应行手术切除。虽然 ACC 通常很大，但它们往往边界清楚，通常可以接受完整的手术切除。在国家癌症数据库的回顾中，865 例因 ACC 接受手术切除的患者的 5 年生存率为 36.2%[16]。单中心报道的生存期甚至更长，局部疾病患者接受完整手术切除的中位生存期报道高达 57 个月 [2, 17]。ACC 的复发率很高，57% 的复发在中位随访 15 个月时发生，100% 的复发在中位随访 31.4 个月时发生 [1, 18]。远处复发最常见，与胰腺腺癌相似，以肝和肺为主。辅助吉西他滨治疗通常在完全切除后使用，但与胰管腺癌相比，ACC 对全身化疗的反应较差。然而，随着联合化疗方案的采用（包括使用奥沙利铂和伊立替康的化疗方案），转移性疾病患者的部分缓解率据报道高达 30%[16]。有趣的是，我们发现罕见的 ACC 患者在长时间无病间隔（＞ 4 年）后出现肝和肺复发。在这种情况下，可以考虑再次手术切除单发灶转移。这也允许组织学诊断的确认和分子分析作为进一步全身治疗的依据。

二、实性假乳头状瘤

胰腺实性假乳头状肿瘤是一种罕见的低度恶性肿瘤。SPT 与其他几种肿瘤有关，其中包括 Frantz 肿瘤、Hamoudi 肿瘤和乳头状囊性肿瘤。据估计，SPT 占所有胰腺肿瘤的 3%，占胰腺囊性肿瘤的 6%～12%[19]。SPT 在女性中的发病率很高，最常发生在 30 岁左右或更早（平均年龄 22 岁；范围 2～85 年）[20-22]。最常见的症状是腹痛（45%）和（或）腹部包块（34%）[22]。在无症状的患者中，可以在常规体检中发现肿块，也可以在腹部查体中发现肿块，也有部分在影像学检查中偶然发现不相关的肿块。血清学检查通常没有太高价值，CA19-9 升高 4.3%，淀粉酶升高 22.6%，脂肪酶升高 29.3%。

（一）影像学

在 CT 上，SPT 是特征性的大的、不均匀的实性和囊性病变成分，经常表现为外周强化和中央钙化（图 99-3）。在磁共振成像上，SPT T_1 加权低信号，T_2 加权高信号 [23]。超声示低回声或等回声病变。这些病变可以是完全囊性的，也可以是完全实性的 [24]。SPT 的囊性部分并不是真正的囊肿，而是源于原发肿瘤坏死变性的囊性外观。由于肿瘤内的实心乳头状血管脱落出血，中央坏死，导致囊变性。虽然 SPT 可以发生在整个胰腺，但可能在胰腺尾部更常见，当发现时，通常尺寸较大（平均直径 5.4cm）[24]。SPT 的影像学鉴别诊断应包括其他囊性肿瘤，包括黏液性肿瘤或浆液性囊腺瘤，导管内乳头状黏液性肿瘤，以及典型实性肿瘤的囊性变性，如胰腺神经内分泌肿瘤或 ACC。然而，年龄很重要，在 30 岁以下的年轻女性，SPT 和胰腺神经内分泌肿瘤是最有可能的。对于 20 岁以下的年轻女性，SPT 显然是最有可能的诊断（即使是患有 MEN-1 的家庭成员，如果年龄在 20 岁

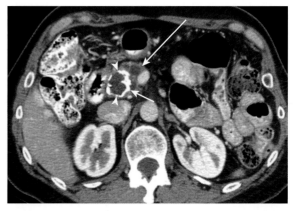

▲ 图 99-3　胰腺实性假乳头状瘤患者 CT 增强轴位图，实性和囊性特征（长箭），中央钙化（短箭和箭头）

以下，也不太可能有大的胰腺神经内分泌肿瘤）。当常规影像学不确定和诊断不明确时，FNA 活检可能是有用的。然而，由于肿瘤大部分为坏死成分，FNA 活检常常不能诊断。

（二）病理

SPT 的一些明确的组织学特征包括存在没有腺体形成的实体细胞富血管区，以及存在带有片状和退行性假乳头的分支状乳头状复叶。细胞核内有典型的沟槽状嗜酸性颗粒。神经元特异性烯醇化酶，CD10 染色阳性，不典型的 β-catenin 核染色，因为 β-catenin 通常是一种细胞质蛋白。角蛋白、嗜铬粒蛋白、突触素和胰腺内分泌酶通常不表达。SPT 的孕激素受体染色通常呈阳性，而雌激素受体阳性的可能性更大。与 ACC 和胰腺神经内分泌肿瘤相比[27]，SPT 存在 α- 甲基酰基辅酶 A 消旋酶（AMACR）阳性染色。侵袭性的组织学特征，如血管侵犯、神经周围侵犯或扩展到周围胰腺实质，以前被认为预示着恶性程度更高的肿瘤生物学行为，但没有发现与复发或疾病特异性生存相关[23, 29, 30]。因此，对于影响 SPT 患者预后的因素尚无共识。

与 SPT 相关的基因图谱与腺癌不同，最显著的是不存在 KRAS、GNAS 和 SMAD4 突变。由于 CTNNB1 突变（外显子 3），几乎所有 SPT 都发生了 APC/β-catenin 通路的改变[31]。95% 的 SPT 中有 β-catenin 的核积累，74% 的肿瘤过表达 β-catenin 的下游效应因子 cyclin D1[32]。有趣的是，β-catenin 稳定基因 BCL9L 在 SPT 中显著降低，这可能有助于减轻 Wnt/β-catenin 通路过度激活的致瘤作用[33]。此外，与胰管腺癌和非肿瘤性胰腺组织相比，miR-194 和 SOX9 下调已在 SPT 中报道[34]。另外，hedgehog 基因和雄激素受体信号通路相关基因，以及上皮间质转化相关基因，已被证明在 SPT 中被激活[35]。

（三）治疗

考虑到这部分肿瘤不可预测但确实有转移

潜能，建议所有局限性 SPT 患者进行手术切除。虽然这些肿瘤可能非常大，可以侵犯关键的血管系统，但大多数病变通常可以完全切除。如有需要，可行胰十二指肠切除术或胰远端切除术，并对受累的邻近器官进行整块切除。在一项针对 37 例 SPT 患者的研究中，只有 1 例（3%）患者复发，中位随访 4.8 年[36]。最后一项研究报道了 26 例患者；2 例（8%）患者在治疗后 6 年和 7 年复发，随访 73 个月，无任何疾病特异性死亡[29]。尽管复发率低，长期监测是重要的。

考虑到单纯手术切除后的良好生存率，辅助全身治疗并不被常规使用。如果发生转移性疾病，最常见的部位包括肝脏、肠系膜和腹膜。有几个系列报道了转移瘤切除术后亦可获得长期生存[37]。对于不能切除的转移性疾病，少量病例报道表明，基于吉西他滨的化疗可使一些患者获益[38, 39]。

三、自身免疫性胰腺炎

自身免疫性胰腺炎是一种以梗阻性黄疸为特征的胰腺炎，伴或不伴胰腺肿块、淋巴浆细胞浸润和胰腺纤维化，以及对类固醇激素治疗反应良好[40]。AIP 的真实发病率尚不清楚；然而，据报道，在胰腺癌接受胰腺切除术的患者中，有 2%～3% 的患者被诊断为 AIP[41, 42]。AIP 患者通常表现为无痛性梗阻性黄疸，类似胰腺导管腺癌。多达 70%～80% 的患者有黄疸的报道，可能是由于炎症和胆总管远端狭窄[43]。此外，AIP 的其他常见症状包括体重减轻和腹痛；然而，也存在与胰管腺癌相一致的其他症状，如恶病质、不能进食、疼痛需要麻醉药物，却很少被观察到。高达 60% 的 AIP 患者是糖尿病患者，其中大多数是伴有糖耐量受损的 2 型糖尿病。胰酶的升高也可能发生。

目前，AIP 分为两种亚型。1 型 AIP 患者通常是老年男性，他们通常伴有血清免疫球蛋白 G4（IgG4）水平升高和胰腺外受累的影像学证据，如 Sjögren 综合征、类风湿关节炎、原发性硬化性胆管炎、眼眶假瘤和炎症性肠病[44]。胰腺外器官受累可在诊断为 AIP 之前、同时或之后发生，但唾液腺和泪腺肿胀往往在 AIP 发病之前发生[44]。胰腺外部位的活检有助于诊断，因为受累器官通常表现出富含 IgG4 阳性细胞的特征性淋巴浆细胞浸润。相比之下，2 型 AIP 在年轻的男女患者中发病率相同，通常是 IgG4 水平不升高，并且相关的自身免疫性疾病仅限于炎症性肠病，约 30% 的患者同时合并这种疾病[43, 45]。

血清 IgG4 是 AIP 最好的单一血清学标志物，敏感性在 1 型 AIP 患者中为 80%，而在 2 型 AIP 患者中仅为 17%[46]。在梗阻性黄疸的情况下，IgG4 升高超过正常值上限的 2 倍强烈提示 AIP 的诊断。然而，在缺乏典型的影像学表现的情况下，单纯的血清 IgG4 升高不足以诊断 AIP。

（一）影像

AIP 的典型影像学特征包括弥漫肿大、腊肠状的形态、密度均匀和中度强化。与酒精性胰腺炎不同，AIP 通常缺乏导管扩张、结石和假性囊肿形成的影像学特征。重要的是，尽管 AIP 可能出现胰管狭窄的影像学特征，但很少存在像胰管腺癌一样的上游胰管扩张[47]。有时，AIP 也可能表现为胰腺的局灶性肿块，容易与胰腺导管腺癌相混淆[48]。最近，国际公认的 1 型和 2 型 AIP 的诊断标准被制订出来，其中包括放射成像（导管成像与磁共振胆管成像或内镜逆行胰胆管造影）及血清学和组织病理学资料[40]。

（二）病理

当有典型的临床、影像学和实验室标准时，1 型 AIP 可能不需要组织学诊断，但由于 2 型 AIP 通常是血清学阴性，同时没有其他器官受累，最终诊断需要依赖病理活检。2009 年，来自日本、韩国、欧洲和美国的专家在檀香山召开了一次共识会议，以建立 AIP 的组织学标准。

1 型 AIP 有三个基本特征：①淋巴浆细胞浸润周围的小型小叶间胰管，未浸润胰管上皮（图 99-4）；②以导管和静脉为中心的纤维化主要影响胰周脂肪组织；③影响胰腺静脉的闭塞性静脉炎。免疫染色经常显示丰富的（高倍视野中 > 10 个细胞）IgG4 阳性细胞。2 型 AIP 与 1 型的不同之处在于较少的纤维化、静脉炎和缺乏 IgG4 阳性细胞[49]。在 2 型 AIP 中，淋巴浆细胞浸润可导致胰管腔闭塞，而 1 型 AIP 的导管上皮通常完好无损。诊断 AIP（特别是 2 型）在临床上具有挑战性，没有单一的诊断试验是足够的。诊断标准依赖于结合组织学、横断面影像学、内镜成像、血清学发现和详细的临床病史。一般来说，AIP 的诊断需要一个多学科小组（包括放射科医生、病理学家和胃肠病学家）。

（三）治疗

AIP 对皮质类固醇治疗有很高的反应，如果没有反应，应考虑另一种诊断。虽然急性胰腺炎可自行消退，但皮质类固醇治疗相较于未治疗可取得更高的缓解率（98% vs. 75%；$P < 0.001$）[50]。治疗后黄疸、糖尿病和外分泌功能障碍可以逆转（通常在几周内，尤其是胆道梗阻）。国际自身免疫性胰腺炎诊断小组建议进行一项 0.6mg/kg 泼尼松试验，为期 2 周，然后进行再次影像学和 CA19-9 水平的重新评估[40]。如

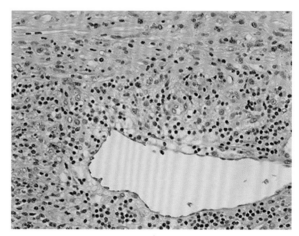

▲ 图 99-4　**1 型自身免疫性胰腺炎的组织学改变，其中包括导管周围淋巴浆细胞浸润**

果诊断正确，如胆道狭窄、腺体肿大等影像学异常应通过类固醇治疗得到改善。随着临床和放射学表现的改善，泼尼松可以逐渐减少到每周 5mg。由于临床复发可能发生在高达 30% 的患者，一些研究者提倡使用低剂量泼尼松维持性治疗[51]。在日本，泼尼松（2.5～5mg/d）持续使用长达 3 年，复发率较低（23% vs. 34%；$P < 0.05$）。在一项超过 500 例采用该方法治疗的患者的回顾性分析中[50]，疾病复发常见于 1 型，但不常见于 2 型 AIP[46]。近端胆管受累和胰腺弥漫性肿胀是 1 型 AIP 疾病复发的预测因素[41]。此外，IgG4 的升高和其他器官受累及的证据也可能是复发的预测因素[52]。据报道，初次类固醇治疗后血清 IgG4 水平迅速下降的 AIP 患者复发率较低[53]。此外，血清 IgG4 水平在治疗前水平和治疗后第一次水平之间（在类固醇治疗的 2 个月内测量）快速下降的患者复发的概率较低[53]。重复使用糖皮质激素可能对预防疾病复发有效，其他免疫疗法（包括利妥昔单抗和硫唑嘌呤）也有报道[54, 55]。少数在皮质类固醇治疗后复发的 AIP 患者使用利妥昔单抗治疗，随后血清 IgG4 水平降低，并在不到 2 个月的时间内成功减少类固醇激素的使用量[55]。

四、原发性胰腺淋巴瘤

累及胰腺的淋巴瘤可以发生在以下部位：①只发生在胰腺（原发性胰腺淋巴瘤 PPL）；②通过邻近胰腺周围淋巴结的直接延伸累及胰腺（继发性胰腺淋巴瘤）；③起源于远离胰腺的淋巴结。世界卫生组织将 PPL 定义为"一种发生于胰腺的结外淋巴瘤，大部分病变局限于胰腺；可以看到邻近淋巴结的累及和远处的扩散，但主要的临床表现是在胰腺，治疗直接指向这个部位"[56]。PPL 主要是 B 细胞表型的非霍奇金淋巴瘤，弥漫性大 B 细胞淋巴瘤是最常见的组织学亚型[57, 58]。PPL 在所有胰腺肿瘤中占不到 0.5%，在结外淋巴瘤中占不到 2%。目前，没有特定的生化标志物帮助诊断 PPL。当

CA19-9 水平正常时，血清乳酸脱氢酶（LDH）和 β_2 微球蛋白升高可能有一定的诊断和预测价值[59, 60]。在一项来自 SEER 数据库的 523 名患者的回顾研究中，最常见的 PPL 的组织学亚型为弥漫型、大细胞淋巴瘤（56%）、滤泡性淋巴瘤（12.4%）和其他 B 细胞淋巴瘤（31%）[61]。PPL 主要发生在男性（7：1），通常出现在 50—60 岁。常见症状包括腹痛（67%～73%），B 类症状如发热、盗汗、寒战、体重减轻（38%～58%）、黄疸（33%～42%）和胃或十二指肠出口梗阻（2%～26%）[57, 58]。

（一）影像学

PPL 的影像学表现为局部累及胰头的大肿块，偶尔可见弥漫性浸润性肿块，类似急性胰腺炎的表现（图 99-5）。此外，PPL 患者通常表现为明显的淋巴结病累及胰周淋巴结，最明显的是腹膜后肾静脉下淋巴结。受累淋巴结没有中央坏死或钙化，尽管看起来是一个大的胰腺肿瘤，但胰管很少扩张[59, 62, 63]。此外，尽管肿瘤体积庞大，但大多数患者很少有血管侵犯或阻塞[57, 64]。与胰管腺癌相似，PPL 在 CT 上表现为低密度和轻微增强。在 T_1 加权梯度回声（GRE）MRI 上，PPL 表现为均匀的低信号肿块，T_2 加权信号强度多变[57]。使用氟脱氧葡萄糖正电子发射断层扫描对 PPL 有更好的诊断价值，其摄取模式可能

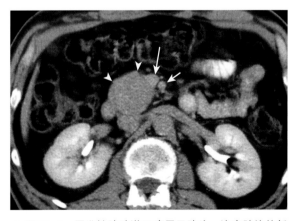

▲ 图 99-5　原发性胰腺淋巴瘤累及胰头，注意肿块的低密度外观（箭头）紧邻肠系膜上静脉（长箭），并靠近肠系膜上动脉（短箭）

为局灶性结节、弥漫性或节段性[57, 65]。

（二）病理

病理检查对 PPL 的诊断至关重要。细胞病理特征包括大的恶性淋巴细胞核、明显的核仁、大量核碎裂和坏死背景。此外，该细胞的白细胞共同抗原（LCA）和 CD20 呈阳性，CD34 和 CD68 呈阴性[62]。胰腺内分泌肿瘤的特异标记如突触素等免疫组化染色呈阳性，但 PPL 通常呈阴性[62]。此外，流式细胞术对非霍奇金淋巴瘤的诊断也有很高的敏感性（84%）[66]。然而，细针抽吸标本的细胞数量限制了流式细胞术的应用；因此，当怀疑诊断为 PPL 时，建议使用细针活检。

（三）治疗

治疗 PPL 的标准是化疗，化疗能很好地控制包括黄疸在内的症状，并能长期缓解[67, 68]。PPL 最常见的治疗方案是多药物治疗，如环磷酰胺、阿霉素、长春新碱和泼尼松（CHOP）。通过多药治疗，63%～77% 的大 B 细胞淋巴瘤患者有望完全缓解[67]。然而，在 60 岁以上的患者复发是常见的。在弥漫性大 B 细胞淋巴瘤中，使用抗 CD20 抗体，利妥昔单抗（Rituximab）和 CHOP，可提高应答率高达 85%[68]。其他方案包括环磷酰胺、长春新碱和泼尼松（CVP）和甲氨蝶呤、阿霉素、环磷酰胺、长春新碱、泼尼松和博来霉素（MACOP-B）[57]。虽然手术切除以前被认为是 PPL 主要治疗选择，腹腔镜探查手术现在应该留给诊断不确定的患者（不确定的经皮或内镜活检结果往往在胆道梗阻的设置 / 内镜支架）或以治疗为目的（姑息手术），主要包括胃肠道出血或胃出口梗阻[63]。

五、转移性肾细胞癌

胰腺转移性病变非常罕见，仅占所有胰腺肿瘤的 2%（或更少）。虽然大多数癌症很少转移到胰腺，但肾细胞癌（RCC）占转移性病变

的 40% 或更多。高达 25%～30% 的 RCC 患者可能发生同步转移，而高达 40% 的 RCC 患者可能发生异时转移[69, 70]。肾细胞癌转移到胰腺通常在肾切除术后的无病间隔时间延长后出现，91% 的肾细胞癌转移在肾切除术后平均 11.2 年确诊[71]。这就强调了初次肾切除术后肾细胞癌患者长期随访的重要性。男性和女性同样受影响，原发肿瘤的偏侧性和转移在胰腺内的位置没有区别。大多数患者有孤立转移，通常无症状（＞ 50%），偶然或在随访监测中发现。在有症状的患者中，腹痛、体重减轻、黄疸或消化道出血可能是他们的主诉。高达 34% 的患者可发生胰腺外转移，因此，对于怀疑或活检证实转移到胰腺的肾细胞癌患者，应进行彻底的分期评估[72]。

（一）影像学

CT 是评估 RCC 转移到胰腺的最好方法，其表现通常是典型的，即界限分明的富血管病变，在动脉期表现为中央区高密度（图 99-6）。影像学特征可与胰腺神经内分泌肿瘤相似，这些病变应列入鉴别诊断。相反，肿瘤的富血管分布与胰管腺癌不一致。

（二）病理

对于大多数有 RCC 病史的患者，CT 表现

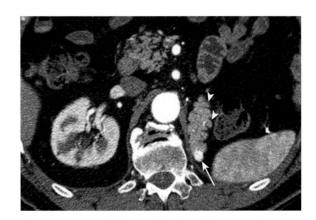

▲ 图 99-6 肾细胞癌患者行左肾切除术后发生异时转移至胰尾的增强 CT 轴位图。注意动脉期影像上转移病灶的特征性强化（箭），以及由于左肾缺失导致的胰腺尾部移位（箭头）

可以确诊，不需要术前活检。然而，如果诊断上有胰腺神经内分泌肿瘤的顾虑，或者如果胰腺外的疾病提示多发性复发，组织活检可能是有帮助的。RCC 的细胞形态特征因亚型而异。从组织学上看，RCC 形成肿瘤细胞的实心薄片，被血管隔分隔成实心腺泡，可与胰腺内分泌肿瘤区分开来（图 99-7）。由于分化和表达蛋白的改变，转移性肾细胞癌在组织学上可能与原发性肾细胞癌不同。CD10 和 PAX8 免疫组化阳性可用于区分转移性 RCC 与其他肿瘤，如胰腺透明细胞癌、胰腺内分泌透明细胞瘤、浆液腺瘤等实性肿瘤[73]。重要的是，原发性 RCC 的肿瘤特异性类型通常在转移灶中发现，但染色强度的变化也有报道[74]。此外，根据原发肾细胞癌的组织学特点，有些染色 100% 是阳性的（例如，CD10 用于透明细胞肾细胞癌，AMACR 用于乳头状肾细胞癌）[75]。

（三）治疗

一般来说，所有转移性肾细胞癌患者的长期生存率都很差，估计 5 年生存率 < 50%[76]。

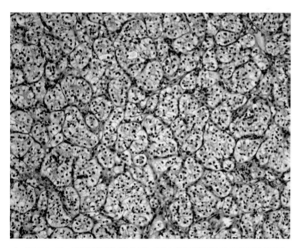

▲ 图 99-7　透明细胞肾细胞癌转移到胰腺的组织学表现，可见肿瘤细胞被血管隔分隔成腺泡

然而，孤立性肾细胞癌转移到胰腺的患者接受手术切除后的生存期更长。在一项鉴别出 321 例切除的胰腺 RCC 转移患者的系统综述中，5 年无病生存率和总生存率分别为 57% 和 73%[77]。约翰斯·霍普金斯胰腺项目的一系列研究报道了类似的结果，5 年的总生存率为 51%，切除术后的中位生存率为 5.5 年。多个系列研究的围术期死亡率（RCC 患者胰腺手术的死亡率）为 1.5%～2.8%，与大中心原发性胰腺肿瘤手术的死亡率相似[72,77]。一项来自 11 个欧洲中心的 276 例不能手术的转移性 RCC 患者的回顾性研究显示，接受靶向治疗的患者的中位总生存期为 56 个月（95%CI 46～67 个月），5 年总生存期为 48.7%。随着全身治疗的改进，最近的一项研究表明，接受局部治疗（手术或放疗治疗单纯胰腺转移）的患者中位总生存期为 106 个月（95%CI 78～204 个月），5 年总生存期为 75%[78]。考虑到肾细胞癌胰腺转移患者预后较好，应考虑积极的手术切除治疗。此外，抗血管生成药物，如贝伐珠单抗、舒尼替尼和索拉非尼，在转移性肾细胞癌中显示出了良好的效果，因此需要多学科的方法来治疗这些患者[72]。

五、结论

虽然大多数胰腺肿瘤都是胰腺导管腺癌，但了解透彻对于所有罕见和不寻常的胰腺肿瘤患者，制订正确的治疗方案是很重要的。一个准确的诊断在处理前是非常重要的。最好的方法是由多学科的医生组成的团队，特别注意放射学和病理分析。手术是治疗 SPT、ACC 和孤立的 RCC 转移的基础；然而，药物治疗更适合于 AIP 和 PPL。

第 100 章
胰腺肿瘤的手术切除技巧
Techniques of Pancreatic Resection for Cancer

Kevin C. Soares　Timothy M. Pawlik　著
李 汛　盛 亮　译

摘要　胰腺癌给外科医生带来了巨大的治疗挑战。手术仍然是长期存活的唯一机会。正确的患者选择和多学科方法至关重要。更加积极的手术方法（包括血管切除和多器官切除），已经证明了其可接受的效果，并允许更多的患者考虑手术。尽管外科技术有了显著的进步，但还需要进一步的改进来提高生存率。胰腺外科医生应该在寻找这种疾病更有效的治疗方法中继续发挥关键作用。

关键词：胰腺癌；技术方面；胰腺；壶腹周围；远端胰腺切除术；胰十二指肠切除术

胰腺切除和重建仍然是外科医生治疗胰腺、远端胆总管、壶腹和近端十二指肠肿瘤疾病的一个治疗挑战。尽管围术期、术后和术中技术有了明显的改进，但这些手术的并发症发生率仍然很高。这种发生率主要归因于胰腺重建以后的吻合口瘘和胰瘘。

一、历史背景

首次报道的胰腺肿瘤切除术是 Friedrich Trendelenburg 在 1882 年因梭形细胞肉瘤进行的远端胰腺切除术 [1]。尽管术后过程因伤口感染和营养不良而复杂化，患者在自己的坚持下出院回家，但几周后死于急性呼吸衰竭 [2]。Halsted 描述了 1898 年第一次成功切除壶腹周围肿瘤，当时他为 1 例梗阻性黄疸患者进行了局部切除，以及胰管和胆管至十二指肠的吻合术 [3]。事实上，壶腹周围肿瘤切除的大多数早期报道是通过经十二指肠途径进行的。同年，Alessandro Codivilla 对 1 例 46 岁的患有胰头肿块男性进行了第一次胰十二指肠切除术；然而，

患者在术后第 18.4 天死亡 [4]。1909 年，Walther Kausch [5] 进行了第一次成功的两阶段胰十二指肠切除术，随后在 1914 年，Hirschel [6] 报道了第一次成功的一阶段胰十二指肠切除术。到 1910 年，文献中报道了 20 例胰腺切除术，住院死亡率为 45% [2]。

直到 Whipple 在 1935 年报道了他成功的两阶段胰十二指肠切除术后，人们才普遍接受胰十二指肠切除术 [7]。5 年后，他对胰头肿瘤进行了第一次解剖性一阶段胰十二指肠切除术，手术中进行了胃窦切除术并完全切除了十二指肠 [2,8]。在美国，第一次一期胰十二指肠切除术是在 1941 年由 Trimble 进行的。

尽管在接下来的 40 年里取得了许多技术进步，但并发症发生率和死亡率仍然很高，分别为 40%～60% 和 20%～40%。然而，由于胰腺外科中心的建立，以及 John Cameron 在 1980 年后领导的技术上的革新进步，极大改善了手术的结局，特别是死亡率，随后该手术被广泛接受 [9]。

二、术前评估

胰腺癌患者术前评估的最重要因素之一是确定可切除性。这涉及临床和解剖参数的评估，范围从患者一般状态到肿瘤与相关主要血管结构的局部关系。临床评估包括完整的病史和体检。病史应特别关注胰腺炎或恶性肿瘤（如胰腺癌、结肠癌或乳腺癌）的个人和家族史。体检应寻找晚期疾病的证据，如可触及的锁骨上窝转移性疾病（Virchow 结节）、可触及的脐周结节（Mary Joseph 结节）、可触及的直肠周围肿块（Blumer 结节）、腹水、体重减轻和恶病质。肝大和可触及的胆囊（Courvoisier 征）可能意味着慢性胆道梗阻。常规实验室筛查（包括全血细胞计数、电解质检查、肝功能检查、凝血检查和白蛋白）提醒临床医生注意贫血、高胆红素血症及新发糖尿病、胰腺炎和营养不良的证据。相关的血清肿瘤标志物包括 CA19-9 和癌胚抗原。值得注意的是，即使在良性疾病患者中，如胆道炎症或梗阻的情况下，CA19-9 水平也经常升高。因此，其对胰腺导管腺癌的低敏感性（80%）和特异性（60%～70%）使其不适合用作筛选工具，但其变化趋势在评估时可能有用，特别是在确定治疗反应时。

适当的术前影像对于评估胰腺肿瘤的可切除性是至关重要的。具体而言，使用多种术前成像方式发现远处转移和识别累犯主要血管结构的局部晚期胰腺肿瘤至关重要。然而，在大多数中心，胰腺对比增强螺旋计算机断层扫描是首选的方式（图 100-1）。直径＞ 1cm 的肝脏病变很容易识别。正电子发射断层扫描在胰腺癌中的作用仍未明确，但可能有助于排除可疑病变患者的远处转移疾病。腹腔干或肠系膜上动脉的肿瘤包裹或闭塞 / 不可切除重建的门静脉（PV）和肠系膜上静脉（SMV）的肿瘤受累被认为是局部晚期疾病，在这些情况下，非手术治疗，如化疗和放疗是优选的。肠系膜血管的三维重建在动脉期和静脉期有助于术前明确重要的解剖关系。此外，三维 CT 有助于识别手术相关的异常解剖结构，如异位的右肝动脉。

使用超声内镜进行术前评估取决于开展技术的中心的水平。EUS 预测血管受累的能力仍

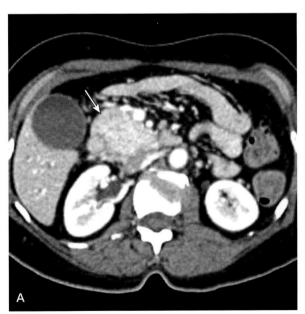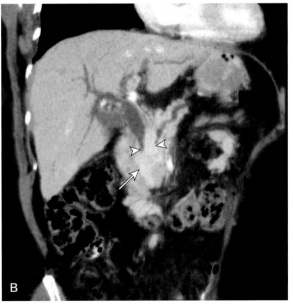

▲ 图 100-1　1 例有胰腺癌病史的 57 岁女性

A. 静脉期获得的腹部轴向计算机断层扫描图像显示胰头区域有一个大肿块（箭）；B. 冠状面的最小强度投影更好地显示胰腺肿块（箭），导致"双管"征（箭头）（图片由 Ihab Kamel, MD, and Mounes Ghasebeh, MD, Department of Radiology, The Johns Hopkins University School of Medicine 提供）

有争议。此外，该方法依赖于操作者，并且在确定远处转移疾病中不是特别有用。其主要用途是通过细针抽吸获得组织样本，特别是在局部晚期 / 不可切除疾病的患者开始化疗前。活检的并发症发生率很低，通常用于不能切除的病变或切除前可能受益于新辅助治疗的患者。术前胆道减压与伤口感染增加和住院时间延长有关，但对营养不良患者或出现黄疸 / 胆管炎且手术可能延迟的患者可能有益 [10-12]。

三、切除技术

（一）胰十二指肠切除术

1. 切除　气管插管是必要的。根据需要插入中心静脉导管和侵入性动脉监测，通常外周静脉通路就足够了。术前放置鼻胃管，进行术前抗生素预防和深静脉血栓预防。患者处于仰卧位。

手术的第一步是确定可切除性并排除远处转移性疾病。分期腹腔镜检查的常规使用仍有争议。一些外科医生通常使用分期腹腔镜检查，而另一些外科医生更喜欢仅在转移疾病可能性较高的特定情况下使用分期腹腔镜检查，如胰腺体尾部腺癌或高 CA19-9 水平的情况 [13-15]。随着现代成像技术灵敏度的提高，许多外科医生认为分期腹腔镜检查的收益较低，因此不太必要。

许多外科医生更喜欢上腹部中线切口；然而，也可以使用双侧肋下切口。探查腹部以寻找转移疾病的证据。这种探查包括肝脏、腹膜、网膜、横结肠系膜和所有浆膜表面。门静脉周围和腹腔干周围淋巴结的受累或横结肠系膜根部的受累不一定是切除的禁忌证。考虑到边缘动脉通常维持横结肠的血液供应，横结肠系膜的底部可与标本一起切除，必要时包括一段结肠中动脉。

进行广泛的 Kocher 操作以评估病变与局部主要血管的关系。值得注意的是，术前横断面成像提供了肿瘤与血管，尤其是肠系膜上动脉

关系的最准确评估。通过十二指肠的活动，可以评估钩突是否与肠系膜上动脉有关。此外，这种操作允许外科医生评估肿瘤延伸到下腔静脉和主动脉。接下来，评估肝总动脉和肝固有动脉以确认可切除性。还评估了门静脉肠系膜上静脉汇合处的肿瘤受累情况。解剖肝十二指肠韧带，在胆囊管汇入肝总管水平附近识别和离断肝总管。对于胰头靠上的肿瘤有时需要肝总管的边缘更靠近肝门。评估异位的右肝动脉是必要的，通常位于胆总管的外侧和后方，当确定时，应注意保护动脉。异位的肝动脉也应该很容易用最先进的术前成像技术看到。当副肝右动脉存在时（即在天然右肝动脉存在的情况下，右肝动脉在胆总管的侧面和后面行进），异位副右肝动脉通常可以被结扎。很少可以看到起源于肠系膜上动脉的完全异位肝总动脉（第 9 型解剖），识别、保存或重建该血管至关重要。

在确定动脉解剖后，确定胃十二指肠动脉（GDA），并进行钳夹试验，以确保在肝动脉中有足够的血流。在腹腔干部分或完全闭塞的情况下，肝动脉血流可能依赖于 GDA。如果在测试钳夹时肝动脉搏动微弱，分离正中弓状韧带是减少腹腔干狭窄或闭塞的可行选择。在确认肝动脉搏动良好后，结扎并离断 GDA。继而可以从胰腺颈部的后表面剥离门静脉前方。对于经典的 Whipple 手术，需要结扎胃右动脉进行远端胃切除术。对于保留幽门的胰十二指肠切除术（PPPD），十二指肠的第一部分在幽门远端 3cm 处离断。许多比较经典 Whipple 手术和 PPPD 的研究报道在并发症发生率或存活率方面没有重大差异。然而，其他研究表明，与手术时间、手术失血量和接受 PPPD 的患者的红细胞输注量相比，经典 Whipple 法的胃排空延迟（DGE）减少 [16, 17]。

然后继续游离十二指肠的第三和第四部分。十二指肠的这一部分得到了充分的游离，暴露肠系膜上静脉的前表面。识别并结扎右侧胃网膜静脉和动脉。从头侧游离门静脉前表面

并结扎静脉分支，并最终清除游离门静脉和肠系膜上静脉的前方、胰腺颈部后方的平面（图100-2）。胰腺横动脉弓由上下缝置的四条 3-0 丝线控制。使用热装置慢慢切断胰腺颈部。尽可能用解剖刀识别并横断胰管。离 Treitz 韧带 15～20cm 远离断空肠。小心地游离肠系膜根部，近端空肠和十二指肠的第四部分从肠系膜血管的后面牵引到右侧手术区。

标本现在仍由胰头部和钩突的其余附件附着，随后通过尖锐的解剖器械从肠系膜上静脉和肠系膜上动脉分离它们，并用热装置解剖器（如超声刀、结扎器械）沿肠系膜上动脉连续分离腹膜后组织。断面应与肠系膜血管保持齐平，以确保胰腺组织和淋巴结被完整切除。标本由远端胃或十二指肠的第一部分、颈部、头部、胰腺钩突、胆囊、远端胆管树和大约 10cm 的空肠组成。术中冰冻切片标记胰颈、胆管和腹膜后边缘。或者，可以在手术早期取出主要

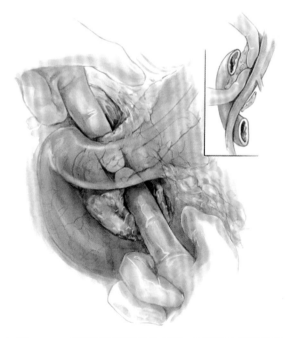

▲ 图 100-2　胰腺颈部后隧道的创建，肠系膜上静脉前表面的头部剥离避免了静脉分支，并最终清除了门静脉和肠系膜上静脉前、胰腺颈部后的平面

标本的同时，将肝总管和胰颈部边缘送去检查。

2. 血管切除术　1973 年，Fortner 首次提出在胰腺癌中包括门静脉或肠系膜静脉的整体切除术[18]。随着新辅助治疗的日益使用，在可切除的交界性胰腺肿瘤中，门静脉和肠系膜静脉切除术越来越多。最先进的横断面成像在识别血管受累方面非常准确；因此，外科医生应该很少放松警惕，并为血管重建的可能性做好准备。充分的近端和远端控制是通过充分游离门静脉和肠系膜上静脉获得的。对于短节段切除（< 3～4cm），在充分游离门静脉和肠系膜静脉（有时也包括肝脏本身）后通常可以进行一期吻合。对于长节段重建，使用替代移植物，其中包括尸体静脉或自体静脉，如颈内静脉或左肾静脉。

肠系膜上动脉、肝动脉或腹腔干的动脉包裹通常被认为是切除的禁忌证。然而，内脏动脉切除伴或不伴静脉切除已有报道[19]。与接受门静脉切除术的患者的结果不同，后者已被证明与不伴血管切除的 Whipple 手术相当，内脏动脉切除可能与更差的短期和长期结果相关。因此，胰腺癌的血管切除术应非常有选择性地使用，主要限于接受新辅助化疗 / 放化疗的患者。此外，这种复杂的操作只能在有经验的中心进行。一般来说，动脉切除术后的结果仍然令人失望，因此不应被视为标准方法，尽管动脉切除术在某些情况下可能是有益的。

3. 重建　在闭合了 Treitz 韧带的缺损后，重建开始于通过横结肠系膜裸露区域的切口将空肠牵引到结肠中血管的右侧。胰肠重建是与 Whipple 手术相关的大部分并发症的原因。这种吻合术有许多方式。我们更倾向于胰管 - 黏膜吻合术，使用一排 3-0 缝线缝合胰腺全层和空肠浆肌层。进而在肠管上建立与胰管尺寸相似的小型开口。采用 5-0 PDS 缝线间断进行胰管 - 黏膜吻合术（包括胰管和空肠全层）。3.5～5mm 的儿科饲管（取决于胰管的直径）可用作胰管支架，并置于原处。在完成导管到黏膜的吻合后，

在前面一层使用 3-0 缝线完成两层吻合。

胰管重建的另一种方法是套入技术，它可以以端对端或端对侧的方式完成。当使用套入技术时，我们更喜欢端对端技术。最初，胰腺残端需游离 2～3cm。间断缝置 3-0 缝线，随后沿胰腺颈部长度进行空肠造口术（图 100-3A）。内部后层使用连续的 3-0 可吸收缝线缝合，其中包括胰腺包膜、胰腺的实质和空肠的全部厚度（图 100-3B）。在可能的情况下，胰管应包括在连续缝合环节中，以形成导管 - 黏膜吻合术。内排的前层以类似的方式进行，确保尽可能包括胰管，小心注意不要无意中堵塞胰管（图

100-3C）。最后以 3-0 缝线间断缝合前层，使空肠覆盖吻合处（图 100-3D）。

胰胃吻合术是以类似的方式进行的，胰腺套入胃的后壁。Menahem 等对比较胰胃吻合术和胰空肠吻合术的随机对照临床试验进行了 Meta 分析[20]。这些作者报道了胰胃吻合术的胰瘘、胆瘘发生率较低；然而，其他随机对照试验和 Meta 分析未能证明使用胰胃吻合术有更好的结果。外科技术的异质性和胰瘘及并发症的定义使这种分析变得复杂[21, 22]。这两种方法都是可以接受的，并取决于外科医生的经验和偏好。胆道吻合的方法不太多变。我们更倾向使

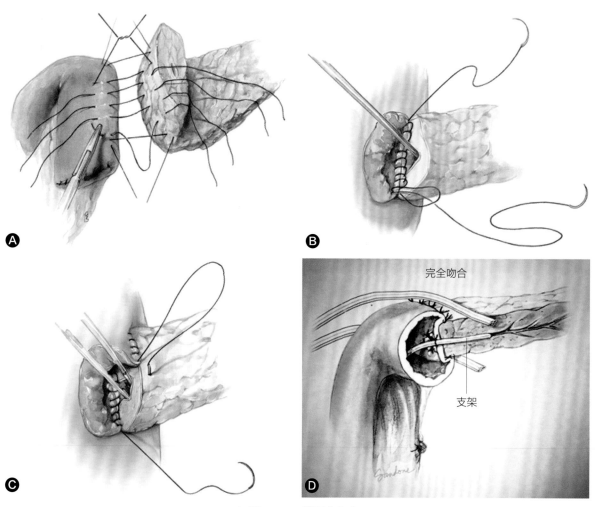

▲ 图 100-3 胰肠吻合术

A 至 C. 从后排外层（A）开始，然后是后排内层（B）和前排内层（C）；D. 胰管空肠吻合术最终重建，引流管到位（A 至 C. 经 PMPH-USA, LTD, Shelton, CT 许可转载，引自 Corinne Sandone, MA, CMI. From Cameron JL, Sandone C. *Atlas of Gastrointestinal Surgery*. Vol 1. 2nd ed. Shelton, CT: People's Medical Publishing House; 2014:294–295. D. 引 自 Cameron JL, He J. Two thousand consecutive pancreaticoduodenectomies. *J Am Coll Surg*. 2015;220:530–536.）

用 4-0、5-0 或 6-0 PDS 缝线（取决于导管大小）单层间断缝合，胆肠吻合口位于胰肠吻合口远端 5~10cm 处。后壁的吻合是通过将缝线由内向外缝合在空肠上，而后由外向内缝合在肝管上，将结留在吻合口内来完成的。最后一排缝线用夹子固定，直到所有的最后一排缝线都到位，然后将这些缝线打结。前层的缝合由外向内缝合在空肠上，由内向外缝合在肝管上。先前放置的胆道支架可放置在吻合口周围。

胃肠连续性的重建包括胃空肠吻合术或十二指肠空肠吻合术，这取决于是进行经典的还是保留幽门的 Whipple 手术。这种吻合是在离肝管空肠吻合口约 15cm 处进行的。十二指肠空肠端侧吻合分两层进行；外层为 3-0 丝线间缝合，典型的内层为使用 3-0 合成可吸收缝线缝合（图 100-4）。对于经典的 Whipple 手术，胃空肠吻合术是以类似的方式进行的。结肠后重建还是结肠前重建仍有争议。结肠后重建是用空肠的近端部分进行的，需穿过结肠系膜，而结肠前吻合是用空肠的更远端部分在横结肠系膜上进行的。一些中心更喜欢结肠前重建术，认为使用结肠后技术会增加静脉充血和肠道水肿，从而导致并发症的增加，如 DGE。其他人认为结肠前重建会增加胃的角度和更高的 DGE 率。此外，一些人认为结肠前吻合术在局部复发的情况下不太可能导致梗阻。然而，多项随机对照试验和 Meta 分析未能证明结肠后重建和结肠前重建的术后结果有显著差异[13-27]。

已经对胰十二指肠切除术后引流管的使用进行了广泛的研究[28-31]。一些中心更喜欢在手术时不使用引流管，而使用介入放射学来引流任何与临床相关的术后积液。基于一项多机构随机对照试验的数据，van Buren 等报道说，在 Whipple 手术时避免引流与并发症的发生频率和严重程度增加有关[29]。没有常规引流的患者更有可能出现更高的平均并发症严重程度、更长的住院时间和更高的死亡率。事实上，这项研究很早就被数据安全监督委员会叫停了。我们通常在胰胆吻合处放置两个封闭的引流管，特别注意避免引流管直接接触到肝肠和胰肠吻合口。

4. 术后护理 常规的长期鼻胃管减压似乎是不必要的。因此，第 2 天早上就要拔除鼻胃管[32, 33]。患者术后前 1~2 天可饮水或进少量流食，然后每天增加进食量。关于引流管管理，马萨诸塞州总医院的一项前瞻性验证研究发现，如果术后第 1 天（POD1）引流淀粉酶水平＜600U/L，发生胰瘘的风险不到 1%，并建议这些患者尽早拔除引流管[34]。对于 POD1 引流淀粉酶水平较高者，我们倾向于将引流管保持在适当的位置，直到患者耐受常规饮食，此时当低淀粉酶和引流量低（＜20ml/d）时，拔除引流管。

（二）胰体或胰尾癌的远端胰腺切除术

胰体或胰尾的癌症占胰腺腺癌的近 1/3（图 100-5）。症状通常在疾病晚期出现，因此更有可能出现晚期疾病。因此，分期腹腔镜通常用于这些病变。在没有转移的情况下，远端胰腺

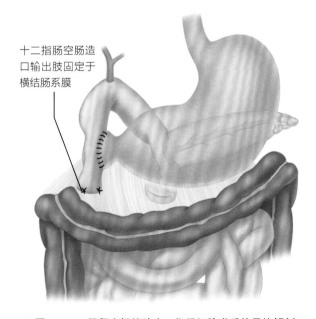

十二指肠空肠造口输出肢固定于横结肠系膜

▲ 图 100-4 保留幽门的胰十二指肠切除术后的最终解剖，注意十二指肠空肠吻合术的输出襻固定在横结肠系膜上
引自 Kennedy EP, Brumbaugh J, Yeo CJ. Reconstruction following the pylorus preserving Whipple resection: PJ, HJ, and DJ. *J Gastrointest Surg*. 2010;14:408–415.

切除术是这些肿瘤的首选手术。可以在患者的左上背部下方放置一个"垫子"，以进一步抬高左上象限。通常使用垂直中线切口，尽管双侧肋下切口也是可以接受的。

手术开始时提起大网膜游离横结肠进入小网膜囊。结肠的脾曲通过分开脾结肠韧带而被移动并向下牵引。随后使用电装置或夹子和缝线将胃短血管分离结扎。通过分开脾肾韧带，脾脏被横向移动到腹膜后的中间，从而胰腺也被移动到腹膜后。脾动脉和脾静脉的分离可以通过在胰腺体尾部后面形成隧道来进行。脾静脉位于胰腺的后部，通常在胰腺实质内，因为

它朝向脾脏；脾动脉沿胰腺的上缘走行。在结扎脾动脉之前，脾动脉应进行钳夹试验，并确定其在肝总动脉中的流量。脾动脉和脾静脉可以用线性吻合器上的血管钉进行结扎离断。

术后胰瘘是胰体尾切除术后最常见的并发症。已经报道了许多胰腺横断和胰腺残端处理的方法，其中包括在胰腺上使用线性切割装置、直接导管结扎、应用纤维蛋白胶和肠内引流等[35]。没有具体的方法被证明是优越的。在分割胰腺之前，可以沿着胰腺横断线的上下边界缝合四条牵引线。我们更喜欢用电刀来切割胰腺（图 100-6）。

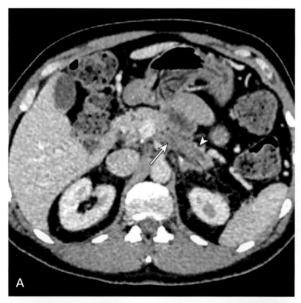

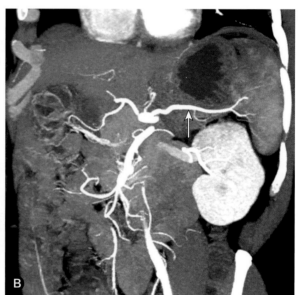

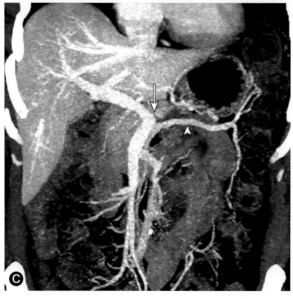

▲ 图 100-5　1 例有胰腺尾部腺癌病史的 58 岁男性
A. 静脉期获得的腹部轴向计算机断层扫描图像显示胰腺尾部有微小肿块（箭），导致胰腺尾部萎缩和胰管上游扩张（箭头）；B. 动脉期冠状最大强度投影图像显示未闭脾动脉（箭）；C. 静脉期冠状最大强度投影图像显示脾静脉在汇合处完全闭塞（箭），脾动脉（箭头）没有被侵犯或包裹（图片由 Ihab Kamel, MD, and Mounes Ghasebeh, MD, Department of Radiology, The Johns Hopkins University School of Medicine 提供）

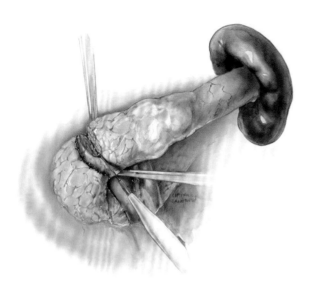

▲ 图 100-6　胰体尾切除术中胰颈的横断
彭罗斯引流管放置在胰腺颈部的后方，门静脉－肠系膜上静脉汇合处的前方，以帮助在横断过程中提升胰腺颈部（经 PMPH-USA, LTD, Shelton, CT 许可转载，引自 Corinne Sandone, MA, CMI. From Cameron JL, Sandone C. *Atlas of Gastrointestinal Surgery*. Vol 1. 2nd ed. Shelton, CT: People's Medical Publishing House; 2014:315.）

　　胰腺的断端采用 U 形重叠缝合，当胰管可以识别时直接予以结扎。在左上象限并沿着胰腺残端的边缘放置一个或两个 19F 引流管。

　　术后管理相对简单。饮食可逐步增加，对引流量进行监测，寻找胰瘘的证据，并按标准测量引流液淀粉酶水平。脾切除术后在手术前或出院当天给予脑膜炎奈瑟菌、肺炎链球菌和流感嗜血杆菌疫苗。

　　1. 脾保留　Mallet-Guy 和 Vachon 在 1943 年首次描述了保留脾脏的远端胰腺切除术[36, 37]。然而，传统上，在怀疑恶性肿瘤的情况下，脾脏保留是禁忌的，因为脾脏的血液供应与胰腺非常接近，并且可能对肿瘤切除术产生负面影响[36, 38]。一些报道显示，与保留脾脏的胰体尾切除术和脾切除术相比，保留脾脏的胰体尾切除术术后并发症更少，生存率更高。在胰腺体部或尾部的胰腺癌病例中，我们通常倾向于整体切除胰体尾和脾脏。在良性疾病或恶性潜力低的肿瘤的情况下，脾脏保留更合适。

　　脾保留可以通过保存脾血管或 Warshaw 技术来进行，其中脾血管被结扎但胃短血管被保留[39]。两种方法的结果似乎相似；然而，在 Warshaw 技术下[36]，脾梗死和继发性脾切除术发生更频繁。在脾保留的情况下，我们更喜欢尽可能保留脾血管。这需要移动胰腺尾部，并从胰腺近端到远端仔细解剖脾动脉和脾静脉的各种胰腺分支。脾脏不能向中间移动，以避免意外损伤。

　　2. Appleby 手术　Appleby 手术首次描述于 1953 年，其中包括整体切除腹腔干、远端胰腺切除加脾切除和全胃切除[40]。它最初用于局部晚期胃癌；然而，1976 年，Nimura 报道了第 1 例 Appleby 手术用于治疗局部晚期体尾部胰腺癌[41]。随着胰腺癌新辅助放化疗的进展，越来越多的患者出现局部进展期肿瘤，但没有转移疾病的证据。Appleby 手术的受欢迎程度一直很低；然而，越来越多的文献报道了局部晚期胰腺癌的 Appleby 手术或改良 Appleby 手术。改良的 Appleby 包括胰体尾切除术、脾切除术、与腹腔干切除术相结合的切除 GDA 近端的肝总动脉而不进行胃切除术[42]。肝的动脉血供应随后依赖于肠系膜上动脉供应 GDA 的胰十二指肠动脉分支。在选定的病例中，可以使用动脉重建，最常见的是肝动脉到主动脉的重建[42]。

　　局部晚期胰腺癌行改良 Appleby 手术的结果尚未明确[42-44]。在一项来自美国外科医生学会国家外科质量改进计划（NSQIP）胰腺切除术示范项目的多中心系列研究中，比较了标准远端胰腺切除术与远端胰腺切除术和同时进行的腹腔干切除术，接受腹腔干切除术的患者手术时间更长，术后急性肾损伤更高，并有 10% 的手术死亡率。虽然改良的 Appleby 手术可能适用于某些局部晚期胰腺体尾部肿瘤，但这些患者最有可能增加术后并发症和死亡的风险；因此，谨慎和适当的患者选择至关重要。

（三）全胰腺切除术

　　考虑到与胰腺癌相关的整体存活率低，全

胰腺切除术在 20 世纪 60 年代和 70 年代被提出作为一种更为激进的方法。更彻底的切除被认为有可能通过完全切除所有有风险的腺体来改善预后，并降低因缺乏胰肠吻合术而导致的并发症发生率和死亡率。全胰腺切除术后的结果最初很差，术后发病率增加，长期无病生存率或总生存率没有改善。最近，随着手术技术的改进和围术期护理的改善，全胰腺切除术后的结果有所改善，胰腺癌全胰腺切除术的数量也有所增加 [46]。全胰腺切除术使患者出现难以控制的糖尿病及继发于外分泌功能丧失的持续性腹泻和脂肪泻。然而，如今，长效胰岛素类似物和胰酶补充剂已经改善了这些问题的管理。事实上，现代外科手术系列报告了可接受的长期生活质量 [47-49]。与全胰腺切除术相关的并发症发生率和死亡率随着时间的推移而显著下降，尽管接受全胰腺切除术的患者的围术期发病率和死亡率仍然高于接受胰十二指肠切除术的患者，尤其是在合并血管切除术时 [46, 47, 50, 51]。尽管如此，在比较全胰腺切除术和胰十二指肠切除术时，大多数系列研究显示的长期生存率是相当的 [46, 47, 51, 52]。因此，当需要实现更好的阴性切缘时，应考虑全胰腺切除术。尤其是当胰腺头部或尾部均累及时，为了达到阴性切缘，全胰腺切除术是有必要的。因此，胰腺癌全胰腺切除术的技术包括残余胰腺切除。在胰头被切除的情况下，剩余的胰腺应该和脾脏一起被切除。胃短血管被结扎和离断。脾动脉自发出处结扎离断，脾静脉在脾静脉 / 门静脉汇合处分离切断。然后剩余的胰腺和脾脏以由内向外方式被切除。

（四）多器官切除

胰腺癌扩大切除的益处已经被广泛讨论和研究。胰腺癌多脏器切除术的一个适应证是侵犯肝曲或横结肠的晚期肿瘤，需要进行半结肠切除术 [53, 54]。比较标准胰腺切除术与包括额外内脏切除术的回顾性系列研究表明，后者的并发症发生率和死亡率增加 [54, 56]。在 NSQIP 数据库分析中，胰十二指肠切除术时多脏器切除术的围术期死亡率和并发症发生率分别为 8.8% 和 56.8%，而标准胰十二指肠切除术的围术期死亡率和并发症发生率分别为 2.9% 和 30.8% [54]。

在多变量分析中，多内脏切除术是围术期死亡率和发病率增加的独立预测因素。需要多脏器切除的患者通常出现较大的局部晚期肿瘤，需要扩大切除已累及的邻近器官 [57]。尽管如此，对接受多脏器切除的胰腺癌患者的长期预后进行回顾性系列分析，与标准胰腺切除术相比，其 3 年和 5 年的总生存率相当 [56-59]。更重要的是，与未切除胰腺癌的患者相比，接受多脏器切除的胰腺癌患者的总生存率显著提高 [59]。因此，当可以实现根治性 R_0 切除术时，应尝试胰腺癌的多脏器切除。有经验的外科医生在专门的胰腺癌中心进行适当的患者选择和操作是很重要的。

（五）微创胰腺手术

胰腺手术领域的进一步发展导致了腹腔镜和机器人胰腺切除术的引入。与开放切除术相比，这两种技术都显示了可接受的早期结果和可能相当的肿瘤学结果，特别是在有经验的胰腺外科医生手中。潜在的优势包括减少伤口并发症和术后疼痛，以及缩短住院时间。由于没有进行随机对照试验，大部分可感知的益处来自回顾性系列研究。最近，机器人胰腺切除术越来越受欢迎。远端胰腺切除术和胰十二指肠切除术在并发症和肿瘤结局方面的早期结果相似；然而，没有随机对照试验将机器人切除与传统的开放或腹腔镜方法进行比较 [60-63]。最终，微创方法的结果似乎相似，最佳技术主要取决于外科医生的舒适度（详见第 101 章）。

1. 腹腔镜胰体尾切除术　胰体尾切除术是最早尝试使用微创的手术方法。腹腔镜胰体尾切除术在良性胰腺疾病的治疗中已获得广泛认可。最近，许多系列报道了腹腔镜胰体尾切除术在胰腺导管腺癌中的应用，并指出与开腹胰体尾切除术相比，腹腔镜胰体尾切除术具有同等的肿瘤学效果、更少的并发症和更短的住院时间[64-69]。例如，在一系列 2753 例胰体尾切除术中，法国胰体尾切除术研究组证明了腹腔镜胰体尾切除术与开腹胰体尾切除术在很大程度上具有可比性，腹腔镜组的术后并发症发生率更低，住院时间更短[64]。

腹腔镜胰体尾切除术始于插入脐下戳卡，并通过 Veress 针或 Hassan 切割技术建立气腹。通常使用三个以上的戳孔，一个在左下象限，另外两个沿着正中线上下。解剖从使用电热装置游离胃结肠韧带和分离胃短血管开始。结肠脾曲被移动并下降。通过切开覆盖胰腺下缘的腹膜来移动胰腺，并继续解剖，直到脾血管可见。胰腺尾部可以用牵引器悬挂起来，以便更好地观察脾血管。如有必要，可通过追踪脾动脉近端至腹腔干来确定脾动脉。脾动脉和脾静脉都使用带血管钉仓的线性吻合器结扎。胰腺用 Endo GIA 吻合器分割。然后，脾脏从其腹膜后附件中取出，样本通过标本袋取出。胰腺颈部边缘被送去进行冰冻切片分析。

2. 腹腔镜胰十二指肠切除术　第一次腹腔镜胰十二指肠切除术是由 Gagner 和 Pomp 在 1994 年报道的[70]。从那时起，由于胰腺外科医生技术的提高和经验的增加，微创胰十二指肠切除术（MIPD）的使用一直在缓慢增长。因此，腹腔镜胰十二指肠切除术目前在世界各地的中心进行。考虑到微创 Whipple 手术包括腹腔镜和机器人方法，比较微创 Whipple 手术的数据是可变的。Zhang 等[71]进行了一项与开放方法相比较的系统综述，其中包括了 1018 例微创胰十二指肠切除术和 5102 例开腹胰十二指肠切除术。尽管手术时间更长，但 MIPD Whipple 手术的失血量更少，伤口感染更少，住院时间也缩短了 3.5 天[71]。虽然 MIPD 手术后的结果与胰腺癌的开放切除术相当，但缺乏设计良好的随机对照试验和广泛的随访[62, 72, 73]。

虽然可以在其他章节中找到更详细的解释，但简而言之，六个 10mm 的戳卡分布于从左上象限延伸到右上象限的脐周围的半圆形区域[72]。识别肝动脉，然后确认和结扎 GDA。游离十二指肠的第一部分。解剖胰腺的下缘以识别 SMV。在胰腺颈部下方形成一个隧道，在胰颈后方放置一条牵引带用于牵引。移除胆囊，游离并离断胆总管。继而进行广泛 Kocher 手法，用吻合器在距 Treitz 韧带 10cm 处离断空肠。最后，使用能量装置切断胰腺颈部，然后以类似的方式从肠系膜上动脉游离钩突。值得注意的是，胰十二指肠血管的分支需要使用结扎夹结扎后离断。

空肠断端通过 Treitz 缺损韧带进入右上腹。重建以类似于开放技术的方式进行，其中包括端对侧、导管对黏膜、1 层或 2 层胰肠吻合术、单层端对侧肝管空肠吻合术和端对侧的十二指肠空肠吻合术。虽然多采用吻合器完成最后一个吻合，但手工法行双层缝合也是可接受的。

（六）胰腺切除术后的并发症

尽管在大的中心，胰腺切除术后的死亡率仅为 2%～3%，但并发症发生率仍然很高（30%～50%）[74]。胰十二指肠切除术后最常见的并发症包括 DGE（7%～21%）、胰瘘（7%～15%）和伤口感染（8%～14%）（表 100-1）[9, 74]。老年患者（＞80 岁）和合并症增加的患者更有可能在住院期间死亡[9]。胰腺癌的远端胰腺切除术具有相似的死亡率（1%）和并发症发生率（30%）[69]。

DGE 通常为自愈性，不危及生命，但可能导致住院时间延长和医院费用增加[75]。治疗包括鼻胃管减压，有时当患者 DGE 病程延长时，还包括肠外营养支持。在严重的情况下，胃造口管甚至是必要的；但是这是罕见的。术后胰瘘的处理从无干预到需要再次手术不等。胰瘘占胰腺切除术后早期死亡的很大比例，接着是败血症 / 多系统器官衰竭和接下来的假性动脉瘤的出血。如果术中引流到位，可以检查淀粉

表 100-1　胰十二指肠切除术后并发症的发病率

并发症	*n*	%
胃排空障碍	410	21
术后胰瘘	295	15
伤口感染	222	11
心脏意外	69	3
肺部感染	38	2
延迟出血	32	2
乳糜瘘	28	1
合计并发症	894	45

引自 Cameron JL, He J. Two thousand consecutive pancreaticoduodenectomies. *J Am Coll Surg*. 2015;220:530–536.

酶水平以确认胰瘘。当横断面成像显示腹腔内脓肿时，通过介入放射学技术经皮引流是合适的。如果患者身体状况良好，没有感染的迹象，可以耐受良好的正常饮食，保守的门诊引流管理是合适的。

尽管进行了大量的临床试验，奥曲肽在预防术后胰瘘或相关并发症方面并没有效果。最近，一项单中心随机双盲试验检查了 300 例接受胰十二指肠切除术或远端胰腺切除术的患者，他们接受了 900μg 皮下帕瑞肽或安慰剂[76]。在这些患者中，15% 达到了主要终点，即 3 级或更高的术后胰瘘或脓肿。与安慰剂组相比，帕瑞肽组术后胰瘘的风险显著降低（9% vs. 21%，*P*=0.006）。在胰十二指肠切除术和远端胰腺切

除术的队列中，都注意到了帕瑞肽的有益作用。

延迟出血是胰腺切除术后最严重的术后并发症之一。国际胰腺外科研究小组在 2007 年制订了一个共识定义，根据评估出血严重程度的临床因素定义了胰腺切除术后出血的标准[77]。幸运的是，胰腺切除术后出血很少，发生率为 1.5%；然而，死亡率可能高达 30%～40%[9, 78]。胰腺切除术后出血通常继发于胰腺空肠吻合口瘘时的假性动脉瘤，尽管也可能发生胃空肠吻合口 / 十二指肠空肠吻合口吻合口出血。处理的最佳方式包括介入放射技术，以栓塞假性动脉瘤 / 胃十二指肠残端。当胃十二指肠残端栓塞不可行时，应考虑在普通 / 正常肝动脉上放置覆膜支架，封闭假性动脉瘤。当出血继发于腔内 / 肠吻合源时，可使用内镜技术。在血流动力学不稳定的情况下，需要立即进行再次探查。

四、结论

手术仍然是胰腺癌患者长期生存的唯一机会。虽然胰腺切除术的死亡率显著降低，但并发症发生率仍然很高。更积极的手术方法包括血管切除和多器官切除，已经证明了可接受的结果，并允许更多的患者考虑手术。然而，需要适当的患者选择、多学科方法和转诊到病源较多的医学中心，以确保最佳结果。尽管技术优势至关重要，但如果要优化我们的患者治疗效果，胰腺外科医生在确定更有效的辅助疗法中也至关重要。

第101章
微创胰腺手术
Minimally Invasive Pancreas Surgery

Vernissia Tam　Deepa Magge　Herbert Zeh III　Melissa Hogg　著

李　汛　盛　亮　译

摘要

20世纪80年代腹腔镜技术的引入彻底改变了复杂的腹部手术领域。几乎所有胰腺切除术和重建的传统手术都是通过腹腔镜方法进行的。在大容量中心，微创胰腺手术已经很好地整合到常规胰腺切除术和胰腺重建中，与开放手术相比，死亡率相当。随着机器人辅助技术的出现，患者术中出血量减少，功能恢复加快，住院时间缩短。与此同时，外科医生受益于双目立体视觉、缩放、震颤的稳定，以及控制台－外科医生界面改进的人机工程学减少了操作人员的疲劳。本章将重点介绍机器人方法，总结机器人方法在胰腺微创手术中良、恶性适应证的安全性、有效性和技术方面的数据，展示复杂胰腺手术平台的多样性。

关键词：微创；腹腔镜；机器人；胰腺手术；结果

20世纪80年代腹腔镜技术的引入彻底改变了复杂的腹部手术领域。曾经需要开放暴露和延长恢复时间的高度创伤性的手术，现如今通过微创技术完成也具有类似的结果。1994年，Gagner和Pomp对1例患有慢性胰腺炎的30岁女性进行了首次保留幽门的腹腔镜胰十二指肠切除术[1]。手术时间为10h，术后并发胃排空延迟，住院30天。由于担心过高的并发症发生率，腹腔镜胰腺手术的引入受到了挑战。然而，自2010年以来，腹腔镜手术的发展趋势越来越好，现在它已经很好地整合到常规胰腺切除术和大容量中心的胰腺重建中，其死亡率与开放手术相当。几乎所有胰腺切除和重建的传统手术都已经被腹腔镜方法描述和重复。

腹腔镜手术一般分为单纯腹腔镜手术、机器人辅助手术或联合腹腔镜手术。常规腹腔镜手术允许更小的切口和改善术后疼痛控制。患者受益于更快的功能恢复和更短的住院时间。

从技术上讲，通过放大视野来改善视觉呈现可以精确切除和更好地控制术中出血。随着机器人辅助的出现，外科医生得益于双目三维视觉、缩放比例、稳定震颤，以及改进控制台－外科医生界面的人机工程学减少了操作人员的疲劳。本章将重点介绍机器人方法，总结机器人方法在胰腺微创手术中良、恶性适应证的安全性、有效性和技术方面的数据，展示复杂胰腺手术平台的多样性。

一、良性疾病

（一）急性胰腺炎

急性胰腺炎的并发症包括感染的胰腺坏死，历来采用剖腹手术和开放胰腺坏死清除术来处理，这两种手术的死亡率和并发症发生率分别为56%和78%。这促使了微创技术的发展，如经皮和内镜引流。对于感染坏死性胰腺炎，van Santvoort等在PANTER（胰腺炎、坏死性清除与升阶梯方法）试验[2]中所描述的升阶梯方法推荐从经皮或内镜引流开始控制脓毒症。72h之后，如果没有临床改善或新的引流方式没有充分引流，建议使用第二种引流。如果 72h 后仍无临床改善，建议使用视频辅助的腹膜后清创治疗（VARD）。这种逐步增加侵入性干预的技术被发现与传统的坏死清除有相同的死亡率。此外，超过 1/3 的患者仅通过引流成功治疗，新发糖尿病、切口疝和胰腺功能不全的长期并发症更少。

决定采用微创方法治疗胰腺包裹性坏死（WOPN）取决于手术的时机、解剖和病史。对于 WOPN 患者，我们建议推迟 6～12 周的手术干预，使囊壁成熟，内容物液化。由均质积液组成的积液可以通过内镜或经皮引流成功治疗，而含有不均匀的积液通常需要机械引流处理。胆源性胰腺炎患者将需要胆囊切除术，腹腔镜或机器人辅助的方法将允许同时进行。

1. 微创囊肿 - 胃造口术　微创囊肿 - 胃造口术（CG）可以将感染的坏死胰腺组织通过与胃建立的吻合口连续引流至胃腔内。可能被 CG 成功治疗的积液＞ 15cm，有明确的包膜，位于胰腺内侧，并黏附于胃后壁。Khaled 等通过比较腹腔镜和开放式 CG，发现腹腔镜入路的手术时间更短，术后并发症发生率更低，住院时间更短[3]。尽管内镜和微创 CG 有相似的并发症发生率，内镜治疗的患者通常需要反复干预。Khreiss 等比较了 20 例微创 CG 患者和 20 例内镜下引流患者，发现 45% 的内镜下患者需要重复引流残留 WOPN，而接受手术的患者只有 15%[4]。同样，Worhunsky 等报道了 21 例无菌胰腺坏死患者中 90% 的人在没有其他干预的情况下成功经胃清除坏死[5]。

技术。Khreiss 等[4]所描述的机器人经胃 CG 从六个机器人端口开始：一个 12mm 摄像机端口，三个 8mm 机器人手臂端口，以及两个床边辅助端口（12mm 和 5mm）（图 101-1）。利用术中超声对 WOPN 进行定位，规划 CG 的最

佳位置。使用单极剪刀进行 5cm 胃前壁造口，距离胃大弯至少 2cm，平行于胃大弯。然后做一个 1cm 的胃后壁造口，到达囊肿的前壁。使用抽吸冲洗器直到流出物清亮。CG 是使用线性切割吻合器或胃后壁折叠到囊肿继而进行缝合。在直接观察下，坏死物质通过 CG 被移除，理想情况下是一个大的整块坏死。囊腔冲洗后，用线性吻合器或可吸收缝合线缝合。使用双层缝合法关闭胃前壁开口（图 101-2）。此时，可以进行诸如胆囊切除术或空肠造口置管等辅助手术。

2. 腔镜腹膜后清创术　VARD 手术可以通过后腹膜途径直接显示胰腺清创术，适用于有过腹膜后引流术的患者。对于有明显腹部手术史的患者、脓毒症患者、开腹手术后预期效果不佳的患者，这可能是理想的选择。Horvath 等对 6 个三级护理中心的 25 例坏死性胰腺炎患者进行了最大的 VARD 手术回顾[6]。原发性并发症有 4 例（16%），其中包括出血和肠瘘；继发性并发症有 9 例（36%），其中包括肺

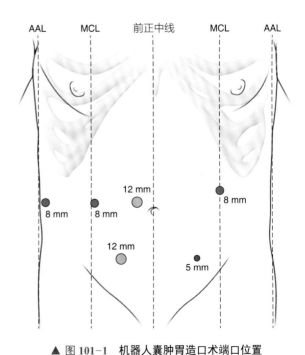

▲ 图 101-1　机器人囊肿胃造口术端口位置

脐周围 12mm 摄像头接口，三个 8mm 机械臂，右下腹 12mm 腹腔镜辅助口，左下腹 5mm 腹腔镜辅助口。AAL. 腋前线；MCL. 锁骨中线

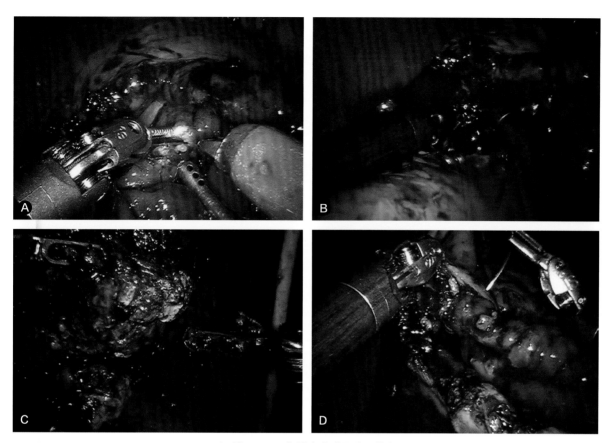

▲ 图 101-2　机器人囊肿胃造口技术
A. 胃前壁造口术；B. 胃后壁造口术和壁外胰腺坏死入口；C. 厚壁的包裹性胰腺坏死；D. 胃前壁造口闭合，行缝合

炎、深静脉血栓形成、肾衰竭、胰瘘。随访 30 天无死亡病例，随访 3~6 个月出现 1 例死亡。虽然他们的并发症发生率和死亡率较开放的清创术低，但 19% 需要第二次 VARD 进行额外的清创术。Garcia-Urena 描述了连续 7 例因各种适应证接受 VARD 的患者，报道了相似的结果：4 例（57%）并发症，其中最常见的是胰瘘，无死亡病例出现 [7]。7 例患者中有 2 例（29%）需要进行第二次 VARD 治疗。

技术。该技术包括使用经皮引流管作为向导进入胰周积液。一种方法是使用 Seldinger 技术，一根柔性导丝穿过引流管，然后插入导管套，通过导管插入 5mm 的腹腔镜孔。另外，也可以使用直接穿刺置管。在视频引导下，采用灌洗、抽吸、手动清创术等方法，谨慎清理脓性坏死物质。在空腔中留下一个大口径的引流管，允许术后定期冲洗，直到流出物变得清澈。

（二）慢性胰腺炎

对 CP 进行微创治疗的决定取决于患者因素，其中包括潜在的病理生理、年龄、并发症和既往胰腺干预史。CP 的具体手术选择取决于解剖学上的考虑，其中包括是否存在胰头肿块、胰管扩张和胰周积液。已发表文献的结果见表 101-1。大多数 CP 的手术干预通常是通过开放式手术方式进行的。因此，关于微创手术的结果数据很少。然而，胰腺切除术、引流和联合手术的开放技术已经被常规腹腔镜和机器人辅助技术所复制，并已被证明是安全可行的。考虑到 CP 手术干预的适应证不常见，它们最好在多学科团队的高容量三级中心开展。因此，手术治疗的方法很大程度上取决于当地的专业知识。

1. 微创全胰腺切除术伴自体胰岛移植　CP 的切除程序包括伴或不伴自体胰岛移植（TP±AIT）的全胰腺切除术、胰十二指肠切除术（PD）、远

作　者	程序	方　法	患者	OR 时间（min）	EBL（ml）	并发症	死亡数	LOS（天）	症状改善（%）
Galvani 等（2014）	TP+AIT	Robot（1 例 AIT）	6	712	630	2（33%）	0	12.6	100
Zureikat 等（2015）	TP+AIT	Robot	10	560	650	2（20%）	0	10	NR
Cuschieri 等（1996）	DP	Lap	5	240～360	400	1（20%）	0	6	100
Fernandez-Cruz 等（2002）	DP	Lap	5	240	450	1（20%）	0	4.5	100
Khaled 等（2011）	LPJ	Lap	37	218	NR	5（13.5%）	0	5.5	89
Meehan 等（2011）	LPJ	Robot	1	390	NR	NR	0	8	100
Khaled 等（2014）	LPJ	Lap	5	278	150	1（25%）	0	5	80
Khaled 等（2014）	CG	Lap	30	62	NR	3（10%）	0	6.2	97
Worhunsky 等（2014）	CG	Lap	21	170	50	12（57%）	1（5%）	5	NR
Khreiss 等（2015）	CG	14 Robot 6 Lap	20	167	30	4（20%）	0（0%）	7	NR
Horvath 等（2010）	VARD	Lap	25	135	NR	9（36%）	0	48	NR
Garcia-Urena 等（2013）	VARD	Lap	7	63	NR	4（57%）	0（0%）	50	NR
Cooper 等（2014）	Frey	Lap	1	NR	NR	0	0	6	100
Tan 等（2015）	Frey	Lap	9	323	57	1（14%）	0	7	100
Khaled 等（2014）	Beger	Lap	1	285	NR	0	0	5	100

表 101-1 胰腺炎微创治疗的临床疗效

CG. 囊肿胃造口技术；DP. 远端胰腺切除术；EBL. 估计失血量；Lap. 传统腹腔镜检查；LOS. 停留时间，中位数天数；LPJ. 外侧胰管空肠吻合术（Puestow）；NR. 未报道；OR 时间 . 中位手术室时间；Robot. 机器人手术；TP+AIT. 全胰切除术和自体胰岛移植；VARD. 腔镜辅助下腹膜清创术

端胰腺切除术（DP），以及 Puestow、Frey 和 Beger 手术。TP±AIT 是一种非常少见的微创手术，适用于无糖尿病的小导管疾病患者。目前发表的最大病例系列包括 10 例接受机器人辅助 TP 的患者，其中 1 例接受了自体胰岛移植[8]。在 90 天内无死亡病例出现，2 例 Clavien-Dindo Ⅲ 级并发症，包括 1 例需要再次手术。Galvani 等回顾了一个单一机构系列的 6 例 CP 患者，他们接受了全机器人辅助 TP+AIT 治疗[9]。随访 1 个月，无重大并发症或死亡，所有患者均停用慢性麻醉止疼药。这些结果与一系列接受开放 TP+AIT 的 12 例患者相类似。

技术。Zureikat 等[8] 所描述的机器人方法

首先放置了如图 101-3 所示的 7 个腹腔镜端口，其中包括一个 12mm 摄像机端口、三个 8mm 机器人端口、两个辅助端口（12mm 和 5mm）和一个用于自动固定肝牵开器的 5mm 端口。进入小网膜囊，游离胃使其脱离胰腺表面。内侧内脏旋转是通过游离结肠，并使用 Kocher 操作游离十二指肠。用线形切割吻合器从 Treitz 韧带约 10cm 处横切空肠，并在约 50cm 处单针缝合到胃上，以标记未来的胃空肠吻合术。胃远端用线性切割吻合器横切。

肝门解剖采用电钩，分离胃十二指肠动脉（GDA）、门静脉（PV）和胆总管（CBD）。在 TP 中，用血管线性吻合器横切 GDA，并用

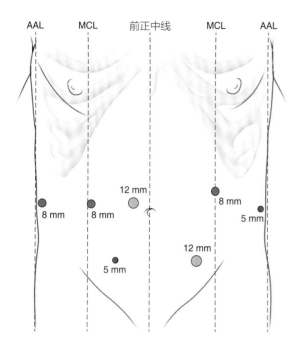

▲ 图 101-3　机器人全胰腺切除术伴自体胰岛移植端口放置
脐周围 12mm 摄像头接口，三个 8mm 机械臂，左侧 5mm 自动牵开器（紫色），左下腹 12mm 腹腔镜口及标本提取部位，右下象限 5mm 腹腔镜端口（红色）。AAL. 腋前线；MCL. 锁骨中线

10mm 夹子加强残端（图 101-4）。在有计划的 AIT 中，GDA 横断被推迟到胰腺切除之前，以减少热缺血时间。

CBD 然后被一个线性吻合器横切。胰腺的离断相对延迟以保持胰岛细胞的产量，但可以单独胰腺颈部横切，以方便解剖。同样，在 AIT 病例中，用血管吻合器切断脾静脉和动脉，但保留到提取标本之前。切开外侧腹膜后，形成胰后间隙包括脾静脉（SV）、脾动脉（SA）、胰体和胰尾。整个胰脾单元通过分离脾曲、脾肾和脾结肠韧带而被游离起来。胰腺与肠系膜上静脉和 PV 分离，暴露后面的肠系膜上动脉。这需要将胰十二指肠下血管和上血管结扎离断。

进行 AIT 时，胰腺从腹膜后抬高，仅附着 GDA、SA 和 SV。注入肝素（50U/kg），用血管吻合器按以下顺序切断所有 3 条血管：SA、GDA、SV。宽大的 SV 残端便于引入 14 号导管进行胰岛细胞输注。然后用内镜袋取出标本。

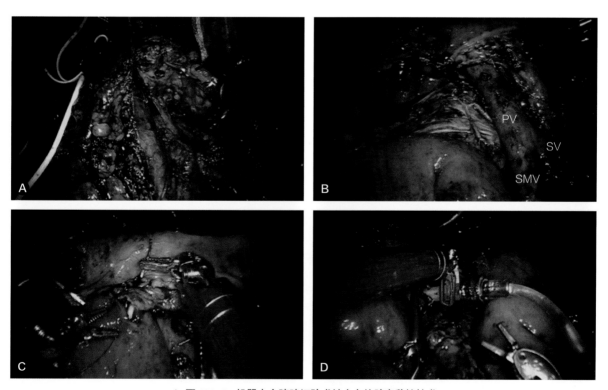

▲ 图 101-4　机器人全胰腺切除术结合自体胰岛移植技术
A. 胰颈与肠系膜上静脉（SMV）、脾静脉（SV）和门静脉（PV）分离；B. 从腹膜后腔切除整个胰腺；C. 在支架上进行肝肠吻合术；D. 通过 SV 残端插入血管导管输注胰岛细胞

肝管空肠端侧吻合术采用连续缝合。胃空肠端侧吻合采用手工双层缝合。最后，将一根 14 号血管导管插入 SV 残端，通过重力注入胰岛细胞，然后缝合 SV 残端。

2. 微创胰十二指肠切除术　尽管有大量关于微创 PD 和 DP 的单机构经验的文献，但许多研究并没有对良性和恶性情况进行分层。因此，微创手术治疗 CP 的疗效不能得到推广，需要进一步研究。然而，从大量研究可以推断，微创 PD 和 DP 在大容量中心是安全可行的 [10]。例如，对 132 例机器人 PD（包括 8% 的良性适应证）进行的最大的单机构审查发现，结果与开放式 Whipple 手术相似。30 天的总死亡率为 1.5%，Clavien-Dindo Ⅲ 级或 Ⅳ 级并发症占 21% [11]。

3. 微创胰腺远端切除术　Cruz 等比较了 5 例 CP 患者行腹腔镜下 DP 与 41 例开腹 DP 患者 [12]。腹腔镜组有 1 例（20%）并发症（十二指肠穿孔），而开腹组有 20 例（48%）并发症，两组均无死亡病例。在 13 个月的随访中，所有腹腔镜下的患者（5 例）都没有疼痛，而开放组有 80% 疼痛缓解。也有数据表明，与传统腹腔镜相比，机器人 DP 与更高的脾脏保存率和更低的开腹转换率相关 [13, 14]。

技术。机器人辅助 PD 和 DP 的技术对于良性或恶性疾病是相似的。稍后将总结胰腺癌的手术方法。

4. 微创胰管空肠侧侧吻合术（Puestow）　胰管空肠侧侧吻合术（LPJ）或改良的 Puestow 手术可引流胰管，通常适用于胰管阻塞或扩张的患者。它的优点是保留了胰头及外分泌和内分泌功能。

在有限的微创手术病例报道中，腹腔镜手术似乎是安全、可行和有效 [15]。在一项对 5 例接受腹腔镜 LPJ 的 CP 患者的回顾中，没有报道死亡，1 例合并出血并发症（20%）需要再次手术，最终在中位 15 个月的随访中，5 例患者中有 4 例（80%）无疼痛。在 1 例机器人 LPJ 的报道中，没有并发症发生及死亡，并且患者在术后 2 年仍然无症状 [16]。

技术。Meehan 和 Sawin[16] 所描述的机器人方法需要五个端口：一个 12mm 摄像机端口、两个机械臂端口和两个辅助端口。使用机器人电钩分离进入小网膜囊，超声内镜用于定位扩张的胰管。用电钩沿整个胰腺纵向切开胰管。使用内镜吻合器将空肠在 Treitz 韧带外约 20cm 处离断，获取 Roux 肠襻。Roux 襻沿着胰管对齐完成吻合，远端使用内镜吻合器行肠肠吻合。闭合肠系膜缺损。LPJ 使用可吸收的 3-0 缝线进行机器人缝合（图 101-5）。

5. 微创 Frey 手术　Frey 手术结合了切除和引流的原则，适合患有严重的胰头炎症和（或）肿块，以及阻塞或胰管扩张的患者。对于成功的腹腔镜手术，建议胰管最小宽度 > 8mm[17]。

关于腹腔镜 Frey 手术治疗 CP 的结果数据

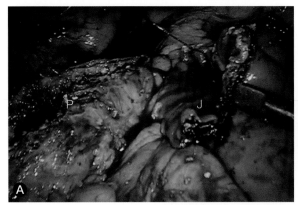
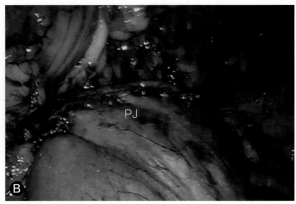

▲ 图 101-5　机器人胰管空肠侧侧吻合术（**Puestow 手术**）
A. 胰管（P）和空肠吻合术（J）准备吻合；B. 完成胰肠吻合（PJ）

有限。美国报道过 1 例复发性特发性 CP 的 42 岁女性接受腹腔镜 Frey 手术[18]。她没有术后并发症，第 6 天出院回家，术后没有使用麻醉止痛药。中国的一个机构对 9 例腹腔镜手术和 37 例开放式 Frey 手术进行了比较[17]。在 7 例成功的腹腔镜手术中，有 1 例（22%）出现胰切除术后出血的并发症，无死亡病例，7 例患者随访 3 个月疼痛评分改善。结果与开放队列相似。

技术。机器人 Frey 手术的技术与之前描述的 Puestow 手术的技术类似，只是添加了胰头切除。胰管同样纵向打开，取出胰管结石（图 101-6）。胰腺的头部被挖除。建议将切口延伸至 Wirsung 管后壁深度，与十二指肠保持 0.5cm 的距离，以防止损伤胆道[17]。LPJ 的吻合方式与 Puestow 过程类似。

6. 微创 Beger 手术　Beger 手术结合了保留十二指肠的胰头切除术和没有胰管扩张或胰头肿大的患者的引流术。

发表的关于 Beger 手术的腹腔镜方法的研究很少。Khaled 等在英国的一份病例中报道了

1 例因胰头部炎性肿块导致胰腺内 CBD 狭窄的患者采用 Berne 改良腹腔镜 Beger 手术[15]。在 16 个月的随访中，患者以 1/3 的术前剂量口服阿片类药物控制了轻度疼痛。

技术。没有关于机器人辅助 Beger 手术的报道，我们的机构也从未实施过这种手术。Khaled 等[15] 所述的 Berne 改良腹腔镜 Beger 技术使用多个 3-0 缝线围绕增大的胰腺头部肿块的边缘缝扎，在切除过程中协助止血。然后用超声手术刀（Ethicon，Cincinnati，Ohio）切除肿块，留下薄薄一层薄壁组织，直到胰管被打开。然后打开胆管，在核心腔范围内进行胆道切开术。在距 Treitz 韧带远端 75cm 处分割空肠，在下游 60cm 处建立侧对侧空肠吻合术。Roux 环以逆行的方式穿过横断肠系膜，继而行单层端侧 LPJ。这种简化的流程避免了残余胰头和空肠襻之间的第二次吻合。

（三）胰腺囊性肿瘤

胰腺囊性肿瘤的患病率在过去的几十年里

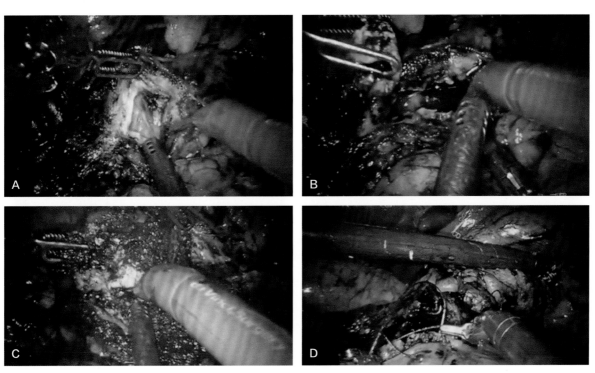

▲ 图 101-6　机器人 Frey 程序
A. 胰管开口；B. 去除胰管结石；C. 胰头摘除术；D. 横向胰管空肠吻合术

有所增加，很大程度上是由于横断面成像的广泛应用和技术进步。由于其中许多是在无症状的个体中发现的，基于放射学影像、超声内镜和囊肿液体分析的准确诊断有助于区分癌前病变，需要切除和可以密切监测的患者。有许多标准来判断监测和手术治疗黏液性囊肿。到目前为止，最新的是美国胃肠病学协会的指南，它并没有得到很好的认可 [19]。最初的仙台标准于 2006 年公布，并被广泛采用和分类 [20]。这些已经在 2012 年根据福冈标准进行了修改，许多额外的研究现在确定了这个修订与原始共识指南的优点 [21]。

黏液性胰腺囊性肿瘤（MPCN）具有恶性转换的可能性，近 50% 与恶性或癌前病变相关 [22, 23]。因此，早期发现和治疗它们是必要的。根据国际共识指南，对于有症状且被认为手术风险低的患者，建议手术切除所有 MPCN[21]。MPCN 可分为导管内乳头状黏液性肿瘤（IPMN）和黏液性囊性肿瘤（MCN）。IPMN 分为三种解剖类型：①主胰管型；②分支胰管型；③混合型（主、侧支）。囊液分子分析、癌胚抗原（CEA）和淀粉酶有助于这些囊肿的分类 [24, 25]。IPMN 可发生 *KRAS* 突变、*GNAS* 突变、CEA 升高和淀粉酶升高，而 MCN 可发生 *KRAS* 突变和 CEA 升高，但它们不存在囊液中 *GNAS* 突变或淀粉酶水平升高。

对于 MPCN 机器人手术的结果，目前还缺乏重点报道。然而，在 Zureikat[11] 等对 250 例机器人胰腺切除术进行的最大规模的回顾中，有 21% 的患者为癌前病变（IPMN 和 MCN），其中包括 20 例 PD 和 17 例 DP。总的来说，30 天死亡率为 0.8%，90 天死亡率为 3.8%，这一结果优于公开的腹腔镜手术的死亡率。

1. 导管内乳头状黏液性肿瘤 IPMN 占胰腺囊性肿瘤的 21%～33%[26, 27]，通常位于胰头部 [28]。根据其导管受累、表现型（这超出了本章的范围）和最高级的发育不良分类，20% 的 IPMN 中发现高级别异常增生，高达 45% 的浸润性癌。主胰管受累，主胰管或侧支扩张，附壁结节，肿块形成，高龄和症状的存在是潜在恶性肿瘤的危险因素 [21, 29]。

主胰管 IPMN（MD-IPMN）发展为癌症的可能性最高，高达 60% 并发高级别不典型增生和浸润。因此，胰腺切除术对于所有适合外科手术的患者是推荐的。在分支导管 IPMN（BD-IPMN）中，高级别异常增生约占 26%，浸润性癌约占 18%。因此，修订后的指南建议对无症状、没有实性成分 / 壁性结节的病变进行观察等待。在新的福冈指南中，大小不是一个绝对的标准，而仙台标准提出的大小阈值 < 3cm，如果病变没有合并令人担忧的特征或存在高危险因素，可以接受观察而不立即切除。

技术。由于 IPMN 经常定位在胰头，提示行胰十二指肠切除术，后面将描述的机器人手术方法。因为 IPMN 通常沿导管系统生长，所以使用冰冻切片分析胰腺远端切缘没有高级别异常增生是确定肿瘤完全切除的必要条件。对于少数有远端病变的患者，应该行 DP 伴脾切除术（稍后描述），而且近端切缘应该行冰冻切片检查。如果在切缘发现任何高级别异常增生或浸润性癌，则需要追加额外切除。如果总共三次冷冻切片后未达到明确切缘，通常建议进行 TP，实际上有 19% 的 IPMN 患者最终接受 TP。

2. 黏液性囊性肿瘤 在切除的胰腺囊性肿瘤中发现 MCN 的比例为 14%～23%[22, 34]，而且几乎只在胰腺体部和尾部发现 MCN。根据世界卫生组织的分类，MCNS 是处于良性（黏液性囊腺瘤）和恶性（黏液性囊腺癌）病变之间的一类交界性病变 [35]。较大的 MCN，合并临床症状，并且在老年患者中恶性肿瘤的风险更高 [36-38]，事实上，高达 20% 的 MCN 中发现了浸润性癌 [31]。

由于多种细胞异型性和生物行为，所有可耐受手术风险的患者，无论大小或症状，都建议手术切除 [21]。然而，观察和监测对高危患者也是合理的方法 [26]。此外，还存在一些二线治疗方案，也被称为非手术策略，如囊内注射乙醇和其他一些化学药物，但在我们的机构没有相关实践[39]。

技术。对于恶性者，行机器人入路 DP 和脾切除术将在后面做详细介绍。对于潜在恶性肿瘤怀疑恶性程度较低的 MCN，保留脾脏的DP 是合理的[40]，以及胰腺中段切除术和摘除术，也在后面描述，尽管这些可能与较高的并发症发病率相关[41-43]。然而，任何高级别异常增生或浸润性癌的证据都要求行伴有淋巴结清扫的传统胰腺切除术。而术中冰冻切片的使用则通常不被推荐，因为这些囊肿通常表现为孤立的、界限分明的病变。尽管如此，无论采取何种手术方法，都必须注意避免囊肿破裂和内容物溢出，以防止腹腔污染。

二、恶性疾病

（一）胰腺导管腺癌

1. 微创胰十二指肠切除　尽管腹腔镜胰十二指肠切除术在 20 世纪 90 年代受到质疑，

但第一台机器人胰十二指肠切除术于 2007 年完成，现在越来越多地用于治疗胰腺恶性肿瘤（图101-7）[44]。微创手术现在被认为在大容量专业中心执行时是安全可行的（表 101-2）[45]。

胰腺腺癌的可切除性主要取决于转移性疾病的存在和肠系膜血管的累及[46]。在术前计划

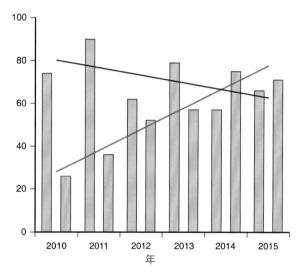

▲ 图 101-7　2010—2015 年宾夕法尼亚州匹兹堡大学医学中心开放式（蓝色）与机器人式（绿色）胰十二指肠切除术患者的比较

<p>表 101-2　机器人胰腺切除术治疗癌症的临床结果</p>

作　者	程　序	患者癌症百分比数	OR 时间（min）	EBL（ml）	POPF（%），发病率（%）	30 天死亡率（%）	LOS（天）	R₀ 淋巴结数目
Buchs 等（2011）	Robotic PD	44/75	444	387	18.2, 36.4	4.5	13	90.9, 16.8
Chalikonda 等（2012）	Robotic PD	30/47	476	485	6.7, 30	3.3	9.8	100, 13.2
Lai 等（2012）	Robotic PD	20/75	492	247	35, 50	NR	14	73.3,10
Boggi 等（2013）	Robotic PD	34/65	597	220	38.2, 55.8	0	23	100, 32
Zureikat 等（2013）	Robotic PD	132/80	527	300	17, 62.8	1.5	10	87.7, 19
Bao 等（2014）	Robotic PD	28/68	431	100	29, NR	7*	7.4	63, 15
Chen 等（2015）	Robotic PD	60/63	410	400	13.3, 35	1.7	20	97.8, 13.6
Baker 等（2015）	Robotic PD	22/77	454	425	4.6, 40.9	0	7	77.8, NR
Kang 等（2011）	Robotic PD	20/90	348	372	NR, 10	0	7.1	NR, NR
Zureikat 等（2013）	Robotic PD	83/72	256	150	43, 72	0	6	97, 16
Daouadi (2013)	Robotic PD	30/73	293	212	46, 67	0	6.1	100, 18.6

*.90 天的死亡率

EBL. 估计失血量；LOS. 停留时间，中位数天数；NR. 未报道；OR 时间 . 中位手术室时间；Robotic PD. 机器人胰十二指肠切除术；POPF. 术后胰瘘

中，三期计算机断层扫描和 EUS 检查是确定可切除性的必要手段[47]，尤其是因为在微创手术中，术中手法触诊是不可行的。

我们的机构已经为胰管腺癌进行了超过 170 例机器人 PD 手术，总共有超过 380 例机器人手术适用于所有适应证。我们已经证明，这些手术是安全可行的，3 级和 4 级并发症发生率分别为 10.6% 和 12%，与开放式手术相当。研究表明，机器人 PD 与减少失血量和住院时间有关；然而，没有证据表明在总体并发症发生率、死亡率、手术时间或消化道瘘发生率方面有持续的改善。在肿瘤预后方面，大多数研究显示，机器人手术可以获得同等的淋巴结清扫，R_0 切除术的成功率非常高[11, 48-55]。

技术（图 101-8）。Zeh 等所描述的 PD 机器人入路[56]。首先通过 5mm 左肋下通道进入腹部，然后腹腔镜下评估腹部转移性疾病。排除肉眼转移性疾病后，如图 101-3 所示，插入 1 个摄像头端口、3 个机器人端口和 2 个辅助端口，立即对接机器人。打开胃结肠韧带，采用近 Cattell-Braasch 手法暴露小肠肠系膜根部的 SMV。分离 Treitz 韧带，采用扩展 Kocher 法将空肠牵引至右上象限。在 Treitz 韧带远端 10cm 处用线性吻合器离断空肠。从胰腺前表面剥离胃后壁，结扎胃右动脉和胃网膜右动脉。然后用腔镜下闭合器离断胃。

在肝门解剖时，首先清扫肝动脉周围淋巴结，以暴露肝总动脉（CHA）、胃十二指肠动脉（GDA）和门静脉（PV）。GDA 暂时阻断，采用彩色血流和多普勒检测 CHA 血流。一旦检测完成，用血管吻合器结扎 GDA 并用夹子加固。行门静脉周围淋巴结清扫术，注意避免损伤异位的肝右动脉。进而暴露 PV 和 CBD。此时可行胆囊切除术或标本摘除后再行。然后用血管吻合器离断 CBD。追踪胃网膜右静脉近端跟随以定位 SMV，结扎离断胃网膜右动脉。SMV 从胰腺的下边缘分离出来，在胰腺和 PV 之间形成一个隧道。然后用电刀将胰颈部离断，小

心不要烧伤胰管，并刻意将胰管适当留长。然后，从 SMV/PV 的侧边开始游离胰头，识别并保留穿过 SMA 的 SMV 的第一个空肠分支。向内牵引 SMV/PV 并暴露 SMA，沿列里切平面周向游离 SMA。

胰肠吻合术采用改良的 Blumgart 方式，即两层端侧胰管 - 黏膜吻合术。胆肠吻合术是用闭合缝合线完成的。最后，胃空肠吻合术使用内镜吻合器，然后使用两层法缝合关闭小肠开口或使用混合吻合器技术。

2.微创胰脏远端切除术　微创 DP 已被肿瘤外科组织广泛接受，并被许多人接受为切除远端胰腺恶性肿瘤的首选方法。尽管手术时间更长，但研究表明腹腔镜手术可以减少失血量，缩短住院时间，提高脾脏保存率，降低并发症发生率[13, 57-60]。

我分析了我们中心的完成的微创 DP 系列手术，比较了 94 例腹腔镜与 30 例机器人 DP 手术，其中机器人组 43% 的病例为胰腺导管腺癌。使用倾向匹配，机器人方法被发现在更大的 R_0 切除率，淋巴结清扫数目和更低的中转开腹率上是优越的。此外，机器人入路的切缘阳性率明显优于腹腔镜组，有统计学意义的差异（0% 机器人入路 vs. 35% 腹腔镜入路）。这些研究表明，与腹腔镜手术相比，机器人手术是一种安全、可行、高效、可能更优越的胰腺癌治疗方法。

技术。机器人手术首先通过 5mm 左肋下通道进入腹部，然后腹腔镜下评估腹膜有无转移性疾病。若排除后交换一个 8mm 机器人端口，进而进行后续的操作，布置戳卡：右侧脐上 12mm 观察孔，剑突右侧 8mm，左侧腋前线 8mm，右肋下 5mm 置入肝脏牵开器，右下腹 5mm，左下腹 12mm。打开胃结肠韧带进入小网膜囊，离断脾结肠韧带游离左侧结肠。使用肝牵开器抬起左肝，暴露胃的小弯侧，同时判断胃左血管的走行，从而了解腹腔干解剖结构。以胃左静脉为标记在腹腔干近端解剖脾动

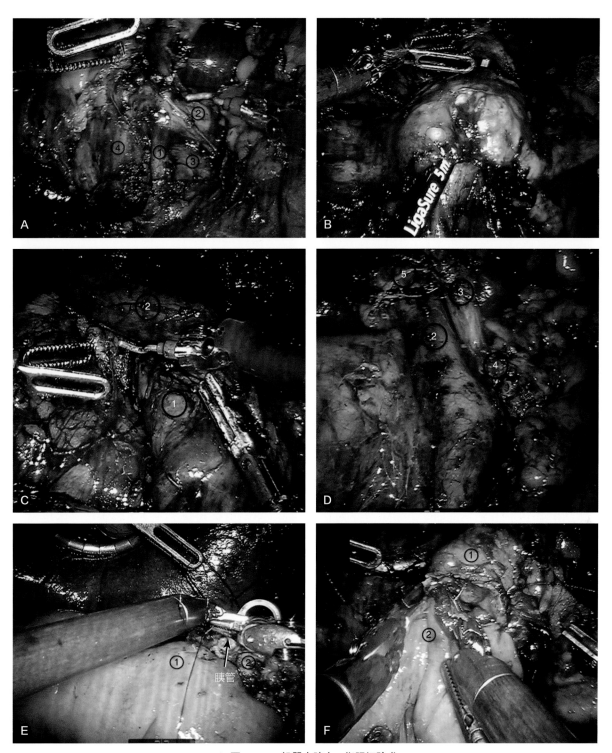

▲ 图 101-8　机器人胰十二指肠切除术

A. 肝门部解剖，1 为胃十二指肠动脉，2 为肝总动脉，3 为门静脉，4 为胆总管；B. 沿胰颈下、上缘剥离，在肠系膜血管上方形成胰后隧道；C. 沿列里切平面切除所有组织后的切除床，暴露组织，1 为肠系膜上动脉，2 为门静脉；D. 重建前，2 为剥离门静脉，3 为胃十二指肠动脉残端，4 为横切胰腺边缘并可见胰管，5 为横切胆总管；E. 1 为空肠，2 为胰腺实质，利用改良的 Blumgart 技术在胰腺支架上进行胰管空肠吻合术（箭）；F. 在肝总管和空肠之间建立胆肠空肠吻合术，1 为肝总管，2 为空肠

脉，用血管吻合器将其离断，在离断之前应试验性夹闭以确保肝动脉血流良好。一旦血管游离，使用线性吻合器分离胰腺实质。腹腔淋巴结切除术从 SMA 左侧开始并向外侧进行，包括胰腺后筋膜整块切除。分离、结扎脾脏周围的韧带并彻底游离脾脏，并通过延长左下象限12mm 的戳卡孔取出胰脾标本。

3. 微创 Appleby 手术　胰腺体尾肿瘤的标准切除方法是伴脾切除术；然而，肿瘤累及 CHA 和（或）腹腔干以前被认为是排除根治性切除的主要原因之一。然而，腹腔干整块切除术（DPCAR）扩大了胰腺手术的手术范围。该方法最初由 Appleby 于 1953 年描述，旨在对进展期胃癌实现腹腔干周围淋巴结的完全清除，Mayumi 和 Kimura 等将该方法应用于胰腺体局部进展期腺癌 [47]。更多中心的专家发表的最新报道清楚地表明，血管切除并不增加术后并发症发生率和死亡率，而且可以为这些患者提供根治性手术的可能性。

开放和微创入路治疗 DPCAR 的可比结果已经被证实。本机构对 11 例机器人辅助 DPCAR 与 19 例开放 Appleby 患者进行了对比分析 [60a]。开放组和机器人组的患者具有相似的人口统计学特征，其中包括年龄、肿瘤大小和是否接受新辅助化疗；然而，机器人组的患者有更短的手术时间（315min 机器人 vs. 476min 开放），较少的估计失血量（EBL）（392ml 机器人 vs. 1735ml 开放）和较少的输血需要（0 单位机器人 vs. 7 单位开放）。最终的结果包括 90 天死亡率、总并发症发生率、住院时间和再入院率，两组之间没有显著差异。机器人组的淋巴结清扫数目明显高于开放组（33 vs. 18），其他肿瘤相关的结果（包括 R_0 切除率和淋巴结阳性率），以及无复发和总生存率，在两组之间是相似的。在我们的机构，术前没有常规的腹腔动脉栓塞术，术后出现 2 例胃缺血性并发症需要全肠外营养。

技术。机器人 DPCAR 的端口位置与 DP 相

同。在仔细保留胃网膜动脉并游离结肠脾曲的情况下，进入小网膜囊的流程与标准 DP 的操作类似，这在之前已经描述过。然而，Appleby 手术的重要技术问题是保存从 SMA 经胰十二指肠弓至 GDA 及胃右动脉的血流，从而确保在 CHA 离断后肝动脉有足够的血流。在手术过程中，必须通过夹闭 CHA、检测肝实质颜色变化和超声多普勒血流来评估是否有足够的血流进入肝脏。评估完成后，对 CHA 进行控制，然后对其进行吻合器横断。然后控制 SV 和 SA，并使用吻合器法进行横断。脾静脉可以在汇合处离断，然而，由于脾动脉在腹腔干分出的地方被肿瘤包绕，所以往往在靠近胰尾的地方离断脾动脉，同时，为了防止充血和胰背部出血，应该先离断动脉，进而离断静脉。然后使用术中超声探查主动脉、腹腔干和肠系膜上动脉的连接处。沿 SMA 向上追溯，主动脉右上方可探查到腹腔干。然后用血管吻合器横断腹腔干，将标本与横断的血管系统一起整块移除。

（二）神经内分泌肿瘤

中央胰腺切除术　中央胰腺切除术也称为胰腺中段切除术，是一种对位于 GDA 左侧、靠近脾肠系膜血管合流处的低度恶性肿瘤的手术技术 [61]。由于在脾血管周围进行了细致的剥离，并且由于胰腺在两个部位的横切而增加了胰瘘的风险，开放中央胰腺切除术仍然是一个高风险的手术。中央胰腺切除术的一个主要好处是保留了胰腺实质，从而降低了糖尿病和外分泌不足的风险，从而改善了术后并发症发生率和患者的生活质量。同样，胰腺摘除术也尽可能多地保留未受影响的实质，已有报道用于小的神经内分泌肿瘤和癌前病变，如 IPMN。

Abood 等和 Zhan 等进行了系列的最大的单机构机器人中央胰腺切除术，分别有 9 例和 10 例 [14, 62]。他们的数据表明，机器人中央胰腺切除术可以安全地进行，肿瘤相关的预后与开放式手术相似。Abood 研究中胰瘘发生率为 78%

（7/9 例患者）；然而，只有 22%（2 例患者）具有临床意义，为 B 级或 C 级瘘，均通过保守措施解决。这与其他微创和开放中央胰腺切除术报道中发表的胰瘘率一致。在 Zhan 的研究中，胰瘘率为 70%，其中大多数为非手术治疗的 A 级瘘。总的来说，机器人方法在结果方面没有表现出相较于开放方法的劣势。然而，在 Roux-en-Y 胰空肠吻合术与胰胃吻合术重建的患者中，机器人手术时间（中位数为 219～425min）比开放式手术时间长 [14, 62]。

在 Abood 的研究中，在出院时或术后 30 天随访时，没有患者因血糖异常需要加用胰岛素，3 例术前已知的非胰岛素依赖型糖尿病患者在出院或在院 30 天也没有需要增加胰岛素或口服降糖药的剂量 [62]。此外，没有患者出现外分泌不足的临床表现，与文献报道中央胰腺切除术后外分泌不足发生率为 0%～8% 的结果一致。从这些研究来看，中央胰腺切除术可以通过机器人安全地进行，其结果与开放式技术相似，并具备通过微创方法避免手术引起的糖尿病和外分泌功能不全的益处。

技术。在我们的机构，机器人中央胰腺切除术是我们的 PD 和 DP 方法的混合。最初的解剖是在腹腔镜下进行的，进入小网膜囊，清除从 GDA 到病变前表面的组织 [61]。完成后，机器人被对接，在肠系膜静脉汇合处建立一个隧道。在近端边缘用内镜吻合器离断病变，类似于 DP。为避免损伤胆管，横切面应在 GDA 处或其内侧。使用电刀离断远端切缘，应以避免对胰管损伤。最后，利用改良的 Blumgart 技术通过胰胃或胰肠吻合术进行重建 [61]。

机器人剜除手术应与一些更复杂的手术有相似的暴露条件，这取决于病变的位置，需要术中超声来确认病变的位置及其是否靠近胰管 [11, 52]。对于胰头部病变，我们在术前内镜下放置胰管支架以辅助手术，并在术后引流，因为胰瘘率接近 100%。对于较小的病变和不涉及胰管的病变，机器人平台提供的高分辨率和灵活性使外科医生能够仔细解剖主要脉管周围的小的胰腺病变，从而保留胰腺实质。在进行局部剜除手术时，通过实时超声识别胰管可能有助于减少胰瘘的发生率。我们之前没有报道过我们中心完成的这类手术，但是在 2009—2016 年，已有 38 例患者接受了机器人摘除手术。

（三）壶腹周围肿瘤

壶腹周围肿瘤由于其与大乳头、小乳头和胃出口的关系，在解剖学上存在挑战。内镜切除，包括黏膜切除或乳头切除术，已被证实是安全可行的 [63]。然而，壶腹周围区域的大病变可能需要多次内镜干预，伴有出血、穿孔、不完全切除的风险较高，并且切除后需要频繁的内镜监测 [63]。根据美国胃肠内镜学会的规定，如果病变超过十二指肠周长的 1/3，就应进行手术切除 [64]。

Downs-Canner 等报道了 26 例十二指肠和壶腹周围良性和低级别肿瘤的机器人切除术，并发现机器人方法是安全可行的 [63]。在 90 天的随访中，有 9 例（35%）出现轻微并发症（Clavien-Dindo Ⅰ～Ⅱ级）和 4 例（15%）相对较重的并发症（Clavien-Dindo Ⅲ～Ⅳ级），这与一个开放手术报道的 28 例病例，术后并发症发生率 48% 是相类似的 [65]。

1. 经十二指肠壶腹切除术　机器人戳卡的布置同前面描述的 PD 手术相类似，采用类似的方法松解 Treitz 韧带，游离十二指肠。行胆囊管胆囊切除术，通过术前放置的支架或经胆囊管的胆道导管，同时结合术中超声的辅助识别壶腹。使用电刀剪进行纵向十二指肠切开，并通过壶腹和支架放置贯通缝合线，以最大限度暴露壶腹（图 101-9）。将病变周围的黏膜沿周向切开 0.5～1cm，然后在黏膜下平面剥离，直到遇到胆管。在切开胆管继而确认胰管后，在胰管内放置支架以利于重建。在黏膜下平面继续周向剥离以去除标本。从 12 点钟位置开始，十二指肠黏膜顺时针方向重新连接胆管。然后将十二指肠横向缝合两层进行关闭。

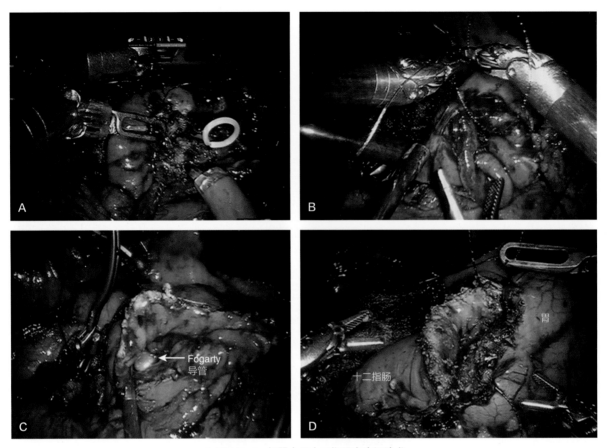

▲ 图 101-9　机器人经十二指肠壶腹切除术

A. 壶腹重建时胆总管和胰管均可见；B. 壶腹切除术后，十二指肠切开术横向修复两层；C. 用于定位壶腹的 Fogarty 导管；D. 在十二指肠袖状切除术后，进行十二指肠十二指肠吻合术（如图）或十二指肠空肠吻合术

2. 节段性十二指肠切除术　如前所述，节段性十二指肠切除术或套筒式十二指肠切除术，在术中内镜或超声的协助下识别壶腹。用吻合器将十二指肠与病变的远端和近端分开，用能量装置将十二指肠肠系膜和小穿支从胰头部分开。用吻合器切除十二指肠，并送冷冻切片检查是否完全切除。两层法行侧对侧十二指肠空肠吻合术。

（四）胰腺转移性肿瘤

胰腺转移性肿瘤很少见，最常见于肾细胞癌（RCC）、黑色素瘤、乳腺癌、肺癌和结肠癌的胰腺转移，可切除的孤立转移的发生率甚至更低[66]。诊断原发肿瘤和胰腺转移肿瘤的时间间隔通常在 36 个月内，但可延长至 10 年，在转移诊断时，许多患者也没有症状[67]。这种延长的无病生存期在转移性肾细胞癌患者中尤为普遍[66, 68]。

相关文献很少，仅限于小案例报道[66,67]。Crippa 等回顾性报道了 13 例经各种来源不同的胰腺转移性肿瘤患者，这些患者进行了保留幽门的胰十二指肠切除术，胰十二指肠切除术或胰体尾切除术 + 脾切除[66]。在 13 例患者中，有 12 例为孤立性肿瘤，最常见的原发肿瘤是肾细胞癌。在这些精心挑选的患者中，根治性胰腺切除术后的中位生存期为 26 个月，而 5 年总生存期为 48%[66, 67, 69]。

对于胰腺转移性肿瘤的外科治疗尚缺乏共识。胰十二指肠切除术，伴或不伴有幽门保留，胰体尾切除术，全胰切除术和中央胰腺切除术均有报道。有报道表明可以改善生存率，因此一些作者建议对患有原发性肾细胞癌、乳腺癌、结肠癌和肉瘤的胰腺转移肿瘤患者进行手术。同时，由于预期不良，黑色素瘤和肺癌的转移最好进行非手术治疗。

三、机器人与腹腔镜手术

机器人平台在复杂的吻合重建中提供了开放式手术技术的优势，同时也解决了传统腹腔镜手术的局限性。有人认为腹腔镜的放大视图可以重建小胰管。使用机器人平台进行复杂的胰腺切除和重建已被证明是安全可行的，其围术期结果与开放手术相当，包括术后胰瘘（POPF）[70, 71]。

基于结局而提出的关于机器人手术与腹腔镜手术的选择建议是不确切的。一项系统评价研究对 25 项将机器人胰十二指肠切除术手术（n=234）与腹腔镜胰十二指肠切除术手术（n=386）进行比较的研究进行了数据分析处理，其中包括 17.5% 的良性病例。发现传统的腹腔镜手术时间更短，失血量更少，胰瘘的发生率更低[10]。同时，另一项系统评价研究对 9 项包括 1167 例将机器人（n=238）与腹腔镜（n=929）胰体尾切除术手术（包括良恶性病例）进行比较的研究进行分析，结果显示手术时间、术中转开腹、脾脏保留率、术中是否输血、住院时长及胰瘘的发生率均无明显差异[72]。机器人手术在一些专业的医学中心似乎是安全可行的，尽管与常规腹腔镜手术相比其优势尚无定论，但其治疗结果与开放手术相当。

2014 年美国外科医师学会国家外科手术质量改善计划参与者用户档案的数据显示，参与机构进行了 3137 次胰十二指肠切除术和 1582 次胰体尾切除术。在胰十二指肠切除术手术中仅有 7%［133 例腹腔镜手术（56.2%）和 88 例机器人手术（43.8%）］进行了微创手术模式，而胰体尾切除术手术中有 47%［571 例腹腔镜手术（77.1%）和 170 例机器人手术（22.9%）］进行了微创手术模式（未发布的数据）。微创胰体尾切除术的采用早于胰十二指肠切除术，

因此倾向于在胰十二指肠切除术之前采用这个方法是有道理的。

（一）费用

现阶段普遍缺乏对腹腔镜胰腺手术成本效率的研究。腹腔镜 Whipple 手术的总费用与开腹手术相当。腹腔镜手术缩短住院时间的好处似乎被手术时间的增加所抵消[73]。对于胰体尾切除术手术而言，腹腔镜手术后住院时间几乎一直被证明是减少的，而手术时间却少量增加了[73]。因此，为了适应质量生命年的增长，腹腔镜胰体尾切除术手术已被证明具有成本效益。

机器人控制台的成本为 120 万美元，每年的维护成本高达 15 万美元。与开放式胰体尾切除术手术相比，机器人辅助切除术每台手术的费用增加 1500～6000 美元；但是，尚未通过成本效益全面分析术后并发症及其相关费用之间的关系[73]。对于非胰腺切除术，机器人手术已被证明对医院是收益性的[74,75]。总之，与常规腹腔镜检查相比，机器人胰腺手术的成本效益尚待确定。

（二）学习曲线

漫长的学习曲线阻碍了腹腔镜胰腺手术的广泛实施[70]。据估计，术者可以在 10～20 例腹腔镜胰十二指肠切除术手术过程后对手术较为熟练。据报道，在腹腔镜下进行了 11 次完整的 Whipple 手术后，POPF 的发生率从 36% 减到 18%。

机器人手术需要又一次重要的学习曲线。据报道，术者需要通过 20 台机器人辅助腹腔镜 Whipple 手术积累经验，以减少术中失血量（从 600ml 减少到 250ml）和转开腹手术的概率（从 35% 减少到 3%），需要 40 例的手术经验以降低 POPF 率（从 28% 减少到 14%），以及 80 例手术以减少手术时间（从 581min 减少到 417min）[70]。对于机器人辅助的胰体尾切除术手术，完成 40 例手术后，可以缩短手术时间及降低再入院率[73]。

一种"杂交手术"的方法被提出，其中切除部分在腹腔镜下完成，然后通过腹部的小切口进行吻合术。据报道，50 例杂交手术的预后均有所改善[76]。

总而言之，应该在具有微创肝胆外科和多学科团队专业知识、高容量的专业中心进行常规腹腔镜或机器人手术进行复杂的胰腺切除和重建。

该学习曲线转化为患者的结局，每年少于 10 次腹腔镜 Whipple 手术的中心 30 天死亡率是开腹手术的 2 倍。但是，在每年超过 10 例腹腔镜 Whipple 的中心，死亡率并没有差异[73]。学习曲线的概念并不是与微创手术孤立的概念。开放性胰十二指肠切除术手术被证明具有 60 个病例的学习曲线[77-79]，并且该过程本身花费了半个世纪的时间才发展起来[80]。

不幸的是，国家数据库研究没有能力回答这些问题。美国国家癌症数据库 2010—2011 年的一项研究引起了人们的关注，即微创胰十二指肠切除术的死亡率增加。但是，大多数中心仅执行了一次，转换率为 30%。该分析未能说明高危病理（如神经内分泌肿瘤）的增加及小容量医院的增加[82, 83]。这些均被确定为在开放队列中风险增加。同一小组在同一数据库中研究了 2010—2012 年[84] 的胰腺导管癌，并且在控制了该显著变量后，死亡率的差异不再存在。该技术开展的真正挑战不是手术的可行性，而是培训外科医生以安全地使用该技术。

四、结论

过去，胰腺手术通过大的开放切口实现的，具有较高的术后并发发生率和死亡率，而现在，这些手术都可以通过微创手术来完成。在大流量的专业中心，这些手术是安全、可行和有效的；但是，大规模开展微创手术仍处于早期试用阶段。机器人手术提供了许多技术优势，克服了腹腔镜手术的局限性，同时保持了开腹方法的宗旨，可以进行细致的解剖和重建。然而，当采用任何新技术时，机器人手术会带来巨大的成本和学习难度。随着机器人手术的成熟，需要进一步进行成本效率和疗效比较的研究，以改善以患者为中心的治疗结局，如症状缓解和生活质量的提升。

第102章
胰腺创伤
Pancreatic Trauma

Syed Nabeel Zafar　Edward E. Cornwell Ⅲ　Adil A. Shah　著

李 汛 黄 荷 译

摘要

胰腺创伤有着很大的发病率和死亡风险。因此，在胰腺损伤进行手术治疗之前，其他损伤的治疗以稳定患者是必要的，及时诊断、适当复苏和周密的手术是治疗胰腺损伤的关键。胰腺损伤的程度，特别是胰管损伤和损伤位置，决定了手术的方式（止血、清创、引流与切除、幽门隔绝或胰十二指肠切除术）。最后，对于可能会出现的并发症需要密切观察和早期干预，对胰腺外伤患者的康复至关重要。

关键词：胰腺损伤；胰十二指肠损伤；损伤；腹部损伤；创伤 Whipple；非手术治疗

胰腺损伤虽然相对少见，但由于其显著的死亡率和发病率，在有经验的外科医生中备受重视。胰腺损伤在严重的钝性腹部创伤和略高比例的腹部枪伤和刺伤患者中发生率高达 3%[1]。胰腺创伤占胰腺损伤的 70%，由于其特殊的解剖位置，容易受到损伤。胰腺损伤的死亡率为 10%～25% 不等，大多发生在最初的 48h 内，多死于大出血并发症。全身性炎症反应综合征、脓毒症和多器官衰竭是延迟死亡的主要原因。在经历首次出血后仍存活的胰腺损伤的患者中，将近一半的人会合并其他并发症，如脓肿、瘘、假性囊肿、假性动脉瘤或吻合口瘘[2, 3]。

胰腺穿透伤的患者发生胰头、胰体、胰尾损伤的概率相等。在钝性创伤的受害者中，减速损伤和直接压迫，解释了为什么位于腺体前段的胰腺颈部是最常见的损伤区域。由于胰腺与十二指肠、胆道、内脏血管、肝、脾、腔静脉和主动脉的复杂解剖关系，胰腺损伤的外科治疗变得复杂。由于胰腺腺体的不可逆损伤的性质，手术的相对不熟悉，手术细节的争议，

以及决定手术范围所需的判断力，其手术是具有挑战性的。由于其临床症状延迟出现，缺乏确切的诊断手段，使胰腺损伤的整体管理具有挑战性。CT 和 ERCP 的发展促进了胰腺创伤的非手术治疗，但在出血和主胰管破裂的情况下，手术治疗仍有一定的作用。

本章概述胰腺损伤的临床表现，阐述手术入路的关键点，并回顾这些损伤相关的常见并发症。

一、诊断

胰体损伤患者如果早期出现腹腔内出血或腹膜炎症状，则需要立即进行手术，此时对胰腺进行直接评估。对于血流动力学稳定的患者，有必要进行彻底的诊断评估。对于稳定期的胰腺损伤患者及时诊断是最具挑战性的。

体格检查和血流动力学是腹部创伤诊断评估中的关键因素。腹部创伤合并低血压患者应立即手术，对于稳定的患者，观察病情的发展，保守治疗是可以成功的。腹部受枪伤的患者，曾一致认为是剖腹探查的明确适应证，而现在

一些大型创伤中心根据患者情况进行选择性治疗。初步的临床检查（生命体征和腹部体检）是决定患者是否需要急诊手术、进行进一步检查、进一步观察与监测的关键因素。选择性处理腹部枪伤而不是首选探查的重要先决条件有：①经验丰富的外科医生，一旦病情发生变化，可以立即将患者送往手术室；②医院病房内密切观察和检查（监测生命体征、尿量、红细胞压积和重复的腹部检查）；③病情恶化的患者能立即分流到手术室，对于腹部刺伤的保守治疗，连续的查体被普遍认为是一种主要手段。

应收集完整的实验室检查包括血清淀粉酶和脂肪酶水平，80% 的胰腺损伤患者血清淀粉酶升高。这个数值对于胰腺穿透伤来说是低的，在任何情况下，淀粉酶升高需要对胰腺直接评估。研究表明，大多数胰腺损伤的患者，入院时淀粉酶都是不高的。在胰腺损伤后的 3～6h，淀粉酶对其诊断是敏感的 [4, 5]。淀粉酶升高对于胰腺损伤并不是特异性指标，肠穿孔、唾液腺损伤、非破裂性胰腺损伤也可导致淀粉酶水平升高。血清脂肪酶可用于鉴别唾液腺损伤，当唾液腺损伤时血清脂肪酶不会升高。胰腺同工酶分级可区分唾液淀粉酶，但通常无法获得。对于胰腺损伤的患者，重复评估血清淀粉酶是必要的，因为第一次采血与损伤间隔太短，以至于结果不太准确。

如果怀疑胰腺损伤，应做特殊的诊断。淀粉酶升高、上腹部压痛和腹胀的患者 X 线检查对其诊断是微乎其微的。针对腹部外伤的聚焦腹部超声（FAST）可快速识别肝肾隐窝内的积液。对于腹部钝性损伤的急诊患者提供准确的诊断方法，已经基本取代腹腔诊断性灌洗。在初步评估后，对于血流动力学稳定的患者应该行腹部和骨盆的 CT 检查，以明确是否存在内脏损伤。胰腺损伤很难评估，因为有些损伤在没有明显炎症改变的情况下在损伤的 24h 内影像学改变不是很明显。2009 年，AAST 发表了一项研究，关于 CT 对于胰腺损伤的应用。他们招募了 206 例在手术探查中确诊为胰腺损伤的患者，并确定以下影像学特征是胰腺损伤的"主要信号"。

- 活动性出血。
- 胰腺血肿或撕裂伤。
- 胰腺弥漫性肿大或水肿。
- 胰腺低密度影。

这项研究表明，CT 上超过腺体厚度 50% 的撕裂伤，应重视胰管的损伤 [6]。

在有临床症状而 CT 检查不明确甚至阴性的病例中，ERCP 能显示出胰管解剖结构（图 102-1）。MRCP 在大量胰腺创伤患者不是专门的评估方法，但它在非创伤性情况下有使用价值。它的潜在好处包括它的非侵入性，即使存在解剖改变（幽门隔绝或胃旁路手术）使 ERCP 不可能进行，MRCP 成为另一种选择。然而，它有一个潜在的缺点，特别是需要将受伤严重的患者送到较远的地区。虽然这种情况很少发生，但 ERCP 可以在剖腹手术之前很好地识别出导管破裂，可早期发现和治疗，降低胰腺损伤的漏诊率。

二、非手术管理

正如前面强调的，要尝试腹部创伤的保守

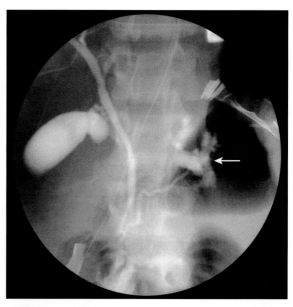

▲ 图 102-1　在腹部枪伤的原始损伤控制手术后和再探查前进行内镜逆行胰胆管造影术，箭显示来自胰管的对比剂外渗

治疗，但其必须在有经验的外科医生、稳定的血流动力学监测及完整的检查后进行，并可在患者病情恶化的情况下立即进行手术。对于 CT 诊断为胰腺 Ⅰ、Ⅱ 级损伤的患者，多适用于保守治疗[7]。Velmahos 等对闭合性腹部损伤进行多机构回顾，并对 230 例闭合性胰十二指肠损伤患者进行研究[8]。其 97 例（42%）行非手术治疗，成功率为 90%。1998—2009 年（10 年间），一项来自全国住院患者样本研究表明，胰十二指肠损伤的数量增加了 8.3%；然而，接受手术干预的患者比例从 21.7% 下降到 19.8%，但不影响胰腺损伤的发病率[9]。ERCP 在低级别胰腺损伤的诊断和治疗中是一个非常有用的辅助手段[10]。

三、术中评估

在胰腺损伤出血被控制后，其延迟并发症如胰瘘和假性囊肿、腹腔脓肿、多器官功能障碍等发生概率与胰腺损伤的严重程度相关。因此，胰腺创伤的外科手术常常应用于合并胰十二指肠损伤的患者。这些外科手术的目的是：①维持胰肠和胆肠的连续性；②为所有胰腺和十二指肠损伤的吻合提供引流；③分流胃肠液，最大限度地减少对胰胆管分泌物的刺激。

大多数胰腺损伤患者的诊断都是术中证实的。胰腺损伤的评估需要几种手术操作。Kocher 切口需要切开十二指肠第二段和第三段的外侧腹膜附着物，并将十二指肠和胰头移至患者左侧。这将沿着无血管平面进入肠系膜上静脉。异位的右肝动脉偶尔会作为肠系膜上动脉的一个分支出现，分离必须小心，因为在剥离过程中可能会损伤。这便于检查胰头的后部，以及十二指肠的后壁，并提供了肾脏上方下腔静脉的一个视野。

通过胃结肠韧带进入小网膜囊可以评估整个胰腺的前部。将大网膜切开并向上牵引，充分游离胃后壁和横结肠的前方，可对腺体进行全面评估。任何覆盖在腺体上的血肿都必须排空并彻底探查，因为它们常常掩盖了胰腺实质

或导管损伤的严重程度（图 102-2）。患者有时会出现胰腺后部严重损伤，但前部完好无损。这在钝性损伤的患者中最为常见。当怀疑血肿或挫伤对可能累及腺体后部，应在胰腺下侧的腹膜和结缔组织上切开，这些损伤大部分位于胰腺的椎前区。沿着胰腺下缘切开腹膜后，医生的手指滑到腺体后面，通过触诊和直接观察来评估胰腺实质损伤（图 102-3）。

Aird 方法有助于对胰腺尾部的全面评估[1]。最初描述于 1955 年应用于肾上腺切除，这一手术需要分离无血管脾韧带（即脾肾、脾结肠和脾膈），并将脾和胰腺尾部从患者的左侧移动到右侧（图 102-4）。

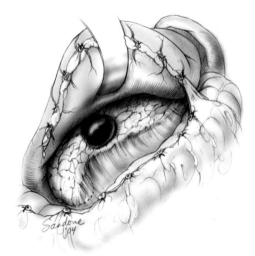

▲ 图 102-2　任何覆盖在腺体上的血肿都必须探查

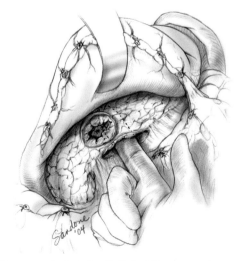

▲ 图 102-3　沿着胰腺下缘的腹膜被切开，医生的手指滑到腺体后面，评估可触及的实质缺损

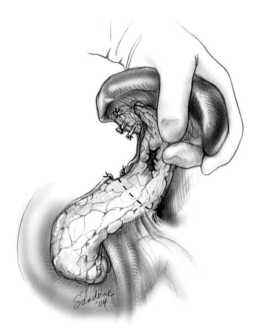

▲ 图 102-4　**Aird 方法用来移动腺尾和脾脏**

四、手术治疗

AAST 胰腺损伤分级以 I ～ V 对胰腺损伤进行分级（表 102-1）[12]。结合损伤分级、损伤部位和伴随损伤（尤其是十二指肠损伤）有助于确定胰腺损伤的手术治疗方式。胰腺损伤分级较低的患者更容易处理。对于 I 级（轻微挫伤或浅表撕裂伤）或 II 级（重大挫伤或撕裂伤）损伤，需要细致的观察和彻底止血、清创、引流。胰腺的严重损伤需要对主胰管是否损伤做出判断。即使在大的创伤中心，ERCP 作为诊断的

表 102-1	美国创伤外科协会胰腺损伤分级
I 级血肿撕裂	轻微挫伤无导管损伤撕裂 浅表撕裂伤无导管损伤
II 级血肿撕裂	严重挫伤无导管损伤或组织缺失 重大撕裂伤无导管损伤或组织缺失
III 级血肿	远端横断或实质损伤合并导管损伤
IV 级撕裂	累及壶腹的撕裂伤、近端横断伤或实质损伤
V 级撕裂	胰头撕裂，大量破裂

引自 Moore EE, Cogbill TH, Malangoni MA, et al. Organ injury scaling, II : pancreas, duodenum, small bowel, colon, and rectum. *J Trauma*.1990;30（11）:1427–1429.

金标准但无法在手术中实施。应根据胰腺损伤的位置和破裂程度怀疑胰管是否受累。偶尔可以看到胰液在胰管的破口处渗漏。当怀疑胰管重大损伤时，在大多数情况下，应立即进行明确的治疗。在某些情况下，如血流动力学不稳定，应只进行引流，但发生胰瘘的概率增加。

目前在手术室 / 外科重症监护病房流行一个连续复苏护理的概念，损伤在 SMA 左侧行远端胰腺切除术治疗，以及术后对创伤严重的患者充分引流的情况下进行 ERCP，术中胰管造影在这其中应用较少。

在极少数的情况下，如创伤后十二指肠破裂，通过壶腹插管注入对比剂进行透视胰腺造影术。如果没有十二指肠损伤，则不应切开十二指肠，应做胰腺造影。还有一种造影的技术是胆囊管造影，方法是将导管插入胆总管，使对比剂反流进入主胰管。促胰液素或静脉注射阿片类药物等辅助剂可以增强对比剂反流进入主胰管，以这种方式进行胰腺造影。

确诊胰腺损伤后，损伤的位置决定治疗方法。胰管损伤可分为近端损伤（位于头部或颈部，位于肠系膜上血管右侧）和远端损伤（位于远端躯干和尾部，位于肠系膜上血管左侧）。伴有胰腺远端横断或实质损伤的 III 级胰腺损伤，易行远端胰腺切除术。在持续活动性出血的情况下，最快捷的方法是联合脾切除术。脾脏和胰尾已经游离，只剩下分离胰体、胃短动脉、脾动脉和脾静脉即可完成。与其他胰腺手术一样，应在切口处行闭式负压引流广泛引流该区域，以防止术后发生的胰瘘。

对于胰腺的横断和残端的处理有许多选择（包括吻合器、缝合或电灼术），它们的使用取决于外科医生的偏好。理想情况下，胰管横断应该直接闭合，通常采用 U 形缝合或八字缝合。其他选择包括网膜补片或纤维蛋白胶，以帮助修补远端胰腺残端。根据病情和单一损伤，在某些患者群体中，可以考虑保脾的远端胰腺切除术的可能性。通过保留脾脏，防止脾切除术

后脓毒症，但如此小的收益往往被进行手术所花费的大量时间所盖过（图 102-5）。

如果胰腺撕裂位于肠系膜上血管的右侧，可以进行扩大的远端胰腺切除术，这可能是避免 Whipple 手术的一种选择。另一种选择是胰体中央切除术，可以考虑在胰腺远端实质正常的情况下行近端胰管腺横断，手术包括切除腺体的中心部分，清除到可存活的组织，适当地关闭近端导管末端。然后建立胰肠 Roux-en-Y 引流远端胰腺残端，术后应该进行广泛的引流以控制术后胰瘘。

胰十二指肠复合损伤的外科治疗是创伤外科医生要处理的最复杂的问题之一。胰腺的Ⅳ级和Ⅴ级损伤涉及近端导管损伤或肠系膜上静脉右侧胰头的大量破坏，通常与十二指肠的 C 环密切相关。手术范围根据损伤的严重程度不同而不同，一般不做大范围的外科手术，治疗最严重的胰十二指肠联合损伤。

严重胰腺损伤外科手术有三个主要目标。第一是维持从胰腺、胆道到肠道连续性。第二是减少胃肠道分泌物，以将其对胰腺外分泌功能的刺激降至最低。第三是广泛引流，以防术后渗漏或瘘管。治疗损伤的主要原则是必要时行最小手术干预，以充分治疗损伤并实现这些目标。受伤严重但未损伤主胰管的头颈部适宜行简单清创和引流。ERCP 或 MRCP 作为暂时性措施，用于行手术的血流动力学不稳定的患者，以便在初次手术后进一步的检查。血流动力学稳定或在损伤初期得到控制后需要行手术的患者中，有多种选择来处理胰十二指肠复合损伤。

如果手术充分引流，术后行 ERCP 以放置胰管支架。这可以让损伤的胰管有时间修复，而不需要行胰腺切除（图 102-6）。

当胰腺损伤累及十二指肠时，可以将胰腺损处充分引流或切除与幽门缝合或吻合，以分流十二指肠的胃内容物，然后通过胃肠吻合术来实现胃肠的连续性（图 102-7）。这是非常不错的治疗方法，值得注意的是，胃十二指肠的连续性在幽门切除术后 4～6 周内可以重建，即使使用了不可吸收缝线或吻合器。幽门隔绝术在很大程度上取代了十二指肠憩室化手术，后者需要切除胃空肠、损伤的十二指肠和胰腺并行引流减压。

当胰十二指肠损伤严重，控制出血或广泛组织破坏需要切除十二指肠的第二段或胰头时，建议行胰十二指肠切除术（Whipple 手术）。在胰颈和肠系膜上静脉之间的无血管平面游离胰腺以进行切除（图 102-8）。在出血和肠道污染得到控制后，择期行 Whipple 可能是最安全的选择，因为在患者手术前，胰周填塞和引流是安全有效的临时措施 [13]。

五、术后注意事项

当对严重的胰腺损伤进行引流时，拔除引

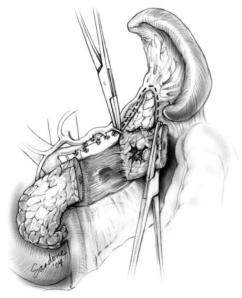

▲ 图 102-5　保留脾脏的远端胰腺切除术

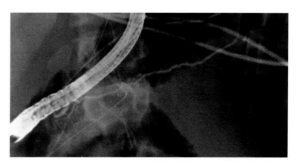

▲ 图 102-6　与图 102-1 相同的患者放置胰腺支架后

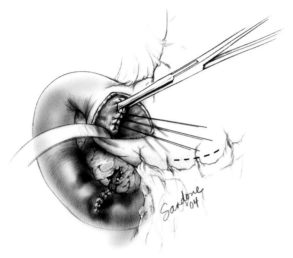

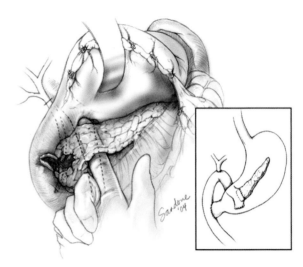

▲ 图 102-8　Whipple 手术切除了胰头部

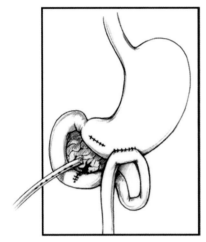

▲ 图 102-7　幽门隔绝术

流管的原则是耐受常规的导管喂养和引流液较少或淀粉酶含量正常。空肠造口术给予肠内营养，是胰腺切除、幽门隔绝术或 Whipple 手术的主要辅助手段。

　　高达 1/3 的严重胰腺损伤患者会发生胰瘘。其中大多数在充分引流的情况下会自动消退。有证据表明生长抑素在胰腺切除术后有良好效果，但这并不能证明其常规使用是合理的[14]。有很多人认为，生长抑素可以减少胰瘘发生并促进其闭合。很少有胰瘘的患者在治疗几个星期之后没有闭合的迹象，拔除引流管后形成假性囊肿的患者需要经 Roux-en-Y 空肠吻合内引流。术后胰腺脓肿通常需要开放清创和充分引流。然而，在没有太多胰腺坏死（CT 确定）的情况

下，单一病灶经皮 CT 引导的引流有一定效果。肺部并发症和感染性并发症发生率分别为 20% 和 13%，需要进行识别和处理[9]。Literature 表示术后并发症的危险因素包括年龄、损伤部位、损伤级别、相关血管损伤和未及时手术，这些都是并发症发生的预测指标[9, 15, 16]。

六、结论

　　胰腺创伤仍有很高的死亡率和发病率。因此，在对胰腺损伤进行手术之前，治疗其他损伤以稳定患者生命体征可能是必要的。及时的诊断、适当的复苏和周密的手术是治疗胰腺损伤的关键。损伤的等级，特别是胰管损伤和损伤位置，决定了最合适的手术（止血、清创、引流与切除、幽门隔绝或胰十二指肠切除术）。最后，对于可能会出现并发症，因此需要密切观察和早期干预，对胰腺外伤患者的康复至关重要。

致谢

　　本章是对第 6 版中 Edward E. Cornwell Ⅲ、Elliot R. Haut 和 David Kuwayama，以及第 7 版中 Amy Rushing、Edward E. Conwell Ⅲ 和 Elliot R. Haut 关于胰腺创伤章节的更新。

第103章
儿童胰腺疾病

Pancreatic Problems in Infants and Children

Noor Kassira　Carrie A. Laituri　Charles N. Paidas　**著**

张　磊　**译**

摘要　婴儿和儿童常见的胰腺问题，如环状胰腺，可能会一直隐匿到成年；因此，许多关于小儿胰腺的信息可以供成人外科专家参考。儿科的治疗策略，如胰腺外伤的非手术治疗，在这类患者中是有效的，成人临床医生必须在知情的情况下决定是否将这些方法推广到成人患者。婴儿期、儿童期和青春期常见的外科胰腺疾病包括环状胰腺、十二指肠闭锁、婴儿期先天性高胰岛素血症、胰腺分裂、慢性胰腺炎、肿瘤、创伤等。

关键词：小儿胰腺外伤；先天性高胰岛素血症；环状胰腺；胰腺炎；小儿胰腺肿瘤

有很多关于儿童胰腺的信息可以给成人外科专家提供参考。婴儿和儿童常见的胰腺问题，如环状胰腺，在成年前可能一直不被发现。包括胰腺外伤的非手术治疗在内的一些儿科治疗策略在儿童群体中是有效的，能否将这些治疗方法推广到成年人群体中需要成人临床医生做出明智的判断。

这一章主要讨论婴儿、儿童和青少年群体中常见的外科胰腺疾病。我们回顾了环状胰腺及其与十二指肠闭锁的关系，婴儿先天性高胰岛素血症（CHI），胰腺分裂，以及慢性胰腺炎、肿瘤和创伤的儿科手术策略，同时讨论了内镜逆行胰胆管造影的安全性和有效性。

一、环状胰腺

在胎儿中，前肠的尾端部分逐渐发育成近端十二指肠及背侧和腹侧的胰芽。妊娠5周时，腹侧胰芽向右旋转到达十二指肠右侧，在那里它与背胰芽相连，形成胰头（图103-1）。十二指肠的管腔在同一时期随着内膜细胞的增殖而暂时消失。到妊娠第8周，胰腺完全旋转，十二指肠发生再通[1]。因此，任何影响胰腺组织旋转的扰动也可能影响十二指肠的再通。因此环状胰腺偶尔伴有不同程度的十二指肠狭窄和闭锁。然而，在大多数情况下，环状胰腺与十二指肠的外部压迫有关，导致十二指肠部分或完全梗阻。

环状胰腺通常出现在新生儿期，75%的病例出现在出生后的第1周，但据报道，1例11岁的儿童也出现该疾病，在成人中也可能偶然遇到[2, 3]。有人认为，很大比例的环状胰腺患者仍然没有症状；然而，由于总患者数未知，该结论可信度不高[4]。产前超声可发现羊水过多或可直接诊断30%的患者十二指肠梗阻（图103-2）[3]。出生时，婴儿有舟状腹部。在超过88%的患者中，X线检查可以看到双泡征，这是十二指肠闭锁的典型表现（图103-3）[3, 5]。呕吐可能是胆汁性的（高达50%），或者更常见的非胆汁性的（＞90%），这取决于梗阻是在肝胰壶腹上方还是下方[2, 3, 6]。

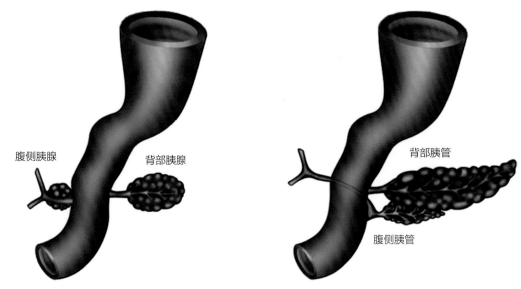

▲ 图 103-1　妊娠 5 周时胰腺的胚胎学

前肠的尾部部分产生胰腺的腹侧和背侧芽。将腹侧芽向右旋转，可与背侧部分融合。腹部部分产生了胰腺的头部，身体和尾巴是由背部芽形成的（引自 Goldin S. The pancreas. In: Lawrence PF, Bell RM, Dayton MT, eds. Essentials of General Surgery. 5th ed. Philadelphia: Lippincott Williams & Wilkins; 2011.）

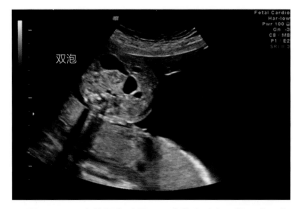

▲ 图 103-2　产前超音波显示双泡羊水过多，提示十二指肠阻塞或闭锁。双气泡包括胃扩张和十二指肠近端梗阻。羊水过多是由于胎儿无法将胎粪排出导致十二指肠梗阻

图片由 Victoria Belogolvkin, MD, Assistant Professor, Division of Maternal Fetal Medicine, Department of Obstetrics and Gynecology, University of South Florida College of Medicine, Tampa, Florida 提供

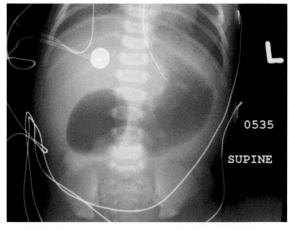

▲ 图 103-3　产后腹部平片显示经典双泡征

约 70% 的患者（32% 的染色体和 38% 的其他畸形）发生了相关的先天性异常，应该在环形胰腺手术之前和手术期间通过检查发现 [7]。这些可能包括非手术异常，如唐氏综合征和外科疾病，其中包括食管闭锁、旋转不良、Meckel 憩室和肛门闭锁。此外，4% 的环状胰腺患者可能出现第二次十二指肠梗阻，梗阻与狭窄有关，

通常在术中发现环状胰腺远端的十二指肠扩张 [8]。术前必须用超声心动图评估先天性心脏病。

手术时采用右上腹横切口。新生儿十二指肠球部近端阻塞，扩张明显，其尾部可见环状胰腺边缘。修补方法为十二指肠吻合术，在十二指肠近端做一个横切口，在十二指肠远端做一个垂直的纵向切口（图 103-4）。然后，可以使用一层中断的、可吸收的单丝缝合线将两端行"鱼嘴"或"菱形"缝合连接在一起。如果十二指肠吻合术因张力过大或十二指肠远端

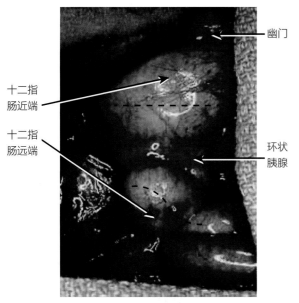

幽门

十二指
肠近端

十二指
肠远端

环状
胰腺

▲ 图 103-4 环状胰腺的重建

没有腹背芽融合，导致十二指肠周围有阻塞环。手术照片显示幽门、环状胰腺、十二指肠近端和远端。虚线代表十二指肠鱼口切口或菱形十二指肠吻合术 [引自 Eckholdt-Wolke F, Hesse A, Krishnaswami S. Duodenal atresia and stenosis. In: Ameh E, Bickler S, Lakhoo K, et al, eds. *Pediatric Surgery: A Comprehensive Text for Africa*. Global HELP; 2011 (Chapter 62), www. global-help. org/publications /books/ help_ pedsurgeryafrica -volume02.pdf]

发育不良而受阻，则应行十二指肠空肠吻合术。微创外科技术的进步使得腹腔镜十二指肠修补术成为可能。腹腔镜十二指肠吻合术已被证明是安全的，当由具有先进腹腔镜技术的儿童外科医生完成时，其短期效果非常好，并发症发生率与开放式十二指肠吻合术相似[9]。因此，1976 年被 Merrill 和 Raffensperger 认为是一个"极有可能治愈的病变"的环状胰腺，现在已经可以在不接触胰腺的情况下治愈。

有时，在环形胰腺矫正术后，患者可能会出现复发性腹痛，这种疼痛可能与胆道异常有关，如胰腺分裂或胰胆管错接[10]。这些异常可以通过 ERCP 或磁共振胰胆管成像（MRCP）检测到，对于复发性或慢性胰腺炎，可能需要外科手术干预。

二、先天性高胰岛素症（CHI）

CHI 的特点是胰岛素分泌紊乱，导致持续的轻到严重的低血糖。CHI 的各种形式代表了一系列临床、遗传和形态上的异质性疾病[11, 12]。CHI 在新生儿中的发生频率为 1/30 000～1/50 000[6]。关于 CHI 的病理生理学一直存在着明显的模糊性。早期发现 CHI 是至关重要的，因为如果不治疗，严重的低血糖可能导致大脑损伤。CHI 的临床表现包括婴儿的紧张、松软或嗜睡；癫痫发作也很常见，可能会导致濒死[13, 14]。诊断要求在低血糖时出现不适当胰岛素升高（＜ 2.5mmol/L，45mg/dl），同时需要持续输注葡萄糖（每分钟＞ 15mg/kg）以维持正常血糖。低酮体、低游离脂肪酸和胰高血糖素给药后血糖升高可作为诊断标准[13, 15]。

六个基因的突变与 CHI 有关：磺酰脲受体 1（SUR-1；ABCC8 编码）[16]，钾内向整流通道（Kir6.2；KCNJ11 编码）[17]，葡萄糖激酶（GK；GCK 编码）[18]，谷氨酸脱氢酶（GDH；GLUD1 编码）[19]，短链 3- 羟基酰辅酶 a 脱氢酶（SCHAD；HADH 编码）[20]，SLC16A1β 细胞质膜异位表达（编码单羧酸转运蛋白 1）[21]。商业实验室可对已知与 CHI 相关的 6 个基因中的 4 个进行基因检测（*ABCC8*、*KCNJ11*、*GCK* 和 *GLUD1*）。

SUR-1 和 Kir6.2 结合形成 β 细胞质膜 K_{ATP} 通道。K_{ATP} 通道失活突变导致细胞膜去极化，钙离子流入 β 细胞，形成胰岛素分泌。这是 CHI 的最常见和最严重的一种。K_{ATP}-CHI 有三个亚型，即隐性遗传的 K_{ATP}-CHI、显性遗传的 K_{ATP}-CHI 和局灶性 K_{ATP}-CHI。

GDH-CHI 是 CHI 的第二种最常见的类型。它也被称为高胰岛素血症和高氨血症（HI/HA）综合征。GDH-CHI 表现为低血糖反复发作，其严重程度低于 KATP-CHI，可由富含蛋白质的膳食诱发[22]。这些患者通常在出生时不伴有低血糖，但通常在数月后才被诊断出来。GDH-CHI 患者的低血糖很容易用二氮嗪控制。

在围产期压力环境下也可发生 CHI，导致新生儿长期低血糖。短暂性 CHI 见于糖尿病母亲的婴儿，这些婴儿在出生后出现短暂性 CHI 并在出生后的 3～4 周内自行消除，但围产期压力导致的 CHI 可持续长达 1 年[5,23]。其机制尚不清楚；然而，短暂性 CHI 与较短的胎龄和低出生体重有关。短暂性 CHI 主要由非遗传因素引起，而长期性 CHI 可能有遗传病因。这些婴儿通常对二氮嗪反应良好；但是，通过综合分析，只有 53% 的二氮嗪反应性 CHI 患者能找到相关致病基因[15]。CHI 的类似物包括新生儿全垂体功能减退药物引起的低血糖、胰岛素瘤、抗胰岛素和胰岛素受体刺激抗体、Beckwith-Wiedemann 综合征、Sotos 综合征、歌舞伎综合征、水痘症候群、Usher-CHI 综合征、mosaic-Turner 综合征和先天性糖基化障碍。

区分局灶性和弥漫性 CHI 是最重要的，因为局灶性 CHI 可以通过部分胰腺切除术治愈。介入放射学研究，如经肝门静脉胰岛素取样[24]和选择性胰腺动脉钙刺激[25]已被用于定位病灶。最近，用 $^{18}F-$ 二羟苯丙氨酸（DOPA）进行的正电子发射断层扫描已经被证明可以准确地区分局灶性 CHI 和弥漫性 CHI[26-28]。PET-CT 可提供更好的定位，因为 ^{18}F-DOPA PET 扫描可检测小到 5mm 的局灶性病变[15,29]。补充成像模式，如计算机断层扫描、超声和术中超声，在婴儿期还没有得到证实；然而，PET-MRI 似乎

有希望实现该技术[30]。在弥漫性 CHI 中，整个胰腺中的 β 细胞功能异常，在 2%～5% 的细胞中有特征性的细胞核增大（图 103-5）。局灶性 CHI 病变直径通常＜1cm，其特征是胰岛细胞簇融合增殖（局灶性腺瘤病）。

CHI 患儿的治疗目标是通过维持血糖水平高于 700mg/L（70mg/dl）来预防低血糖引起的脑损伤。二氮嗪是药物治疗的首选。因为是二氮嗪发挥作用必须通过功能性 K_{ATP} 通道，隐性局灶性或弥漫性 K_{ATP}-CHI 患者对二氮嗪治疗没有反应。GDH-CHI、SCHAD-CHI 和围产期应激导致的高胰岛素血症患者通常对二氮嗪反应良好。治疗对二氮嗪不敏感婴儿的二线药物是奥曲肽。K_{ATP} 通道 CHI 患者可长期接受治疗，直到 2—5 岁自然缓解[15]。

手术方案的制订是基于实验室的评估与 CHI，治疗反应，基因测试和成像结果一致。超过 2/3 的病例需要手术[30]。手术方案的制订应取决于病灶的显示，或者弥漫性疾病药物治疗无效的情况。局灶性 CHI 的治疗是通过部分胰腺切除术。Cretolle 等报道了在定位后接受部分胰腺切除术的 45 例患者中有 44 例治愈，大多数（虽然不是全部）被发现与术前静脉定位有适当的相关性。作者通过保留头部的中段胰腺切除术接近胰腺中段的病变，同时沿着 Roux-

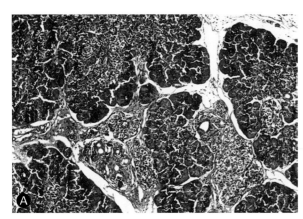
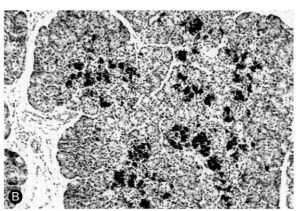

▲ 图 103-5　来自一个 1 个月大的弥漫性高胰岛素血症婴儿的 95% 胰腺切除术标本

A. 在弥漫性高胰岛素血症中，胰岛细胞组织在胰腺腺泡中心和小叶之间的结缔组织中增加；B. 抗胰岛素抗体免疫细胞化学染色胰腺。大量小的胰岛包散在组织中，多个大的胰岛与高胰岛素血症的弥漫性一致 [引自 Gilbert-Barness E, ed. *Potter's Pathology of the Fetus, Infant and Child*. 2nd ed. New York: Elsevier; 2007 (chapter 25).]

en-Y 空肠襻横断部分的胰尾。该系列中有 44 例患者术后血糖和糖耐量测试正常，HbA1c 正常，所有患者均无外分泌功能障碍，平均随访 3.7 年 [21]。其他文献也报道了治愈性腹腔镜局灶性病灶摘除术 [31]。

患有弥漫性疾病的婴儿通常需要进行近全胰腺切除术（95%～98%）来控制 CHI，同时可使用二氮嗪、奥曲肽和（或）频繁喂养来维持血糖正常。弥漫型胰腺 β 细胞随细胞核增大呈弥漫性功能亢进，但 β 细胞增殖率和总 β 细胞质量均未增加 [16, 17]，也可通过胰腺静脉采样或冰冻切片观察弥漫性核增大做出诊断。在这种情况下，近全胰腺切除术是必要的。根据 Reyes 等的儿科尸检研究，如按照经典的解剖学基准切除所有肠系膜上静脉胰腺组织，应谨慎进行，远端胰腺切除术范围包括肠系膜血管至胰头的胰十二指肠血管的左缘，平均仅占胰腺重量的 71%，变化范围为 43%～96%[32]。Fékété 等的方法是进行近全胰腺切除术，只在十二指肠膝上凹处留下一小团胰腺组织，伴胆总管切除术。近全胰切除术后报道的 30 个长期并发症包括生长障碍、葡萄糖不耐受或显性糖尿病、脾静脉血栓形成所致静脉曲张出血，后者最迟于术后 18 年出现 [33-35]。长期胰腺外分泌缺乏的报道非常罕见。有报道发现在婴儿期近全胰切除术后胰腺再生 [13, 14]。需要外科治疗的迟发性胰腺患者与接受医学治疗的患者相比，神经发育问题的发生率较高 [36]。胰十二指肠切除术会增加糖尿病的发生风险 [37]；然而，在没有手术的患者中也观察到了这种情况。114 例 CHI 患者中，胰切除术后糖尿病发生率高达 27%，需要多手术切除的患者为 71%[38]。

三、胰腺分裂

胰腺分裂是一种先天性异常，但它在生命的任何时候都可能表现出来。在胎儿发育期间，由于胰腺是由胰腹侧和胰背侧的旋转和融合而形成的，通常 Wirsung 的腹侧管和 Santorini 的背侧管连接在一起。两个导管融合失败会导致胰腺分裂（图 103-6）。在最常见的变异中，Wirsung 管通过主乳头引流钩突和胰头部，而 Santorini 管通过更头侧的副乳头引流大部分胰腺，一条或两条管狭窄可导致胰腺炎的发生。

25% 的复发性胰腺炎患者与胰腺分裂有关 [39]。相比之下，一组原发性胆道疾病的 ERCP 患者的胰腺分裂发生率为 3.6%。尸检系列显示在一般人群的发病率为 5%～10%。最近的一项儿科研究证实，52 例复发或慢性胰腺炎的儿童中，10 例有胰腺分裂的变异。慢性或复发性胰腺炎的相关性尚未被证实，但仍存疑，如果是真的，可能是多因素的机制。

复发性胰腺炎的外科治疗包括经十二指肠小乳头括约肌成形术引流狭窄的 Santorini 副管，以及大乳头括约肌成形术 [22, 40, 41]。括约肌成形术是通过将探针插入乳突，并在探针的前面快速地分开来完成的。在切断 6-0 或 7-0 合成单丝时，可吸收缝线依次从导管黏膜缝到十二指肠周围黏膜，不需要留下支架，十二指肠切开术纵开横闭。术中给予分泌素（1U/kg）可协助乳头定位。

然而，这种治疗并不能确保解决患者的症状。在一项对 6 例患者的研究中，所有患者术前 ERCP 检查都有证据表明胰腺分裂并阻塞导管 [22]。6 例患者中，只有 1 例有长期良好的结果。另 1 例在 3 年后需要接受 ERCP 和支架植入术。6 例患者中有 2 例继续出现腹痛。另外 2 例继续进行 Puestow 手术，取得了长期的改善。显然，对于一些复发性或慢性胰腺炎和胰腺分裂的患者，单靠括约肌成形术不能解决全部问题，可能需要胰肠吻合。

急性和慢性胰腺炎

儿童胰腺最常见的病理性病变是急性胰腺炎 [42]，近 1/3 的胰腺炎出现复发。与成人胰腺炎最常见的病因是酒精和胆结石形成鲜明对比的是，儿童胰腺炎的病因更加多样化，其中包括胆结石、家族性、药物摄入、高钙血症、创

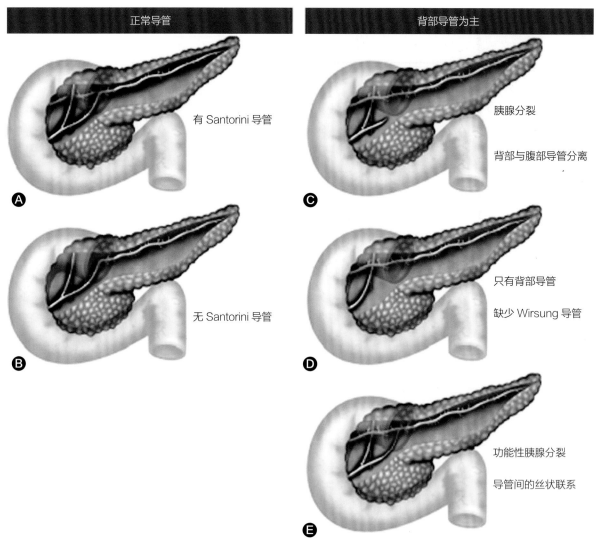

正常导管	背部导管为主

A 有 Santorini 导管

B 无 Santorini 导管

C 胰腺分裂　背部与腹部导管分离

D 只有背部导管　缺少 Wirsung 导管

E 功能性胰腺分裂　导管间的丝状联系

▲ 图 103-6　**胰腺分裂谱**

最常见的变异如 C 所示。在本例中，Wirsung 管将钩突和胰头汇入主乳头。通过头侧副乳头，Santorini 导管排出胰腺头部的大部分（引自 Goldin S. The pancreas. In: Lawrence PF, Bell RM, Dayton MT, eds. *Essentials of General Surgery*. 5th ed. Philadelphia: Lippincott Williams & Wilkins; 2011.）

伤、高甘油三酯血症和胰腺分化等异常[42, 43]。1993—2009 年（26 年里），多中心和单中心研究表明儿童急性胰腺炎的发病率持续增加[44-48]，这种持续增加的原因是多因素的，最可能的元凶之一是肥胖病，肥胖是重型急性胆道胰腺炎的独立危险因素[49-51]。每 10 万名儿童中有 3.6～13.2 例急性胰腺炎，该比例接近成人的发病率[46, 47]。很多其他疾病的发病也与胰腺炎有关，其中 1/4 发展为严重的并发症，如坏死性胰腺炎、门静脉血栓形成和糖尿病，死亡率达到 4%～10%（图 103-7）[52]。

慢性胰腺炎的治疗主要包括使用全胃肠外营养、生长抑素、疼痛处理、胰酶置换、内镜括约肌切开术和支架植入术。当这些方案无效时，需采取手术。儿童慢性胰腺炎的外科治疗有三种胰肠手术：Frey、Puestow 和 Duval 手术。

Frey 手术包括在颈部打开主胰管一直延伸到胰体和腺尾，然后切除头部。随后在腺体和肠的 Roux-en-Y 之间做纵向吻合。一项回顾性研究表明，接受 Frey 手术的 9 例患者中有 7 例（平均年龄 13 岁）的症状和生活质量有所改善。Puestow 手术也可以用于儿童。DuBay 等描述

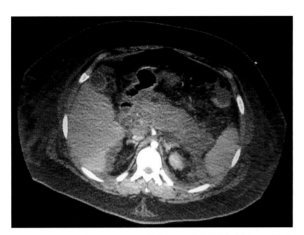

▲ 图 103-7 胆结石 15 岁病态肥胖女性的急性坏死性胰腺炎。患者随后出现门静脉、肠系膜上静脉和脾静脉血栓。胰腺仅残留钩突，导致了糖尿病的发展

了 12 例采用改良的 Puestow 治疗的遗传性胰腺炎[54]。这些患者年龄为 2—16 岁，并且都有导管扩张。他们在打开的胰管和结肠后的 Roux-en-Y 空肠肢体之间采用了两层侧对侧吻合术。这些患者 1 年和 3 年后住院率显著下降，3 年后理想体重百分比显著增加。12 例患者中除了 1 例以外，其余的人都对自己的预后感到满意。Crombleholme 等也报道了在 10 例不同病因的慢性胰腺炎患儿中使用 Puestow（同时脾切除术）或改良 Puestow（非脾切除术）取得良好结果[55]。通过平均 4 年（7 个月～20 年）的随访，作者发现所有患者的疼痛都得到了改善或缓解。Duval 手术（远端胰切除术和 Roux-en-Y 胰空肠吻合术）据报道也在一些患者中使用[56]。Weber 和 Keller 回顾了 16 例以该手术作为主要手术的患者，以及另外 2 例因先前的 Puestow 手术失败而转入 Duval 手术的患者。半数患者有家族性胰腺炎。在 18 例患者中，13 例患者完全停止了止痛药的使用，无须继续住院治疗，平均随访 7.5 年。但这并不代表一种操作方法比另一种方法有相对的优越性。

四、肿瘤

胰腺肿瘤在儿童中非常罕见，与成人胰腺肿瘤相比，预后更好。一般来说，儿童胰腺肿瘤界限清晰，不存在浸润性。有几种胰腺肿瘤是儿科患者所特有的。成人患者通常无症状，然而，儿科患者的体征和症状可能包括肿块、疼痛、体重减轻或低血糖，但黄疸的表现比成人要少见得多。手术在这些疾病的治疗中占有重要地位。

小儿胰腺肿瘤包括胰腺母细胞瘤、实性假乳头瘤和原始神经外胚层肿瘤。淋巴恶性肿瘤和转移性疾病也可能影响胰腺。其他胰腺肿块和囊肿，如神经内分泌肿瘤、浆液性囊腺瘤和包虫性囊肿，可发生在儿童，其处理方法与成人相同情况的处理方法相似[57-59]。

（一）胰母细胞瘤

胰母细胞瘤常出现 10 岁前。最初称为婴儿胰腺癌，这些肿瘤包含上皮和间质成分。病理学家发现一些特征性的鳞状小体，这些小体是鳞状梭形细胞的巢，可能有角化（图 103-8）。男性和女性之间的肿瘤分布相似。胰腺的头部和尾部并没有明显的区别。然而，一项研究指出，6 个胰腺头部肿瘤患者中有 4 个死亡，而身体或尾部肿瘤患者中有 5 个存活了下来[60]。

广泛的局部切除在胰腺母细胞瘤中起着重要的作用，因此外科医生必须准备扩大切除范围，无论是远端胰切除术还是胰十二指肠切除

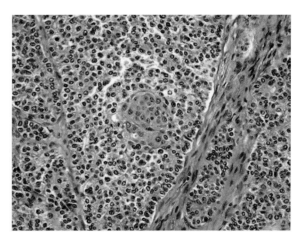

▲ 图 103-8　胰母细胞瘤
婴儿腺癌由中央局部的鳞状细胞小体、中间深色染色的细胞区和管状结构的外周边缘组成 [引自 Gilbert-Barness E, ed: *Potter's Pathology of the Fetus, Infant and Child*. 2nd ed. New York: Elsevier; 2007(chapter 25).]

术，即使是婴儿也是如此[61]。该疾病常累及邻近器官、区域淋巴结和血管，许多患者出现转移。新辅助治疗和辅助治疗的成功程度各不相同。初步诊断可通过纤维针穿刺。复发率极高，因此长期随访至关重要[62]。

（二）原始神经外胚层肿瘤

PNET 是尤因肉瘤家族肿瘤的成员。原发性胰腺 PNET 在文献中仅报道了 15 例[63-69]，均为侵袭性肿瘤，通常在患者 20 岁或 30 岁发生。绝大多数病例发生在胰腺头部，这也许可以解释为什么胰腺 PNET 患者与其他儿科组织学描述的不同，常表现为黄疸。

组织学上，PNET 为小的圆形细胞瘤。它们在 Ewing 肉瘤中具有 t（19；37）（q24；q12）的染色体易位特征，这导致了 EWS-FLI1 融合基因的产生。组织学诊断存在困难，因此获得足够的组织来进行分子诊断研究可能是至关重要的。

所有报道的患者都进行了活检或切除，并且描述了浸润周围器官和淋巴结的情况。鉴于与其他部位的尤因肉瘤和 PNET 相似，这类患者推荐化疗。文献中报道的唯一幸存者就是使用化疗的方案。放射疗法也可被采用。

（三）实性假乳头状瘤

过去，实性假乳头状瘤也被称为乳头状囊性肿瘤、Hamoudi 瘤或 Frantz 瘤。它是一种上皮性肿瘤，恶性程度低，多发于育龄女性，通常表现为无症状的大肿块或伴有疼痛[70-72]。X线片和肉眼可见的实性假乳头瘤有囊性和实性成分（图 103-9）。细针抽吸检查可作为诊断手段，可与青少年患者的超声内镜同时完成[73]。

实性假乳头状瘤在胰腺的所有区域发生的频率是一样的。它们不会侵犯邻近的器官。根据位置的不同可分为胰脏十二指肠切除术、胰中央切除术与 Roux-en-Y 空肠环吻合术，以及胰远端切除术[71, 73-76]。治疗方法是完全切除，若完全切除，则预后良好。然而，根据最近的病例报道和

随访，特定的病例可以通过微创手术和保留组织切除来治疗[77]。化疗或放射治疗效果未知。

（四）其他肿瘤

胰腺可发生淋巴瘤。胰腺也可能是其他儿童恶性肿瘤（如神经母细胞瘤）的转移扩散部位（图 103-10）。

五、外伤

胰腺损伤并不常见，在初次评估时常被忽略。儿童胰腺钝性损伤通常发生在以下三个典型的场景。这些伤害包括车把受伤，腹部受到打击，或者汽车碰撞。通常，出现以上情况、症状或皮肤表面有"安全带"样痕迹的患儿都应接受 CT 检查。静脉对比剂对于正确地观察实体器官损伤是必要的，但是口服或胃内对比

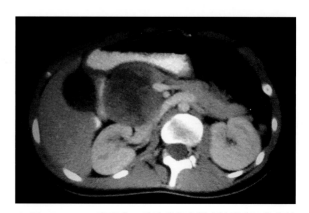

▲ 图 103-9 14 岁患者，胰腺头部实性囊性肿瘤，与实性假乳头状肿瘤一致

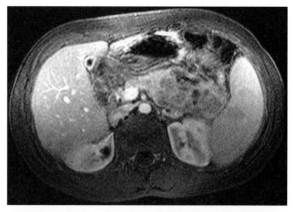

▲ 图 103-10 16 岁女性，磁共振成像显示神经母细胞瘤转移到胰脏的尾部，表现为一个异质的，多分叶的肿块

剂的用途存在争议。大多数患者会有Ⅲ级或Ⅳ级损伤，通常在胰腺部位（图 103-11）[77, 78]。CT 对胰腺损伤的检测准确率由损伤时的 70% 提高到 3 天后的 90%。40ml/kg（20ml/kg×2）晶体体积复苏后血流动力学不稳定提示应行剖腹手术，但这种情况并不常见。

自 20 世纪 90 年代以来，已报道了多个胰腺损伤的非手术治疗的病例。1994 年，约翰斯·霍普金斯大学的研究小组发现，在 2900 例因钝性外伤而入院的儿童中，有 7 例经 CT 检查证实是胰腺撕裂。这 7 例患者中有 4 例在没有干预的情况下康复。其余 3 例行部分切除或手术治疗假性囊肿[79]。随后，一项对国家儿童创伤登记处 154 例儿童胰腺损伤按严重程度分层的研究发现，79% 的无大管损伤儿童和 48% 的大管损伤儿童避免了剖腹手术。尽管这些数据令人鼓舞，但必须考虑到非手术治疗的发病率，非手术治疗的并发症发生率高达 78%。尽管非手术治疗的并发症率较高，但与手术治疗相比，非手术患者的住院时间和再入院率无明显区别。在 1999 年，在一篇对 19 例日本儿童的综述中，非手术治疗有并发症，其中包括 2 例患者活动后出现假性囊肿破裂和 1 例 TPN 相关并发症的死亡[25]。

非手术治疗的数据表明，在某些情况下，即使在完全横切后，胰管仍可能封闭。1 例 8 岁的患者，他接受了一个完全的经 ERCP 证实的

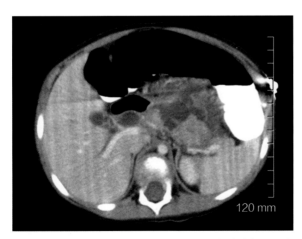

▲ 图 103-11　5 岁女孩，腹部钝挫伤后腹部胰腺损伤，意外发现胆总管囊肿

近端导管横断，手术清创并置入两个 Jackson-Pratt 引流管，但未进行胰腺切除或肠吻合，3 个月后显示导管完全重建[83]。该病例说明胰管具有弹性。同样，对 9 例完全胰腺横断的儿童进行非手术治疗的回顾显示，9 例患者中有 3 例需要经皮假性囊肿引流，部分病例胰体和尾部萎缩。然而，有 2 例患者完全恢复了正常腺体[84]。相反，其他研究者认为，由于胆管横断患者存在高并发症风险，手术切除是最好的治疗方法[81]。这项研究还表明 ERCP 是确定哪些患者有导管损伤并需要切除的最佳工具。最近对国家创伤数据库的回顾发现，儿童钝性胰腺损伤的非手术治疗是一种可行的选择，在死亡、住院时间、重症监护病房时间、重症监护病房的使用和总体并发症方面具有同等或更好的效果[85]。

（一）近端和远端导管损伤

对于导管损伤的儿童，选择手术治疗还是非手术治疗，在一定程度上取决于损伤是发生在导管的近端还是远端。胰远端管损伤应选择手术治疗，因为胰远端切除术可以通过胰残体的标准缝合或钉合来完成，而不需要进行肠吻合。远端切除可以通过腹腔镜进行[86]。因此，有人提倡对远端管横断进行早期手术，以尽早恢复健康和避免 TPN[24, 26]。

然而，近端胆管损伤已有很多解决方案，其中包括 Whipple 手术[26] 和空肠上附面层[27]。非手术治疗的随访观察发现非手术治疗比近端导管横断手术更有吸引力。非手术治疗的患者所需要做的就是对潜在的假性囊肿进行间隔性引流[28, 87]。

另外，Canty 和 Weinman 采用 ERCP 和经壶腹胰管支架置入治疗导管损伤。在本研究中，2 例患者均无假性囊肿形成。其中一个的中部和另一个的远端导管都发生了导管断裂，在一个案例中支架甚至没有穿过伤口。因此，导管损伤的愈合应归功于整个胰管的减压。研究人员指出，这些病例涉及导管外渗，但没有全面的导管横断。

（二）假性囊肿引流术的选择

如果出现假性囊肿（图 103-12），可以采用标准的囊肿胃造口术或囊肿空肠造口术。经皮引流、使用双猪尾支架的内引流和内镜引流进入胃的病例也有报道，最小的患者只有 2 岁（图 103-13）。和开放手术技术一样，这些方法也依赖于假性囊腔周围外皮的形成 [89, 90]。

六、小儿内镜逆行胰胆管造影

目前还不能确定 ERCP 对儿童比成人更危险。2001 年蒙特利尔儿童医院的一项研究中，21 例儿童接受了该项操作（平均年龄：11.3 岁；范围：4—17 岁）。尽管成功率 > 90%，仍存在 33% 的高并发症率。4 个接受括约肌切开术的患者发生了胰腺炎，其中一个患者接受了严格诊断性 ERCP，另一个患者的壶腹根本不能置入空心管，还有一例患者括约肌切开术后出血，接受输血治疗 [91]。

然而，这些发现未得到其他中心的数据的支持。Allendorph 等报道了 39 例接受诊断和（或）治疗性 ERCP，儿童中有 4 例出现并发症（平均年龄：12.5 岁；范围：6 月龄—18 年）；4 例并发症均为轻度胰腺炎 [92]。Guelrud 报道了 155 例新生儿和婴儿插管的成功率为 95%，

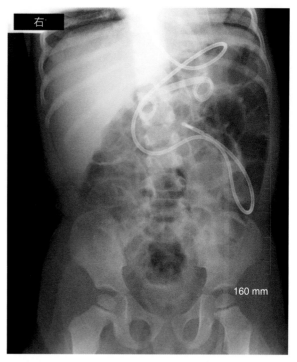

▲ 图 103-13　4 岁患儿，在内镜下囊肿胃造口术后置入猪尾支架以治疗外伤性假性囊肿（图 103-12），十二指肠饲管仍在原位

125 例 1 岁以上儿童插管成功率为 98%，主要并发症（胆管炎和胰腺炎）仅发生在 2 例患者中 [36]。治疗性内镜逆行胰腺炎对儿童慢性胰腺炎可能是有用的，乳头切开术、取石和支架植入术具有可接受的短期并发症率 [37]。

然而，对于需要单纯诊断性研究的患者，Arcement 等在一个小儿科系列回顾性研究中验证了使用 MRCP 研究胰管的可行性，他们将这些结果与 ERCP 在同一儿童身上的结果进行了比较 [38]。考虑到 MRCP 唯一的并发症主要由全麻引起，MRCP 开始在需要诊断而不是治疗的研究时取代 ERCP。对于早产儿或有呼吸问题的儿童，MRCP 麻醉后仍需在医院进行过夜观察。

致谢

作者对 David A. Rodeberg, MD 对前一版本章所做的贡献表示感谢。

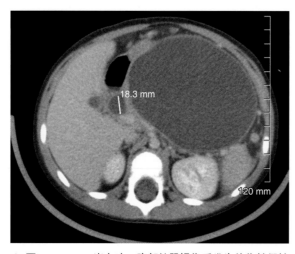

▲ 图 103-12　4 岁女孩，腹部钝器损伤后发生外伤性假性囊肿，胆总管外在压迫（**18.3mm**）

第104章
胰腺和胰岛移植

Pancreas and Islet Allotransplantation

Piotr Witkowski　Julia Solomina　J. Michael Millis　著

张　磊　译

摘要

胰腺或胰岛移植的优势是可以达到正常或接近正常的血糖控制，而没有严重低血糖的风险，强化胰岛素治疗可以提供足够的细胞量。尽管胰腺移植仍然是 β 细胞替代治疗的金标准，还有一种替代方法胰岛移植亦正在发展中，最新的结果表明它可能和单独胰腺移植一样有效。胰腺和胰岛移植均可改善血糖控制，预防、逆转或阻止继发性糖尿病并发症的进展，并改善适当选择的终身免疫抑制患者的生活质量。这两种方法是互补的，他们使用不同的死亡供体群体，扩大了供体池和细胞替代疗法的可用性。胰岛移植发挥了微创手术的优势，特别是对于大手术禁忌证的患者，而胰腺移植提供了即时和更持久的内分泌效应。胰岛移植可以作为早期胰岛移植失败患者的一种有效的治疗方法，以扩大细胞替代治疗的效果，胰岛移植可以成功地恢复胰岛移植失败患者的胰岛素独立性。

关键词：糖尿病；胰腺移植；异体胰岛移植；胰腺切除；免疫抑制；并发症

1993 年，糖尿病控制和并发症试验研究组报道，与接受常规胰岛素治疗的糖尿病患者相比，接受强化胰岛素治疗的糖尿病（IDDM）患者发生视网膜病变、蛋白尿或微量蛋白尿和临床神经病变的风险降低[1]。在本试验中，强化治疗组与常规胰岛素治疗组相比，随着时间的推移血糖浓度持续降低，HbA1c 显著降低。虽然强化治疗组受益于长期并发症的减少，但发生严重低血糖的风险是常规治疗组的 3 倍。严重低血糖会影响生活质量，并与严格的血糖控制有关。成功的胰腺或胰岛移植形式的细胞替代治疗提供了获得正常或接近正常血糖控制的优势，而避免了强化胰岛素治疗导致严重低血糖的风险。因此，胰腺和胰岛移植的目的是恢复正常的血糖控制，从而通过提供足够的细胞量来减少 IDDM 的并发症[2]。尽管胰腺移植仍

然是细胞替代治疗的金标准，但是还有一种替代方法（即胰岛移植）正在发展中，2012 年的研究结果表明胰岛移植可能和单独胰腺移植一样有效[3, 4]。在过去的 10 年里，同种胰岛细胞移植手术在加拿大、欧洲和澳大利亚已经获得资金支持。在美国，由于美国国立卫生研究院（NIH）赞助的多中心试验的结果刚刚公布，预计几年内达到同样的地位[5]。独立的胰岛中心在确保胰岛细胞生产的安全性和有效性及临床结果后，目前已向美国食品药品管理局（FDA）申请临床胰岛细胞加工的生物产品许可证。这样的许可对于该中心提供同种胰岛移植作为一种标准的护理程序和办理保险以获得补偿是必要的。总之，由于同种胰岛移植已成为临床现实和替代细胞替代治疗的选择，本文将其与胰腺移植一起介绍。

一、胰腺移植史

1966 年，美国明尼苏达大学在尿毒症合并 1 型糖尿病患者中首次联合进行胰腺移植和肾脏移植。事实证明，胰腺移植可以不需要外源性胰岛素而达到血糖正常状态 [6]。然而，由于早期手术存在高发病率、早期移植物衰竭和患者生存率低的缺点，很少进行移植手术。移植技术、免疫抑制疗法及移植后对移植物功能和排斥反应的监测的改进，患者的发病率和移植物存活率有了显著改善。根据国际胰腺移植登记处（IPTR）的数据，1966—2014 年，全世界共移植超过 48 000 个胰腺（超过 29 000 个在美国，19 000 个在欧洲）[7, 8]。直到 2004 年，胰腺移植的数量一直在增长，2000—2004 年达到顶峰，每年在美国进行 1400 例，但是从那以后，胰腺移植手术的数量开始持续下降 [7, 8]。2004—2011 年间，胰肾联合移植（SPK）的数量下降了 10%，仅胰腺移植（PTA）下降了 34%，但是肾移植后胰腺（PAK）下降最多，下降了 55%；这一趋势在接下来的几年中继续延续（数据截至 2014 年）[7, 8]。矛盾的是，这种下降发生在移植物和患者生存得以改善及高风险患者成功移植的背景。胰腺移植数量的下降是由于缺乏主要转诊来源、糖尿病护理社区不接受移植、糖尿病护理和管理的改善、供者和受者考虑的改变、医生培训机会不足及由于监管审查而增加的风险规避 [7]。然而，与此同时，在美国以外地区，胰腺移植的数量呈上升趋势，在过去几年中每年达到 1400 例（图 104-1）[8]。2004—2014 年，SPK 移植占胰腺移植的 74%，并已被用于尿毒症糖尿病患者。PAK 移植占胰腺移植手术的 17%，最常见的是尿毒症糖尿病患者，他们之前接受过活体肾移植（80%）[8]。PTA 用于肾功能良好的易动性糖尿病患者，在美国占 9%[8]。胰腺再次移植占胰腺移植手术的 7%；其中 PAK 是最常见的（68%），用于移植肾功能稳定的患者 [8]。

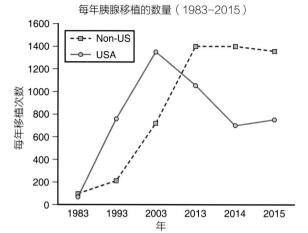

每年胰腺移植的数量（1983—2015）

▲ 图 104-1　**美国和非美国每年胰腺移植的数量（1983—2015 年）**

胰腺移植的数量最近在美国一直在下降，而在美国以外的地区却在继续上升 [引自 Gruessner AC, Gruessner RW. Pancreas transplantation of US and non-US cases from 2005 to 2014 as reported to the United Network for Organ Sharing (UNOS) and the International Pancreas Transplant Registry (IPTR). *Rev Diabet Stud*. 2016;13:35–58.]

二、胰岛移植史

1965 年，Moskalewski 首次从豚鼠身上分离出胰岛。1967 年，Lacy 的团队发明了一种基于胶原的分离大鼠胰岛的新方法，从而为胰岛移植铺平了道路 [9, 10]。随后的研究表明，移植胰岛不仅可以逆转啮齿动物的糖尿病，也可以逆转非人类灵长类动物的糖尿病 [11]。然而，胰岛移植治疗 1 型糖尿病的早期尝试大多不成功。虽然第 1 例人类异体胰岛移植手术于 1977 年进行 [12]，但直到 1990 年，胰岛移植受者才实现了 1 年不依赖胰岛素的血糖正常 [13]。该作者也报道了首次成功的一系列与来自同一供体的肝脏移植同时进行的人类异体胰岛移植。虽然他们没有解决自身免疫 1 型糖尿病（他们没有 1 型糖尿病患者）的问题，这项研究第一个发现了长期逆转糖尿病胰岛异体移植术后，有超过 50% 的人没有持续胰岛素依赖，其中一个案例已随访 5 年。

埃德蒙顿协议

在 20 世纪 90 年代接受胰岛移植的患者中，

只有 7% 的患者在胰岛移植后 1 年没有使用胰岛素。2000 年，埃德蒙顿小组报道了连续 7 例胰岛移植患者，所有患者在 1 年后都实现了胰岛素独立，同时没有出现重大并发症[14]。所有受者接受至少两个供者的胰岛，并使用无糖皮质激素免疫抑制方案，使用西罗莫司和低剂量他克莫司[14]。埃德蒙顿计划的成功使人们普遍接受胰岛移植是一种临床可行的治疗方法，可以考虑用于治疗患有不稳定型 1 型糖尿病、伴有严重低血糖发作的患者。自从埃德蒙顿的成功报道以来，人们对胰岛移植的兴趣增加了，全世界有超过 46 个中心实施了这种手术。根据协同胰岛移植登记（CITR），1999—2012 年，在 828 例患者中共报道了 1679 例异基因胰岛移植[15]。

三、胰腺或胰岛移植的候选方案

胰脏移植和胰岛移植都不是救命的治疗方案。这两种手术是为了预防继发性糖尿病并发症和提高生活质量。因此，患者的选择标准比其他器官移植更严格，以保护患者的安全，并确定可以从该手术中获益的患者。

美国糖尿病协会的指导方针 IDDM 患者胰腺移植的适应证有：患有终末期肾病或无症状低血糖合并进展的继发性糖尿病并发症的未被发现的 C 肽患者。例如：①频繁的历史、急性和严重的代谢并发症（低血糖、高血糖和酮症酸中毒）需要就医；②外源性胰岛素治疗的临床及情绪问题，严重到丧失行为能力；③胰岛素治疗未能持续预防急性合并症[16]。

目前，大多数临床研究中胰岛移植的一般适应证与早期胰腺移植的适应证相同。例如，NIH 基金、FDA 相关机构、多中心临床胰岛移植试验等机构将胰岛素强化治疗无效的患者［强化胰岛素治疗糖化血红蛋白水平的不到 6.5%，根据美国临床内分泌学家协会 / 美国大学内分泌学无关（AACE/ACE）小组共识声明 1 型糖尿病和血糖控制］作为目标患者。经过

4 个月以上的治疗后，只有 HbA1c 高于 7.5% 或低于 7.5% 的持续血糖控制不充分的患者才被纳入手术[5]。

目前，同种异体胰岛移植的局限性体现在每个 1 型糖尿病患者从单个器官分离出的胰岛数量不足以恢复正常血糖。即使连续输注 2～3 次，对于高胰岛素需求的患者也不能成功。大多数研究将受体限制在体重指数 < 30kg/m²，体重 < 100kg，每日胰岛素需求量 < 1U/kg[5]。

随着胰腺移植结果的改善，50 岁以上患者接受胰腺移植的比例也在增加，2009 年达到 35%[17]。等待名单上超过 50 岁的尿毒症患者的死亡率非常高比 SPK 后要高得多，这组患者实际上比年轻人群获益更多[17]。年龄大的患者发生免疫排斥反应的风险也比年轻的患者低，所以只要没有手术禁忌证，这些患者就应该考虑接受移植[17]。

值得强调的是，6% 的胰腺移植（大部分为 SPK）是在选定的 2 型糖尿病患者（年龄 55 岁，手术风险低）中进行[6, 18]。联合器官共享网络（UNOS）政策允许当血清 C 肽 ≤ 2ng/ml 时累积 SPK 的等待时间，如果更高，则 BMI 需要低于最大允许值（约 28kg/m²）。总的来说，近年来接受 SPK 治疗的 2 型糖尿病患者数量有所增加，占总数的 9%[8]。此外，作为多器官移植［包括肝、肠和（或）肾移植］的一部分，在腹腔内扩大切除术后，7% 的胰腺移植被移植到非糖尿病患者体内。在患者不适合全胰腺移植的情况下，胰岛移植也是一种选择且效果良好[13]。

一般来说，胰腺移植的等待时间因美国的国家和地区而异。对美国来说，等待时间最短的是 PTA 为 4.9 个月，最长的是 PAK 为 10.5 个月[8]。

四、供体特征

大部分的胰腺移植（95%）来自于已经死亡的器官捐赠者，其余的则来自经过精心挑选

的没有心跳的捐赠者或活着的捐赠者[2]。为了提高效果，最佳供体参数如下：14—45 岁，体重指数 < 28kg/m^2，头部外伤是首选死因，以及由当地器官采购机构采购的器官，以最小化冷缺血时间，最好 < 12h。由于存在糖尿病、胰腺炎、败血症、恶性肿瘤和病毒感染阳性指标，如乙型或丙型肝炎、人类免疫缺陷病毒或人类 T 淋巴细胞病毒，这类胰腺捐赠者被排除在外。非理想情况包括 BMI > 30kg/m^2、CDC 高风险、停药、弥散性血管内凝血病变（DIC）、需要压增高、胰腺损伤、纤维化或脂肪变性的供体。供体在器官获取时出现高血糖或需要胰岛素治疗并不是禁忌证，但这是长期移植物功能缺失的次要危险因素。高淀粉酶血症可由唾液引起，它本身并不是捐献的禁忌证。有些中心根据年龄（< 8 岁）、体重（30kg）或脾动脉直径（2mm）有胰腺排除标准[16]。BMI > 35kg/m^2 或年龄 > 55 岁的捐献者很少被使用，只有 6% 的捐赠者年龄 < 14 岁，6% > 45 岁[2]。

胰岛移植的排除标准与胰腺移植相同，以防止疾病传播给受体。然而，供体和器官质量标准却没有那么严格。理想年龄 > 18 岁，无糖尿病（HbA1c ≤ 6%），BMI 不受限制。胰岛分离效果的主要限制因素是冷缺血时间（≤ 12h），最好 < 8h。在美国和英国，对于年龄超过 50 岁或 BMI > 30kg/m^2 的供体，胰腺优先分配给胰岛移植受者[2]，目的是限制冷缺血时间，提高器官可用性，改善隔离结果。此外，目前的器官分配系统促进胰腺移植而不是胰岛移植。因此，除了英国以外，每个胰腺都首先提供给潜在的全器官接受者，然后如果被拒绝，将考虑用于胰岛移植患者。这样，大多数质量较低的器官被用于胰岛分离。在未来胰岛移植达到与全器官胰腺移植同样的效果和地位后，这种分配模式可能会改变，如目前在英国，胰岛 / 胰腺移植共用一个等待名单。下一个可用的器官被分配用于胰腺或胰岛移植，这取决于排在最前面的患者。

由于再灌注损伤更广泛，血栓形成风险增加，心脏死亡后捐献（DCD）胰腺用于全器官移植在美国并不十分流行，而在英国和日本发展良好[8]。由于组织缺血损伤和胰岛分离产量低，DCD 供体尚未得到广泛应用。然而，埃德蒙顿的研究小组报道了胰岛分离和移植的相似结果，即可从 DCD 捐献者和脑死亡捐献者中提取胰腺[20]。

五、胰腺获取技术

（一）全器官移植的胰腺获取

尸体供体胰腺切除术是通过中线切口进行多器官切除的一部分。分开胃结肠韧带进入小网膜囊，显露胰腺的前部。此时评估胰腺是否有脂肪浸润、水肿、损伤、血肿、钙化和肿瘤的迹象。如果脏器仍然合适，可采用 Kocher 手法暴露下腔静脉和主动脉。胃十二指肠动脉结扎并分开。如果有取代的（副）肝右动脉，可在其起源处分岔。如果同时取肝，通常由肝脏外科医生决定是否将肠系膜上动脉与替换的右肝动脉合并，以便于胰腺血管重建和移植。接下来，移动脾脏和胰腺尾部，以便在灌注期间将冰凌放置在腺体后方。交叉夹紧胸主动脉后，通过肠系膜下静脉和主动脉远端套管注入冷保存液（最常用的是威斯康星大学或组氨酸 - 色氨酸 - 酮戊二酸）。器官灌注完成后，将脾动脉与腹腔干分开；主动脉在腹腔干起源的上方和下方分开，门静脉通常在胰腺上缘上方 2.5cm 处分开。SMA 用主动脉瓣补片和远端胰十二指肠内动脉起始处收集。用消毒液冲洗十二指肠后，在幽门和 Treitz 韧带处用胃肠吻合器将十二指肠切开。脾脏仍然附着在胰腺上，在抓取过程中保护尾部。髂静脉和动脉移植物从供体获得用于重建胰腺血管系统[16]。同时寻找小肠进行移植，在小肠根部解剖时，确保胰十二指肠下动脉不被分割。然后将连续的胰腺、脾脏和十二指肠置于装有保存溶液的容器中，并在运输过程中置于冰上。

（二）同种异体胰岛移植中的胰腺获取

胰岛的分离基本上采用同样的方法。然而，获取的不同因素更为关键。第一，胰岛获取的胰腺对热损伤更敏感；因此，应该用保存液很好地冲洗器官以消除血液，即使在解剖过程中，器官也要经常被冰包围。其次，由于隔离不需要血管，肝右动脉的存在并不妨碍胰腺的获取。相反，在解剖过程中，不要切开或打开胰腺包膜是非常重要的，因为它会影响酶的活性、器官的消化，并最终导致分离失败。由于胰岛分离的结果在很大程度上依赖于适当的胰岛保存，胰岛获取技术对于胰岛分离及胰岛移植的成功至关重要。在多变量分析中，来自胰岛分离中心的获取团队是分离成功的关键（OR=10.9）[21]。

（三）全胰腺移植的手术准备

在移植之前，胰腺需要在冷冻后的手术台上为移植做准备。在该过程中，胰腺的血管系统恢复；切除周围多余的脂肪、结缔组织和脾脏，然后结扎周围的血管。这些都是为了减少不必要的缺血或出血损伤，提高胰腺移植的效果。因为腹腔干和肝动脉与肝脏相连，脾动脉和 SMA 与胰腺相连。为了形成一个单一的动脉蒂，供体髂动脉被用作"Y"移植缝合在供体 SMA 和脾动脉上。门静脉可用于吻合，通常不需要伸长。标准的胰腺移植物包括整个胰腺和十二指肠的第二部分。一些作者建议重建胃十二指肠动脉和动脉导管，以改善头部和十二指肠的血供和减少并发症的风险。然而，这种方法的优势尚未在比较研究中得到证实[22]。

（四）活体供体胰腺移植

自 1978 年首次在明尼苏达大学进行活体供体胰腺移植以来，IPTR 已收集 160 例报道，只有 3 家美国中心参与[23, 24]。当硫唑嘌呤和环孢霉素作为主要的免疫抑制药时，尽管存在供体手术的规模和潜在的并发症的问题，改善移植

物存活仍是该手术的主要目标。然而，随着他克莫司、霉酚酸酯（MMF）和用于诱导治疗的临床抗体的引入，以及更好的供者选择排除供者特异性抗体，尸体供者胰腺移植的移植物存活率显著提高。因此，胰腺移植与活体供体移植的免疫学优势在近年来已不再像以前那样至关重要。此外，用于胰腺移植的尸体捐赠者比其他器官移植更容易获得，而且捐赠者在捐赠后罹患糖尿病的风险很大（26%）[25]。因此，对于单独胰腺移植的活体供体，只有在高度敏感的受者或供体是非糖尿病的同卵双胞胎或 6 个抗原匹配的同胞时，才会考虑使用。值得注意的是，活体供者胰腺移植不仅作为单独器官，而且在与同一供者或已故供者的肾脏发生 SPK 时也取得了良好的效果[24, 26]。

在活体供体胰腺恢复过程中，应保留胃短动脉，以使脾脏能够安全地留在原位。脾动脉在其起源的远端分离，脾静脉在其与肠系膜上静脉汇合的近端分离。脾动脉吻合对接髂总动脉，而静脉引流是对髂总静脉。胰管引流通过胰肠吻合术或胰膀胱吻合术完成的[2]。

六、胰腺移植

胰腺作为 PTA 移植的唯一器官，也可作为 PAK 移植。然而最常见的情况是，它和 SPK 移植一样，是由同一供体的肾脏移植而来。这种情况下，在相同的手术过程中，由于胰腺的"保质期"较短（最佳冷藏时间为 12h，而肾脏为 24～48h），可以先移植胰腺，以减少保存损伤和并发症的风险[2]。还有一种方法是先移植肾脏，以减少急性肾小管坏死的发生率，避免在肾移植过程中对胰腺的操纵。胰腺通常位于右骨盆，如肾移植，在受者髂总动脉上进行动脉吻合。静脉引流可连接下腔静脉或髂总静脉（全身引流）或肠系膜上静脉（门静脉引流）。标准的胰腺移植包括整个胰腺和部分十二指肠。供体十二指肠与受体小肠或膀胱吻合，使胰腺分泌液排出，每一种替代方法都有其优点和缺点。

（一）门静脉与体静脉引流

门静脉引流将胰腺移植后分泌的胰岛素最初引流至肝脏，其方式与正常生理状况相似，允许 50% 的初次代谢。它还能降低低密度脂蛋白、载脂蛋白 B、游离胆固醇和极低密度脂蛋白的浓度。根据实验模型推测，门静脉引流可降低移植物的免疫应答；然而，这并没有得到临床证实 [22]。另外，避开门静脉的全身引流会导致高胰岛素血症和低密度脂蛋白水平的升高。然而，在临床上，门静脉相对于全身引流在维持正常血糖稳态或脂质代谢方面的优势从未被证明 [22]。同样，SPK 移植的受者与仅肾移植后的非糖尿病受者在使用类似的免疫抑制时，碳水化合物代谢没有差异 [2]。因此，目前只有 20% 的患者使用门静脉引流，因为它更具有挑战性，需要更多的经验，并且有较高的移植物血栓风险 [27]。

（二）肠道引流与膀胱引流

从历史上看，胰腺外分泌引流的恢复是具有挑战性的。胰管结扎和胰十二指肠吻合失败后，应行膀胱胰十二指肠吻合。这种方法的优点是，尿液中的淀粉酶浓度可用于监测移植物功能，使排斥反应得以早期发现。它在 PTA 和 PAK 移植中特别有用。然而，该方法主要的缺点是由于碳酸氢盐和相对大量的胰液损伤导致代谢性酸中毒，频繁的反流性胰腺炎（50%）、膀胱炎、尿路感染和会阴刺激 [16]。因此，在引入更强的免疫抑制包括诱导治疗后，减少了对胰腺监测的需要，广泛采用肠内引流，改善了术后病程和患者满意度。此外，在 SPK 移植中，胰腺排斥反应通常与肾移植功能障碍有关，这使得对移植胰腺状态的额外监测成为可能。目前 90% 的胰腺移植患者都接受了肠引流。肠引流的方法有很多种，十二指肠可以与空肠、回肠相连，甚至可以与受者十二指肠相连。通常为肠襻（最常见）或 Roux-en-Y 型（15%～20%）

的侧侧吻合，可采用手缝双层吻合术 [8]。然而，在后一种方法中，术后黏膜出血的风险更高。肠内引流的移植物血栓发生率似乎略高于膀胱吻合，分别为 5.5%～11.6% 和 5%～7.2% [2]。术后肠瘘通常需要再次手术，通过 Roux-en-Y 转换肠襻修复。在膀胱吻合口瘘的情况下，用导尿管引流通常就足够了 [22]。基于来自两项登记和各种回顾性和前瞻性试验的大量数据，这两种引流技术在患者总体生存率和胰腺移植物生存率方面都没有明显优势 [27]。

（三）并发症

尸体器官获取中固有的缺氧损伤是胰腺移植相关并发症的原因之一。在 20 世纪 80 年代，25% 的胰腺由于手术技术失败而丧失。根据 IPTR 的数据，2004—2008 年，这三类（SPK、PTA 和 PAK 受惠者）的发病率下降到平均 8% [7]。尽管如此，因为再切开术的发生率高达 35%，外科并发症如胰腺移植物血栓形成、渗漏、移植物胰腺炎和出血仍然是高度关注的问题 [28]。

1. 胰腺移植物血栓形成　胰腺移植物血栓形成仍然是迄今为止最常见和最严重的外科并发症（发生率为 3%～10%）[28]。除了少数例外，它会导致移植物坏死和需要切除胰移植物。抗凝是必要的，术后严密的管理和监测与超声、对比增强计算机断层扫描或磁共振成像是必需的 [29]。超声在有肠内引流的患者中用处不大，因为肠内气体使视窗模糊不清。受体肥胖会使移植物血栓形成的风险增加 50% [8]。

2. 胰瘘　胰瘘在临床上仍然很重要，因为它通常会引起腹腔内感染。在肠内引流的情况下，肠内容物泄漏，导致腹膜炎和脓毒症。这种并发症通常需要用 Roux-en-Y 肢体移植十二指肠。从这个角度来看，膀胱引流有较低的胰瘘发生率，而且即便发生胰瘘，也可以保守处理。

3. 移植胰腺炎　虽然只需要胰腺的内分泌部分来控制正常血糖，但整个胰腺移植物同时具有胰岛和外分泌组织。术后移植胰腺炎在膀胱引流的 PAK 和 PTA 受者中更常见（分别为 1.7% 和 2.0%）。术后胰腺炎可以保守治疗，但严重的病例可能需要清创再切开或偶尔行移植胰腺切除术。此外，膀胱引流的反复发作反流性胰腺炎患者应改为肠引流。

4. 出血　胰腺移植后腹腔内出血明显经常需要重新切开；然而，目前只有不到 0.3% 的胰腺移植物因出血而坏死。胃肠道出血可能发生在术后早期，最常见的是十二指肠吻合处的黏膜出血，尤其是在使用吻合器。此外，晚期消化道出血可能是慢性移植物排斥反应的标志[2]。

5. 排斥反应和免疫抑制　胰腺移植与同种异体免疫或自身免疫性复发引起的排斥反应导致移植物坏死有关。即使是同卵双胞胎之间的移植也需要免疫抑制来防止自身免疫性复发[2]。尽管环孢霉素的使用改善了器官移植的总体结果，但胰腺移植排斥反应率仍高达 78%（PTA），多达 1/3 的患者反复发生排斥反应。目前，他克莫司和低剂量类固醇的 MMF 联合不同的诱导治疗是最常用的维持免疫抑制方案。这样的组合导致排斥率在 5%~25% 的水平。80% 的胰腺移植受者采用抗 T 细胞抗体诱导结合维持治疗[8, 27]。抗人胸腺细胞抗体（胸腺球蛋白）、IL-2 受体抗体（Basiliximab）或抗 CD52 抗体（阿仑单抗）是最常用的诱导剂。

由于急性排斥反应是慢性排斥反应的强预测因子（RR=4.4），慢性排斥反应是移植物坏死（技术失败后）的第二大常见原因，因此通过减少急性移植物排斥反应的数量和严重程度可改善长期结果[16]。然而，到目前为止，临床上还没有证据证明降低移植物排斥反应率（活检诊断）可以延长胰腺移植物或患者的生存[2]。免疫抑制的不良反应损害了整体健康和其他器官的功能。例如，类固醇会导致胰岛素抵抗、血脂异常、骨质流失和伤口愈合受损，而他克莫司会导致肾毒性。大型试验测试了无类固醇方案或钙调神经磷酸酶抑制药的最小化，显示排异率略有增加为 20%~30%，长期结果没有希望改善。在 SPK 中，无甾酮方案可能会损害肾脏移植功能，而不影响胰腺移植的存活[8]。

（四）胰腺移植的预后

虽然胰腺移植不是一个拯救生命的治疗方案，但其可提高生活质量和防止继发性并发症，只有移植后胰腺有功能的患者才有可能获得胰腺移植的好处；因此，我们主要评估移植物和患者的生存。

1. 患者的生存　根据 IPTR，在过去的几年中，接受刚死亡供体胰腺移植的患者生存率不断提高。1 年生存率从 1980 年的 67% 提高到 2005— 2009 年的 95% 以上，目前已超过 97%[2, 5, 6, 8]。最近三种移植的 3 年和 5 年生存率分别达到 95% 和 89%[27]。SPK 移植患者 15 年的精算生存率为 56%，PAK 移植为 42%，PTA 后为 59%[2]。

有趣的是，与死亡供体肾移植相比，年龄匹配的糖尿病患者在 SPK 移植后 10 年生存率有显著提高。Reddy 等在手术后 5 年和 8 年也发现了类似的好处[31]。SPK 受者比单独肾移植（KTA）受者预期存活时间长 10 年（23 年 vs. 13 年）；但对于移植前 50 岁以上的患者，差异不明显。在 7 年的随访中，SPK 患者的功能性肾移植能增加近 20% 的生存率[8]。

尽管如此，关于胰腺移植的益处是否能转化为患者的生存一直存在争议。结果表明，与活体肾移植（LDKT）受体相比，SPK 受体患者的总生存期是相似的[30-32]。SPK 受者调整后的生存率为 67%，LDKT 受者为 65%，死亡供肾移植受者为 46%[32]。此外，也有报道称，接受单独胰腺移植后肾功能未受损害的患者的生存率比那些在等待移植时接受常规治疗（胰岛素）的糖尿病患者要差[33]。PTA 术后 90 天内死亡的 RR 为 2.7（CI 0.84~6.13），PAK 移植死亡的 RR 为 2.89（CI 1.67~5.00）。对于 SPK 移植，风险较低（RR=1.7，95%CI 0.97~2.98），但在移植后 4 年才恢复。然而，其他学者重新分析了同一个联合器官共享网络的数据，发现了一些可能会影响先前结果的因素。在同一时间有几名患者被列入多项手术，而在候诊名单上的患者的死亡率被低估了[34]。目前的结论是，与等待名单上的患者相比，SPK 患者术后3 个月、PTA 和 PAK 移植术后 1 年的生存开始获益[34]。胰腺移植后的总死亡率不高于等待名单上的死亡率，SPK 移植的死亡率甚至有所下降（HR=0.29，CI 0.27～0.33）。至少 40% 的患者在等待 SPK 移植的前 4 年内死亡，而只有 10% 的患者在移植后死亡[34]。对于 PTA 和 PAK 移植，4 年生存率与等待期生存率相当。对于 PTA 和 PAK，对患者长期生存最重要的因素是保存胰腺移植物 [RR 约为 6 和 5（死亡率）]。然而，对于 SPK 和 PAK 患者，肾移植失败对死亡率的影响远大于胰腺移植失败（RR：18 vs. 3，8 vs. 3）[8]。

　　一项对 UNOS25 年数据的分析证实了胰腺移植术后患者生存的益处：SPK 和单独移植术后患者的中位生存期为 14 年，而等待移植的患者中位生存期分别为 3.7 年和 7 年[35]。胰腺移植术后死亡的主要原因仍然是心脑血管事故（31%）和感染（24%）。感染高峰在移植后的3～12 个月[8, 36]。

　　2. 移植胰腺的功能与存活　　根据最近的 UNOS 标准，重新列入名单的患者被认为是移植失败，切除了胰腺移植、死亡，或者需要接受胰岛素超过每天 0.5U/kg，持续 90 天[8]。以前，仅在不依赖胰岛素的患者中根据移植物存活情况来评估移植结果。目前，我们在那些不符合移植物衰竭标准（之前定义的）的患者中确定是否存在胰腺移植物功能。这样，那些需要少量胰岛素支持的患者（通常是由于胰岛素抵抗）也被纳入目前移植功能的患者组[8]。与 2005—2009 年相比，最近几年，SPK 组胰腺 1 年移植物功能率从 83% 提高到 91%，PAK 和 PTA1 年移植物功能率从 81% 提高到 86%[8]。3 年随访和长期结果中也观察到改善；SPK 的半衰期为

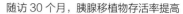

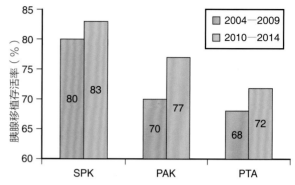

▲ 图 104-2　近年（2010—2014 年）原发性死亡胰腺供体移植功能较之前（2004—2009 年）改善。三种胰腺移植类型：SKP、PTA 均有改善，但 PAK 改善最多（8%）。PAK. 肾后胰腺；PTA. 单独胰腺移植；SPK. 同时胰腺肾脏移植
[引 自 Gruessner AC, Gruessner RW. Pancreas transplantation of US and non-US cases from 2005 to 2014 as reported to the United Network for Organ Sharing (UNOS) and the International Pancreas Transplant Registry (IPTR). *Rev Diabet Stud*. 2016;13:35–58.]

15.5 年，PAK 为 8 年，PTA 为近 7 年（图 104-2）[8]。到目前为止，最近 5 年、10 年和 20 年移植物功能的 SPK 患者分别为 80%、68% 和 45%；PAK 的比例分别为 62%、46% 和 16%；PTA 分别为 59%、39% 和 12%[37]。结果的改善归因于更好的供者选择（较低的胰腺供者风险指数，主要是年轻的创伤患者）和较短的冷缺血时间，以及移植年龄较大的受者（尤其是单独胰腺移植）和免疫排斥风险较低的受者。尽管 48% 的 SPK 手术是在小容量中心进行的（每年 5 例胰腺移植），但仍观察到 8 例改善的结果[8]。

　　早期技术失败（移植后 90 天）与门静脉血栓形成、肠瘘、出血或感染有关，在所有类型的胰腺移植中相似，接近 8%[8]。原发性移植物无功能占 4%[8]。SPK 受体和 PTA/PAK 受体长期移植物存活率的差异主要是由免疫移植物坏死（急性或慢性排斥反应）引起的。SPK 患者 1 年免疫移植物丢失率为 1.8%，PAK 患者为 3.7%，PTA 患者为 6%[38]。SPK 患者移植失败的第二大原因是有功能的移植物死亡。慢性排斥反应造成的损失随时间增加，在 PTA 和 PAK8 中占主导地位。在登记数据的多因素分

析中，死亡供体因素和保存时间对结果的影响最大。接受他克莫司和 MMF 免疫抑制的年轻创伤患者的移植物，以及在大容量中心手术的移植物存活率更高，保存时间更短。有趣的是，年轻受者（30 岁）的预后比老年患者差（RR 为 1.25～2）[36]。膀胱引流和肠内引流对移植物存活没有影响[36]。

在胰腺移植失败的情况下，只要患者能够忍受另一次大手术，胰腺再移植仍然是一个可行的选择。在早期移植物坏死的情况下，广泛的血管疾病和心脏状况可能是再移植的禁忌证。胰腺胰岛移植失败后胰腺移植失败后仍然可能是一个非常有益的治疗方案，以最小的风险和最大的好处恢复长期血糖控制改善[39]。

3. 移植对患者健康状况和生活质量的影响　胰腺移植对糖尿病并发症和生活质量的影响往往难以评估，因为并发症往往进展到无法逆转的程度。此外，SPK 患者通常比 KTA 患者更年轻，总体健康状况更好。5% 的 SPK 患者在 1 年内死亡并不能说明问题[2]。有明确的数据表明，如果患者术后病程简单，胰腺移植功能良好，生活质量就会提高。停止注射胰岛素，取消饮食限制，以及最重要的对低血糖发作的恐惧，改善了 SPK 患者的生活质量，在较小程度上也改善了 KTA 患者的生活质量。糖尿病患者在肾脏移植后的生活质量也得到了改善，无论他们是否同时接受了胰腺移植。尽管如此，成功的 PTA 手术后尽管存在手术和免疫抑制的不良反应，但患者的生活质量仍得到改善。这些改善在患者出现胰腺移植失败、严重并发症或免疫抑制的严重不良反应后消失[40]。

4. 血糖控制　胰腺移植成功后，大部分患者可立即恢复正常血糖状态。正常血糖延迟发作可能是由于供者的条件、保存、延长保存时间、小胰腺移植到大人或胰岛素抵抗引起的器官损伤。血糖控制异常也可能由并发症（移植物动脉或静脉血栓形成、胰腺炎或排斥反应）引起。因此，术后应密切观察血糖水平和胰岛素需氧

量。当胰腺从围术期应激恢复后，患者通常会经历正常的空腹和餐后血糖浓度。葡萄糖刺激后的结果也与非糖尿病患者相似[41]。然而，最重要和长期的好处是胰腺移植充分保护了患者，使其免于致残和危及生命的严重低血糖昏迷发作，使患者可以无所畏惧地恢复正常的生活活动。

5. 视网膜病变　在 10%～35% 的不稳定眼病患者中，胰腺移植后视网膜病变会立即恶化。但是，如果在移植前进行适当的筛查和治疗，这些并发症是可以预防的。大多数患者在移植时已经发展为晚期视网膜病变或失明。胰腺移植对糖尿病视网膜病变的长期影响一直是矛盾的。许多早期报道显示明显改善，一些发现视网膜病变进展[42]，其他报道血管增生进展缓慢，视网膜动脉血流速度改善，以及对 SPK 和 PTA 受者激光治疗的需求减少[43]。此外，由于钙调磷酸酶抑制药和类固醇的作用，胰腺移植术后白内障可能会发展或恶化。

6. 肾病　一般来说，正常血糖可以阻止糖尿病肾病在肾脏的进展，甚至部分逆转糖尿病在原生肾脏继发的组织学改变，但效果需要很长时间才能观察到。这种改善的时间框架是胰腺移植后的 5～10 年，而许多患者可能永远无法达到那个时间点并获得这种好处[45]。由于必须考虑基于钙调神经磷酸酶抑制药的免疫抑制治疗的肾毒性作用，因此 PTA 是否有益于自身肾功能尚不确定。尽管形态改善，尿蛋白排泄减少，肌酐清除率通常逐渐恶化。根据 IPTR 数据，2%～8% 的 PTA 受者发展为终末期肾衰竭（移植后 5 年有 6%），但 PAK 患者的额外肾移植显著减少，既往移植肾的功能也有所改善[8, 27, 46]。

7. 神经病　多神经病变是 IDDM 和终末期肾衰竭的常见并发症，晚期运动、感觉和自主神经病变在全胰移植患者中常见。早期报道显示，胰腺移植后各时间间隔运动神经和感觉神经传导指数均明显升高；然而，临床检查和自主测试仅略有改善[45]。恢复正常血糖的影响可

能取决于移植前的退行性变程度。在更严重的神经病变中，可以观察到预防进展。在移植前有轻微神经病变的患者中，可以观察到一定程度的改善。

8. 血管病　大血管疾病随着年龄的增长自然发展，很难观察到胰腺移植后的任何有益影响。然而，近 40% 移植胰腺功能的患者冠状动脉粥样硬化复发。舒张功能障碍可在 4 年后恢复正常[48]。

胰腺移植具有稳定和改善心脏自主神经功能。胰腺移植后，周围血管疾病通常太过晚期，以致看不到实质性的改善。

七、同种异体胰岛移植

获得胰脏后，应立即运至胰岛分离实验室（良好器械 GMP 设施），以限制冷缺血时间并改善结果。

（一）分离胰岛

修剪胰脏周围的组织和血管，然后通过胰管用冷酶（胶原酶）膨胀胰腺。一个完整的胰腺囊允许器官充分膨胀，并在下一步充分消化。在酶消化过程中，胰腺分解为腺泡（外分泌组织）和胰岛。下一步，从收集的组织中将酶冲洗出来。然后对消化后的组织进行纯化，从腺泡组织中分离出胰岛。最终得到纯化的胰岛，测试细菌污染、内毒素水平和支原体。质量测试包括纯度（40%）、存活率（细胞内染色在显微镜下即时评估）和刺激指数（一种评估胰岛对高、低葡萄糖浓度反应的体外功能测试）。最终的标准是分离后有足够数量的胰岛，以使患者受益。根据以前的经验，最小的剂量是每千克 5000 个胰岛当量（IEQ）[14]。胰岛可注入新鲜（刚分离后）或在体外培养 72h。

（二）胰岛肝内灌注

与全器官胰腺移植相比，异体胰岛移植是一种小手术，通常在放射内科局部麻醉下进行。

介入放射科医师首先在超声和透视引导下通过经皮肝穿刺入路将一根小导管插入门静脉主干。胰岛（通常 2～5ml，组织颗粒最多 10ml）悬浮在 200～400ml 的溶液（移植介质）中，肝素和人血白蛋白装在塑料输液袋中。该手术先门静脉压力测量，以确保没有门静脉高压。然后，通过将收获的胰岛囊与门静脉导管连接的静脉输液线，慢慢滴入胰岛。在输注的中点和结束点测量门静脉压力。通常，注射过程缓慢，需要 30～45min。如果经门静脉经皮进入失败，也可以在全身麻醉和小剖腹手术中通过结肠系膜静脉输液。术后，皮下注射肝素和胰岛素至少 2 周，以促进胰岛移植。

（三）胰岛移植注册（CITR）

CITR 由 NIH 于 2001 年建立，主要用于收集、记录、分析和报道胰岛移植相关数据。为了保持数据的完整性，只从符合所有要求并通过 CITR 审核的认证中心收集数据。目前，美国有 32 个中心向 CITR 报告他们自己的数据，欧洲有 3 个中心，澳大利亚有 3 个中心。年度报告总结了最新的结果[15]。

（四）胰岛移植相关的并发症

胰岛注入门静脉常引起短暂的转氨酶升高（2～5 倍），但原生肝或肝移植物（肝、胰岛同时移植）长期功能障碍尚未见报道。根据常规多普勒筛查，发现 15 例输液后门静脉血栓形成，4% 的病例无临床症状。然而，它不需要任何治疗就能自行解决[49]。由于净化过程得到优化，注入的组织更少，目前血栓形成的风险更低。10% 的患者最初报告有腹腔内出血[5, 49]。然而，当进入技术得到优化（更小的导管，穿刺道的闭塞），发生这种并发症的风险大大降低（3%）[15]。在世界上最活跃的单胰岛移植中心——埃蒙顿（超过 150 例患者和超过 300 例手术），优化了宫内通路和封路，出血风险从 13% 降到接近 0%[50, 51]。这使得肝素的使用更加有效，结合有限的组织颗粒体积（低于 5ml），门静脉血栓形成的风险也降低到接近 0%（在最后 101 例中为零）。根据第 1 天和第 7 天的常规多普勒研究，部分门静脉血栓形成也非常罕见，为 3.7%[51,52]。

1. 免疫抑制　自从 2000 年埃德蒙顿小组报道了无皮质激素免疫抑制方案的成功后，超过 90% 的胰岛项目都遵循了相同的方案。它包括以西罗莫司为基础的治疗，低剂量的他克莫司加抗 IL-2 受体抗体（Daclizumab）作为诱导治疗。胰岛用于肾功能保留的"脆性"1 型糖尿病患者，其主要原理是提高胰岛的存活和功能（因此是一种无甾体的方法）和保护肾功能（钙调神经磷酸酶抑制药被最小化）。经过 5 年对该方案的研究，结果令人失望，而许多不同的方案被开发。最成功的是那些包括更强的免疫抑制，其中包括以胸腺球蛋白、抗 CD52 抗体（阿仑单抗）或抗 CD3 人源化抗体形式的 T 细胞衰竭诱导治疗。免疫抑制方面的另一种调整是（由于不良反应的原因）逐渐从西罗莫司转向使用他克莫司和 MMF 来改善预后耐受性和患者依从性。由于目前用于胰岛移植的免疫抑制与常规用于其他器官移植的免疫抑制没有什么不同，因此其不良反应也是相同的，并不是意料之外的。

2. 同种致敏作用　由于胰岛的同种异体移植通常需要相同数量的不同供体灌注 2~3 次胰岛，因此理论上增加了异源致敏的风险。临床观察证实，当患者因胰岛移植失败或不良反应而停止免疫抑制时，高达 70% 的患者产生供体特异性抗体和高面板反应性抗体（PRA）（50%）[53-55]。然而，有报道表明，只要患者保持充分的免疫抑制，即使输注第 4 次和第 5 次胰岛，供者特异性抗体和高 PRA 的风险也很小。此外，来自胰岛登记的数据显示，尽管每次输注人类白细胞抗原（HLA）I 类不匹配的数量增加，但致敏风险与一次移植后相同[57]。此外，在第 2 次和第 3 次胰岛注射中暴露于重复的 HLA I 类错配者，与新的 I 类错配者相比，新

生的 HLA I 类抗体的产生频率要低一些。PRA 超过 20% 会增加供者特异性抗体的风险，并与胰岛移植物预后不良有关[57]。

（五）同种胰岛移植的预后

1. 移植物功能与胰岛素依赖　同种胰岛移植作为 β 细胞替代疗法是胰腺移植的一个有吸引力的选择，因为它是一种微创手术，不处理胰腺外分泌部分和血管吻合，限制了并发症的风险。

以目前的技术，我们只能提取 30%~50% 的原始胰岛肿块，即使是最好的尸体胰岛。据估计，另外 50% 的胰岛正被本地免疫即时血液介导的炎症反应所破坏[58-61]。因此首次胰岛移植导致胰岛素需求降低在 40%~60%，但更重要的是，它可以即时改善血糖控制，预防 SHE 和高血糖，以及改善长期的无症状低血糖患者，主要针对那些适合移植的 1 型糖尿病患者。他们的生活质量立即得到改善，消除了对低血糖昏迷、癫痫发作和突然死亡的恐惧[20]。因此，所有胰岛移植研究的主要终点都是通过改善 HbA1c（6.5~7.5）的血糖控制来预防肾结石[63]，部分胰岛功能（与可检测血清 C 肽密切相关）足以实现这种代谢结果。1~2 个月后，胰岛移植完成后，患者接受后续的移植，有额外的好处——摆脱胰岛素依赖（次要终点）。如果以后需要的话，可以给患者补充胰岛液以维持胰岛素独立性。当然，目前胰岛研究的最终目标是改善胰岛分离和移植的手术，以实现胰岛素独立，只需常规地从单个供体进行 1 次注射（目前在埃德蒙顿为 15%）[64]。由于每个研究的患者数量仍然有限，CITR 报道了累积的结果，这有助于分析数据[15]。最近 CITR 报道（1999—2012 年）了来自 30 个国际胰岛中心的 864 例同种异体胰岛移植受者（仅 686 例胰岛移植、ITA，178 例后胰岛或同时与肾、肾移植后胰岛/同步胰岛和肾移植），2146 例供体中的 1679 例供体接受注入的数据。北美中心占

60%，欧洲和澳大利亚中心占 40%。结合接受 ITA 和 IAK/SIK 的患者，28% 接受了单次胰岛灌注，49% 接受了 2 次，20% 接受了 3 次，3% 接受了 4～6 次灌注[15]。

由于胰岛移植在美国仍处于实验程序的阶段，所有的 CITR 数据都来自于由 NIH、青少年糖尿病研究基金会或自己的胰岛中心资助的不同一期、二期、三期临床研究。最近由美国国家卫生研究院赞助的涉及 8 个北美中心的 3 期临床试验的结果已经发表[5]。主要终点（HbA1c < 7 和摆脱 SHE）在 1 年和 2 年随访中分别达到 87.5% 和 71%，中位 HbA1c 为 5.6。在 1 年的随访中，94% 的患者保留了胰岛移植功能（C 肽阳性），胰岛素独立率为 51%。在试验中报道的胰岛素独立率，以及在 CITR 中报道的胰岛素独立率，是所有参与中心的平均结果，其中包括那些经验丰富和缺乏经验的中心。正如人们所预见的，对于一个新的复杂的程序，各个中心都有不同的结果；因此，平均胰岛素独立率可能被认为是低的。那些少数、最有经验的中心报道了更高的胰岛素独立率，在 5 年随访中高达 40%～50%[50, 65-69]。总的来说，70%～90% 的接受胰岛移植的患者在某种程度上实现了胰岛素独立。实现胰岛素独立的平均时间是第 1 次移植后 6～7 个月[4]。

在过去的 15 年里，胰岛移植研究的方案一直在改变，采用了新的方法，因此总体结果也随着时间的推移而改善[4]。安全性提高，免疫抑制毒性降低，移植物长期功能改善：根据 CITR 报道，3 年的胰岛素独立性从 27%（1999—2002 年）增加到 44%（2007—2010 年）[4, 50]。此外，移植后 5 年，血清 C 肽 > 0.3ng/ml（部分胰岛功能）的胰岛持久性从 60% 提高到 90% 以上[4]。这一结果与这些患者的 SHE 预防有关。第 1 年胰岛回注率由 66% 下降到 48%[4]。改进结果归因于中心的经验增加，优化供体的选择和供体胰腺保护、胰岛细胞分离技术，并引入胰岛文化注入前，以及使用更有效的免疫抑制

基于 T 细胞耗竭剂而不是受体 -2 抗体。在 T 细胞消耗诱导治疗中加入抗肿瘤坏死因子可将 3～5 年胰岛素独立率提高至 50%～62%，这与 PTA 的结果具有可比性（图 104-3）[3,4]。有趣的是，胸腺球蛋白的 T 细胞消耗特性的有利作用只有在同时应用抗 TNF-α 抑制因子时才被观察到。结果表明胰岛移植可能与全胰腺移植一样有效，而且并发症的风险更小。埃德蒙顿组的结果证实了这一观点，他们的数据表明补充第四和第五胰岛注入在最初几年的使用可能对患者是有益的，没有携带额外的门静脉血栓形成的风险或外观 PRA[56]。长期观察也证实，选择患者可能保存胰岛功能超过 10 年，保护他们免受 SHE 的伤害，而不会产生严重的免疫抑制不良反应。此外，对于胰岛移植失败的患者，后续的 SPK 或单独胰腺移植仍是可行的选择。

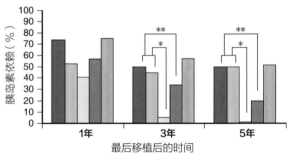

Ns	1年	3年	5年
1组（UMN）	27	22	20
2组（TCDAb+TNF-α）	17	11	4
3组（TCDAb–TNF-α）	34	17	7
4组（IL-2RAb）	171	146	105

▲ 图 104-3 观察在诱导免疫抑制的基础上，单独胰腺移植和单独胰岛移植的受体的胰岛素独立性。胰岛移植组如下：第 1 组 [明尼苏达大学（UMN）受者，深紫色]、第 2 组 [协同胰岛移植登记（CITR）受体接受 TCDAb+TNF-α，绿色]、第 3 组（CITR 受体接受 TCDAb，但不接受 TNF-α，浅蓝色）、第 4 组（CITR 受体接收 IL-2Rab，褐红色）、第 5 组（仅接受胰腺移植，浅紫色）。移植后 3 年和 5 年，第 1 组和第 2 组的胰岛素独立性优于第 3 组和第 4 组；第 1 组和第 2 组与单独胰腺移植组无统计学差异（第 5 组）

*. P < 0.01；**. P ≤ 0.05。IL. 白介素；TCDAb.T 红胞消耗抗体；TNF. 肿瘤坏死因子（引自 Bellin MD, Barton FB, Heitman A, et al. Potent induction immunotherapy promotes long-term insulin independence after islet transplantation in type I diabetes. *Am J Transplant*. 2012;12:1576–1583.）

对 IPTR/UNOS 数据的分析显示，胰岛术后胰腺移植（PAI）是一种安全的手术，与原发性胰腺移植相比，其受体死亡率低，短期和长期移植物功能高，且肾功能良好[39, 70]。

2. 患者生存　在 6.7 年的随访中，有 25 例移植胰岛受者死亡，平均死亡率为 2.4%（包括移植完全失败和随访失败后）。死亡原因（病例数）：心血管疾病（5 例）、出血（3 例）、肺炎（2 例）、糖尿病酮症酸中毒（1 例）、感染（1 例）、呼吸停止（1 例）、急性毒性（1 例）、肺炎（1 例）、病因不明的多器官衰竭（1 例）、病毒性脑膜炎（1 例）和肺癌（1 例）[15]。

3. 肾功能　虽然最初的埃德蒙顿方案采用西罗莫司来避免肾毒性，但随后这种药物相关的重蛋白尿损害了肾功能。即使是低剂量他克莫司也会损害肾功能，尤其是对已有肾功能损害的患者。在埃德蒙顿的 138 例胰岛移植患者中，有 3 例（2%）在 12 年内需要透析[50]。然而，温哥华的一项交叉研究表明，对于等待胰岛移植的 1 型糖尿病患者，尽管采用了最佳的胰岛素治疗，但其肾功能损害的进展速度要比胰岛移植后使用全剂量他克莫司作为维持免疫抑制治疗的患者更快。在随访 3 年以上的患者中，治疗组的肾小球滤过率（GFR）每年下降 3.55ml/min，而胰岛移植组为 1.4ml/min（$P < 0.0001$）[72]。胰岛组和医疗组患者的平均糖化血红蛋白分别为 6.7 和 7.8。值得注意的是，大多数研究报道了一定程度的肾功能不全，但没有区分胰岛移植物功能和长期的葡萄糖控制，暗示只有免疫抑制的毒性作用是损害的原因。我们的 4 例患者已经不使用胰岛素超过 5 年（5～11 年），尽管多年的免疫抑制包括他克莫司或西罗莫司，他们的肾功能仍然完全正常（血清肌酐低于 1mg/ml）[69]。

4. 视网膜病变　在温哥华的同一交叉研究中，胰岛移植后的患者没有视网膜病变进展或需要眼部手术，而在医学组中，眼病有实质性进展，需要手术[71, 72]。类似的视网膜疾病稳定和偶尔改善的观察可在其他报道中发现[15, 50, 69, 72-74]。

5. 神经病变　胰岛移植后血糖控制的改善导致 50% 以上患者神经病变的改善或稳定[73]。这些观察结果是令人兴奋的，因为这是仅经过 2 年的跟踪调查后得出的。埃德蒙顿、温哥华和芝加哥也有类似的报道[69, 75, 76]。

八、患者选择

胰腺和胰岛移植不断发展导致 β 细胞替代疗法的治疗方案不断更新。然而，胰腺和胰岛移植的适应证保持不变。

胰腺移植患者必须身体状况良好才能安全度过大手术。胰腺移植没有年龄限制。年龄越小的患者排斥反应率越高，但年龄超过 50 岁的患者术后并发症发生率更高。

最合适的胰腺移植类型取决于患者的合并症、肾功能及活体或尸体供体的可用性。低血糖昏迷且肾功能稳定[GFR 80～100ml/(min·1.73m^2)]的患者可以选择 PTA 或 ITA，这取决于患者是否能耐受大手术。然而，3%～30% 的患者在 9～10 年内需要肾移植，因为钙调神经磷酸酶抑制药肾毒性是肾衰竭进展的独立危险因素[2]。由于移植前的肾功能（基线）和移植后的胰岛/胰岛的功能密切相关，代表血糖控制的好坏，所以发生进展的时机和风险很大。移植前 GFR 低于 60ml/(min·1.73m^2) 的患者可能需要在胰腺移植前、移植后或移植后不久进行肾脏移植。当然，对这些患者来说，事前接受 LDKT 是最好的选择。如果患者的 GFR 低于 80ml/(min·1.73m^2)，那么他们应该准备在未来接受肾移植。

SPK 移植将是尿毒症 1 型糖尿病患者的最佳选择，因为肾脏和胰腺联合移植的长期效果最好。然而，由于死亡供体器官的短缺，与其长时间等待透析来获得合适的器官和出现并发症，更好的选择是先进行 LDKT 移植，然后再进行死亡供体胰腺移植。在这种情况下，PAK 移植的直接结果是好的，因为患者从来没有尿毒症。LDKT 和 SPK 移植的患者生存率具有可比性[2]。

九、结论

胰腺和胰岛移植均可更好地控制血糖，预防、逆转或阻止继发性糖尿病并发症的进展，并可改善经适当选择的终身免疫抑制患者的生活质量[46]。两种方法都是互补的，使用不同的死亡供体群体，扩大了供体池和细胞替代疗法的可用性。胰岛移植是一种微创手术，特别是对于那些有大手术禁忌证的患者来说，而胰腺移植可以带来即时和更持久的内分泌效应[77]。为了扩大细胞干细胞替代疗法的益处，胰岛移植可以作为以前胰腺移植失败的患者的有效治疗选择；此外，胰腺移植可以成功地恢复胰岛移植失败的患者的胰岛素依赖性[46]。

第105章
胰腺手术并发症的预防和处理
Prevention and Management of Complications of Pancreatic Surgery

Mark P. Callery　Manuel Castillo-Angeles　Tara Sotsky Kent　著

李玉民　魏育才　译

摘要

现在胰腺切除术后患者的死亡率较以往已有明显下降，从 Whipple 最先报道的 33% 的死亡率降到了目前大多数大型医学中心的不到 2%。这使得人们认识到对具有高危因素患者的手术质量评估需要进一步完善。医院规模对胰腺癌切除术患者的实际手术死亡率有显著的影响，但是仅为胰腺手术切除围术期死亡的一半原因。胰腺切除术后最常见的三种并发症分别是胃排空延迟（14%）、伤口感染（7%）和胰瘘（5%）。本章还将讨论胰腺切除术后出血。起初为了更好地了解胰腺切除术后的围术期死亡率，发现了医院规模与预后的关系，在大型医院进行胰腺癌切除术的患者可得到持久的生存获益（2 年 6%）。到目前为止，已经付出了很大的努力去更好地定义、描述和分类胰腺切除术后并发症，以及了解并发症的危险因素和处理策略。本章将着重论述预防和处理胰腺手术并发症的技术和临床手段，但读者不应忘记外科医生经验和医院规模在胰腺切除术后的并发症和总体结果方面的重要性。

关键词：胰腺切除术；并发症；胰腺手术；胃排空延迟；胰腺切除术后出血；胰瘘

一、胰腺术后出血

PPH 发生率高达 8%，占死亡原因的 11%～38%[10-13]。由于这一问题的潜在后果，国际胰腺外科研究小组（ISGPS）于 2007 年[14]制订了一致的定义（表 105-2）。这一定义已被验证，并被发现与住院时间、发病率和死亡率密切相关[13]。它可能发生在术中，术后早期，或术后超过 24h。在血管异常的情况下，术中出血可能更容易发生，尤其是在术前未发现的情况下[15]。图 105-1 为CT 血管摄影显示的正常胰周血管系统[15]。常见的变异包括肝右动脉被取代（11%～21%），肝左动脉被取代（4%～10%），肝右或左副动脉被取代（1%～8%），腹腔动脉狭窄（2%～8%）[15]。

众所周知，术中血管并发症会对最终结果

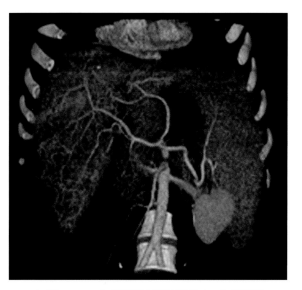

▲ 图 105-1　正常胰腺周围动脉的 CT 血管造影

引自 Shukla PJ, Barreto SG, Kulkarni A, Nagarajan G, Fingerhut A. Vascular anomalies encountered during pancreatoduodenectomy: do they influence outcomes? *Ann Surg Oncol*. 2010;17:186.

表 105-1 616 例胰十二指肠切除术和胰腺远端切除术后的死亡率和并发症发病率

	总计（n=616）	胰十二指肠切除 / 全胰切除（n=564）	胰腺远端切除（n=52）	P 值
围术期死亡率	2.3%	2.3%	1.9%	NS
总体并发症发病率	30%	31%	25%	NS
特定的并发症				
再次手术	3%	3%	4%	NS
胃排空延迟	—	14%	—	—
胆道炎症	—	3%	—	—
胆瘘	—	2%	—	—
切口感染	7%	7%	5%	NS
胰瘘	5%	5%	8%	NS
腹部脓肿	3%	3%	4%	NS
肺炎	1%	1%	0%	NS
胰腺炎	1%	1%	0%	NS
术后住院时间				
均值 ± 标准差（天）	13.7±0.4	14.0±0.4	11.5±2.2	0.08
中位数（天）	11	11	7	—

NS. 无统计学意义

引自 Sohn TA, Yeo CJ, Cameron JL, et al. Resected adenocarcinoma of the pancreas—616 patients: results, outcomes, and prognostic indicators. *J Gastrointest Surg*. 2000;4:567.

产生不利影响[16]，其中包括住院死亡率和生存率；因此，术前通过胰腺 CT 检查动脉、静脉、门静脉[15]等血管，可以帮助外科医生更好地做好术中准备，减少因血管解剖异常而导致的术中出血的发生。这些努力完成后还应该继续在手术中检查和触诊手术野，以进一步确定血管解剖。例如，通过触诊胆道和门静脉后外侧的脉搏，就可以看到被取代的肝右动脉。术中出血也可能发生在涉及相关血管的肿瘤浸润环境中。

为了在手术中控制出血，首先应采用直接压迫法，以便调动适当的麻醉和手术资源，如血液制品、血管缝合线和夹子，以及适当的手术协助。异常的血管系统，如被取代的肝右动脉，可能需要重建或吻合备用血管以保持肝动脉血流。多普勒超声检查可能有助于确定是否已经恢复动脉血流。静脉损伤可以用静脉缝扎术或修补静脉成形术来治疗。在持续不可控出血中，门静脉结扎有可能使患者存活，并在 24h 内进行二次剖腹手术以判断有无局部缺血[17]。最近的一篇论文报道了一部分因胰腺手术而接受损伤控制开腹手术（DCL）的患者[18]，其中 18 例主要是门静脉损伤，并通过重症监护病房的复苏来逆转伴随的低体温、酸中毒和凝血功能障碍。他们描述了最初的静脉压迫，以便于识别 / 显示损伤部位，以及为手术和麻醉团队做准备。有用的压迫手法包括 Kocher 手法和海绵棒。然后离断胰腺，尽可能地迅速切除标本。其他缩短手术时间的技术包括体外引流、填塞、肠钉闭合和快速腹部缝合[18]。作者强调，有大量的资源可以使用，并且没有死亡。PPH 的其他危险因素包括年龄、胰瘘、胰十二指肠切除术和营养风险指数（NRI）[16]。

早期和晚期 PPH 的管理是通过 ISGPS 分类方案来解决的 [13, 14]。早期 PPH 最常见的原因是在手术中无法达到适当的止血，或者继发于潜在的凝血障碍。当出现重大技术故障时，应立即重新手术 [19]。PPH 发生于术后第 1 天或术后数周，通常是由其他术后并发症，如瘘管、吻合口溃疡或动脉瘤引起的 [11, 14, 20]。PPH 可能是来自腔内或腔外来源的出血：结扎不牢固的血管、假性动脉瘤、吻合缝合线或溃疡、切除的切面或血友病。胃十二指肠动脉、肝动脉或脾动脉、肠系膜上动脉的分支或脾静脉残端可能是出血的来源 [13, 14]。PPH 的分类体系见表 105-2。

当 PPH 变得明显时，必须及时进行评估，根据患者的血流动力学状态和出血的明显位置（腔内或腔外），可以采用多种方式：内镜、血管造影术、CT 或再次手术 [14]。早期管腔外 PPH 需要重新探查。如果吻合口破裂 [13]，腔内出血可表现为腔外出血，在胰空肠吻合术中，可以介入血管造影。胃空肠吻合处或十二指肠空肠吻合处出血可首先通过内镜排除。随着时间的推移，保守治疗对于晚期 PPH 越来越成功，但手术干预仍是主要的治疗手段。晚期 PPH 患者的死亡率远高于常规胰腺切除术，为 16%～27% [13-21]，但与脓毒症并发症（如胰瘘）的出血密切相关。患者有脓毒性并发症和（或）前哨出血。放射线摄影栓塞术已成为一种更成功的方法，成功率高达 80% [13]，但最初的间歇性出血特性限制了它的应用 [20]。此外，关键的因素是识别前哨出血，是否存在胰瘘，以及放射不透明的胃十二指肠动脉长残端的有效栓塞 [21]。当血管造影干预在技术上不可行或不成功，或在血管造影上没有看到该部位，且患者的血流动力学不稳定时，需要进行再探查 [13]。

二、胰瘘

POPF 仍然是胰腺切除术的死敌。即使如前所述，在整体胰腺手术的安全性和有效性有了巨大改善的情况下，仍有高达 33% 的病例发生胰瘘，胰瘘的发病率率并没有显著下降 [22-24]。首先，我们必须回想一下瘘管的定义，即"从一个上皮化表面到另一个上皮化表面的不正常流通"，而瘘指的是"液体通过小孔或开口的不正常泄漏" [23]。

此外，胰肠吻合术还会发生胰淀粉酶液从横切缘和（或）胰肠吻合口漏出。虽然许多文献报道致力于研究 POPF 的诊断、处理和对患者结局的影响，但由于之前没有统一的定义，因此比较这些研究一直很困难。为了更好地理

表 105-2　PPH 的分类：临床病情、诊断和治疗结果

级　别	发病时间、部位、严重程度和出血的影响		临床状态	诊断结果	治疗结果
A	早期腔内或腔外轻度	—	良好	观察，血细胞计数，超声，CT（必要时）	无
B	早期腔内或腔外严重	晚期腔内或腔外轻度 *	通常是良好 / 中等；很少会危及生命	观察，血细胞计数，超声，CT 血管造影，内镜 †	输液 / 输血，中等监护治疗病房（或 ICU），治疗性内镜 †，栓塞术，早期 PPH 再手术
C		晚期腔内或腔外严重	严重受损危及生命	血管造影术，CT，内镜 †	确定出血点，血管造影和栓塞（内镜 †），再手术，ICU

*. 晚期：腔内或腔外的轻微出血可能不会立即危及患者生命，但可能是后期严重出血（前哨性出血）的警告信号，因此为 B 级
†. 当出现腔内出血（黑粪、呕血或经鼻胃管流血）时，应进行内镜检查
ICU. 重症监护室；PPH. 胰腺切除术后出血
引自 Wente MN, Veit JA, Bassi C, et al. Postpancreatectomy hemorrhage (PPH) —an International Study Group of Pancreatic Surgery definition. *Surgery*.2007;142:20.

解 POPF，ISGPF 制订了一个分类方案，如表 105-3 所示 [25]。POPF 的定义包括所有胰周液聚集、脓肿、渗漏或瘘管，并可通过引流淀粉酶、引流液、影像学和临床症状（与脓毒症相比）[25] 诊断。根据分类方案，A 级瘘管只是生化反应而没有临床相关性，而 B 和 C 级瘘管具有临床相关性，需要进一步的评估和管理，如抗生素、营养支持、奥曲肽、败血症需要经皮引流（B 级）或手术探查（C 级）[25]。随后验证这一分类方案的努力表明，A 级瘘管占全部 POPF 的近 1/2，但对预后没有明显的显著影响。然而，B/C 级瘘管发生率较低（分别为 40% 和 11%），但与较高的资源使用（ICU 住院日、出院后护理服务、再入院）、更长的住院时间、更多的并发症及相应的费用的增加有关 [22, 24]。

（一）危险分层

POPF 的预防与内源性、围术期和手术危险因素 [22] 进行适当的风险分层有关 [26]。一个软

的腺体或者被诊断为壶腹、十二指肠、囊性或胰岛细胞病变，则发生 POPF 的风险会增加 10 倍 [26, 27]。胰管的大小也是至关重要的，直径达 3mm 的胰管增加了患 POPF 的风险 [26, 28]，其比值比 > 3。根据上述因素，瘘管风险评分已被开发并验证为外科医生的预测工具 [29, 30]。对于其他内生风险因素，文献中存在着相互矛盾的信息。一些研究者发现，年龄较大、男性、冠状动脉疾病、糖尿病、黄疸和低肌酐清除率是 POPF 的预测因素 [22, 27, 31, 32]。然而，即使研究发现了男性性别和 POPF 之间的相关性，但这些研究的设计削弱男性性别这一危险因素 [22, 28]。此外，关于性别影响的解释仍然缺乏 [22]。有趣的是，作为围术期的一个因素，新辅助治疗似乎可以降低瘘的风险 [22, 23]。POPF 的手术危险因素包括出血量 > 1000ml、吻合技术、常规引流管放置、吻合口支架、手术时间延长 [22, 26, 28, 31]。重要的是，这些危险因素似乎具有叠加效应，即随着危险因素数量的增加 [26]，患 POPF 的患者

标　准	无　瘘	A 级瘘	B 级瘘	C 级瘘
引流液淀粉酶	< 3 倍正常血清淀粉酶	> 3 倍正常血清淀粉酶	> 3 倍正常血清淀粉酶	> 3 倍正常血清淀粉酶
临床状况	良好	良好	通常良好	疾病出现 / 变坏
特殊治疗	否	否	是 / 否	是
超声 /CT（如果可获得）	阴性	阴性	阴性 / 阳性	阳性
持续引流（> 3 周）	否	否	通常是	是
感染症状	否	否	是	是
再入院	否	否	是 / 否	是 / 否
脓毒血症	否	否	否	是
再手术	否	否	否	是
胰瘘相关死亡	否	否	否	是

表 105-3　胰瘘分级标准（胰腺手术分级方案国际研究组）

感染的征象包括体温升高 > 38℃、白细胞增多、局部红斑、硬化或脓性引流。再入院是指在初次手术后 30 天内入院。脓毒症是指存在局部感染和有菌血症的阳性培养证据（即发冷、寒战和白细胞计数升高），需要静脉抗生素治疗，或者血流动力学损害，如在体温 > 38℃后 24h 内出现高心排血量和低全身性血管阻力

改编自 Bassi C, Dervenis C, Butturini G, et al. Postoperative pancreatic fistula: an international study group definition. *Surgery*. 2005;138:8.

比例也随之增加（表 105-4），并与费用和住院时间的增加有关。

尽管远端和中央胰切除术后的 POPF 发生率似乎与近端胰切除术相似，但远端切除术的临床病程要温和一些[34]。然而，对于远端切除的特殊危险因素仍然知之甚少。同样，软的腺体及胰腺本身的病理状态和脾是否保留与 POPF 的发生密切相关[35]。胰体而非颈部的胰腺离断和主胰管结扎失败也被认为是胰远端切除术后 POPF 的预测因素[36]。此外，残端缝合与吻合器闭合，以及在任何人口统计指标的胰瘘的发生率没有差异[35]。

（二）预防措施

为了降低 POPF 的发生率，人们研究改进了许多技术。对于胰十二指肠切除术（PD），我们对吻合术的类型和使用的技术都进行了评价。胰肠吻合可以是空肠吻合，也可以是胃吻合（图 105-2 和图 105-3）[37]。根据 Poon 等在 2002 年发表的一项反映 20 世纪 90 年代研究的大型 Meta 分析，大多数研究小组发现导管－黏膜技术在瘘管发生率方面更优越[38]。其他的变化包括使用单层或双层吻合术，以及选择连续和间断缝合。胰腺空肠吻合术中利用空肠黏膜在切除重叠的空肠黏膜的同时采用内陷法，已被证明具有与管－黏膜同等的瘘管率，但 PPH

的发生率增加[22]。最近有一篇报道称内凹技术在瘘管率方面优于管－黏膜技术[39]，但也考虑了相关外科医生的通常做法；因此，结果很难解释，在这一点上，导管－黏膜仍是首选的技术。

由于胃壁的厚度和血供及位置靠近胰腺，在胃酸存在时胰酶的不完全激活，胰胃吻合术被认为对发生 POPF 有利[23, 34]。Yeo 等[40] 完成了一项前瞻性随机试验比较胰空肠吻合术和胰胃吻合术（图 105-4），但没能证明两组有任何优势，因为在两组瘘的发生率均约为 12%，在腺体结构和手术特征方面也相似。值得注意的是，外科医生的手术量确实影响了瘘的发生率[39]。有几个非随机的类似研究和两个 Meta 分析得出结论，胰胃吻合术确实比胰肠吻合术有更低的瘘管率[22, 41]。此外，如较小的病例分析所述，胰胃吻合术可能会影响长期的通畅和出现功能异常[38]。因此胰管空肠吻合术仍是重建的主要方法，尽管当导管很小或难以找到轮廓时和有其他高危因素存在，或者当外科医生明确倾向时，采用内陷技术或胰胃造口术可能有一些优点。

总之在最基本的层面上，一个成功的胰肠吻合需要一个无张力吻合和适当的缝合，无论选择何种技术都需保留胰腺残端和空肠的血液供应，并畅通无阻地使胰液流入胃肠道。

内支架植入和建立孤立的 Roux 环都没有被发现对胰瘘率有积极的影响[22]。然而，有一

结　果	无危险因素 （n=63）	1 个危险因素 （n=88）	2 个危险因素 （n=66）	3 个危险因素 （n=13）	4 个危险因素 （n=3）	P 值
临床相关性胰瘘（%）	1（2）	7（8）	16（24）	4（31）	3（100）	＜ 0.001
非瘘并发症（%）	22（35）	38（43）	38（58）	6（42）	2（67）	0.113
住院时间（中位数，天）	8	8	8	9	19	0.001
住院总费用（中位数）	$16 969	$17 797	$20 179	$26 776	$40 517	0.002
总成本增加（除了无危险因素）	—	$828	$3210	$9807	$23 548	—

表 105-4　危险因素数量的增加对胰瘘的影响

胰瘘的危险因素包括①胰管较小（＜ 3mm）；②胰腺实质质地柔软；③壶腹、十二指肠、囊性或胰岛细胞病理；④术中出血量增加（＞ 1000ml）

改编自 Pratt WB, Callery MP, Vollmer CM Jr. Risk prediction for development of pancreatic fistula using the International Study Group of Pancreatic Surgery classification scheme. *World J Surg*. 2007;32:419.

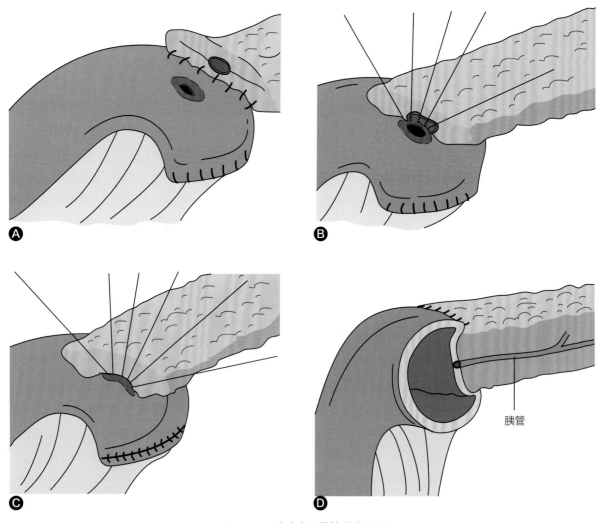

▲ 图 105-2 　胰腺空肠导管黏膜吻合术

A. 后方外层间断缝合；B. 后方内层导管对黏膜；C. 前方内层导管对黏膜间断缝合；D. 吻合术完成的侧面图。本术式未使用留置支架 [改编自 Cameron JL, Sandone C. *Atlas of Gastrointestinal Surgery*. Vol. 1. 2nd ed. Hamilton, Ontario: Decker; 2007:296 (Figs. 26, 27, 30, and 31).]

项随机试验表明，与无支架相比，采用外支架治疗的 POPF 形成率显著降低（分别为 6% 和 22%）[42]。理论上，这种外部引流可能是有利的，因为它应该能够完全分流胰分泌物使其远离吻合口。此外，一项 Meta 分析表明使用支架有一定的益处 [43]；然而，在确定这种益处之前还需要进行进一步的研究 [43]。

在对各种文献的评估中，我们研究了胰远端切除术后瘘的发生率以比较吻合器和缝合胰腺残端哪一种更好 [35]，但没有明确证明一种技术优于另一种技术 [35, 36]，因此两者都是可以接受的。关于纤维蛋白胶在预防 POPF 方面的研究受到了偏倚的影响，因此对于它的效用还没有得出结论 [23]。

奥曲肽是一种生长抑素的长效类似物，可使胃和胰腺外分泌失活，因此可能保护胰腺远端切除术后脆弱的胰腺空肠造口或软组织残余 [23]。奥曲肽用于降低 POPF 的研究一直是相互矛盾的 [23, 35, 36]。一些作者发现奥曲肽对胰腺远端切除 [35] 或局部切除术有效，但对 PD 没有帮助 [38]。然而，对于 PD 后的高危腺体，其益处更为明显 [38]。根据先前列出的标准 [26]，预防性奥曲肽对 POPF 高危患者是有效和经济的，因此可以选择性地用于这些患者。对低风险患者奥曲肽

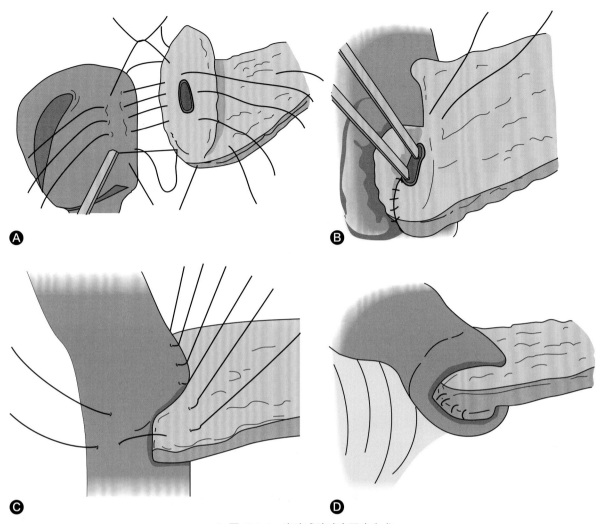

▲ 图 105-3　内陷式胰腺空肠吻合术

A. 后方外层间断缝合；B. 后方内层连续缝合；C. 前方外层间断缝合；D. 吻合术完成胰腺残端陷入空肠 [改编自 Cameron JL, Sandone C. *Atlas of Gastrointestinal Surgery*. Vol. 1. 2nd ed. Hamilton, Ontario: Decker; 2007:294 (Figs. 21, 23, 24, and 25).]

没有发现益处，一项综述发现奥曲肽对减少胰瘘率并无益处 [22]。此外，McMillan 等发现奥曲肽与较高的临床相关 POPF 发生率相关，特别是在存在危险因素的情况下，其中包括胰腺软实质、高风险病理、导管直径小（≤ 4mm）和术中出血量升高 [44]。然而，一项随机试验发现，长效生长抑素类似物帕西瑞肽降低了临床相关的 POPF 的发生率 [45]。

（三）管理

治疗临床相关胰瘘的关键在于及时诊断。特别是对于可能已经出院回家而潜在的渗漏或胰瘘可能会发生患者，随着手术引流管的拔除，对于患者报告的腹痛加重、发热、精神不佳或纳差的情况，随时了解情况并做出反应是至关重要的。根据 ISGPF 的分类，诊断需要引流淀粉酶的测定，以及临床和影像学资料。此外，术后第 5 天引流物或渗漏量 > 200ml/d 可能与临床相关的 POPF 有关 [23]。A 级胰瘘不具有临床相关性 [24]。近端或中央胰切除术的患者比远端胰切除术后更有可能需要积极的复苏和（或）干预 [34]。

许多临床相关的 POPF 的治疗是经验性的。最初的治疗通常包括水化、禁食疗法、补充营养，以及当患者出现感染的迹象和症状（如发热和白细胞增多）时使用抗生素。奥曲肽可用于较大的胰瘘。有包裹性积液的患者可以接受放射引导下的引流，特别是当手术引流管已经被拔除或引流管无法充分排出积液时。

再探查一段很少被应用，但在临床状况恶化、胰瘘 / 脓肿无法引出或怀疑胰空肠吻合口裂开时再探查可能是必要的（图 105-5）。如图 105-6 所示，可选择广泛引流、吻合口修补或转至胰管备用引流部位、完全胰切除术或使用桥式支架技术 [46]。PD 术后胰空肠吻合口裂开是一少见但难以处理的问题。前面提到的传统手术选择与显著的发病率和死亡率相关。对于生理上已经受损的患者，我们的目标是安全、有效的再手术。桥式支架技术可以使一小部分患者在有限的长期后遗症下恢复到出院 [46]，这是治疗这一复杂问题的另一种选择。然而，C 级 POPF 将给患者带来巨大的负担，积极的临床治疗包括必要时的再手术（本系列报道约 72%），

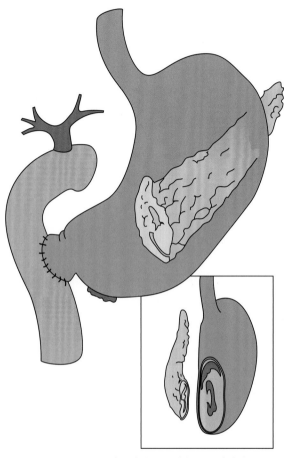

▲ 图 105-4　胰胃吻合术，胰与后胃壁吻合
引自 Yeo CJ, Cameron JL, Maher MA, et al. A prospective random-ized trial of pancreaticogastrostomy versus pancreaticojejunostomy after pancreaticoduodenectomy. *Ann Surg*. 1995;222:580.

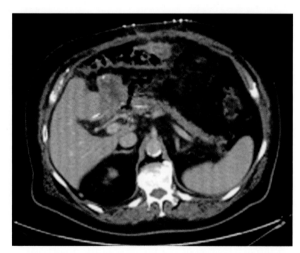

▲ 图 105-5　头显示胰腺和空肠之间的间隙，伴胰周积气
[引自 Kent TS, Callery MP, Vollmer CM. The bridge-stent technique for salvage of pancreatico-jejunal anastomotic dehiscence. *HPB (Oxford)*.2010;12:577.]

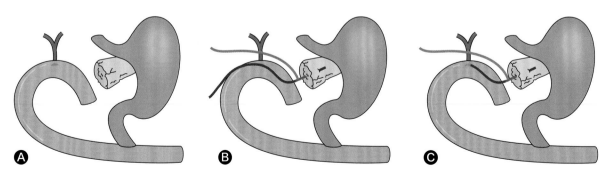

▲ 图 105-6　**A.** 胰空肠吻合口裂开，胰腺残端与空肠之间有间隙；**B.** 外支架加外引流的桥式支架技术；**C.** 桥式支架技术，内部支架和外部引流靠近间隙
[引自 Kent TS, Callery MP, Vollmer CM. The bridge-stent technique for salvage of pancreatico-jejunal anastomotic dehiscence. *HPB (Oxford)*.2010;12:577.]

并不能改变 90 天死亡率[47]。

众所周知，临床相关的 POPF 患者住院时间更长，并发症更多，需要 ICU，需要输血，出院后需要服务支持或康复安置。因此，随着胰瘘等级的增加，总费用显著增加[24]。

三、胃排空延迟

尽管 DGE 很少危及生命，而且通常是自限性的，但它可以延长住院时间，增加再入院的可能性，增加其他并发症，并最终增加费用[48, 49]。直到 2007 年，DGE 还没有一个标准的定义，因此很难比较关于这一主题的大量文献报道，这些报道描述了 PD 后的 DEG 发病率为 6%～50% 以上[5, 48-51]。ISGPS 现在已经建立了 DGE 的定义（表 105-5），并按照严重性将其划分为不同等级。与对 PPH 和 POPF 的共识定义相似，这项工作产生了一种标准化的分类方案，基于所需的 NGT 减压时间、固体食物耐受时间、出现呕吐或胃胀及促胃肠动力药物的使用[47, 51]。

（一）预防措施

DGE 可能是多因素的，但可能与以下因素有关：十二指肠切除术后血浆胃动素的减少，支配幽门和胃窦的迷走神经损伤导致胃动力障碍，和（或）幽门的相关血管断流[48]。因此，预防 DGE 的努力集中在技术改进上，以调节前面提到的因素。

一些研究小组发现保留幽门的 DGE 与典型的 PD 相比有下降的比率，但是最近的研究发现相反的情况，在这一点上没有明确的更好的技术[48, 52]。还有一些外科医生提倡保留幽门的 PD 并增加幽门扩张或幽门肌切开术以减少 DGE 的发生率[4, 48, 53]。根据不同的 DGE 定义和对纳入病例的诊断差异，这些研究很难解释，而最近的综述得出等价的结论[54, 44]。Nikfarjam 等发现，当他们从结肠后置改为结肠前置胃空肠吻合术或十二指肠空肠吻合术时[56]，DGE 发生率显著降低。一项 Meta 分析支持了这一发现，与结肠后入路相比，结肠前十二指肠空肠吻合术 DGE 的发生率更低（RR=0.260）[57]。

促胃肠动力药物在降低胰脏切除术后 DGE 的发生率方面也进行了评估。1993 年的一项前瞻性研究发现，红霉素（一种胃动素激动药）可使 DGE 的发病率降低 37%，并且在胃排空研究中可显著降低液体潴留率[58]。另一个相似的研究也支持这个发现[59]。甲氧氯普胺常被用来代替红霉素或作为红霉素的补充，但在这一患者群体中没有得到很好的研究。奥曲肽在抑制 POPF 方面也可能对降低 DGE 有辅助作用。

（二）管理

几乎所有的 DGE 患者都通过保守治疗解决（包括鼻胃管减压和营养支持），无论是饲用空肠造口管或全肠外营养（TPN），直到症状缓解和正常饮食可以耐受。此外，处理主要的并发

表 105-5　胰腺手术后 DGE 的一致定义

DGE 分级	需要鼻胃管	术后第几日无法耐受口服固体食物	呕吐 / 胃扩张	使用促胃肠动力药
A	4～7 天或重新插管＞POD3	7	±	±
B	8～14 天或重新插管＞POD7	14	+	+
C	＞14 天或重新插管＞POD14	21	+	+

为了排除机械原因引起的胃排空异常，无论是胃空肠吻合还是十二指肠空肠吻合，均需通过内镜或上消化道胃镜连续检查确认通畅
DGE. 胃排空障碍；POD. 术后天数
引自 Wente MN, Bassi C, Dervenis C, et al. Delayed gastric emptying after pancreatic surgery: a suggested definition by the International Study Group of Pancreatic Surgery. *Surgery*. 2007;142:761.

症（如胰瘘）是至关重要的。

总之，在限制 DGE 方面已经进行了许多技术改进。同样，由于缺乏统一的定义，而且在较早的研究中，通常需要更长的时间来移除鼻胃管或开始饮食，因此从这些已发表的报道中得出有意义的结论受到了限制。此外，当一个技术方面进行比较时，许多其他因素发生变化，这也限制了比较。然而，使用前结肠十二指肠空肠吻合术似乎始终与降低 DGE 发生率相关 [55, 57]。如前所述，预防 DGE 最重要的是避免其他并发症，尤其是 POPF，因为这些并发症明显与继发性 DGE 相关 [48, 49]。

四、感染相关并发症

胰切除术后经常发生感染并发症。在回顾我们自己的数据时，近 1/3 的患者（包括近端和远端切除）发生了感染，导致总费用增加了近 40%，住院天数增加了 1 天。在主要感染中，感染性胰瘘占 28%，其次是伤口感染占 24%。其他主要感染包括肺炎（17%）、脓肿（15%）、尿路感染（10%）和败血症（6%）。许多至少有一次感染的患者发生了多次感染。一项研究发现，患者相关特征包括术中输血、糖尿病和类固醇的使用是胃肠道手术后手术部位感染的危险因素 [60]。因此，胰腺切除术后经常发生感染性并发症，有小有大，最常见的是伤口感染和感染性胰瘘。这对患者、医生和医疗系统都是一个巨大的负担。它们经常出现在严格遵守感染控制条例的环境中，这就强调需要发现更好的过程改进方法以减少感染并发症的发生率，包括重新评估选择的抗菌预防方案的有效性，并根据各种风险情况调整方案。Fong 等在一项多中心研究中发现了抗菌预防和伤口感染

培养之间的不一致 [61]。他们建议术前行内镜逆行胰胆管造影术的患者应进行胆汁培养，因为鉴别出的微生物与伤口培养上发现的微生物相吻合 [61]。

五、结论

胰腺切除术仍然是一种高难度的手术，可以由经过适当训练和经验丰富的外科医生在适当的设备下安全地进行。虽然死亡率有所下降，但并发症发生率仍然很高。这里讨论的主要潜在并发症包括 POPF、PPH 和 DGE。其他更常见的并发症也很普遍，特别是伤口感染，据报道有 7%～15%，并且与胰瘘有关 [5, 40, 56]。

除了努力预防和适当管理个体并发症，胰腺外科患者的护理系统在改善整体预后方面发挥着关键作用。全系统对并发症的诊断和处理的充分支持必须足以提供适当水平的护理 [9]。例如，可用的服务应包括 ICU 水平的护理、充足的血库、介入放射学和胃肠病学、护士习惯于管理复杂的术后护理和引流，以及病例管理。标准化的护理方案已经被制订出来以护理胰切除术后的患者。临床路径，目前被称为手术后快速康复（ERAS）预案，已被定义为"结构化的多学科护理计划，详细说明护理有特定问题患者的基本步骤（过程措施）[62]"。这些结构化的计划已被证明对结果有积极的影响，而不影响这些患者的发病率和死亡率 [63, 64]。多项研究证实了在实施临床路径后资源的使用、再入院和成本均降低，床位 / 手术室可用性的增加 [64, 65]，同时也证明了与预期的术后过程的偏差更小 [23, 66]。根据这些数据，建议发展和维护这样的途径或方案应该是作为转诊中心机构的必要条件 [64, 65]。

第二篇 胆 道
Biliary Tract

第106章
胆道生理、解剖、胚胎发育及异常
Anatomy, Embryology, Anomalies, and Physiology of the Biliary Tract

Pierre F. Saldinger　Omar E. Bellorin-Marin　**著**

孟文勃　白　冰　**译**

摘要

胆石症是影响发达国家和发展中国家的居民健康的重大问题，有10%～15%的成人受其影响；在美国则有2000万～2500万人已患有或将患有胆石症。腹腔镜胆囊切除术是在美国最常用的手术方式，其并发症发生率极低。对胆道外科医师来说，掌握胆道的解剖、胚胎发育和病理对治疗决策制订有着重要且积极的影响。胆道的解剖和胚胎发育与肝脏和胰腺有密切相关。因此，如想对胆道的解剖、胚胎发育、生理进行全面的了解，推荐读者阅读肝脏和胰腺章节的相应内容。

关键词：胆道解剖；胆道的胚胎发育；肝内胆管；肝外胆管；胆囊；胆结石；胆囊管；胆总管；奥迪括约肌；胆道生理；胆盐；肠肝循环

一、胆道解剖及胚胎发育

熟悉胆道解剖的第一步是了解肝脏、胆道和胰腺的胚胎发育。胚胎发育第4周，原始十二指肠水平部位的原始中肠腹侧壁出现凸起。在此3mm阶段可看到3个胚芽。头侧芽生成肝脏的两叶，尾侧芽生成胆囊及肝外胆道（图106-1）。在第26日，尾侧芽的一部分在形成囊性憩室；在第4周末，该憩室形成胆囊管及胆囊。胆囊及胆囊管由组织学上具有显著区别的十二指肠细胞发育而来。来源于尾侧芽的腹侧胰腺最终会形成胰头和钩突。发源自中肠背侧表面的第三原始芽胚则形成胰头的其余部分及胰腺的颈部、体部和尾部[2]。在5mm阶段则会出现原始胆囊及胆总管。

在7mm阶段（图106-1），肝脏及肝内胆道已经形成，胆总管上亦同时形成胆囊、胆囊管及腹侧胰腺。在此阶段，胃开始形成，同时自腹侧胰腺形成背侧胃系膜。在12mm阶段，腹侧胰芽绕十二指肠顺时针旋转180°，在怀孕第6周或第7周时，腹侧胰芽和背侧胰芽融合并形成完整的胰腺。但如果该旋转的方向与上述方向相反，其结果可导致胰腺环绕十二指肠第二段，即环状胰腺的产生。当腹侧胰芽和背侧胰芽正确融合时，两者内部的管道系统也连接起来。背侧胰芽内的管道通常会退化，这样腹侧胰管即成为主胰管。在之后的1周内，胆囊、胆管和胰腺内会形成完整的空腔。在胎龄12周时，肝脏开始产生胆汁，同时胰腺分泌胰液，两者分别通过肝外胆管系统和胰管流入十二指肠。

（一）肝内胆管

胆管的解剖划分包括以下部分：肝内胆管、肝外胆管、胆囊、胆囊管及奥迪括约肌。肝内

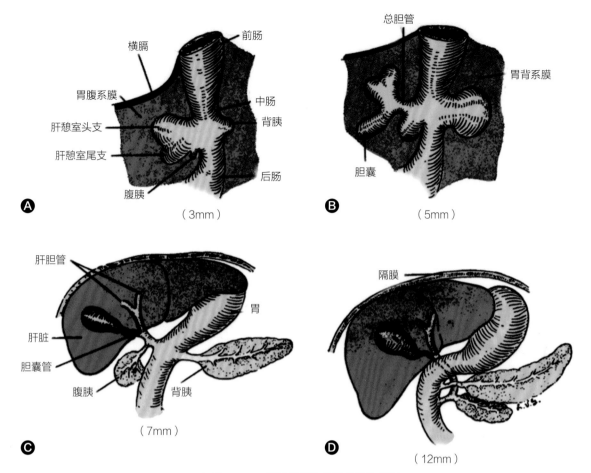

▲ 图 106-1　肝外胆道和胰腺的胚胎发育

引自 Linder HH. Embryology and anatomy of the biliary tree. In: Way LW, Pellegrini CA, eds. *Surgery of the Gallbladder and Bile Ducts.* Philadelphia: Saunders; 1987:4.

胆管的解剖与肝脏的解剖密切相关。肝脏的叶、段解剖与门静脉、肝动脉及胆束自肝门进入肝实质之后的逐级分支决定的。上述三种结构（门静脉、肝动脉及胆束）总是并联且在进入肝脏前产生分支。依据主要分支将肝脏划分为左叶和右叶。

根据 Couinaud 分段法，尾状叶被划分为 I 段；II～IV 段位于左肝，V～VIII 段位于右肝（图 106-2）。左、右肝的胆汁分别引流至左、右肝管。左肝管在脐裂隙内由左肝的三条肝段胆管（II～IV 段）汇合而成。左肝管自 IV 段底部水平穿过并与右肝管汇合形成肝总管。右肝管由右前叶和右后叶胆管汇合形成，引流范围为 V～VIII 段。

右后叶胆管由 VI 和 VII 段的胆管汇合而成。

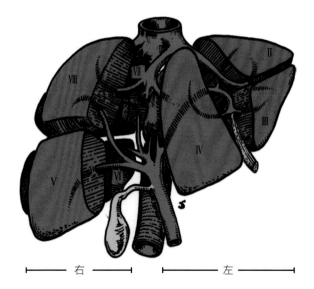

▲ 图 106-2　肝脏节段性胆汁引流

引自 Smadja C, Blumgart LH. The biliary tract and the anatomy of biliary exposure. In: Blumgart LH, ed. *Surgery of the Liver and Biliary Tract.* Edinburgh: Churchill Livingstone; 1988:11.

后叶的胆管走行起始时多为水平方向，之后走行方向会变得较为垂直并下行直至与前叶胆管汇合。右前叶胆管由 V 段和Ⅷ段的胆管汇合形成。在 15%～20% 的病例当中，右后叶胆管会汇入左肝管[3]。右后叶胆管通常自上方越过门静脉右前支（80%）。来自Ⅱ段和Ⅲ段的胆管通常在肝内门静脉左支的左侧汇合，Ⅳ段胆管则在脐裂隙右侧与上述胆管共同汇合形成左肝管。56% 的情形下左肝管主干（水平部）与右肝管主干（垂直部）在肝门部汇合形成肝总管。而尾状叶（Ⅰ段）的胆管的汇入则包括多种情形[4]。在 80% 的情形下尾状叶胆管会同时汇入左右肝管。15% 的情形尾状叶胆管汇入左肝管，其余 5% 的情形下尾状叶胆管汇入右肝管[5]。

（二）肝外胆管

大多数患者的左、右肝管汇合形成胆管分叉及肝总管。汇合的角度可为钝角，也可为锐角；还有左右肝管共同并行一段距离后再汇合

的情形。有些患者有三支肝内胆管汇合形成肝总管。通常情况下肝内胆管离开肝实质后立即汇合，在汇合段（肝总管）远端 2～3cm 处有胆囊管汇入。偶尔也有左、右肝管在右肝管 – 胆囊管汇合部远端汇合的情况（胆囊管先汇入右肝管）。肝总管（左、右肝管汇合部至胆囊管汇入处）的长度变化较多（图 106-3）。在胆囊管汇入肝总管后形成胆总管。胆总管长度大约为 8cm，其与肝总管类似，长度取决于胆囊管与肝总管的汇合部位。

正常胆总管直径范围为 4～9mm。如胆总管直径超过 10mm，则认为存在胆总管扩张。胆总管上 1/3 段，或者称为十二指肠上段，沿小网膜游离缘下行，位于门静脉前方及肝固有动脉右侧。中 1/3 段，或者称十二指肠后段，自十二指肠第一段后方穿过，位于门静脉旁、下腔静脉前方。下 1/3 段，或者称为胰腺段，自胰腺后方的通道或凹槽内穿过并进入十二指肠第二段，在此处通常有胰管与之汇合。十二

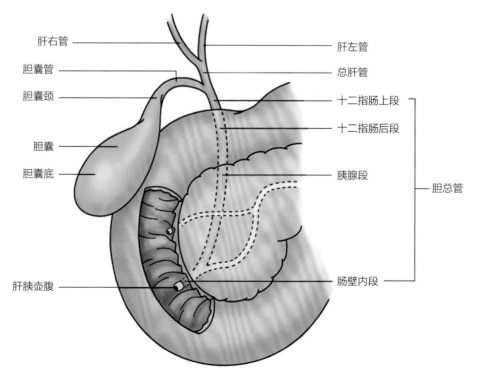

▲ 图 106-3　胆囊和肝外胆管系统的解剖分区

引自 Gadacz TR. Biliary anatomy and physiology. In: Greenfield LJ, Mulholland MW, Oldham KT, eds. *Surgery: Scientific Principles and Practice*. Philadelphia: Lippincott; 199:931.

指肠壁内段胆总管倾斜进入十二指肠壁并自肝胰壶腹乳头处进入十二指肠。

胆管下段和胰管之间的关系存在多种情形：①在较为少见的情形下两者可在十二指肠壁外汇合形成较长的共同通道；②两者通常在十二指肠壁内形成短共同通道；③在少见情形下两者分别开口进入十二指肠。胆管下段和胰管终末段由一复杂括约肌包裹和调节，即奥迪括约肌。在 5%～10% 患有胰腺分裂症的患者中，背侧胰管自一"副括约肌"进入十二指肠，而腹侧胰管则与胆总管汇合于奥迪括约肌。

肝外胆管含有由结缔组织层包绕的柱状黏膜层。表面相对平坦，有基底核，核仁较小或无核仁。固有层由胶原、弹性纤维和血管组成。胆总管远端的胰腺段管壁内偶尔可见到淋巴细胞、胰腺腺泡和胰管。胆管内的肌纤维稀少且不连续性。可见到的肌纤维通常为纵行排列，但偶尔也可见到环行肌纤维。自胆总管远端的胰腺段开始，胆管实质性的肌层开始出现，并在奥迪括约肌处变的明显，可以清楚区分出纵行或环行肌纤维束。

（三）胆囊和胆囊管

胆囊具有梨形外观，其位于肝脏的下表面（脏面），在肝左叶和肝右叶的交界处，肝Ⅳ段及Ⅴ段之间（图 106-4）[6]。胆囊的长 7～10cm，宽 2.5～3.5cm。胆囊的容积变化很大，空腹时容积较大，进食后容积减小。正常情况胆囊扩张后可容纳 50～60ml 胆汁，但在某些病理状态下其容积可显著增加，可达到约 300ml。胆囊被划分为四个区域：胆囊底、胆囊体、漏斗部及胆囊颈。

胆囊底一般位于第 9 肋软骨水平、右侧腹直肌外侧缘。由于胆囊是从肝脏下边界向外突出，其表面有腹膜覆盖。胆囊体部位于肝脏的胆囊窝内，其与十二指肠第一及第二段有密切接触。胆囊漏斗是位于胆囊颈及胆囊动脉汇入胆囊处之间的部分。当此部位扩张时，它可形

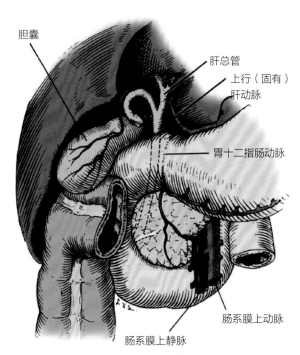

▲ 图 106-4　胆囊的解剖关系

引自 Linder HH. Embryology and anatomy of the biliary tree. In: Way LW, Pellegrini CA, eds. *Surgery of the Gallbladder and Bile Ducts*. Philadelphia: Saunders; 1987:8.

成不对称性膨大，称 Hartmann 袋。胆囊颈部弯曲成 S 状结构并最终形成胆囊管。胆囊动脉通常在连接胆囊颈与肝脏的结缔组织内走行。胆囊壁由 5 层组织构成。最内层为上皮层，其余组织层为固有层、平滑肌层、肌层旁浆膜下结缔组织和浆膜层。胆囊没有黏膜肌层或黏膜下层。黏膜细胞多为柱状细胞，主要具有吸收功能，但同时也有分泌功能[7]。

这些细胞都呈单行排列，胞质略嗜酸性，有顶泡，细胞核位于基底部或中央。固有层含有神经纤维、血管、淋巴管、弹性纤维、疏松结缔组织，偶见肥大细胞和巨噬细胞。肌层是由疏松排列的环肌、纵肌和斜肌组成，这些组织未能发育成良好的层状结构。在平滑肌束之间则有神经节的存在。浆膜层是由疏松排列的成纤维细胞、弹性纤维、胶原纤维、血管、神经、淋巴组织和脂肪细胞构成。

罗－阿窦由黏膜上皮层向固有层、肌层和浆膜下结缔组织层凹陷形成。在正常胆囊中约

胆囊

肝总管

上行（固有）肝动脉

胃十二指肠动脉

肠系膜上动脉

肠系膜上静脉

有 40% 可见罗 - 阿窦，而在炎性胆囊中几乎 100% 可见。Luschka 管是胆囊肝脏面肌层周围的细小胆管，在大约 10% 的正常胆囊中可见到这种胆管，与罗 - 阿窦和胆囊炎的发生无关。

胆囊管起自胆囊后汇入肝总管并形成胆总管（图 106-3）。胆囊管的长度变化较大，平均在 2～4cm。胆囊管通常在肝十二指肠韧带内下行并以锐角自侧方汇入十二指肠上段胆管[3]。偶有胆囊管汇入右肝管的情形，也有胆囊管向下延伸并汇入十二指肠后端的情形。此外，胆囊管还可能以直角汇入肝总管，或者与肝总管并行，或者自肝总管左侧后方、十二指肠后部汇入肝总管，或者在罕见情形下直接汇入十二指肠。胆囊管黏膜层的数量多变，这与胆囊颈部的情形相似。虽然被称为 Heister 阀，但这些螺旋层并不具有阀门的功能。胆囊管长度、走行方式、汇入肝总管位置等的变异很常见。

Calot 在 1891 年首次描述胆囊三角这一解剖结构，其内侧为肝总管，外侧为胆囊管，上方为胆囊动脉[8]。但大多数人认为胆囊三角的上边界是肝右叶下缘而不是胆囊动脉（图 106-5）[9, 10]。在进行胆囊切除术时，充分了解胆囊三角解剖结构是非常重要的，因为该区域内有很多重要结构穿过。在大多数情况下，位于胆囊三角内的胆囊动脉多为肝右动脉的分支。由肠系膜上动脉发出的替代的或变异右肝动脉通常走行于胆囊三角内侧，胆囊管后方。也可见变异肝管或副肝管在汇入胆囊管或肝总管前穿过胆囊三角。在实施胆囊切除术期间，对视野内胆囊三角及其内重要结构的准确辨识非常重要。

（四）奥迪括约肌

远端胆管和胰管的括约肌系统被统称为奥迪括约肌。其主要功能是调节进入十二指肠的胆汁和胰液流量，同时防止十二指肠内容物反流至胆道，并将胆汁分流至胆囊内储存，使其体积增大。但该术语并不够准确，因为奥迪括约肌包括数个部分，并同时含有环行纤维和纵

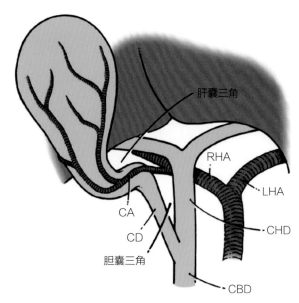

▲ 图 106-5　胆囊三角和肝囊三角。这两个三角形具有不同的上边界。胆囊三角的上界是胆囊动脉（**CA**），而肝囊三角的上界是肝脏的下缘

CBD. 胆总管；CD. 胆囊管；CHD. 肝总管；LHA. 肝左动脉；RHA. 肝右动脉（引自 Skandalakis JE, Gray SW, Rowe JS Jr. Biliary tract. In: Skandalakis JE, Gray SW, eds. *Anatomical Complications in General Surgery*. New York: McGraw-Hill; 1983:31.）

行纤维。该括约肌独立于周边的十二指肠肌发挥作用，而且远端胆管、胰管和壶腹部均有与之相对应的括约肌部分（图 106-6）。在超过 90% 的人群中，胆胰共同通道位于壶腹内且长度一般不超过 1cm。在少见情形下例如共同通道长度超过 1cm 或胆胰管分别开口于十二指肠时，则可能因此发生胆胰系统疾病。整个括约肌系统实际上由含有环行平滑肌和纵行平滑肌纤维的四种括约肌共同组成（图 106-7）。四种括约肌分别为：上、下胆总管括约肌、胰管括约肌和壶腹括约肌[11]。

（五）血供

肝动脉提供肝脏血供的 25%，其余血供来自门静脉。约有 55% 的情形肝动脉起自腹腔干。而肝总动脉和左、右肝动脉有时并非来自腹腔干[12]。左、右肝管和肝总管上段的血供来自于胆囊动脉和左、右肝动脉。十二指肠上段胆管的血供来自于肝右动脉、胆囊动脉、胰十二指

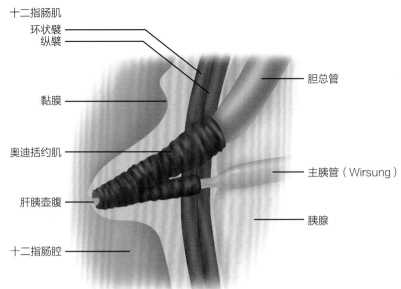

十二指肠肌
环状襞
纵襞
黏膜
奥迪括约肌
肝胰壶腹
十二指肠腔
胆总管
主胰管（Wirsung）
胰腺

◀ 图 106-6　被奥迪括约肌包围的胰管和胆总管连接处
引自 Hatzaras I, Pawlik T. Gallbladder and biliary tree: anatomy and physiology. In: Stanley WA, ed. *Scientific American Surgery*. Hamilton, Ontario, and Philadelphia: Decker Intellectual Properties; 2016:44.

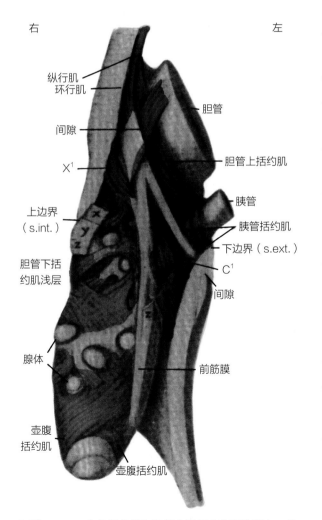

右　　　　　　　　　　左

纵行肌
环行肌
间隙
X¹
上边界（s.int.）
胆管下括约肌浅层
腺体
壶腹括约肌
胆管
胆管上括约肌
胰管
胰管括约肌
下边界（s.ext.）
C¹
间隙
前筋膜
壶腹括约肌

▲ 图 106-7　人体胆总管和胰管末端部分的胆总管十二指肠连接部
引自 Boyden EA. The anatomy of the choledochoduodenal junction in man. *Surg Gynecol Obstet*. 1957;104:646.

肠上动脉后支及十二指肠后动脉的分支。

Terblanche 等[13] 强调十二指肠上段胆管存在轴向血流（图 106-8）。这些供应十二指肠上段胆管的重要血管在胆管的 3 点钟及 9 点钟方向与之并行。接近 60% 的十二指肠上段胆管血供来自于其下方的胰十二指肠动脉和十二指肠后动脉，另外接近 38% 的血供来自于上方的肝动脉和胆囊动脉。胆管轴向供血血管的损伤可导致缺血性胆管狭窄。上述胆管的血供特点可指导外科治疗胆道损伤，以及胆道探查手术中切开胆管后的处理方式。

大多数外科医生认为，在胆管横断超过 50% 时，如行一期缝合，则肯定发生胆管狭窄，在这种情况下需要实施肝肠吻合和肠重建。十二指肠上段胆管的血供仅有 2% 是节段性（非轴向）的。这些小的节段性供血动脉直接起自肝固有动脉并在肝十二指肠韧带内上行，紧邻胆总管。十二指肠后段及壁内段胆管的血供来自于十二指肠后动脉及胰十二指肠动脉。

胆囊动脉通常是胆囊三角内由肝右动脉发出的单独分支[14, 15]（图 106-9）。在较为少见情况下胆囊动脉可发自左肝动脉、肝总动脉、胃十二指肠动脉或肠系膜上动脉[16]。发自肝右动脉的胆囊动脉通常与胆囊管并行且紧邻胆囊管，

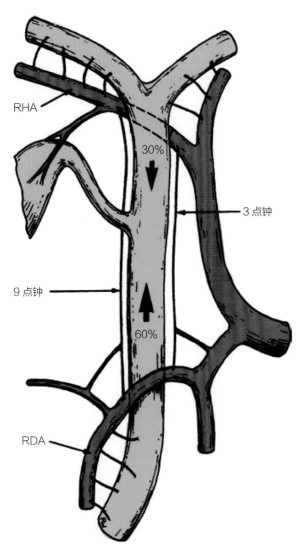

▲ 图 106-8　肝外胆管树的动脉血管分布。近端或肝门部胆管和胰后胆管处具有丰富的血管分布。十二指肠上胆管血管分布少，呈轴向，血供 **60%** 来自下方，**38%** 来自上方。细小的轴向血管（**3 点钟和 9 点钟位置的动脉**）很脆弱，容易破损。**RDA.** 十二指肠后动脉；**RHA.** 肝右动脉
引自 Terblanche J, Allison HF, Northover JMA. An ischemic basis for biliary strictures. *Surgery.* 1983;94:56.

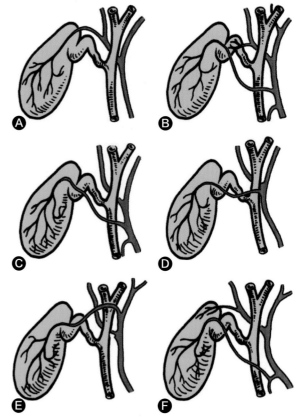

▲ 图 106-9　胆囊动脉（CA）及其变异
A.CA 的通常起源和路径；B. 双 CA；C. 在主胆管前穿过的 CA；D. 起源于肝动脉的右分支并向前穿过肝总管的 CA；E. 起源于肝动脉的左分支的 CA；F. 起源于胃十二指肠动脉的 CA（引自 Smadja C, Blumgart LH. The biliary tract and the anatomy of biliary exposure. In: Blumgart LH, ed. *Surgery of the Liver and Biliary Tract.* Edinburgh: Churchill Livingstone; 1988:16.）

走行于胆囊管内侧。然而这种关系并非一成不变，起自肝右动脉近端或肝总动脉的胆囊动脉可能非常靠近肝总管，这种情况下结扎胆囊动脉时可能损伤肝总管。穿过胆囊三角的胆囊动脉及其分支通常为胆囊管供血。

　　胆囊动脉通常在胆囊附近分支为浅支和深支。胆囊动脉浅支走行于胆囊的前表面，深支在胆囊窝内穿行于肝脏和胆囊之间。在 85% 的个体中，右肝动脉自肝总管后方通过并上行进入肝脏；在 15% 的个体中，右肝动脉自肝总管前方通过并上行进入肝脏的情形出现在接近 15% 的个体中，替代或变异右肝动脉发自肠系膜上动脉并走行于胆囊三角的内侧，胆囊管后方。

　　肝胆管和胆囊肝脏面的静脉回流通过许多小血管回流入肝内的肝静脉分支。一支独立于门静脉的静脉干上行并与门静脉并行，其接受来自胆囊及入肝前胆管的静脉回流[5]。胆管下段的静脉回流则直接回流入门静脉。

（六）淋巴引流

　　来自肝胆管和胆总管上段的淋巴管汇入肝

脏淋巴结。肝脏淋巴结沿肝动脉分布并汇入腹腔干淋巴结。胆管下段淋巴回流至低位肝脏淋巴结和胰腺上淋巴结。胆囊管及胆囊的淋巴管主要汇入肝脏淋巴结。两支淋巴管干沿胆囊侧边界上行并通过另一淋巴管干斜行汇入将两者连接起来，这样就在胆囊表面形成一个大 N 形。位于胆囊左侧的淋巴管汇入胆囊管淋巴结，该淋巴结位于胆囊管和肝总管的连接处。右侧淋巴管干不汇入淋巴结，其继续下行并与胆管的淋巴管汇合。胆囊肝面的淋巴管也可与肝内淋巴管汇合。

（七）神经支配

胆囊和胆道系统受交感及副交感神经纤维的支配，这些神经纤维来源于腹腔神经丛并沿肝动脉走行（图 106-10）。左（前）迷走神经干分支为肝支和胃前支。肝支支配胆囊、胆管及肝脏。来自第 5～9 胸节的交感神经纤维穿过内脏神经到达腹腔神经节。节后交感纤维沿肝动脉走行并支配胆囊、胆管及肝脏。

来自肝脏、胆囊、胆管的内脏传入神经纤维与交感神经传入纤维伴行，之后一起通过内

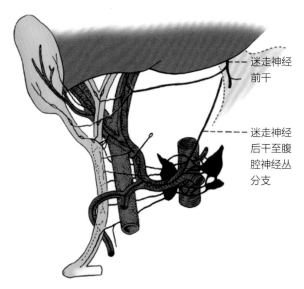

迷走神经前干

迷走神经后干至腹腔神经丛分支

▲ 图 106-10　肝外胆道系统的神经分布
引自 Linder HH. Embryology and anatomy of the biliary tree. In: Way LW, Pellegrini CA, ed. *Surgery of the Gallbladder and Bile Ducts*. Philadelphia: Saunders; 1987:21.

脏大神经进入第 5～9 胸节的背根。来自右侧膈神经的感觉纤维亦可能通过膈神经丛和内脏神经丛之间的交通而支配胆囊。这种神经支配方式可用来解释患有胆囊疾病的患者发生肩背部牵扯性疼痛的原因。Burnett 等 [17] 描述了胆囊壁内的三种神经丛：黏膜神经丛、肌神经丛和浆膜下神经丛。神经节细胞的数量自浆膜下神经丛至黏膜神经丛逐渐减少。浆膜下神经丛内的神经节细胞体积更大且间距更大，这点与肠道的肌间神经丛有所不同。

二、胆道畸形
（一）胆管

肝外胆管的解剖变异类型非常多。充分了解这些解剖变异非常重要，不能充分认识这些频繁发生的解剖变异可导致严重的胆道损伤。这些解剖变异涉及肝胆管、胆总管或胆囊管。

1. 肝胆管　在 57%～68% 的患者中，右前叶肝内胆管和右后叶肝内胆管先汇合，之后由右肝管与左肝管汇合形成肝总管（图 106-11）[4, 18, 19]。有三种较为常见的变异。在 12%～18% 的患者当中，由右前叶肝内胆管、右后叶肝内胆管和左肝管汇合形成肝总管。在 8%～20% 的患者当中，右后叶肝内胆管和左肝管汇合形成肝总管，而右前叶肝内胆管再汇入肝总管。在 4%～7% 的患者当中，右后叶肝内胆管在右前叶肝内胆管和左肝管汇合部以下汇入肝总管。在 1.5%～3% 的患者当中，胆囊管直接汇入其余所有胆管形成的汇合部，或者汇入右肝管的一个分支。

副肝管可自肝表面发出并可汇入右肝管、肝总管、胆囊管、胆总管或胆囊（图 106-12），其存在接近 10% 的个体当中。尽管副肝管的大小有时可接近胆囊管，但其通常较脆弱且壁薄，容易被忽视。副肝管通常走行在胆囊三角内，在手术分离时易发生损伤。胆囊肝管是自肝脏发出直接进入胆囊肝脏面的小胆管 [20]。如果在自胆囊窝剥离胆囊的过程中发现胆囊肝管，应

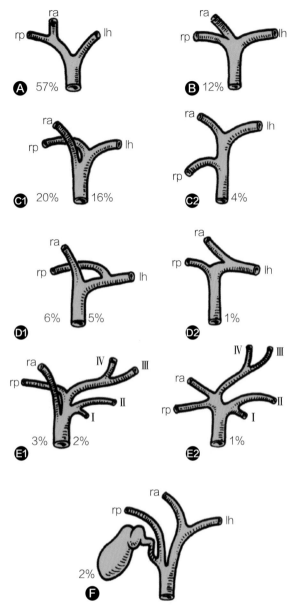

▲ 图 106-11　肝管和肝管分叉处的变异。lh. 左肝管；**ra.** 右前段胆管；**rp.** 右后节段胆管。罗马数字 I ～Ⅳ指的是不同的肝段胆管

引自 Smadja C, Blumgart LH. The biliary tract and the anatomy of biliary exposure. In: Blumgart LH, ed. *Surgery of the Liver and Biliary Tract*. Edinburgh: Churchill Livingstone; 1988:17.

将其结扎以避免术后胆瘘。

2. *胆总管*　胆总管位置异常和重复是罕见的胆道畸形，然而认识到上述畸形的存在，对避免胃及胆道手术当中发生严重胆道损伤极为重要。对胆总管位置异常和重复的一些类型描述如下：①单个管道开口在胃幽门和胃窦；②单个管道开口在胃底；③单个管道（独立于胰管）开口于十二指肠；④两个管道分别进入十二指肠；⑤分叉样管道，一支进入十二指肠，另一支进入胃；⑥分叉样管道，两支均进入十二指肠；⑦分隔型胆管，单个管道在十二指肠上有两个开口。上述畸形的存在有时并不引起症状，其临床意义在于对畸形本身的辨别，以及在手术当中避免损伤。

3. *胆囊管*　Benson 和 Page 于 1976 年为实施胆囊切除手术的外科医生描述了五种具有临床意义的胆囊管变异[14]。这五种变异当中，有三种涉及胆囊管长度、走行及汇入肝总管位置的异常（图 106-12）。胆囊管与肝总管并行走行的长度变化较大，胆囊管还可绕过肝总管的前方或后方自左侧汇入肝总管。并行走行的胆囊管发生在 15% 的个体当中，螺旋走行的胆囊管发生于约 8% 的个体当中。并行或螺旋走行的胆囊管长度可能正常。胆囊管还可能在肝十二指肠韧带内向下走行相当长的距离后才与肝总管低位汇合。

在上述两种情况下，胆囊管会被包裹在一层结缔组织鞘内并紧贴肝总管。胆囊管还可能汇入右肝管或肝段胆管。还有一种较为少见的情况下，胆囊管、右肝管、左肝管可在同一水平上汇合形成三叉样汇合部。在这种情况下，右肝管很容易被误认为胆囊管并被意外结扎或离断。偶然情况下，胆囊管长度可能非常短，或者胆囊直接与肝总管汇合（通过实际上并不存在的胆囊管）。在结扎较短的胆囊管时，需要非常小心，避免损伤胆总管。

（二）胆囊

一些明显的胆囊畸形是后天获得性的，但大多数畸形的产生是由于胚胎发育受阻或异常造成的。这些畸形的临床意义各不相同：有些极为罕见且不需要进行矫正，有些则需要进行外科干预。根据胆囊结构、数量及位置的不同，胆囊畸形可被分为 3 类（框 106-1）。

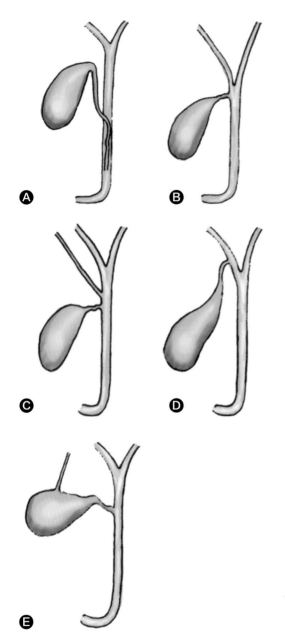

▲ 图 106-12　胆管异常

A. 长胆囊管与肝总管低度汇合；B. 胆囊管与肝总管（三叉）异常高度汇合；C. 副肝管；D. 胆囊管进入右肝管；E. 胆囊肝管（引自 Benson EA, Page RE. A practical reappraisal of the anatomy of the extrahepatic bile ducts and arteries. *Br J Surg*. 1976;63:854.）

<table>
<tr><td colspan="1">框 106-1　胆囊畸形</td></tr>
</table>

框 106-1　胆囊畸形

结构
- 倒圆锥形帽
- 双腔胆囊
- 沙漏样胆囊
- 胆囊憩室
- 退化胆囊

数量
- 胆囊缺如（胆囊未发育）
- 重复胆囊

位置
- 漂浮胆囊
- 肝内型胆囊
- 左侧胆囊
- 横置胆囊
- 后位胆囊

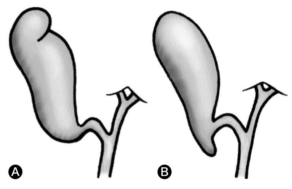

▲ 图 106-13　胆囊形状异常

A. 倒圆锥形帽；B. 漏斗部的憩室（引自 Gray SW, Skandalakis JE. *Embryology for Surgeons*. Philadelphia: Saunders; 1972:254.）

能多正常，且不是胆囊切除术的指征。

2. **双腔胆囊**　这种罕见畸形是胆囊被分隔并形成两个各自独立的胆囊腔，两者通过共同胆囊管引流（图 106-14A）。双腔胆囊畸形有两种类型：①外观上为单个胆囊，但胆囊内部被纵行纤维间隔分隔；②外观上为两个单独胆囊，两者于颈部汇合。双腔胆囊并无临床意义，除非出现症状，否则不需要切除。

3. **沙漏样胆囊**　胆囊外形发生变化可形成哑铃或沙漏样外观（图 106-14B）。这类畸形并不罕见，可能为先天性或获得性。在儿童当中，这种畸形多为先天性且不需要切除。在成人当中，这种畸形则多由慢性胆囊炎造成，如果患

1. **倒圆锥形帽（折叠胆囊）**　这种胆囊畸形最常见（图 106-13A），所有年龄段的个体中都可发生，女性更常见。Boyden 在 18% 胆囊功能正常的患者中通过口服药物胆囊造影证实这种畸形的存在[21]。这种畸形的产生原因是由于胆囊体部及底部之间的隔膜内折叠。这种胆囊功

者有相关症状，则应该切除胆囊。

4. 胆囊憩室　先天性胆囊憩室很罕见，在梅奥诊所行胆囊切除术的病例当中发现概率约为 25/29 701（图 106-14C）[22]。胆囊憩室可位于胆囊的任何位置，胆囊憩室可发生于胆囊的任何部位，其大小变化范围很大，在其直径为 0.5～9cm。胆囊憩室并无临床意义，除非憩室成为病变部位，这种情况下，可能含有结石，发生急性炎症，甚至穿孔。Hartmann 袋是胆囊漏斗或颈部的获得性憩室（图 106-13B）。这个袋胆囊颈部向外突出，并有可能与胆总管发生粘连。Hartmann 袋囊与胆囊疾病密切相关，尤其是那些长期梗阻导致胆囊排空障碍。

5. 退化胆囊　这种胆囊畸形是在胆囊管末

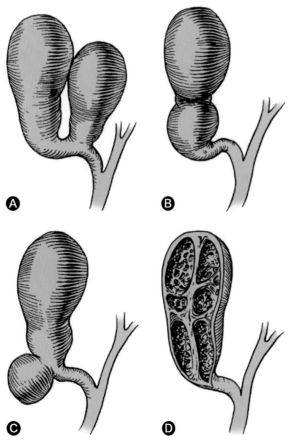

▲ 图 106-14　胆囊结构异常

A. 胆囊分叶；B. 沙漏胆囊；C. 漏斗部的先天性支囊；D. 有隔膜的胆囊（引自 Linder HH. Embryology and anatomy of the biliary tree. In: Way LW, Pellegrini CA, eds. *Surgery of the Gallbladder and Bile Ducts*. Philadelphia: Saunders; 1987:5.）

端有一小囊。在婴儿和儿童当中发现的退化胆囊多被认为是先天性发育不良，且不需要治疗。在成人当中，这种情况可能是胆囊炎纤维化的结果，可能需要手术切除。

6. 胆囊缺如（胆囊未发育）　目前报道的胆囊缺如病例数量约有超过 200 例。大部分胆囊缺如病例同时合并其他胆道畸形，且存活时间不超过 6 个月。一篇文献回顾了 185 例胆囊发育不良的病例。在这些病例当中，70 例（38%）为完全缺如，60 例（32%）未发育，55 例（30%）胆囊为一纤维组织结构[24]。胆囊缺如需与肝内胆囊或左侧胆囊相鉴别，这两种情况与胆囊缺如的表现非常类似。既往有胆囊疾病史并因此切除胆囊并不足以建立胆囊缺如的诊断。因为曾有患者体内有两个胆囊，其中一个被切除后另一个胆囊仍存留[25]。

7. 重复胆囊　Blasius 在 1674 年首次描述了关于人体尸检期间发现重复胆囊（双胆囊）的存在[26]。Sherren 则在 1911 年首次观察到活体双胆囊变异并进行了记录[27]。这种变异在人群中的出现率为 1/4000。真性重复胆囊的胆囊腔是各自独立的，而且每个胆囊腔均有其胆囊管引流胆汁，有时有独立的胆囊动脉为其供血（图 106-15）。重复胆囊的形式有以下两种：①管道型最为常见，两个胆囊均有各自的胆囊管并分别汇入肝外胆管的相同部位或不同部位；②另外一种类型是两条胆囊管逐渐融合并形成共同胆囊管后，再汇入胆总管。

重复胆囊时两者可被认为是在不同位置上的不同器官，或是在外观上看起来类似一个器官。每个胆囊均可独立发挥正常功能或者发生病变。重复胆囊一般不具有重要临床意义，且不需要治疗。

在少见情形下胆囊的位置可能出现异常。但除非出现相关症状，一般不需要治疗。以下是五种不同的情形。

漂浮胆囊。有报道漂浮胆囊在人群中的发生率接近 5%。发生这种情况时胆囊会被腹膜完

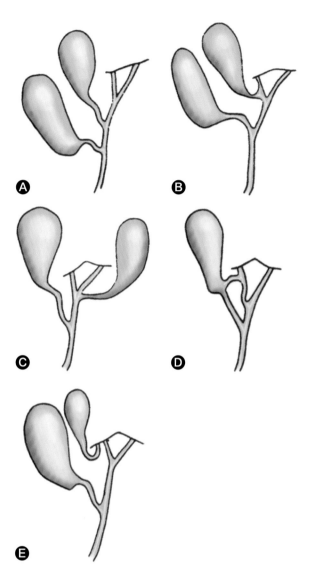

▲ 图 106-15　胆囊重复畸形

引自 Glassman JA: A short practical review of surgical anatomy of the biliary tract. In: Glassman JA, ed. *Biliary Tract Surgery: Tactics and Techniques*. New York: Macmillan; 1989:18.

转导致的胆囊供血中断而发生梗死。

肝内型胆囊。胆囊在胚胎期发育阶段通常位于肝脏内部，随着发育的进行在之后的阶段，胆囊逐渐来到肝脏外部。肝内型胆囊是指胆囊的一部分或全部完全嵌在陷入肝实质内（图 106-16C）。如在胆囊造影或超声检查时发现胆囊处于异常高的位置，则应怀疑肝内型胆囊的存在。在成人当中，约 60% 的肝内型胆囊同时合并胆囊结石。大多数肝内型胆囊仅有部分胆囊嵌入肝实质内，这种情况在手术当中很容易识别。

有些胆囊会完全嵌入肝脏实质内，这种情况会对胆囊切除手术造成较大的困难。完全嵌入型胆囊在术中的最佳策略是先确定胆囊管汇入肝总管的位置，之后逆行切除胆囊。

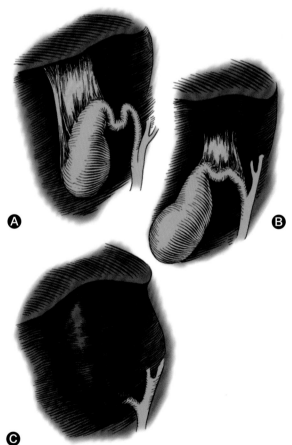

▲ 图 106-16　胆囊位置异常

A. 带有肠系膜的游动胆囊；B. 带有肠系膜的胆囊管；C. 肝内胆囊（引自 Linder HH. Embryology and anatomy of the biliary tree. In: Way LW, Pellegrini CA, eds. *Surgery of the Gallbladder and Bile Ducts*. Philadelphia: Saunders; 1987:5.）

全包裹，由肝脏腹膜反折将其附着于胆囊窝底部。这种附着可延伸至胆囊全段，但也有仅附着胆囊管的情况，导致胆囊失去支撑并下垂（图 106-16A 和 B）。这种情况一般出现在年龄超过 60 岁的女性身上。这种胆囊除可发生与正常胆囊相同的病理改变外，还有可能发生胆囊扭转。

胆囊扭转通常发生在 60—80 岁的人，但也有报道发生在幼儿。当发生扭转时，可出现突发症状如急性右上腹疼痛、恶心及呕吐。胆囊扭转时需要手术复位和切除胆囊，这是因为扭

左侧胆囊。左侧胆囊有两种类型：①左侧胆囊并胆囊转位，这些患者的心脏、腹腔脏器亦为转位；②单独胆囊转位。这两种类型均较为罕见。这种异位胆囊通常位于肝左叶的下面。

在大多数情形下，胆囊管汇入肝总管的位置正常，但偶有胆囊管汇入左肝管的情况。通常情况下这种胆囊的功能正常。超声检查通常能够发现这种解剖异常，影像医师应警惕并了解到这种异常情况的存在。

横向胆囊。在这种罕见情形下胆囊呈水平位并位于肝横裂内，而且胆囊通常会深嵌入肝实质内。

后位胆囊。这种情况下胆囊通常不在胆囊窝内，而是附着于肝脏的其他部位，或者游离在肝脏之外，胆囊底往往向后方延伸。后位胆囊可部分或全部位于后腹膜内。这种类型胆囊的暴露和切除往往较为困难。如果胆囊位于后腹膜，分离覆盖于胆囊之上的腹膜组织将有助于切除胆囊。

（三）血管

为肝外胆道供血的血管变异相较胆道系统自身的变异更为常见。约有 50% 的个体存在肝动脉及胆囊动脉的解剖变异[5,14,28]。根据胆囊动脉的解剖特点，Benson 和 Page 提出了 3 种较为重要的胆囊动脉变异（图 106-17）[14]。有 15%～20% 的个体存在副胆囊动脉和双胆囊动脉变异[14,29]。

这些变异动脉通常起自穿行于胆囊三角内的右肝动脉。三条胆囊动脉的情况较为罕见，通常发生率不到 1%。在解剖胆囊三角时，需小心观察是否有副胆囊动脉的存在。在 5%～15% 的个体中，在穿过胆囊三角并转向上方汇入肝门部以前，右肝动脉通常紧邻胆囊管[14,28]。在该部位胆囊动脉则通常自与右肝动脉成角的动脉分支或肝动脉的凸出部发出。

在胆囊切除术中，迂曲型右肝动脉很容易被误认为胆囊动脉而不小心结扎。起自迂曲型

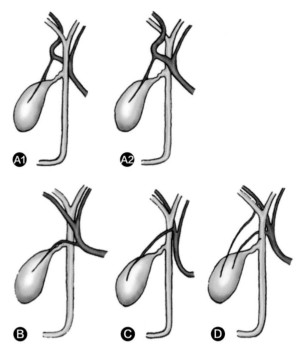

▲ 图 106-17 血管异常

A1 和 A2. "Caterpillar 凸起"型右肝动脉；B. 肝总管（或胆总管）前的右肝动脉；C. 肝总管（或胆总管）前的胆囊动脉；D. 副胆囊动脉（引自 Benson EA, Page RE. A practical reappraisal of the anatomy of the extrahepatic bile ducts and arteries. *Br J Surg.* 1976;63:854.）

右肝动脉的胆囊动脉通常很短，很容易在牵拉胆囊的过程中被撕脱[14]。胆囊动脉有时也会从胆总管或肝总管的前方穿过。这样在该部位进行胆囊三角下边界的解剖时，通常先显露出的是胆囊动脉而不是胆囊管[29, 30]。碰到这种情况时，需要先分离出并结扎胆囊动脉，从而能够更充分地显露胆囊管。

三、生理功能

（一）胆汁的生成

1. 胆汁形成及其成分　肝细胞生成的胆汁有两个用途。胆汁是某些有机溶质（如胆红素和胆固醇）的排泄媒介，并有助于肠道吸收脂质和脂溶性维生素。溶质被主动转运到小管中，伴随着水的被动转运，使胆汁得以分泌。水约占胆汁体积的 85%。磷脂、胆盐和胆固醇约占胆汁中固体的 90%，其余由胆红素、脂肪酸和无机盐组成。胆红素是衰老红细胞的分解产物，

通过肝内葡萄糖醛酸酰基转移酶与葡萄糖醛酸结合，并被主动排到相邻的小管中。正常情况下，机体存在大量胆汁储备以应对胆红素的过量产生，如溶血。自胆汁排出的胆红素每天约 $250 \sim 300mg$，其中 75% 来自网状内皮系统中的红细胞分解，25% 来自肝血红素和血红蛋白的转化。胆盐是由肝细胞合成的类固醇分子。人体内的初级胆汁酸是胆酸和鹅去氧胆酸，它们占生成的胆盐的 80% 以上。初级胆汁酸与牛磺酸或甘氨酸结合后，可在肠道中与细菌作用，形成次级胆汁酸、脱氧胆酸和石胆酸。胆盐的作用是促进脂肪的消化和吸收。磷脂与胆盐同时在肝脏中合成。卵磷脂是人胆汁中的主要磷脂，占总磷脂的 95% 以上。胆汁的主要溶质是胆固醇，胆固醇也主要由肝脏产生，而从饮食中摄取的量很小。肝脏每天分泌的正常胆汁量为 $750 \sim 1000ml$。影响胆汁排泄的三个主要因素是：肝脏分泌、胆囊收缩和括约肌阻力。在空腹状态下，胆总管内的压力为 $5 \sim 10cmH_2O$，生成的胆汁被储存至胆囊，储量可达 $50 \sim 60ml$。进餐后在胆囊收缩素和迷走神经的刺激作用下，胆囊收缩，奥迪括约肌松弛。因此，当胆总管压力超过括约肌阻力时，胆汁排泄进入十二指肠。胆囊内的压力可以达到 $25cmH_2O$，而胆总管的压力可以达到 $20cmH_2O$，有利于胆汁排泄进入十二指肠。由于水和电解质的吸收，胆囊内胆汁可浓缩 $5 \sim 10$ 倍，这使得胆汁成分比发生显著变化（表 106-1）[31, 32]。胆囊上皮细胞对氯化钠的主动转运是胆汁浓缩的动力。由于溶质吸收产生渗透压差，水被被动吸收。

2. 胆盐分泌　肝细胞将胆汁分泌到小管中然后再排入小胆管。胆盐分泌产生渗透压，从而促进胆汁的产生。胆汁酸的形成速度为每天 $500 \sim 600mg$。大部分胆汁酸保留在胆囊中，其次是肝脏、小肠和肝外胆管。胆汁酸由胆固醇通过以下途径合成：①胆汁酸形成的典型途径；②鹅去氧胆酸合成的替代途径，这种途径在人类中较少见[33]。

表 106-1　肝胆胆汁的构成		
项目 *	肝脏胆汁	胆囊胆汁
Na^+	160	270
K^+	5	10
Cl^-	90	15
HCO_3^-	45	10
Ca^{2+}	4	25
Mg^{2+}	2	4
胆红素	1.5	15
蛋白质	150	200
胆汁酸	50	150
磷脂	8	40
胆固醇	4	18
总固体	—	125
pH	7.8	7.2

*. 除了 pH 以外，所有测定均为每升毫克当量。所有元素的重要范围可能显示

在血浆中，胆汁酸与白蛋白或脂蛋白结合。在肝脏中的窦周隙中，肝细胞对胆汁酸的摄取非常高效。该过程由钠依赖性和非钠依赖性机制介导。超过 80% 的牛磺胆酸摄取利用钠依赖性途径，但只有不足 50% 的胆汁酸摄入利用该途径[34]。研究发现，许多转运蛋白在该过程中起关键作用。胆盐转运体、牛磺胆酸钠共转运多肽（NTCP）仅在肝脏中表达，位于肝细胞的基底外侧膜中。肝脏的非钠依赖胆汁酸摄取，主要由有机阴离子转运多肽（OATP）的转运蛋白家族介导。与 NTCP 相比，这些转运蛋白具有更广泛的底物亲和性，可以转运各种有机阴离子包括胆盐。OATP-C 是主要的非钠依赖胆汁酸盐摄取系统。OATP-A 也摄取胆汁酸，而 OATP8 介导牛磺胆酸的摄取。细胞内胆汁酸运输在几秒钟内发生。胆汁酸跨细胞转运有两种机制。其中一种是通过胆汁酸结合蛋白将胆汁酸从基底外侧膜转移至小管膜细胞内[35]。另一种是通过囊泡转运。相比之下，胆盐跨肝细胞

小管膜的转运是胆汁酸盐从血液到胆汁的限速步骤。胆管中的胆盐浓度是肝细胞中的 1000 倍。该浓度梯度的维持需要一种主动转运机制，这是一种依赖于三磷酸腺苷（ATP）的过程。该胆盐输出泵（BSEP）与 ATP 结合盒（ABC）转运蛋白的多药耐药性（MDR）基因家族编码的蛋白质密切相关[33]。ABC 转运蛋白介导肝脏、肠、胰腺、肺、肾脏、脑和巨噬细胞中代谢物、肽、脂肪酸、胆固醇和脂质的转运。尽管 BSEP 是单价胆汁酸盐进入小管的主要转运体，但多药耐药相关蛋白 2（MRP2）（MDR 蛋白家族的一员）也可将硫酸化和葡萄糖醛酸化的胆汁酸盐转运到小管中。MRP2 还可以介导多种其他有机阴离子的输出，其中包括结合胆红素、白三烯、谷胱甘肽、化学治疗剂、尿酸、抗生素、毒素和重金属[36]。

3. 肝肠循环　胆盐的主要功能是与胆汁中的钙离子结合，促进胆汁排泄，其更重要的功能是促进脂质转运。胆盐在肝脏中合成并结合，再被分泌到胆汁中，暂时储存在胆囊中，然后从胆囊进入十二指肠，在小肠中特别是在回肠末端被吸收，然后通过门静脉返回肝脏。在肝脏和肠道之间的这种循环被称为肝肠循环（图106-18）。肝肠循环中的胆盐被定义为循环胆盐池。在这个高效的系统中，将近 95% 的胆盐被重吸收。因此，在每天通过肝肠循环 6～10 次的 2～4g 总胆盐中，实际上只有约 600mg 胆盐进入到结肠中。在结肠中，细菌对两种主要胆汁酸和鹅去氧胆酸的作用导致次胆汁酸、脱氧胆酸和石胆酸的形成。尽管一些脱氧胆酸被结肠被动吸收，但其余的则随粪便排出体外。肝肠循环为胆盐合成提供了重要的负反馈系统。如果由于末端回肠切除或原发性回肠疾病而使再循环过程中断，则可能会发生产生大量胆盐异常丢失。这种情况会造成胆盐生成增加，以维持正常的胆盐池。同样，如果因胆道外瘘而造成胆盐丢失，则必须增加胆盐的合成。但是，除了损失过多的异常情况外，有多少丢失，就

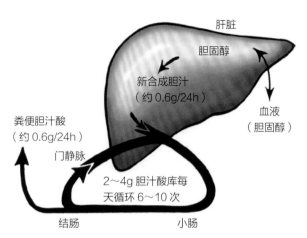

▲ 图 106-18　胆盐的肝肠循环

肝脏从血浆中吸收胆固醇。胆汁酸的合成速率为 0.6g/24h，通过胆道系统排泄到小肠中。大多数胆盐在回肠末端被重吸收，并被重新带回肝脏进行提取和再提取（改编自 Dietschy JM. The biology of bile acids. *Arch Intern Med*. 1972;130:472.）

会相应合成多少，从而维持恒定的胆盐池。空腹期间，胆汁中约有 90% 的胆汁储存在胆囊中。

4. 胆固醇饱和　胆固醇是非极性分子，不溶于水。维持胆固醇溶解状态溶液中的关键是胶束，胶束是一种胆盐－磷脂－胆固醇复合物。胆盐包含亲水和疏水部分。在水溶液中，胆盐亲水性部分朝外。磷脂可加入胶束结构，从而使胆固醇附着在胶束的疏水中心部分。这样，就可以将胆固醇溶解在水溶液中。混合胶束作为唯一的胆固醇载体的概念已经受到了挑战，因为有证据显示大量胆汁中的胆固醇以囊泡形式存在。在结构上，这些囊泡由胆固醇和磷脂的脂质双分子层组成。在最简单和最小的形式中，囊泡是单层的，但可能会发生聚集，从而形成多层囊泡。目前的理论表明，在胆固醇过量生成的状态下，可能超出这些大囊泡运输胆固醇的能力，从而发生晶体沉淀（图106-19）。

胆固醇的溶解度取决于胆固醇、胆汁酸盐和磷脂的相对浓度[37]。通过在三角坐标上绘制每种成分的百分比，可以显示出胆固醇完全可溶的区域（图106-20）。在由类似于胆汁的 10% 溶质组成的溶液中，曲线下的面积表示胆固醇在溶液中维持的浓度。在曲线上方的区域中，胆汁中胆固醇过饱和，可能会发生胆固醇晶

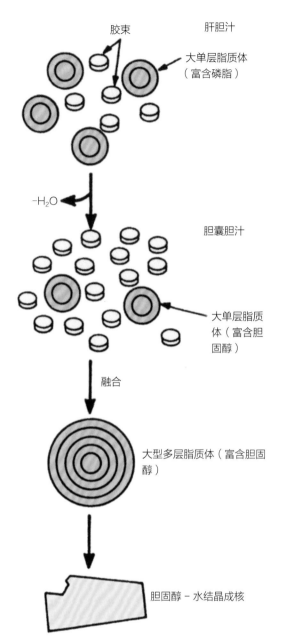

▲ 图 106-19 胆汁的浓度导致磷脂和胆固醇从囊泡到胶束发生净转移。磷脂能比胆固醇更有效地转移，导致剩余（重塑）囊泡的胆固醇富集。富含胆固醇囊泡的聚集形成了胆固醇 - 水合物的多层液晶

引自 Vessey DA: Metabolism of drugs and toxins by the human liver. In: Zakin D, Boyer TD, eds. *Hepatology: A Textbook of Liver Disease*. 2nd ed. Philadelphia: Saunders; 1990:1492.

体沉淀。胆固醇溶解度的数学模型已被建立，其受脂质成分的相对浓度和总脂质组成的影响[38]。研究得到了一个表示胆固醇饱和度相对程度的数值，称为胆固醇饱和（或成石）指数。当胆固醇饱和指数 > 1.0 时，溶液中胆固醇过饱和。

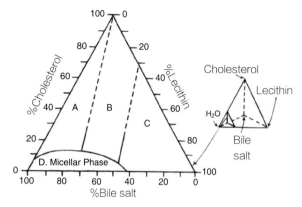

▲ 图 106-20 Interrelationships of bile salts, lecithin, and cholesterol. The graph is a plan taken from a tetrahedron at 90% water concentration. The tetrahedral plot is used to record the relationships of the four major constituents of bile: water, bile salts, lecithin, and cholesterol. The triangular coordinates can be divided into four zones, representing the physical state of the solutes in bile: crystals of cholesterol plus liquid(A); cholesterol crystals plus cholesterol liquid crystals plus liquid(B); liquid crystals plus liquid(C); and the micellar zone in which cholesterol is in water solution through the formation of cholesterol-lecithinbile salt micelles(D). The solid line is the 10% solute line. (From Admirand WH, Small DM. The physicochemical basis of cholesterol gallstone formation in man. *J Clin Invest*.1968;47:1043.)

胆盐、胆固醇或磷脂的相对浓度的变化会改变胶束的容量，从而改变溶液的胆固醇饱和指数。

胆结石形成：胆结石是胆汁中溶质（胆红素、胆盐、磷脂和胆固醇）浓度不平衡造成的结果。胆汁饱和后，它会沉淀生成更固体的成分：胆结石。胆结石可根据其成分分为胆固醇结石和胆色素结石。胆色素结石可以进一步分类为黑色结石或棕色结石。胆固醇结石通常为多个，大小不一，呈不规则状，颜色从透明的黄色到绿色和黑色。大部分胆固醇结石是透射线的，只有不到 10% 是不透射线的。由于胆红素钙和仅 20% 胆固醇的存在，胆色素结石呈黑色。胆色素结石小而且呈黑色，通常是因溶血性疾病（如遗传性球形红细胞增多症和镰状细胞病）而形成的。胆固醇结石在西方国家更为普遍（ > 85%），病因主要是由于肥胖。棕色结石主要出现在亚洲，通常病因是细菌感染、胆道寄生虫和部分胆道梗阻引起的淤积[1]。

5. 胆红素代谢 衰老的红细胞降解时经由

网状内皮系统释放的血红素，占胆红素来源的 80%～85%；剩下的 15%～20% 主要来自肝血红蛋白的分解[39]。形成胆红素的酶促途径和非酶促途径均已被研究发现。尽管两者在生理上同等重要，但在肝脏、脾脏和骨髓中发现的高浓度的微粒体酶血红素加氧酶在血红素到胆绿素的最初转化方面起着重要作用。在依赖于烟酰胺腺嘌呤二核苷酸（NADH）的反应中，胞质酶胆绿素还原酶将胆绿素还原为胆红素，然后释放到循环系统中。在这种非结合形式中，胆红素的溶解度非常低。胆红素极易与血浆蛋白（主要是白蛋白）结合，然后被肝脏摄取并进一步加工。肝脏是能够从循环系统中除去白蛋白 - 胆红素复合物并将具有潜在毒性的胆红素酯化为水溶性、无毒的单共轭和去共轭衍生物的唯一器官。在被肝细胞摄取后，胆红素与葡萄糖醛酸结合形成胆红素二葡糖苷酸（结合胆红素）。引起该反应的酶是存在于肝细胞内质网中的葡聚糖转移酶。然后胆红素通过胞质结合蛋白在肝细胞内转运，从而将分子传递至小管膜并主动分泌到胆汁中。然后，通过混合脂质胶束将结合胆红素运输至十二指肠。一旦进入肠道，胆红素就会被肠道细菌转化为尿胆素原，然后再被氧化为着色的尿胆素，粪便的褐色因此而来。

（二）胆囊的功能

胆囊的主要功能是在空腹状态下对肝胆汁进行浓缩并储存，并在进食时协调释放。为了发挥这一整体功能，胆囊具有吸收、分泌和运输能力。通过钠 - 氢交换过程，可以实现水分的吸收。胆囊储存了浓缩的胆汁。最终，这些胆汁重新进入远端胆管，并在进食时分泌到十二指肠。除了吸收和浓缩外，胆囊黏膜还能分泌糖蛋白和氢离子。黏液糖蛋白的分泌部位主要是胆囊颈和胆囊管的腺体。研究认为，形成的黏蛋白凝胶构成了将胆囊细胞膜与腔中胆汁分隔开的非搅动层（抗扩散屏障）的重要部

分[40, 41]。这种黏液屏障对于保护胆囊上皮免受胆囊中高浓度胆盐的强力清洗作用来说可能非常重要。但是，大量证据还表明黏蛋白糖蛋白还扮演着胆固醇结晶的促成核剂的角色[42]。通过钠交换机制，胆囊上皮细胞对氢离子的运输导致胆囊胆汁 pH 降低。胆汁的酸化促进钙的溶解，从而防止了钙盐的沉淀。胆囊的正常酸化过程会将进入的肝胆汁的 pH 从 7.5～7.8 降到 7.1～7.3[31, 32]。

1. 吸收性　在人体结构中，胆囊黏膜具有最强的单位吸收能力。通常通过吸收水和电解质，胆汁可被浓缩 5 倍。胆囊上皮细胞的主动 Na^+-Cl^- 转运是胆汁浓缩的驱动力（图 106-21）。因为溶质吸收产生的渗透压，水被被动吸收。胆汁的浓度可能会影响钙和胆固醇的溶解度。胆囊胆汁中钙的浓度是胆囊结石发病的重要因素，它受血清钙、肝胆汁钙、胆囊吸水率及胆囊胆汁中胆盐等有机物质浓度的影响[43]。尽管胆囊黏膜确实可以吸收钙，但该过程不如对钠或水的吸收那样明显。随着胆囊胆汁浓缩，胆汁溶解胆固醇的能力发生了变化。在胶束部分中的溶解度增加，但是磷脂 - 胆固醇囊泡的稳定性大大降低。因为胆固醇晶体的沉淀优先通过囊泡而不是胶束机制发生，所以浓缩胆汁的有效作用是增加了使胆固醇成核的趋势[42]。同时发生的还有有机化合物的吸收。脂溶性是胆囊黏膜运动的主要决定因素。但是，与水相比，胆红素、胆固醇、磷脂和胆汁酸盐的吸收是微不足道的。因此，这些有机化合物通过胆囊中发生的正常吸收过程被显著地浓缩。未结合的胆汁酸比结合的胆汁酸更容易吸收，但可能会损害胆囊黏膜，导致对其他溶质的非选择性地吸收增加。因此，由细菌去接合或黏膜炎症而引起的未结合胆汁酸盐的吸收增加，可能会影响胆固醇的溶解度，从而促进胆固醇胆结石的形成。

2. 分泌　在胆囊腔内，胆囊上皮细胞分泌至少两种重要产物：糖蛋白和氢离子。作为胆

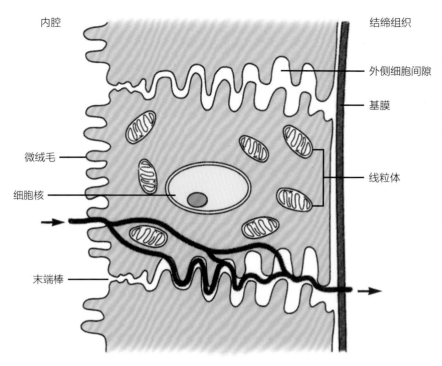

内腔

结缔组织

外侧细胞间隙

基膜

微绒毛

线粒体

细胞核

末端棒

◀ 图 106-21　**胆囊黏膜吸收功能的细胞机制**
箭表示水流穿过细胞膜并进入细胞间隙的路径。氯化钠被泵入细胞间隙，结果产生了高渗环境。随着水被输送到间隙中，间隙膨胀，等渗溶液进入结缔组织间隙（引自 Gadacz TR. Biliary anatomy and physiology. In: Greenfield LJ, Mulholland MW, Oldham KT, eds. *Surgery: Scientific Principles and Practice*. Philadelphia: Lippincott; 1993:935.）

囊黏蛋白分泌的刺激剂，前列腺素发挥着重要作用。此外，黏蛋白糖蛋白是促使胆固醇结晶的关键成核剂。通过钠交换机制，在胆囊上皮细胞传输氢离子时造成了胆汁的酸化。胆汁的酸化增加钙的溶解性，从而防止其沉淀成钙盐。胆囊的正常酸化过程会降低胆囊胆汁的 pH，而 pH 通常为 7.1～7.3。与胆囊胆汁相比，肝脏分泌的胆汁呈弱碱性，pH 为 7.5～7.8，因此肝胆汁过多流失可能引起代谢性酸中毒。

3.运动功能　壶腹括约肌的强直收缩促进胆囊充盈，从而使 CBD 中的压力保持恒定（10～15mmHg）。然而，在空腹期间胆囊不能简单地被动地和连续地充盈。相反，充盈期不时因部分排空浓缩胆囊胆汁（占其体积的 10%～15%）的短暂时间段而中断，这些时间段与Ⅲ期移行性复合肌电在十二指肠的每次通过相协调。该过程至少部分地由胃动素介导[44-46]。进餐后，胆囊中储存胆汁的释放需要胆囊收缩和奥迪括约肌松弛的协调运动反应。通过进食刺激，胆囊会在 30～40min 内排空其内容物的 50%～70%。然后在接下来的 60～90min 内逐渐进行再补充。胆囊和奥迪括约肌的协同作用

也需要许多其他激素和神经支配。胆囊运动性的缺陷可增加胆汁在胆囊中的停留时间，在胆结石的发病机制中起着核心作用[31]。

（三）奥迪括约肌

人体奥迪括约肌是一复杂组织结构，在功能上与十二指肠肌肉组织无关。内镜测压研究表明，奥迪括约肌在胆管和十二指肠之间形成一个高压区（图 106-22）。括约肌调节胆汁和胰液流入十二指肠，并防止十二指肠内容物反流至胆道。通过保持胆管和胰管内的压力高于十二指肠压力上述功能得以实现[47]。奥迪括约

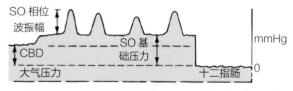

SO 相位波振幅

SO 基础压力

CBD

大气压力

mmHg

十二指肠

0

▲ 图 106-22　**将导管从胆总管（CBD）插入十二指肠而得到的奥迪括约肌（SO）测压曲线。CBD 压力和 SO 基础压力可作为十二指肠压力的参考。根据 SO 基础压力测量 SO 相波幅度。CBD 到十二指肠的压力梯度由平行虚线表示**
引自 Geenen JE, Toouli J, Hogan WJ, et al. Endoscopic sphincterotomy: follow-up evaluation of effects on the sphincter of Oddi. *Gastroenterology*. 1984;87:754.

肌也有阶段性收缩，可防止十二指肠内容物回流到胆道中。神经和激素因素都会影响奥迪括约肌。在人体中，因为胆囊收缩素，奥迪括约肌的压力和相位波的活动（图 106-23）会减小。因此，餐后括约肌的压力松弛，使胆汁被动地流入十二指肠。在空腹期间，奥迪括约肌的高压阶段性收缩在移行性肌电复合波的所有阶段持续存在。但是，最近的动物研究表明，奥迪括约肌相位波确实与时相Ⅲ移行性肌电复合波有一定程度的差异。因此，奥迪括约肌的活动无疑与部分胆囊排空和时相Ⅲ移行性肌电复合

波发生时胆汁流量的增加相协调。这项活动可能是对空腹期间胆道晶体积累的一种预防机制 [31]。神经介导的反射将奥迪括约肌与胆囊和胃部相关联，以协调胆汁和胰液流入十二指肠。胆囊 - 奥迪括约肌反射使人体括约肌在胆囊收缩时放松 [48]。同样，胃窦扩张也可引起胆囊收缩和括约肌放松 [49]。

致谢

作者感谢 Henri A. Pitt 和 Thomas R. Gadacz，感谢他们之前的贡献。

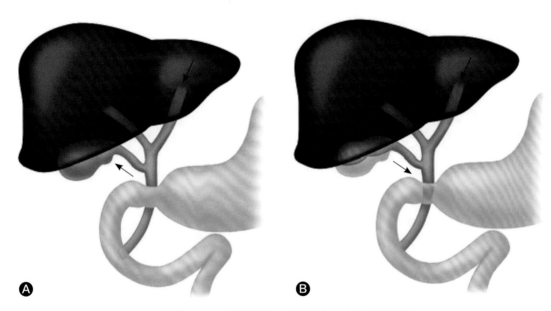

▲ 图 106-23　胆囊收缩素对胆囊和奥迪括约肌的影响

A. 禁食期间，括约肌收缩，胆囊充盈；B. 进食后，括约肌放松，胆囊排空（引自 Pham TH, Hunter J. Gallbladder and the extrahepatic biliary system. In: Brunicardi F, Andersen D, Billiar T, et al., eds. *Schwartz's Principles of Surgery*. 10th ed. New York: McGraw-Hill; 2015:1314.）

第 107 章
胆道系统的影像及放射介入诊疗

Imaging and Radiologic Intervention in the Biliary Tract

Rakesh Navuluri　Brian Funaki　Danial Jilani　Tom Tullius　Mikin Patel　Ashley Altman
Comeron Ghobadi　Arun Nagaraju　**著**

孟文勃　白　冰　**译**

摘要

　　本章包括对胆道系统的影像学和经皮介入方法的回顾。无创影像学检查为制订治疗计划提供了基础，其中包括外科手术和（或）经皮介入治疗。经皮胆道介入治疗是主要的诊断和治疗选择，或者指导之后的外科治疗。本章的主要目的包括①回顾无创影像检查在胆道梗阻患者诊疗中的作用；②评价经皮介入治疗对胆道良恶性疾病患者的作用。

关键词：胆道影像；经皮穿刺肝胆道成像；经皮肝穿刺胆道引流；恶性胆道疾病；良性胆道疾病；胆管结石；胆管癌；胆道造影；胆道出血

　　本章综述了胆道系统的影像和经皮介入治疗。梗阻性黄疸患者全面评估包括收集患者详细的用药史和手术史、体格检查、实验室和相关影像学资料。多学科治疗是一项全面的治疗方法，会涉及初级保健医生、外科医生、胃肠病学家和介入放射科医生。无创影像检查为外科手术和（或）经皮介入治疗计划提供了基础。经皮胆道介入治疗可能是主要的诊断和治疗手段，或者可引导之后的外科治疗。本章主旨：①回顾无创影像检查在胆道梗阻患者诊疗中的作用；②评价微创经皮介入治疗对胆道良恶性疾病患者的作用。

　　本章首先概述了超声、计算机断层扫描、磁共振成像和核医学在评估胆道疾病患者中的作用。

　　影像学检查的目的不仅要证实梗阻性黄疸的存在，而且要明确胆道的解剖结构。利用磁共振胰胆管成像等技术确定患者梗阻的程度及部位，从而可以指导治疗。如果是恶性疾病，影像学也可以明确疾病的分期。

　　确定解剖结构后，可采用经皮穿刺肝胆道成像（PTC）和经皮肝穿刺胆道引流（PTBD）等技术介入治疗。本章对 PTC 和 PTBD 及其他干预措施（经皮穿刺活检、引流管放置、经皮胆道狭窄扩张、放置胆道支架）都进行了综述。无论良性、恶性疾病还是医源性导致疾病，之后讨论的每种治疗方法都是根据患者胆道狭窄的临床表现和病因来制订的。最后简要概述了治疗不能切除的胆道恶性肿瘤的创新实践：射频消融术（RFA）和钇 -90（^{90}Y）疗法。

　　本章旨在让读者对复杂胆道疾病患者的影像学特点和影像引导下的预治疗技术有一基本了解。

一、诊断成像

（一）超声

US 是通常作为评估胆道系统的初始影像学方法。在专业的操作人员手中，US 可以为医生提供有价值的信息，以帮助发现疑似肝胆疾病的患者。它可用于评估胆管梗阻（图 107-1A）、肿块或结石。US 的优点是无创、便宜，且没有电离辐射，这一点对儿童和孕妇特别重要。正常胆囊呈卵圆形、无回声、充满液体，毗邻叶间裂，分隔左、右肝叶。胆囊壁光滑，厚度不超过 3mm[1]。当胆囊收缩时（在进食后患者中经常看到），胆囊壁可能会出现假增厚。胆囊壁增厚的主要原因包括胆囊炎（图 107-2）、胆囊腺肌症和胆囊癌症。胆囊壁增厚的次要原因包括获得性免疫缺陷综合征、胆管病、硬化性胆管炎、肝炎、胰腺炎、心力衰竭、低蛋白血症、肝硬化、门静脉高压和淋巴阻塞[2]。肝外胆管分为胆总管和肝总管。在 US 上，肝总管是肝外胆道系统中最容易看到的部分。胆囊管通常位于肝总管的后方，并可在不同的距离与总肝管汇合，形成胆总管。10% 的人胆囊管与肝总管并行很长一段，并由纤维鞘连接，因此总肝管可能会被误认为胆囊管[3]。在大多数患者体中，肝总管位于门静脉的前外侧和肝动脉的右侧。肝动脉在肝十二指肠韧带内将肝总管与门静脉分隔开。然而，在 10%～15% 的患者体中，肝动脉在肝总管的前方，由于胆总管位置靠后，

它就会朝着十二指肠的第二部分走行[1, 4]。

肝外胆管的正常直径为 4～8mm[5]。胆总管的直径可能随着年龄的增长、胆囊切除术后和内镜下胆管手术而增宽。在胆囊切除术后，肝外胆管的最大正常上限直径为 10mm。然而，一般认为对于有症状的患者，胆管直径在 6mm 及以上时需要采取进一步的检查[6]。肝内胆管直径一般 < 2mm 或小于伴行门静脉分支直径的 40%。肝内胆道扩张可通过平行管征测量，平行管征是指扩张胆管与并行的门静脉分支相互平行。大的肝内胆管位于肝门附近[7]，不应与病理性扩张相混淆。彩色多普勒超声可用于区分扩张的肝内导管和肝血管（图 107-1B）[8]。胆道梗阻的病因包括良性病因（如结石、感染性和先天性）、肿瘤病因和外源性压迫（如 Mirizzi 综合征、胰腺炎和腺病）。US 能准确测量 92% 的病例中的梗阻程度，并能确定 71% 的

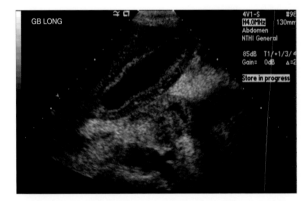

▲ 图 107-2 经腹矢状位右上象限超声图像显示脓毒症无结石性胆囊炎患者胆囊壁明显增厚

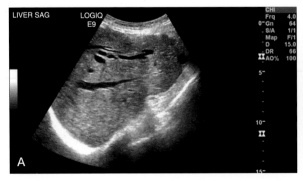

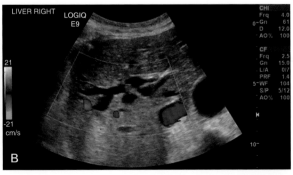

▲ 图 107-1 **A.** 灰度；**B.** 彩色多普勒。经腹矢状右上象限超声图像显示肝内胆管扩张，彩色多普勒扫描有助于区分扩张的胆管和肝脏血管

病例中的病因[9]。在进行治疗前，通常需要通过 CT 或 MRCP 进行进一步评估，以确定患者的梗阻原因或恶性肿瘤严重程度[1]。

（二）计算机断层扫描

多探测器 CT 可以改善胆道系统的成像。它能够快速获取体积数据，进行多平面重建（MPR），为肝内和肝外胆管提供更详细的评估。CT 和 US 不同，它可以显示整个胆总管，并能更好地发现胆道梗阻的原因。CT 诊断胆总管结石的灵敏度为 72%～88%[10-12]。CT 的缺点是有电离辐射和使用静脉对比剂，这对肾脏损伤或对比剂过敏的患者来说是禁忌。评估胆道系统的 CT 技术涉及对肝脏、胆囊、胆总管和胰腺的平扫。平扫为确定病变增强程度设置了基线，并能更好地发现被对比剂掩盖的结石。静脉注射对比剂后 70～80s 进行门静脉扫描。如果认为是恶性肿瘤，可在 45～50s 时获得动脉期扫描图像。除了评估肿瘤内的血管状况外，还可在动脉期晚期评估肿瘤周围的血管受累情况，这可能会改变手术方案或不考虑采取手术治疗（如胰腺头部病变并包绕周围血管）。当怀疑是胆管癌时，应增加 10min 延迟扫描，因为相对于肝实质，这些肿瘤通常表现为延迟强化。薄层扫描（1mm 或更小）可实现更高质量的多平面重建（如冠状面和矢状面），有助于评估胆管。正常的肝内胆管在增强 CT 上隐约可见，常易与直径＞2mm 的扩张汇管区区分（图 107-3）。肝总管和胆总管呈管状水密度结构，管壁几乎不可见。胆总管末端在胰头处呈圆形或椭圆形[1,13]。CT 透视检查是胸部、脊柱、腹部和骨盆进行经皮介入手术的有效工具。CT 透视检查可提供类似于 US 的近实时图像采集，从而提高了治疗效率。在胆道系统病理学检查中，当进行有挑战性的活检（如与胆管相邻的肝病变）或导管引流困难（如主动脉附近的胆瘤）时，CT 透视检查尤其有用[14]。

（三）磁共振成像

与 MRI 相比，US 和 CT 在成本、可用性、速度和实时成像上具有一些优势，但是，MRI 在胆道成像中发挥着越来越重要的作用。在胆道病变评估中，它被认为是一种具有高度敏感性和特异性的无创成像方式。事实上，在大多数机构中，它比 ERCP 和经皮胆道造影更受青睐，对于不能接受 ERCP 或 ERCP 失败的患者也很有用。MRCP 可以显示小到 2mm 的结石[15]，随着结石增大，它的敏感性也大大增加。此外，它在显示胆道狭窄、胆瘘（图 107-4）和其他病理方面也同样有用。

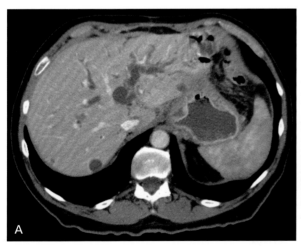
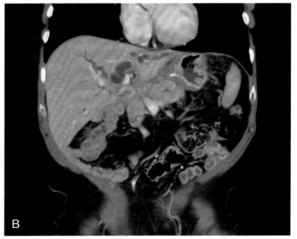

▲ 图 107-3　肝脏和胆道系统，显示弥漫性肝内胆管扩张。发现患者胰头有肿块，导致胆总管阻塞
A. 轴位；B 重建冠状位对比增强计算机断层扫描

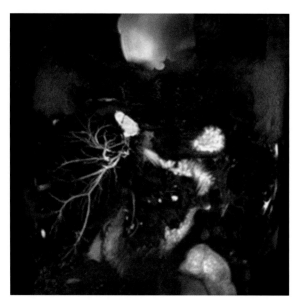

▲ 图 107-4　此冠状位图像上的 T_2 高信号区域表明胆瘘导致产生大胆汁瘤

MRCP 利用 T_2 加权图像显示胆道系统，然后利用 MPR 和最大密度投影（MIP）将这些图像重新格式化为多个平面，从而可以一次性显示大部分胆道，也可以获得任何其他平面中的三维成像或二维成像。技术的进步，加上 MRI 技术人员经验的增长，可以实现高分辨率成像并缩短成像时间，这就可以为重症患者提供高质量的诊断影像，这些患者可能无法长时间保持体位或无法执行呼吸指令[16-19]。这些进步，加上 MRI 的本身的优点，使 MRCP 成为诊断影像和术前检查时的一种非常有价值的工具。

（四）核医学

肝胆闪烁显像是一种无创技术，它利用标记有放射性示踪剂（锝）的亚氨基二乙酸衍生物来评估胆道系统。虽然现在对异丙基乙酰苯胺亚氨基双乙酸（PIPIDA）是更普遍的示踪剂，但它通称为肝胆亚氨二醋酸（HIDA）扫描。胆管闪烁显像在发现胆瘘时特别有用，因为它非常敏感（图 107-5）[20]。然而，对临床高度怀疑为阴性的患者，应进行 ERCP 检查[21,22]。胆管闪烁显像对其他胆道疾病（包括梗阻和胆囊炎），也是一种极其敏感的检查方法。

二、胆道介入

PTC 是一种诊断工具，但已被之前提到的横截面成像技术取代。此外，随着 ERCP 的发展和广泛应用，以及内镜介入治疗的发展，患者对经皮介入治疗的需求已经下降。在许多机构中，经过初步的临床资料、实验室和影像学评估后，患有胆道疾病的患者（尤其是未扩张的胆道系统）通常首选 ERCP 微创手术；但在胆道疾病的多学科治疗中，经皮肝穿刺干预仍然是一种有价值的手段。对于接受过胆肠重建和胆道汇合处肿瘤阻塞的患者，通常需要介入放射科对患者进行 PTBD。ERCP 失败后，采取经皮干预也很有价值。内镜支架无法触及胆道梗阻部位的情况并不少见。此外，由于脓毒症、高位梗阻和内镜胆管手术失败的患者可能需要采取紧急经皮肝穿刺引流。经皮肝穿刺技术也非常适用于有胆道分叉（即肝门）或肝内病变的患者，以及既往手术失败（如术后胆肠吻合口狭窄）的患者。

（一）经皮穿刺肝胆道成像、经皮肝穿刺胆道引流及胆道狭窄扩张

PTC 是一种侵入性手术，患者需要知情同意、适度镇静并在术前静脉注射针对肠道病原体的抗生素。经皮肝穿刺进入胆道主要有两个入路：右腋下入路和左剑突下入路。虽然透视和 CT 都可用于引导，但透视因其速度快和实时图像采集而广受青睐。US 通常在初始穿刺时锁定特定的肝内胆管，或者仅在上游胆管扩张程度很小时采用。由于肝实质体积较大，且能够减少对医生手部的辐射，因此右腋下入路在临床上更常用。右侧入路的主要风险是穿过胸膜腔，如果不使用 US 锁定特定的胆管，则用 22 号同轴千叶针（Cook Inc.，Bloomington，Indiana）从正中线剑突下方三指宽的左侧入路插入第 11 肋间隙[22]。然后取出细针，在透视引导下将稀释的对比剂注入针头中，同时慢慢抽

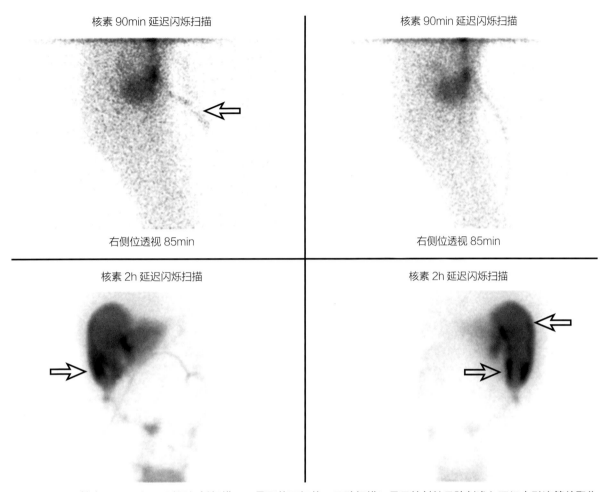

核素 90min 延迟闪烁扫描　　核素 90min 延迟闪烁扫描

右侧位透视 85min　　右侧位透视 85min

核素 2h 延迟闪烁扫描　　核素 2h 延迟闪烁扫描

▲ 图 107-5　核素 90min 和 2h 延迟闪烁扫描（二异丙基亚氨基二乙酸扫描）显示放射性示踪剂渗入下经皮引流管并聚集在肝脏右表面并向上延伸，与胆瘘征象一致（箭）。该患者胆囊切除术后状态良好，胆总管呈梭形扩张，属于 I 型胆总管囊肿

出针头。通常在良性狭窄的情况下，外周胆管轻度扩张，针头更难进入。在这种情况下，将第二根千叶针插入中央胆管，通过该胆管进行的胆管造影将用作周围胆管的透视穿刺造影图。选择适当的外周后，使用同轴系统并逐渐增大护套直径[23]，在约 0.018 英寸（0.46mm）的导丝上更换针头，并将其升级为约 0.035 英寸（0.89mm）的导丝。在这一步可以再次进行胆管造影，以明确患者的解剖结构和狭窄。如果未发现狭窄，则放置 8～10F 胆管内－外引流管，其远端位于近端小肠内，且有多个侧孔横跨胆道系统。另外，根据临床情况和阻塞或胆瘘的原因，可以放置一个简单的外部胆管猪尾状引流管进行暂时减压。如果确诊为良性狭窄，则必须决定是

否用导丝穿过狭窄处，从而扩张狭窄段和（或）在狭窄处放置引流导管。一般情况下，患者有败血症、胆管炎或插管困难时，会在患者体内暂时放置一个外部胆管引流管，急性感染缓解后，将患者带回造影室放置一个胆管内－外引流管。穿过狭窄处后，医生可以放置一个胆管内－外引流管，或者用一个球囊扩张狭窄段[24]，或者依次进行两种操作。近期接受过外科吻合术（＜ 1 个月）的患者出现狭窄通常是由于术后水肿引起的，但水肿可能会自行消退。除该情况外，球囊扩张术对于治疗大多数良性狭窄都是一种合理的方法。此外，近期接受过胆管吻合术再进行球囊扩张术在术后早期可能很危险，可能导致穿孔或胆瘘，这种情况下，合理

的做法是置入胆管内 - 外引流管并在几周内重复进行胆管造影。球囊[24]扩张术治疗短节段狭窄的成功率高于长节段狭窄，短节段狭窄的短期通畅率为 50%～90%，长节段通畅率为 56%～74%[25-29]。球囊扩张术可用于治疗大多数良性胆道狭窄。球囊的大小取决于狭窄的近端和远端胆管的口径。尽管成人采用 14mm 的球囊也很安全，但一般来说，宽 8～10mm、长 2～4cm 的球囊足以扩张胆总管（CBD）或肝总管（CHD）狭窄。直径 6～8mm 的小球囊用于扩张患者外周狭窄的。胆肠吻合术中狭窄扩张可以使用 20mm 的球囊。缓慢充气至少 1min，每次应重复多次。胆道扩张后，在导丝上插入内 - 外导管。多数情况下，要在多次疗程中，不断将引流导管增大至 16F。不同机构采用不同的扩张计划，但患者通常每 3～6 周要返回医院进行胆管造影，重复球囊扩张，导管增大。如果患者狭窄持续存在，可以在之后的治疗中使用较大的球囊。切割球囊虽然已取得一些成效，但证明其安全性和有效性的数据有限。狭窄段扩张成功会显示出胆管畅通并能在之后的胆道造影中迅速排泄。然后将外部猪尾巴引流管放于原处，并在外部盖上盖子，观察数周。如果再次胆管造影显示患者没有明显的残余狭窄，且没有临床证据表明患者有梗阻或感染（导管周围渗漏、黄疸、发热或胆管炎），则可以拔除引流管。87% 的患者成功地[30]完成了 6～12 个月的连续扩张治疗，1 年狭窄通畅率为 84%，5 年狭窄通畅率为 74%，10 年狭窄通畅率为 67%[31]。在治疗失败的情况下，可能需要将胆管内 - 外引流管永久留置患者体内，并每隔 3 个月更换一次导管，以防止堵塞。某些情况下，患者最终可能需要外科手术。金属支架在良性胆道狭窄的治疗中通常不起作用，该装置会永久存在患者体内，且不可修复，因为它们会引起内膜增生并嵌入胆道上皮。金属支架的阻塞率也很高，因此仅用于缓解恶性疾病的症状。随着内镜下 ERCP 的应用，疾病疗效和长期通畅率得到越来越多的数据支持，全覆盖自膨胀金属支架（FCSEMS）显示出良好的治疗前景，该装置由一种材料覆盖，这种材料可以延缓内膜增生，且易于取出。最近对 68 例置入经皮覆盖支架的患者的研究显示，原发性和难治性狭窄患者的临床成功率为 87%，1 年的通畅率为 91%[32]。最后，重要的是要认识到，在内镜领域，扩张手术很少单独进行，通常需要同时置入多个塑料支架或 TCSEMS[33]。

（二）胆道结石的经皮治疗

在接受胆囊切除术的患者中，多达 1/5 的患者有胆总管结石，这些结石可以通过手术探查或内镜逆行胰胆管造影进行治疗。括约肌切开术或括约肌成形术（较少见）结合胆囊切除术可以清理胆总管。解剖异常导致内镜手术失败时，可采取胆总管结石的替代治疗，即在进行胆囊切除术时在患者体中放置胆道引流管（T 管或经胆囊管）或采用经皮肝穿刺的方法。据报道，该方法成功率＞95%，最常见并发症胆管炎的发生率不到 3%[34, 35]。经皮球囊扩张肝胰壶腹后，正向导丝进入十二指肠（图 107-6）。然后将球囊导管放气，在结石附近重新充气，再将结石推入十二指肠。＞15mm 的结石，可以在扩张壶腹之前先使用网篮碎石术（图 107-7）。有肝内胆管结石或需要直接显示结石但 ERCP 又无法实施的患者，可采用经皮肝穿刺胆道镜检查[36]。对于较大的胆管结石，胆道镜检查可结合经皮碎石取石术[37]。对于手术风险高且无法进行胆囊切除术的患者，可采用经皮胆囊取石术这种微创手术。据报道，该方法的成功率高达 97%，主要并发症为拔管后胆瘘，发生率不到 10%[38]。经皮胆囊取石术的主要缺点是胆囊结石会经常复发。

（三）影像引导下经皮治疗恶性胆道疾病

胆管梗阻通常由恶性肿瘤引起，如胆管癌、胆囊癌和胰腺肿瘤，这些肿瘤在发现时往

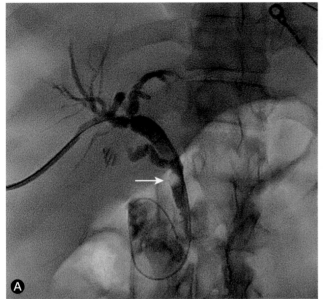
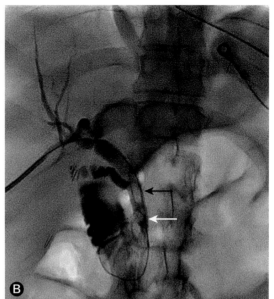
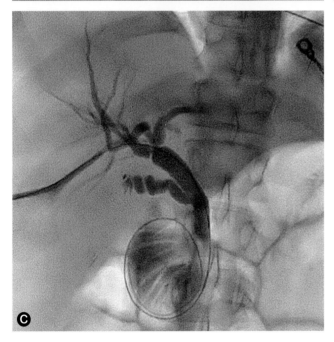

▲ 图 107-6　**1 例 27 岁女性，有胆囊切除术和十二指肠转位病史，现在感觉疼痛并患有黄疸**
A. PTC 显示胆总管（白箭）内有充盈缺损，与结石类似；B. 壶腹球囊扩张后，球囊（黑箭）在结石（白箭）近端膨胀并被推入十二指肠；C. 胆管造影显示在胆总管内未见结石。内 - 外胆管引流管被随后放置

往无法切除。通过放置经皮胆道引流管、通过内镜或经皮胆道支架置入术和短路手术，可以缓解瘙痒和治疗胆管炎。如前所述，PTBD 是通过将猪尾状导管置入胆道系统进行引流（外部）或将多个侧孔导管置入十二指肠（内部至外部）实现的。PTBD 对远端和近端恶性胆管梗阻均有效，大量研究报道该技术成功率＞90%，临床成功率＞ 75%[39]。恶性胆道狭窄的内引流移除了外部导管，从而不需要日常护理和频繁更换导管，提高了患者的生活质量。可以使用塑料或金属支架实现内引流，与塑料支架相比，金属支架直径更大，长期通畅性更好，但价格更高。预期寿命＞ 3 个月的患者通常首选金属支架，而预期寿命较短的患者则适合使用塑料支架。胆汁、碎片或肿瘤生长可能会阻塞金属支架。为了抑制肿瘤生长和防止黄疸复发，研制出了覆盖金属支架（图 107-8）。与非覆盖金属支架相比，覆盖胆道支架发生移位和急性胆囊炎的概率增加，但它通畅性更好[40-43]。一期支架置入要在初次进入胆道系统时经皮放

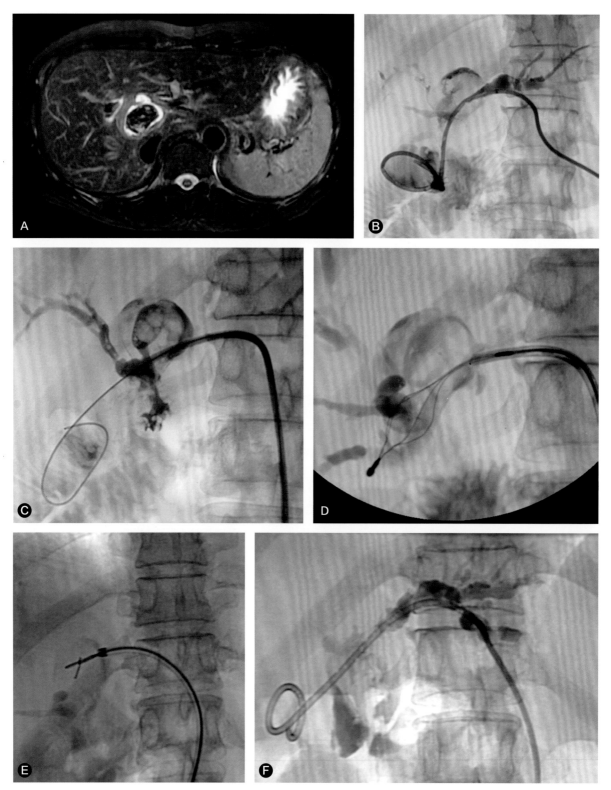

▲ 图 107-7　**A.** 1 例 **51** 岁的女性，在胰腺癌 **Whipple** 手术后出现左肝叶胆总管囊肿，其中有一个 **3cm×2cm** 的大结石，伴有轻度胆管扩张；**B.** 左侧 **PTBD** 后；**C.** 通过多次红外照射；**D.** 使用碎石篮；**E.** 胆管钳进行结石碎裂；**F.** 提取，完成胆管造影

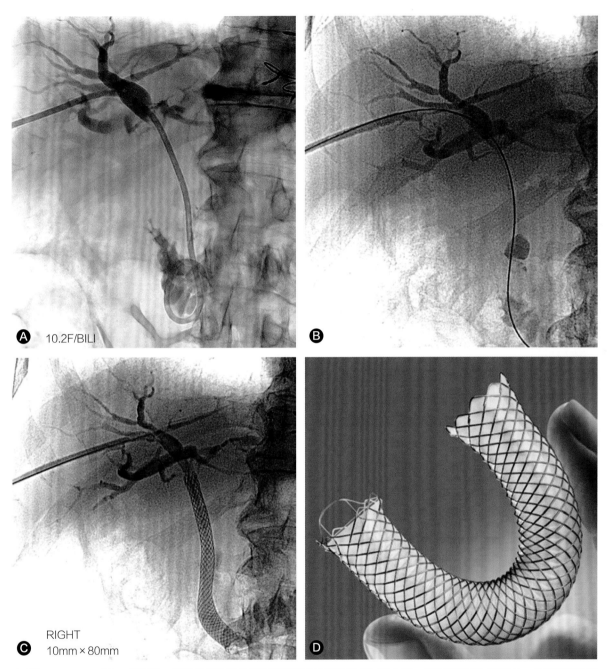

▲ 图 107-8　**A.** 1 例 79 岁男性，因继发于转移性胃癌的胆道梗阻导致黄疸加重入院，在急性期置入胆管内 - 外引流管以进行胆道系统减压；**B.** 2 周后，患者回访进行全覆盖的自膨胀金属支架的置入，通过导丝进行胆管造影，为支架展开做准备；**C.** 成功设置支架，对比剂从肝内胆管系统快速排出到小肠；**D.** 自膨覆盖式胆管内支架（**Wallflex**）照片，与病例中使用的相似
D. 图片由 Boston Scientific Corporation,Natick,Massachusetts 提供

置支架。二期支架置入术是一种分阶段实施的手术，与之相比，一期支架置入术更有效，并发症也更少。61 例恶性胆管阻塞患者接受了 PTBD 及支架置入术，对其研究发现：一期和二期支架手术组的主要并发症发生率分别为 23% 和 54%[44]。一期支架置入术缩短了患者住院时间，降低了并发症发病率[45, 46]，提高了成本效益。由于内镜下支架置入术治疗胆道梗阻成功率更高，并发症发生率更低且无外部导管，因此它长期以来比经皮置入术更受青睐[47]。利用先进的技术和改进导管技术的研究表明，与内镜手术相比，经皮支架置入术成功率更高，并发症

更少。胆管炎是一种主要的手术并发症，在内镜组中的发生率是经皮组的 5 倍[48-50]。Bismuth 分级是一种常用的分级系统，用于对因肝门肿块引起的胆道梗阻进行分级。分级系统可用于确定肿瘤可切除性规划引流。术前检查（US、CT 或 MRCP）至关重要，尤其是在肝门梗阻的情况下[51]。影像学能准确评估梗阻程度，有助于选择入路点和最适合引流的肝段。多项研究评估了针对最佳支架位置和所需支架数量对充分引流阻塞性胆道系统造成的影响。在单个完整肝叶中可进行引流和支架置入，但是，单个肝叶中无法完成多节段引流，且会增加并发症发生率[52]。因此，选择一个大于肝脏体积 70%（证明肿瘤负荷较小），且由未闭的门静脉分支供血的肝叶至关重要[53]。肝门肿瘤患者临床成功的主要预测指标是超过 50% 肝容量的充分引流，可能需要放置双侧支架[54]。应避免引流萎缩的肝叶，因为没有效果，只有在怀疑该叶是胆管炎时才应引流。

（四）良性胆道疾病：医源性或外伤性胆道系统损伤

医源性胆管损伤（IBDI）每年有大量的发病率和死亡率，导致医疗费用上升。IBDI 最常见的原因仍然是由腹腔镜胆囊切除术引起，这是世界上最常见的手术之一。早期认识 IBDI 是预防严重并发症的关键。经皮介入治疗在 IBDI 的治疗中起着至关重要的作用，通常作为最终手术治疗前的临时措施。胆汁瘤和胆瘘是最常见的 IBDI 类型[55]，需要介入治疗。在描绘胆道解剖和提供胆道分流意见方面，介入放射科医生起着关键作用。影像对于胆管损伤的诊断和治疗是至关重要的，但每种检查都有各自的优缺点。最有效的诊断和治疗方法有胆管闪烁显像、MRCP、ERCP 和 PTC[55]。CT 在发现积液和评估动脉损伤方面很有效。胆汁瘤可能导致严重并发症，如形成脓肿、胆管炎和败血症。怀疑含有胆汁积液时应立即引流。胆管损伤时

可能需要经皮单侧或双侧胆道引流。在需要胆道分流和胆道引流的患者体中，可以考虑放置 U 形管，U 形管是一种简单的直引流管，有多个侧孔和两个经皮出口[55]。经皮或内镜干预无法治疗多数胆管损伤时，首选 Roux-en-Y 胆肠吻合术。钝性腹部创伤常伴有胆囊、胆总管和肝内管损伤（挫伤、撕裂伤、穿孔和撕脱伤）。大多数创伤性胆道损伤都采用外科手术治疗[56]。

（五）胆道干预的并发症

经皮胆道引流术的严重并发症发生率为 6.7%，致死率为 1.7%[57]。总体而言，尽管并发症的类型不同，但经皮胆道引流术的并发症发生率与内镜相关的并发症发生率相当。PTBD 术后患者更易发生胆瘘，而 ERCP 术后更易并发胰腺炎[57]。与经皮胆道介入治疗相关的主要并发症有动脉出血、形成假性动脉瘤和胆道败血症。PTBD 术后，患者更易发生凝血障碍、胆管炎、胆道结石、恶性梗阻或更近端胆道梗阻等严重并发症。由于肝内胆管与肝动脉、门静脉分支关系密切，经皮介入穿刺手术容易形成瘘管，导致胆道出血。即使是最有经验的医生也很难不碰到亚段分支，但 US 引导下的 PTC/PTBD 能够避免穿刺时碰到主要血管。PTBD 术后血管并发症的发生率相对较低，据报道仅为 2.3%[58]。此外，组研究发现 PTBD 引起的胆道出血发生率（2.2%）高于仅接受 PTC 引起的胆道出血发生率（0.7%），这表明胆道扩张和引流可能会无意扩大医源性血管胆道瘘[59]。放置引流管数周后发生的延迟出血可能是因为胆道引流管相对坚硬，胆道受到挤压或有局部炎症等原因共同造成；同时，这些原因都可能导致血管壁受到侵蚀，形成假性动脉瘤，最终导致胆道破裂出血，血液流入邻近的胆管[60]。由于肝动脉和胆管之间存在高压差，所以胆道中的血主要来源于动脉。尽管可能发生静脉胆道出血，尤其是在门静脉高压时[61]，但由于压力梯度较低，胆道静脉间的出血很可能自发停

止。轻度胆道出血通常表现为胆道引流管引出带血色液体。在 PTBD 期间，出血最常见的原因是静脉损伤。在这些情况下，通常采用保守治疗，且应该先纠正任何潜在的凝血障碍。通过将引流管封盖，消除出血口，从而促进止血。但是，要引起重视的是，如果已经在患者体内放置了胆管内 - 外引流管，那么血液可能会通过毛细血管继续进入上消化道。如果患者持续出血，应将其带至介入放射学，透视检查患者的引流管和胆道系统。首先最重要的是检查最近端（即周边）侧孔是否不在胆道外，因为血液可以通过该侧孔沿引流管流出。处理轻度胆道出血的其他方法有：轻微回缩或推进引流管，使侧孔不会接触到受伤血管；或扩大引流管产生的填塞效应。多数胆道出血的特点是血液在

外引流袋内迅速积聚或消化道出血。这些病例中，由于血液流入胆管，胆管造影很少显示血管的出血点[62]。相反，患者应该通过介入放射学快速进行血管造影（图 107-9）。进行血管造影之前，应通过导丝拔除现有的胆道引流管，以减轻引流管的相对填塞效应，使血管系统更清晰可见。如果腹腔动脉造影未发现活动性出血或病变，则应进行超选择性肝右动脉和肝左动脉造影术或超选择血管造影术（沿胆道引流路径）。也可进行肠系膜上动脉造影，排除由副肝右动脉引起的胆道出血。与其他引起上消化道出血的原因一样，胆道出血本质上是间歇性的，因此血管造影中会出现漏诊。确定出血部位后，用微导管进行超选择性插管和微弹簧圈栓塞治疗。假性动脉瘤应从远端到近端栓塞在

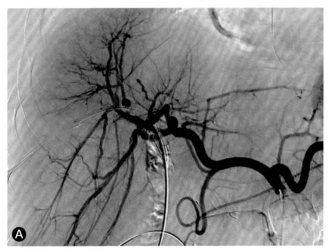

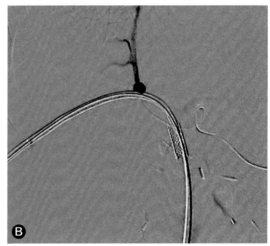

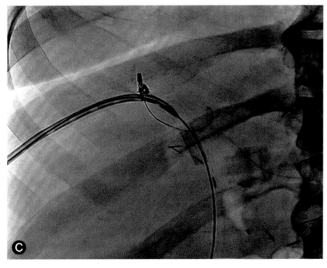

▲ 图 107-9　**1 例有胆管癌病史的 50 岁女性，右侧 PTBD 2 周前出现引流管出血**
A. 腹腔动脉造影显示在经皮肝穿刺胆管引流道附近有一个 4mm 的假动脉瘤；B 和 C. 对供应假性动脉瘤的节段性肝动脉进行超选择性血管造影，从远端至近端经弹簧圈栓塞动脉瘤颈部，以防止侧支肝动脉血流再次出血

颈部进行栓塞，避免侧支动脉供血回流。因为假性动脉瘤没有真正的血管壁，简单的填充可能会导致动脉瘤继续扩张。其他栓塞剂，如胶水（氰基丙烯酸正丁酯）在某些情况下可能有用，虽然使用它们需要更多的操作经验。有一种栓塞治疗是在患者血管损伤部位放置覆盖支架。这样可以保留远端血流，这对肝移植患者尤其有益。治疗肝动脉假性动脉瘤继发胆道出血，可以选择经皮注射凝血酶。经皮注射凝血酶治疗肝动脉假性的病例有很多，已被证实是一种安全有效的治疗方法[63]。即使术前采取适当的抗生素进行预防，意外穿刺胆管炎患者的血管也会引起菌血症和潜在的脓毒症。胆道造影期间会增加感染风险，因为注射的对比剂会增加胆道内的压力，尤其是在胆道梗阻中，并引起菌血症。胆道介入术后，约有 2.5% 患者发生败血症。恶性胆道梗阻患者感染的风险高于良性胆道梗阻患者[64]。菌血症表现为发热、寒战和心动过速，通常发生在手术后不久，患者正从麻醉中恢复。及时使用广谱抗生素可预防急性败血症，但如果发生败血症，应对患者立即使用升血压药物，并将其转移到重症监护室。介入治疗后，应将经皮胆道引流管留在袋中引流，以清除感染的血液或胆汁。意外穿刺其他结构（如肺）有多达 0.5% 的可能性。这种并发症通常与右侧 PTBD 有关，最好通过适当的术前检查和技术来避免，因为在穿刺时进行超声检查很难发现患者出现的胸膜反应。由于胸膜腔内为负压，横穿胸膜的经皮胆道引流会导致胆汁性胸膜炎[65]。通过放置胸膜腔引流管处理经胸膜导管。导管漏液可导致肝包膜下或肝周胆汁聚集。引流导管侧孔位于肝实质内或腹腔内时，通常会发生这种情况。胆瘘是晚期并发症，18.8%～21.7%的患者术后会患有胆瘘。大型胆汁瘤应通过经皮引流术及重新定位和（或）扩大胆道引流管进行治疗。也可能发生沿引流管的腹水渗漏现象，治疗时更具挑战性，这类患者往往需要进行连续穿刺或放置一个腹腔引流管。

（六）介入肿瘤学

恶性肝胆疾病的临床表现多样。医学界仍广泛使用的是传统的保守治疗方法，如胆道减压和导管内支架置入（上文已讨论过），也出现了如经动脉化疗栓塞、放射栓塞和射频消融等新的治疗方法，它们的使用频率越来越高，成效显著。

（七）经动脉化疗栓塞

TACE 是最常用的一种治疗恶性肝病的手段。化疗栓塞是通过阻断肿瘤的血液供应，靶向治疗注入大剂量动脉化疗药物后，通过栓塞诱导肿瘤缺血性坏死，从而避免肿瘤扩散全身[67]。尽管 TACE 的最常见适应证是肝细胞癌和结肠肝转移，但它越来越多地用于无法手术切除的肝内胆管癌患者。数据表明，患者不能接受手术时，动脉治疗可提高患者的缓解率和存活率。评估肝动脉的解剖结构对手术成功与否和防止非靶向栓塞至关重要[68]。该手术需要获得动脉通路，最常见的方法是穿刺股总动脉，然后进入肝总动脉和肝固有动脉，最后进入供应肿瘤的分支血管。选定动脉后，向给肿瘤供血的血管注射栓塞物质和化疗药物。注射药物有碘油、明胶海绵和微球。阿霉素是目前最常用的化疗药物。

（八）^{90}Y 微球放射栓塞治疗

放射栓塞术，也称为选择性内部放射疗法或放射微球疗法，是治疗原发性和转移性恶性肝胆疾病的一种有效且日益流行的方法，这是一种微创的多阶段手术，它通过栓塞阻断血流，并通过放射性同位素 ^{90}Y 提供放射治疗。对于无法进行手术的患者，该方法有至关重要的作用[69]。放射栓塞术可以进行靶向放射治疗，从而保留了对辐射敏感的正常肝细胞，降低了全肝辐射导致肝细胞功能障碍的风险[69]。研究表明，该方法提高了肝内胆管癌患者的抗肿瘤反应和存活率。这种方法在治疗孤立性肿瘤患者中很有前景，患者的肿瘤会逐渐消退直至可以治愈切除。也有报道有关导管内近距离放射治疗的案例[70]。

（九）射频消融术

经皮热消融是另一种肿瘤消除术。医学实践中使用了很多热消融和非热消融方式，其中包括 RFA、微波消融、冷冻消融、高强度聚焦超声检查和激光消融。每种方式都有其优缺点。肝内热消融通常优于冷冻消融，因为冷冻消融会增加出血风险且可能导致弥散性血管内凝血。RFA 通过针电极输送高频交流电诱导热凝固性坏死[71]。目前，研究人员正在研究 RFA 与局部化疗（如 TACE）的联合应用，他们认为含有脂质体的化疗药物对热敏感，最终能够触发化疗药物释放。RFA 可提高原发性肝内胆管癌患者的生存率和局部肿瘤控制率。未经治疗不能手术切除的胆管癌患者的平均存活时间为 3.9

个月。一项研究报道显示，接受 RFA 治疗的不能手术切除的原发性肝内胆管癌患者的平均存活时间为 38.5 个月[72]。

三、结论

胆道疾病患者症状复杂，通常需要结合多学科方法。放射科医生的职责是发现良、恶性和危及生命的疾病，评估任何可提供的潜在干预措施。影像学在不断发展，但每种成像方式都有其优缺点。影像学在胆道疾病中有着广泛的应用，特别是在鉴别胆道梗阻、描绘胆道解剖结构、恶性疾病分期治疗及指导经皮和非手术治疗等方面。介入放射科医生可以为治疗胆道疾病患者提供微创、影像引导等方法，还能获得经皮通道以确定胆道解剖结构，提供胆道减压和分流术，并获得用于病理诊断的组织。此外，介入放射科医生还能提供经皮治疗胆道狭窄、结石和胆瘘和介入肿瘤学等新技术。

第108章
胆囊炎和胆结石的手术治疗
Operative Management of Cholecystitis and Cholelithiasis

Alexander Perez　Theodore N. Pappas　著

孟文勃　白　冰　译

摘要　胆石症和胆囊炎每年的住院人数累计超过 25 万，相关费用超过 20 亿美元，对医疗保健系统产生了巨大的影响。在美国，与其相关的症状是门诊就诊的最常见原因之一，也是与胃肠道疾病相关的住院的第二常见原因。微创手术彻底改变了这些患者的治疗方式。该技术提供了一种安全有效的疗法，与开放性胆囊切除术相比，显著减少伤口相关并发症。这种加速康复使腹腔镜胆囊切除术成为美国最常进行的腹部手术之一，每年进行的手术超过 50 万例。

关键词：胆石症；胆囊炎；腹腔镜胆囊切除术；胆囊部分切除术；胆囊造瘘术；单孔腹腔镜手术；经自然腔道内镜手术；机器人手术

一、胆结石

受种族、性别、年龄、遗传易感性、肥胖症及其他疾病（如溶血性贫血和肝硬化）的影响，胆结石的发生率差异很大（10%～70%）[3]。绝大多数胆结石（90%）是由内源性因素和饮食中脂质过量导致胆汁中胆固醇结晶和沉淀所致[4]。大多数被诊断出患有胆结石的患者无症状或症状轻微，大多数患者症状可自发消退。建议对这些患者采取观察等待处理，因为大多数患者将持续无临床症状（78%）[5]。对于有症状的胆结石患者，由于胆囊切除术可以安全、明确地缓解症状并预防将来与胆结石相关的并发症，因此应对其行胆囊切除术。某些无法或不愿接受外科手术的患者（15%）可以通过胆结石口服溶解疗法（口服亲水性熊去氧胆酸）进行非手术治疗，前提是他们症状轻微，胆囊中为非钙化胆固醇结石，且囊肿导管未闭。一般结石症的

主要症状是胆绞痛，其特征是上腹或右上腹的局部疼痛。这是由于胆结石间歇性阻塞胆囊管引起的。疼痛通常在进食高脂肪食物之后加剧，因为这会刺激胆囊收缩。此类疼痛可能扩散到背部，并伴有恶心和呕吐。超声可在大多数患者中检出胆结石（98%）[6]。这些患者可以选择腹腔镜胆囊切除术进行治疗，因为他们的症状很可能会持续，而手术将避免将来可能会发生的胆囊炎和胆结石相关并发症，如胰腺炎、胆管炎和胆结石性肠梗阻。发展成坏死性胰腺炎患者可能需要实施胰腺手术。可考虑在胰腺手术中同时行胆囊切除术，因为对于这些患者而言，胆囊结石是最常见的病因（41%），并且接受联合手术不会增加患者术中胆管损伤或术后复发或死亡的概率。1/3 未同时行胆囊切除术的患者在坏死组织清除术后 1 年内出现了胆道相关并发症[7]。胆管炎可能是由胆总管结石继发的胆道梗阻所致。此位置的结石可通过内镜逆

行胰胆管造影和括约肌切开术取出。胆结石还可能因外部压力造成结石在胆囊内部或胆囊管内碰撞或引起"Mirizzi 综合征"而导致严重的胆道阻塞。这时需要进行胆囊切除术，并进行肝外胆道重建。尽管很少出现这种情况（0.18%），但接受胆囊切除术的患者大多数都会出现腹痛和黄疸。术前 ERCP 可以用于明确胆道解剖。由于腹腔镜手术的转化率高（67%），因此大多数患者首选开放式手术。该类患者的术后发病率很高（31%），住院时间也很长[8]。术前胆道支架植入术和机器人辅助的灵活性可能会使转化率降低。这项技术具有微创手术的优势，如住院时间更短，但代价是手术时间更长[9]。胆结石也可能通过胆囊侵蚀进入十二指肠，然后进入远端小肠。这会导致"机械性肠梗阻"或"胆结石肠梗阻"，需要紧急剖腹手术。这种罕见情况具有高发病率（35%）和死亡率（6%）。阻塞通常可以通过取出结石得到解决，较少需要进行肠段切除。同时行胆囊切除术可增加手术时间和术后住院时间，但由于术后发病率无显著增加，因此在部分患者中可以考虑采用这种方法[10]。

二、胆囊炎

胆囊炎的炎症大部分（90%）是由于胆囊结石长时间接触受累的胆囊管及继发阻塞所致。随着这种炎症过程的发展，继发感染可能会发展并导致气肿性胆囊炎，甚至是坏疽性胆囊炎和穿孔。与胆囊炎的早期阶段相比，晚期阶段的胆囊炎发病率和死亡率显著增加[11]。急性胆囊炎通常表现为持续性右上腹的绞痛。体格检查可以发现患者在停止吸气，在右上腹部触诊时显示出"墨菲征"[6]。这种诊断方法已经超声证实是安全、广泛且高度敏感的，可用于诊断急性胆囊炎。US 可诊断发现胆结石、胆囊壁增厚（≥5mm）和胆囊液。当诊断不确定时，肝氨基二乙酸（HIDA）扫描可通过在 60min 内在胆囊未充盈的情况下通过放射性示踪剂来帮助诊断胆囊管梗阻。对于急性胆囊炎而言，HIDA 的敏感性和特异性明显高于 US[12]。在胆囊炎期间有患者出现严重的炎症，但未发现因结石造成的阻塞（急性胆囊炎）；这被认为与胆汁淤积或全身血流灌注过少有关[13]。钙化性胆囊炎患者可能需要经皮胆囊造口术立即进行减压，根据整体状况，选择是否进行间歇性胆囊切除术。与无须进行术前置管而进行胆囊切除术的患者相比，对于随后接受胆囊切除术的患者来说，其手术时间、开放转化率、胆道相关并发症、手术部位感染（浅表和深部）及住院总时间显著增加[14]。

三、特别注意事项

某些因胆结石症状接受胆囊切除术的（9%）患者同时患有糖尿病。该合并症已被证明会使腹腔镜手术的转化率增高。但是，与开腹手术患者相比，进行腹腔镜胆囊切除术的糖尿病患者住院时间、发病率和死亡率显著降低[15]。尽管绝大多数胆结石是胆固醇结石，但也有色素性胆结石，后者在某些代谢条件下（如溶血性贫血和肝硬化）更普遍。晚期和代偿性肝硬化与选择性胆囊切除术后不良预后相关。经证实，对于行胆囊切除术的肝硬化患者，终末期肝病模型（MELD）评分可比 Child-Pugh 分类更好地预测结局（敏感性 86%；特异性 61%）。MELD 评分＞13 分则预示更高的术后发病率和更长的住院时间[16]。症状性胆结石在怀孕期间很常见。选择胆囊切除术的时机时，必须考虑胆囊相关症状、妊娠并发症及胆囊切除术的安全性。大部分胆囊切除术是在分娩后 3 个月内进行的。手术前，大多数患者出现胆道症状反复发作，通常会导致再次住院[17]。妊娠期间进行的胆囊切除术通常发生在妊娠中期，并发症发生率低，可以通过腹腔镜完成而无须进行开腹手术[18]。

患者年龄偏大（＞85 岁）或查尔森合并症指数过高可导致首次就诊后 1 年内接受手术的

可能性降低，以及接受非手术疗法（如胆囊造口术和 ERCP）的可能性增加 [19]。与接受胆囊切除术的患者相比，未接受胆囊切除术的老年患者因胆结石会有更高的概率再次住院，而其生存率也更差 [20]。胆囊切除术后，年龄是一个独立预测因素，年龄较大的患者结局较差，因为这会导致转化率增加、住院时间更长和死亡率更高 [21]。通常，对于患有胆结石的婴儿和具有已知的胆结石发展的潜在危险因素的儿童。可能日后会患有与胆结石相关的并发症，其中包括胆总管结石症、胆囊炎和胰腺炎。大多数患者接受腹腔镜胆囊切除术，而那些经非手术治疗的患者偶发胆结石。由于 1 岁以下的婴儿有较高的麻醉和手术风险，因此可以考虑采用非手术方法 [22]。

四、胆囊切除术

胆囊切除术的时机选择会影响急性胆囊炎的预后。入院后 24～48h 内进行胆囊切除术是更有利的，因为与在靠后时间点相比，它具有更低的转化率、较低的主要胆管损伤发生率、较低的发病率、较低的再次手术率、较短的总住院时间、较短的术后住院时间和较低的总开销 [23-25]。轻度胆源性胰腺炎（Ranson 评分 ≤ 3 分）的患者，应在指标允许时进行胆囊切除术，因为与间隔性胆囊切除术相比，它可使再次入院次数减少、胆道疾病复发减少，并具有接近的术中并发症的发生率和转化率 [26]。该类入院患者在入院后 48h 内进行胆囊切除术，无论腹部疼痛的缓解或实验室异常情况如何，都可以缩短住院时间，而不会增加转化率或围术期并发症发生率 [27]。

五、手术技术

手术技术由于微创技术的广泛采用和对住院医师进行的培训教育，胆囊疾病的手术方法发生了重大变化，开放性胆囊切除术明显减少，转换率降低，并且胆囊穿刺置管术的采用率增高。与开腹胆囊切除术和胆囊置管术相比，接受腹腔镜胆囊切除术的患者具有更好的预后，包括较短的术后住院时间和更少的并发症 [28]。

腹腔镜手术的禁忌包括外科医生经验的缺乏、患者心肺的耐受性及无法安全地解剖或识别相关的解剖结构。手术时应首先将患者仰卧，并使其右侧朝上旋转。患者的手臂应伸出，外科医生站在患者的左侧。所有进入方法是一样安全的，应根据外科医生的喜好确定并针对每种情况进行调整。通常，病态性肥胖和先前曾进行过脐部手术的患者可以用 Veress 针进行；在可能有腹腔粘连的区域，可在透明光学套管针的帮助下进行。在剖开腹壁的同时可使用腹腔镜直接观察。要安全切除胆囊并使其脱离其附件，需要对相关的解剖结构（图 108-1）进行识别。无论是通过肋下切口还是通过微创方法进行切开，都应根据炎症水平并且在充分、安全地识别胆囊和邻近结构的条件下进行。在大多数情况下，胆囊底应向头侧牵拉，牵拉至暴露胆囊后应将其牵拉远离肝脏，在胆囊管上施加足够的张力，而不会将 CBD 过度牵拉到切开区域。清楚地识别 CBD 有助于确认胆囊管。但是，不建议尝试暴露 CBD，以避免意外伤害。在胆囊管处对腹膜进行划开，并在胆囊的内侧和外侧与肝脏相连的地方进行切开。通过对胆囊管进行侧向牵拉和对基底进行头侧牵引进行暴露。可以使用各种工具来进行分离，包括电灼、吸引器及钝器和尖锐的解剖器械。谨慎止血可确保最佳可视化效果，但过度使用热量可能会导致迟发损伤。这些操作的目的是远离肝脏对胆囊进行圆周切开，以便仅留下两个与之相连的结构——胆囊管和胆囊动脉。完成此操作后，将胆囊管和动脉在胆囊附近切开。这种切开方式实现了"CVS"技术，可使这些结构被安全地进行控制和切除（图 108-2）[29]。由于该区域具有多种解剖学变化，外科医生应始终采取所有必要的预防措施以确保安全解剖。在腹腔镜胆囊切除术学习曲线的早期阶段（20 世纪 90

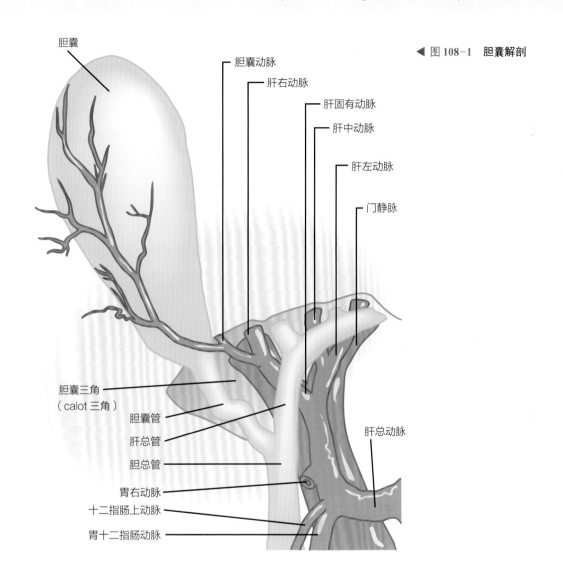

◀ 图 108-1 胆囊解剖

胆囊

胆囊动脉
肝右动脉
肝固有动脉
肝中动脉
肝左动脉
门静脉

胆囊三角
（calot 三角）
胆囊管
肝总管
胆总管
胃右动脉
十二指肠上动脉
胃十二指肠动脉

肝总动脉

年代），对于该组的 13 例患者来说，其胆管损伤率（2.2%）与当时开放手术的损伤率（0.1%）相当，这些患者的胆管损伤率有所提高[30]。当代的研究表明，腹腔镜胆囊切除术引起的胆管损伤发生率较低（0.08%）[31]。这种改善可能是由经验增加、仪器改进、灵巧性和可视性得到改善所致，以及由于根据培训计划在住院医师中广泛教授先进的微创技术。术中胆管造影术通常将对比剂直接注入可疑的胆囊管，伴随实时荧光检查以帮助识别胆管结构（图 108-3）。正确运用时，可降低受伤的风险或严重程度，并提高对于胆管损伤的识别能力。对于经验丰富的医生而言，术中腹腔镜超声检查也可能有助于勾勒出相关的解剖结构，从而降低受伤的

风险[32]。对 8 项共纳入了 1715 例患者的随机试验的分析未能证明，相较于术中胆管造影术以降低胆管损伤概率（0.1%），常规方法具有明显优势，但确实显示手术时间更长。这项研究还得出结论：由于其发病率低，任何未来的研究都将需要招募超过 15 000 例患者，以证明其在预防胆管损伤方面有着显著差异。还有一些方法无须直接进入胆道即可识别导管解剖结构，如术前静脉注射吲哚菁绿和术中近红外荧光胆管造影术，并使用专门的摄像系统对胆道进行可视化显示。与传统的成像系统相比，该方法能够更快地识别出胆囊管[34]。与肝胆外科医师进行的修复相比，非肝胆外科医师对胆管损伤的修复可能会具有较高的限制率和发病

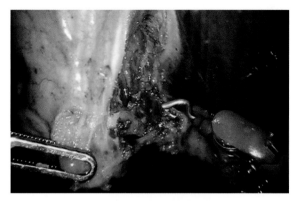

▲ 图 108-2　CVS 技术

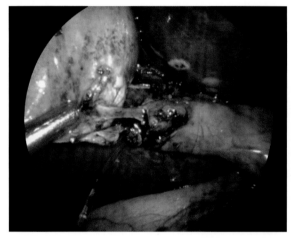

▲ 图 108-3　胆囊切除术术中

率，易造成复发性胆管炎，需要进行扩张、再造。这些修复的时机也会影响结果，因为与晚期修复相比，早期修复（≤ 21 天）具有较低的限制率、更少的扩张需求和更低的总体发病率[35]。一般胆瘘仅通过内镜检查就可以成功治愈（96%），而无须进行手术干预。较复杂的胆管损伤最好通过外科手术处理（88%），并且大多数需要更长时间（> 6 个月）进行胆道支架置入术。近年来，这些复杂的胆道损伤的手术修复结果有所改善[36]。尽管腹腔镜胆囊切除术的使用率持续上升，但这并没有增加需要胆道重建的复杂胆道损伤的发生率，并且显著降低了年死亡率[37]。

六、其他技术方法

部分胆囊切除术是一种在无法安全地将整个胆囊切除的情况下仅切除一部分胆囊的手术。对包括 1231 例患者在内的 30 项研究进行的综合分析显示，这些手术大多数都是通过腹腔镜进行的，并且主要用于严重的急性胆囊炎、肝硬化和门静脉高压或胆囊穿孔的患者。胆管损伤的发生率较低，而术后胆瘘的发生率高于标准胆囊切除术的历史对照组。与开放组相比，腹腔镜组伤口感染较少，但胆瘘率更高。与实施了封闭的患者相比，胆囊管或 Hartmann 囊未能闭合导致胆汁泄漏和肝下聚集的发生率增加[38]。常规情况下，通过在切除点上设置引流并根据需要使用 ERCP 来进行术后支架设置。对于非手术性胆囊炎患者，经皮穿刺置入引流管进行胆囊造口术或胆囊引流术已被证明是安全有效的。与在较晚的时间段进行引流手术相比，通过放置经皮胆囊造口管而进行的早期引流（入院后 2 天内）可使随后的腹腔镜胆囊切除术具有较低的转化率。需要开放手术的患者比需要腹腔镜手术的患者住院时间更长[39]。与接受胆囊切除术的患者相比，接受胆囊造口管引流手术的急性胆囊炎患者通常病情较重、年龄较大、合并症更多（包括心血管疾病和糖尿病）。与接受胆囊切除术的患者相比，这些患者的住院时间更长，死亡率更高[40, 41]。多年来，通过经皮胆囊造口术进行导管置入的患者死亡率显著降低（36%～12%）[42]。为了进一步改善情况，开发了单切口腹腔镜手术（SILS）：通过将皮肤切口的数量减少至一个，通过该单一切口引入多种器械，从而减轻术后疼痛并改善患者的手术外观。该技术需要新的学习曲线并需要开发关节型器械以便于解剖。令人关注的是，相较于历史概率来说，胆管损伤的发生率有所提高（0.72%）。显而易见的是，即使在绝大部分没有急性胆囊炎的情况下，这些手术也被实施，此时炎症较少发生，并且在理论上可以更好地识别解剖结构[43]。其他研究表明，与标准腹腔镜胆囊切除术相比，其手术持续时间更长，而且没有其他术中或术后预后的显著改善[44, 45]。

从 SILS 到标准腹腔镜的转换会导致体重指数增加[46]。人们还开发了经自然腔道内镜手术，其目标也是通过减少与腹腔镜检查相关的切口，通过自然腔道（如嘴、阴道和肛门）进行手术切除和摘除术，从而实现改善术后疼痛和美容的效果。与标准的腹腔镜检查相比，这种方法导致手术时间更长，而其他术中或术后预后却没有明显改善[47,48]。在胆囊切除术领域使用机器人辅助工具增加了成本，但并未显著降低并发症的发生率或缩短术后住院时间[49]，缺乏触觉反馈已被证实是该系统的一个缺点，而其潜在的优势包括除了可以激发人们对手术领域的兴趣外，还可以作为教学和指导的教育平台使用[50]。随着技术本身的发展，以及对这些平台的使用变得更加广泛和具有成本效益，这些方面将持续被评估并在未来的外科手术中发挥重要作用。

第 109 章
胆总管结石的治疗

Management of Common Bile Duct Stones

Ben Schwab　Eric S. Hungness　Nathaniel J. Soper　**著**

孟文勃　张先卓　**译**

摘要

胆总管结石是一种常见的疾病,通常需要手术治疗。在治疗胆管结石患者时,可采用多种不同的治疗策略。因此, 关于这些患者的最佳治疗方法的争论已经持续了很多年。目前的选择包括外科手术, 最常见的是腹腔镜胆总管探查术、内镜逆行性胆管造影术 (含或不含内镜括约肌切开术) 和经皮经肝胆管造影术。选择采用哪种方案主要取决于患者自身条件, 即患者是否存在并发症无法进行手术干预, 以及诊断胆总管结石的时间。此外, 由于非手术治疗方案需要具备内镜和 (或) 介入放射学设备, 所以患者所在机构的医疗水平往往也决定了治疗方案。在本章中, 我们回顾了清除胆总管 (CBD) 内结石的各种可用技术, 重点是腹腔镜下胆总管探查 (LCBDE), 还讨论了手术治疗方法在胆总管结石中的整体使用情况。

关键词: 胆管结石; 胆总管结石; 胆总管探查; 腹腔镜胆囊切除术; 腹腔镜胆总管探查; 开腹胆总管探查; 内镜逆行胆管造影术; 内镜括约肌切开术; 经皮经肝胆管造影; 磁共振胰胆管成像

我们提出了一种新方法, 该方法的前提是腹腔镜外科医生医技高超, 能够出色地使用内镜和放射学等设备 (图 109-1), 且能够考虑到以最安全、最具成本效益的方式清除 CBD 结石。

一、胆总管结石的探测

胆总管结石患者最常见的临床表现包括胆囊炎、胰腺炎、胆绞痛、胆管炎和黄疸。胆管炎的预测能力最强, 一些研究显示胆管炎有 100% 的特异性[1]。但是其他常见的临床表现均无预测能力。Tranter 和 Thompson 通过对连续 1000 例腹腔镜胆囊切除术 (LC) 进行常规的术中胆管造影术, 证明了胆总管结石症的发生率为 14%。胆囊炎、胆绞痛、胰腺炎和黄疸患者的胆总管结石发生率分别为 7%、16%、20% 和 45%[1]。

经腹超声检查是初步评估有胆道症状患者的最常用的影像学检查方法。然而, 经腹超声虽然在诊断胆石症和胆囊炎方面具有较高的准确性, 但对胆总管结石的检测灵敏度仅为 50%~80%, 主要是因为 CBD 会扩张。有研究表明, 如果患者超声下 CBD 扩张[2, 3], 年龄超过 55 岁且肝酶异常, 则预测患有胆总管结石的可能性高达 95%[4]。

怀疑患者有胆总管结石时, 术前应进行更细致的检查。内镜逆行胆管造影术 (ERC) 在诊断胆总管结石时具有很高的特异性, 可以通过括约肌切开术清除胆道结石进行治疗, 但是该手术是侵入性的, 并伴有较多的并发症, 其中包括 ERC 后胰腺炎、出血、败血症和穿孔。一项对 1177 例连续 ERC 的前瞻性研究显示, 术后 30 天内的发病率为 15.9%, 与手术相关的死亡率为 1%[5]。ERC 手术的发病率被认为是由两种主要机制引起: 反复固定奥迪括约肌和胆

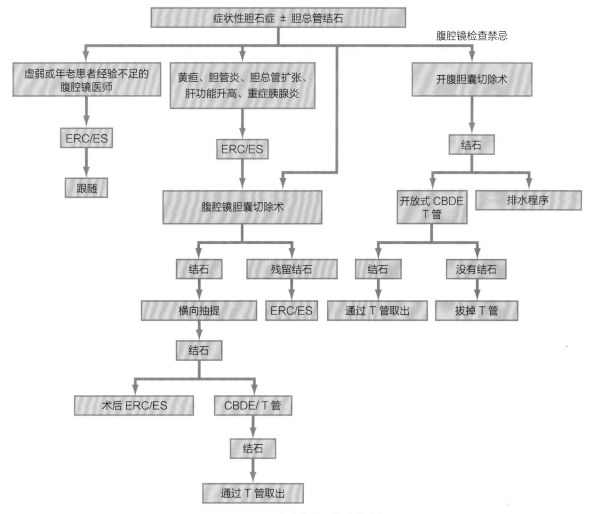

▲ 图 109-1　胆总管结石的治疗流程

该治疗流程假设腹腔镜医师在经胆囊管取石治疗经验丰富，并且内镜逆行胆管造影和内镜括约肌切开术在 CBD 结石清除的成功率至少为 90%。CBDE. 胆总管探查术；ERC. 内镜逆行胆管造影术；ES. 内镜括约肌切开术（引自 Jones DB, Soper NJ. The current management of common bile duct stones. *Adv Surg*. 1996;29:271.）

胰管造成机械损伤，以及在压力下注射对比剂时引起静水压损伤。此外，在 LC 前接受 ERC 检查时，发现高达 60% 的患者没有胆总管结石，因此不需要对他们进行侵入性检查[6, 7]。

超声内镜（EUS）和磁共振技术已用于诊断胆总管结石。为了减少不必要的 ERC/ES，一些医疗中心现在会在 ERC 之前先做 EUS 检查。据报道，EUS 的敏感性和特异性分别高达 98% 和 99%[8]。鉴于此，加上 EUS 比 ERC 诱发胰腺炎的风险低，因此两项临床指导建议对有症状但不确定是否患胆总管结石的患者进行 EUS 检查[9, 10]。此外，磁共振成像已显示出有

望作为诊断胆总管结石的替代方法，一项研究显示其阳性预测值为 95%[11]。对于不确定是否患胆总管结石的患者，可以选择磁共振胰胆管成像（MRCD）这种有价值的无创方式，它不会与 ERC，甚至是 EUS 一样有诱发疾病的风险。MRCP 对之前接受过 Billroth II 型或 Roux-en-Y 型胃空肠造口术史的患者也很有效，特别是对因变态肥胖接受胃旁路手术的患者。然而，MRCP 费用相当高，和 ERC 不具有可比性。

二、术前内镜治疗

ERC 对治疗患有胆总管结石的老年人、身

体虚弱的患者及有黄疸、胆管炎或严重胰腺炎的患者起着重要作用。对于那些不能耐受手术的患者，相比胆囊切除术，可对患者进行 ERC 或 ES，并将胆囊保留在原位，在长达 70 个月的随访中[12, 13]，高达 85% 的患者术后无症状。其他研究表明，在胆管炎和严重胰腺炎患者中，接受 ERC 的患者比接受外科引流手术的患者死亡率低[14-16]。如果一名胆总管结石患者在术前成功地接受了 ERC，还应尽早考虑进行 LC，因为一项随机试验显示，6～8 周内患者复发胆道疾病的概率为 36%[17]。此外，两项前瞻性随机试验和一项比较两期和单期治疗的系统评价表明，患者接受 LCBDE 与术前接受 ERC/ES 联合 LC 的成功率相当[18-20]。经证明，单期 LCBDE 还可显著减少患者住院时间和住院费用[19, 21]。也有研究表明，LCBDE 可 100% 补救先前 ERC/ES 手术失败[22]。

大部分由 ERC/ES 引起的发病率都和括约肌切开术有关。内镜下乳头球囊扩张术是一种替代方法；一项由多中心参与的随机研究表明，与括约肌切开术相比，内镜下球囊扩张术导致胰腺炎的发生率更高，因此建议避免在常规手术中采用该方法[23]。但是，对于有凝血障碍的患者，应首选内镜下扩张术清除胆总管结石[24]。

三、术中胆总管结石的诊断

对于正在接受 LC 的患者，如果怀疑是胆总管结石（之前或现在患者肝功能指标升高，有胆石性胰腺炎、CBD 扩张、术前超声检查胆总管结石等症状）或胆道解剖结构不清晰[25]，则应在术中进行造影包括术中胆道造影（IOC）或腹腔镜超声（LUS）。在进行手术前，都要在胆囊管与胆囊的交界处高位放置夹子，防止结石沿着胆囊管下移。在进行 IOC 时，切除部分胆囊管并挤压，将结石移出 CBD 并从导管切开术的刀口中取出[26]。将胆管造影导管插入胆囊管，用夹子、夹钳或球囊固定器把导管固定在适当位置。胆管造影术首选实时荧光透视，一般注入 5～10ml 水溶性对比剂（与生理盐水按 1∶1 比例稀释）。确定以下事项：①胆囊管的长度及它与 CBD 的连接位置；② CBD 的大小；③腔内存在充盈缺损；④对比剂自由流入十二指肠；⑤肝外和肝内胆管的解剖结构。用 LUS 评估 CBD 是 IOC 的一种替代方法，但是大多数外科医生没有操作该技术的经验。一项前瞻性研究表明，与 IOC 相比，LUS 检测 CBD 结石时敏感性和特异性更高[27, 28]。在诊断胆总管结石方面，LUS 比经腹部超声的分辨率更高，对于经验丰富的医生，LUS 与胆道造影准确度相当，操作速度却更快。在一项由多个研究中心参与、针对 209 例 LC 患者的前瞻性试验中，进行 LUS 的时间 [（7±3）min] 明显少于 IOC [（13±6）min][27]。研究还表明，LUS 对结石的检测更敏感，但 IOC 在描绘肝内解剖结构和确定导管系统是否存在结构异常等方面效果更好。作者认为这两种导管成像方法互为补充。通过两项 Meta 分析证实了这些结论，即与 IOC 相比，LUS 在检测胆总管结石时没有电离辐射，成像时间短，准确性却可与 IOC 媲美[29, 30]。

四、腹腔镜下胆总管探查术

发现患者有 CBD 结石时，可通过腹腔镜经胆囊管探查术取石（经胆囊管取石术），也可直接切开 CBD 取石（腹腔镜胆总管切开术）。在经胆囊管入路中，小结石（＜ 3mm）通常可由壶腹冲洗至十二指肠。可静脉注射胰高血糖素（1～2mg）放松奥迪括约肌，然后用 100～200ml 生理盐水剧烈冲洗。这些方法都失败后，可用螺旋形网石篮经导丝穿过胆囊管再进入 CBD，在荧光镜下取出结石。如果经胆囊管网石篮取石失败，下一步应尝试使用胆道镜（≤ 10F），肉眼取出结石。如果胆总管结石大于胆囊管腔，应首先将胆囊管球囊扩张至最大直径 8mm，但切勿大于 CBD 内径，再将用鞘包裹的胆道镜由腋窝中路伸入腹膜腔，防止胆道镜损害周围的端口瓣膜，然后进行胆囊管切开术，在肉眼下将胆道镜插入 CBD（图 109-2）。通过活检通道持续注入生理盐水有助于扩张导管管腔，从而便于观察。Segura 取石网篮的顶端很先进，它会在通过结石所在范围之外的运行通道后打开。拉住网篮并旋转，就能套住结石（图 109-3）[32]。取石全程应始终进行完整的胆管造影或超声检查，确定已清除胆管内的结石。由于导管扩张和手术操作会引起组织水肿，因此需要结扎（不是剪断）胆囊管残端，从而增加安全性。

　　在最近的一系列研究中，80%～98% 的患者成功地接受了经胆囊管取石术 [18, 33, 34]。据报道，5%～10% 的患者出现感染和胰腺炎等并发症，死亡率为 0%～2%。仅接受经胆囊管取石术和仅接受 LC 的患者所需的住院时间相同，平均为 1～2 天。经胆囊管入路的主要优点是无须进行胆总管切开术。体内 CBD 结石较大或结石过多，结石位于胆道系统近端，以及胆囊管小或曲折的患者不推荐他们接受经胆囊管取石术 [35]。其他经胆囊管入路的新方法有奥迪括约

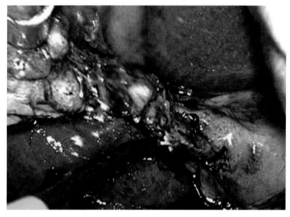

▲ 图 109-2　将柔性胆道镜插入胆囊导管切开术的腹腔镜图示
在将先前放置的导丝穿过操作通道后，胆道镜通过放置在腋中端口内的保护性导引器插入。使用导丝有助于持续进入胆总管，直到通过内镜观察确认胆道镜的尖端位于胆总管远端内

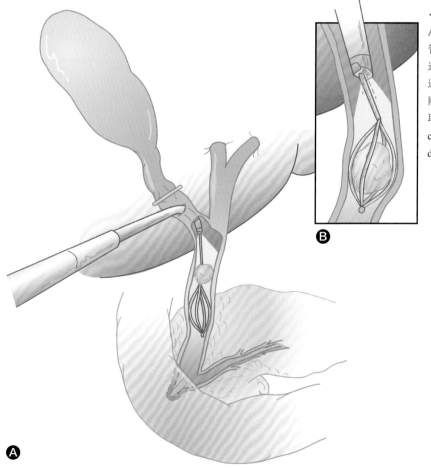

◀ 图 109-3　经胆囊胆道镜检查
A. 柔性胆道镜通过胆囊管进入胆总管，在直视下，网篮被推进到结石的远端并打开；B. 当网篮通过胆道镜的通道撤回时，结石被套住。然后将网篮、结石和胆道镜作为一个整体取出（引自 Jones DB, Soper NJ. The current management of common bile duct stones. *Adv Surg*. 1996;29:271.）

肌球囊扩张术和顺行性括约肌切开术。Carroll 等报道称，在 20 例接受了球囊扩张术的患者中，17 例患者的（85%）CBD 结石被成功清除；但是，即便在这次小型研究中，也有 3 例患者（15%）出现轻度的术后胰腺炎[36]。患有胰腺炎、胆道运动障碍或括约肌结构异常的患者不应使用此方法。可以将括约肌切开器经胆囊管插入，其尖端正好穿过肝胰壶腹进入十二指肠。经口插入十二指肠镜，能在施加电流进行括约肌切开术之前，准确定位进行括约肌切开术的位置。De Paula 等报道了 22 例接受了经胆囊管取石顺行括约肌切开术的 LC 患者的情况，患者体内结石均被成功清除，且无并发症；手术时间只增加了 17min[37]。

如果经胆囊管取石失败，还有两个主要的治疗方案：擅长腔内缝合技术的外科医生，可以进行腹腔镜胆总管切开术；或者外科医生可以进行胆囊切除术，术后再安排患者进行 ERC，从而清除 CBD 结石。腹腔镜胆总管切开术主要应用于胆总管直径＞8mm 的患者，患者体内有多个或大块结石或结石位于近端胆管内[38, 39]。缝线通常留在 CBD 前壁中线两侧，便于向前牵引导管。在远端 CBD 上进行纵向胆总管切开术时，切口长度要足够长，以便放置胆道镜，从而取出最大的结石。

在内镜探测下取出结石后，可以先缝合导管切开术刀口，也可以通过适当大小的 T 管缝合刀口。一些医疗中心通过经胆囊管导管（C 管）或顺行支架置入术和胆管修补术进行 CBD 引流[40, 41]。进行体内缝合术时，用可被人体吸收的精细缝线缝合胆总管，如果使用 T 管或 C 管，则在侧口部位进行外部缝合[42]。经胆囊管取石术完成后，在肝下空隙处放置一个活动引流管。研究表明，无论采用何种导管缝合技术，其结果均具有可比性[40, 43-45]。另一些研究显示，与使用 T 管相比，直接缝合刀口可减少并发症、手术时间和住院时间，患者通常在术后 2～4 天出院。对患者使用 T 管后，术后 14～21 天进行

最后一次胆管造影，如果未发现异常，则可以取出 T 管。经证实，通过 T 管胆道造影可在 T 管取出后经皮有效清除残留结石。超过 95% 的患者经皮成功取出残余结石[46]；若无法取出，则术后需要进行 ERC。总而言之，腹腔镜胆总管切开术的成功率为 84%～94%，发病率为 4%～16%，死亡率为 0%～2%[18, 33, 34]。该技术的潜在并发症包括 CBD 撕裂伤、胆瘘、缝入 T 管和形成狭窄[38]。许多外科医生还没有掌握腹腔镜缝合术，在缝合胆道切开术刀口时会感到不适，害怕导致患者胆道狭窄；但是，最近发表了三项研究，该研究长期随访了 640 多例接受 LCBDE 的患者，平均随访时间超过 3 年[47-49]，结果未发现患者出现胆道狭窄。同样，与 T 管闭合术相比，接受原发性胆总管破裂修补术的患者 CBD 结石复发的风险没有增加[49, 50]。

一些医疗中心把术中 ERC 作为 CBD 探查的替代方法。Enochson 等报道，该技术是安全的，导管结石清除率为 93.5%，但与仅接受 LC 相比，手术时间增加了 1h[51]。在另一项研究中，术中 ERC 与 LCBDE 清除导管结石的效果相当（约 90%），但发病率增加了 1 倍，医疗费用也显著增加[52]。如果外科医生没有接受过 ERC 培训，进行术中 ERC 之前还需要与熟练的内镜医师协调，手术时确定开刀位置比在内镜检查室确定位置更困难。

术前必须与患者讨论在进行 LC 时发现 CBD 结石的可能性及可能的治疗方案。许多外科医生通常在进行 LC 期间保留 CBD 结石，计划术后通过内镜切除，这种策略可能适用于能够有丰富插管经验的介入或内镜医生的医院；如果不具备该条件，则必须术中治疗 CBD 结石。一项前瞻性研究报道显示，超过 50% 的临床无症状 CBD 结石患者结石在 6 周内自然排除[53]。结石数量和大小均不能作为结石是否能自然排出的标准。作者建议对临床无症状的胆总管结石患者采用短期的期待疗法。

五、术后内镜治疗

当出现以下情况时，应考虑术后 ERC/ES：① LCBDE 不能清除胆管内结石；②外科医生缺乏 LCBDE 手术经验；③术后发现残留结石；④患者的合并症使手术时间延长；⑤ CBD 小且易发生术后狭窄。多项研究表明，LC 术后 CBD 结石残留的临床发生率约为 2.5%[48, 54]。无论何种原因，术后 ERC/ES 都以微创治疗为目标，让患者身体迅速恢复，能够自由活动。然而，依靠术后 ERC/ES 会使患者接受额外的手术，并伴有相关的发病率，如果内镜取石失败，还可能要进行第二次手术。Rhodes 等有一项研究，他们将 80 例在 LC 时发现患有胆总管结石的患者随机分为两组，一组接受 LCBDE，一组术后接受 ERCP[55]。LCBDE 组胆管结石清除率为 100%，ERC 组胆管结石清除率为 93%，接受 LCBDE 的患者的住院时间显著减少。其他研究表明，即使是有经验的医生执刀，ES 清除结石的总体失败率也为 4%～18%[56]。由于术后 ERC 存在不确定性，当不能通过腹腔镜取出 CBD 结石时，可以在进行 LC 时经胆囊管将导管插入 CBD。将经胆囊管导管留在 CBD 内可促进残留的 CBD 结石自然排出，或者让导丝进入十二指肠增加术后 ERC 的成功率，从而确保能在胆管插管[57, 58]。

六、Roux-en-Y 胃空肠吻合术患者

以往接受过 Roux-en-Y 胃空肠吻合术的患者，现在最常因肥胖而再接受胃旁路手术或出现胆总管结石，这为医生带来了一些必要的挑战（图 109-4）。Roux-en-Y 胃空肠吻合术标准的解剖结构是由一个小胃囊连接 75～150cm 的 Roux 支和 40～50cm 的胆胰支架。如果患者出现症状性胆囊结石和（或）疑似胆总管结石，则应常规进行术中胆管造影联合（或不联合 LCBDE），因为即便术后可以进行 ERC 检查，也非常困难。如果患者已经做过胆囊切除术，并怀疑有胆总管结石，则应进行 MRCP。如果患者确诊为胆总管结石症，则可以尝试在单气囊或双气囊小肠镜的协助下进行 ERC。最近的研究表明，使用单气囊或双气囊小肠镜可成功清除 60%～80% 的 CBD 结石[59]。如果不成功，可以在腹腔镜引导下进行 ERC[60]。实施该手术时，要先进行腹腔镜下胃切除术，再将一个 15mm 的腹腔镜穿刺针直接插入胃中，然后等内镜经该穿刺针进入先前"绕过"的胃肠道后，即可执行 ERC。腹腔镜胆总管切除术是治疗这类具有挑战性患者的另一种选择。

七、开放性胆总管探查术

如果 LCBDE 和（或）ERC 不成功，则应默认进行开放胆总管探查术（OCBDE），而非认为"手术失败"。对患者转而进行 OCBDE 最常见的原因是肝胰壶腹处有嵌顿结石，这些病例需要经十二指肠探查，然后进行胆总管肠造口术或括约肌切开术（"成形术"）。研究表明，两种手术的效果大体相似，因此，进行哪种手术取决于外科医生的经验[61]。但是，一些作者建议对直径＞ 2cm 的胆总管采用胆总管肠造口术，便于在胆管和肠道之间形成一个大开口。

（一）括约肌切开术和括约肌成形术

括约肌切开术要切开远端部分的括约肌肌肉约 1cm，切口长度不应超出十二指肠的外壁。括约肌成形术需要完全分割括约肌肌肉，这就形成了一个阔大的开口，然后再将十二指肠壁缝合到 CBD 壁上。如前所述，进行胆总管切开术后，将导管或扩张器从远端插入并留在原处作为引导使用，然后进行大量的 Kocher 操作，再在可触及壶腹区域进行纵向十二指肠前切开术。然后使用扩张器将壶腹带入手术区域，注意不要刺穿导管。进行括约肌切开术时，沿着前上壁（胰管口对面）充分切开壶腹，以便取出嵌顿结石。在括约肌成形术中，将壶腹和远

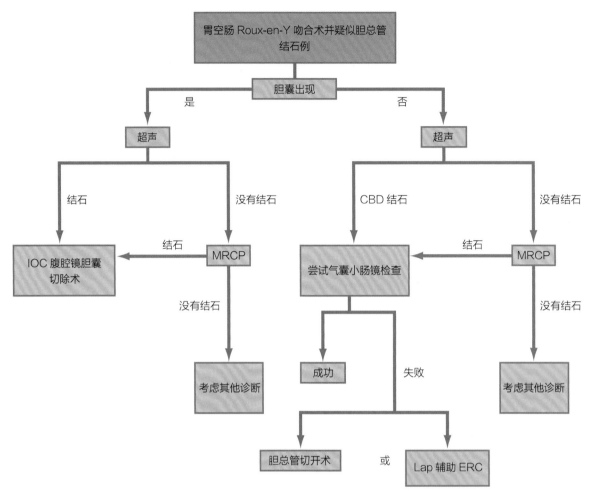

▲ 图 109-4　疑似胆总管结石和 Roux-en-Y 胃空肠吻合术患者的治疗流程
CBD. 胆总管结石；ERC. 经内镜逆行胆管造影；IOC. 术中胆道造影；MRCP. 磁共振胰胆管成像

端 CBD 分开 1.5～2cm 的距离（指向前内侧）。括约肌通常按顺序在夹钳之间分开，然后按顺序缝合十二指肠和胆管黏膜。使用精细的、可间断的且可被人体吸收的缝合线完成缝合。横向缝合十二指肠，然后进行如前所述的胆总管切开术。

（二）胆总管肠造口术

最常见的胆总管肠吻合术是胆总管十二指肠端侧吻合术，通常用于治疗扩张的 CBD 伴有多结石症状。进行大量的 Kocher 操作，使远端 CBD 暴露出来。在靠近十二指肠外侧缘处划开 2～3cm 的刀口进行纵向胆总管切开术，并在相应位置进行与切口大小相同的纵向十二指肠切

开术。用间断的、可被人体吸收的缝线"菱形"缝合切口，由此会引起的一种潜在的术后并发症："积液综合征"（因食物或其他碎屑淤积在远端 CBD 引起）。这种并发症很少见（约 1%），可以通过 ERC/ES 治疗[62, 63]。其他作者提出了胆总管十二指肠端侧吻合术和胆总管空肠吻合术的替代方法，但是进行这些手术时[64]，确定内镜胆道通路在技术上还是具有挑战性。

八、胆总管探查术的未来

许多研究均证明手术治疗胆总管结石是一种有效、安全、经济的治疗方法。尽管如此，选择使用 ERC 治疗胆总管结石的患者远远超过了选择手术治疗（LCBDE 和 OCBDE）的患

者。Poulose 等做了一项全国性分析，他们研究了 CBD 结石患者的住院治疗策略，结果显示，ERC 的选择率为 93%，而手术探查的选择率仅为 7%。同一项研究表明，与接受内镜治疗的患者相比，接受 CBDE 治疗的患者住院时间和总住院费用均有所减少 [65]。Wandling 等证明，在全国范围内，患有 CBD 结石的患者接受 CBDE 外科手术治疗的比例持续下降，从 1998 年的 40% 下降到 2013 年的 8.5%，而同期选择 ERC 的比例从 53% 上升到 85% 以上（图 109-5）。同一项研究再次证明，CBD 结石的患者接受手术治疗的住院时间也有减少。CBDE 使用率下降的一个常见原因就是外科医生不熟悉该手术的技术操作 [66]。

为了增加 LCBDE 的使用率，有人研发了一个 LCBDE 模拟器，并对其进行了评估，现已成为普通外科住院医生学习标准化 LCBDE 的课程。经过短时间有针对性的练习，所有参与者都达到了精通标准。这些结果表明，对于有兴趣学习和实施 LCBDE 的外科医生来说，缺乏技术技能不应成为限制因素 [67, 68]。一群儿科手术研究人员也评估了同一个 LCBDE 模拟器，他们几乎没有实施 LCBDE 的经验。通过在模拟器上进行经胆囊 CBD 探索，参与者对自己执行 LCBDE 各项任务的能力给予了很高的

评价。同样，这一结果表明，即使是新手外科医生，通过在模拟器上进行有针对性的练习 [69]，就能熟练掌握安全进行 LCBDE 所需的必要技术。学习这种基于模拟的课程可以防止 CBDE 的使用率下降。现有数据有力证明，与基于 ERC 治疗 CBD 结石相比，单期治疗 CBD 结石的方法更具成本效益，引起的疾病也更少。

九、结论

治疗胆总管结石患者有多种治疗方法。作者认为，就患者的整体治疗效果来说，ERC 仍然发挥着重要的作用，对于适合接受手术的患者，首选单期治疗胆总管结石。以上看法只作参考，最终的治疗方案取决于医生的经验和可用资源。

推荐阅读

Collins C, Maguire D, Ireland A, Fitzgerald E, O'Sullivan GC. A prospective study of common bile duct calculi in patients undergoing laparoscopic cholecystectomy: natural history of choledocholithiasis. Ann Surg. 2004;239:28.

Cuschieri A, Lezoche E, Morino M, et al. E.A.E.S. multicenter prospective randomized trial comparing two-stage versus single-stage management of patients with gallstone disease and ductal calculi. Surg Endosc. 1999;13:952.

Hunter JG, Soper NJ. Laparoscopic management of common bile duct stones. Surg Clin North Am. 1992;72:1077.

Rhodes M, Sussman L, Cohen L, Lewis MP. Randomised trial of laparoscopic exploration of common bile duct versus postoperative endoscopic retrograde cholangiography for common bile duct stones. Lancet. 1998;351:159.

Williams EJ, Green J, Beckingham I, et al. Guidelines on the management of common bile duct stones (CBDS). Gut. 2008;57:1004.

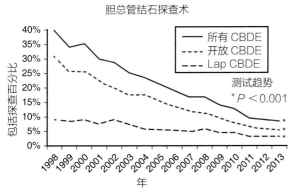

▲ 图 109-5　图示 1998—2013 年胆总管结石手术（开腹和腹腔镜）探查胆总管的国家发展趋势

引自 Wandling MW, Hungness ES, Pavey ES, et al. Nationwide assessment of trends in choledocholithiasis management in the United States from 1998 to 2013. *JAMA Surg*. 2016;151:1125-1130.

第 110 章
胆道运动障碍和奥迪括约肌运动障碍
Biliary Dyskinesia and Sphincter of Oddi Dysfunction

Katherine A. Morgan　David B. Adams　**著**
孟文勃　任彦先　**译**

摘要　胆道运动障碍和奥迪括约肌功能障碍是挑战执业外科医生的胰胆系统功能障碍。这两种疾病都是最近研究的主题，随着对病理生理学和管理的理解取得了重要进展。

关键词：胆道运动障碍；功能性胆囊疾病；非结石性胆囊炎；奥迪括约肌功能障碍；胆道痛；胆囊切除术后疼痛

胆道运动障碍和奥迪括约肌运动障碍（SOD）是胰腺和胆道的功能性疾病，它们给执业外科医生带来了挑战。这两种疾病的症状都是胰胆管疼痛综合征，而医学界对它们的定义、诊断和治疗方面还存在诸多争议。此外，两种疾病都是最近研究的重要课题，对治疗该疾病可能有影响。

一、胆道运动障碍

非结石性胆囊炎在外科医学上已有约 100 年的研究史。1924 年，Alfred Blalock 描述了 100 多例无胆结石患者接受胆囊切除手术后，其疼痛缓解效果非常好（83% 的患者病情得到改善）[1]。1926 年，Allen Oldfather Whipple 报道了 47 例患者中有 36 例（76%）接受胆囊切除术后，非结石性胆囊炎症状得到改善 [2]。

胆道运动障碍是在无胆结石情况下而引起的右上腹胆道疼痛的疾病症状 [3]。胆道运动障碍又叫慢性非结石性胆囊炎、非结石性胆源性疼痛和功能性胆囊疾病。胆道运动障碍被认为是继发性胆囊运动功能异常的疼痛症状。在非结石性胆道疼痛发病率中，男性高达 8%，女性高达 21%。

（一）生理学

胆囊的作用是在肝脏分泌胆汁后储存和浓缩胆汁。胆囊排空是通过胆囊壁中平滑肌收缩和奥迪括约肌松弛相互协调实现的。空腹状态下，胆囊与移动性运动复合波一起部分循环排空。进餐后，神经反射刺激，同时接收到前肠的激素信号，最常见的激素是胆囊收缩素，然后胆囊开始收缩。

胆道运动障碍的病理生理学尚未明晰。某些情况下，胆囊管可能由于发炎或纤维化而变窄，从而阻碍了胆囊排空；其他情况下，胆囊壁或胆囊管的平滑肌出现固有功能性运动障碍有可能是原发性的。胆道运动障碍一直与其他胃肠道运动障碍有关，其他包括肠易激综合征、结肠惰性和胃轻瘫。胆汁成分和炎症介质（前列腺素 E_2）的改变也与胆道运动障碍有关。有意思的是，高达 43% 的胆囊在胆囊切除手术后的最终病理显示无组织学异常。

胆道运动障碍患者身体状况不尽相同，他们自身的因素也可能导致胆囊排空不良。

（二）临床表现

如罗马Ⅳ型诊断标准所述，无胆结石状态下（框 110-1）[4]，胆道运动障碍患者出现典型的胰胆管型疼痛症状。疼痛位于右上腹或上腹部，本质是腹部绞痛，发作于餐后，通常伴有恶心或腹胀，患者可能会呕吐或腹泻。此外，患者可能出现厌食和体重减轻等症状。

（三）诊断

疑似胆道运动障碍患者的诊断评估结果是有典型的疼痛史。体检时，可发现明显的腹部压痛，尤其在右上腹，但通常腹部检查是良性，肝生化和胰酶指标都在正常范围内。右上腹经腹超声检查应排除胆结石的可能（敏感性＞95%）。

医学界对胆囊完整但无胆结石的患者有非常广泛的鉴别诊断记录，如消化性胃溃疡、奥迪括约肌运动障碍、微石症、慢性胰腺炎和无显著特征的肠蠕动功能障碍。此外，这些疾病经常同时发生，对诊断和治疗此类疾病提出了挑战。事实上，一些作者报道了有症状型胆石症患者接受胆囊切除术后存在复发性腹痛。因此，应根据临床图像（上消化道内镜检查）进行适当诊断研究，寻求其他诊断方案。

胆囊收缩素刺激的肝脏亚氨二醋酸核素（CCK-HIDA）核闪烁显像被认为是胆道运动障碍的基础诊断测试，虽然医学界对该测试方法及与治疗结果相关的异常研究数据存在的可变因素仍存在争议。CCK-HIDA 是用来量化射血分数（EF）异常运动的指标。根据 Krishnamurthy 等 1928 年的原始描述性研究，多数医生将胆囊 EF 异常指标定为＜40%。克里希纳穆尔蒂小组运用胆囊收缩素快速注射技术（1～3min），将其注入 7 例受试者体中，并将异常研究数据定义为低于正常受试者平均值的两个标准差[5]。目前核医学协会提倡的技术是以体重为基础（0.02μg/kg），缓慢注入胆囊收

框 110-1　罗马Ⅳ型功能性胆囊和奥迪括约肌疾病诊断标准

胆痛

位于上腹和（或）右上腹的疼痛，以及以下所有症状

1. 建立稳定的水平，持续 30min 或更长时间
2. 发生在不同的时间间隔（不是每天）
3. 严重到足以中断日常活动或导致急诊室访问
4. 与排便无明显关系（＜20%）
5. 姿势改变或酸抑制无明显缓解（＜20%）

支持标准

这种疼痛可能与以下情况有关

1. 恶心和呕吐
2. 背部和（或）右下角区域受到辐射
3. 从睡梦中醒来

功能性胆囊疾病

1. 胆管痛
2. 无胆结石或其他结构病理

支持标准

1. 胆囊显像低射出分率
2. 正常肝酶、结合胆红素、淀粉酶 / 脂肪酶

功能性胆管括约肌紊乱

1. 胆汁性疼痛
2. 肝酶升高或胆管扩张，但不是两者都有
3. 无胆管结石或其他结构异常

支持标准

1. 正常的淀粉酶 / 脂肪酶
2. 奥迪括约肌测压异常
3. 肝胆显像

奥迪括约肌紊乱

1. 有文献记载的胰腺炎反复发作 [淀粉酶或脂肪酶引起的典型疼痛＞3 倍正常和（或）急性胰脏炎的影像学证据]
2. 排除胰腺炎的其他病因
3. 阴性超声内镜
4. 异常的括约肌压力测量

引 自 Cotton PB, Elta GH, Carter CR, Pasricha PJ, Corazziari ES. Gallbladder and sphincter of Oddi disorders. *Gastroenterology*. 2016;150:1420–1429.

缩素（超过 60min），EF 异常指标定为 38%[6]。此外，有人认为，注入胆囊收缩素后疼痛仍会复发，说明疾病仍然存在，尽管这一论断缺乏证据，且胆囊收缩素除了对胆道系统有影响，对小肠、胃运动的影响也确实令人困惑。

目前，正在研究使用功能磁共振胰胆管成像和动态计算机断层扫描诊断的方法，其疗效似乎可与胆道闪烁显像相媲美。

（四）治疗

胆囊切除术是治疗胆道运动障碍的主要方法。随着 20 世纪 80 年代晚期腹腔镜技术的引入，因该适应证接受胆囊切除术的患者数量至少增加了 2 倍。据报道，在美国胆道运动障碍的发病率中，成人占 10%～20%，儿童高达 50%[7, 8]。有意思的是，在其他发达国家，该适应证的胆囊切除术的报道要少得多。

接受胆囊切除术后，胆道运动障碍的疗效尚未明确[8, 10]。在标志性的前瞻性研究中，Yap 等在 1991 年用 CCK-HIDA 评估了 40 例胆源性疼痛患者。他们将 21 位 CCK-HIDA 测试 EF ＜ 40% 的患者随机分为两组，一组接受胆囊切除术（11 例），另一组为观察组（10 例）。接受手术的 11 例患者中，有 10 例症状完全缓解，1 例症状得到改善。在观察组的 10 例患者中，所有患者仍有疼痛症状，2 例患者随后接受了手术，疼痛减轻。对于疼痛但 CCK-HIDA 测试正常的患者，是否接受治疗由医生决定，那些接受手术的患者情况并不比那些没有接受手术的患者好。作者从这项小型研究中得出结论是：CCK-HIDA 扫描异常时，胆囊切除术可有效治疗胆道运动障碍。这一结论推动了胆道运动障碍治疗的普遍实践[11]。最近，在 2016 年，Richmond 和同事选取了 30 例 CCK-HIDA 测试异常（＜ 38%）的患者随机进行胆囊切除术或接受药物治疗（低剂量三环类抗抑郁药），以检测患者术前和术后的生活质量分数（Short Form-8）为依据。在 15 例随机接受药物治疗的患者中，有 14 例选择在 3.5 天这一中间日进行手术治疗。在接受手术的 26 例患者中，所有患者均报告疼痛缓解，身心健康和生活质量得分显著改善[12]。尽管这项研究的规模有限，并且可以立即进行交叉操作，从而基本消除了对照组，但它证明胆囊切除术是治疗胆道运动障碍的有效方法。因此，显然需要进行更大规模的研究，比如理想的随机对照试验。

二、奥迪括约肌运动障碍

Francis Glisson 在 1654 年描述了围绕胆总管末端的环状肌纤维。1887 年，Ruggero Oddi 还是一名年轻的医学生，他阐明了肝胰壶腹括约肌的形态。后来，他成为热那亚一位著名的院士，但他的职业生涯因一系列的职业和财务问题而遭受打击。因此，他不得不从事临床医学来谋生。也许是巧合，因为奥迪括约肌是由这个充满争议的人描述的，人们对这一描述也就一直持怀疑态度。治疗 SOD 患者具有很大挑战性，因为该疾病通常难以对付，诊断困难且治疗费力。

传统意义上的 SOD 被认为是一种良性的、非结石性梗阻症状，它阻塞了流经胰胆管连接处的胆道或胰腺分泌物。SOD 有很多名称，如壶腹狭窄、乳头狭窄、乳头炎和胆囊切除术后综合征。它是一种壶腹括约肌收缩功能障碍疾病，这是一种异质性疾病，某些患者由于壶腹狭窄而引起括约肌固定性梗阻，还有一些患者由于括约肌运动异常而引起括约肌功能性梗阻。近年来，出现了与梗阻无关的其他病理生理学理论。接受胆囊切除术后，胆囊括约肌反射就会中断，从而可能影响括约肌的行为。另外，患者胆囊炎发作期间可能是由刺激性疼痛刺激，导致痛觉敏化，最终在生理胆管或十二指肠扩张期间出现痛觉超敏。

SOD 是一种罕见的疾病，常见于中年女性。约 10% 的患者接受胆囊切除术后会出现疼痛，其中 10% 的患者会有 SOD。根据研究组研究，15%～76% 的特发性复发性胰腺炎都是由 SOD 引发的。

（一）解剖生理学

当括约肌进入十二指肠的第二部分时，奥迪括约肌位于胆总管和主胰管的末端。括约肌由常见的肌肉复合体（也称为壶腹区）及胰内和胆内括约肌组成。

奥迪括约肌表现为压力基线升高，并叠加位相性收缩。它显示了肌动活动的周期性变化，这与迁移性运动复合体紧密相关。副交感神经和交感神经系统对括约肌有一定的影响，但是，激素似乎在肌动活动中发挥着重要作用。胆囊收缩素是一种有效的壶腹括约肌抑制药，促胰液素能抑制奥迪括约肌的胰腺分泌。

SOD 表现为括约肌功能异常，最常见的定义是测压评估时导管内压力升高。

（二）临床表现

SOD 患者临床表现为典型的胰胆管型疼痛，与胆道运动障碍疼痛相似。如罗马Ⅳ型诊断标准所述[4]（框 110-1），这是一种偶发性上腹疼痛，通常发作于餐后，并伴有恶心。体检通常检测不出，患者的肝脏或胰腺血清生化指标可能暂时升高，或者出现特发性复发性胰腺炎。

具有重要历史意义上的是，密尔沃基的 Hogan 和 Geenen 为疑似 SOD 的患者开发了一种分类系统（表 110-1）。该系统非常有价值，因为它可用于预测诊断该疾病，并作为治疗选项和效果对照（表 110-2）。Ⅰ 型患者有典型的胰胆管疼痛，肝脏或胰腺生化指标升高，胆管或胰管扩张；Ⅱ 型患者有典型的疼痛，同时还有一个客观发现；Ⅲ 型患者只有疼痛。鉴于现代临床研究结果，这种分类系统已基本被抛弃了。之前认为的 Ⅰ 型的患者常患有器质性狭窄，要接受括约肌切开术。最近的 EPISOD（奥迪括约肌功能障碍评价预测因素和干预措施）试验中发现，Ⅲ 型患者（仅疼痛，无客观发现）

接受括约肌切开术后的效果不比假手术组更好，因此不再考虑干预治疗。考虑对之前认为的 Ⅱ 型患者（疼痛和一项客观发现）进行进一步评估并安排括约肌切开术。

（三）诊断

SOD 诊断评估最重要的是有胰胆管型疼痛的长期病史，应通过适当检查（CT、十二指肠镜检查和结肠镜检查）来排除其他常见的腹痛病因。

奥迪括约肌病因复杂，历史上也进行过多次复杂的试验。在 Nardi 试验（吗啡 - 前列腺素激发试验）中，给患者服用吗啡和新斯的明，然后评估患者疼痛状况或升高的肝脏或胰腺血清生化指标。胆道闪烁显像可用来评估核医学

表 110-1　密尔沃基分类系统

类　型	标　准
Ⅰ 型	胰胆管痛 肝升高或胰腺生化指标升高 * 胆管或胰管扩张 † （逆行胰胆管造影延迟引流术）‡
Ⅱ 型	胰胆管痛 * 肝升高或胰腺生化指标升高 † 胆管或胰管扩张 ‡ （逆行胰胆管造影延迟引流术）
Ⅲ 型	胰胆管痛

*. 天冬氨酸氨基转移酶，碱性磷酸酶或淀粉酶，脂肪酶大于正常的 2 倍

†. 胆总管 > 12mm 或胰管 > 5mm

‡. 一般不包括在现代标准中

引自 Hogan WJ, Geenen JE. Biliary dyskinesia. *Endoscopy*. 1988;20:179.

表 110-2　密尔沃基分类系统和对治疗的反应

SOD 类型	异常测压概率	治疗反应测压异常	测压正常对治疗的反应	测压推荐
Ⅰ 型	75%～95%	90%～95%	90%～95%	无
Ⅱ 型	55%～65%	85%	35%	有
Ⅲ 型	25%～60%	55%～65%	< 10%	有

改编自 Sherman S, Lehman G. Sphincter of Oddi dysfunction: diagnosis and treatment. *JOP*. 2001;2:382.

示踪剂在肝门到十二指肠延迟传输时间，这就与壶腹梗阻有关。经腹超声刺激试验和超声内镜刺激试验已分别用于评估注射胆道收缩素或促胰液素后胆道或胰管的直径。导管较基线持续扩张则代表是由 SOD 引起的相对梗阻。同样，促胰液素刺激的磁共振胰胆管成像（ssMRCP）可以显示患者注入促胰液素后胰管直径持续扩大情况。通常，由于操作手法差异，这些试验的精准度也存在差异。

用于评估 SOD 的最标准测试是内镜逆行胰胆管造影（ERCP）结合内镜下奥迪括约肌测压术（ESOM）（图 110-1）。ESOM 可以通过直接测量导管压力来评估括约肌高压情况。用一个带有抽吸口的小口径（通常为 5F）多腔灌注导管进行压力监测，导管压力持续高于基线 35～40mm 就表明患有 SOD。胰管和胆管可以分别存在异常压力，两者也可同时存在。ERCP 结合 ESOM 确实能检测到发病风险，据报道，4%～31% 的患者患有胰腺炎，其中一小部分患者将具有临床意义。使用抽吸口并限制灌注时间和压力可最大降低诱发胰腺炎风险。在无法确定测压方法或无法测压时，可以采用其他的内镜干预措施。内镜下经乳头支架植入术已经出现，但由于诱发胰腺炎风险较高，因此通常不采用该方法。内镜下括约肌内注射肉毒杆菌被证明可能会预测内镜括约肌切开术（ES）的治疗效果。

（四）治疗

SOD 患者疼痛发作，身体虚弱或者复发性胰腺炎发作，这时可以对其进行介入治疗。

SOD 的医学方法取得了有限的成功，但是由于侵入性方法涉及很多风险和不确定性因素，因此该方法是一线治疗手段。可以使用平滑肌松弛药（硝苯地平、磷酸二酯酶抑制药、曲美布汀、丁溴化莨菪碱和一氧化氮），尽管没有数据显示这些松弛药能够长期改善症状。还有一些其他可用于治疗疼痛方法，如使用阿米替林

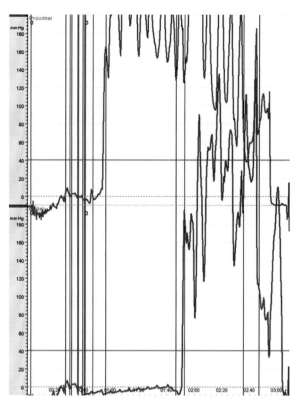

▲ 图 110-1　奥迪测压示踪的内镜括约肌显示在导管的近端和远端通道中测量到的异常高压（＞ 40mmHg）

与度洛西汀以及电针、生物反馈和经皮神经电刺激等疗法。

（五）内镜

目前，用于治疗 I 型和 II 型 SOD（有客观发现的典型疼痛）的标准是 ES。根据患者选择，干预治疗后，55%～95% 的患者可成功缓解疼痛。三组随机对照试验证明，ES 对适当选择的患者有效（表 110-3）[16,18]。即使在专家指导下，使用预防性内镜下支架置入术和（或）直肠非甾体抗炎药，ES 术后也确实会有诱发胰腺炎的重大风险（10%～15%）。据报道，干预治疗后再狭窄发生率可达 25%～33%。

最近进行了一项前瞻性试验（EPISOD 试验），将 214 例 III 型 SOD（典型疼痛但无客观发现）患者随机分为采用 ES 干预的 ERCP 组和不加干预的 ERCP 组（假手术组）。作者发现，括约肌切开术在治疗因疼痛而致残的患者效果上并不比假手术组的好[15]。因此，在这组具有

挑战性的胰胆管疼痛患者中，通常不推荐采用 ES，但还没有客观发现支持这一结论。

表 110-3		内镜下括约肌切开术治疗奥迪括约肌功能障碍的随机对照试验		
研　究	人　数	后续（年）	设　计	反　应
Geenen 等[16]	47	4	ES vs. Sham All SOM	+SOM ES, 90% +SOM Sham, 30% −SOM ES, 35% −SOM Sham, 35%
Sherman 等[17]	23	3	ES vs. SSpx vs. ESham	ES, 83% SSpx, 80% ESham, 29%
Toouli 等[18]	58	2	ES vs. Sham	+SOM ES, 85% +SOM Sham, 38% −SOM ES=Sham

ES. 内镜括约肌切开术；ESham. 无括约肌切开术的内镜检查；Sham. 无括约肌切开术的内镜检查；SOM. 奥迪括约肌测压法（＋异常；－正常）；SSpx. 外科括约肌成形术

引自 Geenen JE, Hogan WJ, Dodds WJ, Toouli J, Venu RP. The efficacy of endoscopic sphincterotomy after cholecystectomy in patients with sphincter-of-Oddi dysfunction. *N Engl J Med*. 1989;320:82; Sherman S, Lehman GA, Jamidar P, et al. Efficacy of endoscopic sphincterotomy and surgical sphincteroplasty for patients with sphincter of Oddi dysfunction: randomized, controlled study. *Gastrointest Endosc*. 1994;40:A125; and Toouli J, Roberts-Thomson IC, Kellow J, et al. Manometry based randomised trial of endoscopic sphincterotomy for sphincter of Oddi dysfunction. Gut. 2000;46:98.

（六）外科手术

历史上，在现代内镜时代到来之前，经十二指肠括约肌成形术和经壶腹间隔成形术是治疗 SOD 患者的首选方法，并取得了良好的疗效。然而，随着内镜治疗的成功，目前 SOD 的外科治疗方法与两类患者相关，一类是之前那些内镜干预治疗失败的患者（通常是因为再狭窄），另一类是那些先前接受过胃手术，特别是接受过 Roux-en-Y 胃旁路手术重建的患者，除非采用先进的技术，否则很难通过内镜进入患者壶腹[19, 20]。

经十二指肠括约肌成形术是通过中线剖腹

术实现的。Kocher 法可充分调动十二指肠，它运用广泛并被引入手术领域。评估十二指肠和胰头时，要注意慢性胰腺炎的症状，这可能预示着术后症状缓解会有不良预后。可通过十二指肠壁触及纤维性壶腹，这有助于确定十二指肠切开术的切口位置。斜形切口十二指肠切开术是在预估切口位置的壶腹上方使用电烙器进行。在十二指肠内寻找壶腹时，注意不要损伤十二指肠黏膜。泪道探针用于插入胆总管末端。括约肌切开术中会大范围用到针尖烧灼术，用于分割十二指肠黏膜和泪道探针上方的括约肌。继续进行括约肌切开术，直到胆汁能够轻易流入手术区域。

然后寻找胰管，并插入单独的泪道探针。胆管和胰管之间的隔膜用电灼术切开。继续进行分隔，直到胰腺分泌良好。采用间断、精细、可被人体吸收的单丝缝合线（如 5-0 聚二噁烷酮）将接近十二指肠黏膜到胆管黏膜处和接近胆管黏膜到胰管黏膜处缝合好，胆道括约肌成形术和经壶腹间隔成形术就完成了。用连续的 3-0 可被人体吸收单丝缝合线缝合斜形的十二指肠切开术切口。

现在，根据经十二指肠括约肌成形术和经壶腹间隔成形术后的长期随访结果，患者术后疼痛缓解率有望超过 60%，年轻患者和慢性胰腺炎患者预后较差。

（七）胃手术术后患者

对于之前接受过胃手术，因而不易再接受 ESOM 的患者，SOD 诊断可能很困难。对于这类患者，最重要的是正确评估患者病史。需要找到胆汁或胰腺血清生化指标异常的实验数据，特别是患者疼痛加重期间的数据。可以通过适当的检查（上消化道内镜检查和腹部 CT 检查）排除其他更常见的诊断，如溃疡、吻合口狭窄、腹内疝或粘连。ssMRCP 可用于评估在基线时的胆道或胰管扩张的情况，或者评估给患者注入促胰液素后胰管持续扩张的情况，其评估结果均会显示患者是否患有 SOD。ssMRCP 对 SOD 的诊断具有特异性，但敏感性不高。ssMRCP 可以帮助排除其他病理，如结石或肿瘤。重要的是，ssMRCP 也有助于评估慢性胰腺炎，因为慢性胰腺炎患者接受括约肌成形术后的反应往往很差，而采用其他手术（全胰腺切除术联合自体胰岛细胞移植）可能效果更好。

这些患者均采用经十二指肠括约肌成形术和经壶腹间隔成形术治疗。通过选择适宜接受手术的患者，预计 85% 的患者可以长期缓解疼痛[20]。

另外，治疗之前接受过胃旁路手术的患者，他们关闭的胃可以通过放射摄影术或手术方式进入。该部位可通过内镜进行 ERCP、ESOM 和 ES 检查。这种方法受到了一些作者的青睐，但是，该方法需要进行多次手术，并带有发病率。

三、结论

胆道运动障碍和 SOD 是胆道和胰腺的功能性疾病，其诊断和治疗令人困扰。过去 20 年，人们逐渐认识到这一点，并有了更加客观的评价手段。但是，该疾病的理想评估手段和治疗方法仍然存在很大争议。

第 111 章
胰腺和胆道疾病的内镜评估和治疗

Endoscopic Evaluation and Management of Pancreaticobiliary Disease

Christopher G. Chapman　Nayna A. Lodhia　Maricarmen Manzano　Irving Waxman　**著**

孟文勃　付文康　**译**

摘要

在过去的 20 年里，可供管理胰胆疾病的从业者使用的诊断和治疗设备已显著扩大。新型内镜技术的快速和显著增加允许在胰腺和胆管中进行侵入性较小的诊断和治疗操作，而这些操作以前需要开放手术和经皮技术。放射照相技术的进步反映了内镜的发展，虽然它有效地将内镜逆行胰胆管造影的作用转变为主要用于胰胆管治疗的方式，但技术进步（包括共聚焦激光内镜检查、直接胆管镜检查和胰腺镜检查），已经建立在 ERCP 的支架上。超声内镜提供壁内胃肠道和器官及相邻结构的连续、实时图像，否则这些图像是不可见的。包含升降器和治疗通道的回声内镜的出现允许在直接超声内镜可视化下通过抽吸针、导丝和支架，有效地增加了 EUS 的治疗作用和适应证。本章讨论有助于管理胰胆疾病的 ERCP 和 EUS 技术。

关键词：内镜逆行胰胆管造影术；超声内镜；胆总管结石；急性胆石性胰腺炎；急性胆管炎；良性胆道狭窄；原发性硬化性胆管炎；胆瘘；恶性胆道梗阻；胆总管囊肿；异常的胰胆管结合；胰腺分裂

自 1968 年首次利用磁共振胰胆管成像术完成对十二指肠乳头内镜可视化穿刺置管以来，内镜检查领域得到了飞速发展，提高了医师对胰腺胆道系统疾病进行检测、分类及治疗的能力；最近，侧视内镜的发展和内镜括约肌切开术的引入使得胰管和胆管的侵入性诊断和治疗操作减少，而以前的治疗手段仅限于开放式手术和经皮技术。近年来，断层放射成像技术的进步，即磁共振胰胆管成像，已将内镜逆行胰胆管造影的主要作用转变为用于胰胆管疾病治疗。然而，包括导管内超声、直接胆管镜检查和胰镜检查在内的技术进步都建立在内镜逆行胰胆管造影的基础上，从而使内镜逆行胰胆管造影在涉及胰管和肝胆系统的许多临床问题上成为一种被广泛应用的方法。

超声内镜于 1980 年开始被引入胰腺胆管疾病领域，用于胰腺癌的诊断和分期，现已迅速发展成为可实现微创组织获取及大范围内的介入和治疗管理策略。新的工具、附件和导管不断发展，提供了对各种腹腔积液或胃肠通道和器官的治疗方法。在可能会限制组织获取的胰胆管病例中，基于增强内镜的多种成像模式，例如共聚焦激光显微内镜检查、对比增强的超声检查和弹性成像等可能有助于诊断，在某些情况下，可作为组织学诊断的替代物。

一、内镜逆行胰胆管造影

适应证

由于其他微侵入性 / 非侵入性成像技术（如 EUS 和磁共振胰胆管成像）变得越来越普遍，诊断性内镜逆行胰胆管造影的作用被削弱。内镜逆行胰胆管造影主要适用于高度怀疑阻塞性、炎症性或赘生性胰腺胆道病变的临床环境，此时如果发现其他情况或排除上述情况，则会改变临床管理策略。框 111-1 报道了内镜逆行胰胆管造影和 ES 的适应证清单。在不改变管理的情况下，评估病因不明的腹痛，但是其他实验室或影像学研究中缺乏客观证据支持肝胆或胰腺疾病时，以及怀疑胆囊疾病而无胆管疾病的证据时或进一步评估已证实的胰腺恶性肿瘤时，内镜逆行胰胆管造影并不适用 [1, 2]。

二、良性胆道疾病

（一）胆石症

接受腹腔镜胆囊切除术的有症状患者中有 5%～10% 发生胆石症 [3]。1974 年，Classen 和 Kawai 引入了 ES，改变了胆总管结石的治疗方法。在此之前，开腹胆总管探查术是胆总管结石症患者的主要治疗手段。尽管腹腔镜胆囊切除术已成为治疗胆囊结石标准、公认的首选技术（由于术后疼痛减轻、住院时间减少、恢复期短，以及比开腹胆囊切除术具有更好的美容效果），但腹腔镜手术治疗胆总管结石异常复杂；需要先进的外科手术技能和先进的仪器，但两者都不容易得到。因此，在腹腔镜胆囊切除术时代，内镜逆行胰胆管造影在胆总管结石的治疗中起着不可或缺的作用。

在腹腔镜胆囊切除术中使用内镜逆行胰胆管造影的时机和需求取决于结石出现的可能性（低、中和高）、内镜医师的技能及腹腔镜医师进行胆总管探查的能力。对于胆管结石出现可能性较小的患者，腹腔镜胆囊切除术前常规的内镜逆行胰胆管造影几乎没有价值。当将临床重要的解剖学变异和未怀疑的胆管结石的概率与通常公认的 3%～7% 内镜逆行胰胆管造影并发症发生率时进行比较时，无法证明在胆囊切除术之前常规使用内镜逆行胰胆管造影是不合理的。在有症状的胆石症患者中，阴性预测值

框 111-1　内镜逆行胰胆管造影的适应证

疑似胆管疾病
疑似梗阻性黄疸或胆汁淤积
急性胆管炎
胆石性胰腺炎
澄清其他影像学检查中看到的胆道病变
胆瘘

疑似胰腺导管疾病
胰腺癌
黏液性或囊性肿瘤
不明原因复发性胰腺炎
慢性胰腺炎伴有持续疼痛
澄清在其他成像上检测到的胰腺病变
疑似胰腺来源的腹水或胸腔积液
胰腺假性囊肿或瘘管

直接内镜治疗
括约肌切开术
胆汁引流
胰腺引流

直接内镜组织/液体取样
活检、刷子、细针抽吸
胆汁/胰液收集

术前导管测绘
恶性肿瘤
良性狭窄
慢性胰腺炎
胰腺假性囊肿和导管破裂
胰腺黏液性或囊性肿瘤

进行测压
奥迪括约肌
导管

超过 97% 的完全正常的肝脏生化检查在排除胆总管结石的方面具有重要的临床应用价值。相反，没有一个临床变量能够可靠地确定伴有胆总管结石症的患者亚组，并具有良好的阳性预测价值。最可靠的预测指标包括通过超声可见的胆总管内结石；但是，经腹超声检查结石的敏感性较低（22%～50%）。上行性胆管炎、胆红素水平 > 1.7mg/dl 和超声检查中胆总管扩张是其他高风险/强可能性特征。通过多种形态异常，可以将患者确定为低（胆总管结石风险 < 10%）、中（10%～50%）或高风险（> 50%）[3]。

判断为可能患有胆管结石的患者可以在实施术前内镜逆行胰胆管造影和取石术（如果有结石）中受益。中风险组的患者会产生诊断和治疗困难，因为如果不能识别和消除胆总管结石，可能会导致严重的并发症，其中包括复发症状、胆管炎和急性胆结石性胰腺炎。为了降低这种风险，必须进行额外的胆管造影，并且患者应接受术前 EUS 或磁共振胰胆管成像或术中腹腔镜术中胆道造影或超声检查；但是，这些成像方式取决于操作员，并非都可行（图 111-1）。如果术中腹腔镜 IOC 阳性，则患者应进行术后内镜逆行胰胆管造影或腹腔镜导管探查。

（二）取石方法

1. 标准（网篮状导管和球囊导管）　在确定为胆总管结石后，通常会实施一次 ES。球囊导管对于在未扩张的导管中提取一个或多个相对较小或碎裂的结石（＜ 10mm）最为有用（图 111-2），而对于在明显扩张的胆管中提取较大的结石或小结石效果不佳，因为球囊通常会滑过结石。具有不同构造、长度 / 宽度、金属丝类型和金属丝数量的取石网篮可商购获得。较大结石、肝内结石、扩张导管中的较小结石和大于下游胆管的结石（如狭窄处的结石）通常利用网篮导管而非球囊导管取石。使用网篮取石的风险是网篮可能

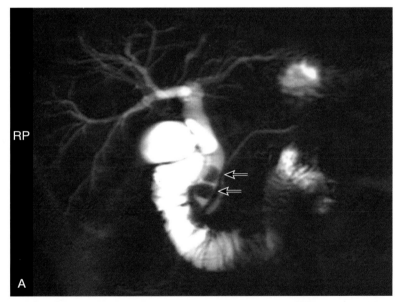

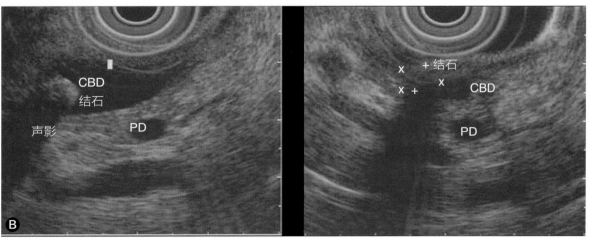

▲ 图 111-1　**A.** 磁共振胰胆管成像显示胆管结石（箭）；**B.** 超声内镜显示胆管结石伴声影
CBD. 胆总管；PD. 胰管

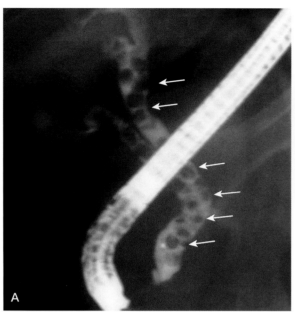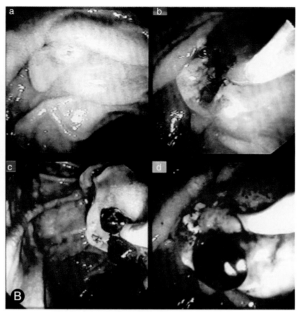

▲ 图 111-2　**A.** 整个总管中存在大量的胆管结石（箭），注意囊状管内也有结石；**B.** 结石在胆道括约肌切开术后被移除。**a.** 正常乳头；**b.** 完成的胆道括约肌切开术；**c 和 d.** 用取石球囊取出的结石

会受到胆总管中结石的影响。网篮和取石设备随后被固定在胆总管内，无法轻易取回。紧急机械碎石术可以挽救网篮受影响的情况。但是，也有可能需要手术才能取下网篮。

在经验丰富的医疗中心，使用标准网篮和球囊导管进行括约肌切开术后，可以成功取出 80%～90% 患者的胆总管结石。出于各种原因，可能会导致胆总管结石难以清除或无法清除。在大多数情况下，结石大小是是否能够成功取石的主要决定因素。通常以＞ 15mm 的结石为大结石，同样重要的还有结石因素（如数量、一致性、形状和位置）和导管因素（如轮廓、结石水平和远端的直径及是否存在诸如狭窄或肿瘤等并存的病理）。

2. 碎石术　多种碎石技术（机械、电液压、激光和体外冲击波碎石术）被用于无法用标准方法取出结石的情况 [4]。对于未能通过常规的网篮和球囊来取出结石的情况，最简单的内镜辅助方法是机械碎石机或碎石篮。通过内镜式机械式碎石机，可实现内镜下取石。机械碎石是一种安全、有效、低成本的手术方法，可在第一次行内镜逆行胰胆管造影时进行。在经验

丰富的医疗中心，机械碎石术可清除标准取石技术难以取出的超过 85%～90% 的胆管结石，但多达 30% 的患者可能需要进行不止一次的内镜逆行胰胆管造影。机械碎石术的失败通常是由于无法将结石与碎石篮接合，极少是因为剪切力不足而无法碎石。

自从 1985 年首次用于治疗胆结石以来 [5]，机械、电液压、激光和体外冲击波碎石术现在已较少应用于胆道疾病治疗中，这是因为通常很难实现结石可视化以进行针对性冲击波治疗，以及结石易复发和无法彻底清除等原因。机械、电液压、激光和体外冲击波碎石术目前主要退而用于慢性胰腺炎相关的结石病治疗，这将在其他章节进一步讨论。与机械、电液压、激光和体外冲击波碎石术相比，在尝试清除胆管结石时，导管内激光或电动液压方式已成为传统内镜治疗的标准辅助手段。

在这些方法或手术之间做出选择在很大程度上取决于可用性，因为它们通常集中在三级医疗中心。在导管内碎石术中，可以通过使用柔性电动液压探针或柔性石英纤维直接在结石表面产生冲击波或者发射激光光线。这两种技

术通常通过胆管镜（即母婴内镜系统、单人胆管镜或超薄胃镜）在直接内镜控制下进行。

3.胆道支架　胆道支架可应用于实施引流，防止结石撞击和预防胆管炎。在大多数情况下，此疗法可作为一种临时性措施，去改善患者的临床状况，防止再次进行结石清除。放置支架时，一个分支位于结石上方，另一个分支位于十二指肠内（图 111-3）。尽管有报道称使用直式 10F 支架效果良好，但大多数医疗机构还是建议使用双尾纤维支架 [6]。胆道内支架置入术不仅可以对胆管进行引流，还可以帮助将结石机械破碎，从而便于随后的内镜取石手术。口服溶解疗法可以软化并减小结石，从而有助于内镜取石。

（三）急性胆囊胰腺炎

在西方国家，胆结石疾病是造成急性胰腺炎

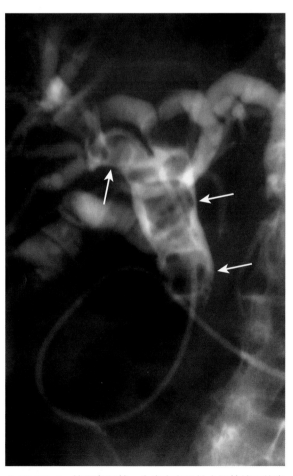

▲ 图 111-3　放置鼻胆管，为患有多发性大胆管结石的患者提供临时胆汁引流（箭）

的主要原因，占总病例的 34%～54%。大多数患有急性胆结石性胰腺炎（AGP）的患者发作轻微，可以保守治疗。但是，严重胰腺炎的病死率仍然很高，接近 10%。在开放性胆囊切除术时代，由于其发病率和死亡率增加，因此对重症 AGP 的紧急外科手术干预并未获得普遍认可。在这些外科手术报道的同时，非控制性内镜系列报道了内镜逆行胰胆管造影（ERCP）和 ES 在 AGP 背景下的有效性和安全性。尽管结果令人鼓舞，但对于急性发作的患者，涉及其对 ES 的选择和时机的研究各不相同（许多是在恢复期进行的，这时手术也很安全）。这些早期系列涉及三项随机对照试验 [7-9]，这些试验现在已成为内镜治疗 AGP 的基础。AGP 中 ES 的治疗原则是去除阻塞性结石，并重建胆汁和胰液引流。

在来自英国的一项随机前瞻性对照试验中，有 121 例 AGP 患者接受了常规疗法（即肠道休息、镇痛药、静脉输液和抗生素）或接受了紧急伴 ES 的内镜逆行胰胆管造影（入院后 72h 内）和结石摘除（如果在内镜逆行胰胆管造影时胆总管中存在结石）[7]。利用改良 Glasgow 系统，根据患者发作严重程度将他们进行分级。预计轻度发作的患者中有 25% 会发现胆总管结石，预计严重发作的患者中则有 63% 会发现胆总管结石。得出的四个重要发现是：①胆石性胰腺炎患者可以安全地进行内镜逆行胰胆管造影；②行紧急内镜逆行胰胆管造影和 ES 的患者的主要并发症显著减少；③仅在预计严重发作的患者中发病率明显降低（61% vs. 24%，P=0.007）；④通过紧急内镜逆行胰胆管造影和 ES 治疗的患有严重发作的患者的住院时间显著减少（中位数为 9.5 天 vs. 17 天，P=0.03）。死亡率有所提高，但差异无统计学意义。

香港大学外科系进行了第二项随机对照研究 [8]。195 例急性胰腺炎患者被随机进行早期内镜逆行胰胆管造影（入院 24h 内）或保守治疗。尽管在本研究中，研究方法、患者选择及对急性胰腺炎严重程度的评估与英国的研究不同，但在胆石性胰腺炎患者亚组（*n*=127）中得出的结果非常相似。无论采用何种疗法，轻度胰腺炎患者的发病率和死亡率均相似。相反，相较于保守治疗的患者而言，接受内镜治疗的预计严重发作的患者的并发症发生率（54% vs. 13%，*P*=0.003）和死亡率降低（18% vs. 3%，*P*=0.07）。

第三项研究[9]是来自德国的一项前瞻性多中心随机对照研究，其中将 238 例 AGP 且无严重胆道梗阻（严重胆道梗阻定义为胆红素浓度＞5mg/dl）证据的患者在症状发作后 72h 内随机分为内镜逆行胰胆管造影和 ES 组下结石摘除组和保守治疗组。这项研究试图解决英国和香港研究的主要问题：有必要排除患有合并性胆管炎的患者，因为已知这些患者将从内镜逆行胰胆管造影中受益。无论预计胰腺炎严重程度如何，两个治疗组的死亡率（总死亡率为 11% vs. 6%，AGP 死亡率为 8% vs. 4%，内镜逆行胰胆管造影 vs. 保守治疗）或总并发症发生率（46% vs. 51%，内镜逆行胰胆管造影 vs. 保守治疗相比）均无显著差异。然而，内镜逆行胰胆管造影组呼吸衰竭更为频繁（12% vs. 5%，*P*=0.03），接受保守治疗的患者黄疸发病更为频繁（11% vs. 1%，*P*=0.02）。

尽管所有三项研究均得出结论：无论是接受保守治疗或内镜逆行胰胆管造影治疗的轻度胰腺炎患者，其预后没有差异，但只有德国的研究表明，早期内镜逆行胰胆管造影对重症胆结石性胰腺炎患者无益处。即使在患有并发胆管炎或胆道梗阻的 AGP 患者中明确提示内镜逆行胰胆管造影，但其在单独治疗严重 AGP 中的作用仍值得进一步研究。这三项已发表研究的 Meta 分析显示，与保守治疗组相比，内镜逆行胰胆管造影 /ES 组的发病率从 38% 降低到 25%，死亡率从 9% 降低到 5%。该 Meta 分析未报道基于胰腺炎严重程度的亚组分析。

（四）急性胆管炎

胆管炎是一种潜在的威胁生命的疾病，主要由于胆汁流出被阻塞导致的细菌感染所致。当胆管内压力升高到足以造成细菌或内毒素回流到血液中时，就会发生全身中毒。并且，由于胆汁淤积造成的阻塞在增加胆管内压力和促进细菌过度生长的过程中起着关键作用。急性胆管炎的最常见原因是胆总管结石症，有 80%～90% 的病例发生此病。由于疾病的严重程度不同，因此必须对患者进行个体化胆管炎治疗。抗生素治疗应及时开始。对胆汁和结石培养物的分析表明大肠埃希菌、克雷伯菌属、肠杆菌属、肠球菌属和链球菌属是最常见的感染菌。所选抗生素应优先渗透到阻塞的胆道系统中。大多数患者会对保守治疗产生反应，从而可以采取更有针对性的方法进行胆管减压[10]。如果在初期复苏后数小时内未见改善，则提示应该紧急减压。如果继续保守治疗，则患者将一定遭受致命的后果。

胆管减压可通过手术、经皮和内镜方法实现。内镜干预现已被认为是急性胆管炎的权威疗法。内镜逆行胰胆管造影的优点是可以明确梗阻的原因，便于胆汁取样以进行培养，并在较短的时间内以较低的发病率对胆道系统进行减压。胆道减压是治疗的目标，可以是完全的（如去除结石）或暂时的（如在不去除结石的情况下放置支架）、尚待更彻底的治疗（以对不稳定病情进行稳定）。内镜手术包括括约肌切开取石或放置支架进行胆道引流。理想情况下，在进行内镜逆行胰胆管造影之前应使患者稳定或尽可能稳定。呼吸困难的患者可以在吸氧情况下进行内镜逆行胰胆管造影。由于急性胆管炎患者胆道内压力升高，应限制对比剂注射以减少细菌的全身性散播。注入足够的显像剂来明确解剖结构和阻塞的原因。应对吸取的胆汁进行培养。对于稳定的患者，可以进行明确的治疗。对于不稳定的患者，应限制手术时间。在此类情况下，应放置支架，等患者稳定下来，再进行更明确的治疗。

外科和经皮治疗急性胆管炎的高发病率和

高死亡率促使人们评价内镜治疗的安全性和实用性。在一项回顾性分析中，Leese 等报道了 71 例结石相关性胆管炎患者，这些患者均通过手术（*n*=28）或 ES（*n*=43）进行早期减压治疗[11]。早期手术与括约肌切开术相比，30 天死亡率（21% vs. 5%）和发病率（57% vs. 8%）明显更高。内镜组的年龄明显大于外科手术组，并且具有更多的医学风险因素，但是胆管炎的严重程度没有显著差异。Leung 等[10] 报道了他们对 105 例急性结石性胆管炎患者的回顾性分析经验，这些患者对保守治疗无反应，并在入院后平均 1.5 天内接受了紧急内镜减压。在这些患者中，39% 有并存的医学问题，85% 患有查科三联征，入院时处于休克状态的占 40%。内镜下引流成功的患者有 102 例（97%）。97% 的患者腹部疼痛得到明显改善，而 93% 的患者在 3 天内发热消退。30 天的总死亡率为 5%。休克者中，在 72h 后引流的 4 例患者中有 2 例死亡，而在 72h 前引流的 38 例患者中有 3 例死亡。不论引流时间如何，该组均无无休克死亡。5% 的死亡率与紧急外科手术的死亡率相比是有利的，在紧急情况下，据报道死亡率在某些系列中超过 40%。内镜逆行胰胆管造影并发症发生率为 5%，并发症限于通过内镜技术治疗的括约肌切开术后出血发作。一项针对 947 例继发于结石（*n*=898）或狭窄（*n*=49）的胆管炎患者的大型回顾性研究证实了内镜治疗的安全性和有效性[12]。在一项随机前瞻性研究中，Lai 等比较了 82 例结石导致的严重胆管炎患者通过外科手术和内镜技术进行胆道减压的安全性和有效性[13]。剖腹手术和胆总管探查术治疗的患者的发病率（64% vs. 34%）和死亡率（32% vs. 10%）明显更高。这些研究和其他研究清楚地阐明了作为最终疗法或临时措施（待患者稳定后再进行更明确的干预）而言，胆道减压的有效性和安全性。

（五）良性胆管狭窄

内镜治疗良性胆管狭窄已发展成为一种有效、安全的治疗方法，其发病率和死亡率远低于传统的手术和经皮治疗策略。适于内镜干预的良性胆管狭窄最常见于继发于炎症性疾病，如慢性胰腺炎或术后并发症。其他较不常见的原因是原发性硬化性胆管炎、感染、局部缺血（如门静脉胆道病）、乳头狭窄、自身免疫性胰腺炎 / 胆管病、创伤和胆管结石。无论病因如何，良性胆道狭窄都必须在存在黄疸、慢性淤胆型肝炎或胆管炎的情况下进行治疗性干预，以降低发生继发性胆汁性肝硬化的风险。

1. *良性胆管狭窄的内镜治疗*　不管狭窄的部位或发病机制如何，内镜检查的主要目的是使导丝穿过狭窄部位，以允许扩张器（气囊或导管）和支架通过。2012 年，欧洲胃肠内镜检查术学会（ESGE）发布了内镜胆道引流指南，并建议将胆总管良性狭窄临时放置多个塑料支架作为护理标准[14]。从技术上讲，多个塑料支架的顺序放置对 90% 以上的患者来说是在技术上可行的，可提供最高的长期胆道通畅率（术后胆道狭窄为 90%，慢性胰腺炎并发症为 65%）。这种方法的局限性是需要在 1 年的时间内进行多次内镜检查，每 3 个月进行支架更换、规格上调和重新扩张，从而造成成本、手术风险增加及潜在的患者依从性降低。在单个塑料支架的孤立或临时放置中使用扩张球囊会导致复发率增高。治疗的目的是使患者摆脱症状，并在永久性移除支架后实现肝脏测试结果的持续正常化。

使用流线型输送系统放置自膨胀金属支架（SEMS）可实现开放性增加和更大的直径，单个支架可迅速扩张达到估计的径向扩张力，相当于约三个并排的塑料支架[15]。最近，有两项大型研究对在良性胆管狭窄中使用全覆盖自膨胀金属支架（FCSEMS）进行了评估。2014 年，Deviere 等[16] 报道了他们的一项大型前瞻性跨国研究的结果，该研究旨在评估可移动性、安全性胆管狭窄或胆管狭窄早期复发解决方案。对于慢性胰腺炎或胆囊切除术患者，全覆盖白膨胀金属支架移除计划在 10～12 个月进行，而对于肝移植患者则在 4~6 个月进行。在 177 例患者中，移除成功率为 74.6%（95%CI 67.5%~80.8%）。慢性胰腺炎组（80.5%）的移除成功率高于肝移植组（63.4%）或胆囊切除术（61.1%）组（P=0.017）。通过内镜从所有尝试过该手术的患者中移除全覆盖自膨胀金属支架（FCSEMS）。76.3% 的患者发生了无须再次固定支架即可解决的狭窄问题（95%CI 69.3%~82.3%）。在 20.3 个月的中位随访期（四分位间距为 12.9~24.3 个月）中，狭窄复发率为 14.8%（95%CI 8.2%~20.9%）。27.3% 的患者发生了与支架或移除相关的严重不良事件（最常见的是胆管炎）。随后 2016 年在美国进行了一项开放标签、多中心、随机临床试验[15]，以检验以下假说：全覆盖自膨胀金属支架作为良性胆管狭窄的一线内镜治疗方法效果不亚于多个塑料支架。在 3 年的时间里，112 例原位肝移植（n=73）、慢性胰腺炎（n=35）或术后损伤（n=4）而未接受过治疗的良性胆道狭窄患者被随机接受多个塑料支架上或单个全覆盖自膨胀金属支架。55 例患者被随机分到塑料支架组，而 57 例患者被随机分到全覆盖自膨胀金属支架组。与塑料支架相比（41/48，85.4%），全覆盖自膨

胀金属支架的缓解率为 50/54 例患者（92.6%），率差为 7.2%（一侧 95%CI -3.0%~ ∞，P < 0.001）。在良性胆道狭窄且胆道直径 > 6mm 的患者中，12 个月后全覆盖自膨胀金属支架在实现缓解狭窄方面不逊于多个塑料支架。这些数据总体上支持内镜疗法的使用，并且越来越多的数据支持将全覆盖自膨胀金属支架用于良性胆道狭窄的治疗。对于初次内镜治疗失败适合手术的患者或复发性狭窄的患者，最好通过髂肠旁路术进行治疗。

2. 术后胆道狭窄　胆囊切除术或原位肝移植（OLT）后，以及胰十二指肠切除术、肝切除和 Roux-en-Y 肝管空肠吻合术后进行胆肠吻合术时在肝外胆道内可能发生术后狭窄。胆囊切除术中胆管的医源性损伤，无论是在开放手术的还是更常见的腹腔镜手术中，都可能导致肝外胆道狭窄的发生。胆管损伤的发生率增加与腹腔镜技术的出现和近年来的盛行有关，据报道腹腔镜胆囊切除术后胆管狭窄的发生率在 0.2%~0.7%（图 111-4）。作为迄今为止最大的系列研究之一，阿姆斯特丹的研究小组公布了 74 例胆囊切除术后胆管狭窄患者的 10 年数据[17]。插入两个 10F 支架，最长保留 12 个

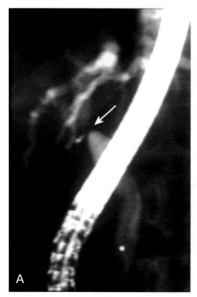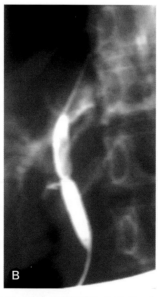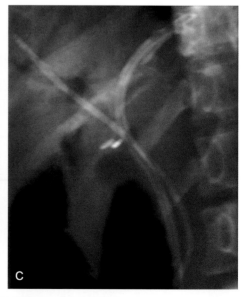

▲ 图 111-4　该患者在腹腔镜胆囊切除术后 2 个月因梗阻性黄疸接受评估

A. 胆管造影显示胆总管狭窄（箭），注意在总管区域的夹子；B. 然后用球囊扩张导管扩张该狭窄；C. 放置两个胆道支架以弥合该狭窄

月，每 3 个月更换一次支架避免因不通畅而引起的胆管炎。80% 的患者成功插入了支架，在完成 12 个月支架治疗的 44 例患者中，中位随访 9.1 年后，复发性狭窄的发生率为 20%，其中大多数在刚开始 6 个月内发生，所有病例均发生在支架移除后 2 年内。接着是是来自罗马的研究小组的 10 年经验，55 例（胆囊切除术后 38 例）术后胆管狭窄患者接受了内镜治疗。Costamagna 等[18] 采取了比阿姆斯特丹小组更为积极的内镜疗法。每位患者均根据需要（根据狭窄紧密度和胆管直径）接受尽可能多的大直径支架，以消除狭窄。支架每 3 个月更换一次，并在完全解决狭窄后被移除。通过意向性治疗分析，患者成功率为 89%。9% 的患者发生了早期并发症（3 例胆管炎，1 例胰腺炎），18% 的患者支架闭塞需要尽早更换。更换支架 2 个月后，因脑卒中导致 1 例患者死亡。在接受长期随访的患者中（占患者的 76%），在平均随访 48.8 个月时，没有因胆管狭窄复发而引起的症状复发。总而言之，大多数术后回顾性数据（主要是胆囊切除术）显示内镜治疗狭窄的缓解率为 74%～90%[19]。胆管的完全横断很难在内镜下治疗，根据病例报道，此时通常需要手术干预。

胆道狭窄是肝移植活供体和已故供体的较常见并发症之一，可以分为吻合或非吻合型（缺血性，如肝动脉血栓形成）。吻合口狭窄较常见、出现时间较早（＜ 1 个月）且较短，并且比非吻合部位发生的狭窄对内镜治疗的反应更敏感，非吻合部位的狭窄时间更长、较不常见、出现时间较晚（＞ 1 个月），并且通常是多灶性的。吻合口狭窄最多可占 OLT 后胆道狭窄的 80%。内镜治疗结合球囊扩张术和顺序放置塑料支架可实现 75%～90% 的长期通畅率。相反，非吻合口狭窄的长期治疗反应率较低，为 50%～75%，并且经常需要更多的内镜手术[19]。在 OLT 人群中，很多人实施了全覆盖自膨胀金属支架放置；在来自欧洲的一项大型前瞻性跨国研究中，经过 4～6 个月的治疗，OLT 患者的狭窄缓解率为 68.3%[16]。此前的全覆盖自膨胀金属支架对吻合口狭窄的缓解率为 61.3%～95.5%。

3. 慢性胰腺炎继发的远端胆总管狭窄　据报道，慢性胰腺炎患者中有 3%～46% 发生胰腺内胆总管狭窄（图 111-5）。当这些狭窄并发胆汁淤积、黄疸和胆管炎时，可以用塑料和全覆盖 SEMS 进行治疗。已证实，在慢性胰腺炎的情况下，内镜胆道支架置入术治疗术后胆道狭窄的远期预后优于胆道狭窄支架置入术。然而，在最近的 Deviere 等[16] 对于全覆盖自膨胀金属支架治疗良性胆道狭窄的研究中，慢性胰腺炎患者的狭窄缓解率为 79.7%，OLT 为 68.3%，胆囊切除术患者为 72.2%。慢性胰腺炎占总患者的 2/3，并且实现了有利的短期缓解率和低复发率（10.5%）。作者认为，全覆盖自膨胀金属支架的直径和留置的持续时间可能是导致在慢性胰腺炎组意外观察到的高缓解率和低复发率的原因。本书的另一章涉及内镜对急慢性胰腺炎的并发症的治疗，届时将对其进行进一步讨论。

（六）原发性硬化性胆管炎

胆道造影是诊断原发性硬化性胆管炎（PSC）的黄金标准，尽管必须排除与原发性硬化性胆管炎相类似的疾病。经皮肝穿刺胆道造影和内镜逆行胰胆管造影均可显示与原发性硬化性胆管炎相关的特征性变化，但鉴于这些手术可能存在的并发症，磁共振胰胆管成像已成为 ESGE/ 欧洲肝病研究协会（EASL）针对疑似原发性硬化性胆管炎推荐的一线无创成像方法[20]。以内镜逆行胰胆管造影作为标准参考方法的 Meta 分析发现，磁共振胰胆管成像对原发性硬化性胆管炎的诊断具有高度的灵敏度和特异性，分别为 86% 和 94%[21]。对于经模糊磁共振胰胆管成像发现肝活检阴性的患者或有磁共振胰胆管成像禁忌证的患者而言，仍可利用内镜逆行胰胆管造影实施诊断。原发性硬化性胆管炎的

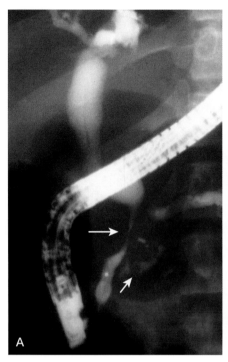
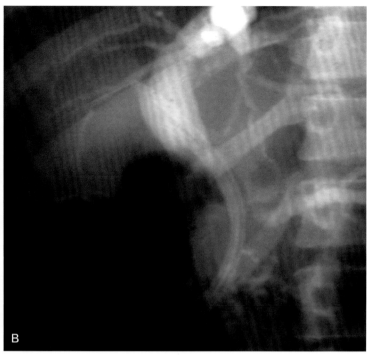

▲ 图 111-5　慢性胰腺炎引起的胆总管（CBD）狭窄

A. 胆管造影显示一个 2cm 的 CBD 狭窄（长箭），近端扩张，注意胰腺导管结石（短箭）和胰腺狭窄；B. 放置了两个胆道支架

典型胆道造影特征是肝内和肝外胆管弥漫性多灶性狭窄（图 111-6）。这些狭窄段通常很短，其中某些正常或扩张节段呈串珠状外观。胆道造影的其他常见发现包括假憩室、腔壁不规则及胆结石和胆汁淤积。

　　内镜干预的基本原理基于这样的假设：进行性肝病和肝功能恶化可能会由于显性狭窄、结石或碎片（如果存在）的反向压力而加剧。根据进一步假设，通过缓解阻塞，发展为肝硬化和肝衰竭的疾病进展可能会停止、延迟甚至逆转。由于没有任何一种医学疗法可以明确证实对原发性硬化性胆管炎有效，因此可对有症状患者进行内镜治疗。内镜下治疗原发性硬化性胆管炎的适应证包括黄疸、瘙痒和症状性胆管炎、恶化的血清肝化学指标，以及因伴有新的显性狭窄或现有显性狭窄进展，以及通过组织取样而怀疑的胆管癌。该疗法最适合的患者是显性肝外狭窄、有或没有结石、有限肝内受累或无受累的患者。

　　在对原发性硬化性胆管炎实施内镜逆行胰

胆管造影时，由于存在感染的严重风险，医师必须具备治疗技能。对比剂通常会沿着阻力最

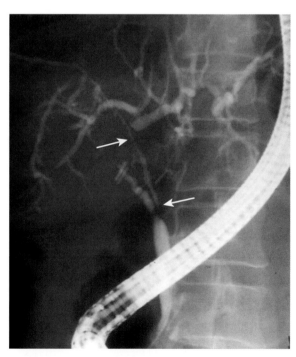

▲ 图 111-6　该患者患有原发性硬化性胆管炎，涉及肝外和肝内管道。肝总管（箭）和左右肝管有长而高的狭窄，肝内管也有狭窄 / 不规则的情况

小的路径进入胆囊管和胆囊。因此，肝内充盈受到限制。最好在胆囊管起点上方操纵球囊导管，并且在球囊膨胀的情况下进行肝内基的高压注射。此外，由于在实施了诊断和治疗程序后，原发性硬化性胆管炎患者发生 ECP 后胆管炎的风险可能高达 20%～30%（尤其是那些没有节段阻塞的患者），因此必须进行抗生素预防治疗。

所有治疗程序均旨在改善胆汁流量。可用于实现该目标的内镜技术包括 ES、结石 / 淤积清除，用球囊和导管进行狭窄扩张，放置支架，以及联合治疗。自 20 世纪 80 年代初以来，已有报道称可对原发性硬化性胆管炎患者实施内镜狭窄扩张和支架置入术。该技术已经标准化。对原发性硬化性胆管炎患者进行内镜干预的目的是缓解黄疸和瘙痒，治疗胆管炎，并从理论上延迟胆汁性肝硬化的发作，从而为肝移植争取时间。在回顾内镜干预对原发性硬化性胆管炎的疗效时，必须承认大多数研究是回顾性设计，容易出现选择偏倚；并且报道了不一致的治疗方法，其中包括对显性狭窄采用置入或不置入支架进行扩张，以及在某些情况下，用熊去氧胆酸治疗。

1. 针对原发性硬化性胆管炎的进行或未进行支架放置的球囊扩张术　Johnson 及其同事[22] 报道了对 35 例有症状的原发性硬化性胆管炎患者（29 例胆管炎和 6 例黄疸患者）进行内镜扩张治疗的结果。通过有或没有胆道支架的扩张术（球囊或导管）对患者进行治疗。在平均 24 个月的随访期间，患者因胆管炎、胆红素和狭窄评分而住院的频率显著降低。治疗后不久，有 6 例患者发生了胆管炎。6 例患者中有 5 例放置了胆道支架。因此，作者建议在原发性硬化性胆管炎患者中应避免使用胆道支架。

Lee 等[23] 对 175 台内镜逆行胰胆管造影手术（75 例诊断和 100 例治疗）中的 85 例原发性硬化性胆管炎患者的记录进行了回顾性评估。内镜治疗的主要并发症发生率为 15%（胰腺炎 7% 和胆管炎 8%）。在接受了 85 台治疗手术的

53 例患者中，有 50 例接受了临床随访（中位数为 31 个月）。28 例患者的临床症状有所改善，而 21 例患者感觉无变化，而 1 例患者感觉较差。与预处理值相比，内镜干预后 3 个月内患者的血清肝化学结果得到了显著改善。总体而言，53 例患者中有 41 例（77%）临床症状、肝功能检查结果或胆管造影均得到改善。

2. 原发性硬化性胆管炎支架置入　Van Milligen de Wit 等[24] 报道了 25 例原发性硬化性胆管炎和占位性肝外狭窄患者的支架治疗结果。每隔 2～3 个月或根据支架阻塞引起的症状选择更换或移除支架。内镜治疗在 21 例患者中取得了技术成功（84%）。在这 21 例患者中，支架治疗后 6 个月内所有血清生化肝测试的结果均明显改善。在移除支架后的 29 个月（范围 2～120 个月）的中位随访期间，有 12 例患者（57%）持续无症状，生化肝试验结果稳定；有 4 例患者（19%）的疾病临床和生化性复发，重复内镜治疗后效果良好。14% 患者发生了早期与手术相关的并发症。Ponsioen 等报道了对 32 例显性狭窄患者实施短期内镜下支架置入术（平均 11 天；范围 1～23 天）的价值[25]。83% 的患者胆汁淤积症状改善，腹部疼痛、疲劳和瘙痒缓解具有统计学意义，血清肝化学结果明显改善。80% 的患者在 1 年时内未进行再次干预，60% 患者 3 年内未进行再次干预。与手术相关的并发症发生率为 15%，但未发生胆管炎发作。作者之所以提倡使用这种技术，是因为它效果良好并且克服了与支架闭塞相关的并发症。

3. 球囊扩张与支架扩张术　Kaya 等[26] 回顾性评估了 71 例原发性硬化性胆管炎显性狭窄的患者，并对单纯球囊扩张术与带支架的球囊扩张术进行了比较。球囊扩张术后支架置入术（中位置入间隔约 4.5 个月）无明显优势，会导致更多并发症（包括手术次数增加和胆管穿孔）。最近在欧洲，一项对单气囊扩张和短期支架置入进行比较的多中心随机 DILSTENT 试验已提前中止，初步结果显示两者预后无差异，但气

囊组的严重不良事件发生率显著高于支架组[20]。

2017 年 ESGE 指南在涉及内镜在原发性硬化性胆管炎治疗中作用时建议，如果要完成支架植入术，内镜医师应使用单个 10F 塑料支架对肝外导管显性狭窄进行治疗，或使用两个 7F 支架对延伸至左或右肝管的肝门狭窄进行治疗；支架应在插入后 1~2 周内移除[20]。

4. 原发性硬化性胆管炎相关胆管癌　胆管癌是原发性硬化性胆管炎的可怕并发症，在 9%~15% 的患者中发生，与普通人群相比，原发性硬化性胆管炎患者患胆管癌的风险相对增加 400 倍。对于患有长期溃疡性结肠炎和肝硬化的患者，该风险达到最大。黄疸的突然恶化、体重减轻和血清 CA19-9 升高可增加胆管癌发生的可能性。提示恶变的胆管造影结果包括狭窄附近导管段显著扩张息肉样肿块的出现和进行性狭窄的形成。与以前的内镜逆行胰胆管造影结果进行比较对于发现并发性胆管癌至关重要，因为在不伴有恶性肿瘤的原发性硬化性胆管炎的情况下，胆管造影外观经常保持数年不变。不幸的是，由于缺乏敏感的、特异性的血清学标志物及胆管组织采样相对不敏感，癌症的早期诊断很困难。因此需要在内镜逆行胰胆管造影下对任何可疑病变进行组织采样。

（七）胆瘘

胆瘘最常发生在胆囊切除术、胆总管探查或胆管意外手术损伤或局部感染后。胆瘘很少是由长期未治疗的胆道疾病引起的。随着腹腔镜胆囊切除术的更广泛使用，其中包括胆瘘在内的胆管损伤的发生率有所增加。残余胆囊管中胆汁的漏出是腹腔镜胆囊切除术并发症中最常见的一种。胆囊管中胆汁泄漏的最常见原因是在手术过程中将夹子不正确地施加在导管上或因为其随后发生移位。胆瘘也可能因肝内导管和胆总管引起。在胆囊切除术中，胆囊床中的 Luschka 导管很容易被横切断。结石、狭窄或乳头状狭窄会增加近端的导管压力，并可能造成和形成胆瘘。

术后胆管渗漏通常在手术后 1 周内出现[27]。在一系列 62 例胆囊切除术后胆瘘患者中，最初的症状包括腹痛 89%，腹部压痛 81%，发热 74%，恶心和呕吐 43%，黄疸 43%[27]。只有 2% 患者具有临床可探测的肿块或腹水。生化检查通常是非特异性的，血清肝化学值和白细胞计数会有所变化。任何手术过程不平稳、不顺利的患者，均应高度怀疑腹腔镜胆囊切除术后胆管损伤。怀疑有胆瘘的患者通常会进行腹部超声检查或计算机断层扫描，以证实是否患胆汁瘤，并进行肝胆管亚氨基二乙酸扫描以诊断渗漏。但是，直接胆道造影（通常通过内镜逆行胰胆管造影进行）是检测胆道瘘管最灵敏的检查方法[27]。

胆瘘的治疗方法选择包括经皮或内镜放置胆道引流管或支架及手术引流和胆瘘修复。囊性包块大的患者应对积存的液体进行经皮引流（除非进行手术）。在这种情况下，内镜治疗已被证实是最终治疗，具有较低的发病率低。胆囊管、Luschka 管和 T 管泄漏的患者是内镜治疗的最佳人选。但是，也可以通过内镜技术治疗胆总管、肝总管和肝内导管损伤的患者。

内镜治疗的主要目的是降低胆管和十二指肠之间的压力梯度，从而使胆汁沿着阻力最小的路径排出，并远离泄漏部位（从而可对缺损进行修补）。可单独通过胆囊括约肌切开术、放置支架、进行 NBT 或其任意组合实现该目标[27-31]。Kaffes 等[30] 在 89 例患者中单独进行 ES（n=18），单独进行胆管支架置入（n=40）或 ES 配合支架置入术（n=31）；其中 80 例患者中胆囊管残端（n=48）、Luschka 导管（n=15）、T 管束（n=7）、普通导管（n=5）、肝内导管（n=4）和不确定部位（n=1）发生泄漏。胆瘘闭合率为 95%；与其他组相比，更多的仅括约肌切开术组患者需要进行手术以对胆瘘进行控制（22% vs. 0%，P=0.001）。Sandha 等[31] 根据他们在 207 例患者中的经验，推荐了一种系统的胆瘘治疗方法。在仅实施括约肌切开术（伴随胆结石移除，如果存在胆结石的话）的患者中，91% 患者的低度胆瘘得到缓解；在伴或不伴 ES 支架置入（伴随胆结石移除，如果存在胆结石的话）的患者中，100% 患者的高度胆瘘（肝内混浊前发现渗漏）得到缓解。胆管造影未发现的临床上明显胆瘘的患者，其胆管通常是断开的。Kalacyi 等 [32] 指出，磁共振胰胆管成像可能有助于识别上游断开胆管和损伤部位。当右后部扇形管插入不足并和胆囊管一起被夹住时，最常发生这种情况。

胆道支架是解决胆瘘的非常有效的疗法。几项非对照研究的观察结果表明，单独使用支架治疗的患者与使用支架和括约肌切开术联合治疗的患者具有相同的良好预后，这表明在其他情况下导管未阻塞的患者可以避免括约肌切开术。7F 支架的治疗效果很好。然而，根据 Fouch 等 [29] 的报道，7F 支架的失败率为 22%。这些瘘管通过将支架增大到 10F 来缓解。当出现狭窄时，最好使用较大口径的支架。在大多数报道的系列中，将近端置于泄漏部位上方实现支架插入。假定支架可以部分机械性堵塞泄漏部位，从而有利于更快速的闭合。然而，根据 Bjorkmanet 等 [28] 的报道，在置入一个短的（2～3cm）10F 支架并将支架尖端置于泄漏部位的远端后，15 例患者的瘘管闭合率达到 100%。这项研究的结果证实了消除乳头间压力梯度的重要性。大多数监测引流输出或通过重复进行胆管造影术对瘘管进行重新评估的研究表明，在大多数情况下，瘘管会迅速闭合，并且在 1～7 天内胆汁外渗停止。但是，很难根据报道的研究确定瘘管部位永久闭合的确切时间。

现有数据表明，无论采用哪种降低十二指肠方向压力梯度的治疗方法，胆道瘘管都可能愈合。与胆管狭窄相关的胆瘘需要长期置入支架，最好使用大口径塑料支架或全覆盖自膨胀金属支架。

（八）恶性胆管梗阻

胰头癌、胆管癌、壶腹周围癌或继发于淋巴结转移的外在压迫可导致恶性胆道梗阻。可为患有恶性阻塞性黄疸的患者提供多种姑息治疗方法，其中包括手术、经皮、内镜和医学治疗（化学疗法和放射疗法）。当然，对于分期后肿瘤可手术切除的患者，应选择手术切除以治愈。

1. 恶性胆道梗阻的姑息治疗　在高危患者或患有无法切除的肿瘤的患者中，内镜下放置塑料或自膨胀金属支架已成为一种被广泛接受的治疗方法（图 111-7）。Soehendra 和 Reyinders-Frederix[33] 于 1980 年首次描述了内镜胆道支架术。从那时以来，支架技术已经取得了许多进步。对于塑料支架而言，支架通畅性仍然是一个主要问题，10F 支架在 3～6 个月后经常发生被阻塞的情况。塑料支架插入的成功率约为 90%，并且远端肿瘤成功率远高于近端肿瘤。自膨胀金属支架的开发是支架技术的重大进步之一。可扩张金属支架由于其直径大和表面积小，可以改善胆道引流，延长通畅时间。可用的几种可扩张金属支架具有不同的插入装置、部署方法、径向力、覆盖 / 未覆盖比例及金属成分。五个前瞻性随机试验（四个内镜和一个经皮试验）[34-37] 表明，金属可扩张胆管支架闭塞的概率较低。此外，在 2015 年对 19 项涉及 1989 年患者（1045 个自膨胀金属支架和 944 个塑料支架）的研究中，研究人员实施了 Meta 分析，对自膨胀金属支架和塑料支架的闭塞率和 30 天死亡率进行了比较，发现自膨胀金属支架在统计学上显著降低闭塞率减少治疗失败案例，减少再次干预的需要，并降低胆管炎的发生率 [38]。这意味着其可减少住院需求（用于胆管炎和支架更换）和节省金属支架的总体成本。根据数据，我们通常建议预期寿命超过 3 个月的患者可以使用自膨胀金属支架。使用金属支架的另一个适应证是一小部分使用塑料支架但反复阻塞的患者。

人们对不可切除的肝门阻塞性病变的最佳姑息治疗方式仍未达成明确共识。关于汇合处狭窄的患者是否需要实施左右肝内系统的导管

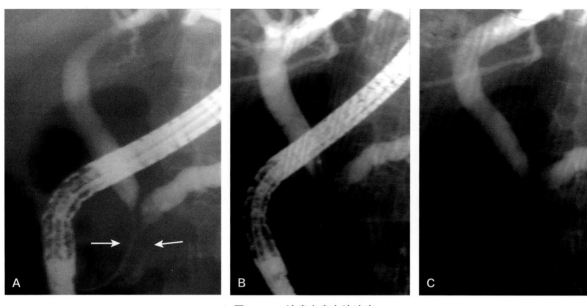

▲ 图 111-7 该患者患有胰腺癌

A. 内镜逆行胰胆管造影显示典型的双管征，胰头的胆总管（左箭）和胰管（右箭）都有狭窄，并有上游的导管扩张；B. 然后对狭窄处进行扩张；C. 放置一个胆道支架

减压术存在着大量争论。主张采用单一支架的人认为，对一个肝叶进行导管减压可改善胆汁淤积的症状，并使黄疸消退。肝脏两侧减压的支持者指出，当仅对一个叶进行引流时，胆管炎的发生率为 30%～40%，死亡率增加，并且败血症导致的死亡也会增加。De Palma 等 [39] 将 157 例连续发病的恶性肝门部胆管梗阻患者随机分为进行单侧或双侧肝管引流组。在意向性治疗分析中，单侧引流具有显著升高的引流成功率和较低的早期并发症发生率（主要是由于胆管炎的发生率较低）。两组的 30 天死亡率、晚期并发症和中位生存率相似。磁共振胰胆管成像可以帮助选择要引流的肝叶，从而避免将对比剂注入对侧叶。Sawas 等 [38] 最近对 634 例患者进行了塑料支架置入术（346 例单侧和 268 例双侧）。在恶性双侧肝门部胆管梗阻病例中，自膨胀金属支架的 30 天闭塞率和长期闭塞率均低于塑料支架（OR=0.16，95%CI 0.04～0.62；OR=0.28，95%CI 0.19～0.39）。与单侧支架置入术相比，双侧支架置入术治疗肝门部胆管梗阻的阻塞率并未降低（OR=1.49，95%CI 0.77～2.89），但 30 天死亡率较低（OR=0.73，95%CI

0.29～1.79）。

当以缓解痛苦作为对恶性胆管梗阻患者的目标进行治疗时，与经皮和外科手术相比，内镜减压术成功引流的频率更高（81% vs. 61%，P < 0.05）[40]，并发症发生率较低（19% vs. 67%，P < 0.05），并且 30 天死亡率更低（15% vs. 33%，P < 0.05）。两组的中位生存时间相似（23 周 vs. 16 周）。人们通过三个前瞻性随机试验 [41-43] 比较了内镜和手术引流对恶性远端胆道梗阻的治疗效果。内镜支架置入术和外科手术是同样有效的姑息治疗手段，内镜治疗的早期并发症发生率和死亡率较低，但发生晚期并发症（如支架阻塞和胃出口阻塞）的风险较高。这些研究均未显示治疗组之间的生存率存在差异。

2. 术前恶性胆道梗阻　人们对于恶性胆道梗阻的术前胆道引流术一直争论不休，而且现在依然存在争议。迄今为止的研究报道了不同的预后，并且一些研究表明接受引流术的患者的发病率和死亡率要比直接进行手术的患者高。2010 年，一项多中心随机试验对胰头癌患者术前胆道引流与单独手术的情况进行了比较 [44]。在 202 例患者中，有 96 例被指定接受早期手术（随

机分配 1 周内），有 106 例被指定接受术前手术胆道引流。尽管两组的手术相关并发症和死亡率无差异，但早期手术组的严重并发症发生率为 39%（37 例），而胆管引流组的严重并发症发生率为 74%（75 例）（早期手术组 RR=0.54，95%CI 0.41～0.71，$P < 0.001$）。2016 年，一项使用自膨胀金属支架进行术前胆道引流的后续研究显示类似的结果，早期手术组的患者严重并发症的发生率显著降低[45]。根据现有证据，在胰十二指肠切除术或微创手术之前进行术前胆道引流是不必要的，但胆管炎或肝功能不良的患者除外。新辅助疗法也越来越多地用于治疗边缘可切除和局部晚期肿瘤，这可能会使手术推迟 3～4 个月。在这些临床情况下，术前胆道引流可能是有益的。

内镜逆行胰胆管造影的组织取样。在从无法解释原因的胆道或胰腺狭窄组织中获取组织学或细胞学标本方面，ERCP 是首选方法。内镜医师在进行 ERCP 时可使用多种组织采样技术，其中包括胆汁和胰液细胞学检查、刷检、胆道钳取活检、导管内细针穿刺活检、支架细胞学检查及非整倍体液体和组织评估、肿瘤标志物（如癌胚抗原 CEA 和 CA19-9）检查、p53 免疫反应性检查和 K-ras 癌基因突变检查。

刷检是最常用的组织采样方法，也是研究最广泛的方法。尽管技术成功率很高（90%～95%），但大多数研究表明癌症检出率在 20%～60% 范围内[46]。胆管癌刷检的敏感性高于胰腺癌。尽管先前的研究表明，在胰腺癌病例中刷胰管可以提高刷检的诊断率（相对于胆管刷），但 EUS 已成为获取可疑胰腺癌诊断组织的主要内镜检查方法。胆道钳取活检可以对胆管上皮下面的组织标本进行检查。六项选定研究的结果表明，与细胞学技术相比，其癌症检出率有所提高；在 502 例患者中，其癌症检出率达到 56%[47]。尽管人们希望最好采用一种与上消化道和结肠肿瘤活检癌症具有类似癌症检出率的技术，但对于胰胆管系统而言，这个

目标尚未达到。因此，研究人员已经对结合多种组织采样技术来提高灵敏度进行了评估。在一次内镜逆行胰胆管造影会议上，Jailwala 等[46]报道了对 104 例恶性胆管梗阻患者进行三重组织采样，刷检、细针穿刺活检和钳活检的累积敏感性结果。组织采样敏感性根据癌症类型而异，壶腹癌患者的敏感性最高。技术的组合优于单个方法，在大多数情况下，增加第二或第三种技术可提高癌症检出的敏感性。

显然，单个来说，这些标准技术的癌症检测灵敏度不是最佳的。因此，人们正在对可改善这种敏感性的方法进行评估。初步研究表明，通过使用直接胆管镜检查评估抽吸液和组织的非整倍性和肿瘤标志物（如 CEA 和 CA19-9），可以提高收益。最近的研究表明，在胰腺癌的诊断中，对组织或体液中的 K-ras 突变进行评估的结果比细胞学检查更为准确。但是，一些作者已经确定了慢性胰腺炎患者的 K-ras 突变，从而降低了该测试的特异性。有必要进行进一步研究以确定这些新技术在评估胰腺和胆道狭窄中的作用。

其他辅助细胞学测试，如数字图像分析和荧光原位杂交也已被开发出来以提高常规细胞学检查的敏感性。DIA 和 FISH 使用从内镜逆行胰胆管造影刷洗标本中获得的细胞。DIA 通过确定细胞的 DNA 含量来评估非整倍性。FISH 是一种使用荧光标记的 DNA 探针检查细胞染色体异常的技术。非二倍体（DIA）或染色体异常（FISH）细胞的检出通常与肿瘤的存在有关。最近的研究表明，FISH 和 DIA 可以提高标准技术在不确定胰胆管狭窄评估中的准确性[48]。

三、胆囊癌和胰胆管合流异常

胆总管囊肿是胆道系统的罕见异常，表现为肝内或肝外导管（或两者）的囊性扩张。通常通过 Todani 等提出的方案对这些囊肿进行分类。Ⅰ型囊肿仅涉及肝外胆道系统，是最常见的形式，占所有胆总管囊肿的 80%～90%。在

这种形式的异常中，胆囊管通常会进入胆总管囊肿，而左右肝管和肝内管的大小正常。Ⅱ型囊肿是胰外胆管憩室，占报道病例的 2%。Ⅲ型囊肿为胆总管膨出，占总病例的 1.4%～5%，最常仅累及胆总管的十二指肠内部分，偶尔涉及胰腺内部分。Ⅳ型囊肿可分为ⅣA 型，即多个肝内和肝外囊肿，以及ⅣB 型，即多个肝外囊肿。ⅣA 型囊肿约占报道病例的 19%，而ⅣB 型囊肿则少得多。最后，Ⅴ型囊肿即 Caroli 病由单个或多个单独的肝内囊肿组成。与纤维囊性疾病相反，肝脏中这种形式的囊性疾病与胆道系统相通；在纤维性囊性疾病中，囊肿中无胆汁充满。

胰胆管合流异常是一种异常现象，常与胆道囊肿合并存在，在亚洲人群中更为常见。但是，22%～37% 的胆总管囊肿与胰胆管合流异常无关[49]。当公共通道长于 15mm 时，则认为存在胰胆管合流异常。在这种情况下，胰管和胆管的交界部位于十二指肠壁的外侧，且在奥迪括约肌的近端，因此可促进胰液回流到胆管系统中。日本的标准对十二指肠壁外部导管的交界部进行了强调[49]。通常认为，胰液回流与癌症的发病机制有关，在胆总管囊肿患者中其发生率为 2.5%～17%。

对于大多数胆总管囊肿（尤其是Ⅰ型和Ⅱ型）患者，建议采取手术治疗。胆道造影是诊断胆总管囊肿的黄金标准。由于内镜逆行胰胆管造影和 PTC 固有的侵入性，因此应使用磁共振胰胆管成像评估囊肿的解剖结构、胆道起源部位、肝内和肝外疾病的程度、相关的胆道异常及并发症（如胆管狭窄、结石）；此外，他们阐明了可能的治疗干预措施，无论是确定性的还是临时性尚待手术的。内镜逆行胰胆管造影已成为评估和治疗大多数Ⅲ型胆总管囊肿的首选方法[50]。胆总管囊肿患者通常会出现胆道症状（胆绞痛和胆汁淤积性黄疸）或无法解释的胰腺炎，因此需要通过内镜逆行胰胆管造影进行评估。胆总管囊肿的内镜特征包括：胆总管的壁内节段伸入十二指肠，并伴有扩大的乳头，

乳头柔软、光滑，通过对比剂注射可见乳头膨胀；在注射对比剂的时候，荧光镜检查可明显看到囊肿充满的结构，与胆总管具有连续性；无嵌顿性结石出现。几个小系列研究报道了内镜下囊肿根除术和括约肌切开术在胰腺和胆道适应证中的应用[50, 51]。Ladas 等[50]确认在 1019 例患者中有 15 例有症状的胆总管囊肿患者（1.5%）被转诊实施内镜逆行胰胆管造影。12 例患者接受内镜治疗。在长期随访中（平均 26 个月；范围 4～56 个月），12 例患者中有 10 例无症状，肝试验结果正常。1 例患者出现轻度胆管炎发作，1 例患者胆总管囊肿发展成了胆囊癌。胆总管囊肿这种异常高的发生频率可能包含有过度诊断，因为这些患者中有几例似乎仅患有胆管和肝胰管壶腹扩张等与胆道结石相关的疾病（不是真正的胆总管囊肿）。尽管这些患者罹患癌症的风险尚不确定，但建议对仅接受内镜治疗的患者进行长期随访。应该如何跟进仍需澄清。Elton 等[51]描述了一种胆总管囊肿的变种，他们称其为扩张型公共通道综合征。这些患者具有由乳头狭窄发展而成的增大的胰胆管通道。在通过去顶和括约肌切开术治疗的 77 例患者中，有 77% 的患者症状得到了彻底而持久的缓解。

目前尚不清楚在没有胆总管囊肿的情况下对胰胆管合流异常的处理。由于发生胆囊癌的高风险，有人建议进行预防性胆囊切除术[49]。在一系列 15 例胰胆管合流异常（7 例胆总管囊肿）、复发性胰腺炎或腹痛（或两者）的患者中，经 ES 治疗，13 例得到缓解或胰腺炎和疼痛的发生频率降低[52]。Ng 等[53]同样报道了内镜治疗后 6 例具有较长公共通道的患者中有 5 例疼痛和胰腺炎得到缓解。目前尚不清楚，通过括约肌切开术治疗的无胆总管囊肿的异常接合患者是否需要对癌症进行检测。

四、胰管未融合

胰管未融合是胰腺导管解剖结构中最常见

的先天性变异，当妊娠 2 个月，背侧和腹侧胰管系统无法融合时就会出现这种变异。由于导管不接合，大部分胰腺外分泌液通过背导管和小乳头排入十二指肠。有人提出，胰腺外分泌液流经小乳头过程中的相对阻塞可能会对胰管未融合患者造成胰腺疼痛或急性胰腺炎（或两者兼有）。内镜下对有症状的胰管未融合患者进行背管减压主要是通过扩张、支架置入、小乳头括约肌切开术或此类技术的任意组合进行的[54-56]。Lans 等[54] 报道了他们关于对复发性胰腺炎患者的小乳头实施长期支架置入术的一项随机对照试验的结果。支架移除后，随访至少持续了 12 个月。支架患者的住院率和胰腺炎发作率均较低（P < 0.05），病情好转的频率更高（90%，对照组为 11% ；P < 0.05）。尽管这种治疗后的症状改善令人鼓舞，但是通常需要更换多个支架，并且支架相关并发症的风险相当大。Ertan[55] 报道说，在支架置入 6~9 个月后，25 例胰腺未融合患者中有 21 例（84%）出现了支架引起的导管改变。

括约肌切开术可能会更永久性地扩大小乳头孔口。Lehman 等[56] 试图评估小乳头 ES 对胰腺未融合（n=52）和致残胰腺型疼痛（n=24）、特发性急性复发性胰腺炎（n=17）或慢性胰腺炎（n=11）的疗效。在小乳头中放置一个短的 4~7F 支架，在该支架上进行 3~6mm 的括约肌切开术，该支架用作切割的导向和桥接，以防止水肿引起的切口闭合。大约 2 周内取出支架。干预前症状的平均持续时间为 5.1 年，平均随访 1.7 年，所有患者在治疗后至少观察 6 个月。尽管急性复发性胰腺炎组中有 76.5% 的患者在治疗后病情有所改善，但只有 26% 的慢性疼痛组（P=0.002）和 27% 的慢性胰腺炎组（P=0.01）在其中受益。同样，与慢性疼痛和慢性胰腺炎组相比，急性复发性胰腺炎组的平均疼痛评分和每月住院天数比严重疼痛或胰腺炎（或两者）组的平均疼痛评分和每月住院天数有明显减少。这些急性复发性胰腺炎组与慢性胰腺炎和慢性疼痛组对治疗反应的不一致的结果被一些评估背管减压的外科手术系列和其他内镜系列进行了记录。13% 的患者进行了胰腺炎并进行治疗，但总体上是轻度且保守的治疗。支架引起的背管改变发生率为 50%。Heyries 等[57] 报道称，在对 8 例患者实施小乳头括约肌切开术中位随访 39 个月（范围 24~105 个月）内，以及对 16 例患者实施背管支架置入术中位随访 8 个月内，总共 24 例患者中有 22 例（92%）没有再发生胰腺炎。根据八项已发表的评估 127 例小乳头治疗效果的研究，干预后平均 27 个月内 81% 的受监测患者没有进一步的发作发生[58]。这些研究的结果表明，患有胰管未融合和急性复发胰腺炎的患者适合内镜治疗，而患有慢性胰腺炎或仅患有慢性疼痛（或两者兼有）的患者似乎并非如此。

内镜逆行胆胰管造影的不良事件

内镜逆行胰胆管造影和 ES 并发症是与手术某些部分或手术所需镇静相关的不良结果。不成功的穿刺置管、支架放置或结石清除及诊断错误均宣告手术的失败，但通常不作为并发症。表 111-1 列出了诊断性和治疗性内镜逆行胆胰管造影更常见的并发症。

五、超声内镜

（一）背景

鉴于超声波能够提供快速、实时的图像而不会使患者暴露于辐射，因此在现代医学中，它已被广泛用于诊断和治疗目的，但是，用于收集和处理此类信息的设备根据不同的医学专业而有所不同。了解超声的基本原理及如何将超声应用于超声内镜，对于了解超声内镜在肝胆和胰腺疾病治疗中的作用至关重要。

声音是能量的一种形式，它通过振动在空气、水或组织等介质中传播。在低频（20~20 000Hz）下，人耳可以听到声音。超声波是指以高于可听频率范围（> 20 000Hz）的声音。

并发症	一般患者		高风险患者*	
	ERCP	括约肌切开术	ERCP	括约肌切开术
胰腺炎	3	5	8	12
出血	0.2	1.5	0.4	3.5
穿孔	0.1	0.8	0.3	1.5
感染	0.1	0.5	2	2
镇静反应或心肺功能紊乱	0.5	0.5	2	2
共计†	3.9‡	8.3‡	12.7‡	21‡

表 111-1　内镜逆行胰胆管造影术和括约肌切开术后并发症的大致发生率（%）

*. 某些患者的特征和手术的技术方面会增加并发症的风险，其中包括疑似奥迪括约肌功能障碍、复发性胰腺炎、插管困难、预切括约肌切开术、凝血病、肾透析、肝硬化和晚期心肺疾病

†. 有些患者有一个以上的并发症

‡. 并发症的大概严重程度：轻度，70%；中度，20%；严重，10%

这种高频机械能会扰乱分子并使其偏离平均位置，从而可以以三维方式对振荡波进行传播。

当和组织接触时，超声波可能会被反射、折射、散射或吸收。反射的能量生成反馈信号，被换能器接收。换能器将电信号转换为机械超声信号，然后将其传播到介质上。反射回换能器的机械能被处理成电能，从而生成组织图像。

在超声内镜中，内镜尖端的换能器可协助提供壁内胃肠道和器官及邻近结构的实时图像，如果没有换能器，这些图像将是不可见的。考虑到胰胆管器官与胃和十二指肠在解剖学上相对邻近，因而可以轻松对肝脏、胰腺、淋巴结和胆管／胆囊进行检查。超声内镜可分为径向或线性（"弯曲线性阵列"）两种。径向超声内镜可在垂直于超声内镜长轴的平面内提供 360° 视角，而线性超声内镜可提供水平于超声内镜长轴的图像。径向超声内镜仅适用于诊断；但是，CLA 超声内镜包含一个升降装置和治疗通道，在直接超声内镜可视化检查下，可对抽吸／活检针、导丝和支架进行操作；因此它适合于诊断和治疗目的。CLA 超声内镜的发展促进了超声内镜引导下的组织采集技术的发展，其中包括细针穿刺活检和近年来出现的可进行组织学采样的细针穿刺活检。EUS-FNA 和 EUS-FNB 的目标是提供最大的

样本量，同时最大限度地减少不良事件。EUS-FNA 针头目前有 19 号、20 号、22 号、25 号的尺寸，并带有可前进 1～8cm 的可调护套。为了帮助获得足够的样本，可以使用特定的技术包括扇形展开或使用负压抽吸，但这可能会导致血液污染增加。针头选择通常取决于目标病变。例如，在胰腺囊肿中，可能需要更大口径的 19 号针头来抽吸黏稠的黏液性囊肿液。

（二）适应证

超声内镜可用于多种诊断和治疗目的。可以使用超声内镜检测胃肠道上皮下病变、疑似胆管结石和胰腺囊肿，其中包括主导管和侧支导管内乳头状黏液性瘤样变。使用 EUS-FNA 可提高诊断率，EUS-FNA 可提供胃肠道组织、非胃肠道肿块和淋巴结的组织学和细胞学样本。据发现，在管腔和胰胆管疾病的诊断和分期中，利用 EUS-FNA 获取组织的准确率高达 90%[59]，并且已证明其获取组织供术前诊断的能力降低了良性病症手术的可能性[60-62]。

超声内镜的治疗指征包括从胰腺囊肿抽吸液体、注射溶液（酒精、类固醇和麻醉药）、进入邻近的腔和非腔结构进行诊断和治疗。超声内镜指导下的胰胆管治疗干预措施包括胰腺

炎相关的炎性胰液积液引流、胰胆管疏通 / 引流、胆囊引流、腹腔神经丛松解术 / 阻滞术、胃肠造口术和消融疗法。消融疗法包括在恶性肿瘤的局部化学疗法中的超声内镜下细针注射（FNI）。近年来，新的成像技术（如细针型共聚焦激光显微内镜、对比增强超声检查和弹性成像）的开发提高了超声内镜的诊断能力。

（三）胰腺疾病

胰腺的超声内镜检查在技术上具有挑战性，需要从多个位置进行检查以对整个胰腺进行完整评估；但是，如果熟练掌握，它可作为最敏感的非手术影像学检查，以识别胰腺良性或恶性病变。

1. 超声内镜在胰腺炎症性疾病中的应用　微观上，胰腺的炎症始于胰腺的外分泌腺，并逐渐发展为宏观变化，如胰腺肥大或萎缩、导管异常、囊肿和随后的钙化，钙化表明患有胰腺慢性炎症。CT 或磁共振成像等传统的胰腺炎性状态成像方法可通过检测诸如导管大小、囊肿和钙化等来辅助对晚期胰腺炎的诊断[63]。超声内镜对疾病的检测更加敏感，因为它可以对微小的实质变化进行可视化显示。

Rosemont 标准的制订基于主要和次要超声内镜影像学发现达成的共识，用于诊断急性和慢性胰腺炎症。但是，尚未发现这些标准可改善不同观察者间结果的差异，也未基于常规诊断标准对其进行验证[64-66]。两种系统均对高回声灶、小叶和束、囊肿、不规则的导管轮廓、侧支和扩张的导管作为诊断胰腺炎症的标准进行了评论。根据常规诊断，钙化和慢性胰腺炎有关，而与可能满足或不满足的其他标准无关。

2. 超声内镜在胰腺肿瘤中的作用（腺癌、胰腺神经内分泌肿瘤）　当前文献表明，超声内镜在胰腺肿瘤的诊断中比传统的成像方式（如 CT 和 MRI）更加敏感（图 111-8）。根据一份对超声内镜检测胰腺肿块进行评估的已发表文献的摘要，其灵敏度达到 95%（范围为

85%～100%）。但是，需要注意的是，该摘要中包含的某些研究可能对超声内镜有利，因为它们包括良性胰腺疾病和壶腹肿瘤。本摘要中的亚组分析发现，超声内镜（98%）比 CT（77%）、MRI（88%）、经腹超声（76%）、正电子发射断层扫描（87%）和内镜逆行胰胆管造影（90%）更敏感。超声内镜还被报道与 CT（40%～67%）和 MRI（33%）相比对小胰腺肿瘤（＜ 20mm）具有更高的敏感性（90%～100%）[67-68]。尽管存在这些统计数字，但是超声内镜在共患慢性胰腺炎、弥漫性癌浸润、近期急性胰腺炎或显著的腹侧 / 背侧分裂等病症中不能成功地识别出胰腺癌。因此，建议对胰腺发炎但无明确结果的患者进行随访影像学检查。

由于超声内镜在检测肿块方面具有很高的灵敏度，因此它经常根据美国癌症联合委员会 TNM 分类系统（肿瘤外周浸润、淋巴结和远处转移）被用于进行胰腺肿瘤分期的工具。很多报道称，超声内镜在 T 分期（63%～94%）和 N 分期（41%～86%）中具有很高的准确性。在胰腺癌中，在单独使用的情况下，超声内镜对检测转移性淋巴结肿大的敏感度为 28%～92%，对检测恶性血管侵犯的敏感度为 42%～91%。由于解剖学可视化的限制，超声内镜在评估非模态转移性疾病方面受到限制。目前，可切除性的确定应通过多模态评估完成，其中包括放射学（CT 或 MRI）结合超声内镜[69-70]。EUS-FNA 分别将超声内镜的敏感性和特异性提高到 85%～89% 和 98%～99%[71-72]。目前在哪种影像学方式诊断率最高方面尚无明确共识，因此在确定最佳诊断方法时应考虑医疗机构因素，如可用的设备和专业知识等。

3. 胰腺囊肿的超声内镜检查　胰腺囊肿可能代表良性、恶化前或恶性肿瘤，仅超声内镜不足以进行诊断。结合包括超声内镜、液体细胞学、癌胚抗原水平和黏蛋白染色在内的多模态方法可用于区分胰腺囊肿的病因。通过超声内镜中检查出胰腺囊肿后，应注意其大小、位

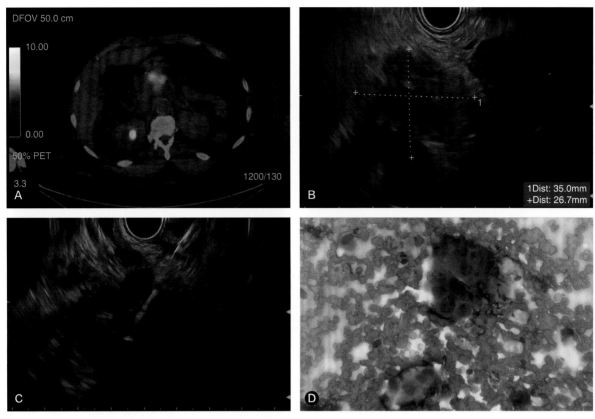

▲ 图 111-8　**A.** 腹部和盆腔的 **PET-CT**，显示在胰头 / 颈部区域有一个不明确的高代谢肿块，大小为 **4.7cm×4.4cm**；**B.** 超声内镜证实在胰腺颈部有一个 **4cm**、低回声的不规则肿块，并有血管受累，其中包括包裹了脾静脉和脾动脉及肠系膜上静脉的连接；**C.** 在 **EUS** 引导下用 **25** 号针头进行细针抽吸；**D.** 初步的、现场的细胞学检查显示为腺癌

图片由 Uzma D. Siddiqui, MD 提供

置（包括邻近的血管和器官）、局部或远处转移、壁厚、中间膜及回声致密的黏液 / 碎片。如果囊肿壁厚，附近有实性肿块或壁结节，或引起主胰管（5～9mm）或其他大胰管（＞10mm）的局灶性扩张，则提示恶变可能性增大。EUS-FNA 还提供了其他数据，以帮助诊断胰腺囊肿。建议完全抽吸囊内内容物以增加样本量，并从理论上减少感染的机会。如果需要考虑血管成分，建议使用较小规格的针头。但是，对针头尺寸不做特别推荐。可从细胞学、肿瘤标志物（如癌胚抗原或 CA19-9）或分子标志物（如 K-ras 突变、VHL、RNF43、CTNNB1 或 GNAS）方面对囊肿液进行分析。

（四）肝胆疾病

根据人体解剖结构，对整个肝胆系统进行超声内镜检查可能具有挑战性。但是，在超声内镜下，肝外胆管和部分肝脏应可见，可诊断和治疗常见的肝胆疾病。

1. 胆管、胆囊和壶腹病变的超声内镜检查　胆总管结石的最准确的诊断工具是超声内镜和磁共振胰胆管成像 [77-79]。虽然磁共振胰胆管成像也是胆总管结石诊断的一种非侵入性且无辐射的成像技术，但由于成本和专业知识的限制、空间分辨率低及诊断壶腹周围区域的胆总管结石能力不足，因此在诊断胆总管方面，磁共振胰胆管成像总体上不如超声内镜 [80]。超声内镜的空间分辨率（0.1mm vs. 1～1.5mm）和检测不到 10mm 结石的灵敏度均优于磁共振胰胆管成像 [81-83]。当在胆总管结石的检测中对超声内镜与磁共振胰胆管成像进行选择时，人们倾向于选择具有更高的灵敏度（93% vs. 83%～85%）

和特异性（88% vs. 96% vs. 89%～93%）的[84,85]。非侵入性影像学检查（如超声内镜）来指导内镜逆行胰胆管造影的策略，可使 67.1% 的患者减少不适当胆管器械的使用，并将并发症的相对风险降低到 0.35[86]。因此，人们普遍认为内镜逆行胰胆管造影是胆总管结石高风险患者的一线治疗手段，但对于中度风险患者，应先进行无创成像[87-89]。如果需要，理想的超声内镜和内镜逆行胰胆管造影可在一个过程中进行。

经腹超声检查是一种廉价的检测胆结石的方法，具有出色的灵敏度和特异性（分别为 97% 和 95%）[90]。但是，在肥胖患者的腹壁较厚或小结石的存在（＜3mm）的情况下，其敏感性降低。如果经腹超声检查结果不明确，但对胆结石的临床怀疑度仍然很高，则可采用胆汁晶体分析进行诊断。根据现有发现，超声内镜与胆结石分析一样准确，可用于诊断微石症[91]。这在诊断特发性急性胰腺炎时特别有用，后者通常是由胆汁瘀渣或小结石病引起的。在对特发性急性胰腺炎患者的研究中，超声内镜在 40% 的患者中诊断出胆囊淤泥或小结石病，并在 80% 的患者中发现了引起急性胰腺炎的原因[92]。超声内镜也已成为诊断胆道梗阻（如胆管狭窄和肿瘤形成）及小胆囊息肉（5～10mm）的有用工具。仅行超声内镜对恶性胆道结构的诊断具有 78% 的敏感性和 84% 的特异性，但是当 EUS-FNA 结合使用时，敏感性提高到 80%～88%，特异性提高到 97%～100%[93-95]。考虑到距超声内镜探头的距离因素，近端狭窄（如 Klatskin 肿瘤）的诊断敏感性较低。在息肉的检测方面，超声内镜在诊断＜2cm 的息肉方面优于经腹超声检查（分别为 87% 和 52%）[96]。总体而言，超声内镜在识别胆囊息肉方面比经腹超声检查更好，可用于诊断小胆囊息肉。

超声内镜还有助于诊断壶腹肿瘤，壶腹肿瘤起源于奥迪括约肌近端的胰胆管－十二指肠交界处。壶腹肿瘤的诊断具有局限性，因为许多肿瘤在胃内发展，并且炎症变化和活检之间的病理学差异可能是样本选择造成的或因病理学家难以对其进行区分造成的，特别是在炎症细胞与低度异型增生共存的情况下。根据现有研究，超声内镜已被用于诊断壶腹部肿瘤，尽管它具有较高的敏感性（92%），但特异性（75%）却很低[97]。由于超声内镜的特异性较低，因此可将其作为随访工具，对通过内镜检查怀疑患有壶腹部肿瘤，但继发于壁内扩散的活检尚无定论的患者进行随访；EUS-FNA 可以安全使用[98]。经诊断后，超声内镜是壶腹病变术前分期最可靠的方法[99-100]。也是确定壶腹癌原发性肿瘤分期（T）的最准确方法，这决定了其治疗的选择[101]。在原发肿瘤原位或仅局限于肝胰壶腹或奥迪括约肌而没有十二指肠黏膜浸润的早期阶段，可以通过内镜切除。在较晚阶段，肿瘤必须进行外科切除。

2. 超声内镜引导下胆道 / 胆囊和胰管引流　超声内镜引导的胆囊引流术（EUS-GBD）是针对高危患者急性胆囊炎的新兴治疗方法。该方法于 2007 年首次被描述，此后，一些病例报道描述了 EUS-GBD 的实用性和并发症[102]。迄今为止，规模最大的研究已公布了一系列 30 例患者技术上和临床上的成功率，分别为 97% 和 100%；其中有 2 例并发气腹[103]。已报道的其他并发症包括胆瘘、胆汁性腹膜炎、支架移位、血肿和腹痛[104]。在胆囊壁增厚，其内腔不扩张并且胆囊位于距胃肠道内腔 2cm 以上的位置的情况下，EUS-GBD 在技术上受到限制。

对于严重的胰管狭窄、胰头结石、胰管未连接、壶腹无法触及或术后解剖改变的患者，可能无法通过常规的经乳头内镜逆行胰管造影术轻易进入胰管。在这些情况下，有两种单独的超声内镜导下胰管引流方法（直接"顺行"和"会和"），可以提供胰管的疏通和引流。关于这些程序的进一步讨论可以在本书的下一章中找到。

3. 超声内镜引导下消融和腹腔神经丛松解术　超声内镜的用途已从诊断成像发展到组

织诊断，近年来还可提供内镜治疗。射频消融（RFA）和腹腔神经丛松解术是治疗胰腺疾病的两种较新的治疗方法。射频消融利用靶组织的热损伤诱导其坏死。可以通过使用超声内镜将针头插入目标组织，在针头导管周围 1~3cm 的组织中引起坏死来实现。人类的最初病例研究显示，EUS-RFA 可以减少 5 例胰腺导管腺癌患者之中 2 例，以及 2 例神经内分泌肿瘤患者之中 2 例的肿瘤大小，并且可以对 6 例胰腺囊性肿瘤产生完全缓解效果。

通常认为，在某些患者中，胰腺肿瘤或慢性胰腺炎会引起严重疼痛，因为胰腺的传出神经在腹腔神经丛内经过。腹腔神经丛位于胃后间隙中，这使该处成为利用靶向注射疗法治疗该疼痛的理想位置。早在 1996 年对胰腺癌所产生疼痛的研究中就对其进行了描述，并获得了良好的结果[105]。在实施腹腔神经松解术后，近80% 的患者疼痛评分有所改善，并且效果持续了 24 周。但是，在与慢性胰腺炎相关的疼痛的治疗中其未达到良好的效果。在患有慢性胰腺炎的患者中，只有 50% 的患者可以使疼痛得到缓解，效果平均持续 1 个月[106, 107]。

（五）新技术

1. 弹性成像　良性和恶性肿瘤可以通过肿瘤的弹性或硬度差异来区分。与良性肿瘤相比，恶性肿瘤通常更硬。弹性成像是一种实时评估肿瘤弹性以潜在地将肿瘤诊断为良性或恶性的方法。通过实时弹性成像，可以利用传感器的较小压缩或周围血管的运动来估计组织应变张力。张力是以复杂算法通过每次压缩在组织中产生的相对变化来计算的，并在灰度超声图像上被调换为色调色阶[108]。色调色阶是对弹性的数字表示，可以在指定的范围内取平均值得到量化比较。

根据现有研究发现，超声内镜弹性成像在局灶性胰腺肿块的鉴别诊断（92.3% 和 80.0%）和淋巴结的鉴别诊断（91.8% 和 82.5%）中是灵

敏和特异的[109]。鉴于超声内镜弹性成像具有很高的灵敏度、特异性和观察者间差异（kappa 系数胰腺肿块 0.785 和淋巴结 0.657），因此超声内镜弹性成像优于常规灰度超声内镜。建议将其作为一种工具，对胰腺肿块和 EUS-FNA 结果阴性患者进行良性和恶性淋巴结区分来增加细针穿刺活检效果[109, 110]。

2. 对比增强超声内镜　对比增强（CE）超声内镜在检测病灶内的微脉管系统方面效果良好，也可能有助于识别自身免疫性胰腺炎。在这种技术中，微泡被注入外周静脉中并在胰腺中循环，从而显示出靶器官的脉管系统。对比增强超声内镜的这些特征有助于直接对病变进行细针穿刺活检或芯针活检，因为恶性肿瘤的血管形态与正常组织不同。例如，基于对比增强 CT 或血管造影术，已知 90% 的胰腺腺癌为乏血供型。在一项研究中，通过联合 EUS-FNA，对比增强超声内镜可以立即进行病变鉴定和活检，以获得多种诊断信息。通过这种方法，对比增强超声内镜在诊断胰腺肿瘤中的敏感性为 92%，特异性为 100%[111]。此外，根据已知研究，对比增强超声内镜可识别 94% 的壁瘤，其中 75% 被正确鉴定为高严重不典型增生或浸润性癌[112]。

3. 内镜引导下的肠胃造口吻合术　包括晚期慢性胰腺炎在内的良性胰腺疾病和恶性肿瘤都可能导致十二指肠或胃出口阻塞，并导致患者不能耐受口服食物的摄入。通常，这种情况可以通过胃空肠吻合术进行手术治疗，或者在内镜下通过球囊扩张术或放置自膨胀金属支架进行治疗。2013 年，一项研究报道了一种使用新型蕈型覆膜金属支架的超声内镜引导下的胃空肠吻合术[113]。该技术涉及使用特制的双气囊肠管（Tokyo Medical University type；Create Medic，Yokohama，Japan），有助于稳定穿刺与新型蕈型覆膜金属支架放置区域中与胃相邻的小肠。在动物研究中，使用了不同类型的新型蕈型覆膜金属支架（如增强烧灼的新型蕈型覆膜金属支架）进行胃空肠吻合术，没有发现感

染的迹象，并且动物在术后 1 个月可保持正常的饮食习惯。在 1 个月的内镜检查随访中，新型蕈型覆膜金属支架是开放的，一旦移除，便会发现有一个造口，可以很容易地从胃部进入空肠范围[113]。2015 年在第一个前瞻性人体研究中，利用新型蕈型覆膜金属支架，对 20 位患者实施了超声内镜引导下的双气囊封堵式胃空肠旁路术。技术成功率为 90%。在两个失败的病例中，由于远端突缘部署不当，导致气腹和穿孔[114]。超声内镜引导下的胃肠吻合术是一种很有前途的技术。但是，需要对此进行前瞻性的多中心试验及专门为此应用设计设备。

4. 细针型共聚焦激光显微内镜　使用低功率激光进行组织照明，随后检测通过小孔从组织反射的荧光，共聚焦激光纤维内镜检查可通过在内镜检查中，局部和（或）静脉使用荧光对比剂生成与传统组织学检查相似的图像，从而实现实时细胞成像和组织结构评估。细针型共聚焦激光显微内镜（nCLE）使用 AQ-Flex 19 号探针，可通过 19 号 EUS-FNA 针头。Konda 等[115]对胰腺囊性病变的初步研究确定了导管内乳头状黏液性肿瘤（IPMN）的乳头状（手指样）突出物的高度特异性表现。但是，由于探头在囊肿和 IPMN 上皮细胞内部位置的变化，细针型共聚焦激光显微内镜只有 59% 的低敏感性。2015 年，Napoleon 等[116]确定了诊断浆液性囊腺瘤的新影像学标准：浅表血管网络（SVN）。尽管细针型共聚焦激光显微内镜的敏感性仍然较低，为 69%，但如果对浅表血管网络进行可视化显示，则它对浆液性囊腺瘤的特异性为 100%，阳性预测值为 100%。细针型共聚焦激光显微内镜是一种有前途的技术，需要进一步研究以实现学习的简便性、诊断准确性，独立研究人员的可重现性及成本效益分析。

（六）不良事件

因为超声内镜干预极少有绝对禁忌，因此其不良事件被降到最低；其不良事件包括高风险镇静、凝血病（INR > 1.5）、血小板减少症（血小板 < 50 000）或不允许进行活检的解剖结构[117-120]。相对禁忌证包括尚未定论的新癌症诊断、被改变的解剖结构使进入解剖部位变得困难、轻度凝血病或血小板减少症[121, 122]。

对没有任何手术禁忌证的患者进行诊断性和治疗性超声内镜的最常见风险包括穿孔、出血、感染、胰腺炎，以及镇静作用下所有手术的已知医疗风险（如深静脉血栓形成、心血管事件）。超声内镜继发穿孔的发生率高于接受上消化道内镜检查患者的发生率（0%～0.4% vs. 0.03%～0.11%）[123-129]。这可能是因为刚性超声内镜尖端的移动使围绕复杂的解剖结构（如狭窄、憩室）的检查变得更加困难。尽管 EUS-FNA、EUS-FNB 和 EUS-FNI 预计会发生管腔出血，但据报道，临床上腔外出血的发生率为 1.3%[128]。接受超声内镜和 EUS-FNA 的患者中菌血症的发生率分别为 2% 和 4%[129]。预防性围术期抗生素的使用大大降低了对囊肿进行 EUS-FNA 的感染率[129-131]。对实体病变进行 EUS-FNA 可导致 0.3%～0.6% 的胰腺炎发生率，并且囊性病变的危险性增加到 1%～2%[132-133]。

六、直接胰腺镜和胆管镜检查

（一）胆管镜检查

胆管内镜检查或胆道镜检查是另一种经常用于评估和治疗疑难性胆管结石或不确定性胆道狭窄的工具。这种内镜技术具有直接视觉治疗的优势。传统的"子母"胆道镜模型需要 2 名内镜医师来进行操作，并消耗更多时间。唯一可用的单操作胆道镜是波士顿科学公司（Natick, Massachusetts）的 SpyGlass 系统。尽管它也具有"子母"的构型，但可以由 1 名内镜医师操作。胆管镜的治疗指征之一是针对胆总管结石的体内电动液压或激光碎石术（图 111-9）。不论出于何种原因（较大的尺寸、在肝内胆管中的位置、硬度大、压紧性、活塞形状、小胆管、乙状胆管形状），

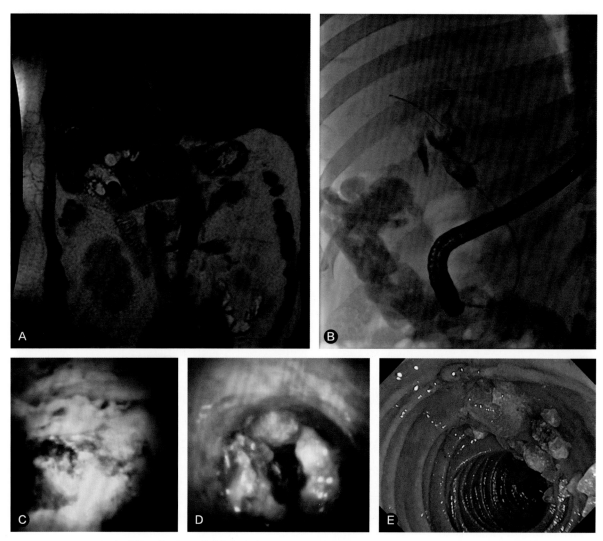

▲ 图 111-9　**A.** 磁共振成像 / 磁共振胆道造影显示在 **Klatskin** 点水平有一个大的结石，尺寸为 **2cm**，导致肝内和肝外胆道明显扩张；**B.** 内镜逆行胰胆管造影确认存在大结石；**C.** 直接胆道镜检查可以看到大结石，以便进行定向体外电击碎石（**EHL**）；**D.** 在 **EHL** 之后，结石被部分击碎了；**E.** 然后使用机械碎石篮和 **15mm** 的球囊从胆总管中成功取出结石碎片

图片由 Uzma D. Siddiqui, MD 提供

如果内镜逆行胰胆管造影难于去除胆结石，体内碎石术中非常有用[134]。与机械、电液压、激光和体外冲击波碎石术相比，体内激光碎石术的胆管结石清除率更高（97% vs. 73%；$P < 0.05$），手术次数更少，治疗时间更短[135]。但是，它的并发症发生率为 7%，而且并非在所有医疗中心都可以广泛使用，这限制了它的实用性[136]。

（二）胰管镜检查

　　胰管镜可在内镜逆行胰胆管造影下直接显示胰管，以对有或无碎石的胰管结石进行诊断和治疗。此外，胰管镜可以通过直接可视化显示和活检来协助胰管狭窄评估。尽管其使用仅限于三级转诊医疗中心，但仪器的进步和易用性有望使其在将来得到更广泛的使用。在检测胰管内肿瘤时，仅凭肉眼检查的胰管镜的敏感性为 87%，特异性为 86%。然而，与胰管镜引导的组织活检结合使用时，它们分别增加到 91% 和 95%[137]。据报道，并发症发生率为 7%～12%[137, 138]。

第 112 章
胆道肿瘤
Biliary Tract Tumors

Susanne G. Warner Clifford S. Cho Yuman Fong **著**

孟文勃 逮娅雯 **译**

摘要

胆道肿瘤在起源和病理生理上千差万别，从而促进了复杂和具有挑战性的外科治疗模式的发展。本章将回顾良恶性胆囊和胆道肿瘤的解剖学、病理学和手术适应证。本章还探讨了围绕分期手术治疗胆囊癌引发的争论，以及治疗胆管癌引发的争论。本文还综述了当前辅助治疗和分子治疗的策略。

关键词：胆道肿瘤；胆囊癌；胆管息肉；胆管癌；肝门部胆管癌；肝内胆管癌；肝外胆管癌；胆道狭窄

一、良性胆囊肿瘤

良性胆囊肿瘤比较常见，在接受腹部超声检查的患者中，发现高达 5% 的患者患有胆囊息肉[1]。良性胆囊肿瘤可大致分为上皮性肿瘤（腺瘤）、间质性肿瘤（纤维瘤、脂肪瘤和血管瘤）或假性肿瘤（胆固醇息肉、炎性息肉和腺肌瘤）。胆固醇息肉是最常见的良性肿瘤，约占所有胆囊息肉类型的 60%。胆囊腺肌瘤约占胆囊息肉类型的 25%，形态上可能呈息肉状或浸润性，并可能伴有胆绞痛症状[2]。腺瘤约占息肉的 4%，有人认为它们是肿瘤[3,4]。话虽如此，大多数胆囊癌并不是由前体腺瘤引起的，且由腺瘤引发的胆囊癌出现 K-ras 突变的情况并不常见[5]。

胆囊息肉的临床表现千差万别。一项大型的回顾性调查显示，在超声诊断出有息肉的患者中，64% 是检查其他疾病时发现的，23% 有腹部症状，13% 肝功能检查异常[6]。息肉变大，数量减少，则可能导致胆囊息肉变为恶性肿瘤。本文回顾 182 例胆囊息肉切除病例时仅发现 13 例恶性肿瘤；患者年龄超过 50 岁，单发息肉大于 1cm 则可能导致恶性肿瘤。大多数研究建议切除直径 ≥ 1cm 的息肉[7]。值得注意的是，两项最近的研究显示，在超声诊断为息肉的患者中，27%～32% 的患者在最终病理检查中没有发现息肉样病变[6,8]。

治疗胆囊息肉取决于其症状及隐匿性恶性肿瘤的可能性。危险因素包括原发性硬化性胆管炎、先天性息肉病综合征和慢性乙型肝炎[9-11]。任何有胆囊息肉相关症状的患者都应接受胆囊切除术。此外，可疑息肉（大小为 10mm，数目小于 3 个，无蒂病变，或者超声检查显示侵犯黏膜）也应进行胆囊切除术。存在可疑息肉的患者，可以在腹腔镜下进行胆囊切除术，但应尽量减少肿瘤破裂扩散的可能性。对于高度怀疑有胆囊息肉的患者，应对切除的胆囊标本进行术中冷冻切片分析，因为确认为恶性肿瘤后可能需要扩大肿瘤切除范围。除手术外，这也可以以微创的方式完成，但事先应与患者讨论。对于未接受手术治疗的边缘性息肉患者，应进行密切的放射学随访，每隔 6～12 个月进行一次的超声检查，以确定肿瘤是否存在短时间内形成恶性肿瘤的倾向。

二、胆囊癌

胆囊癌是最常见的胆道恶性肿瘤，也是第五大常见的胃肠道肿瘤。由于胆囊癌癌细胞具有侵袭性（表现为易于淋巴结转移、直接肝浸润和在腹膜表面播散），通常诊断为癌症晚期，患者总体中位生存期不到 6 个月[12]。然而，随着我们对肿瘤生物学的了解不断深入，以及诊断和手术切除技术的进步，我们对这一曾经被普遍认为致命的疾病采取了新的治疗方法；事实上，对于部分胆囊癌患者，完全是有可能治愈的。

（一）流行病学

胆囊癌的患病率在南美最高，欧洲居中，美国和英国较低。在美国，每 10 万人中有 1~2 人患此病，但在印度德里，每 10 万人中就有 22 人患此病。流行病学分析表明，促进胆囊慢性刺激和炎症的过程也是危险因素，胆道疾病史、Mirizzi 综合征、年龄、女性、肥胖症、高碳水化合物饮食、酗酒和抽烟（这些均与胆结石疾病有关），这些都会加剧患胆囊癌风险[14-17]。此外，有 69%~86% 的胆囊癌患者有胆结石病史[14, 18]。胰胆管连接处异常被认为会促进慢性胆道炎症，胆总管囊肿病变和胆囊癌也均与之有关。在所谓的瓷胆囊中，胆囊癌的发病率一度估计高达 61%，推测是胆囊壁慢性炎症和钙化所致。然而，最近的分析表明，这一发病率的正确数据更有可能在 7%~25%[20, 21]。

慢性炎症与胆囊肿瘤发生之间的确切关系尚不清楚。据估计，只有 0.3%~3% 的胆囊结石患者会发展为胆囊癌，这消除了预防性胆囊切除术（瓷胆囊除外）的任何理论优势。

（二）解剖学

手术中采取何种治疗策略取决于胆囊与周围组织的解剖结构。胆囊窝位于肝段ⅣB 和Ⅴ的交界处下方，胆囊底部和胆囊体部与之相对。因此，胆囊癌会直接侵犯肝脏时，通常要求切除被侵犯节段。胆囊漏斗位于肝门内，毗邻右门静脉蒂；因此，出现在漏斗部的肿瘤通常侵犯右门静脉蒂，需要进行肝右三叶切除术才能完全切除肿瘤。

胆囊壁很薄，由内膜、薄固有层和单个肌层组成（不同于大多数中空脏器有两层肌层）。胆囊浆膜通常在进行标准胆囊切除术中打开，将无血管的浆膜下层用作外科解剖平面；显微镜下，能看到肿瘤侵犯浆膜，这也解释了实施标准胆囊切除术后切缘阳性为何高发率。

目前胆囊的淋巴引流的特征已比较清楚，其途径是：首先引流至胆囊和胆总管周围淋巴结，然后至后路胰十二指肠、门静脉周围和肝十二指肠韧带内的肝总动脉淋巴结，最后引流到腹腔、主动脉下腔静脉和肠系膜上动脉淋巴结[22]。肝门处似乎未见上行的淋巴引流。因此，肝十二指肠韧带淋巴结切除术是胆囊癌手术治疗策略的重要组成部分。不幸的是，完成切除术后，可能把淋巴从胆总管周围淋巴结直接引流到主动脉下腔淋巴结，所以很难完全覆盖淋巴结受累范围。

（三）病理学

约 60% 的胆囊癌来自胆囊底部，30% 来自胆囊体部，10% 来自胆囊颈部[23]。虽然胆囊癌可能遵循致病次序：黏膜发育不良→原位癌→浸润性癌，但大多数胆囊癌不太可能由前体腺瘤引起。

胆囊癌的类型有浸润性、结节状、结节状浸润性、乳头状和乳头状浸润性。浸润性肿瘤是最常见的类型，最初表现为硬化区胆囊壁增厚，然后扩散到浆膜下层，这是常规胆囊切除手术中的典型侵犯形式。结节状肿瘤早期会侵入邻近的胆囊周围组织，但它与浸润性肿瘤不同，结节性肿瘤边界清晰，有利于根治性切除。

乳头状肿瘤常以息肉样的方式生长，通常填充到胆囊腔，对胆囊壁的侵犯很小，因此，这种类型的肿瘤往往预后较好。

显微镜下，腺癌是胆囊恶性肿瘤中最常见的组织学亚型。其他组织学亚型包括腺鳞癌、燕麦细胞癌、肉瘤、类癌、淋巴瘤和黑色素瘤。胆囊癌的组织学分级：从 G_1（高分化）到 G_4（未分化），被认为是一个重要的预后因素；患者最常见的组织学分级为 G_3（低分化）肿瘤。

胆囊癌倾向于穿透胆囊壁单一肌肉层，因此在诊断时，很有可能发现肿瘤穿透到肝脏、腹腔和淋巴血管腔。文献回顾表明，只有 10% 的病例在诊断时发现胆囊癌局限在胆囊壁；59% 的病例直接侵犯肝实质，45% 的病例有淋巴结转移，20% 的病例有远处肝外转移[24]。事实上，在胆囊癌患者的整个诊断过程中，应高度怀疑隐匿性腹腔转移。腹腔外扩散最常见的部位是肺，但患者没有广泛腹腔内疾病的情况下，肺转移很少见。

（四）基因突变和靶向治疗

在未来几年里，有关这一领域的相关证据应该会显著增加。传统上，医学界对胆管癌和胆囊癌的研究很少，因此致癌机制仍然不清楚。早期的研究认为胆囊癌是通过不同的途径发展的，可能因 p53 基因异常，K-ras 低频突变导致了新发病变，可能是因腺瘤 – 癌序列缺失 p53、K-ras 或腺瘤性结肠息肉病（APC）基因突变引起。尽管靶向治疗在其他恶性肿瘤的治疗中取得了很好的效果，但是各种不同的治疗途径可能导致胆囊癌的发生，这可能也是为何迄今为止针对胆道癌的靶向药物没有研发成功的原因，因为很少有人研究与携带突变基因相关的靶向治疗方法[27]。到目前为止，在 21 例切除标本中发现有 7 例（33%）BRAF 突变，有趣的是，在同一标本中没有发现 K-ras 和 BRAF 突变。要学习的东西还很多，但靶向治疗确实有望成为未来辅助治疗的途径。

（五）诊断

胆囊癌患者可能会出现类似良性胆绞痛的症状。持续性疼痛、体重减轻、厌食、黄疸和可触及的右上腹肿块的症状，通常是晚期疾病的典型表现，不适合手术切除。依据 Memorial Sloan Kettering 癌症中心（MSKCC）历史回顾，它强调 95% 的黄疸患者最终都发现了不可切除的疾病[28]。

肿瘤标志物对胆囊癌诊断帮助有限。若患者有适当症状，当癌胚抗原（CEA）升高超过 4ng/ml 可预测为胆囊癌，其敏感性为 50%，特异性为 93%[29]。同样，当 CA19-9 升高超过 20U/ml，预测为胆管癌的敏感性和特异性分别为 79.4% 和 79.2%[30]。胆囊癌在超声影像学多显示为胆囊息肉样肿块（见于 27% 的胆囊癌病例）或胆囊浸润性病变（见于 50% 的病例）；其他超声表现为：胆囊黏膜不连续、黏膜有回声或黏膜下回声增强[31]。胆囊癌的 CT 表现：42% 的病例胆囊腔内充满肿块，26% 有息肉样肿块，26% 胆囊窝区无明显胆囊，6% 胆囊壁弥漫性增厚（图 112-1）[32]。磁共振成像和磁共振胰胆管成像是鉴别患者是否有轻微肝转移和胆总管受累情况特别准确的方法。

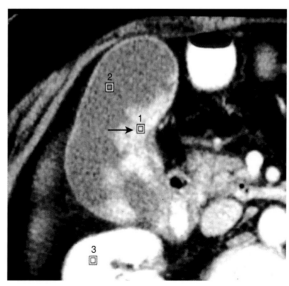

▲ 图 112-1　胆囊癌的 CT 表现，箭显示胆囊腔内有广泛的无柄息肉样病变

尽管淋巴结受累的频率很高，但术前诊断确定淋巴结是否转移仍然是一个挑战。进行剖腹手术时经常会遇到肿大的良性炎性淋巴结。虽然鉴别淋巴结转移可以依据 CT 显示的结果，即淋巴结 > 10mm，呈环形或不均匀强化，检测准确率高达 89%，但仍然只有 38% 的淋巴结转移能在术前通过 CT 鉴别出来[33]。超声内镜检查可能有助于评估胰周和门静脉周围腺病。氟脱氧葡萄糖正电子发射断层扫描可用于鉴别淋巴结远处转移，但 PET 鉴别效果有限。

弥散性胆囊癌癌细胞具有惊人的能力，它能穿入针道，这就限制了通过经皮穿刺活检进行诊断的可能。经皮细针穿刺既能较低地引发癌细胞经针道扩散的可能，同时诊断准确性也令人满意，且它可用于无法通过手术切除的疾病，该情况下，可通过明确的组织诊断指导非手术治疗[34]。对经皮或内镜下收集的胆汁样本进行细胞学分析，其分析结果通常对诊断胆囊癌没有帮助，其敏感性约为 50%，未达到标准[35]。

（六）分期治疗

最准确的预后指标是肿瘤分期。手术治疗在不断改进和发展，各种分期标准的影响也已经发生了变化。例如，美国癌症联合委员会之前的分期系统将肿瘤扩散至肝脏的患者归为不能切除的 IV 期疾病类型[36]。随着现代肝切除技术的日益普及，对这类胆囊癌的根治性切除术已成为可能；目前的 AJCC 系统（表 112-1）将侵入性疾病患者划分为 III 期肝脏病变。此外，经证明，肝十二指肠韧带外的淋巴结转移（N_2）与远处非淋巴结转移（M_1）预后危险相同[37]；因此，目前的 AJCC 系统将 N_2 疾病患者都归为 IV 期。

由此可见根除性淋巴结切除术重要性。重申一下，在第 7 版 AJCC 分期手册中，胆囊管、胆总管、肝动脉和门静脉周围淋巴结被认为是 N_1 疾病，而主动脉旁、腔静脉旁、肠系膜上动脉和腹腔淋巴结被认为是 N_2 期淋巴结[36]。因此，

标准的淋巴结切除术仅限于肝十二指肠韧带。如果怀疑患者为 N_2 期疾病，大多数外科医生会对 N_2 期分布的淋巴结进行取样，以便分期治疗，但他们不会完全清除这些淋巴结，以免增加患者的发病率。对于意外发现患有胆囊癌考虑再次进行手术切除，或对怀疑患有胆囊癌的患者计划手术时，影像检查起到关键作用。大多数作者提倡联合 CT、MRI 和 PET 治疗胆囊癌[38-40]。

1. I 期胆囊癌　在对预测为良性结石病进行常规胆囊切除术时，外科医生最易发现 I 期胆囊癌。对切除的胆囊进行病理分析，竟意外地发现胆囊癌位于胆囊壁肌层。如前所述，典型的胆囊切除术中应沿着浆膜下层进行解剖，不应侵犯 T_1 肿瘤。T_{1a} 肿瘤患者患 N_1 疾病的可能性很低，因此，单进行胆囊切除术即可治愈[41-43]。也有例外情况值得注意：当胆囊管为切缘阳性时，

表 112-1　美国胆囊癌癌症系统联合委员会	
T_{1a}	肿瘤侵犯胆囊壁固有层
T_{1b}	肿瘤侵袭胆囊壁肌层
T_2	肿瘤侵袭肌周结缔组织，但不侵袭浆膜
T_3	肿瘤侵袭胆囊壁浆膜和（或）侵袭肝脏和（或）一个邻近结构或器官
T_4	肿瘤侵犯门静脉主干或肝动脉及或两个以上肝外结构或器官
N_0	未累及淋巴结
N_1	肝十二指肠韧带内淋巴结累及
N_2	肝十二指肠韧带以外淋巴结累及
M_0	没有远处转移
M_1	远端转移
I A 期	$T_1N_0M_0$
II 期	$T_2N_0M_0$
III A 期	$T_3N_0M_0$
III B 期	$T_{1\sim3}N_1M_0$
IV A 期	$T_4N_{0\sim1}M_0$
IV B 期	$T_{1\sim4}N_2M_0$
	$T_{1\sim4}N_{0\sim2}M_1$

必须再次进行切除术直至切缘阴性。有时，可能需要切除胆总管，重建胆肠连续性。关于 T_{1b} 疾病的治疗还有很多争论，有研究表明，T_{1b} 疾病中，高达 20% 的患者伴有淋巴结转移，许多作者主张进行根治性切除 [44, 45]。

2. Ⅱ期胆囊癌　标准胆囊切除术是在浆膜下层进行解剖，很可能侵犯 T_2 肿瘤；事实上，仅接受胆囊切除术切除 T_2 肿瘤的患者中，术后呈切缘阳性的可能性有 40%～50%[37-41]。此外，约 50% 的 T_2 肿瘤患者有淋巴结转移。因此，扩大胆囊切除术切除范围联合门静脉淋巴结切除术是治疗Ⅱ期疾病患者的首选手术方式。扩大边缘阴性患者的胆囊切除术切除范围很重要，观察表明，Ⅱ期疾病患者中，接受了扩大胆囊切除术切除范围后的患者 5 年生存率为 70%～90%，而仅接受了胆囊切除术的患者生存率为 20%～40%（切缘阳性患者生存率没有 5 年）[42, 43]。

3. Ⅲ期胆囊癌　接受了扩大胆囊切除术切除范围的Ⅲ期疾病患者 5 年生存率估计为 33%～67%[37, 46]。有时，局限于胆囊漏斗部的肿瘤会给手术带来另外的挑战，因为肿瘤广泛分布于相邻的右门静脉蒂区域，除了切除ⅣA 段，可能还需要切除右半肝；因此，需要扩大右半肝切除术或肝右三叶切除术的切除范围。

4. Ⅳ期胆囊癌　不幸的是，没有Ⅳ期疾病患者的长期存活率数据。肝十二指肠韧带外的 N_2 淋巴结受累和远处转移表明，肿瘤生物学的侵袭性比扩大到肝实质的体积肿瘤或局限于肝十二指肠韧带的淋巴结疾病更强。

（七）手术治疗

根治性切除或扩大胆囊切除术切除范围是所有胆囊癌手术的标准模板（包括胆囊切除术）ⅣB 段和 V 段边缘的整块切除，肝十二指肠韧带内的胆囊、胆总管周围、门静脉周围和胰十二指肠后淋巴结，以及局部主动脉腔静脉淋巴结的淋巴结切除术（图 112-2）。了解患者的

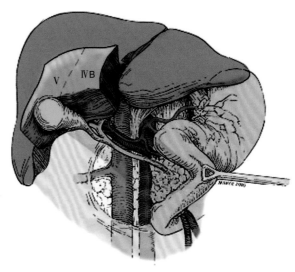

▲ 图 112-2　胆囊癌行门静脉淋巴结切除术和根治性胆囊切除术并整块肝段ⅣB/V 切除

引自 Bartlett DL, Fong Y. Gallbladder cancer. In: Blumgart LH, et al, eds. *Hepatobiliary Cancer*. Hamilton, ON: BC Decker; 2001:216.

肿瘤分期，熟悉胆囊癌的一般生物学趋势，外科医生才能根据不同分期的肿瘤患者采取相应的手术治疗。例如，仅进行肝门血管骨架化清扫技术即可完成淋巴结切除术。然而，在先前的切开术中，肝门出现瘢痕性变化可能模糊肿瘤及术后发生的变化，对于肿瘤扩散至胆总管的漏斗状肿瘤患者或非常肥胖的患者，有必要进行肝外胆道系统切除联合 Roux-en-Y 肝空肠吻合术重建，完成切缘阴性切除和充分的淋巴结切除。

在实践中，外科医生完成常规的简单胆囊切除术后，经常发现在最后病理中偶然诊断出胆囊癌。患者进行腹腔镜检查时，如果意外诊出胆囊癌，手术医生应与患者家属讨论或转为开放性探查，看是否可能进行扩大的胆囊切除术联合门静脉淋巴结切除术，或选择中止手术，再次检查或转诊治疗。唯一的例外是，患者所在的医疗中心有精通微创技术的外科医生，能够通过腹腔镜或机器人安全地进行切除术和淋巴结切除术。

在最近的一系列研究中，偶然发现患有胆囊癌的患者中，66% 再次接受了探测，其中

17% 的患者没有残留疾病[47]。最终，62% 的患者接受了 R_0 或根治性切除术，但这只占偶然发现患病人数的 41%[47]。更令人沮丧的是，有证据表明，接受了胆囊切除术的患者肝切除后有残留疾病，然后又偶然发现患有胆囊癌，这些患者的生存率与Ⅳ期胆囊癌患者的生存率相似[39]。因此，在目标手术前需要进行谨慎的术前调查研究，研究可能反映出腹腔镜胆囊切除术会不断侵入浆膜下层，可能导致无意的腹膜播散。这也强调了分期腹腔镜检查的重要性，腹腔镜检查仍然是鉴别不能切除胆囊癌患者的有效手段。

（八）辅助治疗

在 MSKCC 数据中，接受根治性切除的患者中位生存期为 26 个月，保险 5 年存活率为 38%。T 期晚期和 N 期预测会降低存活率[48]。不幸的是，胆囊癌对化疗具有高度的耐药性，癌细胞弥漫性腹膜扩散的倾向限制了放射治疗的适用性。辅助化疗和放疗的非对照研究结果不一，证明对治疗胆囊癌患者没有始终如一的益处。一项Ⅲ期试验检测了 5- 氟尿嘧啶（5-FU）/ 丝裂霉素作为辅助治疗各种胰胆管恶性肿瘤的疗效，结果显示，接受辅助治疗的胆囊癌患者比单纯接受手术切除的患者在 5 年总生存率（26%/14%）和 5 年无病生存率（20%/11%）上有适度提高[49]。值得注意的是，这一期的胰腺癌、胆管癌或壶腹癌患者生存率没有改善。对胆囊癌患者采用姑息治疗和辅助性放射治疗的研究进行 Meta 分析，结果表明，接受放射治疗的患者生存率略有提高[49]。一份报道显示，21 例胆囊癌患者术后同时接受 5-FU 和 54Gy 外照射（EBRT）治疗，5 年生存率为 64%，这表明辅助放化疗可能增强手术治疗的疗效[50]。不幸的是，目前还没有大规模的随机试验能够提供胆囊癌常规辅助化疗和（或）放疗的建议。然而，在实践中，对切缘阳性或淋巴结转移的患者，往往在证明没有确切疗效的情况下给予辅助治疗。

（九）姑息治疗

由于手术无法切除肿瘤的可能性非常高，胆囊癌患者的综合治疗还必须包括姑息治疗。不幸的是，无法切除肿瘤的胆囊癌患者中位生存时间通常只有 2~4 个月（1 年生存期为 5%）。因此，有效的姑息治疗的发病风险也要最低。由于肿瘤离胆囊和肝门较远，姑息手术Ⅲ段胆管搭桥术是一种相对简单的持久性胆道减压方法[51]。然而，在疾病晚期，当患者预期生存期很短时，经皮胆道引流通常是一种更合理的姑息治疗方法。在可行的情况下，切除先前腹腔镜胆囊切除术后的复发切口可以帮助预防腹壁坏死的伤口引起的疼痛和局部皮肤并发症。姑息性化疗和放疗并未显示出持续的疗效。

（十）胆囊癌的手术治疗

如前所述，手术治疗只适用于术前影像显示可切除的患者。除了那些经病理证实 T_{1a} 肿瘤未超过固有层而接受了胆囊切除术的患者，其他患者可以接受扩大胆囊切除术、门静脉淋巴结切除术和部分肝切除术。

手术流程从腹腔镜探查开始。如果没有发现腹膜或肝扩散的迹象，医生可通过双侧肋下或右侧横切口垂直延伸至剑突进行剖腹探查。如果没有证据表明存在技术上不能切除的疾病、远处转移疾病或 N_2 淋巴结转移，则可以通过广泛的 Kocher 操作展开十二指肠清扫，进行淋巴结切除术。收集十二指肠后淋巴组织时要小心，注意收集主动脉腔静脉和肠系膜上淋巴结。门静脉淋巴组织可以从肝外胆管系统中分离出来，但如果患者有既往肝门剥离、肿瘤扩散至胆管或极度肥胖的情况，全面的门静脉淋巴结切除术可能需要切除肝外胆管。这时，十二指肠上胆管被隔开和抬高，随着解剖继续向肝门方向进行，十二指肠上胆管周围的淋巴组织从门静脉和肝动脉下被清理出去。

在肝门处，沿ⅣB 段底部切开 Glisson 囊，降低肝门板。这时，确定就完全切除肿瘤所需的肝切除范围。对于肿瘤广泛侵犯肝门的患者，可能需要进行扩大的右半肝切除术或右三叶肝切除术。如果已经割开胆管，将需要进行右半肝切除术或右三叶肝切除术分割左肝管；如果已经割开胆管且切除ⅣB段和Ⅴ段足以清除肿瘤，则通常在左右肝管汇合处下方分割肝总管。

在没有明显的肿瘤扩散至肝门的情况下，可以切除ⅣB段和Ⅴ段。在肝切除术前，要注意保持较低的中心静脉压，并将患者置于适度的垂头仰卧位，尽量减少空气栓塞的风险。在脐裂区进行解剖可控制血液流入ⅣB段，在脐裂区找到与ⅣB相连的血管并结扎，从而减少术中出血。在实质横切开始后控制Ⅴ段血管；必须注意避免意外损伤相邻的右前叶支或Ⅷ段血管。重要的是，肝中静脉引流ⅣB段和Ⅴ段是在ⅣA段和Ⅷ段之间进行的，且进入要切除的肝脏部位；必须注意避免损伤在实质横切时割开的血管。术中超声检查可明确相关血管的解剖结构和路线，有利于控制血液流入和流出，从而能准确地切除节段。在肝外胆管切除的病例中，结肠后 Roux-en-Y 肝空肠吻合术可重建胆肠的连续性。最后，既往腹腔镜胆囊切除术的患者，可以切除腹腔镜切口周围的皮肤和筋膜，医生将切除的皮肤和筋膜拿去做病理分析，从而确定分期治疗方案。

三、良性胆道肿瘤

良性胆道肿瘤极为罕见，但其症状与恶性肿瘤相似。最常见的良性胆道肿瘤是乳头状瘤和腺瘤。较少见的良性肿瘤有颗粒细胞成肌细胞瘤、神经肿瘤、内分泌肿瘤和平滑肌瘤。由于良性胆道肿瘤多见于壶腹区或胆总管沿线，因此它的典型表现是缓慢发展的或间歇性黄疸。最佳的治疗方法包括局部切除并切除部分管壁，因为有报道称次全切除术会引起局部复发。

胆管腺瘤是良性肝内肿瘤，通常会在腹腔镜或剖腹手术时偶然发现。通常表现为白膜下病灶边界清晰，病灶大小从几毫米到 1~2cm 不等。组织学上，病灶是大量分化良好的胆管样结构，周围有纤维间质。胆管腺瘤一般无症状，且没有被证明具有癌前性质。

胆道囊腺瘤是一种少见的良性肿瘤，表现为多腔囊状。大多数囊腺瘤是黏液性的，这种黏液性囊腺瘤可能与胰腺黏液性囊性肿瘤有关，组织学上也与女性卵巢样间质也有关；而浆液性囊腺瘤较少见。偶尔出现异常增生则提示囊腺瘤可能有恶性转化为胆管囊腺癌的可能性。

鉴别诊断胆道梗阻性病变时，必须考虑几种值得注意的良性病变。原发性硬化性胆管炎是一种特发性癌前疾病，特征是胆道纤维化不断加剧，其胆管造影表现可与恶性胆道疾病相似。如果不治疗，最终会发展为胆汁淤积性肝衰竭和胆管癌。Mirizzi 综合征是一种少见的良性疾病，由胆囊颈部的慢性嵌顿结石引起，结石压迫胆总管，或者随着时间的推移导致胆囊周围出现炎症，阻塞邻近的肝总管或胆总管。最后，另一种少见的会导致胆道梗阻的良性病变是良性特发性局灶性狭窄，或者所谓的恶性伪装。由于这种良性纤维增生性疾病易累及肝管汇合处，如果未进行大范围的手术治疗，常与胆管癌一样难以察觉[53]。

四、胆管癌

胆管癌是一种罕见的癌症，仅占所有恶性肿瘤的 2%。据估计，在美国每 10 万人中有 1~2 人患有胆管癌。肿瘤可能出现在整个胆道系统的任何部位；出现在肝门（以下简称肝门部胆管癌）的可能性为 40%~60%，出现在远端下胆道的可能性为 20%~30%（远端胆管癌），出现在肝内（所谓的外周或肝内胆管癌）的可能性为 10%，不到 10% 以扩散或多病灶的方式出现。由于解剖上的差异，这些亚型有不同的临床表现，需要采用不同的手术切除策略。与胆囊癌一样，大多数胆管癌患者都是晚期，不能通过手术切除肿瘤；因此，大多数患者在确诊后 6～12 个月因肝功能不全或胆管炎离世。然而，和胆囊癌一样，诊断和手术技术的进步也为治疗疾病带来了福音。

（一）流行病学

在美国，胆管癌在美国原住民和日裔美国人中更为常见。大多数确诊患者年龄在 65 岁以上，80 岁时发病率最高。与胆囊癌不同，男性患肝内胆管癌的概率略高于女性。肝外胆管癌的男女发病率相似 [54, 55]。胆管癌的危险因素包括原发性硬化性胆管炎、胆总管囊肿疾病、慢性病毒性肝炎、肝硬化、既往经十二指肠括约肌成形术、慢性胆道寄生虫感染和许多致畸物（二氧化钍、石棉、二噁英和亚硝胺）[56, 57]。在泰国，许多胆管癌病例都是由肝吸虫引起的，因此它被归类为 1 类致癌物 [58]。在泰国，公共卫生管理有序，大大降低了肝吸虫感染的可能性 [59, 60]。官员们希望能通过这种方法降低胆管癌的发病率；然而，这将需要 20～30 年才能在看到该方法是否能减少发病率。此外，仍有 600 万～800 万人感染肝吸虫；因此，泰国的公共卫生工作重点是设计有效的筛查方案 [61]。

（二）病理学

1. 肝内胆管癌　粗略观测肝内胆管癌，表现为硬化型原发性肝病变，无包膜浸润性生长，肿瘤边缘界限不清。最常见的组织学类型为低分化腺癌；因此经常被误诊为转移性腺癌。事实上，许多肝脏肿瘤过去被归类为原发灶不明转移性腺癌，很可能是真正的肝内胆管癌。也有关于乳头状癌、印戒细胞、鳞状细胞、黏液表皮样细胞和梭形细胞的病灶区域变异的报道 [62]。

2. 肝门及肝外胆管癌　肝门外和远端胆管癌可分为三种宏观亚型：硬化型（70%，通常位于肝门，特征为导管周增厚伴导管周围纤维化和炎症）、结节型（20%，实性肿瘤不规则扩散至管腔，偶有结节硬化型）和乳头状（5%～10%，软而易碎的肿瘤通常以有蒂的方式突出到导

管腔，通常位于远端，可切除性较高，预后更好）[63, 64]。肿瘤细胞的生长模式呈不明显的纵向生长，常向常规导管上皮组织下部的近端和远端扩散。这种生长模式要求在手术切除时仔细观察边缘，以确保肿瘤完全切除。胆管癌的另一个病理特征是常伴有大量促结缔组织增生反应。对这些肿瘤进行组织学分析，偶尔会发现密集的纤维间质中只有小的恶性细胞灶。这一特性使得分析针吸活检标本充满挑战，且极易受到取样误差的影响。荧光原位杂交（FISH）可以辅助病理学评估慢性炎症状态，如原发性硬化性胆管炎。然而，尽管 FISH 具有特异性（93%），但其敏感性有限（51%）[65]。

肝外胆管癌易阻塞胆管，侵犯门静脉分支，常导致肝萎缩。胆管癌患者会有不断加剧的节段性或叶性萎缩情况发生，导致慢性胆道梗阻；门静脉堵塞的典型后果是相对快速的实质性萎缩 [66]。肝外胆管癌远处转移并不少见，常可见扩散到神经周围和淋巴血管，高达 1/3 的患者有淋巴结转移。

（三）临床表现

与肝内胆管癌相关的症状是非特异性的，其中包括不适和腹痛。它们与肝门部和远端胆管癌不同，少数患者会发展为黄疸。肝门和远端胆管癌表现为疼痛、厌食和体重减轻等非特异性症状。远端胆管癌在临床上难以和其他壶腹周围肿瘤区分开。肝外胆管癌患者的常见症状是瘙痒，通常比临床上明显的黄疸出现得早。出现黄疸或异常肝酶，通常才会引起医生注意。然而，值得注意的是，尽管大多数肝门和远端胆管癌患者最终发展为黄疸，但节段性或不完全肝叶梗阻可导致大范围的肝萎缩，却没有出现明显黄疸。

胆管癌的一些非特异性表现症状与良性胆结石疾病密切相似，而恶性胆道疾病往往可与良性结石病并存。高胆红素血症的浓度有助于区分良性和恶性胆道梗阻；良性梗阻性黄疸胆红素浓

度通常为2～4mg/dl（很少超过15mg/dl），而胆管癌引起的胆道梗阻通常导致血清胆红素浓度高于10mg/dl（平均浓度约为18mg/dl）[67]。有时，在管内生长的乳头状胆管癌肿瘤（在远端肿瘤中更为常见）会诱发生理性球阀效应，导致梗阻性黄疸间歇性发作。

虽然在肝外胆管癌患者中有30%患者感染杆菌，但临床上有明显症状的胆管炎并不常见[68]。这一有显著差异的观察结果来自于接受了胆道器械检查（经皮或内镜下）的患者，这些患者都感染了杆菌，却没有发展为常见的胆管炎。

（四）诊断

如果发现患者肝内有肿块，则要进行大量的诊断检查，很大程度上可以依据患者病史和体检的相关发现进行指导治疗。例如，可对有结肠癌或肝炎病史的患者分别诊断评估结直肠癌肝转移或肝细胞癌。另外，评估应从测量肿瘤标志物开始，其中包括CEA、甲胎蛋白、CA19-9及乙型与丙型肝炎病毒血清学[70]。如果病理不明确，结肠镜检查可用于鉴别原发性结直肠腺癌。一般来说，胆管癌常伴有CA19-9升高。CA19-9的水平高于100U/ml，则多考虑胆管癌，其敏感性为89%，特异性为86%。当然，必须牢记胆道阻塞会导致CA19-9虚假升高。因此，只有在进行充分的胆道减压后，基线测量才应被认为是正确的。另外，10%的患者可能不产生Lewis抗原，在这种情况下，CA19-9的测量无济于事。典型的成像方式有超声检查和高质量的横断面成像，最好在胆道器械安装之前进行检查，防止产生炎症和器械伪影[71]。对于大多数病例，在动脉期和门静脉期，快速在静脉注射对比剂进行高分辨率CT检查（最小2.5mm，1.25mm重建）可以准确判断肿瘤是否可以切除。MRI联合MRCP可以更好地显示肝内肿瘤的扩散和精确的胆管侵犯情况，但不易准确找到血管，因此不太能确定可切除性。如果同时使用两种方式，肿瘤可切除性预测可

达到75%以上[71]。

在标准成像技术中，肝内胆管癌常显示为少血供肿块，可能与其他原发性和转移性肝恶性肿瘤相似（图112-3）。一般来说，肝内胆管癌在未增强期表现为低密度，边缘不规则，动脉期表现为边缘强化，在静脉期和延迟期逐渐呈高密度影[72]。肝门部胆管癌往往需要全面的放射学和内镜检查才能确诊。对于经验丰富医生，可以运用双工超声获得与胆道，胆管周围和血管受累程度有关的数据，其敏感性和特异性可与CT血管造影媲美，甚至超过CT血管造影（图112-4）[73, 74]。MRCP可准确评估胆道的解剖结构，并可评估肿瘤未触及的远端或近端导管系统，这些系统无法通过经皮或内镜胆管造影行成像。MRCP还避免了与侵入性胆管造影放置的胆道器械接触（潜在的感染性并发症）。肝实质萎缩则表明肿瘤造成胆道和（或）门静脉阻塞。这也表明，为了完全切除肿瘤，可能需要部分切除萎缩肝节段或肝叶（图112-5）。由于肿瘤接近十二指肠，因此远端胆管癌的影像学评估更常用内镜逆行胰胆管造影和超声内镜检查。虽然原发病灶通常很小，在横断面成像上看不出来，但CT有助于评估转移性疾

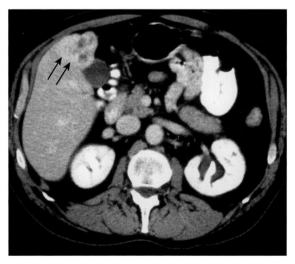

▲ 图112-3 大型肝内胆管癌的计算机断层扫描表现
引自 Koea J, Fong Y. Primary hepatic malignancies. In: Blumgart LH, et al, eds. *Hepatobiliary Cancer*. Hamilton, ON: BC Decker; 2001:59.

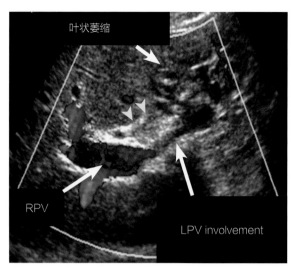

▲ 图 112-4　肝门部胆管癌伴叶状萎缩的双工超声图像，黄箭头表示门部有肿瘤压迫

LPV. 左门静脉；RPV. 右门静脉

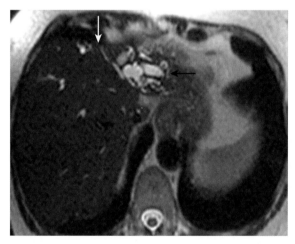

▲ 图 112-5　肝门部胆管癌伴叶状萎缩的磁共振表现，可见拥挤、扩张的肝导管（白箭），表明存在小的、低灌注的肝左叶（黑箭）

病的范围。内镜下刷检和胆道细胞学检查的诊断敏感性很低，再加上通常无法使用经皮穿刺活检技术，因此在没有明确组织诊断的情况下，通常需要对肝外胆管癌采取干预治疗。值得注意的是，未怀疑是良性胆道梗阻的患者，手术切除不需要术前病理证实[71]。更重要的是，对于可能接受移植的患者，应避免经皮和腹腔镜活检。但是，如果进行全身或局部治疗，那么有必要进行组织诊断。患有肝内胆管癌的患者，如果活检证实为腺癌，则需要进行免疫染色，

排除其他可能的转移病灶，并与混合肝细胞肿瘤区分开[75]。除非免疫染色与肝内胆管癌显示结果明显一致，否则应对隐匿性原发肿瘤进行彻底检查[75]。虽然 PET 有助于鉴别远处疾病，但如果使用了全面的横断面成像，很少因 PET 的检测结果改变疗程。因此，通常不推荐使用 PET[71, 76]。

（五）分期治疗

胆管癌的两个主要常规分期系统是 Bismuth-Corlette 系统和 AJCC 肿瘤、淋巴结、转移分期系统（表 112-2）[36, 76]。Bismuth-Corlette 系统是以解剖学为基础，以手术为导向的系统，不能很好地预测患者的预后。AJCC 系统之前的迭代是由病理驱动的结构，与手术可切除性和患者预后的相关性很差。目前的 AJCC 系统可以适当鉴别肝门、肝内和远端胆管癌。肝内胆管癌的分期标准类似于其他原发性肝癌的分期标准，远端胆管癌的分期标准类似于其他壶腹周围癌的分期标准。此外，与胆囊癌一样，胆管癌的新分期系统纳入了决定手术可切除性和预后的因素。

在缺乏有效的化学疗法或放射疗法的情况下，手术切除仍然是治疗胆管癌的主要手段。这种情况下，具备完全切除切缘阴性 R_0 的能力至关重要。其他影响患者在接受可能治愈性手术后长期生存率的因素包括肿瘤数量、血管侵犯和淋巴结转移，同时淋巴结的位置也很重要[77-80]。一些作者表明，伴有淋巴结转移和接受 R_0 切除的肝内胆管癌患者与接受 R_1 切除的肝内胆管癌患者预后相同。然而，常规淋巴结清除术的作用仍存在争议。

框 112-1[81] 列出了无法手术切除的肝门胆管癌的标准。如前所述，肝节段性或半肝性萎缩表明胆道和（或）门静脉阻塞，并且通常需要切除萎缩性节段或半肝才能完全切除肿瘤。因此，对侧萎缩肝叶的门静脉或胆道梗阻表明双叶肿瘤受累，不适合手术切除。重要的是，

表 112-2 美国胆管癌分期联合委员会

A. 肝门部胆管癌

T_1	肿瘤局限于胆管
T_{2a}	肿瘤超越胆管壁侵入周围脂肪组织
T_{2b}	肿瘤超越胆管壁侵入邻近肝实质
T_3	肿瘤侵犯单侧门静脉或肝动脉
T_4	肿瘤侵犯双侧门静脉或肝动脉
	肿瘤双侧或双侧侵犯二级胆管根
	肿瘤单侧侵犯二级胆管根及对侧门静脉或肝动脉
N_0	未累及淋巴结
N_1	肝十二指肠韧带内淋巴结累及
N_2	肝十二指肠韧带以外淋巴结累及
M_0	没有远处转移
M_1	远处转移
Ⅰ 期	$T_1N_0M_0$
Ⅱ 期	$T_2N_0M_0$
ⅢA 期	$T_3N_0M_0$
ⅢB 期	$T_{1\sim3}N_1M_0$
ⅣA 期	$T_4N_{0\sim1}M_0$
ⅣB 期	$T_{1\sim4}N_2M_0$
	$T_{1\sim4}N_{0\sim2}M_1$

B. 肝内胆管癌

T_1	无血管侵犯的孤立性肿瘤
T_{2a}	伴有血管侵犯的孤立性肿瘤
T_{2b}	有或无血管侵犯的多发性肿瘤
T_3	肿瘤直接侵袭局部肝外结构
T_4	肿瘤侵袭导管周围组织
N_0	未累及淋巴结
N_1	淋巴结转移
M_0	没有远处转移
M_1	远处转移
Ⅰ 期	$T_1N_0M_0$
Ⅱ 期	$T_2N_0M_0$
Ⅲ 期	$T_3N_0M_0$
ⅣA 期	$T_4N_0M_0$
	$T_4N_{0\sim1}M_0$
ⅣB 期	$T_{1\sim4}N_{0\sim1}M_1$

C. 远端胆管癌

T_1	肿瘤局限于胆管
T_2	肿瘤侵入胆管外
T_3	肿瘤可侵犯胆囊、胰腺、十二指肠或邻近器官，但不累及腹腔轴或肠系膜上动脉
T_4	肿瘤侵犯腹腔轴或肠系膜上动脉
N_0	未累及淋巴结
N_1	淋巴结转移
M_0	没有远处转移
M_1	远处转移
Ⅰ 期	$T_1N_0M_0$
ⅠB 期	$T_2N_0M_0$
ⅡA 期	$T_3N_0M_0$
ⅡB 期	$T_{1\sim3}N_1M_0$
Ⅲ 期	$T_4N_{0\sim1}M_0$
Ⅳ 期	$T_{1\sim4}N_{0\sim1}M_1$

这些标准与手术可切除性密切相关（表 112-3）[81]。目前用于肝门胆管癌的 AJCC 分期系统的迭代策略适当地包含了这些可切除性标准。也就是说，一些研究人员主张 T 分期应衡量肿瘤的浸润深度，而不是衡量肿瘤浸润的结构和部位[80]。

框 112-1　胆管癌不可切除的标准

- 外科治疗的医学禁忌证
- 晚期肝硬化或门静脉高压未来肝脏残余量不足
- 双侧二级胆道神经根受累
  - 双侧肝动脉和（或）门静脉分支受累
  - 单侧肝动脉受累，对侧肝导管扩张
- 门静脉主静脉受累或被包绕
- 大叶萎缩伴对侧二级胆管根受累
- 大叶萎缩伴对侧门静脉受累
- N_2 节点参与
- 远处转移

（六）手术

胆管癌手术治疗的目标是完全 R_0 切除。

1. 肝内胆管癌　肝内胆管癌的解剖性肝切除技术与其他肝恶性肿瘤的技术相似。选择可接受手术的患者进行根治性切除后，5 年总生存率在 30%～40%[79, 80, 82]。根据 MSK 的历史经验，适合手术切除的疾病患者的中位生存期为 37 个月，实际 3 年生存率为 55%，造成存活率低的预测因素是血管侵犯，切缘阳性和多发肿瘤[75, 83]。近期在这些数据的基础上，有系列研究报道显示，有 82 例患者接受了可能的根治性切除，疾病特异性中位生存期为 36 个月[77]。

62% 的患者出现复发，平均随访时间为 26 个月。残肝是最常见的复发部位。疾病特异性生存率低的独立预测因素包括多发性肿瘤，局部淋巴结转移和大肿瘤大小（＞ 5cm）。

2. 肝门胆管癌　如表 112-3 所示，手术可切除性取决于门静脉受累程度，胆道神经根受累程度和肝叶萎缩程度。对于有可切除性疾病的患者，应进行手术探查；完全切除需要涉及肝外胆管切除、肝部分切除和肝空肠吻合术。腹腔镜检查也可以在进行根治性切除前提供帮助，特别是在术前影像学检查结果不明确的情况下。一项关于分期腹腔镜检查鉴别不能切除疾病患者能力的前瞻性评估显示，在 MSKCC，有 56 例肝门胆管癌患者接受了腹腔镜探查术，结果显示 14 例患者无法进行手术切除。剩余 42 例患者接受了开腹手术治疗，另有 19 例患者因腹腔镜检查无法鉴别而无法切除肿瘤[75]。

由于肝外胆管癌有向纵向扩散的倾向，除了肝外胆管切除术外，通常还需要进行肝部分切除以完全切除肝外胆管癌。一般来说，阴性切缘切除率与部分肝切除相似。由于尾状叶靠近肝门，尾状叶切除术通常用于切除肝门肿瘤；尤其是切除左侧肝门肿瘤，因为主要的尾状叶导管流经左肝管。传统上，高达 50% 的患者有无法切除的疾病[84]。随着现代影像学敏感性的不断提高，边缘阴性切除的尝试率将会减少。在最近的一系列研究中，70%～80% 的患者进行了潜在的治疗性切除，切除了切缘阴性[84-86]。文献记载，患者切除后的 5 年总体生

表 112-3　肿瘤范围与可切除性的相关性

胆道介入	同侧的大叶性萎缩	同侧门静脉受累	门静脉主静脉受累	可切除性（%）
门部和（或）单侧胆管	无	无	无	48
门部和（或）单侧胆管	有	无	无	43
门部和（或）单侧胆管	有 / 无	有	无	25
两国二阶基	有 / 无	有 / 无	有	0

引自 Burke EC, Jarnagin WR, Hochwald SN, Pisters PW, Fong Y, Blumgart LH. Hilar cholangiocarcinoma: patterns of spread, the importance of hepatic resection for curative operation, and a presurgical clinical staging system. *Ann Surg*. 1998;228:385.

存率在 25%～50%[84, 87]。在纪念 Memorial Sloan Kettering 的经典系列中，接受切除的患者的总中位生存期为 35 个月。存活率提高的预测因素是肿瘤高分化，切除切缘阴性和同时进行肝切除。组织学上切除切缘阳性的患者与那些接受手术探查而未进行切除的局部晚期肿瘤患者的生存结果相差不大，这一观察结果强调了获得阴性切缘进行切除的重要性。看来在切除肝门胆管癌时进行部分肝切除术对优化治疗结果至关重要。实际上，接受部分肝切除术的患者的 5 年保险生存率为 37%，而仅接受胆管切除术的患者生存率为 0%。有趣的是，即使在接受完全 R_0 切除的患者中，通过多因素分析，部分肝切除术的表现在统计学上具有显著的生存优势[84]。在其他中心也证实了进行部分肝切除术与提高无病生存率和特异性疾病生存率之间的关系[88]。

3. 远端胆管癌　大多数远端胆管癌需要进行胰十二指肠切除术才能完全切除。回顾 MSKCC 治疗远端胆管癌的经验，发现只有 13% 的肿瘤可以仅通过胆管切除术切除[89]。如前所述，远端胆管癌在临床上通常无法与其他壶腹周围肿瘤（包括胰腺腺癌）区分开。但是，可能由于早期表现为胆道症状，远端胆管癌的淋巴管浸润率低，切缘阳性率低，可切除性较高，因此，与胰腺导管腺癌相比，传统上认为它的生存率更高[89, 90]。但也有新的研究表明，远端胆管癌和胰腺导管腺癌的生存率无显著差异[91]。比较肝门和远端胆管癌的分期治疗方案和切除术，两种疾病的生存率似乎也没有什么差异[92]。

4. 原位肝移植　肝门胆管癌的原位肝移植，通常用发于原发性硬化性胆管炎患者，传统生存率不理想。然而，梅奥诊所对一组患者进行新辅助放化疗、尸体肝移植或活体肝移植，结果令人深受鼓舞。在这个方案中，能够接受治疗的胆管癌患者为手术不能切除胆囊管上方的疾病，且没有肝内或肝外转移。能够接受肝移植的患者必须满足其放射状肿瘤的直径必须 ≤ 3cm[93]。

本方案中的患者，新辅助治疗始于 EBRT 初期，先静脉注射氟尿嘧啶，再进行经导管铱的近距离放射治疗，然后口服卡培他滨维持治疗。新辅助放疗完成后，所有患者均要接受分期剖腹术以确认无肝外疾病。在他们最新的经验报道中，184 例患者已经开始了新辅助治疗。其中，120 例患者在分期手术中有良好的结果，并成功地进行了移植，5 年总生存率为 73%[94]。有趣的是，原发性硬化性胆管炎患者（79%）5 年生存率高于原发性胆管癌患者（63%），复发率为 18%。这些新的观察结果表明，原位肝移植后，高度不可切除但非转移性肝门部胆管癌患者可能会有可观的生存获益。

（七）辅助治疗

1. 系统性治疗　与胆囊癌一样，尚没有足够大型或对照试验严格检查辅助化学疗法或放射疗法对接受胆管癌切除术患者的疗效，形成一般治疗指南。此外，由于胆管癌相对罕见，肝远端、肝内和肝门的亚型经常合并在一起，这可能会混淆现有的数据。例如，一项早期的Ⅲ期试验研究了 5-FU 和丝裂霉素 C 对 508 例胰腺胆道恶性肿瘤（其中 139 例是胆管癌）患者的影响，结果显示，R_0 切除联合辅助治疗比手术切除治疗胆管癌具有明显的生存获益，但这不具有统计学意义[49, 84]。目前的许多辅助治疗方法均来自研究患有局部晚期或转移性胆道癌的患者进行化学疗法的试验。2010 年，ABC-02 试验公布了 410 例肝内或肝外胆管癌、胆囊癌或壶腹癌患者的研究结果。患者或接受顺铂和吉西他滨治疗 8 个疗程（3 周），或单独接受吉西他滨治疗 6 个疗程（4 周）[95]。吉西他滨－顺铂组的中位生存期获益显著（11.7 个月和 8.1 个月），该治疗组患者的无进展生存期和局部区域控制也得到了改善[95]。

2. 局部区域疗法　肝门胆管癌患者（59%）与胆囊癌患者（15%）相比[96]，切除后的初始复发部位更可能位于局部，这为切除术后肝门病变的局部辅助治疗策略提供了依据，因此，几位作者通过多因素分析证明了术后放化疗具有生存获益。对有复发风险因素（如切缘阳性或淋巴结阳性）的患者进行术后放化疗[97, 98]，与未接受放疗的无高危特征患者相比，其局部复发率（38% 和 37%）和 5 年总生存率相似[99]。Todoroki 等证明了放射治疗［以术中和（或）外照射治疗的形式］的益处，与仅接受手术的患者相比，接受放射治疗的患者的局部区域控制得到了显著改善[100]。但是，该组中 90% 的患者有切缘阳性，这对切缘阴性患者不利。一项较早但常被引用的研究表明，放射治疗肝门周围胆管癌没有生存益处[101]。因此，放射治疗的明确作用尚待文献界定。

3. 分子治疗　许多不同的分子标志物被确定为胆道癌变和癌症进展的主要参照物[102]。胆管癌的全基因组分析确定了两种疾病发生的基因组类型：通过炎症途径激活和通过增殖癌基因途径激活。后者预后更差[103]。关于特异性标志物，有一项对 104 例接受手术切除的胆管癌患者进行全面的基因组分析，得出的结论是亚组患者总体生存率低、早期复发率高，其特征是存在 K-ras 突变和细胞调节中出现多种异常（激活人表皮生长因子受体 2 和表皮生长因子信号）[104]。有趣的是，尽管在胆囊癌患者中发现了 BRAF 突变，但在上述研究分析的 69 例患者中，只有 1 例显示 BRAF V600E 突变，这再次表明胆道癌中存在不同的肿瘤生物学特性[104]。

一些研究试图将分子靶向治疗与传统疗法结合起来，但迄今为止收效甚微。例如，ABC-03 试验研究了晚期胆管癌患者在顺铂和吉西他滨中加入西地尼布（一种血管内皮生长因子抑制药，对血小板源性生长因子受体和 c-KIT 具有额外的活性）后，无进展生存率没有改善[105]。在另一项研究中，法国胆管癌研究小组进行了 BINGO 试验，将 101 例肝内或肝外胆管癌、胆囊癌或壶腹癌患者随机分为两组，一组接受吉西他滨治疗，一组接受奥沙利铂联合或不联合

西妥昔单抗（一种 EGFR 抑制药）治疗。不幸的是，这些患者并没有额外获益[106]。然而，许多人认为在没有分子图谱情况下进行分子靶向是对资源的极大浪费。Churi 等发表的一篇文章详细介绍了 MD Anderson 在突变分析和靶向治疗方面的经验，并证实使用 EGFR、C-met、BRAF 和 MEK 抑制药后，在放射学和临床方面均有显著反应。在肝内胆管癌患者中，发现 KRAS、TP53 和 MAPK/mTOR 基因畸变患者的预后较差，而 FGFR 畸变的患者病程较缓慢[107]。

（八）姑息治疗

在不能切除胆管癌的情况下，姑息治疗通常是为了控制难治的恶性黄疸。黄疸的姑息治疗通常适用于有胆管炎或顽固性瘙痒，或在需要在开始化疗前优化肝功能的患者。有一些可指导胆道减压的方式。第一，黄疸通常要等到 1/3 以上的功能性肝肿块有效减压后才能缓解。由于晚期胆管癌有阻塞和分离多个肝段或肝叶的倾向，这可能需要对多个胆管系统进行单独引流。第二，萎缩节段或半肝减压不能控制黄疸。第三，没有出现胆道梗阻时，可能会出现黄疸。胆管癌引起的门静脉阻塞或形成血栓可导致肝迅速萎缩和功能障碍，胆道减压不能缓解此类患者的黄疸。

选择最佳的胆道减压方法需要在预期治疗获益时间，预期患者生存时间，与治疗相关的潜在发病率和患者生活质量之间仔细平衡。旁路手术包括肝门部胆管癌的肝空肠吻合术或远端胆管癌的胆总管肠吻合术，通常具有较高的耐用性和通畅性，但也有较高的潜在发病率、死亡率和恢复时间。因此，胆道旁路术通常适用于在进行切除术时发现无法切除或即将发生胆道梗阻的患者，或是预期生存期超过 6 个月的患者。对于无法切除的肝门胆管癌患者，由于肿瘤离肝门较远，特别适合进行旁路手术至Ⅲ段导管，1 年后通畅率达到 80%；也可进行右前或后节段导管旁路手术。对于其他类型的

患者，首选经皮或内镜放置自膨胀式金属胆道支架。经皮胆道引流可以帮助治疗肝门部胆管癌患者，因为肿瘤很难通过内镜下放置的支架。治疗远端胆管癌引起的胆管阻塞的理想方法是进行胆道内支架置入术，其1年通畅率高达89%[109]。永久性金属支架（8～10个月）的通畅时间通常是临时性塑料胆道内支架（4～5个月）的2倍[110]。有证据表明，基于铱辐射的腔内近距离放射治疗可以通过延缓肿瘤向支架内腔生长来延长通畅时间。然而，即使与EBRT联合使用，腔内姑息性放疗也不能始终显示出比仅进行胆道减压治疗更明显的生存获益[111]。

（九）胆管癌的手术治疗

肝内胆管癌的切除技术遵循肝切除的标准程序（图112-6）。同样，通过胰十二指肠切除术进行远端胆管癌的手术切除。我们将回顾手术治疗肝门胆管癌的基本技术。

如果术前影像学检查没有明确表明不可切除，则应进行手术干预。在某些情况下，可以从最初的腹腔镜检查开始。或者经双侧肋下或右侧横切口，再中线延伸至剑突，开始腹部探查。进行仔细的观测和手动检查，确定是否有远处或 N_2 淋巴结转移，若有，则不能进行切除术。结扎，分开并抬高韧带，仔细检查肝脏是否有以前未发现的肝内病变。切开小网膜，仔细检查肝段 I（尾状叶），并进行 Kocher 操作，检查十二指肠后淋巴结。如果此时发现无法切除，则进行胆肠旁路术或非手术引流姑息治疗胆道梗阻。

如果确认肿瘤可切除，则开始准备可能的部分肝切除术。在肝实质横切过程中保持较低的中心静脉压，减少出血量，并将患者放置在适度的 Trendelenburg 体位，防止空气栓塞。切开十二指肠上胆管，进行胆囊切除术，开始活动和检查肝外胆道系统。在逐渐朝着肝门解剖的过程中，将胆管从下面的门静脉和肝动脉中分离出来；除非切除和重建节段性门静脉能让

足够的门静脉血流到肝脏，否则肿瘤直接侵入门静脉可能会妨碍手术切除。通过分割通常连接ⅣB和Ⅲ段底部的肝组织桥，可暴露左肝管的走向，并沿ⅣB段的底部切开Glisson囊降低肝门板。通过以这种方式暴露肝门，可以确定是否需要进行部分肝切除。如果发现单侧二级胆管根部受累或同侧门静脉受累，则必须对受累肝叶进行部分肝切除，最大限度地提高 R_0 切除的可能性。在少数二级胆管未受累且无血管受累病例中，只需要进行节段性肝外胆管切除术。

当可以进行节段性胆管切除术时，右胆管和左胆管的位置要远高于可见肿瘤的近端范围。某些情况下，可能需要在扇形汇合处以上分割胆管，从而导致有两个以上的胆管孔，然后进行结肠后 Roux-en-Y 肝总管空肠吻合术重建胆肠连续性。在可能的情况下，首先将分离的同侧扇形管紧密缝合，以便在进行肝总管空肠吻合术时将其用作单个功能管。或者，可以将分离的扇形管依次吻合，形成一个单独的肠切开部位。为此，首先，沿分开的导管放置一排前排缝合线。收缩前一排缝合线有助于暴露于导管的后壁，沿着导管和空肠切开术切口放置后排缝合线，按顺序绑扎，使分离导管的后壁直接与空肠的后壁平行。然后，可以沿着空肠前壁放置预先放置的前排缝合线。

更常见的情况是，完全切除必须进行部分肝切除，通过分割腹膜和膈附件调动肝脏。对于患有左侧肿瘤的患者，必须仔细检查尾状叶，因为通常左侧的尾状管受累需要进行整体节段切除术 I（尾状叶切除术）。肝动脉与受累肝叶或肝段的门静脉被分割开，引流的肝静脉也被分割开了。进行肝实质横切术，完成切除，并在对侧导管处进行 Roux-en-Y 肝总管空肠吻合术。通常将外部引流管放置在胆肠吻合口附近。

在一组有肝门部或肝内胆管癌患者中，进行中央或中肝切除术。会涉及切除ⅣA段、ⅣB段、Ⅴ段和Ⅷ段。该方法对肝功能、未来肝残容量或肿瘤位置不允许进行扩大左肝或扩大

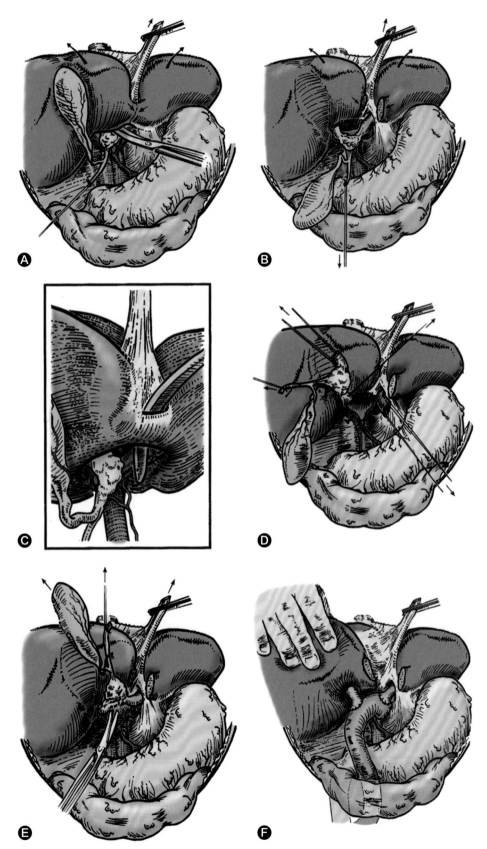

▲ 图 112-6　肝部分切除术切除肝门部胆管癌

引自 Jarnagin WR, et al: Hilar cholangiocarcinoma. In: Blumgart LH, Fong Y, eds. *Surgery of the Liver and Biliary Tract*. London: Saunders; 2000:1033.

右肝切除术的患者最有帮助。患者的选择至关重要，因为该方法的发病率和死亡率分别高达55% 和 6%[112]。但是，合理阻止部分或全部血流流入（必要时可阻止血流流出），可实现切除切缘阴性，这在其他情况无法实现。

五、其他恶性胆道肿瘤

（一）混合性肝细胞癌和胆管癌

治疗这种独特的原发性肝恶性肿瘤的经验有限。这些肝内肿瘤具有肝细胞癌和胆管癌的组织学特征。与肝细胞癌相比，这些混合性肿瘤患者的人口统计学特征与单纯的肝内胆管癌患者更为相似。此外，这些混合性肿瘤患者接受了手术切除，其存活时间似乎与接受胆管癌治疗的患者的存活时间更为接近[83]。这些患者更适合采用手术切除治疗，不适合器官移植，因为器官移植有不良预后[113]。

（二）胆管囊腺癌

胆管囊腺癌是一种罕见的恶性肿瘤，通常发生在肝内。女性患者中伴有卵巢样间质表明预后良好，这些病变可能源于患者先前的胆管囊腺瘤。一项大型的、由多机构参与的分析显示，在 30 年的时间里，确诊了 248 例患者，其中 10% 是胆管囊腺癌。在这项研究中，并没有建立可靠的术前指标来提高术前检测恶性肿瘤的可靠性[114]。

第 113 章
预防和管理胆管损伤
Prevention and Management of Bile Duct Injury

Chad G. Ball　Keith D. Lillemoe　著
张　辉　译

摘要　胆管损伤是外科医生面临的最严峻的挑战之一。尽管众多技术的发展促进了诊断和治疗，但胆管损伤仍然是一个重要的临床问题。如果无法识别或处理不当，则会发生危及生命的早期并发症，如脓毒症和多系统器官衰竭，或者晚期并发症，如胆汁性肝硬化、门静脉高压症和胆管炎。为避免这些并发症，几乎每一个胆管狭窄的患者都应接受评估和治疗，以减轻胆道梗阻及其相关的肝脏损伤。最后，在择期胆囊切除术中发生严重的胆管损伤仍然是美国医疗事故索赔中最常见的事件之一。本章节将就胆管损伤相关的流行病学、预防、认知因素、临床表现、诊断评估、管理、发病率、死亡率及远期疗效进行讨论。

关键词：胆管损伤；腹腔镜胆囊切除术；损伤；手术治疗；非手术疗法；并发症；远期疗效

胆管损伤最常发生在胆囊或胆道系统常规手术后。胆管损伤本身也是外科医生面临的最严峻的挑战之一。尽管无数技术的发展促进了诊断和管理，但是胆管损伤仍然是一个重要的临床问题。

如果未被发现或处理不当，则可能出现危及生命的早期并发症，如脓毒症和多系统器官衰竭，或晚期并发症，如胆汁性肝硬化、门静脉高压症和胆管炎。为避免这些并发症，几乎每一个胆管狭窄的患者都应接受评估和治疗，以减轻胆道梗阻及其相关的肝脏损伤。

最后，在择期胆囊切除术中发生严重的胆管损伤仍然是美国医疗事故索赔中最常见的事件之一。

一、胆管损伤的流行病学

大多数良性胆管狭窄是由右上腹部或其附近的手术造成的。胆囊切除术中，超过 80% 的狭窄是由于术中不慎损伤所致（图 113-1）。胆管损伤的确切发病率尚不清楚，因为很多病例并未公开报道。资料显示，在"开腹胆囊切除术时代"，胆管损伤的发生率为 1/1000～1/500。而腹腔镜胆囊切除术中胆管损伤的发生率明显增高。虽然在一系列报道中披露了数据不一的损伤发生率，但最准确的数据来自对数千名患者的调查。这些报道来自于大量社区和教学医院的外科医生的调查结果。报道表明，腹腔镜胆囊切除术中，胆管损伤的发生率在 0.3%～0.7%[1]。幸运的是，在美国引入腹腔镜胆囊切除术的 25 年后，与腹腔镜胆囊切除术相关的胆管损伤发生率在最近的报道中开始呈下降趋势。与开腹手术相比，胆管损伤发生率的增加很可能是腹腔镜入路特有的，而不是学习曲线的原因。此外，如单孔腹腔镜胆囊切除术和机器人胆囊切除术等新技术的引入，确实引起了对于损伤可能会变得更加普遍的担忧。最

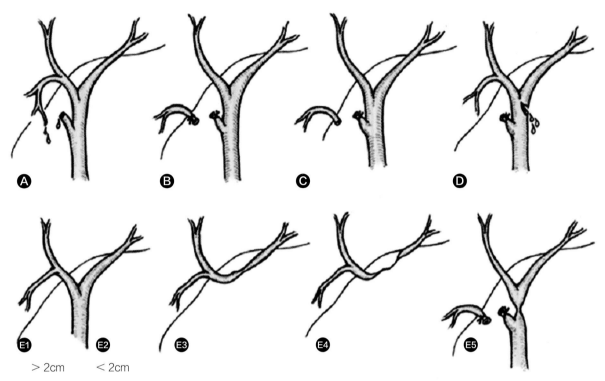

> 2cm   < 2cm

▲ 图 113-1　**Strasberg 胆管损伤分类方案**

引自 Strasberg SM, Hertl M, Soper NJ. An analysis of the problem of biliary injury during laparoscopic cholecystectomy. *J Am Coll Surg*. 1995;180:101.

后，由于在外科手术培训项目中开腹胆囊切除术经验的减少，在困难腹腔镜手术转为开腹手术的情况下，损伤的发生率（及严重性）也可能增加。

二、胆管损伤的一般预防

在开腹或腹腔镜胆囊切除术中，有许多因素与胆管损伤有关，其中包括较为严重的急性或慢性炎症、术区暴露不足、患者肥胖，以及在夹闭、结扎或切割胆道之前无法辨别其结构。胆囊动脉或肝动脉出血时，在试图止血的过程中，可能造成胆管损伤。不论是开腹或腹腔镜胆囊切除术，在视野不清晰的肝门部大量应用闭合夹，会导致在胆管上或跨胆管放置夹子时造成胆管损伤。难以识别的胆管先天性解剖异常，如右肝管的低位汇入甚至汇入胆囊管，或胆囊管和胆总管之间较长的共同壁，也可能导致损伤。关于严重急性胆囊炎患者胆管损伤的风险，以及胆囊切除时机对这些风险的影响，

已经有很多讨论。尽管术后 30 天的发病率和病死率可能不受手术时机的影响，但很明显，接受腹腔镜胆囊切除术 24h 后的患者更有可能需要开腹手术，以及需要更长的术后住院时间和总住院时间（因此费用更高）[2]。

与开腹手术相比，与腹腔镜胆囊切除术相关的许多技术因素也会增加胆管损伤的风险。这些因素包括电视腹腔镜的使用，这改变了外科医生对手术视野的显露。随着单孔腹腔镜胆囊切除术的普及，视觉对焦和视野的问题变得更加重要。由于单孔腹腔镜胆囊切除术与传统的四切口腹腔镜手术相比，胆总管损伤的发生率更高，因此视觉对焦和视野的问题变得更加突出[3]。胆囊底部颈部过度缩回可导致胆囊管和胆总管在同一平面对齐。这种扭曲常导致典型的腹腔镜损伤，胆总管被误认为胆囊管而被切断和分割[4]。

在腹腔镜胆囊切除术中，术中胆管造影在预防胆管损伤中的作用仍存在争议。为数不

多的研究也未能证明，是进行常规还是选择性 IOC 会影响胆管损伤的发生率。1992—1999年，一项针对接受腹腔镜胆囊切除术的患者进行的初步全国性回顾性队列研究表明，进行 IOC 的患者中发生胆总管损伤的比例为 0.39%，而未进行 IOC 的患者为 0.58%（未经调整的 RR=1.49，95%CI 1.42～1.57）[5]，最近一项基于医学的研究（2000—2009 年）分析了 92 000 例接受胆囊切除术的患者，发现 IOC 和胆总管损伤在统计学上没有显著的关联性[6]。因此，笔者认为 IOC 并不是预防胆囊切除术中胆总管损伤的有效策略[6]。尽管存在争议，但对 IOC 的真正的价值是可以最大限度地减少胆管损伤程度。然而，在美国，只有 27% 的外科医生会常规进行 IOC（图 113-1）[7]。最后，有充足的证据支持这一结论，即外科医生在腹腔镜胆囊切除术中的经验与胆管损伤的风险相关。

三、与预防胆管损伤有关的认知因素

近年来，医生对腹腔镜胆囊切除术中胆管损伤的认知因素的了解日益增加。一项基于主观错误因素和认知科学的研究中对 252 例腹腔镜胆囊切除术中胆管损伤进行的分析发现，有 97% 的损伤是由视觉知觉错觉或视觉效果不足引起[8]。该小组的进一步研究已经明确了外科医生经常无法识别胆管损伤的主要原因。这些胆管损伤似乎与确认偏差相关，这是一种倾向，即寻求线索来确认一个信息，而这可能会忽视这个信息的线索。尽管认知因素对于理解与胆管损伤有关的心理问题很重要，但外科医生必须继续采用适当的纠正机制，其中包括解剖学知识、典型的损伤机制及真正意义上的质疑与推理，以最大限度地减少这些损伤发生的机会。这种纠正机制的一个例子发生在腹腔镜胆囊切除术的手术技术中，它可定义为"安全的关键性视野"，这有助于防止胆总管的误认和损伤（图 113-2）[9]。这个技术要求胆囊底部向上收窄，而漏斗部向侧面收窄。这种暴露通常可以让外

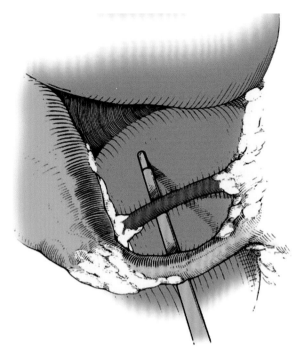

▲ 图 113-2　避免胆管损伤所需的关键视图
在此解剖了胆囊三角，除胆囊管和胆囊动脉外，所有组织均已剥除，腹腔镜器械位于胆囊管和动脉的背面（引自 Strasberg SM, Hertl M, Soper NJ. An analysis of the problem of biliary injury during laparoscopic cholecystectomy. *J Am Coll Surg*. 1995;180:101.）

科医生仔细地解剖出胆囊三角，只留下连接胆囊下端的两个结构：胆囊动脉和胆囊管。对关键性视野的显露更加安全，并可以同时显现前后视野区域。

虽然这种方法是预防胆管损伤最有效的方法，但实际情况要复杂得多。在胆囊管短或不存在或胆总管短（急性胆囊炎常见）的情况下，这些结构可能会彼此混淆。此外，不恰当或过度的牵引会使这些关系更加复杂。同样，炎症也可能使胆囊与胆管之间的间隙不清晰。在极端情况下，它们甚至可以融合并移行为一个整体（Mirrizi Ⅰ型）。外科医生在试图识别有益的关键结构并进行安全手术时，这些不常见的情况使得识别相关局部解剖结构变得更加重要。鉴于镜头操作者越来越接近手术切除者本身的趋势，这些空间－区域问题可能会因视角的丧失而更具挑战性。

在所有急性胆囊炎的腹腔镜胆囊切除术中，

外科医生都应进行"胆管暂停"，以评估他们对局部区域的特定解剖的辨识（框 113-1）。在腹腔镜下获得肝下间隙的广阔视野后，外科医生应将肝脏从肝门上提起，并确认胆囊周围标志物，其中包括十二指肠、Rouvier 沟、肝圆韧带裂、肝总动脉搏动和胆管本身。一旦确定了这些标志物，就可以用最小功率的电外科来仔细解剖胆囊三角。还应完成对胆管分段的逐一识别。然后，在胆囊三角清晰，胆囊管角度正确后，就可以将正确的胆道系统"认知地图"叠加在患者的特定解剖位置上。在严重急性胆囊炎的情况下，手术者是否能安全地获得这种解剖视点（因此是否能安全地进行腹腔镜手术）就不得而知了。但是，在大多数情况下，如果外科医生仍能清楚地解剖胆囊管与胆囊交界的外侧边缘，那么继续手术就是安全的。从胆管损伤的角度来看，对于严重发炎的区域，在外侧组织中进行初始解剖也是最安全的。如果继续在胆囊内侧进行进一步的解剖是不安全的，此时胆囊次全切除术可能是最好的选择。应打开胆囊，取出所有结石和碎石，然后使用外科医生首选的微创方法（内腔、缝合、厚吻合器），在考虑到局部炎症的情况下，以安全的水平关闭胆囊。

在整个手术过程中，外科医生必须保持警惕的态度，当出现模糊的情况时，必须放慢速度并后退镜头以扩大所有标志物的视野（完成另一个"胆管暂停"）。外科医生必须避免身体和精神上的"视野狭窄"。无法准确定位认知地图是一个停止信号。如果这个问题不能解决，转换为开放式手术，自上而下的解剖将提高安全性。对于胆囊三角炎性粘连的患者，次全胆囊切除术或胆囊造口术可以预防损伤。此外，左侧胆管的任何解剖都应该被认为是"接近错误"。外科医生在他们的头脑中也必须有几个"认知地图"——正常、末端胆管和短胆囊管。这些地图在某种程度上必须是有一定的个体差异，因为大小和距离因患者而异。

框 113-1　胆管"暂停"（B.E.S.A.F.E.）

B——胆管（Bile duct）

E——肠（十二指肠）位置 [Enteric（duodenum）position]

S——Rouvier 沟（Sulcus of Rouvier）

A——动脉（肝动脉）[Artery（hepatic artery）]

F——裂痕（肝圆韧带裂）[Fissure（umbilical fissure）]

E——环境（将相机后退以提高视角）[Environment（back the camera out for improved perspective）]

四、胆管血管损伤

胆管缺血对于术后狭窄形成的作用是很重要的。在就诊时，在腹腔镜胆囊切除术中，当胆管损伤时肝动脉损伤的发生率增加了高达50%[10]。然而，对动脉损伤的真正影响仍然存在争议。显然，最常见的血管胆管损伤部位是肝右动脉（图 113-3）[11]。与最初肉眼观察到的机械性损伤相比，该血管的损伤可能导致更严重的胆管损伤。因此，肝右动脉的同时损伤可能促使外科医生推迟胆道重建，以便在探查时能更清楚地看到最终损伤的程度。同样，在胆管损伤位置较高的情况下，肝右动脉的损伤也明显是一个更大的问题。更具体地说，在肝门分叉处交叉动脉破裂的重建仍然是一个极具挑战性的问题，值得深思。血管胆管损伤也可能在不同的时间段内对动脉（假性动脉瘤迟发性出血）、胆管（坏死、狭窄和胆管炎）和（或）肝脏（坏死和萎缩）产生特定影响[11]。肝动脉和门静脉并发损伤可能对肝脏造成灾难性影响，包括快速坏死,可能需要紧急进行肝移植。最后，临床上重要的和更常见的胆管缺血原因是在胆管吻合术中为了修补损伤而在胆管周围过度解剖，这会损害到 3 点钟和 9 点钟位置的胆管主要滋养动脉[12, 13]。

导致胆管狭窄形成的一个重要因素是：胆管损伤后可发生的伴有纤维化和瘢痕形成的强烈结缔组织反应。在犬模型中进行胆管结扎的实验研究表明，胆管压力快速持续升高，胆管直径逐渐增大。结扎后 1 个月的组织学变化显

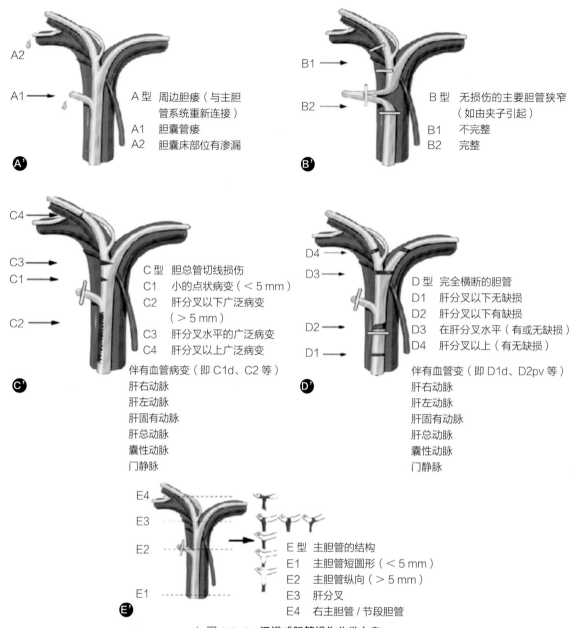

A型 周边胆瘘（与主胆
    管系统重新连接）
A1 胆囊管瘘
A2 胆囊床部位有渗漏

B型 无损伤的主要胆管狭窄
    （如由夹子引起）
B1 不完整
B2 完整

C型 胆总管切线损伤
C1 小的点状病变（＜5mm）
C2 肝分叉以下广泛病变
    （＞5mm）
C3 肝分叉水平的广泛病变
C4 肝分叉以上广泛病变
伴有血管病变（即C1d、C2等）
肝右动脉
肝左动脉
肝固有动脉
肝总动脉
囊性动脉
门静脉

D型 完全横断的胆管
D1 肝分叉以下无缺损
D2 肝分叉以下有缺损
D3 在肝分叉水平（有或无缺损）
D4 肝分叉以上（有无缺损）
伴有血管病变（即D1d、D2pv等）
肝右动脉
肝左动脉
肝固有动脉
肝总动脉
囊性动脉
门静脉

E型 主胆管的结构
E1 主胆管短圆形（＜5mm）
E2 主胆管纵向（＞5mm）
E3 肝分叉
E4 右主胆管/节段胆管

▲ 图 113-3 汉诺威胆管损伤分类方案

A'. A型，外周胆汁渗漏；B'. B型胆管阻塞；C'. C型，切向胆管损伤；D'. D型，经胆管切除；E'. E型，晚期胆管狭窄。血管损伤修饰剂包括右肝动脉（D）、左肝动脉（S）、肝正动脉（P）、肝总动脉（COM）、囊性动脉（C）和门静脉（PV）（引自 Bektas H, Schrem H, Winny M, et al. Surgical treatment and outcome of iatrogenic bile duct lesions after cholecystectomy and the impact of different clinical classification systems. *Br J Surg*. 2007;94:1119.）

示，胆管壁增厚，黏膜褶皱减少，表面微绒毛减少，并伴有明确的上皮细胞变性。结缔组织对结扎反应的生化分析显示，梗阻胆管内的胶原蛋白合成和脯氨酸羟化酶活性在2周内增加，并持续整个观察期间。最后，邻近组织也可出现明显的局部炎症反应，并伴有胆瘘，而胆瘘常发生在许多胆管损伤中。如果存在这种感染，炎

症会进一步加剧。这种炎症导致导管周围组织纤维化和瘢痕形成，并进一步促进狭窄的形成。这些因素可能是腹腔镜胆囊切除术中胆管损伤的主要原因，而胆管损伤常与胆瘘有关[12, 13]。

除了胆囊切除术和胆总管探查之外，与胆管损伤相关的两个最常见的手术是胃切除术和肝切除术。胃切除术中导致胆管损伤的典型情

况包括解剖幽门部和十二指肠的第一段时。该损伤发生在十二指肠游离，Billroth Ⅰ 式胃十二指肠吻合术或关闭十二指肠残端。肝切除术中胆管损伤最可能发生在肝门部解剖过程中。

不幸的是，初次尝试修复后再次胆管狭窄并不罕见，并且也可能导致多个吻合口狭窄。已对复发性胆管狭窄患者的众多因素进行了评估，其中包括胆管狭窄的位置、随访时间、以往手术的影响、手术类型、所用缝合线的类型及术后支架使用和置入时间[8]。先前的修复尝试，除胆总管空肠吻合术或肝管空肠吻合术的其他手术操作和胆管系统中较高位置的狭窄似乎与复发性狭窄较高的发生率相关。最后，对胆管吻合术进行长期随访是很重要的，因为胆管吻合术后数年内可能会发生狭窄。

五、患者的临床表现

大多数胆管损伤患者在初次手术后就会出现临床表现。开腹胆囊切除术后，实际上仅怀疑约有 10% 的术后狭窄在第 1 周内被发现，但近 70% 在最初的 6 个月内被诊断出来，超过 80% 在手术 1 年内被诊断出来。在腹腔镜胆囊切除术中报道胆管损伤的系列报道中，通常在手术期间（25%～30%）或更通常在术后早期发现损伤。

在术后几天到几周内怀疑胆管损伤的患者通常有两种表现。一种表现是肝功能检查结果的逐渐升高，特别是总胆红素和碱性磷酸酶水平的升高。这些变化通常在术后第 2 天或第 3 天就能看到。早期表现的第二种表现是胆汁从损伤的胆管漏出。这种表现在腹腔镜胆囊切除术后出现胆管损伤的患者中最为常见。胆囊切除术后从手术引流管或伤口创口流出的胆汁是不正常的，代表某种形式的胆管损伤。在没有引流管的患者中（包括已拔除引流管的患者），胆汁可自由漏入或聚积在腹腔内。胆汁的自由聚积会导致胆汁性腹水或胆汁性腹膜炎。同样，聚积的胆汁可导致无菌性胆汁瘤，以及感染性肝下或膈下脓肿。

初次手术后数月至数年出现术后胆管狭窄的患者，往往有胆管炎的证据。胆管炎的发作通常是轻度的，并且对抗生素治疗有反应。在确诊胆管狭窄之前患者常有反复发作的胆管炎。较少见的是，患者可能会出现无痛性黄疸，也没有脓毒症的迹象。最后，诊断明显延迟的患者可能表现为晚期胆汁性肝硬化及其并发症。

六、诊断识别和评估——实验室测试

肝功能检查通常显示胆汁淤积的证据。在胆瘘的患者中，由于从腹膜腔吸收，胆红素可以正常或最低程度升高。升高时，血清胆红素通常为 2～6mg/dl，而在延迟识别时胆红素升高更高。血清碱性磷酸酶通常也升高。除胆管炎发作期间外，血清氨基转移酶水平可正常或轻度升高。如果进展至晚期肝病，可能会损害肝合成功能，血清白蛋白降低，凝血酶原时间延长。如果不伴有胆源性脓毒症，血清电解质和全血计数通常是正常的。

七、诊断识别和评价——影像学

腹部超声和计算机断层扫描成像技术在评估术后良性胆管狭窄患者中起着重要的初步作用。对于术后早期出现胆瘘或胆道脓毒症的患者，这些检查有助于医师对可能需要引流的腹腔内积液的识别。CT 和超声在初次手术后数月到数年的胆管狭窄患者的初始评估中也很重要。两项研究均可以通过显示胆道系统扩张来确认胆道梗阻。CT 在确定肝外胆管梗阻水平方面尤其有用。如果怀疑肝动脉（通常为肝右动脉）损伤，清晰的 CT 动脉期显现也是必要的。

对于怀疑术后早期胆管损伤的患者，放射性核素胆道扫描可确认胆瘘。对于术后胆外瘘的患者，通过引流道 / 引流管（造影）注射水溶性对比剂通常可以确定胆瘘的部位和胆道的解剖结构。

评估胆管狭窄患者的"金标准"仍然是胆管造影（图 113-4）。对于腹腔镜胆囊切除术

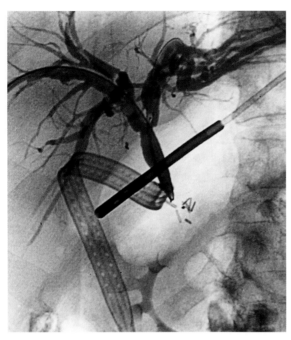

▲ 图 113-4 完全性肝总管横切患者的经皮肝穿刺胆道造影，其近乳头端靠近几个手术夹，腹腔引流管和十二指肠营养管（斜穿过肝总管）在位

后严重胆管损伤的患者，经皮肝穿刺胆管造影术通常比内镜逆行胆管造影术更有价值。PTC 更有用，因为它明确了将在外科手术重建中使用的近端胆道系统的解剖结构。此外，在 PTC 之后还可以放置经皮肝穿刺导管，这可用于缓解胆道系统压力，治疗或预防胆管炎，以及控制持续的胆瘘。这些导管还可以帮助手术重建，并为非手术扩张提供进入胆道的通道。在腹腔镜胆囊切除术的主要胆管横断伤的治疗中，ERC 不如 PTC 有用，因为肝外胆管的不连续通常会阻止近端胆管系统的充盈。通常，ERC 可以显示正常的远端胆管直至狭窄部位，而看不到近端胆道系统。这种情况在腹腔镜胆囊切除术中发生损伤的患者中较为常见，当远端胆管被剪断和分割时。ERC 对于鉴别和治疗胆囊管漏，以及适合胆道支架植入的部分损伤非常有价值。

磁共振胰胆管成像的发展提供了一种无创的技术，可以很好地描绘胆道解剖结构。这些图像已使一些外科医生提倡将该技术作为评估

可疑胆管损伤患者的第一步，并可能消除了许多患者进行诊断性 ERC 的需要。外科医生使用肝穿刺引流支架进行后续胆道重建造影的可能性较小，此时 MRCP 更值得考虑。

八、胆管损伤的处理

对于术后胆管损伤患者的术前处理主要取决于症状出现的时间。最理想的是，如果在胆囊切除术中就能识别胆管损伤，那么可以采取立即重建或者"损伤控制"措施。遗憾的是，在腹腔镜胆囊切除术中发现胆管损伤的病例不到一半。在术后早期阶段就出现症状的患者，可能是因为脓毒症或是胆囊炎，抑或是腹腔内胆汁聚集。必须应用广谱抗生素、经皮胆汁引流、经皮或者手术引流胆瘘，首先使脓毒症得到控制，一旦脓毒症和持续的胆瘘得到控制，就不必急于进行胆管损伤的手术重建。近端胆管减压联合外引流可以使大多数的胆瘘得以控制，甚至闭合。然后，患者就可以出院回家，几周后门静脉周围的炎症得到缓解，并且恢复健康。

腹腔镜胆囊切除术后疑似胆管损伤并胆瘘的处理值得特别注意。通常，当怀疑胆瘘时，外科医生认为紧急手术探查是必要的。不幸的是，在剖腹探查时，明显的与胆汁溢出相关的炎症和小的胆管似乎回缩，甚至高到肝门，使识别损伤和修复几乎不可能。在这种情况下，应尽可能通过术前胆管造影（PTC 或 MRCP）确定胆道解剖，并通过经皮胆道引流控制胆瘘。在许多情况下，早期的手术干预是不必要的，因为聚集的胆汁或腹水可以通过皮肤引流或直接从腹腔吸收。在经皮胆道导管的辅助下，延迟重建可获得最佳的手术效果[14]。

对于那些在初次手术后就出现胆管狭窄的患者，胆管炎的症状可能需要紧急胆管造影和胆道减压。虽然也可以成功地在内镜下放置胆管支架，但经肝的胆道引流是最好的。在脓毒症得到控制之前，应继续使用抗生素和胆道引

流。对于有黄疸但没有胆管炎的患者，应进行胆道造影以确定解剖结构。没有胆管炎的患者术前胆道减压没有报道能够改善预后。

九、胆管损伤的外科治疗

胆管狭窄的手术治疗目标是使胆汁流入胃肠道，以防止胆管炎、泥沙沉积或结石形成、狭窄复发和胆汁性肝硬化。这一目标最好通过健康组织之间的无张力吻合来实现。胆管狭窄的初期吻合有多种术式可选择，其中包括端端吻合、肝管空肠 Roux-en-Y 式吻合术、胆总管空肠 Roux-en-Y 吻合术或胆总管十二指肠 Roux-en-Y 吻合术。修复的选择取决于许多因素，包括狭窄的范围和位置、外科医生的经验、修复的时间。

十、术中胆管损伤的及时修复

在许多情况下，对于在胆囊切除术中发现的胆管损伤，早期合适的处理可以避免胆管狭窄的发生。采用这里讨论比较好的治疗原则，受益颇多，包括但不局限于减轻损伤程度、避免并发症及获得满意的修复。遗憾的是，无论是在开腹胆囊切除还是在腹腔镜胆囊切除中，胆管损伤的狭窄并不容易早期识别。在腹腔镜胆囊切除术中，如果发现胆瘘或者遇到不典型解剖结构，尽早转为开腹手术和立即进行胆道造影势在必行。

如果 < 3mm 的肝段胆管或分支胆管受损，并且胆道造影显示受损的胆管有段或亚段引流，则仅需结扎受损胆管即可。但是，如果受损的胆管 ≥ 4mm，由于这样的胆管很有可能引流多个肝段或整个右叶或左叶，因此需要进行手术修复。

如果损伤累及肝总管或胆总管，也应在损伤时立即修复。任何修复的目的都应该是保持胆道完整、不损伤组织、不引起术后胆瘘。为了达到这些目的，在初期手术的所有修复都应该包括某种形式的外引流。如果胆管受损部分

短（< 1cm），且两端能相对而无张力，则可在吻合口上方或下方通过单独的胆总管切开放置 T 管进行端端吻合（图 113-5）。从腹膜后大范围解剖十二指肠（Kocher 手法）可以帮助接近胆管的损伤末端。然而，如果胆管损伤位于肝管分叉附近，则应避免进行端端修复。虽然端端修复看起来是一个有吸引力的选择，但往往导致术后狭窄。幸运的是，这种狭窄通常可以通过内镜扩张和支架植入成功地治疗。

对于胆管近端损伤或损伤部位长度 > 1cm 时，进行胆管端端吻合时通常张力较大，所以应当避免。在这种情况下，应缝合远端胆管，清除近端胆管受损组织，行胆管 – 空肠段 Rouen-Y 端侧吻合。一般不行胆管 – 十二指肠吻合，因为吻合口瘘会导致十二指肠瘘，所以 Rouen-Y 空肠段更可取。经吻合口可通过横断的胆

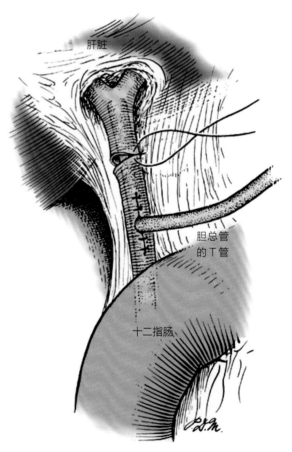

▲ 图 113-5　对 T 管的胆管损伤进行一次端端修复
通常，当没有相关的导管长度损失时，该技术可用于胆管的部分横断。请注意，T 管不会在受伤部位退出

管逆行放置远离肝实质的硅胶支架，进行术后外引流。

不幸的是，腹腔镜胆囊切除术中的大多数胆管损伤发生在缺乏复杂胆道重建手术经验的外科医生手中。在这种情况下，外科医生应该考虑不进行损伤修复，避免盲目修复导致病情恶化。如果已经切断胆管，则可以将导管逆行置入胆道系统，以便日后进行胆道造影。结扎近端胆管常常导致残段坏死，继而发生胆瘘，以及损伤自身向近端发展而增加胆道重建的难度，因此，不应结扎胆管[15]。肝下间隙应充分引流，以控制胆瘘。此外，如果发现胆管损伤时，胆囊切除术还未完成，如果在识别时尚未完成胆囊切除术，则可以中止该手术以防止损伤进一步向近端扩展。然后应及时转至三级肝胆中心。胆总管损伤立即修复的远期效果尚不清楚。大多数损伤不会在大中心发生，因此，文献中不太可能报道，即使是修复成功的案例。在一份瑞典的报道中，早期的端端吻合术只对 22% 的患者有良好的疗效，有 32% 的患者发生吻合口瘘需要再次手术，另有 37% 的患者发生晚期狭窄。在立即行胆肠吻合术的患者中，54% 的患者有良好的结果，只有 12% 的患者出现狭窄。在另一组研究中，36 例初次端端修复的患者中有 29 例在 4 年内发生了术后狭窄。

十一、胆管损伤的延迟修复

与胆管损伤或狭窄成功修复相关的几个观点：暴露健康的近端胆管，引流整个肝脏；准备合适的肠段，可以在无张力的情况下拉到狭窄的区域，最常见的是 Rou-en-Y 空肠端；建立直接胆肠黏膜 - 黏膜吻合术（图 113-6）选择性胆管狭窄修复有多种方法，术式的选择取决于狭窄的位置、之前不成功的修复尝试史及医生的个人偏好。由于损伤导致的纤维化长度总是变短，因此单纯切除胆管狭窄和端端胆管吻合或修复受损的胆管都很难实现。

同样，胆管近端与十二指肠吻合作为一种

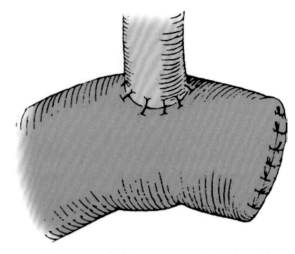

▲ 图 113-6 已完成的 **Roux-en-Y** 型肝管空肠吻合
吻合术通常采用单层间断缝合。Roux 肠管盲端距离肠肠吻合口通常有 40～60cm 长

胆管 - 十二指肠吻合术也不适用于大多数胆囊切除术后的狭窄，因为通常无法获得足够长度的胆管来实现与十二指肠的无张力吻合。在几乎所有的病例中，肝管空肠吻合术是首选的手术方式。

许多外科医生认为吻合口支架在大多数病例中很有帮助（图 113-7）。在术后早期阶段，支架可以用来胆道减压，并为胆管造影提供通道。如果损伤发生在离肝管分叉远端至少 2cm 处的胆总管或肝总管，且能确定胆管近端有足够的黏膜，则无须使用长期胆管支架。在这些情况下，术前放置经皮肝穿刺导管直到术后 4～6 周可用于胆肠吻合减压。当没有足够的近端胆管进行良好的黏膜吻合时，建议在胆肠吻合术时将经肝硅胶支架放置时间适当延长。对于累及肝管分叉的狭窄，左、右主肝管均应单独置入支架。

对于经术前放置经皮肝穿刺导管的胆道重建，一种手术技巧是先解剖肝门，通常包括十二指肠和结肠肝曲与 Glisson 鞘和胆囊窝的粘连分解[16]。近端胆管较难确定，可以通过术前放置经皮经肝经胆道导管来帮助确定。对于胆道横断尤其如此，因为切断胆道会回缩并高到肝门处。如果存在原发性胆管狭窄，则在

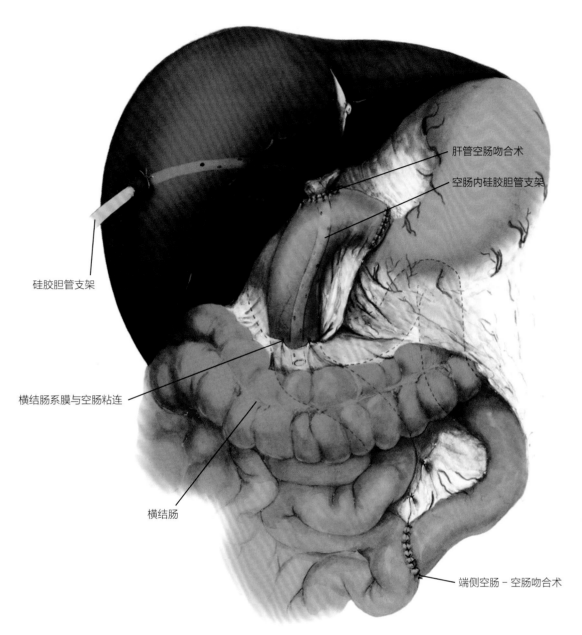

肝管空肠吻合术

空肠内硅胶胆管支架

硅胶胆管支架

横结肠系膜与空肠粘连

横结肠

端侧空肠 - 空肠吻合术

▲ **图 113-7　完成的修复显示硅胶胆管支架穿过肝脏和肝空肠吻合术**

引自 Cameron JL. *Atlas of Surgery*. Vol 1. Toronto: BC Decker; 1990:57.

狭窄的最低程度切开胆管，并在近端切开。胆管狭窄段应当被切除，并送病理检查。然后将远端胆管缝合，并将靠近狭窄的近端胆管由尾侧向头侧环形切开，距离不超过 5mm。应避免过多的分离，以防止用于吻合胆管的血管损伤。游离并离断胆管后，胆道导管从近端伸出。将造影导丝穿过这些导管。然后可以将手术前放置的导管通过导线更换为适当尺寸的硅胶支架。手术前放置的导管可以通过导线交换成适

当大小的硅胶支架。这些支架长 70cm，周径为12～22F。支架长度的 40% 存在多个侧孔。这些侧孔位于肝内胆管和用于胆管吻合的 Roux-en-Y 空肠部分。无侧孔的支架末端通过肝实质出口，并通过前腹部上的切口穿出。支架置入后，准备一个 Roux-en-Y 空肠段，然后进行肝空肠端侧吻合术。

在近端胆管损伤中，还值得一提的是肝门动脉丛的重要性。更具体地说，许多外科医生

认为对左、右肝管之间完整的近端肝门桥进行"高位"肝管空肠吻合重建中存在稳定的交叉动脉解剖，可以最大限度地降低继发胆管狭窄的风险。在胆囊切除术中右肝动脉损伤的患者，这个动脉丛对维持用于重建的右肝管良好的血液供应至关重要。

对于累及分叉和一个或两个肝管的胆管狭窄，有另一种修复技术可供选择，即将左肝管与空肠段进行 Roux-en-Y 侧侧吻合。沿左肝管的前表面做一长切口与 Roux-en-Y 段侧侧吻合。由于可以将左肝管的前表面向上剥离至肝实质，因此即使在肝管分叉处和肝管远端有纤维化和狭窄，该手术仍可与正常黏膜吻合。这种技术可以避免术后支架植入术。

十二、手术结局

（一）术后并发症发病率和死亡率

胆管狭窄的修复主要由大型医疗中心具有丰富经验的外科医生进行，然而，这些手术仍然有很高的并发症发病率和死亡率。1982 年，一篇对自 1900 年以来发表的 38 个相关研究进行的综述报道了总的手术死亡率为 8.3%，其中包括 5586 例患者进行的超过 7643 台手术[17]。最近，随着技术的进步、多学科的交叉发展及手术经验的提高，手术死亡率显著下降。在约翰斯·霍普金斯医院连续治疗的 200 例患者中，有 3 例由于难以控制的胆瘘继发脓毒症，未能进行手术修复而死亡，死亡率为 1.5%。175 例患者进行了明确的手术重建，围术期死亡率为 1.7%[18]。在这项研究中，修复的时间、症状的表现形式、之前的修复尝试和损伤程度并不影响结果。慢性肝病可能是手术死亡率和并发症发生的重要因素，晚期胆汁性肝硬化和门静脉高压症导致死亡率接近 30%。幸运的是，在现代，这种晚期疾病并不常见。在大多数研究中，术后发病率在 20%~40%。在该研究中，有 41% 的患者发生并发症。大多数并发症轻微，可以通过介入放射学技术或保守治疗进行处理。没有患者因术后并发症而需要再次手术，该研究的中位住院时间为 8 天。

（二）远期疗效和生活质量

回顾性研究发现，在接受胆管狭窄修复术的患者中，70%~90% 获得了良好的远期疗效。大多数研究将满意结局定义为无症状、黄疸或者胆管炎。随访时间对于分析最终结局至关重要，因为狭窄复发可能在初期手术后长达 20 年才出现[12, 13]。约 2/3 的狭窄复发出现在 2 年内，约 90% 在 7 年内出现。获得良好结局的患者比例与之前的修复次数成反比。其他有利于获得良好结局的因素包括狭窄修复时年龄较小、使用 Roux-en-Y 胆肠吻合、无感染和肝纤维化，以及经肝支架的使用。

如前所述，在腹腔镜胆囊切除术之前的时代，专门处理这些问题的三级护理中心可以取得良好的长期疗效。有人质疑开放式胆囊切除术后胆管狭窄的良好结局是否可以直接转移至接受腹腔镜手术后胆管损伤患者。一些研究者认为，腹腔镜胆囊切除术中胆管损伤的机制、许多此类损伤的并发症的特性，以及持续的、未被识别的胆瘘继发严重炎症和纤维化的密切关联，可能导致较差的长期疗效。此外，通常由初级腹腔镜医生施行修复可能导致长期预后不良。这是通过回顾共进行了 112 次胆道修复的 85 例患者的记录证实的[19]。在这项研究中，治疗成功与否取决于四个因素，包括术前胆道造影的表现、外科修复的选择、手术修复的细节及施行修补手术的外科医生的经验。术前显示出解剖结构的重要性是显而易见的，在修复前未进行胆管造影的情况下，96% 的手术没有成功，在胆管造影资料不完整时 69% 的手术没有成功，而当胆管造影资料完整时，84% 的患者获得了成功的初期修复。修复类型对预后也有重要影响。在所有胆道完全横断的患者中，初期放置 T 管的端端修复都未能获得成功，而

Roux-en-Y 型肝空肠吻合术有 63% 的修复成功率。初级外科医生尝试修复的成功率只有 17%，并且由初级医生施行的二次修复几乎没有成功病例。在那些由三级外科医生进行初次修复的病例中，成功率为 94%。

为了更好地确定腹腔镜时代三级护理中心胆管损伤修复的最佳结果，有研究报道了 20 世纪 90 年代治疗的 142 例严重胆管损伤患者，其中 75% 的患者首次手术为腹腔镜胆囊切除术，有 41% 的患者在转诊之前曾进行过一次或多次外科手术修复[20]。在该研究中，中位随访时间为 58 个月（随访时间为 11～119 个月），其中 91% 的患者获得了成功的预后。此项研究中，损伤程度、临床表现、既往修复史和胆管支架植入的长度并不影响预后。其他较大的肝胆中心也报道了类似的结果[21, 22]。这些结果表明，腹腔镜胆囊切除术后胆管损伤的外科手术重建仍有望取得良好的远期效果。

尽管胆道重建手术总体上是成功的，但仍有一小部分患有严重胆管损伤的患者，标准的修复技术似乎不足。诊断延迟、肝管汇合处以上的复杂损伤、相关的血管胆管损伤和肝萎缩等因素都可能对标准重建的结果产生负面影响。在这一特定人群中，肝大部切除术的效果非常好[23]。这种情况的典型病例是患有右后扇形胆管损伤并随后伴有复发性胆管炎的肝萎缩的患者。这些患者通常最受益于右肝后段切除术，而不是尝试将异常肝脏的肝内胆管行肝管空肠造口重建。最后，在所有标准的外科重建技术都失败而导致终末期肝病的罕见病例中，肝移植可以提供患者生存的机会[24]。有趣的是，许多这些极端的损伤是在开放性胆囊切除术中造成的，因此，对胆总管的损伤往往从胆囊周围逐渐迁移至肝门部胆管[11]。

尽管三级转诊中心的大量研究报道了良好的长期效果，但就医疗费用、残疾甚至死亡率方面而言，胆管损伤对社会的总体影响是显著的。Flum 等在对美国医疗保险数据库中接受腹腔镜下胆囊切除术患者的一项分析表明，在随访期间发生胆管损伤的患者调整后的死亡危险比显著高于未发生胆管损伤的患者（2.79，95%CI 2.71～2.88）[25]。风险与年龄和合并症成正相关，与外科医生的经验成负相关。如果初次修复外科医生与手术外科医生为同一人，在随访期间调整后的死亡危险增加 11%。这些数据无疑进一步支持了大多数胆管损伤患者应转诊至在损伤管理方面具有丰富经验的中心。

最后，虽然腹腔镜胆囊切除术相关的胆管损伤的手术治疗总体上取得了极大的成功，但人们认为，即使成功修复了胆管损伤，患者的生活质量也可能受到影响。最近的几篇报道已经提到了腹腔镜胆囊切除术胆管损伤后的生活质量评估[26, 27]。与匹配的对照组相比，这些结果通常报道的生活质量相当或轻度下降。有趣的是，在一项研究中，在发生胆管受损后提起法律诉讼的患者与未进行法律诉讼的患者相比，在各个方面的生活质量评分都更糟[26]。最近的一项研究历时 23 年（中位随访 169 个月），评估了 62 例普遍接受 Roux-en-Y 肝空肠造口重建术的（86%）患者，证实与胆管损伤后的身体或一般健康问题相比，心理健康问题更为常见。尽管大多数患者最终都会恢复其生理基线，但随着时间的推移，他们的心理生活质量的纠正却变得更加困难[28]。

十三、非手术治疗策略

胆管狭窄的手术治疗存在技术难度，并且仍然与术后显著的发病率和死亡率相关。此外，在所有的研究中，一部分患者会出现复发性狭窄。这些因素，加上介入治疗和内镜技术的进步，促进了胆管狭窄非手术治疗技术的发展。应用这些技术的最佳治疗方法取决于胆肠解剖结构的完整。

（一）经皮球囊扩张

采用经皮肝穿刺路径处理良性胆管狭窄，

主要适用于之前进行胆空肠吻合术失败的患者。在许多情况下，可以结合局部麻醉和静脉镇静来进行经皮球囊扩张。通过这种技术，可以在 X 线透视引导下进入近端胆管树，并用导丝穿过狭窄部位。此时，根据狭窄的位置和正常胆管的直径选择血管成形术球囊导管来扩张狭窄部位。操作完成后，在狭窄处放置一个跨肝支架，以便进入胆管进行后续胆管造影，重复扩张，并在愈合过程中维持管腔直径。在大多数研究中，需要多次扩张。

许多研究结果令人鼓舞。在一项对开放胆囊切除术后胆管狭窄治疗的多中心回顾中，3 年随访显示吻合口通畅率为 67%，医源性原发性胆管狭窄通畅率为 76%，总体成功率为 70%[29]。一篇 51 例腹腔镜胆囊切除术后经皮扩张胆管狭窄患者的报道显示，在平均 76 个月的随访中，成功率为 58%，平均随访 76 个月 [30]。

球囊扩张的并发症很常见。多达 20% 的患者可发生胆管炎、胆道出血和胆瘘。据报道，通常是肝实质内出血，并且经常有必要输血。经 T 管扩张的患者很少发生脓毒症和明显出血，这表明大部分发病是由于经皮放置的大导管穿过肝实质所致。

（二）内镜球囊扩张

通常认为仅在患有原发性胆管狭窄，或者先前曾进行过初次端端修复或总管十二指肠吻合术的狭窄患者中行内镜下球囊扩张术在技术上是可行的。然而，随着双球囊肠镜的出现，更多的患者现在可以在进行肝空肠吻合术及无数的胃或减肥手术前进行经内镜逆行胰胆管造影术。该技术始于 ERC 和经内镜十二指肠乳头括约肌切开术（EST）。用非创伤性导丝逆行狭窄，然后用球囊连续扩张。每 3～6 个月进行一次胆管造影的再评估，必要时进行再扩张。在大多数情况下，扩张至少 12 个月后，内镜置管会留在原位。

内镜下扩张良性胆管狭窄已有大量报道。

最大的经验来自荷兰的一个团队，他们最近报道了对 110 例患者的内镜下扩张经验 [31]。平均置入 2 个支架，平均放置 11 个月，支架相关并发症的发生率为 33%，有 1 例发生死亡。有 20% 的患者最后被转诊接受手术治疗。报道的总体成功率为 74%，平均随访 7.6 年。在美国也有类似的报道 [32, 33]，在这项报道中，25 个狭窄中有 18 个为术后狭窄。狭窄位于胆囊管连接处 17 例，其余 8 例狭窄位于胆管。在 25 例患者中，22 例（88%）从该疗法中获得了显著的临床益处。该研究仅发生了两种并发症，胰腺炎和胆管炎各 1 例。

在一项大型的比较研究中，来自荷兰的团队比较了内镜和手术治疗良性胆管狭窄的情况 [34]，35 例患者接受了手术治疗，66 例患者接受了内镜支架置入治疗。两组患者的基线特征、初期损伤、既往修复和梗阻程度相当。外科手术治疗包括 Roux-en-Y 肝空肠吻合术，内镜治疗包括内镜置管，并每 3 个月进行一次选择性更换，为期 1 年。94% 的内镜治疗患者成功完成了支架置入。但是，在 66 例内镜治疗患者中，有 6 例由于支架放置失败或其他原因而进行了手术重建。早期并发症在外科治疗组中更为常见（26% vs. 8%，$P < 0.03$）。然而，唯一与操作相关的死亡发生在内镜支架置入后发生严重胰腺炎的患者中。晚期并发症，主要包括胆管炎发作，仅在内镜组发生（27%）。因此，总体并发症发生率相似，外科手术患者为 26%，内镜患者为 35%。平均随访时间和治疗成功的定义与上述研究相似。手术后，在首次手术后平均 40 个月有 6 例复发性狭窄患者中，83% 的患者取得了良好的疗效。内镜支架置入术后，有 72% 的患者中取得了良好的疗效，在支架去除后平均 3 个月，有 18% 的患者出现了再狭窄。研究人员得出结论，应该考虑对合适的患者进行内镜支架植入式手术，以期避免再次手术。

最新一项比较研究描述了 18 年中的 528 例患者，证实了许多有趣的发现 [35]。更具体地说，内镜医师最常治疗所有类型的胆管损伤患者（40%），其次是外科医生（36%）和介入放射科医生（24%）。然而，与内镜检查（76%）或介入放射学（50%）相比，手术成功率（88%）更高。在这项观察中，手术队列的总发病率为24%，没有90天死亡率。毫不奇怪，所有治疗方法的效果也随着时间的推移而大大改善。尽管取得这一进展的原因显然是多因素的，但仍存在以下问题：每种治疗方法对患者的选择有所改变，外科医生在重建手术方面的经验有所增加（因此总体上进行修复手术的外科医生更少），以及可能追求更多的近端胆肠吻合术和（或）更选择性地使用经肝支架可能各自起作用。总的来说，这项对胆管损伤的现代分析证实了确保临床医生对该并发症有丰富经验的重要性，由肝胆外科医生、内镜医师和介入放射科医师组成的多学科团队，以及经过深思熟虑的选择一个患者的适当治疗方案，长期成功的可能性最大。

十四、结论

医源性胆管损伤对于单个外科医生、卫生保健系统，最重要的对于患者来说，仍然是一个极大的挑战。术前计划、外科医生的警惕性、对安全性的完全了解，以及按时完成胆道手术可以降低胆管损伤的风险。在怀疑胆管损伤的情况下，迅速的诊断检查、控制脓毒症，并推荐有经验的外科医生进行损伤修复至关重要。如果避免犯失误和冒险，绝大多数患者都能获得良好的长期预后和长期结果和高水平的生活质量。

第 114 章
胆管狭窄的手术治疗
Operative Management of Bile Duct Strictures

Karen A. Chojnacki　Charles J. Yeo　著
张　辉　译

摘要

胆管狭窄很常见，既有良性的，也有恶性的。最常见的原因包括胆囊或胆道手术，其他内镜或经皮干预，或炎症或先天性疾病。临床表现因胆管狭窄的病因而异。影像学评估对于确定胆管树的解剖结构和制订治疗干预计划是必不可少的。胆管狭窄的外科治疗可以包括早期修复或分期晚期修复。脓毒症的控制是帮助确定合适的修复时机的重要参考因素。胆管狭窄修补最常见的手术方式是肝管空肠 Roux-en-Y 吻合术。在修复狭窄时，经肝或经吻合口胆管支架的使用是有争议的。在文献中，术后并发症的发生率为 20%～40%，死亡率为 1%～3%。总而言之，胆管损伤和狭窄应该被认为是复杂的问题，需要外科医生、放射科医生和胃肠科医生参与的多学科方法。大多数病例均可获得良好的治疗效果。

关键词：胆管狭窄；胆管损伤；腹腔镜胆囊切除术；经皮经肝胆管造影；内镜逆行胆管造影；肝空肠造口术；败血症；胆管炎；内镜支架

胆管狭窄可由多种原因引起（包括良性和恶性）。这些狭窄是一个重要的临床问题，如果处理不当，可能会导致短期或者长期的并发病发生，并可能导致患者死亡。未经治疗或治疗不当的胆管狭窄并发症包括胆管炎、胆汁性肝硬化、门静脉高压和终末期肝病。治疗的目标是重建进入肠道的畅通无阻的胆道引流。

一、发病机制

胆管狭窄最常见的原因是胆囊或胆道手术。在开腹手术时代，胆囊切除术后胆管损伤的发生率为 0.2%～0.3%[1, 2]。自从腹腔镜胆囊切除术问世以来，胆管损伤的发生率翻了一番。几项研究公布的损伤率为 0.4%～0.6%。这一损伤率基本保持稳定。术中发现的胆管损伤不到 30%。因此，大多数患者将进一步发展为胆瘘或胆管狭窄。这些损伤和狭窄的分类由 Strasberg 和 Bismuth 进行了分型，如图 114-1 和图 114-2 中所示[2]。

并非所有胆管狭窄都是由腹腔镜胆囊切除术引起的。内镜检查、经皮检查和胆道手术都可能导致胆管狭窄。损伤也可能发生在胃和十二指肠手术、肝切除和移植及胰腺手术中。这些损伤通常包括在胃窦或十二指肠解剖/分离时未能识别肝外胆管树。该区域的解剖结构可能因炎症或肿瘤过程而扭曲。胰头或肝胰壶腹手术中可能损伤胰内胆管。炎症或先天性疾病也可能导致胆管狭窄（框 114-1）。胆管树和周围器官的良性肿瘤和恶性肿瘤是胆管狭窄的额外原因（框 114-2）。

二、临床表现

术后胆管损伤患者通常在术后早期出现。在一项对开放式胆囊切除术后胆管损伤患者的

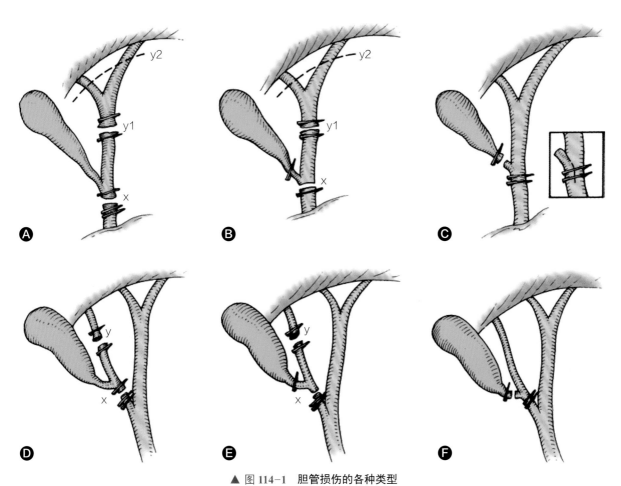

▲ 图 114-1　胆管损伤的各种类型

A. 典型损伤；B 和 C. 经典损伤；D 至 F. 胆囊管起源于变异的右肝管所致的不同损伤（引自 Strasberg SM, Hertl M, Soper NJ. An analysis of the problem of biliary injury during laparoscopic cholecystectomy. *J Am Coll Surg*. 1995;180:101.）

研究中，69% 的患者在手术后的头 6 个月内被诊断，82% 的患者在手术后的第 1 年被诊断[7]。术后早期并发症患者有三种类型的损伤：胆汁渗漏、梗阻或渗漏和梗阻的组合。有渗漏的患者经常抱怨模糊的症状，如腹部饱胀、腹痛、恶心、呕吐、发热和（或）寒战。他们的疼痛往往类似于胆绞痛，而胆绞痛是导致他们做手术的原因。这些患者可能有胆汁从他们的切口或手术放置的引流管，或者外漏可能在腹腔内。任何在胆囊切除术后不能每天好转的患者都应该被怀疑有胆管损伤。肝功能检查可正常或仅显示胆红素轻度升高。胆红素升高通常是腹膜吸收的结果。血清碱性磷酸酶常因胆道上皮受损而升高。谷丙转氨酶和天冬氨酸转氨酶水平通常正常。梗阻患者将有黄疸、巩膜黄疸、腹

痛和（或）厌食症的证据。如果存在胆管炎，患者也会出现发热，畏寒和不适，这些患者的肝功能检查也会出现异常。高胆红素血症存在。胆管炎会引起白细胞增多。如果梗阻长期伴随胆汁性肝硬化的发生发展，就会有肝合成功能下降的证据（即低白蛋白血症和凝血时间延长）。

接受简单腹腔镜胆囊切除术的患者应尽快恢复，减少不适感。大多数患者术后第 1 天几乎没有疼痛，对镇痛药的需求很小。大部分在第 1 周内恢复正常活动。任何持续疼痛、恶心、呕吐、腹胀或活动水平下降的患者应评估是否有可疑胆管损伤。

三、影像学检查

最初的放射学评估包括腹部超声检查和

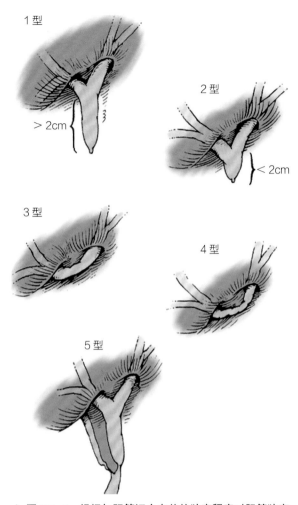

1 型

2 型

> 2cm

< 2cm

3 型

4 型

5 型

▲ 图 114-2　根据与肝管汇合有关的狭窄程度对胆管狭窄进行分类。**3 型、4 型和 5 型**通常被认为是复杂损伤类型

引自 Bismuth H. Postoperative strictures of the bile ducts. In: Blumgart LH, ed. The Biliary Tract. *Clinical Surgery International Series*, Vol 5. Edinburgh: Churchill Livingstone; 1983:209.

框 114-1　良性胆管狭窄的原因医源性

胆道术后狭窄
- 腹腔镜胆囊切除术
- 开腹胆囊切除术
- 胆总管探查
- 先天性狭窄修复术
- 内镜逆行性胆胰管摄影
- 内镜括约肌切开术
- 经皮胆道手法
- 其他手术后狭窄
- 胃切除术
  - 十二指肠溃疡手术
- 肝切除术
  - 肝移植
  - 胰腺手术
  - 门腔静脉分流
  - 胆肠吻合处狭窄

创伤性
- 钝伤
- 穿透伤

炎症性
- 慢性胰脏炎
- 胆石症与胆总管结石
- Mirizzi 综合征
- 原发性硬化性胆管炎
- 十二指肠溃疡
- 十二指肠憩室
- 克罗恩病
- 奥迪括约肌狭窄
- 病毒感染
- 有毒药物
- 放射性纤维化
- 肝下脓肿
- 寄生虫感染

先天性
- 胆管囊肿
- Caroli 病
- 先天性狭窄，腹膜
- 胆管闭锁

（或）计算机断层扫描。两者都可以识别腹腔积液和肝内或肝外胆管扩张。胆囊切除术后 10%～14% 的患者在胆囊窝中发现少量积液，这些现象通常无须干预即可解决[8, 9]。大量积液、胆囊窝外积液或腹水是胆瘘的表现。CT 和超声无法区分血清肿、淋巴囊肿、血肿或胆汁瘤。抽吸、引流和（或）将导管放置到积液底部中液体收集所必需的。CT 和超声都可以用来评估，肝胆显像（HIDA 扫描）可用于评估胆瘘或胆道梗阻。然而，HIDA 扫描不能精确评估泄漏的确切位置或受伤程度。如果在胆囊切除术时放置引流管，可以通过导管注射水溶性对比剂

来定义胆漏或胆管损伤。

　　如果放置了经皮引流导管，可以通过该导管获得造影图像，以确定渗漏部位和相关的胆管解剖。在大多数情况下，胆管造影对于胆管树的准确评估是必要的。胆管成像有三种技术：经皮肝穿刺胆管造影术、内镜逆行胆管造影术和磁共振胰胆管成像。ERC 能够检测泄漏、损

框 114-2　胆管狭窄的肿瘤性原因

良性
- 胆管错构瘤
- 胆管腺瘤
- 良性炎性肿瘤（良性炎性假瘤）

恶性——内在
- 胆管癌

恶性——外来
- 胰腺癌
- 壶腹癌
- 十二指肠癌
- 胆囊癌
- 淋巴瘤
- 胃癌、结直肠癌淋巴结病变

来降低胆道系统和十二指肠之间的压力梯度。这创造了一条阻力最小的路径，允许胆汁从渗漏处流出。支架还可以桥接和闭塞缺损，使愈合和最大限度减少狭窄形成时间[10]。然而，在胆总管完全横断或闭塞的情况下，内镜下胆管成形术的价值较低。在这些情况下，ERC 无法评估近端胆管树（图 114-3B）。值得注意的是，ERC 没法确认是否伴随血管损伤。

PTC 对评估近端的肝外和肝内胆管树是有用的（图 114-4）。PTC 中获得的胆管树信息对于治疗规划是必不可少的。首先用穿刺针对肝内胆管树进行可视化，然后使用 Seldinger 技术，将一根导丝插入胆管树。然后放置经皮肝穿刺导管。这样就可以进行治疗措施，如引流、扩张和控制胆汁渗漏。这是一种侵入性手术，并发症发生率高达 6.9%。并发症包括出血、胆道出血、胆管损伤和胆管炎[11]。胆道重建时，在

伤或阻塞的确切位置（图 114-3A）。对于囊性残端渗漏和肝外胆管树部分损伤的治疗特别有用。如果在 ERC 检查中检测到渗漏或部分损伤，可以放置胆管支架。支架有两种用途。作为跨越漏口的支架，内固定物通过横穿奥迪括约肌

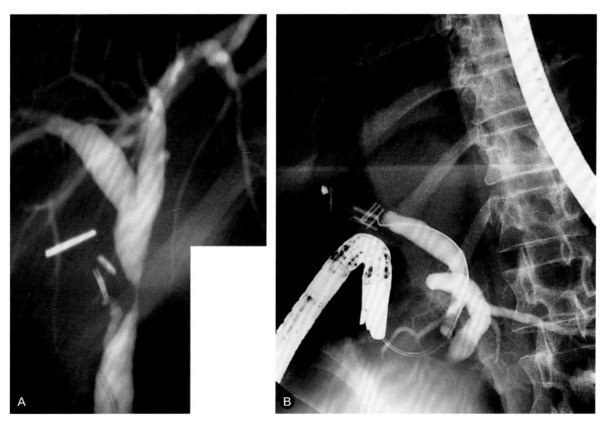

▲ 图 114-3　**A.** 开腹胆囊切除术 4 年后肝功能检查异常患者行内镜逆行胰胆管造影表现，注意左右肝管分叉下方的胆管广泛变窄，并且手术夹靠近狭窄区域；**B.** 在腹腔镜胆囊切除术中胆总管横切患者行内镜逆行胰胆管造影，注意横跨胆总管的多个夹子，以及在夹子所在部位对比剂呈截断表现

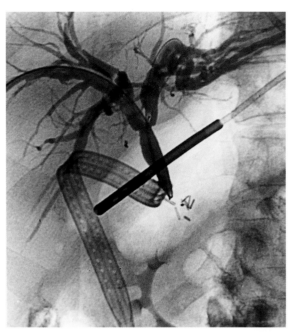

▲ 图 114-4　经皮经肝胆管造影从一个患者完全横断肝总管，结束接近几个手术剪辑。手术引流和十二指肠喂养管（斜穿在肝总管上）

肝外胆管横断、梗阻的最远端置入导管，或在近端胆道开放的情况下，将导管在肝下间隙向前推进几厘米是有帮助的，因为在胆道重建时，即使是非扩张的肝内胆管也可以安全地插进导管内，这有助于在横断、阻塞的肝外胆管树的最尾部置入导管，或者在开放的近端胆管树的情况下，将导管调整几厘米进入肝下间隙。这极大地方便了识别受伤的导管。

磁共振胰胆管成像是一种非侵入性的胆管成像技术。除了评估损伤的近端和远端的胆管，MRCP 还可以评估其他腹部损伤、积液、血管损伤、肝脏缺血或坏死。这些高质量的影像显示 MRCP 优于 PTC 或 ERC，应该成为诊断疑似胆管狭窄的第一步。通过磁共振胰胆管成像得到的信息可以确定哪些患者可以从侵入性研究中获得治疗益处（如需要胆管内置管的胆漏患者）。它还可以指导哪种侵入性操作对患者最有利（如完全胆总管横断时的 PTC）。

正确理解胆管解剖在胆管狭窄患者中的重要性不能被夸大。重建的成功取决于对狭窄部位和胆管扩张部位的清晰描述。在一项研究中，

96% 的胆管重建手术在术前胆管造影未获成功，69% 的修复手术因胆管造影资料不完整而失败。当胆管造影数据完整时，84% 的初始修复是成功的。

四、修复类型

由于没有关于胆管损伤早期修复与晚期修复的随机对照试验，因此最佳的修复时机尚未明确。部分较成功的研究显示在早期和晚期均可进行手术修复，几乎没有临床疗效差异，但胆管损伤的早期修复已被证明是最具成本效益的[15]。

五、早期修复

术后出现早期症状且无败血症，腹腔积液或血管损伤迹象的患者应考虑在 72h 内进行早期修复，这些患者往往损伤较轻。以损伤类型作为进一步治疗的依据。Strasberg A 型损伤导致的胆囊管瘘可通过内镜括约肌切开术和支架置入术处理，即放置胆管内支架（通常为 8～10F 塑料支架）。Luschka 胆管（迷走胆管：机体发育遗留的肝外胆管，直接连接胆囊与肝外胆道）瘘可以通过类似的方式进行处理。

Strasberg D 型损伤也可以在术后早期进行手术修复，此类损伤也适用内镜括约肌切开术和支架置入术。值得注意的是，如果在初次手术时发现胆总管部分横断，则可以首先通过 T 管对其进行修复，修复时应当使用细的单股可吸收缝线。T 管应从远离修补部位的较远部位从胆总管中取出（图 114-5）。如果为烧灼导致的继发损伤或导致导管完全横断，则早期修复效果不佳。一项研究报道表明，胆总管端端修复率接近 100%[14]。这些患者最好的治疗方法为进行胆肠吻合，如后所述。

六、胆管狭窄的延迟管理

如果由于患者自身情况或无法完成影像学检查导致无法在受伤后 72h 内完成手术修复，则通常提倡将修复推迟 6 周[16, 17]。这将使炎症

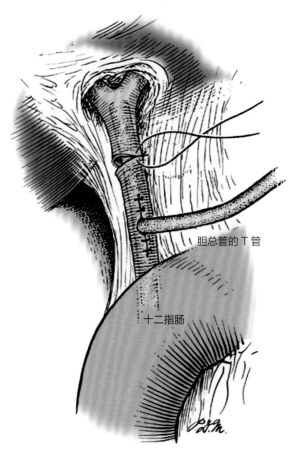

▲ 图 114-5　T 管支撑引流并胆管损伤端端修复图

一般相应胆管若长度无缩短时，该操作可用于胆管的部分横切，要注意保证 T 管不会在吻合部位露出

消退，感染和败血症得以好转。部分人则认为这种方法会导致严重粘连，使最终的修复更加困难[18]。无论修复的时机如何，在修复复杂的损伤之前必须稳定腹内脓毒症和患者的状况。修复前控制败血症已被证明是防治术后并发症和吻合口并发症（狭窄或胆管炎）的重要保护因素。对于尝试二次修复的患者，延迟修复时间特别重要。这些患者受益于更好的手术计划、控制感染、改善营养状况和控制炎症。

有迟发症状的患者通常会表现为持续的胆瘘或胆道梗阻。胆瘘的患者需要引流腹腔内容物、补充体液和纠正水电解质代谢紊乱、纠正贫血和营养状况。感染和败血症则需要抗生素治疗。梗阻患者可能有胆管炎的体征和症状，这些患者需要抗生素治疗并通过 PTCD 引流。所有患者都需要进行胆管的影像学评估，通常

为 PTC。留在狭窄部位上方或穿过损伤渗漏胆管的 PTCD 管通常在重建过程中有助于识别受伤或狭窄的胆管。

成功的胆管 - 肠腔重建取决于以下几个因素。

● 术前充分评估胆管解剖结构。

● 暴露近端健康的胆管，并有足够的血液供应。

● 必须修复包括所有受伤或狭窄的导管，以确保整个肝脏的充分引流并控制胆瘘。

● 使用健康的肠段，该段肠段可在无张力的情况下进行吻合（最常见的是 Roux-en-Y 吻合）。

● 创建无张力胆管黏膜到肠黏膜吻合。

手术通常为经中线切口，此过程中需要仔细分离肝门，而该区域可能有密集的粘连。因此必须小心分离十二指肠和结肠的肝曲。识别狭窄或胆管受伤可能很困难，解剖该区域应谨慎，以免对门静脉、肝固有动脉或近端胆管造成损害。术前放置的经皮胆道导管有助于寻找受损的胆管。如果为横向损伤的胆管，则胆管应沿轴向剖开 5mm。然后新建 50～60cm 长的去功能化空肠残端后行 Roux-en-Y 端侧胆管空肠吻合术（图 114-6）。如果远端胆管开放，则使用可吸收缝合线将其缝合。而通常进行胆囊切除术时，如远端胆管已被夹子闭合，在这种情况下，吻合不受影响。如果受伤的胆管有狭窄或炎症，则狭窄近端胆管应向前清理 1～2cm。胆肠吻合可通过连续可吸收单股缝线完成，通常为 4-0、5-0 或 6-0 聚二烯烷酮。如果为多发损伤，则可能需要行多处肝肠吻合。近端损伤可能需要通过将肝门游离（Hepp-Couinaud 法）将吻合口位置显露，吻合口位于左肝管的肝外部分[20]。这种术式需要左右肝管有良好的连续性。该技术对 2 型和 3 型 Bismuth 狭窄也有效。吻合完成后，右上腹留置闭式引流管，以引流术后残留的任何残留物或少量胆瘘。

十二指肠也可用于恢复胆道连续性。十二指肠吻合通常是端侧吻合。通过 Kocher 术式

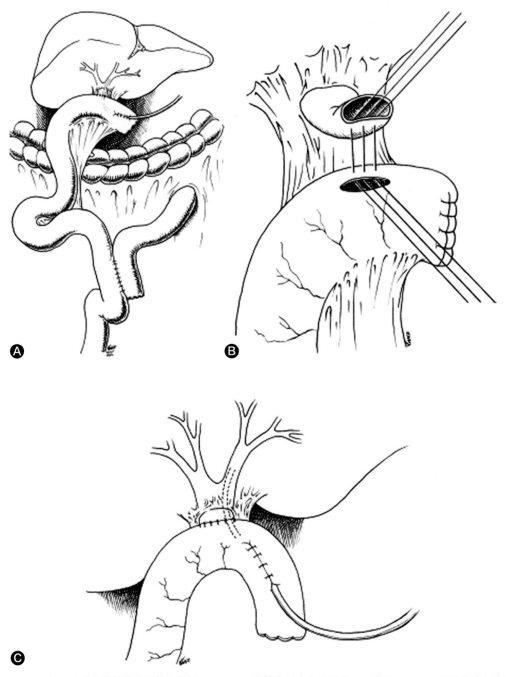

▲ 图 114-6　**A.** 以 **5F** 小儿营养管作为胆管支架行 **Roux-en-Y** 胆管空肠吻合减压术；**B.** 使用 **5-0 PDS** 可吸收缝合线进行肝空肠吻合术图示，注意线结应位于吻合口外面；**C.** 用 **Witzel** 隧道固定的胆管支架，用于术后造影，不放置支架是可以接受的
引自 McPartland KJ, Pomposelli JJ. Iatrogenic biliary injuries: classification, identification, and management. *Surg Clin N Am.* 2008;88:1329, figure 3, p 1339.

完全游离十二指肠并松解右肝结肠弯曲，可使十二指肠上提至肝水平吻合而无张力。此方法可能会避免积水综合征，因为端侧吻合避免了在一侧到另一侧的吻合处远端盲袋效应的产生。据报道这种方法的狭窄率为 3%。

如果左右肝管未连通（Bismuth 4 型和 5 型损伤），则需要对左右肝管或损伤的右肝管进行充分暴露以进行充分修复。由于右肝管的肝外长度通常很短，因此很难暴露右肝管。沿左肝管的解剖提供了通往冠状平面的指向，沿此方向可找到右肝管。沿着该平面，可以切除部分肝脏组织以更好地暴露右肝管。通过完全打开胆囊窝，将肝脏Ⅲ段和Ⅳ段之间的组织桥分开，可以进一步改善术区暴露。肝脏ⅣB 段和Ⅴ段的部分切除将打开上部肝组织，进一步暴露右肝管，以实现良好的胆肠吻合。

在整个胆道重建中使用支架存在争议。常规置入支撑管的组和未置入支撑管的组均报道了良好的结果。支架的赞成者认为吻合口支架具有减压胆道和吻合口作用，为胆道吻合口瘢痕形成提供有力支撑，并保持吻合术的通畅性 [22]。在术中，吻合口支架便于识别胆管。术后，支架可在修复时轻松进行影像学评估和干预。那些反对使用支架的人指出，支架使用会使胆管树的感染风险增加，并且与经肝支架相关的胆道疾病的发生率也增加，胆汁污染会增加术后感染并发症的风险 [23]。弹性支架也可能导致肝管受压坏死、动脉胆管瘘，甚至也有报道胸腔胆瘘形成 [20]。一些专家主张对小胆管（＜ 4mm）进行多处吻合，瘢痕和（或）发炎的导管及近端吻合术选择性使用经鼻支架 [24]。如果决定使用经鼻支架，则可以使用经皮经肝支架，也可以放置新的硅胶支架。支架通常放

置至少 6 周，有时会更长。取下支架之前应先获得胆管造影图像。最好将其作为导丝线下胆管造影术来完成，将经肝支架拉回，以使其在进行胆管造影时不会造成泄漏。

在无法实现胆道吻合的罕见情况下，可能需要进行肝切除，切除受影响的肝段以去除多余肝实质，防止其影响肝实质内胆管树的连续性。

七、术后并发症

在文献中占 20%～40%[25, 26]。在一个大样本研究中，术后总并发症发生率为 42.9%，许多并发症较轻，其中包括伤口感染、胆管炎、吻合口瘘、腹腔内脓肿 / 胆汁瘤及支架相关并发症 [24]。非手术并发症通常包括心肺并发症、肠梗阻和短期腹泻。报道的死亡率为 1.7%～2.7%[27, 28]。

八、手术结果

胆管狭窄修复的长期效果极佳。所有类型的良性狭窄的成功率均达到 80%～90%（表 114-1）。腹腔镜胆囊切除术后修复的研究报道了相似的成功率（表 114-2）。成功的定义是没有症状 / 黄疸和胆管炎。在术后早期和晚期均

表 114-1　胆管狭窄手术修复的选定结果

作者，年份	患者人数	成功率（%）	跟随（月）	参考文献
Pellegrini 等，1984	60	78	102	41
Genest 等，1986	105	82	60	42
Innes 等，1988	22	95	72	43
Pitt 等，1989	25	88	57	44
David 等，1993	35	83	50	36
Chapman 等，1995	104	76	86	45
McDonald 等，1995	72	87	＜ 60	46
Tocchi 等，1996	84	83	108	47
Lillemoe 等，2000	156	91	58	27
Dominguez-Rosado 等，2016	614	78.5	40.5	19

表 114-2　腹腔镜胆囊切除术后修复研究

作者，年份	患者人数	认识腹腔镜胆囊切除术（%）	Bismuth3～5 型（%）	成功率（%）	参考文献
Stilling 等，2015	139	42	25	70	48
Walsh 等，2007	84	43	61	91	31
Bauer 等，1998	32	31	24	83	37
Lillemoe 等，1997	52	8	53	92	38
Mirza 等，1997	27	22	33	81	39
Nealon 等，1996	23	70	26	100	40

可形成狭窄，长期随访发现，复发性狭窄发生率为 10%～14%。胆管狭窄修复后的并发症包括胆管炎。术后狭窄可在术后早期或晚期发生。经过长期随访，据报道，80% 的复发性狭窄发生在修复后的 5 年内[16, 29]，5% 的狭窄发生在修复 12 年后[7]。与复发性狭窄最相关的因素是初始损伤或狭窄程度。胆管分叉近端 1/3 的损伤会发展为狭窄[30]。少数患者在胆管狭窄修复后也可能会发展为慢性肝病。据报道，慢性肝病的发生率为 6%～22%[31, 32]。慢性肝病发展的风险因素包括损伤的诊断和转诊至区域医疗中心之间的间隔时间延长，胆管炎和先前存在的肝病。术后应密切随访患者以发现慢性肝病和反复狭窄。多数复发性狭窄的病例可以通过内镜或经皮扩张术治疗。肝衰竭患者很少需要移植。在一些研究中，接受胆管损伤修复的患者的长期生活质量接近正常人群的生活质量[33]。

九、胆管狭窄的非手术管理

内镜或经皮经肝支架置入术或扩张术可用于简单的胆管损伤或狭窄，如残端漏、Luschka 管漏，小部分胆总管横向损伤和局灶性狭窄长度少于 1cm[34]。对于更大范围的伤害或狭窄，非手术治疗的成功要小于手术修复的成功。

对于首次修复后出现胆管狭窄的患者，非手术疗法可减轻狭窄。这些患者在胆肠吻合后出现狭窄。在一份报道中，经皮扩张成功地治疗了 51 例胆管狭窄患者中的 58%[35]。另一份报道比较了 35 例接受手术治疗的患者和 66 例经内镜支架置入术治疗的患者[36]。手术患者接受 Roux-en-Y 肝空肠吻合术治疗。内镜治疗包括放置每 3 个月更换一次的支架。83% 的手术患者在 40 个月时的复发狭窄率为 17%，取得了较理想的效果。内镜支架置入术后，有 72% 的患者取得了较理想的效果。这些患者中有 18% 在支架取出后平均 3 个月出现复发性狭窄。如果外科手术修复后出现狭窄，则首先应考虑使用内镜支架。

十、结论

胆管损伤和狭窄是复杂的问题，需要外科医生、放射科医生和肠胃科医生采用多学科方法。无法正确诊断和（或）处理这些问题会导致患者出现慢性肝病和（或）慢性残疾。完整而准确的术前影像对治疗成功至关重要。注意完善手术细节处理和精细手术技术的手术管理也十分必要。遵循这些原则可以取得出色的成果。

第 115 章
胆道闭锁和胆道发育不全
Biliary Atresia and Biliary Hypoplasia

Stephen P. Dunn　著

孟文勃　逮娅雯　译

摘要

胆道闭锁是一种以肝内和肝外胆管结构逐渐遭受闭塞性破坏为特征的疾病。它是婴儿期直接高胆红素血症的最常见原因，必须迅速有效地与其他众多黄疸病因区分开来。尽早进行外科手术干预并进行必要的术后医学治疗可适当延长天然肝脏功能。在大多数情况下，最终还需要进行肝移植。在 20 世纪 60 年代，该病是致命性疾病，但是，通过结合早期外科手术干预和肝移植，大多数患者能够以优异的生活质量生存下来。胆道发育不良是肝脏活检发现的一种小胆管数量减少的疾病，最常作为 Alagille 综合征的一部分。许多患者可能患有严重的心脏畸形、发育缺陷和肾功能下降。进行性胆汁性肝硬化可分为综合征型和非综合征型，此时需要进行肝移植。

关键词：胆道闭锁；胆道发育不全；肝总管空肠吻合术；肝移植

一、诊断

黄疸在新生儿中很常见，其发生频率仅次于未成熟的肝酶活性导致的间接高胆红素血症。如果黄疸持续超过 2 周，则应通过分级胆红素测定来评估。如果直接胆红素分数超过总胆红素分数的 20%，则应立即开始诊断评估[8]。感染，特别是由革兰阴性菌引起的感染，可能引起黄疸。此等评估包括先天性感染的血清学检验、α_1 抗胰蛋白酶缺乏症的 Pi 分型、汗液检查或囊性纤维化的遗传研究、排除半乳糖血症的检查及氧化酶和氨基酸代谢缺陷的检查[1,2]。在评估早期应进行腹部超声检查[9]。在胆道闭锁病例中，胆囊通常会收缩，并且看不到胆总管。超声上发现的"三角条索征"的预测准确度为95%[10]。影像前苯巴比妥给药 3~5 天后，用 ^{99m}Tc- 地索芬宁（肝亚氨基二乙酸 HIDA）进行肝胆显像证明初期或 24h 无肠道排泄[11]。经皮

肝穿刺活检有助于诊断，由经验丰富的医生操作可以达到约 90% 的准确度[12]。典型的组织学表现为小管内胆汁淤积伴胆管增生[8]，也可能出现新生儿肝炎、门静脉纤维化和巨细胞形成等类似的发现。活检不能将胆道闭锁症与其他疾病（包括 α_1 抗胰蛋白酶缺乏症或肠胃外营养相关的肝病）区分开。根据最近的胆道闭锁研究联合会的经验，胆道闭锁病例中最常见发现是胆管增生、门静脉纤维化和无窦性纤维化[13]。

如果无法进行排除胆道闭锁的明确诊断，则必须行胆道造影术，如果可能，必须在婴儿 2 个月内进行。在进行术中胆管造影时必须为患者做好明确的肝总管空肠吻合术准备。

通过肝活检和手术胆管造影的发现可以对胆道发育不全做出诊断。小叶间胆管数目减少和胆管造影发现肝内和肝外小胆道结构及胆囊中存在胆汁是典型征象。Alagille 描述的这种疾病的症状形式包括其他几个重要发现，其中包

括特征性外观、蝴蝶状椎弓缺损、眼科学发现的后胚胎环及心脏异常，其中最常见的是分支肺动脉狭窄。超声检查也可能发现肾小管异常。最近的研究工作已经对异常基因 JAG1 进行了明确，可以对该基因进行测试。

二、病因学

胆道闭锁的原因仍然不清楚。尽管约有 15% 的病例是在其他相关异常背景下出现，提示该病具有遗传基础，但大多数情况下是因毒性或感染性原因随机发生或偶发发生的 [14, 15]。已经开发出以呼肠孤病毒和轮状病毒为致病原的胆管损伤的动物模型 [1, 14]，但人们还未能确定此类致病原与人类胆道闭锁有关。这表明，感染后继发的胆管上皮抗原暴露可以导致自身免疫型过程。该假说是推测性的，但得到了胆道闭锁中炎症过程研究的支持 [14]。在散发病例中，尤其令人感兴趣的是不常见的病史，即患病的新生儿最初有色素性粪便。此病史提示胆管损伤的进行性特征，是此疾病一个有趣的方面。

胆道闭锁综合征的最常见表现是脾脏和血管畸形。作为胆道闭锁的一种胆道闭锁脾脏畸形综合征，通常简称为 BASM 综合征。在这种情况下，相关的异常可能包括多脾综合征、肠旋转不良、内脏逆位、下腔静脉间断连续和十二指肠前门静脉、肝动脉异常和心脏异常，包括异位症或更严重的病变 [14, 16, 17]。

在过去 10 年中发现了 Alagille 综合征的潜在遗传异常。JAG1 表达模式的研究表明，与 Alagille 综合征相关的异常不是偶然的，而是与该基因的异常有关，它是 NOTCH1 配体的编码基因。

三、分类

Ohi 等 [17, 18] 就胆道闭锁中发现的胆管异常创建了有效的分类方案（图 115-1）。根据该方案，可根据手术结果对病例进行确定。儿童肝病研究和教育网络对 244 例接受肝总管空肠

吻合术的婴儿所进行研究的重要发现之一是：Ohi Ⅱ 型和 Ⅲ 型（包括 b、c 亚型）的预后比 Ⅰ 型和 a 亚型差。此外，BASM 类别的预后比 Ⅰ 型更差 [18]。这对于中心之间的预后比较及单个患者的预后来说非常重要。

手术中最常见的发现是肝门闭锁（Ⅲ 型）、纤维状胆总管（b 亚型）和肝根纤维团（v 亚组）。首次对胆道闭锁进行分类时，使用了可纠正和不可纠正等术语。这些术语具有误导性，因为 Kasai 和 Suzuki 针对不可纠正疾病描述了外科手术程序 [19]。大多数患者患有不可纠正的疾病，并且如果婴儿在 60～75 天之前进行手术，仍可以期待很好的效果 [17, 18]。尽管如此，仍有多达 10% 的患者由于肝内胆管系统受到损害而未能实现胆汁引流，这些病例已被正确鉴定为不可纠正。目前，我们尚无法确定不适合肝总管空肠吻合术的病例。然而，活检发现门静脉周围纤维化增加与对肝总管空肠吻合术的不良反应高度相关 [20]。

Bezerra 等的研究确定了闭锁过程进展的机械学解释。这似乎是免疫性的，并且与炎症过程的发作年龄高度相关。病理结果从组织学和遗传标志物热图上记录了从炎症到纤维化的进展 [14]。这种进展表明，在 Kasai 时期，可能存在基于炎症过程进行干预的可能性。但是，目前尚无数据可以证实这种方法的好处。

四、手术治疗

（一）胆道闭锁

胆道闭锁的手术最初是一种诊断程序，需通过小切口检查胆囊和胆道系统。在胆囊小、皱缩或有瘢痕的情况下，内部可能含有少量的透明液体，因此无须进一步检查。可将切口加长以利于肝门解剖。如果胆囊口径合适，则可通过胆囊穿顶进行胆管造影。由于需要向远端胆总管施加外部压力以促进其流入近端导管结构，可能会遇到胆汁流入十二指肠的情况。如

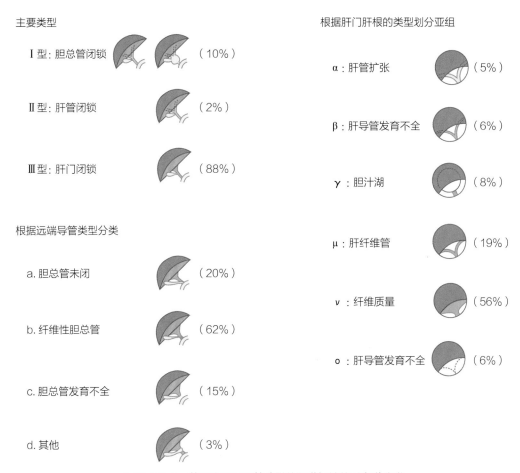

主要类型

Ⅰ型：胆总管闭锁　（10%）

Ⅱ型：肝管闭锁　（2%）

Ⅲ型：肝门闭锁　（88%）

根据远端导管类型分类

a. 胆总管未闭　（20%）

b. 纤维性胆总管　（62%）

c. 胆总管发育不全　（15%）

d. 其他　（3%）

根据肝门肝根的类型划分亚组

α：肝管扩张　（5%）

β：肝导管发育不全　（6%）

γ：胆汁湖　（8%）

μ：肝纤维管　（19%）

ν：纤维质量　（56%）

o：肝导管发育不全　（6%）

▲ 图 115-1　基于肉眼和胆管造影的胆道闭锁的形态学分类

引自 Ohi R, Nio M. The jaundiced infant: biliary atresia and other obstructions. In: O'Neill JA, Rowe MI, Grosfeld JA, et al, eds. *Pediatric Surgery*. 5th ed. St. Louis: Mosby; 1998:1466.

果看不到这些结构，则需要对肝门进行解剖。纤维性肝外胆管系统的存在，以及在某些情况下其破裂或缺失的表现与胆道闭锁相一致。对十二指肠附近肝外胆管系统的纤维状残余的分离有利于进行肝门解剖，然后将纤维状残余从门静脉中提起，并与肝动脉分支分离，并注意不要对这些血管造成损害。解剖的目标是位于门静脉左右分支的分叉点之前的纤维组织，清除门静脉分支进入肝实质时进入点之间的纤维状残留是解剖的目的和最需要注意的安全点。提倡在门静脉分支上轻柔牵引以进行这种解剖，从主门静脉到胆道板的小血管需要使用细缝线仔细缝合，从而完成解剖（图 115-2）。

通过肝总管空肠吻合术重建胆汁引流。Roux-en-Y 空肠襻是通过将近端空肠与 Treitz 韧带分开约 10cm 而形成的，空肠远端穿过横向结肠系膜到达肝门区域。空肠近端的接合位于空肠远端旁边，距空肠分离起始点约 30cm。可将胆板周围组织盲端的 Roux 空肠襻与系膜小肠游离部进行接合，从而进行肝门重建。通常用细的可吸收缝合线进行缝合，尤其是在内排上，单层缝合形成该吻合术中的内后壁。连续技术是一种有用的替代选项，避免了腔内结的设置。应对整个胆道进行吻合术，实现胆道板被 Roux 覆盖的效果，即大致呈沙漏状，并位于其侧面。

肝总管空肠吻合术完成后，逆行结肠通道和肠系膜缺损得以修复。吻合术后，放置单个封闭的引流管，从婴儿的侧面导出。手术时一定要进行肝穿刺活检，以对肝脏炎症和纤维化程度进行记录。对组织的分析对确定术后医疗

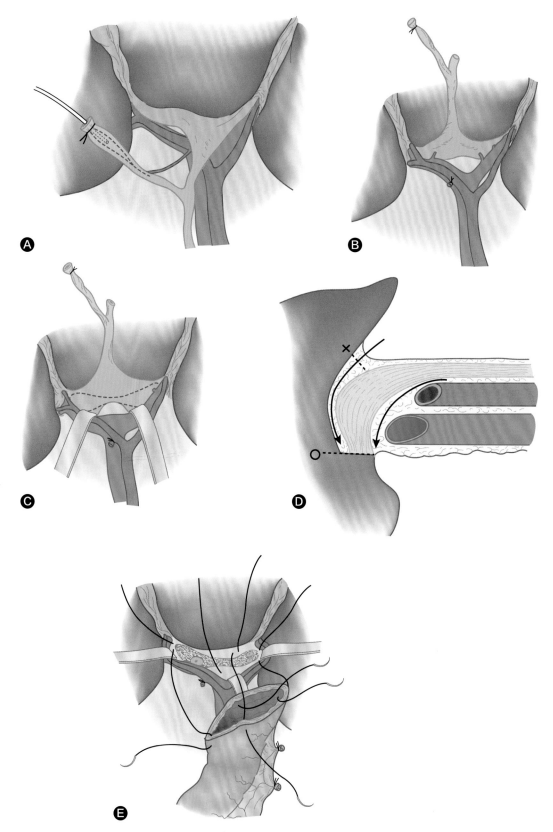

▲ 图 115-2　肝门肠吻合术中肝门解剖和重建的顺序描述

A. 探查肝外胆管树纤维化时常见的表现；B. 从门静脉和肝动脉剥离纤维管；C 和 D. 胆管纤维残余横断水平；E. 正在重建通道（引自 Ohi R, Nio M. The jaundiced infant: biliary atresia and other obstructions. In: O'Neill JA, Rowe MI, Grosfeld JA, et al, eds. *Pediatric Surgery*. 5th ed. St. Louis: Mosby; 1998:1470.）

管理很有帮助。尽管胆管炎的发生率可能有所降低，但在 Roux 襻中胆汁分流或单向瓣形成并未明显改变这种疾病发展为胆汁性肝硬化的进程。BASM 的存在可能会使手术过程复杂化。初始切口的选择应在全身麻醉下通过对静脉门的超声定位或触诊肝脏来确定。据发现，肠扭转不良也可能与该病症相关，并且可能使 Roux 襻的结肠后放置不可行。肝门切开过程中应预见并识别肝动脉供应异常和十二指肠前门静脉的存在，应根据门静脉分叉的识别和指导下行肝总管空肠吻合术。

有文献报道，以腹腔镜方法行肝总管空肠吻合术具有最初的良好效果[21]。但是，其他作者尚未发现这种方法具有减少肝移植术中失血或缩短手术时间的益处[22]。日本普遍禁止使用这种方法[18]。技术准确性是最重要的，目前还缺乏腹腔镜入路的大量研究结果[23]。

对于术后胆汁突然停止流动的情况，Kasai 曾尝试重复进行肝总管空肠吻合术。这种临床情况通常是由胆管炎引起的，继而胆管受到损害，由于这种损害及感染对胆汁产生影响，胆汁流量减少。大多数外科医生不主张进行两次甚至两次以上的肝总管空肠吻合术尝试。该手术非常具有挑战性，可能导致门静脉或肝动脉的血管损伤。再者，重复进行肝总管空肠吻合手术对肝移植而言是有害的[24]。

（二）胆道发育不全

胆道发育不全与胆道闭锁很难区分开来，在这种情况下需要进行胆管造影。就像对待可能患有胆道闭锁的婴儿那样进行该程序。通过做出一个小切口，我们可以看到胆囊。术中超声定位可能会便于做到这一点。胆囊通常正常或口径较小，通常含有稀释的胆汁。一旦将导管固定在胆囊的穹顶中，就可以在对比剂注射荧光镜观察下来进行对比剂的注射。对比剂通常可见流入十二指肠，肝外胆管结构和肝内导管通常很小。针对胆道发育不全的病例，需取

永久性切片做肝脏活检，无须进一步的手术治疗，用可吸收的缝线缝合胆囊，封闭切口，无须引流。

五、术后管理

（一）胆道闭锁

在出生后 60 天内接受手术的大多数婴儿中，均会出现胆汁流。最初胆汁流可能很慢，且几个月后仍未达到正常比例。以皮质类固醇、熊去氧胆酸和预防性抗生素对胆管炎进行预防的医学方案似乎可以增强并维持胆汁的流动。但是，尚无可改善预后的标准方案。在抗生素、类固醇和熊去氧胆酸的选择和治疗时长上存在很大差异[25]。胆汁流量增加与对肝移植的长期避免无关。最近完成的肝总管空肠吻合术后类固醇随机前瞻性试验（START 试验）未显示胆汁流速改善[18]。

一项较早的研究确实显示出了胆红素清除率的改善，但无法避免肝移植[26]。黄疸的复发通常由胆管炎造成的，但不排除其他原因。尽管推定性治疗是标准惯例，但肝活检可有助于诊断。全身使用抗生素和增加皮质类固醇激素可能会改善胆汁流量。曾经提倡对最初进行胆汁引流并随后产生黄疸的婴儿进行重复手术。因成功率低，现在这种治疗方法已不再提倡。黄疸不明显或黄疸复发的婴儿应被转诊以进行肝移植的早期评估。肝总管空肠吻合术后总胆红素未降至 5mg/dl 以下的婴儿的平均生存时间为 18 个月[27]。对继发于脂肪和脂溶性维生素吸收不良的营养不良实施预防可避免不必要的肝功能障碍、生长不良、骨骼疾病和凝血病。胆道闭锁患者的营养需求高于正常人，尤其是那些黄疸患者，积极满足营养需求可改善预后。

（二）胆道发育不全

胆道发育不全的患者术后恢复很快，但需要确定患者是否患有症状性或非症状性疾病。

遗传咨询可确定儿童是否患有 Alagille 综合征。在有症状的情况下，可通过眼科、心脏病学科、肾脏病学科和肠胃病学科咨询明确相关异常。儿童需要长期随访以评估其肝脏疾病的进展。有些需要进行肝移植以对进行性胆汁淤积性肝病进行治疗。

六、预后

胆道闭锁

肝总管空肠吻合术术后围术期死亡率约为 1.5%[19]。新生儿如果在出生后 60 天内进行手术，大多数婴儿会消除黄疸。最近对未进行肝移植的患者 10 年生存情况进行的系统综述显示其生存率为 24%～52.8%[25]。重要的是，在具有更多肝总管空肠吻合术病例的医疗中心，原生肝患者的生存率最高[25]。黄疸清除（定义为术后 3 个月总胆红素低于 2mg/dl）治疗效果良好，但从肝病发展为肝硬化可能会持续数年。反复发作的胆管炎会加速肝脏疾病的进展。几乎有 1/3 的患者在肝总管空肠吻合术后其黄疸仅得到中度改善或没有改善。对于这些婴儿而言，肝脏疾病进展迅速。对于黄疸患儿和患进行性肝病后遗症的患者来说，肝移植是下一条治疗路线[28]。

七、肝移植

胆道闭锁是儿童肝移植的最常见适应证[5]。大多数胆道闭锁儿童由于肝病的进展，需要在生命中的某个时候进行移植。如果无法通过肝总管空肠吻合术实现胆汁引流，或者在初诊时已经发现处于肝病末期，则应对新生儿进行肝移植。移植的适应证：持续性胆管炎、食管静脉曲张引起的胃肠道出血、无法控制的腹水及肝脏合成功能下降。对于面临肝移植的儿童而言，最大的挑战是供体器官库不足。可从尸体或活体供体上进行节段移植，但如果没有成熟移植医生的配合，这种做法既不普遍，也不可能。令人遗憾的是，大多数成年供体器官不能分割（即分开）成两个适用于儿童和成人的可用供体移植物。对于最年轻的患者组而言，有高达 10% 的患者在等待过程中死亡。尽管在技术上具有挑战性，但肝移植，无论是在肝总管空肠吻合术之前还是之后，都是简单易行的。胆总管空肠吻合术可对空肠 Roux-en-Y 襻进行胆汁引流。手术放大镜或显微镜有助于对肝动脉和门静脉进行吻合。患者和移植物的存活率极佳；超过 90% 的儿童在 1 岁时还存活，其中大多数在 10 岁时仍存活[29]。

第 116 章
胆管囊性疾病
Cystic Disorders of the Bile Ducts

Hisami Ando　Tadahiro Takada　**著**

孟文勃　张先卓　**译**

摘要

Alonso-Lej 将肝外胆管囊性扩张分为以下三种类型：Ⅰ型是先天性胆总管囊性扩张；Ⅱ型是先天性胆总管憩室，极为罕见；Ⅲ型是胆总管囊肿。Todani 将胆管囊性疾病的分类细化为五种类型，并加入了胰胆管合流异常的概念。ⅣA 型是与肝内导管扩张相关的先天性胆管扩张，Ⅴ型是肝内多个胆管扩张。先天性胆管扩张可分为ⅠA 型、ⅠC 型和ⅣA 型。主要临床症状为反复腹痛、恶心呕吐、轻度黄疸、腹部肿块和发热。先天性胆管扩张的诊断需要根据影像学诊断或解剖学异常证明胆管异常扩张和胰胆管畸形。主要并发症为胆管结石、胰腺炎、胆管自发性穿孔和癌。因此，先天性胆管扩张的最终治疗方法是通过 Roux-en-Y 肝空肠吻合术完全切除肝外胆管进行治疗。完全切除胰内胆管和去除肝管狭窄是预防术后胆管炎、肝内胆管结石、胰结石和癌变所必需的。Ⅱ型憩室、Ⅲ型胆总管囊肿和Ⅴ型很少见，通常不伴有胰胆管畸形。Caroli 病通常是常染色体隐性遗传，临床发作通常发生在儿童时期，症状包括胆管炎、门静脉高压和腹痛。这些患者的长期预后很差，有明显的败血症、肝脓肿和由此导致的肝衰竭、门静脉高压或胆管癌的倾向。

关键词：胆管囊性疾病；先天性胆管扩张；胰胆管畸形；胆总管囊肿；Caroli 病

一、胆管囊性疾病的分类

1959 年，Alonso-Lej 首次将肝外胆管囊性扩张分为以下三种类型：Ⅰ型是先天性胆总管囊性扩张，肝内管道通常正常；Ⅱ型是先天性胆总管憩室，极为罕见；Ⅲ型是胆总管囊肿，胆总管远端部分伸入十二指肠腔的胆囊扩张。但是，Alonso-Lej 的分类不包括肝内胆管扩张或胰胆管合流异常，即胰胆管之间的异常结合。Todani 等 [2, 3] 将胆管囊性疾病的分类细化为五种类型，并加入了胰胆管合流异常的概念（图 116-1）。ⅣA 型是与肝内导管扩张相关的先天性胆管扩张；Ⅴ型是肝内多个胆管扩张；几乎在所有情况下，Todani Ⅰ型（ⅠB 型除外）和ⅣA 型都伴有胰胆管畸合流异常，而ⅠB 型、Ⅱ型、Ⅲ型、ⅣB 型或Ⅴ型很少出现这种情况 [4]。胆管囊性疾病的类型如下：Ⅰ型，73%；Ⅱ型，0.4%；Ⅲ型，1.1%；ⅣA 型，24%；Ⅴ型，占患者的 1.1%[5]。

二、先天性胆管扩张（ⅠA 型、ⅠC 型和ⅣA 型）

（一）整体概述

1. *术语*　在西方国家，先天性胆管扩张曾被称为"先天性胆总管囊肿"或"胆总管囊肿"。胆道中扩张的病变曾被称为"囊肿"。但是，还有些患者未出现囊性扩张，此种情况被称为"胆管部分扩张"，日本胰胆管合流异常研究小组推荐使用术语"先天性胆管扩张"（图 116-2）[4, 6]。先天性胆管扩张又分为囊性、圆柱形或梭形扩张。但是，这些类型的症状、体征、并发症或手术治疗并没有差异。

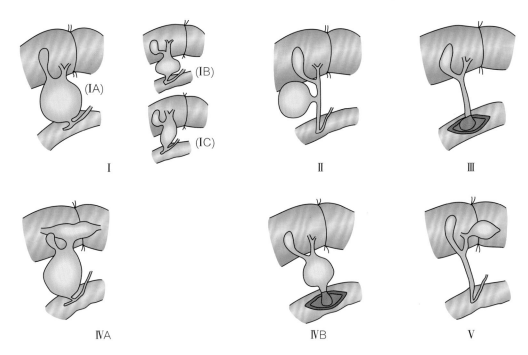

▲ 图 116-1　胆管囊性疾病的分类，先天性胆管扩张（ⅠA 型、ⅠC 型和ⅣA 型）

引自 Todani T. Congenital choledochal dilatation: classification, clinical features, and long-term results. *J Hepatobiliary Pancreat Surg*. 1997;4:276–282.

2. 历史　先天性胆管扩张的特征是胆总管的局部扩张，与胰胆管合流异常有关[6]。1723年，Vater 首次发表了对胆总管梭状扩张的描述；1852 年，Douglas 报道了首例真正的先天性胆管扩张病例。另外，1916 年，Kozumi 和 Kodama[8] 在先天性胆管扩张的尸检病例中首次发现胰胆管合流异常，这是一种先天性异常，被定义为胰管和胆管的异常结合。多年来，这项最初的观察一直没能引起人们的注意，但是自从 1969 年 Babbitt[9] 报道该异常以来，这一概念已被广泛接受。

3. 发病率　通常认为，先天性胆管扩张是罕见的，但是最近文献报道的病例数量却出现了稳步增长的趋势。在西方国家，先天性胆管扩张的发生率为每 100 000～190 000 例活产儿中出现 1 例[10, 11]，而这种病在亚洲并不罕见，日本人口中发生先天性胆管扩张的病例剧增，其发病率为每 1000 例活产儿出现 1 例[12]。女性发病率高是众所周知的，女性男性发病率之比为 3∶1 或 4∶1[12, 13]。在任何年龄段均可发现

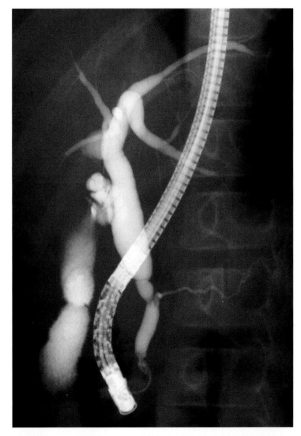

▲ 图 116-2　内镜逆行胰胆管造影显示先天性胆管扩张，无肝外胆管囊性扩张

先天性胆管扩张的病例，但 2/3 以上的患者为 10 岁以下的儿童，部分病例最早可在妊娠第 15 周通过超声检查实现产前诊断[14]。

4.胚胎学　许多理论被提出来解释胆管扩张的原因，它们可以分为两类：①胆总管与十二指肠交界处的异常角度阻塞因素或先天性胆总管狭窄；②胆总管本身的缺陷。1936 年，Yututyanagi[15] 提出，在初始阶段，胆总管上部和下部上皮细胞增殖的不平等可能会在再疏通后产生异常扩张的结构。但是，胆管扩张的机制仍无法确定。另外，通常认为胰胆管合流异常是由胰胆管系统中胚胎连接的错位发展而来的，其胆管末端与腹胰的第二分支相连[16]。在胆管发育期间，在胆管和右副胰管分支之间可能发生融合异常。胆管中连接胰管分支的部位可能因再通过程受到干扰而导致闭锁[17]。但是，由于对该异常胚胎发育的观察极为困难，而且也缺乏合适的动物模型，因此我们仍不清楚胰胆管合流异常的胚胎发生。

5.病理生理学　扩张的胆管壁通常厚度为 1～2mm，主要由纤维肌层组成。该层由纤维胶原性的致密结缔组织组成，某些情况下包含平滑肌和弹性元素（图 116-3）。有些情况下缺乏上皮，但在手术过程中可通过轻轻操作胆管来识别柱状上皮。在极少数情况下，可在胆管壁中发现异位的胰腺组织[18]。胰胆管连接部位位于十二指肠壁的外部，正常括约肌对其不起作用（图 116-4）。这使得胰液回流到胆道中，对胆管壁造成破坏。据报道，胆汁中含有反流的胰液，这会产生对胆道上皮有害的物质，其中包括活化的胰酶、溶血卵磷脂、次级或未结合的胆汁酸和诱变剂[19]。这些物质可能会损伤胆道上皮并诱发化生，并且是先天性胆管扩张恶性病变发病机制的关键因素。

（二）症状和体征

包括ⅣA 型在内的先天性胆管扩张的患者，最常出现非特异性症状，一半患者无症

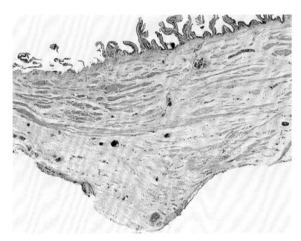

▲ 图 116-3　HE 染色切片显示胆总管壁下部有许多平滑肌束

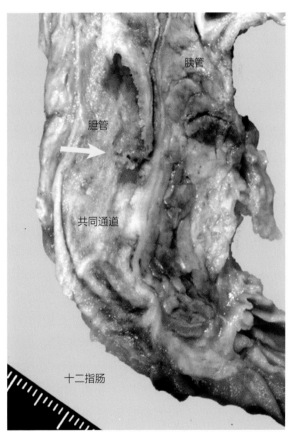

▲ 图 116-4　大体解剖显示长共同通道和胰胆管连接处并发胆管癌（箭）

状，尤其是成年人。在儿童中，主要的临床症状是几天内反复发作的腹痛（82%）、恶心和呕吐（66%）、轻度黄疸（44%）、腹部肿块（29%）和发热（29%）。腹痛、黄疸和腹部肿块的经典三联征最初被描述为先天性胆管扩张的关键特征

之一，但现在仅有不到 20% 的患者有此特征[21]。症状的同时发生可能是因蛋白质堵塞物对胆汁和胰腺分泌流的干扰引起的，而蛋白质堵塞物可在共同通道中自发分解[22]。

（三）诊断与定义

先天性胆管扩张患者有时会暂时出现血清胆红素水平、血清淀粉酶和血清肝转氨酶的异常。但是，血液检查的异常是短暂的，并且仅在有症状的阶段才明显[4]。此外，在评估胆汁淀粉酶水平时必须考虑年龄因素，因为新生儿和婴儿的血清淀粉酶水平较低[23]。在诊断先天性胆管扩张时，胆管异常扩张和胰胆管合流异常必须通过影像学或解剖学异常来证明[6]，其特征图像包括胆总管的局限性胆管扩张、扩张胆管下部狭窄、远离乳头括约肌的胰管和胆管的异常连接、扩张的公共通道、正常的背胰管、扩张的胆囊管和肝管狭窄（图 116-5）[24]。另外，X 线检查对胰胆管合流异常的诊断标准是：①胰管和胆管与很长的公共通道相连（通常≥ 15mm）；②管道以明显异常的形式结合[24, 25]。因为超声检查的无创性和准确性，因此可将其作为初始检查手段。由于在超声检查中，胆管的标准直径与年龄显著相关，因此应根据每个患者的胆管直径上限来诊断胆管扩张[26,27]。某些患者可能出现胆管内胆汁淤积或结石的情况。胆管壁的局灶性增厚可考虑癌症可能性。内镜逆行胰胆管造影术可以清晰显示胆管解剖结构和胰胆管合流异常（图 116-2 和图 116-5）[28]。此检查对于避免术中胰管损伤和识别公共通道内的蛋白栓塞具有非常重要的意义。但是，ERCP 具有侵入性，并伴有如胰腺炎等并发症的小风险，对于儿童必须在全身麻醉下进行。磁共振胰胆管成像作为无辐射照射的无创检查发挥着重要的作用，它应被视为评估先天性胆管扩张的首选成像技术，可作为 ERCP 的一种有吸引力的替代选择（图 116-6A）[29, 30]。据报道，在成年人中，MRCP 对胰腺胆管合流异常的检

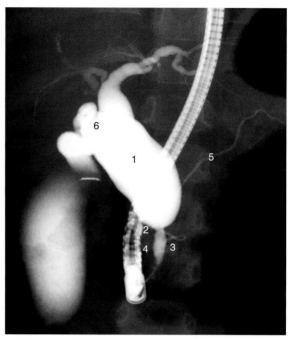

▲ 图 116-5　内镜逆行胰胆管造影提供先天性胆管扩张的特征图像

1. 涉及胆总管的局部胆管扩张；2. 扩张的胆管下部狭窄；3. 胰腺和胆汁的异常连接远离乳头的导管；4. 扩张的共同通道；5. 正常的背胰管；6. 扩张的胆囊管

出率为 82%～100%，儿童为 40%～80%[31, 32]。然而，MRCP 可能会因儿童难以屏住呼吸而受到阻碍，运动伪影会影响图像质量。某些情况下，该技术在公共通道短的患者身上也会很困难[4, 33]。计算机断层扫描的最大优势在于可产生没有呼吸伪影的高质量图像，并提供更多的胆道解剖细节[34]。被广泛采用的高分辨率多探测器 CT 提供多平面重建图像和三维 CT，通过将其与滴注胆管造影术（DIC-CT）结合使用，可以获得肝内和肝外导管的清晰 3D 图像（3D DIC-CT）或胆肠吻合术的术后评估（图 116-6B 和图 116-7）。但是，在公共通道相对较短的情况下，必须通过直接胆管造影术确认乳头括约肌的作用不会扩展到连接部位。对于儿童来说，该技术的另一个缺点是不得不暴露在辐射下。

（四）并发症

1. *胆结石*　胆结石是先天性胆管扩张的最常见并发症。儿童胆结石的患病率为 9.0%，而

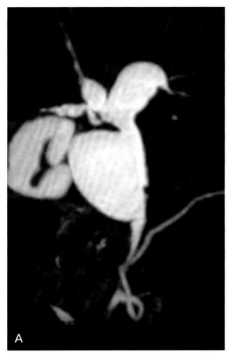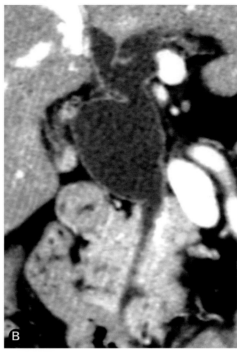

◀ 图 116-6　A. 磁共振胰胆管成像提供以胆管扩张和胰胆管畸形为特征的先天性胆管扩张的图像；B. 多平面重建图像显示十二指肠壁外的胰胆管交界处

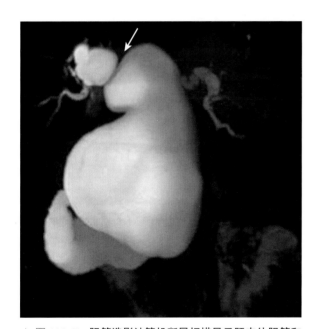

▲ 图 116-7　胆管造影计算机断层扫描显示肝内外胆管和右肝管膜性狭窄的清晰图像（箭）

成人为 24.1%，根据结石部位划分，其比例为胆囊结石症为 12.7%，胆总管结石为 65.8%，肝结石为 21.5%。

2. 胰腺炎　胰腺炎与先天性胆管扩张有关。近 30% 的先天性胆管扩张患者有临床胰腺炎病史 [13]。胰腺炎在临床上通常是短暂的或轻度的，

但是临床过程反复发作。胰腺炎可能由于共同通道或胆管内的蛋白质栓塞作用引起的。该蛋白质栓塞就像一个球阀，在胆管和胰管中都会导致管腔内压力瞬时突然升高（图 116-8A）[22]。大多数蛋白质栓塞很脆弱，会自发消失，因为蛋白质所占比例超过 98%，因此该症状具有自身局限性（图 116-8B）[35]。

3. 自发性胆管穿孔　1932 年，Dijkstra[36] 报道了首例自发性胆管穿孔。1974 年，Lilly 等 [37] 描述了从世界文献中收集到的 53 例病例；Yamaguchi[38] 对 1433 例先天性胆管扩张患者中的 26 例日本病例进行了报道。大多数患者是儿童，其中 60% 患者年龄 < 1 岁。自发性胆管穿孔可利用腹部超声、胆道放射性核素扫描或 MRCP 进行诊断 [39]。胆管穿孔最初是一个小穿孔，主要出现在前侧，但也可以在胆管的其他任何部分出现（图 116-9A）。

4. 胆管癌　在 1944 年，Irwin 和 Morison[40] 最早报道了胆管癌与先天性胆管扩张的关系。在肝内和肝外胆管内的任何地方，肿瘤都可能发展，但有 50% 以上的肿瘤发生在胆管本身的扩张部分。与先天性胆管扩张相关的肝胆恶

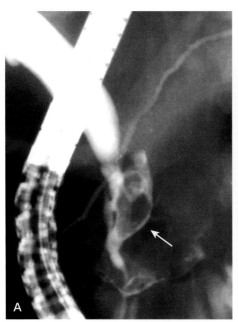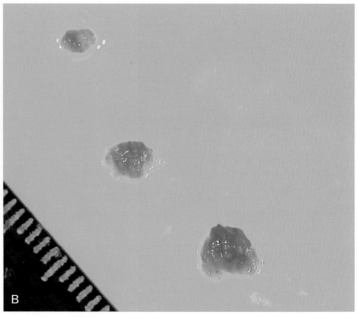

▲ 图 116-8　**A.** 存在于公共通道中的蛋白质栓塞（箭）；**B.** 栓塞主要由蛋白质组成，大部分是可溶的

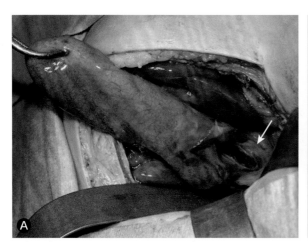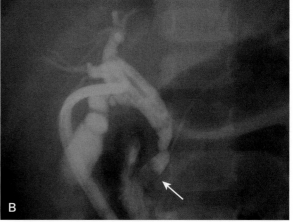

▲ 图 116-9　**A.** 在前面可以看到胆管的穿孔（箭）；**B.**T 管通过穿孔插入胆管。在共同通道（箭）中可以看到 T 管头

性肿瘤的发生率为 3.2%～39.4%[12, 40, 41]。据报道，根据初次手术时年龄的不同，还报道了不同年龄人群恶性变性的可能性。据估计，10 岁以下患有先天性胆管扩张的患者患癌风险为 0.7%，而在 11—20 岁和 20 岁以上时被诊断为先天性胆管扩张的人群患癌风险分别为 6.8% 和 14.3%[42]。报道中，一个最年轻的病例是一个患先天性胆管扩张的 3 岁原发性腺癌男孩[43]。

（五）手术治疗

1. 术前概述　由于胆管炎、胆结石的发生率增加及保留的胆管或胆囊发生恶性变性的风险增加，通过胆总管小肠吻合术进行的内部引流已不再受欢迎[44, 45]。受影响患者的平均年龄大约比未接受手术的患者发生恶性肿瘤的平均年龄小 10 岁[44]。1970 年，Kasai 等[46] 和 Ishida 等[47] 报道应对扩张的肝外胆管实施扩大切除，以减少术后发病率并预防癌症。目前，先天性胆管扩张的确定性治疗方法是切除整个肝外胆管，并进行 Roux-en-Y 肝空肠管吻合术分离胆管和胰管，以防止胰液自由回流到胆管中。就先天性胆管扩张患者应何时进行手术而言，目前尚无明确的循证医学建议。但是，由于胰胆管合流异常会增加罹患胆道癌的风险，并且由于癌症会在未成年患者中发生，因此建议在明确诊断后立即进行手术。有症状的新生儿和婴儿应尽快接受手术，而无症状患者可考虑在3～6个月大时进行择期手术，同时应对其主要器官功能（如肝功能）进行仔细监测[24]。

对于自发性胆管穿孔的患者，应实施紧急治疗以改善患者症状并治疗胆源性腹膜炎；通常采用 T 管引流的方法，然后在炎症消退和明确解剖结构异常后进行手术[48]。在许多病例中，胆道造影显示存在蛋白质栓塞（图 116-9B）。

2. 手术技术　通过胆囊管进行胆管镜检查有助于排出里面的结石并活检异常上皮以排除恶性肿瘤。可以在胆囊管中插入胆管导管进行胆汁抽吸术和术中胆管造影术，用于确认胰管定位并对公用通道内的蛋白质栓塞或肝内胆管狭窄进行检查。胰内胆管的剥离在上胆总管外表面的网状静脉丛的外平面进行，那里仅存在疏松的纤维组织，从而使静脉丛与胆管壁分开[49]。进一步的解剖显示：连接着胆管和主胰管的狭窄的远端部分的位置不在胆总管的底部，而是几乎一直位于右侧，以及扩张胆管的腹侧（图 116-10）。必须注意的是主胰管正好位于扩张的胆管腹侧。小心地将远端狭窄段用可吸收缝合线绑扎，以防

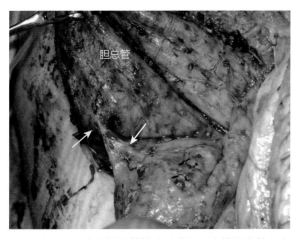

▲ 图 116-10　先天性胆管扩张手术显示连接胆总管和主胰管（白箭）的狭窄段（黄箭），该段不位于扩张的胆管底部，但几乎总是位于胆总管的右侧和腹侧扩张的胆管

止胰管变窄。对于蛋白堵塞物卡在公共通道中的患者，建议在公共通道中放置细管用于使用盐溶液冲洗，或者使用钝勺通过狭窄部分去除[50]。根据 Lily 和 Okada 的方法[51, 52]，可利用胆管内层和外层之间的解剖平面来实现导管扩张。但是，这种方法会导致大量出血，因为该层中有许多血管，远端狭窄段可能因此无法看清。由于胆总管切除不完全会导致蛋白栓塞形成，并可能导致恶性改变，因此应进行整个肝外胆管切除[53,54]。接下来，将胆总管从门静脉腹侧抬高，并向肝总管近端移动。横向切开汇合处附近的肝管，以评估左侧和右侧肝管孔口处可能的狭窄。如果胆管不存在狭窄，则将近端胆管切开并去除扩张的胆总管。但是，在 Todani ⅣA 型患者中，左肝管和右肝管的孔口经常出现狭窄。狭窄有两种不同的类型：膜性和隔膜性（图 116-11A 和图 116-12）[55]。由于肝门附近与上游胆管扩张相关的这些狭窄可引发术后胆管炎、肝结石症和可能的癌变，因此应通过横向切开肝管进行大范围接合对这些狭窄进行处理，或者可以通过肝总管分开末端的切除术来对其进行扩张（图 116-11B）[56, 57]。通过 45cm 的结肠后 Roux-en-肝管空肠吻合术可以完成胆道重建。

（六）术后并发症

早期并发症可能包括吻合口瘘、术后出血、急性胰腺炎、肠梗阻、胃肠道出血和胰瘘。先天性胆管扩张的预后令人满意。然而，现已有大量有关术后长期并发症出现的文章被发表[58]。

1. 胆管炎和肝内胆管结石病　吻合口狭窄引起的复发性胆管炎发生率为 10%～25%[3, 59]。据报道，长期随访发现，Todani ⅣA 型患者肝内胆管结石病的发病率高达 2.7%～10.7%[56, 59, 60]，尽管有些患者确实有吻合口狭窄，但在许多其他病例中，尤其是ⅣA 型患者，结石是由左右肝管汇合附近的残余狭窄引起的。对于术后发展为肝内胆管结石病的患者，不仅需要去除结石而且还需要缓解狭窄。据报道，使用经皮插入的

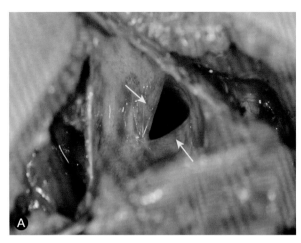 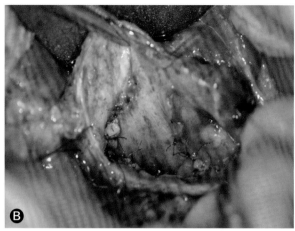

▲ 图 116-11　**A.** 右肝管膜性狭窄的特征是存在薄壁（箭）；**B.** 右肝管可以通过从肝总管的分叉端切除被膜来扩张

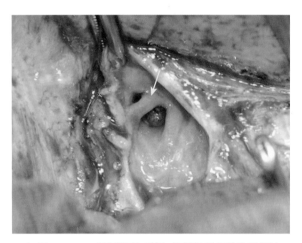

▲ 图 116-12　间隔狭窄（箭）的特征是细长的组织柱

器械（如气囊）扩张狭窄部位的成功率可达到 70%～90%[61]。然而，尽管获得了良好的短期疗效，但仍有狭窄复发的风险，并且上述方法通常对隔膜性狭窄并不有效。重要的是，需要通过切除结石性膜性和（或）隔膜性狭窄来确保恢复顺畅的胆汁流动。肝切除术也是切除狭窄部位的一种有用方法，尽管在儿科患者中应将其限制在无法从肝门处理狭窄的情况下，或者狭窄仅限于肝脏右或左叶的情况下[4]。

2. 胰管结石　因为残余胆管中可能会形成蛋白栓塞，因此胰内胆管未完全清除可能会导致持续性胰腺炎或结石形成。此类结石的治疗方法是完全摘除残留的胆管。当残留的胆管可从胰腺外部定位时，应采用与初次手术相似的方法摘除胆管。如果残留的胆管埋在胰腺内部深处，很难从胰腺外部识别，则在使用内镜条件下，在术中通过肝胰乳头插入气囊导管，并使气囊在残留的胆管内部膨胀。随后，应切开胰腺，同时触诊已充气的球囊作为标志，直到可以到达残留的胆管[62]。到达胆管后，应将其取出。如果残留胆管非常小或不宜通过手术切除，则应通过内镜切除胰结石[53]。但是，由于残留胆管内继续会形成蛋白质栓塞，因此可能需要反复去除结石。

3. 癌　肝外胆管切除术被认为是先天性胆管扩张的确定性手术。然而，有越来越多报道称胆管切除术后发展成胆管癌。Thistlethwaite 和 Horwitz[63] 报道，肝外胆管切除术后 4 年，吻合口部分发展成了胆管癌。此外，Gallagher 等[64] 报道，尽管患者肝外胆管已于 7 年前切除，但胆管癌在其肝内胆管中发展。Watanabe 等[65] 报道了 23 例肝外胆管切除术后罹患胆管癌患者。实际上，可能在胆管切除或胆总管造口术之前就已经发生恶变，并且可能在胆管切除后继续发展。长期随访很重要，即使在扩张胆管切除后也是如此，因为整个残余胆道系统患胆管癌的风险增加[66-69]。因此，在余生进行认真随访是强烈推荐的。

三、憩室（Ⅱ型）

Ⅱ型憩室从胆总管壁横向产生。但是，由

于非常罕见，对这种类型的治疗经验有限[70]。在这种类型中，薄弱因素仅限于胆总管壁侧面的一小部分。可选择的治疗方法是简单的囊肿切除术，该过程可以开放或在腹腔镜下进行。Ⅱ型憩室通常与胰胆管功能不全相关。

四、胆总管囊肿（Ⅲ型）

胆总管囊肿是胆总管壁内末端部分的囊性或憩室扩张型，极其罕见，1940 年被Wheeler[71] 首次描述。胆总管囊肿的术语被Wheeler 引入，他看到了其与先天性输尿管疝的相似之处。1976 年，Scholz 等[72] 提出了胆总管囊肿的第一种分类方法，基于该方案的不同作者亦已对其进行分类。存在两种不同类型的内囊壁成分：一种为十二指肠黏膜，另一种为胆管黏膜。前一种类型提示胆总管囊肿是十二指肠主乳头附近发生的先天性十二指肠重复畸形，与胆总管相通[73]；后一种类型提示胆总管末端的憩室扩大[72]。在后一种类型中，乳头狭窄或先天性或后天性奥迪括约肌功能障碍可能导致胆汁流动受阻，导致远端胆管内压力升高，然后胆汁可能渗入十二指肠[74]。然而，在许多情况下，其病因仍不清楚。可通过十二指肠镜或

胆管造影检查对胆总管囊肿进行诊断，在胆总管囊肿的情况下，胆总管远端段的囊性扩张伸入十二指肠腔内（图 116-13）[75]。对于确诊的胆总管胆囊肿，对于多大情况下进行切除还存在一些争议。尽管广泛认为其他胆囊囊肿确实是先天性的，但一些胆总管囊肿似乎是后天发展的。一些作者指出，可以使用任意的 1cm 分界线来区分胆总管胆囊和公用通道扩张或正常变异体之间的差异[76, 77]。胆总管胆囊通常具有正常的胰胆管接合部，但在极少数情况下与胰胆管合流异常有关。患者年龄可能为 1—89 岁（中位数：40 岁），并且似乎没有性别差异[73]。胆总管囊肿患者临床表现为间歇性上腹部疼痛、伴有恶心和呕吐、阻塞性黄疸、胆管炎或复发性急性胰腺炎[72, 73, 77]，约有 20% 的病例伴有结石病的发生，但发生恶变的风险极低[73]。尽管可以手术切除囊壁的十二指肠腔部分，但内镜乳头切开术已越来越多地被选为该类型疾病的首选治疗方法。对 ERCP 检查中偶然发现的无症状胆总管囊肿患者最好进行单独观察[73]。

五、Caroli 病（Ⅴ型）

1958 年，Caroli 描述了一种独立病种，其

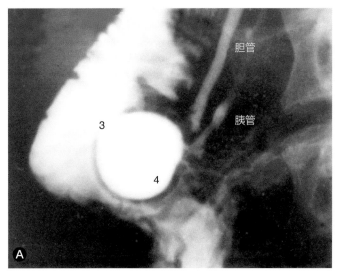
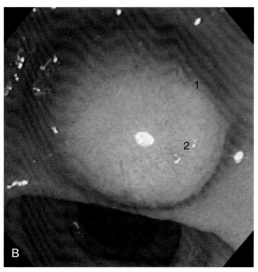

▲ 图 116-13　**A.** 内镜逆行胰胆管造影；**B.** 内镜检查

显示Ⅲ型胆总管囊肿的特征图像：1 为胆总管的壁内段突出到十二指肠中，并伴有扩大的球形乳头；2 为柔软的上覆黏膜，外观光滑；3 为注射对比剂时乳头膨胀；4 为一个相当球形的、囊状的、充满对比剂的结构，与末端胆总管相连

特征是：①肝内导管的节段性囊性扩张；②胆石症、胆管炎和脓肿的发生率增加；③无肝硬化和门静脉高压症；④肾小管扩张或类似的肾囊性疾病的关联。再后来，Caroli[78] 识别出两种类型：简单类型和门静脉纤维化类型。最初在 1958 年描述的所谓简单型或单纯型是一种非常罕见的先天性异常，而另一种更常见的类型与儿童期出现的先天性肝纤维化有关 [79]。长期以来，人们已经广泛应用 Caroli 病描述具有肝内胆管节段性扩张外观（与先天性胆管扩张的肝内受累者相同）的患者。但是，Caroli 病和先天性胆管扩张是不同的疾病。Caroli 病不伴有胰胆管功能不全或局限性胆总管扩张。一般认为 Caroli 病是常染色体隐性遗传病，但也有一些常染色体显性遗传的情况 [80]。患者男女比例为 3∶2，诊断时年龄为 1—60 岁（中位数：25 岁）[80]。扩张的肝管与肝总管相连，容易被感染并包含结石。胆道感染和结石是发热和腹痛的原因。Caroli 病的临床发作通常出现在儿童时期，其症状包括胆管炎（64%）、门静脉高压症（22%）和右上腹腹痛（18%）[80, 81]。可通过胆管造影诊断 Caroli 病，检查可发现肝内胆管有多个囊状病灶（图 116–

14）[82]。已证明超声、MRCP 和 CT 可用于检测肝内胆管囊性扩张（图 116–15 和图 116–16）。肝内囊肿可能在大小和分布上有很大的差异 [79]。肝脏 CT 显示在扩张的肝内胆管中有增强的微小点状或中心点征象，其为被扩张胆管包绕的神经 [79, 83]。肝脏受累可能仅限于单叶或段。长期来看，Caroli 病患者预后很差，易并发败血病、肝脓肿、由此导致的肝衰竭、门静脉高压或胆管癌 [81]。据报道，约有 7% 的患者患有胆管癌 [81, 82]。无论是采用保守治疗还是手术干预，对 Caroli 病的治疗都非常困难。如果患者的病情恶化，应考虑进行肝移植 [84, 85]。

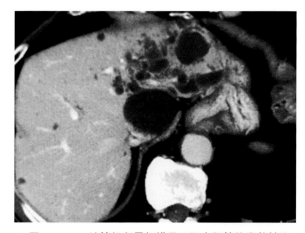

▲ 图 116–15　计算机断层扫描显示肝内胆管的囊状扩张。囊体积很大，分布在左叶内

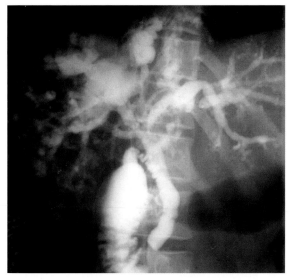

▲ 图 116–14　内镜逆行胰胆管造影显示 Caroli 病，肝内胆管树有多个交通小囊。囊体积很大，分布在右叶内

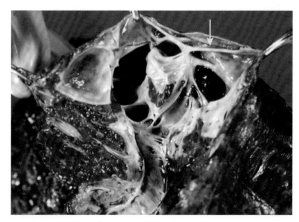

▲ 图 116–16　Caroli 病肝脏的大体病理切片显示肝内胆管的多处囊状扩张和黑色胆红素钙结石。在切开的囊壁上可见隔膜样纤维血管束（箭）

第 117 章
原发性硬化性胆管炎的外科治疗
Surgical Treatment of Primary Sclerosing Cholangitis

Kristopher P. Croome　　Gregory J. Gores　　Charles B. Rosen　著

李玉民　郭继武　译

摘要

原发性硬化性胆管炎是一种原因不明的慢性胆汁淤积性肝病，以肝内和（或）肝外胆管的弥漫性炎症和纤维化病变为特征。PSC 会持续进展，导致胆管闭塞，最终导致胆汁性肝硬化。在出现良性或者恶性并发症时，手术处理都是可行的。经内镜扩张和支架植入术是有症状的胆管狭窄的最佳初始治疗方案。肝移植已证明对晚期 PSC 患者有良好的效果。PSC 患者发生胆管癌的终生风险为 10%～15%。肝移植、新辅助放化疗对肝门胆管癌患者的治疗效果良好，对于肝内胆管细胞癌和肝细胞癌，患者可从手术获得更多益处。

关键词：晚期原发性硬化性胆管炎；原发性硬化性胆管炎；手术；胆管癌；移植；肝移植；胆源性肝病。

原发性硬化性胆管炎是一种原因不明的慢性胆汁淤积性肝病，以肝内和（或）肝外胆管的弥漫性炎症和纤维化为特征。原发性硬化性胆管炎与炎症性肠病密切相关[1]。原发性硬化性胆管炎逐渐进展，导致胆管闭塞，最终导致胆汁淤积性肝硬化[1]。截至目前，原发性硬化性胆管炎的病因尚不清楚，暂时也没有发现有效的治疗药物，因此 PSC 患者的预期寿命缩短。原位肝移植可以延长晚期原发性硬化性胆管炎患者的生命。目前已知原发性硬化性胆管炎的并发症包括结肠癌、胆囊癌、胆管癌和肝细胞癌。

一、流行病学

PSC 发病人群中，年轻男性明显高于女性[1]。PSC 确诊的平均年龄大多数在 30 岁之后。在美国以人口为基础的研究中，通过年龄标化的发病率估计，PSC 发病率在男性和女性中分别为 1.25/100 000 和 0.54/100 000[2]。此外，PSC 患病率在男性和女性中分别为 20.9/100 000 和 6.3/100 000。同时调查可以发现，来自北欧的 PSC 患者中 75%～80% 合并有 IBD，其中慢性溃疡性结肠炎比克罗恩病更常见（约 90%）。

目前的研究结果提示，PSC 的发生与缺乏吸烟可能有关。在一项研究中，PSC 患者中吸烟者约为 19%，而对照组为 38%[3]。同样另一项研究也发现相似的结果，PSC 患者中吸烟者约 4.9%，而在非 PSC 患者中吸烟者为 26.1%。与从未吸烟者相比，既往有吸烟史和一直吸烟者发生 PSC 的比例分别为 0.13 和 0.41，而这与是否罹患炎症性肠病没有关系[4]。同时有研究也报道，预防性阑尾切除可能会推迟发病 PSC，但不会影响后者的严重性[5]。

二、临床表现

PSC 的临床表现是多种多样的，与疾病的分期有很大关系。在常规体检过程中，根据肝功能等检查，通常可以发现无临床表现的 PSC。有临床症状的患者主要表现为胆汁淤积症状，以及慢性胆汁淤积肝病的并发症等。临床症状包括疲劳、皮肤瘙痒、右上腹疼痛、体重减轻及与门静脉高压相关的表现（如食管 / 胃底静脉曲张引起的腹水、胃肠道出血）。有明显的胆管狭窄和（或）胆管结石的患者中，有少部分患者会出现细菌性胆管炎的症状。在对有症状的 PSC 体格检查中，我们通常会发现黄疸、脾亢、脾大、皮肤破损、腹水和四肢水肿。在 PSC 合并 CUC 患者中，最常见的临床表现是胆汁淤积引起肝酶的变化。PSC 对儿童的影响涉及各个年龄段。最新的一项研究结果发现，儿童可能会出现 PSC 和自身免疫性肝炎交叉重叠综合征，并且这一比例高达 35%[6]。

三、诊断

诊断 PSC 依赖于临床表现、生化检查、病理学特征和肝内外胆管影像学改变。同时在诊断 PSC 之前，需要排除继发性胆管硬化。在无症状的患者中，最具特征性的表现为碱性磷酸酶水平持续升高。肝活检术是非常有意义的临床检查方法，但是并不会常规进行。在一项对 79 例胆管造影确诊为 PSC 的患者的研究中，大部分患者在确诊后行肝活检并不影响后续治疗。在 PSC 患者中行肝活检的作用有以下几点：①排除胆汁淤积性肝病的其他原因；②诊断或排除小胆管 PSC；③确定 PSC 分期，这对判断预后具有重要价值。小胆管 PSC 是 PSC 的一种特殊类型，但在肝活检证实的 PSC 患者约占 5%。与典型 PSC 相比，小胆管 PSC 远期预后较好。然而，部分小胆管 PSC 患者随着会发展为典型的 PSC。对于大多数患者而言，通过病史、临床表现、血清生化和胆管造影等方法可将 PSC 与其他慢性胆汁淤积性肝病区分开来。

四、病理

PSC 的病理表现取决于疾病的持续时间和进展程度。在疾病早期，肝脏大致正常，而在已诊断的 PSC 中，病理主要表现为胆汁性肝硬化，可能伴有门静脉高压、腹水和脾大。大多数病例可见肝管分叉。在肝门、肝固有动脉和肝总动脉、肝管和胆总管周围，常常出现肿大的淋巴结。常规建议行肝活检以判断预后。PSC 的病理组织学分期为 4 期：1 期（门静脉期），有水肿、炎症和导管增生；2 期（门静脉周围期），肝门胆管纤维化和炎症；3 期（间隔期），定义是间隔纤维化或桥接坏死；4 期（肝硬化阶段），特征是胆汁性肝硬化。但是在特定的时间，肝脏各段的组织学变化都有明显差异。

五、影像学表现

胆管造影在诊断 PSC 中有重要的价值。内镜逆行胰胆管造影是评价胆管的标准方法，但是当患者无法行 ERCP 时，磁共振胆管成像就可以满足诊断要求。在特殊情况下经皮肝穿刺胆管造影有时也可以提供重要线索。典型的 PSC 胆管造影表现包括胆管树多灶性狭窄和珠状改变（图 117-1）。狭窄常呈弥漫性分布，伴有导管节段性扩张。胆管造影表现通常包括肝内胆管和肝外胆管。狭窄的长度从 1～2mm 到数厘米不等，30%～40% 的 PSC 患者的影像表现没有一定的规律。部分患者病变表现为病变边缘呈细刷状，而部分患者可表现为结节状。肝外胆管的囊样扩展是 PSC 的病理特征。在约 20% 的 PSC 患者中，只有肝内和肝门部、肝外胆管存在，15% 的 PSC 患者胆囊和胆囊管存在假憩室。此外，约 5% 的 PSC 患者有小胆管的假憩室（即正常的胆管造影，但在生化检测和组织学检查中可检测到肝脏疾病）。相对 ERCP 而言，MRC 诊断 PSC 不会对患者造成伤害。在对 73 例胆道疾病患者的统计发现，MRC 诊断 PSC 的敏感性和特异性分别为 82% 和 98%。因此在初始诊断 PSC 时，MRC 与 ERCP 具有相似的诊断准确性。在 PSC 患者中，MRC 可作为一种无创的影像学方法与胆管细胞肿瘤进行鉴别。事实上，大部分临床医生现在更喜欢 MRC 来诊断 PSC。对于高度疑似 PSC 患者，

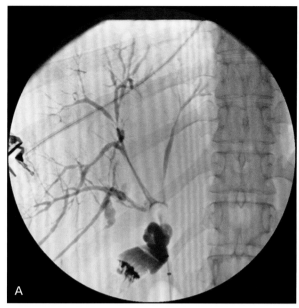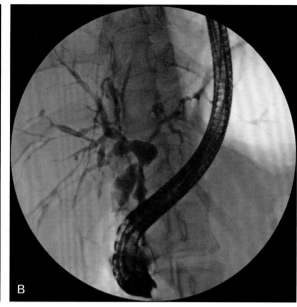

▲ 图 117-1　内镜逆行性胆管造影图像原发性硬化性胆管炎的典型表现

PTC 用于胆管成像的临床使用较少。当 ERCP 临床上操作较为困难时，PTC 是检查胆管的一种备选方案。腹部超声检查对于评估胆管是否扩张和（或）结石，以及是否存在肝硬化有一定的临床价值。CT 可以清楚地显示肝硬化的形态学特征。由于 CT 能够显示外周及肝内胆管癌有无肝实质或腹部的转移性，因此 CT 也可作胆管恶性肿瘤分期评估的一项方法。值得注意的是，在 PSC 患者中，常可发现肺门周围淋巴结增大，但这不能作为恶性肿瘤或转移的证据。

六、相关的炎症性肠病

在 PSC 患者中合并 IBD 有 70%～80%，而溃疡性结肠炎占其中的 85%～90%。通常情况下，IBD 的诊断早于 PSC 确诊 8～10 年，尽管 IBD 的确诊在 PSC 诊断之后的病例也有报道。IBD 的常规治疗不会改变 PSC 的疾病发展过程，而 IBD 的严重程度也不会影响 PSC 的严重程度。直肠及结肠切除术是治疗溃疡性结肠炎最积极的治疗方法，但对 PSC 自然病程没有影响。合并溃疡性结肠炎的 PSC 患者在原位肝移植后发生结直肠肿瘤的风险增加。PSC 患者发生肿瘤值得关注，特别是需要终身服用免疫抑制药的

人群。因此，对于发生原位肝移植的 PSC 患者，建议每年进行结肠镜检查。

七、与自身免疫性肝炎重叠发生

在部分患者中，PSC 可与自身免疫性肝炎同时存在。这些患者通常符合这两种疾病的明确标准，血清碱性磷酸酶和转氨酶升高，IgG、抗核抗体和（或）抗平滑肌抗体同时也是升高。肝活检显示中度至重度交界性肝炎，伴随或者不伴有胆道破坏。这类患者血清转氨酶水平高于典型 PSC 的患者。在 PSC 与 AIH 重叠出现的患者中，免疫抑制治疗也可改善 AIH。我们应该质疑，合并 AIH 且对免疫抑制药治疗没有反应的患者是否真的同时合并 PSC。

八、良性并发症及处理
（一）胆石症与黄疸

在 PSC 发展过程中，25%～30% 的患者会出现胆囊或胆管结石。在一项对 121 例 PSC 患者的随访调查中发现，32 例（26%）患者患有胆囊结石，其中 50% 是色素性结石，18 例（15%）患者患有 PSC 相关胆囊疾病。

约 8% 的 PSC 患者存在肝内胆管结石，胆管结石是这些患者发生细菌性胆管炎的一个诱因，尽管后者没有显性胆管狭窄或胆道手术史。在诊断为细菌性胆管炎后，内镜逆行胰胆管造影可以清除胆管结石，同时可以扩张狭窄胆管，使得胆汁引流通畅。然而部分 PSC 患者在行 ERCP 后可发生细菌性胆管炎，为预防这类并发症，我们推荐 ERCP 前预防性静脉输注抗生素，ERCP 后口服环丙沙星 10 天。

（二）胆囊息肉

PSC 患者胆囊息肉发生恶变的风险远高于一般人群。Buckles 等对梅奥诊所接受胆囊切除术的 102 例 PSC 患者进行了研究，发现 13.7% 的胆囊含有息肉，其中 57% 是恶性的。此外，他们发现在腺瘤和恶性病变中均存在异常增生，这也支持了腺瘤 – 癌的序列的学说。最重要的是，他们的研究发现良性和恶性与病变的大小没有统计学差异。因此基于对 PSC 患者和存在胆囊息肉的研究，无论息肉大小，都应该接受胆囊切除术。

（三）皮肤瘙痒

皮肤瘙痒常在晚期 PSC 患者出现。这种瘙痒可以通过各种药物治疗来控制。胆甾胺是一种不可吸收的树脂，可减少肠道对胆汁酸的吸收，从而缓解瘙痒，这是标准的治疗方案。苯巴比妥很少与胆甾胺联合用于治疗 PSC 患者夜间瘙痒症。熊去氧胆酸（UDCA）是一种亲水胆汁酸，可能取代胆汁池中的疏水毒性胆汁酸，也可能改善 PSC 患者的瘙痒。抗组胺药，如羟嗪和苯海拉明，可作为胆甾胺或熊去氧胆酸控制瘙痒的补充方案，但由于其有镇静作用，因此使用较少。利福平也可以改善瘙痒，因此利福平成为继考来烯胺之后治疗瘙痒的二线药物，但是对其潜在的不良反应（如药物引起的肝炎）应给予更多关注。阿片类拮抗药，如纳洛酮、纳尔美芬和纳尔曲酮，已被用于缓解 PSC 患者瘙痒，但它会产生精神障碍类型的不良反应。

分子吸附循环系统（MARS）（白蛋白肝透析）已用于急性和慢性肝衰竭患者，有报道称其可减轻胆汁淤积引起的瘙痒。

（四）胆总管狭窄

在 PSC 患者中出现胆总管狭窄的病例 20%～45%，同时伴有黄疸、皮肤瘙痒、右上腹疼痛和细菌性胆管炎的发生率增加。对于疑似胆管细胞癌的患者，需采用 ERCP 评估胆管，并可放置胆管支架来缓解胆汁淤积。在目前治疗模式下，胆管狭窄的内镜治疗已经很大程度上取代了非移植手术干预。发表的最大样本的关于 PSC 患者管理的非移植手术报道了 146 例 PSC 患者，平均随访时间为 62 个月，随访过程中 50 例患者行肝外胆管切除术；其中 40 例为非肝硬化。所有患者均有胆道梗阻症状，手术治疗的主要指征是持续性黄疸和胆管炎。肝硬化患者和非肝硬化患者的手术死亡率分别为 20% 和 2.5%。32% 的患者发生术后并发症，最常见的是胆管炎。胆管切除术后 1 年、3 年、5 年的生存率分别为 86%、84%、76%，但是肝移植的生存率要高于手术切除治疗方案。一系列研究报道了内镜治疗胆管狭窄的成果。在一项平均随访时间 23 个月的回顾性研究报道，发现 12 例有症状的 PSC 患者中，经反复的球囊扩张后 8 例患者得到明显的改善。

在一项包括 25 例明显的胆管狭窄的 PSC 患者回顾性研究中发现，内镜下支架植入成功 21 例（84%），同时肝功能得到明显的改善。在随后 29 个月的随访中发现，21 例患者中 12 例（57%）无明显的临床症状，同时肝功能保持稳定，4 例（19%）患者出现临床症状进展及肝功能的恶化，而这 4 例患者接受了更进一步的内镜治疗。同一作者报道了 16 例有临床症状的 PSC 患者，这些患者接受了短期的（中位时间 9 天）胆管支架植入，在 19 个月的随访中，13 例（81%）没有出现明显的临床症状。虽然在这些研究中，胆管狭窄是否直接导致这些患者胆汁淤积仍然没有明确的定论。作者对 125 例 PSC 患者进行了回顾性研究，发现 56 例（45%）患者的胆总管狭窄直径＜ 1.5mm 和（或）右肝管或左肝管狭窄＜ 1.0mm。有趣的是，在 56 例有显性狭窄的患者和 69 例无显性狭窄的患者之间，在胆管造影后 2 个月和 12 个月，碱性磷酸酶和胆红素水平没有显著差异。在 PSC 合并胆管狭窄的治疗过程中，内镜治疗是优先考虑的方案，但是一旦内镜治疗无法成功时，应该考虑选择有经验的外科医生行手术治疗，其中包括胆管切除、肝脏移植。在终末期的 PSC 及进展期的肝病患者中，肝脏移植应该列为一种治疗方案，但是无论如何所有的患者都应该认真的排查是否合并胆管肿瘤。

九、肝硬化失代偿及门静脉高压

如同其他肝病所致肝硬化失代偿期及门静脉高压一样，PSC 所致肝硬化及门静脉高压应该接受专业的治疗。随着 PSC 疾病的不可逆进展，终末期肝病的治疗越来越复杂，因此肝移植是唯一有效果的治疗方法。

原位肝移植

原位肝移植目前是 PSC 最有效的治疗方案。在梅奥诊所的报道中，PSC 患者接受肝移植后 1 年、5 年的存活率分别为 95% 和 86%，这与其他慢性肝病的结果相当。接受肝移植后不良事件因素包括两类，即普通行肝移植的危险因素，还有 PSC 相关的特殊类型的因素。前者包括重症监护室停留时间、行肝移植前的生命支持时间、年龄＞ 65 岁、营养不良状态、肝功能 Child-Pugh C 级、肾衰竭术后仍然需要透析治疗。这些因素对术中出血量、ICU 的停留时间及术后主要的并发症都有预测价值。PSC 相关的特殊类型的危险因素包括疾病的研究程度、有无胆道手术史、是否合并胆管细胞癌及有无炎症性肠病等。采用梅奥 PSC 模型来衡量疾病的严重程度，发现所有分期 PSC 行肝移植组的生存率明显优于非移植组的患者。因此对于 PSC 患者行早期的肝移植不但可以改善患者预后，同时可以提高器官的利用。对于 PSC 患者术前行胆道手术存在一定争议。术前行胆道手术可能增加原位肝移植的手术难度，但是是否影响生存率并不确定。

通过匹兹堡大学与梅奥诊所的联合调查数据发现，术前行胆道手术或者门静脉高压手术的患者，原位肝移植术后生存时间减少，但是没有统计学意义。来自 UCSF 调查发现术前行结肠及胆道手术的患者，可能增加手术时间及出血量，但是并没有增加死亡率。这些结果支持了上述结论，术前行胆道手术可以增加原位肝移植的难度，而这与死亡率轻度升高有一定关系，即便是在较大的移植中心也是如此。

患者在肝移植后会出现独特的 PSC 并发症。由于 PSC 的复发，PSC 患者的胆管狭窄发生率增加。但是，不是所有的胆管狭窄问题由 PSC 复发引起，其他的因素包括胆道缺血、行 Roux-en-Y 后细菌感染。匹兹堡大学发现，由于 PSC 而接受移植的患者与因非 PSC 原因导致的终末期肝病而接受原位肝移植并行胆道空肠吻合术的患者相比，在同种异体移植中胆管狭窄的发生率显著增加。由于胆管造影、临床和生化标准对于复发性疾病还没有被广泛接受，对于移植肝中复发性 PSC 的发生率还没有共识。然而，我们单位关于 PSC 患者行肝移植后的调查发现，根据胆管造影及既往特征表现，20% 的患者出现了复发。很多移植中心报道 PSC 患者肝脏移植术后发生排斥的概率明显升高。在贝勒医学中心的调查报道中发现，在连续 100 例 PSC 行原位肝移植患者中，13% 的患者出现了慢性排斥反应，16% 患者出现了疾病的复发。这都严重影响移植器官及患者的存活。在这些患者中，5 年的存活率为 33%，疾病的复发率为 65%，相对来说，没有慢性排斥或者疾病复发的患者，存活率达到 76%。由于大部分 PSC 患者合并 CUC，需要终身使用抗免疫排斥药物，因此发生结肠肿瘤的风险明显升高。Loftus 等学者公布了一项 108 例 PSC 合并 IBD 患者行肝移植后的研究，发现相比术前行结肠切除的患者，未在移植手术前行结肠切除的患者发展为结肠肿瘤的比例提高了 4 倍。但是这并没有达到统计学差异，也没有影响术后生存。Goss 等学者报道了在移植术后因为原位癌或者伴有明显临床症状的结肠炎行结肠切除，并没有影响 PSC 患者的生存率。考虑到对患者生存没有影响，我们不建议 PSC 合并 IBD 并进行原位肝移植的患者预防性肠结肠切除术。然而，进行了肝脏移植的 PSC 患者需要每年进行肠镜检查，如果发现低级别异型增生则需要进行结肠切除术。

移植过程中胆管重建仍然存在争议，目前有两种较为流行的观点：一种观点是进行 Roux-en-Y 胆管空肠吻合及胆管端端吻合。早期的文献认为，与胆管端端吻合相比较，Roux-en-Y 胆管空肠吻合能够降低术后胆管狭窄风险，延长患者存活时间。最新的一项 Meta 分析研究发现，两种重建方式后对 1 年的患者存活率（OR=1.02，95%CI 0.65～1.60，P=0.95）、1 年的移植器官存活率（OR=1.11，95%CI 0.72～1.71，P=0.64）、胆瘘发生率（OR=1.23；95%CI 0.59～2.59；P=0.33）、胆管狭窄的发生率（OR=1.99，95%CI 0.98～4.06，P=0.06）、PSC 复发率（OR=0.94，95%CI 0.19～4.78，P=0.94）均没有明显的影响。本团队研究表明，选择受体无病胆总管进行端端吻合术后效果均较好。另外一种观点是进行胆总管十二指肠吻合术。如果移植后出现胆瘘，这种吻合术的问题会更大，但它的优点是避免使用潜在患病的胆总管，也不需要吻合（肠肠吻合术也容易发生泄漏或出血）。我们在少数 PSC 患者中报道了良好的结果，该吻合是目前我们首选的 PSC 患者胆道重建方法。

十、以溃疡性结肠炎表现的原发性硬化性胆管炎的外科治疗

PSC 的存在直接影响溃疡性结肠炎的治疗。

这类患者的手术治疗的指征与没有 PSC 患者一样：伴有严重症状的溃疡性结肠炎药物治疗失败、结肠不典型增生或肿瘤。溃疡性结肠炎手术治疗的并发症与肝脏疾病程度密切关系。是否存在 PSC 对行 Brooke 回肠吻合术还是回肠袋 – 肛管吻合术（IPAA）有很大影响。在一项包含 72 例接受 Brooke 回肠吻合术（32 例）和 IPAA（40 例）的回顾性研究发现，8 例行回肠吻合术（26%）患者出现肛周静脉曲张和出血，但是 40 例接受了 IPAA 的患者未出现出血等并发症。然后，有趣的是在 PSC 合并溃疡性结肠炎接受了 IPAA 手术 10 年结肠储袋炎的累计发生率 61%，而在单独结肠炎的患者中发生率只有 36%。因此，如果用 IPAA 治疗 CUC，PSC 患者储袋炎的风险增加。在我们的实践中，我们更倾向 IPAA 而不是 Brooke 回肠造口术，因为治疗坐骨炎比处理肛周静脉曲张出血更简单，而且对后续的原位肝移植影响更小。

十一、恶性并发症及处理

（一）肝门部胆管恶性肿瘤

PSC 患者一生中有 10%～15% 发展为胆管细胞癌。梅奥诊所于 1993 年开发了一种新的治疗方案，将新辅助放化疗和原位肝移植相结合，用于治疗在 PSC 进展中出现的不可切除的肝门部胆管肿瘤或者胆管肿瘤患者。按照早期的研究发现，遵循该治疗方案的 5 年生存率为 82%。此后其他医学中心也验证这些结果，使得这成了目前公认的治疗标准。

有 PSC 背景发生的胆管细胞癌患者的进行肝移植，无论是在接受新辅助治疗后还是直接进行原位肝移植，生存率上都明显好于原发胆管细胞癌患者。PSC 患者有潜在的肝脏疾病、多发性胆管狭窄，经常需进行 ERCP 造影以评估黄疸及胆管炎的治疗效果。因此 PSC 患者比原发胆管癌患者更有可能在早期的诊断。PSC 和肝门部胆管肿瘤发生肝脏疾病及肿瘤的风险

高于其他人群，这些患者最好的治疗方法是新辅助治疗和肝移植。符合梅奥标准的 PSC 患者应该进行肝移植。

截至 2016 年 3 月，梅奥诊所已纳入 283 例肝门部胆管癌开始接受新辅助治疗方案。在开始新辅助治疗后，171 例原发性 PSC 患者的 5 年生存率为 60%±4%，112 例原发性肝门部胆管癌患者的 5 年生存率为 37%±5%；181 例患者最终接受肝移植。原发性 PSC 接受肝移植的患者 5 年生存率分别为 77%±4%，但是 PSC 合并肝门部胆管癌的患者的 5 年生存率为 56%±7%。

（二）细胞刷检查诊断肝门部胆管癌

在大多数研究中，基础 ERCP 的细胞刷在诊断胆管癌方面特异性可以达到 97%～100%，但是敏感性差异较大。反复的进行细胞刷提高以诊断的敏感性，对于临床上高度怀疑癌变的患者应强烈的推荐。荧光原位杂交实验是一种使用 4 个荧光标记的 DNA 探针，杂交到染色体 3、7、17 的着丝粒和染色体 9（9p21）上的 p16 基因，也可以检测细胞刷中胆管细胞的突变。FISH 诊断恶性胆管狭窄的敏感性相对较高，可达到 34%，而细胞学的敏感性只有 15%，但是特异度在 FISH（97%）和细胞学（98%）之间没有明显的差异。经皮或经腹腔肿瘤活检是移植的绝对禁忌证，肿瘤可发生种植从而导致移植后复发。因此，除非后续不进行器官移植，否则不应对原发肿瘤进行超声内镜或经皮穿刺活检。在 PSC 中出现疑似 CCA 的患者应转到有诊断和治疗经验的移植中心进行更进一步治疗。

（三）肝内胆管细胞癌

CCA 的年度累积风险为每年 1.5%。与散发性肿瘤相比，PSC 患者的肝内胆管癌早发生 2～30 年。继发于 PSC 的肝脏疾病是影响肝内胆管细胞癌的关键因素。R_0 切除的患者才可能得到一个较好的生存效益。虽然对肿瘤的大小

没有明确的规定，但是成功可切除肿瘤的定义是：切缘超过 1cm，边缘血供良好，以及足够的静脉和胆道回流。在局部淋巴结转移的情况下，可以行淋巴结清扫，但由于淋巴结转移的可致预后欠佳，因此需要考虑新辅助治疗。肝切除术通常仅限于儿童肝功能 Child 分级为 A 级的患者。多发性肝内肿瘤及发生远处转移是手术切除的禁忌证。

有研究报道，在 PSC 患者行肝移植后，发现合并胆管细胞癌的患者高达 8%。此外在有肝硬化的患者中（包括合并 PSC 患者），一些较小的肝内胆管细胞癌经常被误诊为肝细胞肝癌。＜2cm 的肝内胆管细胞癌患者行肝移植后效果与小肝癌肝移植的效果相当。西班牙的一项多中心研究跟踪了 8 例"非常早期"肝内胆管细胞癌患者（包括 4 例偶发肿瘤），这些患者的 5 年生存率很好，73% 的患者没有肿瘤复发。在另一项研究中，10 例直径＜1cm 的偶发性小肝内胆管细胞癌患者未发生肿瘤复发，5 年生存率为 83%。

较大的肝内胆管细胞癌被认为是行肝脏移植绝对禁忌证。一项单中心的包含 25 例患者的单中心研究前期已经发表。在这项研究中，5 年的无病生存率为 47%，虽然这种治疗效果优于手术切除，但仍然低于 5 年 70% 的最低标准，尤其是在器官紧缺时更应该慎重考虑。

（四）肝细胞肝癌

终末期 PSC 会有发展为 HCC 的风险。虽然 PSC 肝硬化发展为肝细胞肝癌的真实比例尚未得到很好的研究，但之前的一项基于肝移植病理的研究显示原发性肝癌在 PSC 患者中发病率有升高趋势。在 134 例因 PSC 接受肝移植的患者中，3 例（2%）患者确诊为肝细胞肝癌。肝硬化和 HCC 的 PSC 患者应根据已制订的移植标准转行肝移植，如北美和欧洲广泛采用的米兰标准。根据肝移植标准，如在北美及欧洲广泛认可的米兰标准（单个病变≤5cm 或最多

3 个病变，≤ 3cm），PSC 合并肝硬化或肝癌的患者，均优先推荐行肝移植。

（五）混合型肝癌

同时合并肝细胞肝癌和胆管癌是一种较为罕见的原发性肝癌，病理结果发现同时含有肝细胞肝癌和胆管细胞癌免疫组化的成分。传统的分型包括双瘤型、合并型和混合型。报道的混合型肝癌的预后与胆管细胞癌相似，但逊于 HCC。混合型肝癌手术切除适应证及方法应参考胆管细胞癌治疗的原则。

混合型肝癌是肝移植的禁忌证，然而，误诊仍然不可避免。回顾器官共享联合网络数据库，发现有 2% 混合型肝癌在移植前被诊断为 PSC。

（六）胆囊癌

在 PSC 患者中，胆囊癌的患病率为 3%～14%。PSC 患者易发生胆囊疾病，包括胆结石、炎症和恶性肿瘤。PSC 患者中，男性患者约占 60% 以上。有 PSC 背景的胆囊癌患者比无 PSC 的胆囊癌患者更年轻。在诊断为胆囊癌的 PSC 患者中，70% 的患者年龄＜ 60 岁，诊断时的中位年龄为 58 岁，而一般人群中胆囊癌确诊的中位年龄为 70 岁。在一项对 121 例 PSC 患者的调查中，41% 的患者发现了一个或多个异常的疾病：26% 的患者发现了胆囊结石，15% 的患者发现了可能的 PSC 相关胆囊病变，4% 的患者发现了良性或恶性肿瘤。另一项对 286 例 PSC 患者的研究也有类似的结果。值得注意的是，56%（10/18）的占位性病变被证实为胆囊癌。

在 102 例 PSC 患者的胆囊中，胆囊息肉中发现癌细胞的比例较高（8/14）。PSC 患者中胆囊恶变的风险可能与沿整个胆管树的肿瘤"场效应"有关。鉴于 PSC 胆囊息肉恶性风险高，建议定期对患者进行胆囊超声检查，即使肿块病变直径＜ 1cm，也应行胆囊切除术。

（七）继发 PSC 产生肝病患者的肝切除术

继发于 PSC 的肝病是影响肝脏手术切除的主要因素之一。大部分切除的患者一般限定为不超过 CTP 分级 A 级肝病的患者，B 级时在儿童有时可以考虑对浅表小肿瘤进行局部切除，而 C 级是儿童手术切除的禁忌证。既往的研究已经证明，在接受肝硬化切除术的患者中，MELD 评分≤ 8 分的患者无围术期死亡，而 MELD 评分≥ 9 分的患者的围术期死亡率为 29%（$P < 0.01$）。

对继发于 PSC 的肝病患者手术时，进行肝残余体积进行评估是很重要的。一般来说，残余肝体积的 40%～50% 是考虑切除的最小肝体积。如门静脉栓塞等技术可以在手术前用于实现对侧肝增大。虽然联合肝脏分割和门静脉结扎的分阶段肝切除术在增加肝残余体积方面引起了广泛的关注，但在存在胆道疾病的情况下，发生继发脓毒症的概率明显升高，这限制了 ALPPS 在 PSC 患者中广泛应用。

术后发生胆瘘是肝内或肝外胆管狭窄患者最关心的问题。与非 PSC 患者的胆瘘不同之处是，这些瘘常由远端梗阻引起，因此胆瘘可能会存在很长时间。

第三篇　肝　脏

Liver

第 118 章
肝脏的解剖学和生理学
Anatomy and Physiology of the Liver

Adam S. Bodzin   Talia B. Baker   著

李玉民   魏育才   译

关键词：肝脏；解剖；外科；移植；切除；再生

随着肝胆损伤修复、肝移植、肝切除术和放射引导干预等方面的技术进步，我们对功能性肝脏外科解剖的理解有了显著的发展。这种进步对于活体供体和死亡供体分段肝移植的发展是必不可少的 [1-6]。Molmenti 将这种肝脏解剖的改进描述为源自解剖生理学的由内而外的方法，而不是过去纯粹的由外而内的大体观念（图118-1）[2]。

人体解剖学应该分类，也是可以被分类的，但变化是总体规律。本章回顾了肝脏解剖的基本概念，重要的是这些简单的概念并不总是适用于所有情况。现在有一些工具可以在术前和术中勾画出个体的解剖结构，如肝切除或活体肝捐献。

对接受检查或手术的患者的具体解剖学认识（活体供体、左扩肝切除术或中央肝切除术、尾状叶肿块）是必要的。在这些情况下，通过精确的计算机断层扫描或磁共振成像对比扫描，可以对每个解剖细节进行计算机三维重建。目前有一些软件可以用于绘制个体解剖图，以及计算与整个肝脏、肝叶和分段相对应的体积（Hepavision，MeVis-Germany、Hitachi-Japan Hepavis-Slovenia，Université de Strasbourg-France）。基于标准解剖标志的虚拟三维重建对于手术计划和移植物体积计算的可靠性已得到证实（图118-6）[7]。对于标准的肝脏手术，三维重建描述了手术医生应该熟悉的肝脏基本解剖模式和最常见的变异。

一、肝脏手术的现代解剖学方法

肝脏是一个单独的器官，在功能上可以看作是两个半肝。实质可进一步细分为几个区域共享共同的动脉、门静脉、胆道供应和静脉引流。门静脉系统和肝静脉系统分别将这些区域称为叶和段（图118-2 至图118-5）[2-5]。"肝脏有相当稳定的解剖模式，人们对这方面的认识允许了安全的手术操作。尽管如此，还是有一些解剖学上的不规范，特别是在某些情况下，

二、肝脏胚胎学

肝原基，又称肝憩室或肝芽，在胚胎发育的第3～4周由内胚层产生，侵入膈横静脉、卵黄（脐肠系膜）静脉和脐静脉。它与胚胎时期的十二指肠（前肠）相连，最终形成胆管 [8, 9]。在胚胎学上，肝脏接受门静脉和脐静脉的血液，两者由门静脉左支连接 [10, 11]。虽然原始门静脉起源于卵黄静脉的尾部，但原始肝静脉起源于卵黄静脉的头部 [8, 12]。在人类和许多其他哺乳

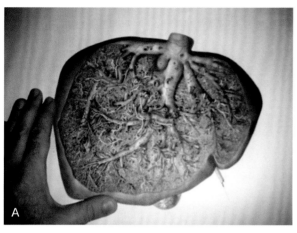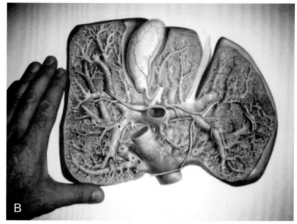

▲ 图 118-1　肝脏解剖的经典描述

引自 Bourgery JM, Jacob NH. Traité Complet de L anatomie de L homme. In: Delaunay CA, ed. *Tome Cinquième*. Paris: CA Delaunay (Éditeur); 1839. (Private collection of Ernesto P. Molmenti, MD, PhD, MBA.)

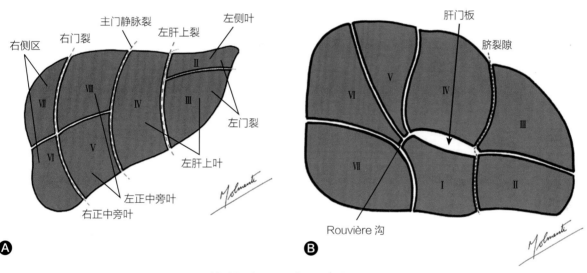

▲ 图 118-2　肝脏解剖示意图。肝节段已被编号，主要结构已被标记

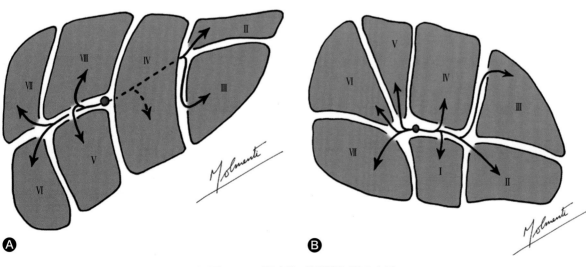

▲ 图 118-3　肝动脉 - 胆道解剖学示意图

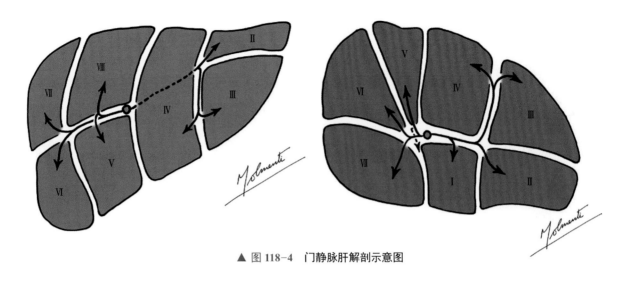

▲ 图 118-4　门静脉肝解剖示意图

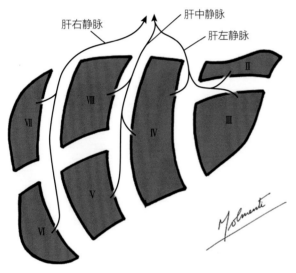

▲ 图 118-5　肝静脉解剖示意图

动物中，下腔静脉（IVC）、静脉导管和脐静脉最初被肝实质包围，直到胚胎发育的后期才成为肝外结构[11]。动脉与胆管联合发育的时间比静脉晚。在右侧，动脉和胆管跟随门静脉分支的轨迹。在左侧，虽然动脉和胆管分支与右侧类似对称，但门静脉分支却与右侧不同[12]。在发育的早期，有三条肝动脉：①由胃左动脉产生的肝左动脉；②由腹腔干产生的肝中动脉；③由肠系膜上动脉产生的肝右动脉。虽然在大多数情况下，中间动脉是唯一持续存在的动脉，但这三条早期动脉的退化和起源的变异导致了所谓的附件和替代变异[11]。完整的导管系统在子宫内生命的第 10 周就存在了[9, 11]。肝与腹壁间

隔的中胚层发育为镰状韧带。与横膈膜接触的正在发育的肝脏表面缺乏腹膜，而所谓的裸区提示了这种联系[8, 9]。在发育的第 10 周，肝脏参与了造血功能，这一活动在妊娠的第 8 个月和第 9 个月显著减少[8]。到发育的第 12 周，肝脏已经在产生胆汁[8]。然而，肝细胞仅在 5 岁时达到单细胞平板结构[13]。出生阶段有好几个发育变化。静脉导管通过连接左脐静脉和肝总静脉，优化了从胎盘到胎儿的静脉回流，关闭成为静脉韧带。同样在出生时，肝外脐静脉闭合成为圆韧带[12]。

真正的肝脏异常相对少见。肝组织在右（Riedel 叶）或左叶的延长通常表现为偶然的腹部肿块。在其他情况下，在胸部发现由峡部连接到肝脏的肝组织。偶尔也会遇到由肝蒂附着在肝上的小的附属组织[9]。

三、肝脏分区

已经提出了几种命名和区域划分。根据 Couinaud 的意见，右半肝和左半肝由一级分支供应。叶区由二级分支机构供应。分段由三级分支供应。子段由四级或其他分支供应。分段按逆时针方向编号，为 I ~ Ⅷ[11]。主门静脉裂、右门静脉裂和左门静脉裂属于大致或概念上的定义，因为它们并不总是在解剖学上存在[11, 12]。左、右旁正中段毗邻门静脉主裂。左右侧段位于相应的旁正中段的外侧（图 118-2 至图 118-5）[2-5, 11]。

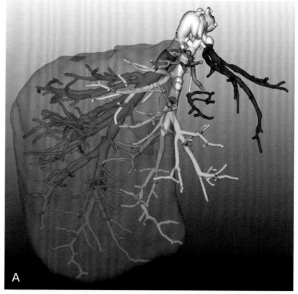
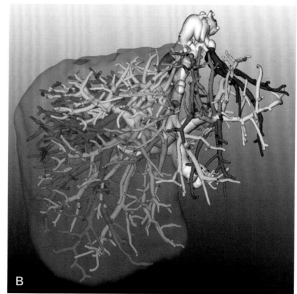
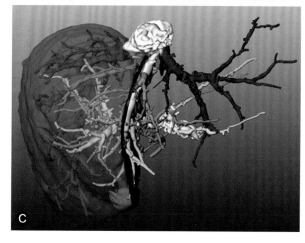

▲ 图 118-6　利用 Hepavision、MeVis-Germany 软件进行肝脏解剖的虚拟三维重建。将右叶与肝静脉（**A**）、肝静脉与门静脉（**B**）、肝静脉与胆道系统（**C**）进行虚拟重建

在我们的讨论中，我们对该命名法进行了一些修改[11,12]。

四、血管胆道鞘

　　Couinaud 将包裹肝门部管腔结构的血管胆道鞘称为"肝解剖学中最重要的结构"[11,14]。他们似乎最初是由 Walaeus 在 1640 年描述的，因此一些人使用术语 Walaean 蒂或 Walaean 鞘[11,15]。Glisson 在 1642 年发表了他对肝脏"囊膜"的描述，Laennec 也在 1803 年发表了他的描述[11,16,17]。门静脉蒂的组成部分（肝动脉、门静脉、胆管、神经和淋巴管）被结缔组织环绕，贯穿其轨道到达实质板。但肝静脉不是这样[11,18]。肝门板位于左右肝蒂之上，而肝门部位于肝门上[11,18]。

脐板与脐门板和圆韧带相连，覆盖左旁正中血管分支的上表面[11]。Couinaud 等认为，肝门板的解剖可使肝门内容物分离[1,2,11,18]。通向左肝节段和扇形蒂的途径是暴露脐板。因为在椎板水平解剖会导致并发症，所以推荐一种进入鞘的方法[11]。该策略已被 Lazorthes 等应用于所谓的肝门上入路的肝解剖切除和肝节段切除[19]。鞘起源于脐的右边缘，在脐板及肝门板的后边缘。它们将分别从这些部位到达右肝、左肝和尾状叶[11,18]。肝门部门静脉狭窄或难以进入时，应考虑分离门静脉主裂的前部。这一手法不会损害任何重要的结构，并允许更好地暴露肝门结构[11]。

　　Couinaud 发现了以下三种肝门蒂入路。

● 筋膜内——鞘内剥离，在此鉴别各种结构。

- 筋膜外——剥离围绕血管胆管的鞘。
- 筋膜外和通过筋膜——从肝门板和脐板处剥离鞘（被认为是最安全的方法，特别是对于二级分支和三级分支）。

五、动脉和胆道系统

根据 Couinaud 和 Houssin 的研究，最常见的动脉和胆道结构如下（占它们系列病例的 90%）。

- 左右两侧有独特的动脉和胆管（24%）。
- 右侧 2 条胆管（17%）。
- 2 条肝左动脉（26%）。
- 右侧 2 条胆管，左侧 2 条动脉（22%）。

胆管通常位于门静脉分支上方，动脉位于相应静脉下方，胆管的血液供应主要来自动脉分支[11, 13]。然而，我们在活体肝移植中观察到的初步结果表明，传统上公认的动脉和胆管解剖相似性存在一些差异（图 118-3）。

（一）肝动脉

Molmenti 等指出，"（动脉）变异的发生与通常的模式不同，这出乎意料地常见却又不可预测[21]"。这些发现不仅与肝移植有关，而且与所有类型的肝胆外科手术有关[1, 2, 4, 21, 22]。在处理动脉多态性和命名时，必须从胚胎学为基础，即在发育过程中肝脏有三部分动脉供应。虽然所有这些结构在成年后可能不是完全的，但是如纤维束之类的残余总是会被有天赋的外科医生发现。

肝总动脉在 80% 以上的病例中起源于腹腔干。5% 的病例有变异的肝总动脉，最常见的起源于肠系膜上动脉。在约 10% 的病例有肝总动脉缺如，这种情况下，左右肝动脉独立起源[21]。

肝右动脉起源于肝固有动脉的占 80% 以上。在 15%～20% 的病例中，有替换的肝右动脉大多数情况下起源于肠系膜上动脉。在略多于 5% 的个体中，有一副肝右动脉可能起源于肠系膜上动脉。65% 的病例右肝动脉在肝总管下方，约 10% 的病例在肝总管前方，约 10% 的病例在胆总管下方[21, 22]。

在 80% 以上的病例中，左肝动脉起源于肝固有动脉。在 15%～20% 的病例中，有替换的左肝动脉，最常起源于胃左动脉、腹腔干或变异的肝总动脉。多达 35% 的人可见左肝副动脉。找到这样的血管在手术干预中是有帮助的。通常可通过触诊肝胃韧带发现变异的左肝副动脉。通过触诊肝十二指肠韧带右侧后段，一指插入 Winslow 孔，可识别替换的右肝副动脉。左侧动脉分布最常见的是由 Ⅲ、Ⅳ 段动脉形成的共同干，并与 Ⅱ 段动脉相连。当后者进入前者靠近左右分叉处时，左肝动脉较短。当入口位于肝动脉分叉处或肝动脉本身时，可出现重复的肝左动脉。严重的动脉粥样硬化改变很少累及肝动脉，甚至在老年人中也是如此[6]。

（二）肝内胆管

左肝管引流 Ⅱ～Ⅳ 段，由 Ⅱ、Ⅲ 段的肝内胆管汇合形成共同干，随后通常在脐裂或脐裂稍右侧的位置与 Ⅳ 段的肝内胆管汇合形成左肝管（图 118-3）。多数情况下，左肝管位于左门静脉蒂的最上位置。最常见的左侧胆道系统分布是 Ⅱ 和 Ⅲ 段的主干，与 Ⅳ 段的主干相连。在 Ⅳ 段肝内导管汇入较晚的情况下，可形成左侧肝门部的上缘[11, 18, 20]。在很少量的情况下，左肝内侧区域的胆管（第 Ⅲ 和第 Ⅳ 段）可能自己形成一个主干，并与左肝外侧区域（第 Ⅱ 段）和尾状叶（第 Ⅰ 段）的胆管汇合，或者 Ⅳ 段的肝内胆管汇入其他胆管或胆总管。这种变异可导致发现短肝管（约 17%）或双左肝管（约 12%）[11]。在 70% 的病例中，左侧胆管是典型的结构[18]。可通过在肝门处对左肝管进行胆肠吻合术实现胆道引流，或在脐裂处对 Ⅲ 或 Ⅳ 段胆管进行胆肠吻合术（Hepp-Couinaud 手术）[23]。应该记住解剖模式的变化[11, 18]。

右肝管存在于 50% 以上的病例中（图 118-3）。它比左侧更难以触及，通常较短，甚至在早期二级双分叉（或分岔）病例中可能缺失。它引流 Ⅴ～Ⅷ 段。Ⅵ 和 Ⅶ 段的胆管走向是水平的。

Ⅴ和Ⅷ段的胆管是垂直的[11, 18]。

尾状叶有自己的胆汁引流管道[18]。

有 57% 的病例观察到肝管汇合在门静脉分叉前方，37% 的病例观察到肝管汇合在门静脉左前方，6% 的病例观察到肝管汇合在门静脉右前方。孤立的节段或亚节段胆管通常起源于Ⅰ、Ⅳ和Ⅴ段[11]，干预后可导致肝门区胆管瘘。约 70% 的病例中，左、右肝管汇合为正常形态。其他可能的结构及其发生率包括：左、旁正中和右外侧胆管分叉（10%），右段胆管并入胆总管（20%），右段胆管并入左段胆管（5%）[18]。

六、门静脉和门静脉异常

左门静脉、左旁正中静脉、左外侧静脉和右旁正中静脉是肝脏结构中的固定结构[11]。门静脉没有分叉是非常危险的情况。在这种情况下，门静脉在肝脏内的轨迹呈曲线状，从右到左呈弓形，并沿着这一路径发出侧支，直到到达尾状叶。结扎存在上述变异的门静脉会导致进入肝脏的门静脉血液完全中断[11, 24, 25]。图 118-4 显示了公认的经典门静脉分支。

七、门、板、裂等其他结构

Couinaud 指出，"门在拉丁语中是指豆中可见的小黑点"，古代解剖学家把这个部位称为肝门，或肝的入口[11]。它包含了肝门结构的分支，具有短的右分支和长的左分支。约 23% 的病例没有出现右门静脉，而是被两个区域分支所取代。47% 的病例中没有右肝管[11]。

Rex 所描述的门静脉裂的位置可能有所不同（图 118-2）。它是通过胆囊板的后端来识别的，在右侧门静脉解剖正常的病例中，往往位于门静脉右侧，而在门静脉分叉处的频率较低，在门静脉左侧的频率更低。在右侧门静脉变异的情况下，门静脉裂几乎总是在分支水平或在左侧门静脉。它在肝脏上的位置没有显著的标记，可以从胆囊窝延续到下腔静脉的左前表面。此外，人们还注意到，当门静脉裂位于左侧时，70% 以上的病例的胆道汇合位于左侧门静脉前方[11, 26, 27]。

肝门板（图 118-2）在左门静脉蒂与肝组织之间分离，脱离肝实质。左肝管是位于肝门上侧的结构。此通路未见大血管或胆管。只有在后部有到尾状叶的分支[2, 11, 18, 23, 28]。

肝脐裂和脐板（图 118-2）是左肝的起源部位。其解剖标志为镰状韧带和左纵沟。左旁正中肝蒂和脐板可以通过与左门静脉相连的圆韧带来识别。没有 Walaean 蒂穿过脐裂[11]。这个结构将左叶与肝脏的其他部分区分开来，是评估和实施左叶切除术和三分叶切除术（经典的三段切除术）的一个里程碑[29]。

Rouvière 沟为与右肝门相连的不规则裂隙（图 118-2）。它是肝外右裂的解剖标志，通常埋于肝实质内。沿着这个结构，可以到达第Ⅴ段和第Ⅵ段的肝蒂，并进一步深入和向后到达第Ⅶ段和第Ⅷ段的肝蒂。在右侧切除术（第Ⅵ~Ⅶ段切除）或左侧三段切除术（三节段切除）（Ⅰ-Ⅱ-Ⅲ-Ⅳ-Ⅴ-Ⅷ段段切除）的复杂操作过程中，分离这些结构的操作是有利的。

根据 Couinaud 的说法，右旁正中门静脉蒂为"最常出现的肝脏血管之一"[11]。

Parabiliary 静脉系统是一个副静脉系统，位于肝门板内，具有十二指肠、胰腺、胃的分支。它与肝实质相关，特别是在尾状叶和方叶，以及胆囊静脉。在门静脉高压的病例中，它可能是一个侧支通路，也可能是连接左右肝的通路[11]。

胆囊静脉通常流入右门静脉，但也可能流入右肝、左肝和（或）流入副静脉系统[11, 13]。

在 20%~50% 的病例中，胆囊窝中会遇到不属于门静脉蒂且与胆囊不相通的小导管。这些导管，如 Luschka 所描述的，代表了"血管异常"的一部分。它们与肝囊管不同，肝囊管是真正的胆管，从肝组织到胆囊[11, 30]。

八、肝静脉、肾上腺静脉和膈静脉

有三条主要的肝静脉流入 IVC（图 118-5）：肝右静脉（RHV）、肝中静脉（MHV）、肝左静脉（LHV）。肝副静脉、下静脉、右下静脉、右中静脉或肝背静脉也直接流入下腔静脉[31]。MHV 和 LHV 表现出相对缺乏解剖多样性，而 RHV 表现出多种变异[32]。

（一）肝右静脉

大多数情况下，RHV 是单一的，很少是双倍的。在超过 50% 的病例中，它在下腔静脉入口 1cm 内没有分支。在这种情况下，可以在实质横断之前将其结扎。在其他变体中，试图结扎它可能导致大量出血和受伤时潜在的空气栓塞[18,31]。

（二）肝中静脉

MHV 沿主门静脉裂（Cantlie 线）在肝实质内传播。在大约 85% 的病例中，MHV 和 LHV 在进入下腔静脉之前就加入了一个共同的主干。当考虑到距离下腔静脉约 1cm 的长度时，有五种最常见的静脉汇流模式（百分比是近似的数值）[31]。

- 无静脉分支（10%）。
- 二分叉（40%）。
- 三分叉（25% 的病例）。
- 四分叉（5%）。
- 独立的 MHV 和 LHV（15% 的病例）。

（三）肝左静脉

LHV 有两条主要的支流，它们通常从主干入口（MHV 和 LHV）汇入下腔静脉[31]。LHV 和 MHV 的汇合处代表了静脉沟的后部。后静脉通常位于左叶后缘[11]。LHV 有各种各样的分支模式。然而，所有的主要分支都在左门静脉裂（分离 II 段和 III 段的裂）的范围内[11]。

（四）肝右后下静脉

有多个肝下静脉（IHV）直接流入下腔静脉。按位置可分为后、后外侧、后下、尾状。95% 的病例观察到后下静脉。尾状叶的静脉的数量通常为 1~4 条[31]。

（五）右肾上腺静脉

有四种常见的肾上腺静脉构型，如下[31]。

- 右侧单个静脉直接流入下腔静脉（75%）。
- 进入下腔静脉前，单个静脉与肝背静脉汇合（22%）。
- 单静脉流入右肾静脉与下腔静脉汇合处（1%）。
- 2 条静脉（2%）。

（六）膈静脉

膈静脉有 1~5 条。它们汇入下腔静脉或肝静脉的频率如下所示（大约百分比）[31]。

- 膈上下腔静脉，右前壁（25%）。
- 膈下下腔静脉，右前壁（90%）。
- 肝后下腔静脉，右后壁（50%）。
- 膈上下腔静脉，左前壁（5%）。
- 膈下下腔静脉，左前壁（35%）。
- MHV 和 LHV 的常见主干（30%）。

九、肝切除术的解剖入路（根据 Couinaud）

见图 118-2 至图 118-5。

（一）后肝（背肝，I 段）

Couinaud[11] 提出了一个后肝或背肝的概念，并将其指定为第 I 段。这个区域包括左右背节段。左背段称为 II 段，I 段为肝实质，又称尾状叶、穗状叶（或 Spieghel 叶）。右背侧节段，也称 I r 段，是下腔静脉腹侧、右上节和 MHV 下、右蒂后的肝实质的剩余部分[11]。在所有病例中，约有一半认为尾状叶"拥抱"下腔静脉并接触第 VII 段[18]。其病理累及可能与下腔静脉的侵犯有关[4]。

门静脉分支起源于门静脉左支，门静脉分叉处，门静脉右支，以及门静脉副系统。在 Walaean 鞘内，每条静脉旁都有一条动脉和胆管。出静脉流入肝后下腔静脉和肝静脉[11]。

在切除部分或全部后肝时，可分为三个部分。下腔静脉前方，左侧与 MHV 之间的区域可通过切除Ⅳ段提前到达。肝中上静脉与右上静脉之间的区域可通过切除Ⅷ段提前到达（比较困难）。切除肝右上静脉Ⅶ段可到达肝右上静脉的前外侧[11]。另外，将肝和下腔静脉分离后，可采用完全后入路进入背侧或尾状叶。应特别注意肝门的后部区域。

（二）左半肝（Ⅱ、Ⅲ和Ⅳ段）

Ⅱ段构成左后角，Ⅲ段构成左前角。左外侧包括Ⅱ段和Ⅲ段，而左旁正中区由Ⅳ段组成[2]。

沿着门静脉主裂切除左肝需要结扎和切断左门静脉蒂、LHV 和 MHV 的左侧支。左肝切除术通常不包括尾状叶。约 40% 的功能性肝肿物位于左半肝[4, 11, 18, 33]。术前影像学研究提供了一个路线图，特别是有用的解剖变异存在时。识别门静脉肝门板并解剖，结扎并横切任何分支至第Ⅳ段。结扎左侧门静脉蒂，可分辨出沿门静脉主裂切除区域的血管分界。横切左半肝的韧带可使其活动。通过肝实质向LHV 进行解剖时，将侧支结扎或剪断。Ⅳ段的静脉分支可在后面遇到。LHV 被识别、捆绑和切断[4, 11, 18]。

潜在并发症基于肝脏解剖包括 Walaean 鞘、肝静脉走行的变化，门户分支供应合适的肝脏，但出现在左门静脉或分支接近它，供应右半肝的门静脉分支起源于门静脉左支，引流右半肝的胆管汇入左肝管，反之亦然[11]。

（三）左叶（Ⅱ、Ⅲ段）

获取和了解脐板为左肝手术提供了途径。正如 Couinaud 所概述的，左门静脉裂分离了Ⅱ和Ⅲ段，并构成了 LHV 所有主要分支所在的平面。此裂不应与位于第Ⅳ段外侧边缘的脐裂（左肝上）相混淆[11]。二级肝门分支供应Ⅱ段，三级肝门分支供应Ⅲ段。LHV 的一个大的后分支位于Ⅱ段的后缘。切除第Ⅱ或第Ⅲ段需要仔细

识别血管分支，保留静脉，并通过颜色区分引导[4, 11]。圆韧带与左门静脉的末端相连。此区域胆管位于左侧门静脉的上方，而动脉位于左侧门静脉的前方和下方。手术入路通常需要识别动脉，然后解剖并分割门静脉最后的Ⅲ段，最后识别胆管。在必须解决胆道梗阻的情况下，可在圆韧带左侧进入Ⅲ段胆管，建立胆肠吻合[2, 18, 23]。

（四）Ⅳ段

肝Ⅳ段可以在不改变剩余肝肿块完整性的情况下切除[4]。第三阶门静脉分支提供这个部分。在所有病例中，切除需要进入脐裂，随后结扎和切断来自左门静脉分支的所有鞘，进入Ⅳ段。肝脏沿 MHV 的左缘分离，以便保存。但是，必要时也可以切除[4, 11]。如果特殊情况下，病理结果需要切除Ⅳ段，可连续切除Ⅱ、Ⅲ、Ⅴ、Ⅷ段 ± Ⅰ段。

（五）右半肝（Ⅴ、Ⅵ、Ⅶ和Ⅷ段）

第Ⅴ段构成胆囊床的右缘。第Ⅵ段为肝的右前角，偶尔被 Rouvière 沟划入右侧，而第Ⅶ段为右后角。肝的下表面看不到Ⅷ节段[2]。门静脉和肝静脉结构的解剖变异在右肝比在左肝更常见[11]。1888 年，Rex 描述了主门静脉和右门静脉裂隙。门静脉主裂从左前表面延伸下腔静脉到胆囊窝。MHV 在其中运行。在脐裂位于右门静脉水平的病例中，右门静脉解剖变异的发生率非常低。当门静脉解剖无变异时，左右肝管的汇聚点通常位于门静脉分叉处的前方。在右侧门静脉缺失的情况下，汇聚在左侧门静脉的前方。右侧门静脉裂在 RHV 处有一个后缘，但除此之外没有解剖标志。右肝上静脉在里面[11, 26]。

术中勾画肝区域有几种方法。这种手法在肿瘤引起的解剖扭曲的情况下特别有用。阻断门静脉和肝动脉的右支（图 118-7）或左支并暂时夹闭（右或左 Pringle 法）可分别以颜色区分右半肝和左半肝。在 Malagó 手法中勾画了

MHV 引流的右半肝区域。此术式需要暂时夹闭门静脉右支、肝动脉右支，然后夹闭 RHV。由右门静脉系统供血的肝脏区域暂时无灌注，并以肝实质的暗色为界限。当松开肝右动脉的钳夹时，动脉灌注将使肝右叶血管重新通畅。然而，通过保留 RHV，其范围将保持有界限，只有被 MHV 供应的右肝实质将恢复其颜色。Malagó 手法在活体供肝移植的右肝切除中特别有用。

与左肝相反，右侧肝段的肝蒂在肝实质内产生。因此，右肝门是右肝手术的必经之路。右侧分支较短（图 118-7），有时门静脉分支分离过早，以致取代了血管分支本身。据估计，在略多于 20% 的病例中，右侧门静脉缺失[11]。解剖上，右旁正中门静脉鞘呈斜位，从肝门右侧进入肝实质。右旁正中门静脉是一个恒定的结构。右侧门静脉鞘平行于肝脏下表面[11, 18]。

近 50% 的病例认为右肝管缺失，其余大多数病例出现三分叉或右段胆道引流流至左侧胆管[11, 34]。

右肝（图 118-5）通过右肝和 MHV 引流。MHV 通过其前分支引流左侧 V 段，通过其后分支引流Ⅷ段。Couinaud 对上、中、下 RHV 进行了区分，并注意到它们的高度解剖变异性。起源于第Ⅶ、Ⅷ段的小引流静脉可独立进入下腔静脉[11]。Couinaud 说："右肝切除术的方便性和安全性取决于右门静脉蒂的长度。"Broelsch

说："对传入和传出血管的控制是至关重要的。"可以通过 Rouvière 沟或通过其外侧和旁正中血管分支，方便地进入右侧支[4, 11, 35, 36]。

起源于门静脉右侧的小分支可以进入第Ⅶ段或尾状叶[11]。右侧叶的活动是至关重要的。肝静脉可通过右叶向内侧旋转或从主门静脉裂的横切实质进入。约 60% 的功能性肝肿物位于右半肝[4, 11]。

（六）右正中旁区（Ⅴ和Ⅷ段）

右正中旁区的范围是可变的。它受主门静脉裂、右门静脉裂和肝背侧的限制。在约 75% 的病例中，中断分支血流没有相关的解剖并发症。在其余病例中，可能导致手术挑战的变异包括分支的起源至第Ⅵ段或第Ⅶ段，其分支通常有重复，以及门静脉分支的缺失。大多数情况下，主门静脉裂在门静脉肝门水平右侧，没有解剖变异。正如 Couinaud 所建议的，当肝门旁分支向上进入肝实质时，最好在肝门水平通过筋膜外入路来控制它。门静脉分支分布的变化表现为血流阻断后颜色分界模式的变化。当切除这个区域时，应保留 RHV（如果没有萎缩）[11, 18]。右旁正中区可连续切除Ⅳ、Ⅵ、Ⅶ段[11]。

（七）右侧区（Ⅵ和Ⅶ段）

右外侧区位于右侧门静脉裂的外侧。肉眼

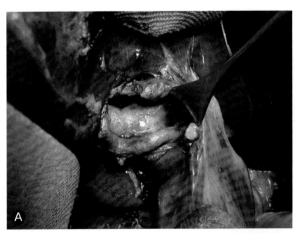
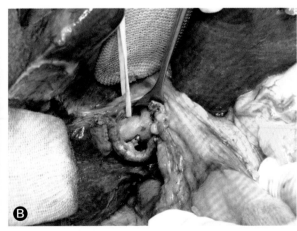

▲ 图 118-7　手术切除右侧门静脉蒂
A. 右肝动脉和右门静脉已解剖；B. 随后将右肝管分离并用橡皮筋圈住

可见，肝的右缘是右外侧段的一部分。右侧门静脉裂平面沿 RHV 方向。然而，RHV 可能在大约 25% 的病例中异常小。Couinaud 将其描述为一个"非常大"的倾斜走行的裂缝横跨"整个右肝"。当行肝脏右外侧切除手术时，通常可在肝门右缘发现肝门蒂，通常在主门静脉裂右侧 2cm 处。右侧分支与肝表面平行。可遇到的解剖变异包括来自右旁正中区的右外侧分支和门静脉分支重叠。在 80% 以上主门静脉裂位于门静脉右侧的病例中，右侧未见解剖变异。右下静脉和中静脉是右外侧区的一部分。肝实质横切面颜色分界线在门静脉后 [11,18]。

右外侧段可与 V、Ⅷ 段同时切除 [11]。

（八）V 和Ⅵ段

当进行解剖切除时，可通过筋膜外方式控制肝蒂。第 V 段由起源于右旁正中束前部的门静脉支支配。第Ⅵ段的分支来自右外侧门静脉分支的前部。偶尔，第Ⅵ段有单个门静脉分支。V 段静脉引流进入 MHV，而Ⅵ段静脉引流进入 RHV。切除是由与血管闭塞相关的颜色变化指导的 [11]。

（九）Ⅶ段

第Ⅶ段和第Ⅷ段之间的边界为右侧门静脉裂。第Ⅶ段的特点是由单一门静脉蒂提供，称为 Rex 血管弓。此蒂起源于右侧门静脉束，位于第Ⅶ段分支的远端和后端。偶尔，如在右侧门静脉三叉的情况下，它可能自己产生。静脉引流通常是流入 RHV。切除此段时，建议暴露下腔静脉和 RHV。

（十）Ⅷ段

第Ⅷ段由右旁正中门静脉束的后支支配。它的静脉引流主要是通过 MHV。

十、淋巴管系统

肝脏的淋巴系统尚未完全阐明。淋巴管通常在门静脉系统内，并收集可能起源于 Disse 腔隙的淋巴。淋巴管与门静脉系统的其他部分一起到达肝门，最终到达主动脉淋巴结和胸导管。淋巴管也与肝静脉一起沿着下腔静脉，然后进入胸部。在肝被膜内也有浅淋巴管 [13, 37]。

十一、神经

肝脏同时接受交感神经和副交感神经支配。交感神经通过腹腔神经丛。刺激会导致葡萄糖和乳酸的增加。副交感神经支配着迷走神经。刺激导致糖原合成，减少葡萄糖释放，胆囊收缩 [13, 37, 38]。

十二、微观结构

鉴于我们这一章的外科性质，我们在这里只描述肝脏显微结构的基本方面。六方小叶、门静脉小叶和腺泡分别被 Kiernan、Mall 和 Rapaport 描述为肝脏功能单位 [37]。这种解剖 - 生理结构与肝细胞代谢活动、暴露于有毒物质和氧浓度的变化有关 [13]。据估计，肝脏中大约有 1000 亿个肝细胞组成 80% 的肝细胞。肝细胞呈多面体状，排列在肝血窦内单层细胞厚度的肝板上。肝细胞有基底外侧（窦状、血管状）域、管状（顶端、胆道）域和外侧域 [37]。基底外侧（血管、血窦）区域位于血窦和窦周隙的空间。相应的肝细胞膜内衬有微绒毛，是血液和肝细胞之间的一个主动运输区域。它在一定程度上是维持肝脏 pH 在 7.2 左右的基础 [37]。小管膜包含主动转运系统，并在一定程度上维持肝脏 pH 在 7.2 左右。该结构域包含多种酶，具有指向细胞外部的活性位点。胆管位于肝细胞管状域之间，直径为 1～2μm，并入 Hering 管，Hering 管依次流入由胆管细胞排列的胆管。它们依次更符合中文语义更大的胆管，最终形成胆总管 [37]。侧域分离前两个域并包含连接复合体 [37]。由于肝细胞和窦内衬细胞均缺乏基底膜，肝的窦周间隙是液体可以自由移动的部位。肝窦内有四种类型的细胞：肝窦内皮细胞、Kupffer 细胞、淋巴细胞和星状细胞（Ito 细胞）。后者储存维生素 A 并促进肝硬化的发病过程[13,37]。

大胆管和间隔胆管表达血型抗原[13]。慢性排斥反应、毒素反应、移植物抗宿主病和其他疾病主要涉及 < 0.1mm 的导管[13]。

十三、肝血流和代谢

男性的肝脏重约 1800g，女性重约 1400g。它每分钟接收大约 1500ml 的血液，30% 来自肝动脉和其余的 70% 来自门静脉。正常情况下每 100g 肝脏有 25～30ml 血液，但在充血的情况下可达 60ml/100g。血液流动也会因其他生理条件而变化，例如进食。门静脉血流对蛋白质食物最敏感。碳水化合物的摄入对门静脉流量的增加有适度的影响。脂质的影响被认为是微不足道的[13,37]。

肝脏是蛋白质和氨基酸代谢的主要场所。超过 90% 的循环血浆蛋白来自肝脏。肝脏通过门静脉循环接收膳食氨基酸。它们的有效性受肝细胞膜转运活性的限制。肝细胞也能通过内吞作用内化大分子和其他大分子。非必需氨基酸在肝脏中通过丙酮酸、α- 酮戊二酸和草酰乙酸途径合成（Kreb 循环）。氨基酸分解代谢主要发生在肝脏。那些注定不能成为肝细胞或血浆蛋白的蛋白质被降解为丙酮酸、乙酰辅酶 A（CoA）或三羧酸循环中间体的成员。氨基中的氮经尿素循环处理后，以尿素的形式从尿液中排出[37,39]。

肝脏从多余的糖中产生脂肪酸。脂肪酸主要以甘油三酯的形式储存在细胞内。肝脏中脂肪酸的氧化产生酮体[37]。肝脏与脂蛋白生理学密切相关。它是极低密度脂蛋白（VLDL）和大部分血浆高密度脂蛋白的产生部位[40]。Austin Flint 最先描述了肝脏疾病中的高胆固醇血症现象。顺便说一句，他也被一些人认为是第一个报道肝肾综合征的人[40,41]。

肝脏不仅要满足其他器官的生理需要，还必须满足自身的生理需要。在处理进食、吸收后和禁食状态下的肝脏生理学时，这是最好的例证[42]。在正餐状态下，进食状态下的大部分葡萄糖通过三碳片段在肝脏中转化为糖原。每千克肝组织最多可储存 65g 糖原。过量的葡萄糖可以通过多种方式得到控制。其中一种重要的方法是脂肪酸的合成。脂肪酸经灭菌后作为 VLDL 转运到脂肪细胞[42]。在餐后状态下，肝糖原主要在大脑和红细胞中分解为葡萄糖。脂肪细胞释放脂肪酸作为大多数组织的能量来源[42]。在空腹状态下，体内糖原会在 48h 内耗尽。大脑和红细胞的葡萄糖是通过糖异生产生的。糖异生在 24～48h 达到高峰。在肝脏中，甘油而不是脂肪酸为糖异生提供了碳源。在长时间的饥饿中，大脑对葡萄糖的使用减少，肝脏产生的酮体成为主要的能量来源[42]。

十四、肝再生

肝脏的再生特性最初是由普罗米修斯在一个古老的神话中发掘出来的，他的肝脏被一只老鹰反复吃掉，然后夜复一夜地重新长出来。这是为了报复他偷了众神之火[43]。这个神话在现代被证明是正确的，肝脏的再生性质允许现代医学利用这一现象，如广泛的肝切除和活体供肝移植。几十年来，肝脏的再生能力为患者和外科医生提供了不断发展的多种治疗选择。

再生能力通常是由于肝移植中供肝固有的损伤，如切除或缺血 / 再灌注损伤而激发的，其中包括存活和死亡的供肝（图 118-8）。这种能力始于分子水平，最初于 20 世纪 60 年代在部分肝切除动物模型中描述。肝细胞要想在损伤后恢复，必须在维持功能的同时进行高频率的增殖，以维持患者的生理需要。这种能力受到缺血、保存损伤、肝脏脂肪变性和年龄等内外因素的影响。完全分化的肝细胞是肝部分切除术后快速肝再生的手段。TNF-α 和 IL-6 参与了细胞因子的初始反应，在损伤后数小时内启动级联反应进而导致再生。从 Kupffer 细胞中释

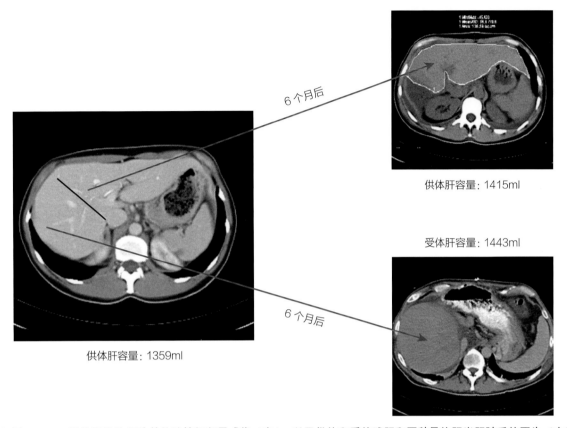

供体肝容量: 1415ml

受体肝容量: 1443ml

供体肝容量: 1359ml

▲ 图 118-8　活体肝供体切除前的计算机断层成像（左），以及供体和受体残肝和同种异体肝半肝随后的再生（右）

放的 IL-6 和 TNF-α 在肝损伤后的前几个小时与 TGF-α、肝细胞生长因子、肝素结合型表皮生长因子一起作为引物，帮助肝细胞进入细胞周期，开始快速增殖[44]。肝切除术和肝移植后的磷水平往往需要密切关注，因为磷水平可能会急剧下降。其原因常常被掩盖为"肝脏再生的一部分"。然而，理解这种机制很重要。部分肝切除术后 30min，HGF 的磷酸化已在动物模型中被证实，并被认为是"肝再生的启动器"。生长因子（如 HGF）的激活通常可以解释切除术后的低磷血症[45]。

IL-6 和 TNF-α 也参与转录因子的活化，其中包括核因子 kappaB 和信号转导和转录激活因子 3，以及细胞外信号调节激酶和 c-jun N 末端激酶[44]。这些基因的转录促进细胞周期进程，并最终有助于肝切除或移植领域的缺血损伤后的修复和再生。需要重申的是，这种修复和再生能力受到损伤程度、基础肝脏状况及患者的生理储备的影响。

十五、胆汁形成

胆汁是由盐、电解质、氨基酸、蛋白质、脂类、维生素、类固醇、毒素、药物和重金属等组成的水溶液[46]。它是在渗透过滤和物质运输的基础上形成的，导致了这种渗透梯度的发展。它的功能包括饮食物质的吸收和消化、胆固醇的排泄和有毒物质的清除[46]。

致谢

我们感谢本章先前的作者，他们的论述非常详细和准确，并附上作者信息（Ernesto P. Molmenti、George C. Sotiropoulos、Arnold Radtke、Jeffrey M. Nicastro、Gene F. Coppa、Eduardo de Santibañes 和 Massimo Malagó）。

第119章
肝脏功能的实验室检查

Laboratory Measurement of Hepatic Function

Helen S. Te　著

刘丽平　译

摘要　肝化学检查提供了一个了解肝脏健康状况的途径。肝化学检查指标的升高通常反映肝脏的病理情况，但通常肝脏化学检查不一定能排除肝脏疾病。接受手术的患者可能已患有肝脏疾病，这在某些情况下可能影响手术本身进展或术后进程。而其他患者可在术后出现急性显著的肝功能障碍，故需要对病因进行全面调查，以便采取适当的处理。对肝化学检查的异常进行解释应以改进模式和提高灵敏度为导向，这将在一定程度上缩小鉴别诊断的范围。而且一切诊断都应该在临床背景的基础上进行，其中包括既往病史、体格检查、其他实验室检查及放射影像学的研究。

关键词：肝化学检查；丙氨酸转氨酶；天冬氨酸转氨酶；碱性磷酸酶；胆红素；肝炎；胆汁淤积

肝功能检查或肝功能面板是由血清生化检查组成的，其中包括血清白蛋白、胆红素、碱性磷酸酶、天冬氨酸氨基转移酶（AST）和丙氨酸氨基转移酶（ALT）。然而，这些项目具有误导性，因为只有血清白蛋白水平才能真正衡量肝的合成功能。因此，这一组检查更应被命名为肝化学检查。

肝化学检查中指标的升高通常反映脏处于病理状态，但常规的肝化学检查并不能完全排除肝疾病。例如，慢性乙肝或丙肝血清中AST和ALT指标均可表现正常，尤其在肝脏炎症累积范围很小或几近没有时。此外，在由任何病因所导致的肝硬化中，血清AST和ALT含量均可表现正常，同时血清白蛋白和胆红素的含量也可表现正常。与之相对的是，尽管进行了包括肝活检在内的全面评估，少数血清转氨酶轻度升高的患者也未发现肝疾病，而这类患者可能永远不会真正发展为肝病，但在长期随访中，约20%的患者

最终发展为特定的肝脏相关疾病[1]。因此肝化学检查结果无论是升高或是正常，都需要在相应的临床背景环境下进行解释，对于患者特定的肝疾病存在的风险因素要保持注意，对于通过既往病史，体格检查和放射影像学研究表明出肝疾病的证据时，对于肝疾病的全面评估可能很有必要。

对肝化学检查的异常进行解释应以改进模式和提高灵敏度为导向，这将在一定程度上缩小鉴别诊断的范围。血清中AST和ALT高于碱性磷酸酶时，提示肝细胞存在损伤或坏死的疾病过程。此外，血清碱性磷酸酶的显著升高伴或不伴胆红素的升高，提示胆汁被干扰流入胆管和通过胆管的疾病过程。单独的高胆红素血症可能表示胆红素产生的增加，或者胆红素结合或小管运输的紊乱。如果存在AST和ALT混合升高，以及碱性磷酸酶和（或）胆红素的升高，则有必要进行广泛的鉴别诊断。升高的持续时间也是另一个重要的考虑因素，因为对

急性、病程较短的慢性、病程较长的疾病的诊断是不同的（表 119-1）。

表 119-1　按升高型式和升高度划分的肝化学指标升高的常见鉴别诊断

肝细胞性	胆汁淤积性
急性	
缺血性肝炎	胆道梗阻
药物或毒素所致肝损伤	药物性胆汁淤积症
急性病毒性肝炎	脓毒症胆汁淤积症
胆总管结石病	肠外营养相关性胆汁淤积症
自身免疫性肝炎	危重病相关胆汁淤积症
肝豆状核变性	
慢性	
慢性病毒性肝炎	原发性胆管炎
酒精性肝病	肝结节病
非酒精性脂肪肝	原发性硬化性胆管炎
自身免疫性肝炎	免疫球蛋白 G4 相关性胆管炎
遗传性血色素沉着症	药物性胆汁淤积症
肝豆状核变性	慢性胆管梗阻
α_1- 抗胰蛋白酶缺乏症	
药物性肝损伤	

一、肝化学检查

（一）细胞损伤标志物

天冬氨酸氨基转移酶和丙氨酸氨基转移酶分别催化氨基酸天冬氨酸和丙氨酸的 α- 氨基与 α- 酮戊二酸的 α- 酮反应，分别生成了草酰乙酸和丙酮酸[2]。这些血清中的酶通常以低含量存在于血液中（通常为 35～60U/L，取决于实验室参考值），当肝细胞膜受损时会被释放到血中。相比于 AST，ALT 主要存在于肝细胞细胞质内。故相比于 AST，ALT 是一种更为特异性的肝脏损伤指标，而 AST 可存在于骨骼、心肌、肾脏、胰腺、红细胞和大脑的线粒体中。偶尔也可在肌肉损伤时发现 ALT 的轻度升高。

血清转氨酶的水平在几乎所有肝脏疾病中都有一定程度的升高，但在急性病毒性肝炎、毒性肝坏死和缺血性肝损伤中升高最高。病毒性肝炎的轻微病例中血清转氨酶仅伴有数百个单位的升高，而超过 1000U/ml 的升高一般只出现在急性病毒性肝炎合并黄疸的患者中。对乙酰氨基酚中毒或严重的缺血性肝炎所导致的转氨酶升高大于 3000U/ml。升高的程度对于预后无意义，因为它不能反映剩余存活的肝细胞的完整性和肝脏的恢复能力。凝血酶原时间可以更准确地测定肝脏其余的合成功能，是预测肝脏疾病预后的最佳工具[3]。

当转氨酶轻度或中度升高至 300U/ml 时，且 AST 与 ALT 的比值＞2，提示患有酒精性肝病（ALD）。再例如，非酒精性脂肪肝（NAFLD）或病毒性肝炎血清 ALT 水平通常高于 AST，而缺氧或毒性损害时 ALT 高于 AST。与 ALT（47h）相比，血清 AST 的平均血浆半衰期（17h）更短，因此它比血清 ALT 下降得更快，从而使血清 ALT 在疾病恢复期高于血清 AST。如果血清中谷丙转氨酶水平明显高于正常水平或其升高的最低水平高于血清 ALT，应考虑血清 AST 来源于肝外，如心肌梗死、横纹肌溶解、剧烈运动或溶血。血清转氨酶的急性升高可能提示近期发生的缺血损伤、药物或毒素损害、急性病毒感染，或者会出现在一些表现为黄疸的病例里，而 6 个月或更长时间的转氨酶的慢性升高可能提示慢性病毒性肝炎、自身免疫性肝炎（AIH）或肝代谢性疾病。

（二）胆汁分泌和排泄的标志物

碱性磷酸酶是一类水解有机磷酸酯的锌金属酶。它存在于肝细胞的小管膜中，也存在于其他各种组织中，其中包括骨、肠、胎盘、肾和白细胞[2]。通常碱性磷酸酶在血清的水平和年龄高度相关，儿童期和青春期血清水平高与活跃的骨生长有关，而老年血清水平再次升高与骨吸收有关[4]。在肝脏疾病中，由于新的蛋白的合成，碱性磷酸酶明显增加，这可能是由某些胆汁酸引起的。虽然在诸多肝细胞疾病中都可以看到碱性磷酸酶轻度的升高，但如果升高幅度超过正常参考范围 3 倍或以上，则提示存在胆管阻塞或肝内胆汁淤积[3]。

用于评估胆汁淤积的酶是谷氨酰转肽酶（GGT），它存在于肝脏和其他一些脏器中，如小肠、肾脏、睾丸、胰腺、脾脏、心脏和大脑。这种酶催化 γ- 谷氨酰从谷胱甘肽和其他肽转移到其他氨基酸。血清 GGT 是检测胆道疾病的一种敏感但非特异性的检测方法。酒精和药物可高度诱导其产生，并且在某些疾病如糖尿病、肾衰竭、心肌梗死和慢性阻塞性肺疾病中 GGT 均可能升高。它在临床上的主要价值在于确定碱性磷酸酶水平升高是否是由肝病引起的，并可能用于监测血清 AST 和 ALT 正常的患者戒酒[3]。

急性胆汁淤积可能是由于胆道的急性阻塞，这可能是由胆结石进入胆总管或迅速生长恶性肿瘤引起的，也可能是由于某些药物的肝毒性，如大环内酯类抗生素和唑类抗真菌药物，或者由于败血症、肠外营养（PN）或其他严重疾病的并发症所导致的。药物引起的胆汁淤积可能会持续发展为慢性，但慢性胆汁淤积的其他原因包括良性胆管狭窄或缓慢增长的恶性肿瘤引起的慢性胆管梗阻、原发性胆道胆管炎（PBC）、原发性硬化性胆管炎（PSC）、免疫球蛋白 G4（IgG4）相关胆管炎（IAC）和肝结节病。肝浸润性疾病也常常导致血清碱性磷酸酶水平的升高。

（三）胆红素代谢标志物

间接胆红素是血红蛋白在脾脏降解的副产品。它与血清白蛋白结合并被带到肝，在那里被肝细胞吸收进行结合，结合胆红素在胆汁中排出。血清中未结合胆红素水平升高会导致未结合胆红素生产过剩或结合过程的紊乱。通常，在大多数肝疾病中，如肝细胞损伤、胆红素转运障碍或胆管疾病，血清结合胆红素水平会升高。所以在评估高胆红素血症时，确定导致胆红素升高的类型很重要，以便确定胆红素代谢的病理步骤[3]。

（四）综合作用的测度

白蛋白是肝脏合成的最多的血浆蛋白。它

的半衰期大约为 20 天，这限制了它作为急性肝病的合成标志物的用途。它对轻微的肝损伤反应也并不敏感，但血浆白蛋白水平的显著下降提示肝脏受到了长期的损害，通常是严重的损伤。其他可能影响血清白蛋白水平的因素包括营养和通过胃肠和肾脏系统的损失。在患有水肿和腹水患者中，血浆白蛋白的分布可能会扩大，从而导致测量的血清水平降低[3]。

肝合成六种凝血因子：因子 I（纤维蛋白原）、因子 II（凝血酶原）、因子 V、因子 VII、因子 IX 和因子 X。凝血酶原时间测定是在试验血清中加入凝血活酶和钙，测定凝血酶原转化为凝血酶的速率，并间接的评估凝血因子的有效性[3]。凝血酶原时间的延长可能是由于肝功能异常的情况下肝合成功能的严重不足，但膳食性维生素 K 缺乏症、抗生素的应用、维生素 K 吸收不良、弥漫性血管内凝血、一些药物的使用（如华法林）都是其他可能导致凝血酶原时间延长的原因。给予肠外维生素 K 可能有助于鉴别维生素 K 缺乏症和肝合成功能障碍。

二、手术前后常见的肝胆疾病

（一）缺血性肝炎

缺血性肝炎，又称休克性肝或缺氧性肝损伤，是由于肝细胞灌注不足或全身低氧血症导致肝细胞缺血，导致肝细胞广泛坏死。它的特点是血清转氨酶急剧升高，在肝细胞供氧恢复后，转氨酶又迅速下降。这种诊断通常是在危重患者或术后患者出现低血压或低氧血症的情况下做出的，如果没有这些危险因素，就应该寻找其他病因，如病毒性肝炎和药物损伤。

在最近的一项 Meta 分析中，在重症监护病房住院的患者中，缺血性肝炎的合并发病率为每 100 例入院患者中的 2.5 例。然而，只有大约 50% 的患者检测到低血压。大多数病例（79%）有急性心脏事件的倾向，23% 的患者出现脓毒症[5]。肝脏的被动充血似乎使患者更易患缺血性肝炎，右侧的压力升高增加了肝窦的压力，从而阻碍了门静脉的血流向前流动。在一项针对 32 209 例 ICU 患者的大型研究中，缺血性肝炎患者的平均肺毛细血管楔压为 19.4mmHg，全身血管阻力为 1875dyn·s/cm⁵[6]。另一项针对 1066 例 ICU 患者进行的研究报道显示，在没有潜在创伤或出血的情况下，所有患者的肺毛细血管楔压均升高，其中脓毒症患者的楔压的中位数为 17mmHg[7]。因此，在血压没有明显下降的情况下发展为缺血性肝炎的患者可能会发生急性心脏损伤，如心肌顿抑[5]。最后，脓毒症还可能减少肝细胞对氧的摄取，并增加耗氧量，这可能导致肝细胞出现一定程度的缺血。

缺血性肝炎的治疗重点是改善内脏灌注和氧合，正如本文指出的，可通过扩张血管内容量恢复足够的血压和（或）通过肌力支持来改善肝脏灌注[8]。

（二）药物介导的肝损伤

肝脏是药物吸收、代谢和排泄的中心，易受药物或其代谢物的毒性作用而损伤。药物性肝损伤可能是内源性的或特异性的。内源性肝毒素包括通过对肝细胞的直接物理化学作用导致肝损伤的物质（如四氯化碳、磷），以及那些代谢物干扰代谢途径进而破坏肝细胞结构过程的物质（如鹅膏素、乙醇、对乙酰氨基酚或四环素）。内源性肝毒素引起的中毒性肝炎是剂量依赖性的，在暴露于致病剂的个体中通常是可预测的。对乙酰氨基酚是导致药物性肝损伤最常见的原因，在过量用药或与细胞色素 P_{450} 诱导剂（如酒精）联合服用时，也会出现药物性肝损伤。

特异性药物性肝损伤并不常见，只会影响敏感的个体。导致肝损伤的超敏反应在接触该药物的 1～5 周内发生，并在再次使用该药物后（1 次或 2 次剂量后）迅速复发，通常伴有发热、皮疹、关节痛和嗜酸性粒细胞增多。可能引起过敏反应的药物包括氟烷、氯丙嗪、甲基多巴、磺胺类、苯妥英钠和氨苯砜。代谢介导的

肝损伤是由于药物在敏感患者体内代谢途径的异常，从而导致肝毒性代谢物的产生。可能导致这类损伤的药物包括异烟肼、丙戊酸、甲基多巴和马来酸哌克昔林。诊断药物性肝损伤需要仔细的询问病史，以确定其是否可能是吸毒人员，并仔细排除导致肝功能不全的其他可能病因。药物性肝损伤事件通常发生在使用一种新药后的 6 个月内，尽管有些药物在较长的潜伏期后仍可能引起药物性肝损伤（如呋喃妥因、米诺环素和他汀类药物）。抗生素和抗癫痫药物所引起的药物性肝损伤占所有病例的 60% 以上，并且草药补充剂应被视为可能的危险因素。药物性肝损伤的诊断方法可以根据肝损伤的表现形式使用 R 值，即 ALT 与其正常上限（ULN）的比值除以血清碱性磷酸酶与其 ULN 的比值。R ≥ 5 被认为是肝细胞性药物性肝损伤，R < 2 被认为是胆汁淤积性药物性肝损伤，R=2～4.9 被认为是混合型药物性肝损伤[9]。

肝细胞性药物性肝损伤中血清 AST 和 ALT 水平可达到几百至几千，在对乙酰氨基酚导致肝毒性损伤，这种肝损伤可并发急性肝衰竭，但这种情况很少见，可能需要肝移植或会导致患者死亡。其他作为相互排斥的病因，如急性病毒性肝炎（包括 EBV、CMV 和 HSV 感染）、40 岁以下未确诊的肝豆状核变性（Wilson disease，WD）和急性布 – 加综合征，都应当予以排除。在鉴别诊断中也应考虑自身免疫性肝炎，因为由一些特殊的肝毒素引起的药物性肝损伤与自身免疫性肝炎很相似（如米诺环素和呋喃妥因引起的）。肝活检有助于确认临床上对药物性肝损伤的怀疑，尽管仅根据肝活检通常很难确定导致损伤的确切药物类型，但对于已知有特定组织学损伤模型的药物应除外，如硫唑嘌呤或丙戊酸。严重药物性肝损伤的预测最好用 Hy 定律来预测，即血清转氨酶大于或等于 ULN 的 3 倍；总胆红素大于 ULN 的 2 倍；碱性磷酸酶升高很少或没有升高；对肝细胞损伤尚无其他好的解释。符合所有这些标准的病

例有 1/10 的可能会发生急性肝衰竭，其死亡率为 10%～50%[11]。因此，90% 的患者确实从肝细胞药物性损伤中恢复过来。治疗的标志是停止使用令人不适的药物，并且强烈建议不要再接触该药物，特别是在初次药物性肝损伤发作时血清转氨酶显著升高或出现黄疸的情况[10]。

药物介导胆汁淤积的特点是，当前或最近在使用药物及在排除其他引起胆汁淤积的原因后，血清碱性磷酸酶水平升高[12]。药物性胆汁淤积的危险因素包括年龄较大（60 岁）和特定的基因决定因素，这些因素增加了使用某些药物的风险。在门静脉循环中吸收的药物由肝细胞基底外侧膜的转运蛋白吸收，在肝细胞中解毒，然后由耐多药蛋白（MDRP）家族的小管转运蛋白挤压入小管，与胆汁一起排出。影响这些小管外排转运体的药物和代谢物与胆汁淤积性 DILI 尤其相关。大多数与胆汁淤积损伤有关的药物被认为抑制了胆盐输出泵（BSEP），而大多数多药耐药性突变 3（MDR3）或 BSEP 突变的患者发生胆汁淤积性 DILI 的风险增加了 3 倍[13]。

许多药物引起的胆汁淤积是通过引起胆管损伤或门静脉炎症，从而引起不同程度的肝细胞损伤和坏死所导致的。抗菌药是与胆汁淤积性药物性肝损伤相关的最常见的一类药物，而阿莫西林克拉维酸是最常见的元凶。磺胺类药物、大环内酯、氟喹诺酮类药物、四环素类药物、抗真菌药物和抗逆转录病毒药物通常也与药物引起的胆汁淤积有关，此外还有一些抗炎药物和精神药物与之相关。另一些药物，如口服避孕药和合成代谢类固醇，可引起轻微的胆汁淤积（即无炎症成分的单纯小管胆汁淤积）（表 119-2）。从最初的损伤至持续 6 个月以上的慢性胆汁淤积性药物性肝损伤可表现为消失性胆管综合征或导管减少（如由磺胺甲噁唑、喹诺酮类药物引起）或硬化性胆管炎（如由氟尿嘧啶引起）。肝活检诊断为胆管消失综合征，慢性胆管损伤持续时间较长，最终导致胆管缺失。硬化性胆管炎是由供应胆管根的肝小动脉损伤引起的，引起缺血性胆管病，表现为胆管狭窄[13]。

大多数药物引起的胆汁淤积会随着药物的停止而消失。然而，持续性的胆汁淤积症可导致胆汁性肝硬化及最终肝失代偿。胆汁淤积性药物性肝损伤的死亡率为 5%～14%，混合性药物性肝损伤的死亡率为 2%～5%[13]。虽然熊去氧胆酸在胆汁淤积性药物性肝损伤中的应用在实践中很常见，但它在这一领域的真正疗效还尚未确定[14]。

（三）病毒性肝炎

甲型、乙型、丙型、丁型和戊型肝炎都可引起急性肝炎，虽然急性丙型肝炎通常是温和的，不易发现。急性病毒性肝炎可能是亚临床的，但那些出现症状的人中通常数百例血清谷丙转氨酶和谷丙转氨酶升高，血清谷丙转氨酶明显高于谷丙转氨酶。严重的伴黄疸的病例血清转氨酶水平可达 2000U/ml。虽然慢性戊型肝炎只发生在免疫功能低下或免疫抑制的个体中，但甲肝感染是自限性的，而其他肝炎可发展为慢性感染。然而，当肝细胞严重损伤和坏死，肝脏可能出现急性肝衰竭，某些情况下可能需要肝移植或会导致死亡。戊型肝炎急性肝衰竭的孕妇死亡率尤其高[15]。

甲型和戊型肝炎通过粪-口途径传播，通常发生在从疫区返回的旅客中。然而，急性甲型肝炎在美国曾因受污染的农产品或生牡蛎而暴发[16]。急性甲肝的诊断是通过血清中检测甲肝 IgM 抗体。康复后，这种物质会转化为甲型肝炎免疫球蛋白，使人终身免疫。同样，检测血清中戊型肝炎 IgM 抗体可诊断急性戊型肝炎。慢性戊型肝炎已被记录在免疫功能低下或受免疫抑制的个体中，当疑似程度很高但最初的血清学检测呈阴性时，诊断这种疾病时就需要检测戊型肝炎 RNA[17]。

乙型肝炎是由一种高度传染性病毒引起的，其传播风险远远超过人类免疫缺陷病毒。青少年或成人通常通过性途径或非肠道途径罹患急性乙型肝炎，并可能出现症状，而婴儿和

表 119-2　药物性胆汁淤积涉及的常见药物	
药物类别	药 物

轻度胆汁淤积症

激素	• 合成类固醇，一些抗雄激素，口服避孕药
其他	• 硫唑嘌呤、西替利嗪、环孢素、格列苯脲、英夫利昔单抗、美托拉酮、奈韦拉平、丙氯哌嗪、噻苯达唑、他莫昔芬、华法林

炎症性胆汁淤积症

青霉素	• 阿莫西林、阿莫西林－克拉维酸、羧苄西林、氯唑西林、双氯西林、氟氯西林、苯唑西林、青霉素、替卡西林
磺胺类药	• 磺胺嘧啶、甲氧苄啶－磺胺甲噁唑
大环内酯类	• 阿奇霉素、克拉霉素、红霉素、特利霉素
喹诺酮类	• 环丙沙星、左氧氟沙星、莫西沙星、替马沙星、曲伐沙星
四环素	• 多西环素、米诺环素、四环素
头孢菌素	• 头孢曲松、头孢氨苄
抗真菌药	• 格里索黄霉素、伊曲康唑、酮康唑、特比萘芬
抗逆转录病毒药物	• 去羟基昔、奈韦拉平、司坦夫定
抗分枝杆菌药物	• 异烟肼、利福平
抗炎药	• 别嘌呤醇、塞来昔布、双氯芬酸、金盐、布洛芬、青霉胺、苯丁酮、吡罗昔康、舒林酸、替诺昔康
三环类抗抑郁药	• 丙咪嗪、地塞帕明、阿米替林
抗精神病药	• 利培酮、喹硫平、度洛西汀
苯二氮䓬类	• 氯氮环氧化物、地西泮
其他精神药物	• 氯丙嗪、氟奋乃静、噻唑嗪
化疗药物	• 卡莫司汀、阿糖胞苷、吉西他滨
抗糖尿病药物	• 瑞格列奈、二甲双胍
降脂剂	• 非诺贝特、阿托伐他汀
免疫抑制药	• 硫唑嘌呤、环孢素
其他	• 巴比妥酸盐、卡托普利、卡马西平、氯氮丁腈、氯丙酰胺、右美沙芬、右丙氧苯酚、非诺贝特、加巴喷丁、格列本脲、肼、氢氯噻嗪、甲巯咪唑、甲基多巴、奥利司他、苯妥英钠、普罗帕酮、丙基硫脲、噻氯匹定、美芬丁胺

胆管消失综合征

精神药物	• 阿米西汀、阿米替林、乙酰丙嗪、巴比妥酸盐、卡马西平、氯丙嗪、西马嗪、噻庚啶、安定、氟哌啶醇、丙咪嗪、苯妥英、三氟拉嗪
抗生素	• 阿莫西林、阿莫西林－克拉维酸、氨苄西林、氟氯西林、克林霉素、喹诺酮类、甲氧苄啶－磺胺甲噁唑、大环内酯类、四环素
非甾体抗炎药	• 双氯芬酸、布洛芬
其他	• 胺碘酮、阿吉马林、硫唑嘌呤、卡丁酰胺、西咪替丁、氯噻嗪、色甘酸钠、丙酸环己酯、D-青霉胺、雌二醇、格列本脲、甘草酸、甲睾酮、去雄烯丙酮、苯丁酮、特比萘芬、噻苯达唑、甲苯丁酰胺、硫普罗宁、夏那胺、唑尼沙胺

硬化性胆管炎

化学治疗	• 氟尿嘧啶核苷
肿瘤内用药	• 无水酒精、甲醛、高渗盐水、碘溶液、硝酸银

幼儿往往在围产期或水平获得，且有亚临床病程。获得感染的风险因素包括在出生时、在性方面或在家庭内部与受感染者接触、有输血史或非肠道药物使用史、在卫生保健部门工作、正在接受血液透析或被在监狱或精神病院收容等。急性乙型肝炎的诊断基于乙型肝炎表面抗原（HBsAg）和乙型肝炎核心（HBc）IgM 抗体的检测（表 119-3）。HBc IgM 在 4～6 个月后最终转化为 IgG。当一个人从急性乙型肝炎完全康复后，HBsAg 转化为乙型肝炎表面抗体，给予免疫。从急性乙型肝炎发展为慢性感染的风险与感染年龄成反比，婴儿的感染风险高达 70%～90%[18, 19]。

当 HBsAg 在急性乙型肝炎诊断后持续 6 个月或更长时间时，感染就变成了慢性感染。慢性乙型肝炎可能表现为血清转氨酶正常或轻度至中度升高，最高可达几百。在慢性乙型肝炎感染中检测到的血清学标志物包括总 HBc 抗体（暴露于乙型肝炎的标志）、乙型肝炎 e 抗原（HBeAg）（病毒复制活跃和高传染性的标志）或乙型肝炎 e 抗体（抗 HBe）（表明以前 HBe 抗原阳性时病毒复制减少）。然而，也有一些病毒变异株产生 HBe 抗原的能力有限或没有能力；感染这些病毒的患者会出现 HBe 抗原阴性、抗 HBe 阳性和乙型肝炎 DNA 水平高的情况[18, 19]。慢性乙型肝炎患者以病毒大量复制活跃和血清

ALT 升高为特征，罹患进展性肝病、肝硬化和肝细胞癌的风险增加。这类患者应当考虑接受聚乙二醇化干扰素或核苷 / 核苷酸类似物的治疗，尽管依然不能完全治愈，但这种治疗在抑制病毒方面是有效的[18]。

丁型肝炎是一种有缺陷的 DNA 病毒，它的复制依赖于乙型肝炎。因此，丁型肝炎感染只能发生在伴有或持续的乙型肝炎感染的环境中。丁型肝炎的治疗是困难的，因为它只对长疗程的聚乙二醇干扰素治疗有反应，而对核苷 / 核苷酸类似物无反应[18]。

急性丙型肝炎通常表现温和，可能没有症状甚至未能被发现，发生急性肝衰竭的风险也很罕见。丙型肝炎抗体在接触后 6～8 周就可检测出来，但急性丙型肝炎的诊断最好通过测定丙型肝炎病毒 RNA 来进行。丙型肝炎感染具有高达 80%～85% 的高慢性感染率，血清转氨酶水平可表现为正常或轻度升高。慢性丙型肝炎的筛查是通过丙型肝炎抗体完成的，正在进行的丙型肝炎病毒血症是通过血清丙型肝炎 RNA 检测确诊的。接触丙型肝炎病毒后，丙型肝炎抗体终生呈阳性，但抗体对病毒并没有免疫力。HIV 感染、终末期肾病或混合低温球蛋白血症的患者可能出现假阴性，这些患者应该用血清丙型肝炎 RNA 筛查丙型肝炎[20]。在过去的 3 年里，直接抗病毒来治疗丙型肝炎取得了长足

表 119-3 乙型肝炎血清学标志物解读

HBsAg	抗 -HBs	抗 -HBc IgG	抗 -HBc IgM	HBeAg	抗 -HBe	HBV DNA（U/ml）	感染阶段
+	−	+	+++	±	−	+/+++	急性乙型肝炎
+	−	+++	−	−	+	< 10⁴	非活动性 HBsAg 携带者
+	−	+++	−	+	−	> 10⁴	慢性乙型肝炎，EAG+ 株
+	−	+++	−	−	±	> 10⁴	慢性乙型肝炎，EAG− 株
−	++	++	−	−	−	−	远距离（> 6 个月）HBV 感染，已解决
−	++	−	−	−	−	−	乙型肝炎疫苗接种者

抗 -HBc. 乙型肝炎核心抗体；抗 -HBe. 乙型肝炎 e 抗体；抗 -HBs. 乙型肝炎表面抗体；HBsAg. 乙型肝炎表面抗原；HBV. 乙型肝炎病毒；Ig. 免疫球蛋白

的进展，几乎所有的患者都可以获得治愈。

感染其他病毒，如 EBV、CMV、HSV、水痘带状疱疹或西尼罗河病毒，也可导致急性肝炎。对这些病毒感染的诊断是基于检测针对病毒的血清 IgM 抗体或血液中特定病毒 DNA 的存在。然而，需要注意的是，其他病毒感染通常不会被血清学或聚合酶链反应检测到，却也可能引起急性肝炎，但在这些病例中，病因可能难以确定。

（四）酒精性肝病

ALD 已经在西方国家成了一个主要的健康和经济问题。约 2/3 的美国成年人会摄入一定量的酒精，但只有一小部分人患有酒精中毒。酒精中毒的特征是酒精耐受性（需要越来越多的酒精）、生理依赖性（饮酒间断的戒断综合征）、控制力降低（无法控制摄入量）和对酒精的渴望（在戒酒期间烦躁不安）。

约 90% 的酗酒者会发展成脂肪肝，但只有 10%~35% 会发展成急性酒精性肝炎，8%~20% 会发展成肝硬化。因此，在这些个体中，其他危险因素会导致晚期肝病的发展。饮酒量和饮酒时间是最重要的危险因素，ALD 与每天饮酒 60~80g 长达 10 年以上有关。暴饮暴食相对于长期酗酒更容易导致肝损伤。与男性相比，女性发生 ALD 的速度更快，所需酒精的剂量也更低。酒精相关肝病的死亡率在非白种人中较高，西班牙裔和非裔的美国人比白种人更有可能接受更高的肝脏检查。酗酒和 ALD 的遗传易感性可能与酒精代谢的基因多态性有关[20]。

ALD 可表现为肝大、门静脉高压（腹水、脾大、腹壁静脉曲张）、肝外损伤（皮肤毛细血管扩张或蜘蛛痣、肝掌、杵壮指、双肾挛缩和周围神经病变）和女性化（女性乳房肥大和性腺功能减退）。然而，发现这些症状对诊断 ALD 既没有特异性也并不敏感。ALD 的诊断通常根据大量饮酒史、肝脏疾病的体征和可靠的实验室数据进行。否认酗酒在患者中并不少见。

当患者允许家属参与其医疗护理时，家庭成员可能是一个很好的信息来源，而调查问卷对酒精滥用的筛查也很有用。典型的实验室异常包括 AST 与 ALT 的比值 > 2，其中一个值 < 300U/L。此外，饮酒也与大细胞性贫血、高甘油三酯血症、高尿酸血症和高血糖有关。

酒精性肝炎是一种以黄疸和肝功能受损为特征的临床综合征，1/3 的有长期酗酒史的患者会出现这种症状。它的特征是脂肪变性伴急性炎症的肝细胞损伤。临床患者可无症状或表现为肝衰竭伴黄疸、脑病、凝血障碍、低蛋白血症和腹水。发热、软肝大和白细胞增多也存在。

戒酒是治疗 ALD 的关键干预措施，这对大多数患者来说很难实现，可能需要持续的心理治疗和参加酒精康复项目来维持。糖皮质激素在过去曾被用于急性酒精性肝炎，但一项新的前瞻性临床试验表明，糖皮质激素或五羟苯丙酮治疗均不能提高生存率[21]。

（五）非酒精性脂肪肝

非酒精性脂肪肝在组织学上与 ALD 无法区分，其特征都是肝内脂肪堆积；然而，它发生在没有大量饮酒的人身上。它代表了从单纯脂肪变性到脂肪性肝炎（伴或不伴纤维化）到肝硬化的谱系。

根据全国健康和营养检查调查（NHANES）Ⅲ 期的研究，NAFLD 的患病率为美国人口数的 19%，其中，男性（20%）多于女性（16%），墨西哥裔美国人（24%）多于非西班牙裔白种人（18%）和非洲裔美国人（14%）[22]。然而，在两项大型前瞻性研究中，NAFLD 发病率高达 30%~46%，这与 NHANES 研究中的种族分布趋势相似[23, 24]。在其中一项研究中，活检证实 NASH 存在于 12% 的研究人群和 30% 的 NAFLD 人群[24]。

NAFLD 与糖尿病（或非糖尿病个体的胰岛素抵抗）、血脂异常和肥胖这些因素都独立相关。它也与其他危险因素，如肠外营养（PN），蛋

白质 - 热量营养不良，空肠、回肠或更少见的胃旁路术，某些药物的使用（如胺碘酮、地尔硫䓬、他莫昔芬、皮质类固醇、针对 HIV 病毒感染的高活性抗逆转录病毒疗法）有关。

对于大多数患者，NAFLD 是通过轻度血清转氨酶升高、肝大或其他原因获得的影像学检查偶然发现的。肝硬化患者可能出现慢性肝病的红斑。NAFLD 的诊断基于超声、计算机断层扫描或磁共振成像对肝脏脂肪浸润的检测，但仅有脂肪变性、脂肪性肝炎和脂肪性肝炎合并纤维化之间的区别只能通过肝脏活检来做出。诊断应以极少量或无饮酒和排除其他肝病的令人信服的报告为依据。血清转氨酶升高通常不到正常水平的 4 倍，AST/ALT 比值通常＜ 1。然而，血清 ALT 值与脂肪变性或纤维化的程度无关。

尽管脂肪变性本身被认为是良性变化，但脂肪性肝炎中坏死和纤维化的存在预示着更糟糕的结果，在约 20%[25] 的人群中有更大的发展为肝硬化的趋势。改变生活方式以达到减肥效果，并在适用的情况下优化控制血脂异常和（或）糖尿病是治疗 NAFLD 的基石。抗氧化药，如维生素 E，以及胰岛素增敏药，如吡格列酮，已被证明可以改善 NASH 患者的血清肝酶、脂肪变性和炎症，但不能改善纤维化。目前许多有希望针对 NASH 病理生理学不同机制的药物正在研究中[26]。

（六）自身免疫性肝炎

AIH 是肝脏的一种慢性炎症状态，以高丙种球蛋白血症、血清自身抗体和门静脉周围肝炎（活检显示为界面肝炎）为特征。它的诊断是怀疑血清转氨酶升高，而没有其他肝病原因的证据，包括病毒感染、酒精和药物使用或代谢障碍。它主要见于女性，但并非仅见于女性，而且经常与其他自身免疫性疾病一起出现。

这是一种典型的潜伏性疾病，临床表现为易疲劳、黄疸、轻度腹部不适和食欲不振。AST、ALT 和 γ 球蛋白水平升高，以及抗核抗体（ANA）、平滑肌抗体（SMA）、肝 / 肾微粒体 1 型抗体（抗 LKM1）或肝胞质 1 型抗体（抗 LC1）血清阳性支持其诊断。肝脏活检有助于确认诊断[27]。

治疗包括免疫抑制，通常使用皮质类固醇和（或）硫唑嘌呤，这在大约 70% 的病例中对控制炎症是有效的。如果不治疗或抵抗治疗，AIH 可能会从慢性进展性为肝硬化。

（七）遗传性血色素沉着症、肝豆状核变性、α₁- 抗胰蛋白酶缺乏症

基因突变可导致铁（遗传性血色素沉着症）或铜（在 WD 中）或异常的 α_1- 抗胰蛋白酶（AAT）蛋白（在 α_1- 抗胰蛋白酶中）沉积肝脏，导致炎症、纤维化，在某些情况下还会导致肝硬化。正常西方饮食中的铁含量为每天 10～20mg，其中 1～2mg 在十二指肠中被吸收。在遗传性血色素沉着症中，铁的吸收在正常饮食的基础上每天增加 3～4mg。肝脏是人类的主要铁库，但铁的沉积最终也会发生在身体的其他部位。

突变可能发生在整个铁吸收和调节途径的不同位置。最常见的突变涉及 HFE 基因，该基因位于 6 号染色体的短臂上，在第 282 位氨基酸（C282Y）上可能有酪氨酸取代半胱氨酸，在第 63 位（H63D）可能有天冬氨酸取代组氨酸。90% 以上的血色素沉着症患者存在 C282Y/C282Y 纯合子，而复合杂合子（C282Y/H63D）占 3%～5%。最近，在该基因上发现了第三个突变，S65C 在第 65 位用半胱氨酸取代了丝氨酸。然而，S65C 复合杂合子的表型表达似乎比 C282Y 纯合子和 H63D 复合杂合子要温和。在过去的 10 年中，还发现了其他导致遗传性血色素沉着症的基因突变，如血凝素基因、肝素抗微生物蛋白（HAMP）基因、转铁蛋白受体 -2（TFR2）基因、SLC40A1 基因和二价金属转运蛋白 -1（DMT1）基因，但这些基因突变的商业化检测非常有限[28]。

遗传性血色素沉着症患者除了肝化学检查

异常外，可能没有其他症状。那些有症状的人通常表现为疲劳、皮肤色素沉着（在年龄较大的患者中）、性欲丧失、关节疼痛或与糖尿病发作相关的症状。体征可能包括皮肤色素沉着、肝大、睾丸萎缩、体毛脱落和关节病变。也可能出现心律失常或心力衰竭的体征和症状。肝硬化患者可能出现慢性肝病的皮肤红斑[29]。

遗传性血色素沉着症的诊断是基于铁储存增加。转铁蛋白饱和度的计算方法是血清铁除以总铁结合力，再乘 100%。女性空腹超过 50%，男性超过 60%，对这种疾病有很高的敏感度和特异度。铁蛋白是一种急性期反应物，在各种医疗条件下其值可能会升高，限制了其作为筛查试验的价值。可以使用聚合酶链反应对 C282Y、H63D 和 S65C 突变进行基因型检测。

遗传性血色素沉着症肝损伤的发生与肝脏铁蓄积的进展有关。在 40 岁以上的患者中，肝脏铁浓度可能超过 10 000μg/g 干重，肝脏活检结果更有可能显示纤维化或肝硬化。肝铁指数（HII）是由每克干重的微摩尔肝铁浓度除以年龄（以年为单位）计算出来的。HII 每年 > 1.9mol/g 的生命标志着严重的铁超载。肝硬化患者患肝细胞癌的风险很高（相对风险是 200 倍）。

患者可以通过饮食调整和静脉切开术进行治疗，但对于不能耐受静脉切开术的患者，可能需要螯合剂（如去铁胺或去铁罗克斯）。一级亲属应筛查空腹转铁蛋白饱和度水平。

WD 是一种铜沉积的常染色体隐性遗传病，全世界平均患病率约为 30 人 / 每百万人口。该基因 ATP7B 位于 13 号染色体上，编码一种金属转运 P 型 ATP 酶，在肝细胞中起跨膜转运铜的作用。该基因的 200 多种不同突变中的任何一种都会导致 ATP7B 蛋白功能缺失或功能降低，从而导致肝细胞向胆汁中铜的排泄减少，并无法将铜结合到铜蓝蛋白中。这些都会导致肝脏铜的蓄积和对肝细胞的损伤。最终，铜从肝脏中释放出来，并沉积在其他各种器官中，包括大脑、肾脏和角膜[30]。

这种疾病在 5—35 岁可以没有症状或伴有肝功能障碍、进行性神经疾病或精神疾病。一些患者可能有类似病毒性肝炎或 AIH 的短暂临床疾病，而另一些患者可能出现肝硬化的临床症状。急性肝衰竭也可能发生，伴有库姆斯阴性溶血性贫血和急性肾衰竭。WD 的神经学表现通常晚于肝病，通常包括锥体外系症状（即震颤、运动不协调、流口水、构音障碍、肌张力障碍和痉挛）。精神症状可能包括抑郁、焦虑，甚至精神错乱。

在血清转氨酶升高的情况下，血清铜蓝蛋白水平低于 20mg/dl 可提示 WD 的诊断。裂隙灯检查发现的 Kayser-Fleischer 环在出现神经症状时被认为是可诊断的。然而，铜蓝蛋白可能在急性炎症和高雌激素血症中假升高，在肾脏或肠道蛋白显著丢失或任何病因的严重终末期肝病的情况下假降低。血尿酸也可能由于相关的肾小管功能障碍（范科尼综合征）而降低。急性肝衰竭时，血清碱性磷酸酶可能较低，碱性磷酸酶与总胆红素的比值可能 < 2。尿铜反映循环中游离铜的数量，在没有其他淤胆性肝病的情况下，24h 内尿铜水平超过 40μg，提示 WD。尿铜排泄量 > 1600μg/24h，用 D- 青霉胺激发，在儿科人群中是一种有用的诊断工具。肝脏铜含量 ≥ 250μg/g 干重是 WD 的最好的组织学证据，尽管在 WD 的后期肝脏内铜的分布变得不均匀。有神经学表现的 WD 患者，脑部 MRI 可能显示基底节结构异常[30]。

WD 的治疗包括用青霉胺或三烯螯合铜以允许肾脏排泄，和（或）使用锌来竞争铜在肠道的吸收。应对一级亲属进行 WD 筛查。

AATD 是斯堪的纳维亚和北欧后裔的一种常见的遗传性疾病，每 1600～1800 例新生儿中就有 1 例受到影响。它的特征是编码 α_1- 抗胰蛋白酶蛋白的 SERPINA1 基因突变。纯合子突变导致 Z 蛋白的产生，Z 蛋白的异常构型阻止其从肝细胞分泌，导致肺中蛋白的伴随缺陷。肺气肿是由肺结缔组织主干不受抑制地被蛋白水解破坏所致，而肝细胞内质网中残留的突变 Z 蛋白激活了一系列细胞损伤，导致细胞凋亡、纤维化，在某些人中还会导致肝硬化。

临床表现和病程差异很大，即使在蛋白酶抑制药 ZZ 纯合子个体中也是如此，这表明其他遗传和环境影响在疾病的表型外显性中起到了作用。临床体征和症状可以在婴儿期早期发现，但 AATD 可能要到儿童或成年后期才能被诊断出来，当时患者出现无症状的肝大或转氨酶升高，或在无关疾病期间出现黄疸。少数患者会出现门静脉高压和合成功能障碍的证据，少数患者可能会出现胆汁淤积[31]。AATD 的诊断是通过获得 AAT 蛋白表型来确定的，其中 M 是最常见的正常等位基因变异，S 和 Z 蛋白是异常蛋白。肝病与 PiZZ 纯合子表型和复合杂合子 PiSZ 表型有关。杂合子 MZ 表型本身与肝病无关[32]。低循环血清 AAT 蛋白水平是预期的，但由于伴随的炎症宿主反应，这种水平可能错误地升高到正常或接近正常范围，在晚期肝硬化患者中也可能错误地低水平。肝细胞内质网内 PAS 阳性、抗舒张小球的组织学特征证实了这一诊断。

目前对 AATD 所致肝病的治疗主要包括支持性治疗和肝移植（如果有适应证），但新的有希望的治疗方法，包括基因治疗、干细胞移植和刺激自噬，目前正在研究中。

（八）脓毒症所致胆汁淤积和肠外营养相关性胆汁淤积

危重患者或术后患者的胆汁淤积症的病因通常是多因素的，由脓毒症、PN、呼气末正压水平、多次输血、肾功能不全和药物的任何组合引起。潜在的机制包括肝细胞损伤，导致胆红素摄取减少，肝内加工减少，小管转运减少，结合胆红素清除减少，和（或）通过胆管的流量减少[8]。

脓毒症是危重患者胆汁淤积的最常见原因，表现为胆红素和碱性磷酸酶水平升高，最高可达正常水平的 2～3 倍，转氨酶仅轻度升高。虽然感染的主要部位通常是腹腔内，但其他部位的感染也与这种情况有关。胆汁淤积的机制涉及内毒素血症及其随后释放的细胞因子导致胆汁酸的基底和小管转运减少[33]。脓毒症所致胆汁淤积的治疗围绕潜在感染的治疗，以及优化支持护理和避免额外的肝脏损伤。虽然熊去氧胆酸有改善胆汁流动的潜力，但关于其在脓毒症诱导的胆汁淤积中的益处的数据还很缺乏。

PN 对于肠衰竭患者是一种挽救生命的疗法，但 PN 的应用可能会导致多达 65% 的患者出现肝功能障碍[34]。在给药的前 2 周，可观察到血清氨基转移酶轻度至中度升高；这些可能与显著的组织学改变和水平最终趋于稳定无关，但在一些患者中可能进展为胆汁淤积型的肝脏检查异常。在成人中，PN 相关的肝病可能早期开始于脂肪变性，随着 PN 的持续应用，可演变为不同严重程度的脂肪性肝炎和胆汁淤积。PN 相关性肝病的病理生理学是多因素的，但 PN 液中过量的热量和超过 1g/kg 的脂类被认为是易导致这种并发症的因素[35]。尤其是与脂肪乳剂中植物甾醇的含量有关[36]。脓毒症是另一个主要的危险因素，其他条件，如营养缺乏、营养毒性和缺乏肠道刺激，也可能在肝病的发病机制中发挥作用。PN 相关性胆汁淤积的诊断是排除胆道梗阻和其他可能的胆汁淤积原因，如药物。PN 相关性肝病的早期典型表现为脂肪变性或脂肪性肝炎伴或不伴纤维化，但 PN 相关性胆汁淤积的特点是轻度至中度肝内胆汁淤积，伴有或不伴有门静脉纤维化，有些病例可能最终进展为肝硬化[35]。

PN 相关性肝病的非药物治疗策略包括肠内刺激，优化 PN 组成，避免过量的碳水化合物和脂肪热量。熊去氧胆酸的药物治疗已经取得了一些成功，还使用了抗生素治疗，如甲硝唑，以降低细菌易位的风险。对于那些因 PN 而发展为持续性严重肝病的永久性肠衰竭患者，肝和肠移植可能是必要的[38]。

（九）胆道梗阻

胆道梗阻可能是由于胆囊结石沿着胆囊管进入总肝管，导致血清转氨酶或碱性磷酸酶水平一过性升高所致。它也可能是由于侵犯胆总管或右或左肝管的快速增长的肿块病变所致。良性胆管、壶腹狭窄或生长缓慢的恶性肿瘤可能导致胆管缓慢、隐匿性梗阻。血清胆红素升高（主要是结合的）和碱性磷酸酶在这两种情况下都是典型的。与肝外恶性胆道梗阻（血清胆红素可能高达 35～40mg/dl）相比，胆石病患者的胆红素升高幅度较小（通常＜ 20mg/dl）。血清转氨酶最初也可能升高，直到梗阻解除。恶性梗阻患者血清转氨酶正常时，血清碱性磷酸酶可高达正常值的 10 倍。肿瘤标志物（如 CA19-9、CEA 和 CA125）在良性或恶性胆道梗阻中可能升高[38]。

超声由于其无创性、低成本和广泛可用性，是一种很好的初始筛查工具。在不明确的情况下，可以用胆管显像［二异丙基亚氨基二乙酸（DISIDA），肝胆亚氨基二乙酸（HIDA）］来评估胆囊管的通畅性。CT 可以显示引起胆总管梗阻的肿块病变，但磁共振胆管成像可以提供有关胆道树的更多细节。然而，当需要干预时，需要内镜逆行胰胆管造影或经皮胆管造影。超声内镜在检测急性胰腺炎患者的胆总管结石方面越来越受到重视。在发现胰腺和壶腹小肿瘤方面，它也比横断面影像更敏感。在超声内镜检查中进行细针穿刺对恶性肿瘤的诊断是有用的。更专业的检查，如导管内超声和胆管镜检查，可以为不确定的胆管狭窄的特征提供额外的细节，而导管内超声在检测胰腺原位癌方面也可能有用，但这些检查费用昂贵，技术要求高，可获得性非常有限[38]。

（十）原发性胆管炎和肝结节病

PBC，以前称为原发性胆汁性肝硬化，是一种慢性淤胆性肝病，其特征是肝内小叶间和间隔胆管破坏。它主要见于中年女性，并与其他自身免疫性疾病有关，如甲状腺炎、干燥综合征、雷诺现象、CREST（钙质沉着症、雷诺现象、食管动力障碍、硬指症和毛细血管扩张）综合征 / 硬皮病、溃疡性结肠炎、乳糜泻和类风湿关节炎。

PBC 被认为是一种免疫介导的疾病，发生在遗传易感性的个体中，细菌感染被认为是诱发因素。已发现一些细菌具有与胆管上皮细胞线粒体膜上丙酮酸脱氢酶复合体 E2（PDC-E2）的硫酰区相似的核苷酸序列。暴露在这样的生物中可能会导致 M2 抗线粒体抗体（AMA）的免疫反应，这种抗体也针对胆管上皮细胞中的 PDC-E2 抗原，这一过程被称为"分子模仿"[39,40]。

PBC 患者报告的最常见的症状是乏力（40%～80% 的患者），其次是全身瘙痒。大约 25% 的患者在诊断时可能没有症状，仅表现为轻度的胆汁淤积性肝试验。黄疸通常发生在疾病的后期。检查时，患者可能有肝脾大或黄疸。可能存在门静脉高压的证据，那些发展为肝硬化的人可能有肝衰竭的症状。

诊断 PBC 的标志是 95% 的 AMA 检测和出现疲劳或瘙痒症状的中年女性的慢性碱性磷酸酶升高。5%AMA 阴性的 PBC 患者，也称为自身免疫性胆管炎，通过肝活检证实存在花状导管病变（即小叶间和间隔胆管的非化脓性肉芽肿性破坏）和嗜酸性浸润，从而诊断出 PBC。在这 5% 的 PBC 患者中，AMA 也称为自身免疫性胆管炎，肝活检显示存在花状导管病变（即小叶间和间隔胆管的非化脓性肉芽肿性破坏）和嗜酸性浸润。PBC 患者也可能有高丙种球蛋白血症和 ANA 滴度升高。

PBC 通常随着时间的推移而进展，肝硬化及其并发症通常在确诊后 15～20 年内发展。虽然无症状患者的存活率似乎与健康患者相似，但那些出现症状的患者存活率将会降低。PBC 患者有患骨质疏松症的风险。许多患者的胆固醇水平升高，主要是在疾病的早期阶段高密度脂蛋白（HDL）成分在后期转变为低密度脂蛋白（LDL）成分。由于门静脉参与了这种疾病，即使在没有肝硬化的情况下，门静脉高压也可能发生。慢性胆汁淤积症也可能导致膳食脂肪酸和脂溶性维生素吸收不良[39]。

每天 12～15mg/kg 的较低剂量熊去氧胆酸可以改善或使 70% 的患者血清碱性磷酸酶恢复正常，并提高非移植存活率[41]。对于熊去氧胆酸不耐受或无反应的患者，乙酰胆酸是一种提高血清碱性磷酸酶水平的替代治疗方法，但其对生存率的影响尚不清楚[42]。

结节病是一种系统性肉芽肿性炎症性疾病，在美国，每 10 万名非洲裔美国人中有 36 人受到影响，每 10 万名白人中有 11 人受到影响。免疫、遗传、环境和氧化应激因素被假设为促进疾病发展的因素。90% 的病例涉及肺部，但高达 80% 的病例可能涉及肝脏。肝结节病通常无症状，表现为肝大、胆汁淤积性肝化学检查或影像学上肝内结节状异常。那些有症状的人可能会抱怨右上腹疼痛、恶心、呕吐、体重减轻和发热。肝结节病的诊断基于临床和放射学结果，与从肝脏或任何其他与结节病有关的器官获得的活检组织学结果相一致，排除了其他导致肝脏肉芽肿的原因[43]。轻度肝结节病可能会自发缓解，不需要治疗，但较严重的病例或有并发症的病例需要考虑皮质类固醇治疗，这可能会改善临床症状、血清肝化学检查和肝大，但没有证实的组织学益处。由于已经观察到黄疸的消退，皮质类固醇尤其有利于门静脉淋巴结病变导致胆道梗阻的患者。同样，熊去氧胆酸治疗也导致临床和生化改善，但组织学益处未知[44]。

（十一）原发性硬化性胆管炎和免疫球蛋白 G4 相关性胆管炎

PSC 是一种慢性进行性免疫介导的疾病，其特征是胆道树上的斑块状炎症导致闭塞性纤维化。PSC 的确切原因尚不清楚，尽管遗传和环境因素似乎都在起作用。2/3 的患者是男性，确诊时的平均年龄为 40 岁[45]。PSC 与炎症性肠病密切相关，82% 的 PSC 患者被诊断为溃疡性结肠炎，13% 的 PSC 患者被诊断为克罗恩病。此外，溃疡性结肠炎患者中有 2.4%～7.5% 存在 PSC[46]。PSC 在高达 55% 的患者中可能没有症状，但当出现症状时，它们包括乏力、瘙痒和细菌性胆管炎发作，并伴有一过性黄疸。门静脉高压和肝衰竭的迹象可能继续进展。

PSC 的诊断是根据 ERCP 或磁共振胰胆管成像上胆管节段性或弥漫性不规则、狭窄或修剪的存在，在符合临床结果和血清碱性磷酸酶水平慢性升高的情况下做出的，尽管少数患者的血清碱性磷酸酶水平可能正常。胆管狭窄通常较短且呈环状，与正常或轻度扩张的部分交替出现特征性的"串珠"外观。由于疾病的节段性和受累的导管较大，组织学表现可能是非特异性的，但如果活检上捕捉到特征性病变，它看起来就是"洋葱皮"样或广泛的导管周围纤维化伴胆管闭塞（纤维闭塞性病变）[47]。特异性自身免疫抗体的血清学检测对本病的诊断没有帮助。

如果存在累及较大肝外胆管的显性狭窄，PSC 的治疗包括内镜或经皮球囊扩张和支架置入术。肝空肠吻合术可考虑用于非肝硬化患者，他们有严重的胆汁淤积或复发性细菌性胆管炎，归因于显性肝外或肝门部狭窄，不适于内镜或经皮扩张和引流。肝移植适用于以下患者：肝硬化；反复细菌性胆管炎，尽管接受了强化的内镜或经皮和内科治疗；严重的肝外胆道梗阻，无法进行手术干预；腹膜周围静脉曲张出血无法控制；或顽固性瘙痒。不幸的是，目前还没有治疗 PSC 的有效药物[45]，尽管经常使用剂量高达每天 15mg/kg 的熊去氧胆酸来促进复发性细菌性胆管炎患者的胆汁流动。大剂量熊去氧胆酸（每天 28～30mg/kg）已被发现会导致 PSC 的有害后果[48]。

IgG4 相关性胆管炎（IAC）是一种免疫介导的全身性疾病，好发于胰腺和肝脏，导致自身免疫性胰腺炎和 IAC。它还会导致胆囊炎、涎腺炎、其他胃肠道器官受累、腹膜后纤维化、淋巴结病变、肺或肾受累、前列腺炎、主动脉炎、甲状腺或骨髓浸润[49]。梗阻性黄疸是最常见的表现，有时放射影像显示类似胆管癌或胰腺癌的病变，导致不必要的肝或胰腺切除。诊断依据是血清总 IgG 升高 42%~70%，IgG4 升高 73%~90%[50]，胆管造影显示肝内和肝外胆管狭窄，90% 的病例还可能伴有胰腺弥漫性增大和主胰管狭窄。然而，IgG4 正常的 IAC 病例也被记录在案，应该注意的是，一些 PSC 或胰腺癌患者的 IgG4 水平也升高。组织学上，IgG4 阳性淋巴浆细胞在胆管壁和胰腺的浸润是本病的特征，而不是 PSC 中可见的纤维闭塞性病变和胆管稀少。免疫抑制和典型的类固醇疗程在临床上是非常有效的[51]，尽管少数病例可能需要硫唑嘌呤或霉酚酸酯维持免疫抑制。

（十二）孤立性未结合高胆红素血症和结合高胆红素血症

胆红素代谢障碍可能发生在这一途径中的任何一个步骤。未结合型高胆红素血症可能是由胆红素分泌过多、肝脏摄取减少或胆红素结合缺陷所致。结合性高胆红素血症是由胆小管转运体缺陷或通过肝内外胆管的胆汁流动障碍所致。这些孤立的高胆红素血症病例通常伴有正常的血清 AST、ALT 和碱性磷酸酶，以及正常的肝脏组织学。

非结合型高胆红素血症可能是由于胆红素产生过多，如溶血。血清总胆红素很少升高到 5mg/dl 以上，结合胆红素数值小于总胆红素的 15%。因为排泄机制饱和，结合胆红素回流到血浆中，血清结合胆红素也会增加。非结合型高胆红素血症也可能是由于药物（如利福平和口服胆囊对比剂）对肝细胞质膜上载体介导的结合位点的竞争导致胆红素摄取减少所致。

吉尔伯特综合征是由于肝内胆红素结合和结合不足引起的未结合的高胆红素血症。吉尔伯特综合征是由尿苷 – 二磷酸基 – 葡萄糖醛酸基转移酶（UDP-GT）活性降低所致，该酶活性降低影响了高达 7% 的普通人群。在禁食、压力或疾病期间，血清未结合胆红素水平有升高趋势，但很少增加到 5mg/dl 以上。这是一种通过可变模式遗传的良性疾病，不影响长期生存，尽管当 UDP-GT 参与药物戒毒过程时，它可能会影响某些药物毒性的风险[52]。Crigler-Najjar 综合征是一种罕见的常染色体隐性疾病，是由 UDP-GT 活性不足引起的。在Ⅰ型 Crigler-Najjar 综合征中，酶活性完全丧失，导致严重的高胆红素血症（血清总胆红素 > 30mg/dl），这种患者结局通常是死亡。Ⅱ型有部分转移酶活性，可能表现为轻度至中度高胆红素血症（5~30mg/dl）。这种情况可能与生活习惯有关，苯巴比妥内科治疗可诱导 UDP-GT 表达，从而降低血清未结合胆红素水平[52]。

结合性高胆红素血症是由结合胆红素在小管转运过程中的遗传性障碍引起的，如杜宾 – 约翰逊综合征和转子综合征。杜宾 – 约翰逊综合征是一种常染色体隐性遗传病，以间歇性轻度黄疸为特征，主要由高结合胆红素血症（胆红素 2~5mg/dl）引起。这被认为是由于 MRP2 基因突变导致 MRP2 转运蛋白表达缺陷，导致结合胆红素在小管内转运的遗传缺陷所介导的。肝脏溶酶体中有深色色素积聚。转子综合征类似于杜宾 – 约翰逊综合征，但溶酶体中没有暗色素积聚[52]。然而，确切的发病机制尚不清楚。大多数患者没有症状，可以正常生活。

三、结论

肝脏化学测试在了解肝脏健康状况方面很有用。然而，正常的肝化学检查可能伴随着严重的肝病，少数持续升高的患者可能无法发现肝病。升高的和正常的肝化学测试都需要结合临床环境进行解释。肝化学检查异常的诊断应以升高的方式和程度为指导，在一定程度上缩小鉴别诊断范围，进行更有效、更有针对性的评估以实现诊断。

第 120 章
肝胆疾病患者围术期管理及营养支持

Perioperative Management and Nutritional Support in Patients With Liver and Biliary Tract Disease

Joseph DiNorcia   Steven D. Colquhoun   著

李 斌 译

摘要

当对肝胆疾病患者进行手术时，即使是最简单的外科手术也会变得异常具有挑战性。可能出现不同程度的门静脉高压，合成障碍和胆汁淤积为表现的肝功能障碍，并能对其他器官系统的生理功能产生深远影响。根据潜在功能障碍的严重程度和手术性质，即使是很小的手术也会引发一系列问题，导致血流动力学不稳定、出血和肝功能不全。为了避免这些并发症，外科医生必须事先预测和适当地评估任何患有肝胆疾病的患者。本章主要介绍原发性肝病和（或）胆道梗阻引起的不同程度肝功能障碍患者的围术期相关问题。首先回顾肝胆疾病的病理生理学，让我们理解围术期护理在这一患者群体中的重要性，其次是了解准备手术的肝胆功能障碍患者的术前、术中和术后的详细检查。

关键词：肝病；肝胆；肝硬化；手术治疗

一、肝硬化和梗阻性黄疸的病理生理学

正如普罗米修斯在古典希腊神话中遭受的苦难所证明的那样，肝脏的独特再生能力早已受到重视。在临床环境中，健康肝脏的再生通常使肝功能恢复正常。然而，由于慢性炎症而导致的重复的再生循环导致正常实质结构的显著改变。这导致肝纤维化，最终进展为肝硬化，伴有进行性肝功能障碍[1, 2]，肝窦的动脉和门静脉双套血流灌注也随着纤维化的进展而改变。由于门静脉血流不能穿透纤维化胶原蛋白沉积物，因此产生的再生结节仅有肝动脉流入。从胃肠道吸收的物质的首过代谢受损成为管理这些患者的最重要的临床相关问题之一。

除了机械阻力外，血窦中血管扩张药分泌的减少和血管收缩药分泌的增加也会增加肝内门静脉的阻力[3, 4]。在肝脏外，内脏循环中血管扩张药的进一步释放，以弥补门静脉血流阻力的增加。因此，门静脉高压症的发生是因为血液流经肝脏的阻力增加和内脏床中血流量的总体增加。门静脉和体循环之间的压力梯度升高，导致血液分流到脾脏，并在肝脏周围形成门静脉的侧支循环。这些门静脉侧支循环通常形成胃食管、腹膜后、脐周和直肠静脉曲张，可导致围术期消化道出血和术中大出血。脾大、脾功能亢进和自发性脾肾分流是门静脉高压的其他直接后果，具有临床意义。肝硬化和门静脉高压患者表现出多种相互作用的生理变化，使围术期的护理复杂化（图 120-1）。

（一）血流动力学因素

基于血管舒张的复杂病理生理学，肝硬化

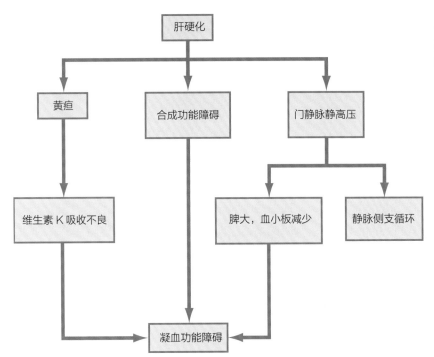

◀ 图 120-1　肝硬化和门静脉高压患者发生的多种生理紊乱的相互关系示意图

导致显著的血流动力学改变。门静脉高压导致血管扩张药如内脏血管中的一氧化氮释放，以增加肝硬化肝脏的血流量[5]。由于肝功能不全，这些血管扩张药不能被肝脏正常代谢，进一步积聚，从而引起内脏并最终导致全身性血管舒张。血管扩张导致循环阻力降低和有效循环容量减少，激活神经和激素，通过血管收缩和水钠潴留来恢复有效的循环容量[6]。这种代偿性血管收缩可引起肾缺血，由此产生的水钠潴留可加重低钠血症、腹水和水肿。由于这些变化，肝硬化患者通常表现为基线心动过速、相对低血压和心输出量升高，这些都反映了明显的高动力状态。

多种干预措施可改善肝硬化患者的整体血流动力学[7]。合理的静脉输入胶体有助于暂时恢复循环容量。然而，过多的液体输入会加重腹水和外周水肿，导致容量超负荷。内脏血管收缩药物治疗可改善血流动力学，特别是肾功能不全时。在肝硬化晚期，患者可能需要缩血管药物来维持血压。在某些情况下，肺动脉导管或其他中心静脉的评估可能有助于指导液体复苏和缩血管药物的治疗。充盈压力充足时仍低血压表明晚期的肝胆功能障碍，应让外科医

生重新评估手术指证。

（二）心肺疾病

肝硬化患者常出现心肺疾病。持续的慢性容量超负荷和高心输出量状态可导致瓣膜功能障碍和进行性心力衰竭，而门静脉高压本身也可导致心脏整体损害[8]。酒精性肝病或血色素沉着症患者尤其容易发生心肌病和心律失常。许多肝硬化患者也有患冠状动脉疾病的危险，因为这些疾病与吸烟或糖尿病有关。

肝脏疾病也会严重影响肺功能。肝硬化和腹水患者有发展为肝性胸腔积液，肝肺综合征和门静脉性肺动脉高压的风险[9]。肝性胸腔积液（hepatic hydrothorax，HH）最常见于右胸，通常是由于腹水穿过横膈而引起的渗出性胸腔积液。这通常可以通过术前的体检或简单的胸片检查发现[10]。HH 患者有发生自发性细菌性脓胸的危险。应考虑根据量的多少和症状治疗围术期 HH。当严重时，它会在手术中或术后影响机械通气。它还会对右侧膈肌造成足够的压力，以限制外科医生肝脏的暴露和手术。与腹水相似，HH 的治疗方法包括限制饮食盐、利尿药、胸腔穿刺、经颈

静脉肝内门体分流术（TIPS），最终进行肝移植。

肝肺综合征（hepatopulmonary syndrome，HPS）和门静脉性肺动脉高压（portopulmonary hypertension，PPH）都是由各种血管活性物质绕过病变的肝脏并以改变肺血管的方式积聚而引起的[11]。HPS 的定义是在慢性肝病的基础上，肺血管扩张引起的通气 – 灌注失衡和慢性低氧血症（$PaO_2 < 60mmHg$）[12,13]。经胸超声心动图结合气泡对比剂可以识别肺内分流，以确定诊断。吸氧和口服大蒜补充剂可以延缓 HPS，但肝移植是唯一确定的治疗方法。PPH 的定义是在门静脉高压的基础上，肺血管收缩引起肺动脉高压（平均肺动脉压 > 25mmHg）[14-16]。当肺动脉收缩压为 40～50mmHg 时，超声心动图可提示诊断，但必须经肺动脉导管确诊。PPH 的延缓治疗包括肺血管扩张药，如前列腺素类似物、磷酸二酯酶抑制药、一氧化氮和内皮素受体拮抗药。同样，肝移植是唯一确定的治疗方法。

最后，应该认识到一些潜在的肝脏疾病，如原发性胆汁性肝硬化或结节病也有相关的肺疾病。

（三）胆汁淤积

胆汁淤积被定义为胆汁从肝脏流入胃肠道受限，肝细胞和十二指肠之间任何一点的病变都可能是其病因。这可能包括机械性阻塞，如胆结石或恶性肿瘤，代谢异常，如脓毒症，甚至遗传缺陷。与早期肝硬化类似，胆汁淤积本身会导致肝细胞损伤，进而导致实质改变和肝功能受损。事实上，慢性胆道梗阻可导致继发性胆汁性肝硬化。

纠正代谢异常或胆道梗阻并不能立即消除胆汁淤积，通常通过胆汁排泄的这些物质全身性蓄积会影响并伤害生物膜，导致全身的细胞功能障碍。因此，胆汁淤积会严重影响许多器官系统，其中包括神经系统、心血管系统、胃肠系统、肾脏系统、血液系统和免疫系统。黄疸患者经常出现心功能受损、营养不良、急性

肾功能衰竭和感染性并发症。围术期中一个至关重要的考虑因素是胆汁淤积和凝血病之间的关联（在后文中进一步讨论）。

对于梗阻性黄疸患者，术前胆道减压理论上可以改善肝功能，降低肝功能不全的发生率。然而，胆道减压并不总是能迅速使血清胆红素水平恢复正常，特别是在长期梗阻和并发肝细胞功能障碍的情况下。越来越多证据表明，在梗阻性黄疸手术患者中，由于严重并发症发生率的增高，反对常规的术前胆道减压[17]。胆道器械也会增加感染并发症，而支架的放置本身会延迟或使手术复杂化[18]。经皮或内镜下胆道减压术适用于不适合手术的患者，在有限的情况下，术前减压和营养补充可能是有益的。

（四）凝血障碍

考虑对肝病患者进行任何手术干预时，由于凝血病引起的围术期出血尤为重要。涉及止血和纤维蛋白溶解的大多数蛋白质仅由肝脏合成，包括维生素 K 依赖性因子 Ⅱ、Ⅶ、Ⅸ、Ⅹ、蛋白质 C 和蛋白质 S、凝血因子 Ⅴ 和 Ⅻ、纤维蛋白原、抗凝血酶、α_2- 纤溶酶抑制药和纤溶酶原。凝血酶原时间（prothrombin time，PT）和国际标准化比值（international normalized ratio，INR）的延长归因于肝脏合成这些凝血因子减少。无论是内源性肝细胞功能障碍还是肝外胆道梗阻，胆汁淤积通过抑制维生素 K 的吸收导致所有需要它为辅因子的凝血因子的功能下降，进一步促进凝血功能障碍。血小板减少是由于门静脉高压性脾功能亢进导致的血小板破坏和促血小板生成素合成减少，进一步加剧了围术期的出血。

肝胆疾病患者凝血功能障碍的治疗是基于基础病理学。非肠道给予维生素 K 可以纠正与慢性胆道梗阻或营养不良相关的凝血功能障碍，但对于严重肝实质疾病相关的凝血功能障碍效果较差。输新鲜冷冻血浆（fresh-frozen plasma，FFP）和血小板可以在侵入性手术之前或活动性出血时纠正凝血功能障碍和血小板减少。低纤

维蛋白原血症可能需要输冷沉淀，而由纤维蛋白溶解引起的急性出血可能需要注射氨基己酸或氨甲环酸。重组因子Ⅶa预防严重凝血紊乱或促血小板生成素预防严重血小板减少的作用仍在研究中。

（五）腹水

腹水可以是漏出性（低蛋白、低乳酸脱氢酶、高 pH 值、正常葡萄糖和少量白细胞）或渗出性（高蛋白、高乳酸脱氢酶、低 pH 值、低葡萄糖和大量白细胞）。在肝胆疾病中，腹水多为漏出液，多因慢性肝病门静脉高压和低蛋白血症引起内脏毛细血管静水压升高和有效渗透压降低。渗出性腹水提示恶性肿瘤，应注意转移性腹膜疾病的可能。血清腹水白蛋白梯度（serum ascites albumin gradient，SAAG）是区分漏出液和渗出液的有用计算方法，当 SAAG 高于 1.1g/dl 时，提示门静脉高压引起的漏出性腹水。

围术期控制腹水至关重要，因为腹水使患者易出现细菌性腹膜炎，损害通气，并延迟伤口愈合。腹水的管理包括饮食盐的限制、利尿药和穿刺引流，目的是在腹部手术前腹腔内无腹水。但是，使用利尿药和穿刺引流应当评估，因为可能使得血管内容量急剧减少而导致急性肾损伤（acute kidney injury，AKI）。对于不能耐受利尿药或利尿药难治性的患者，TIPS 装置可有效控制腹水。利尿药或 TIPS 无法控制的腹水患者围术期发病率和死亡率增加，因此不应进行任何择期外科手术。如果必须在腹水存在的情况下进行手术，可以在切口愈合期间暂时放置手术引流管引流腹水。这种情况最好能够避免，因为术后的液体和电解质管理可能会极具挑战性，需要细致地关注血清电解质、腹水的引流量、患者容量、补液的量及成分。

（六）肾功能不全

如前所述，肝胆疾病患者常出现肾功能不全。利尿药、消化道出血、乳果糖引起的腹泻

或大量腹腔穿刺或胸腔穿刺可引起容量不足诱发 AKI。对比剂、感染或药物相关的肾病是围术期 AKI 的其他常见原因。在缺乏明确病因的情况下，肝硬化患者的 AKI 可归因于肝肾综合征[21]。HRS 是由与先前讨论的血流动力学变化相关的严重肾血管收缩引起的[22]。HRS 的定义是：在停用利尿药和液体复苏 48h 后，血清肌酐升高超过 1.5mg/dl 且没有改善。根据时间进程不同，HRS 可分为两种类型。1 型 HRS 被定义为 14 天内初始血清肌酐加倍，达到 2.5mg/dl 以上水平。2 型 HRS 的特征是利尿药抵抗性腹水伴缓慢进展的中度肾功能不全。HRS 的发展预示着预后不良，1 型 HRS 患者的中位生存期为 2 周，2 型 HRS 患者的中位生存期为 6 个月。

肾功能不全可导致电解质异常、代谢紊乱和容量超负荷。常见的电解质异常包括高钾血症和低钠血症，常见的代谢紊乱包括酸中毒和尿毒症。围术期肾功能不全的治疗取决于基础病因。然而，肾前性 AKI 需要液体复苏，HRS 通常用米多君（口服 α- 肾上腺能受体激动药）和奥曲肽（生长抑素类似物）治疗[23]。最后，严重的 AKI 和 HRS 通常需要肾脏替代治疗，以控制电解质、酸碱平衡和容量。

（七）肝性脑病

门体系统性肝性脑病（portosystemic hepatic encephalopathy，PSE）是门静脉高压的另一种表现形式。它可能表现为从微妙的性格改变和睡眠障碍到持续昏迷。在术前评估中，仔细询问患者或家属可提示诊断。当出现肝性脑病时，应该是对外科医生的一个重要警告，即基础肝病的严重程度和术后极大可能出现恶化。肝性脑病的病理生理学尚不完全清楚，但似乎与通过肝脏正常代谢的物质有关，这些物质通过分流和肝功能不全进入循环系统。其中一个例子就是来自胃肠道的氨，它可以累积并导致神经功能的改变。其他可能导致 PSE 的因素包括假神经递质的产生、γ- 丁酰氨基丁酸受体的激活、

脑代谢的改变和钠钾腺苷三磷酸酶活性受到干扰。电解质异常，如低钠血症和尿毒症可进一步改变大脑功能。脱水、饮食或胃肠出血引起的大量胃肠蛋白负荷和感染可急性加重脑病。即使是最严重的脑病，对基础病因的正确处理通常也能扭转病情。对治疗没有反应的脑病可能表明存在较大的门体分流。

乳果糖是一种不可吸收的二糖，被认为是一线治疗。它被肠道内的细菌代谢，降低腔内 pH，使环境不利于产氨细菌的生长，结果使血清氨水平降低。乳果糖是一种有力的泻药，会导致容量减少，可能需要在围术期进行液体复苏。利福昔明（一种吸收不良的口服抗生素）是另一种已被证明在预防和治疗脑病方面有效且脱水风险较低的选择 [24, 25]。

（八）感染

肝胆疾病患者由于多种因素而出现全身免疫功能障碍，因此发生严重感染的风险增加 [26]。肝脏含有大部分网状内皮系统细胞（如 Kupffer 细胞、窦状内皮细胞），它们对清除循环中的细胞因子、内毒素和细菌起着重要作用。病变肝脏免疫清除功能受损。门体血液分流进一步损害了肝脏的清除作用，门静脉高压症脾功能亢进导致中性粒细胞减少。此外，肝胆疾病影响趋化作用、吞噬作用和整体免疫细胞功能。此外，这类患者易发生营养不良，进一步加剧了免疫缺陷。

肝脏疾病导致肠蠕动减慢和肠黏膜通透性增加。这可能分别导致细菌过度生长和细菌移位 [27-29]。这些因素加上全身免疫功能受损，使人易于感染。由于腹水的性质，患者有发生自发细菌性腹膜炎的风险。同样不好的是，胆道梗阻也会使人处于胆管炎的危险中，这是一种威胁生命的疾病。这两种情况都需要立即识别，诊断和使用广谱抗生素治疗。

二、术前注意事项

了解这些与肝胆功能障碍相关的复杂病理生理变化可以指导术前评估。充分的术前评估不仅要关注肝胆功能的相关参数，而且要广泛关注患者的功能状态。通过与患者和家人面谈及在全面体格检查中的细微发现是非常重要的。

（一）患者

病史和体格检查应集中于已知的肝胆疾病体征和症状。不应忽视完整的病史记录，其中包括个人和家族肝胆病史（表 120-1），并注意相关具体的危险因素，如脂肪肝（框 120-1）或肝炎。即使是很久之前的活动史，如静脉内吸毒、文身或输血，也可能是相关的。关于黄疸或肝炎的模糊的描述也应引起关注。近期体重减轻（或腹水加重、水肿和全身水肿导致的体重增加）、进行性不适和意识模糊、容易出现皮下瘀血、消化道出血或伤口愈合延迟可能提示潜在的肝胆功能障碍。

除了标准的体格检查外，医生还应该注意慢性肝病的体征，如扑翼样震颤、消瘦、巩膜黄染、男性乳房发育、蜘蛛痣、黄疸、肝掌、脾大、腹部浅静脉曲张、腹膨隆伴波动感、周围水肿或全身水肿（表 120-2）。进行门体分流的患者血清氨和酮水平可能较高，可闻及肝臭味。门静脉高压的一个独特的临床征象是克-鲍杂音，可以在脐静脉处听到静脉的"嗡嗡"声。

实验室检查应包括完整的血细胞计数、凝血情况和全面的代谢检查。结果可以帮助解释基础肝胆疾病的性质和严重程度（表 120-3）。血红蛋白和红细胞压积显示的贫血程度对围术期计划很重要。血红蛋白正常的患者可能存在急性等容血液稀释（acute normovolemic hemodilution，ANH）[30]，而明显贫血的患者更有可能需要术中输血。红细胞平均体积等信息可以帮助区分贫血并可能揭示相关行为或疾病。例如，巨幼细胞性贫血可能提示慢性饮酒，而小细胞性贫血可能提示隐匿性胃肠出血。可以说，在全血细胞计数中最有价值的是血小板计数。血小板减少与肝细胞功能障碍和门静脉高压有很好

表 120-1　隐匿性肝病的基础病因		
类　别	具体原因	活动性 / 危险因素
感染性	HBV 合并 / 不合并 HDV HCV	病史和血清学检查
代谢性	NAFLD 铁过量 其他	（框 120-1） 病史和特殊检查
毒物	酒精 药物 环境	病史 / 筛查 胺碘酮化学物质 黄曲霉毒素
结构性 改变	胆汁淤积 肝静脉压力增高	结石或肿瘤 布 - 加综合征 心力衰竭 心包疾病
免疫介导	PSC PBC 自身免疫性	IBD/ 结直肠肿瘤 胆管癌
其他	肉芽肿性疾病 不明原因引起的	

HBV. 乙型肝炎病毒；HCV. 丙型肝炎病毒；HDV. 丁型肝炎病毒；NAFLD. 非酒精性脂肪性肝病；IBD. 炎症性肠病；PSC. 原发性硬化性胆管炎；PBC. 原发性胆汁性肝硬化

框 120-1　脂肪肝危险因素
肥胖
使用类固醇
糖尿病
酒精
化疗
类风湿关节炎
其他

的相关性[31]。血小板减少的原因是肝脏合成促血小板生成素减少和血小板在脾脏中的破坏增加。因此，血小板减少症代表潜在肝功能障碍的程度，对于血小板计数少于 100 000/mm³ 的患者，应重新考虑手术。

凝血试验应包括 PT、INR 和部分凝血活酶时间（partial thromboplastin time，PTT）。纤维蛋白溶解活性的其他评估需要测量纤维蛋白降解产物和纤维蛋白原。凝血异常可揭示出血风险并指导围术期输血策略。越来越多的证据表

表 120-2　肝胆疾病的体格检查	
皮肤	黄疸
	蜘蛛痣
	肝掌
头	消瘦
	巩膜黄染
	肝臭味
胸	男性乳房发育
肺	右侧胸腔积液
腹部	脐周静脉曲张
	波动感
	脾大
	肝萎缩
	肝大
	静脉 "嗡嗡" 声
四肢	水肿
	全身水肿
	肌萎缩
神经	扑翼样震颤

明，通过血栓弹力图（TEG）或血栓弹性测量（TEM）评估总的凝血功能可以更准确地指导输血[32-35]。这些动态测试提供了一个综合图像，比静态的常规血液测试更能反映血浆、血小板和血细胞在体内的相互作用。

全面的代谢检查可以提示肝胆疾病患者常见的电解质和肾功能异常。低钠血症通常是稀释性的，是醛固酮和抗利尿激素水平增加的结果，有利于水钠潴留，以增加有效循环容量。肾脏最终保留的水超过了身体的需要，加剧了低钠血症、腹水和贫血。手术前应将水限制在 130mEq/L 的钠水平，以纠正低钠血症。在某些情况下，这可能需要肾脏替代治疗。尿中钾排泄量的增加，特别是服用利尿药的患者，可能导致低钾血症，而进行性肾功能不全可能导致高钾血症。术前应纠正血清钾水平，以降低心律失常的风险。血清尿素氮和肌酐升高提示肾功能不全，尽管肌酐可能低估了肌萎缩患者的功能障碍程度。尿电解质和 24h 肌酐清除率有助于明确肾功能不全的严重程度和病因。HRS 只有在排除所

表 120-3　实验室常见检验及解释		
代谢指标	钠	低钠血症
	BUN/ 血肌酐	AKI，HRS
	AST/ALT	• 进行性肝细胞损伤
		• ETOH：比例升高
	碱性磷酸酶	胆道肿块或阻塞
	GGT	急性 ETOH 相关性
	总 / 直接胆红素	胆汁淤积
凝血指标	INR	• 合成功能障碍
		• 维生素 K 不足
	纤维蛋白原	纤维蛋白溶解
血细胞计数	血红蛋白	贫血
	MCV/MCHC	贫血性质
	血小板	门静脉高压

AKI. 急性肾损伤；ALT. 丙氨酸转氨酶；AST. 天冬氨酸转氨酶；BUN. 血尿素氮；ETOH. 乙醇；GGT.γ- 谷氨酰转移酶；HRS. 肝肾综合征；INR. 国际标准化比值；MCHC. 平均红细胞血红蛋白浓度；MCV. 平均红细胞体积

有其他肾功能不全的原因后才能诊断，它是所有外科手术的重大风险。尿毒症可加重肝性脑病和血小板功能障碍，可能需要用肾脏替代治疗加以纠正。在围术期尿毒症出血可能需要去氨加压素治疗或输注血小板和冷沉淀。

最后，彻底评估心肺功能是必要的。术前评估应至少包括心电图和经胸超声心动图，对于患有严重心脏病危险因素的老年患者，应进行低阈值的负荷超声心动图或心脏导管检查。应根据病史和临床发现进行正规的肺功能检查。有严重肺部危险因素（如吸烟、慢性咳嗽或呼吸急促）的患者的正常大气压下的动脉血气可以帮助排除肝肺综合征或门静脉性肺动脉高压。

因此，对患者进行全面的术前评估时，应特别注意通常受肝胆疾病影响的器官系统。在完成评估后，外科医生应该对患者是否适合手术提出意见。虽然没有什么可以替代经验丰富的外科医生的方法，但 Karnofsky 评分或 Eastern Cooperative Oncology Group（ECOG）评分可以帮助汇总和分层患者的整体功能状态，以指导围术期的决策 [36]。我们不能低估患者总体状态评估对计划手术级别的判断作用，外科医生的"眼球"应随时关注这类人群。

（二）肝胆功能

患者的状态可能掩饰患者肝脏的功能情况，因此肝储备的具体评估至关重要 [37]。如前所述，对于接受普通外科手术的患者，应将患者的肝功能和整体状况与手术的必要性和级别进行权衡。对于那些需要肝或胆道切除的患者，应该给予更多地考虑。虽然对肝功能正常并行小范围肝切除术的患者不太重要，但对有潜在肝脏疾病并行肝或胆道切除术的患者则非常重要。残余肝的功能不足会导致肝衰竭，这是肝胆手术后发病和死亡的主要原因。术后肝功能在很大程度上取决于未来残余肝（future liver remnant，FLR）的体积和质量，而 FLR 又取决于切除的范围和潜在的胆汁淤积、脂肪变性或肝硬化的程度。

目前，计算机断层扫描或磁共振容积成像是确定 FLR 质量和肝切除安全性及可行性的标准方法 [38-40]。对于肝实质正常的患者，外科医生可以安全地切除肝脏，使得 FLR 至总肝脏体积的 25%～30%。对于有潜在肝病的患者，增加 40% 的范围以确保 FLR 大于肝脏总容积的 65%～70%。术前几周进行门静脉栓塞，可以增大 FLR 的大小，从而允许对部分患有严重疾病的患者进行肝切除 [41-43]。

然而，仅肝脏体积不能反映肝功能，虽然没有单一的检测方法，但可以采用多种方法联合使用来评估整体肝功能。肝生化功能检查包括血清胆红素、白蛋白和凝血因子的水平。胆红素水平反映了肝脏的摄取、结合和排泄功能。白蛋白和参与凝血的蛋白质的水平反映了肝脏的合成功能。

现有临床评分系统结合生化检查和临床症状，以估计整体肝功能。例如，Child-Turcotte-Pugh（CTP）评分为脑病、腹水、胆红素、白蛋白和 PT/INR 评分，并将患者分为 A、B 或 C

类，其中 A 类患者手术风险较低，B 类患者中等，C 类患者手术风险较高。一般来说，A 类患者可以接受手术，而大多数 B 和 C 类患者应接受肝移植评估。CTP 评分在选择肝硬化和肝细胞癌患者进行肝切除和肝移植时特别有用。终末期肝病模型（model for end-stage liver disease，MELD）计算血清总胆红素、肌酐和 INR 的评分。MELD 评分最初用于预测 TIPS 后的死亡率，目前用于评估肝功能障碍的严重程度和优先选择等待肝移植的患者。MELD 评分与接受腹部手术的肝硬化患者死亡率风险增加相关，有证据表明，MELD 评分可以预测肝脏切除后的死亡率[44]。

定量肝功能实验，如吲哚菁绿（ICG）清除率和半乳糖清除能力，可以通过测量只从肝脏清除的物质来评估整体肝功能。它们的临床应用是有限的，而且它们不能评估 FLR 的功能。新的核成像技术，如 ^{99m}Tc- 半乳糖血清白蛋白闪烁造影和 ^{99m}Tc- 甲溴菲宁肝胆闪烁造影，可以评估整体肝功能和 FLR 功能，并在确定肝切除术后患者肝衰竭风险方面显示出前景[45]。

（三）营养

营养不良在肝胆疾病患者中很常见，是影响手术结果不理想的重要预后因素。围术期治疗营养不良可改善肝功能，并最终改善外科手术率和死亡率。欧洲临床营养和代谢学会（European Society for Clinical Nutrition and Metabolism，ESPEN）为肝胆疾病患者提供了有用的营养评估和营养支持指南[46, 47]。

肝脏集合了对维持良好营养状态至关重要的几个生理过程[48-50]。碳水化合物、脂肪、蛋白质和维生素的代谢，以及胆汁的排泄和脂质的运输，对愈合和恢复所需的分解 - 合成平衡非常重要。肝胆病患者由于潜在疾病已经处于不佳状态、术前营养不良、手术应激、并发症和反复禁食，其营养状况可能在术后迅速恶化，这就突出了围术期营养评估和优化的重要性[51, 52]。

肝胆疾病患者的传统营养评估方法往往不准确，因为肝功能障碍影响蛋白质合成、液体状态和代谢。病史和体格检查仍然是最重要的。将患者的当前状态与发病前状态进行比较是必要的，如体重现在正常之前可能是肥胖或者现在肌肉正常可能之前是肌肉发达的。细心的检查可能在明显的恶病质或骨骼肌的严重损失（即肌萎缩）之前发现颞部和大鱼际的消瘦，预示着器官功能障碍、免疫功能受损和伤口愈合不良等显著风险。

营养状况的客观测量包括：血清白蛋白、前白蛋白和转铁蛋白、总淋巴细胞计数、体重指数（body mass index，BMI）、上臂肌围、三头肌或肩胛下皮褶厚度、间接量热法，以及最新的体细胞质量（body cell mass，BCM）计算和生物电阻抗分析（bioelectrical impedance analysis，BIA）。围术期营养不良风险较高的患者特征包括血清白蛋白低于 3g/dl，血清转铁蛋白低于 200mg/dl，3～4 个月内体重减轻 10%～15%，无法完成一般活动并且无法执行功能测试（如手握力测试）。单独的血清白蛋白可能是一系列腹部手术后发病率的最佳预测指标，而对于肝胆疾病患者，尤其是存在腹水、外周水肿和全身性水肿的患者，这些检测均不完全可靠[54-56]。此外，最新的检测方法既麻烦又昂贵，而且不能广泛应用，也不能证明其优于经验丰富的临床医生的判断。综合全面的病史和身体状况对患者进行简单的主观评估，将其分为营养良好、中度营养或严重营养不良，这可能是最佳的治疗指导[57]。

长期以来，补充营养一直被用于改善手术结局，肝胆患者在围术期的所有阶段都需要充分的营养支持[58, 59]。即使需要放置鼻胃管或鼻空肠管，肠内营养途径仍是首选。早期肠内营养减轻了创伤和烧伤患者的高代谢反应[60]，而且研究表明肠内营养可预防小肠萎缩和细菌移位、败血症和多系统器官衰竭[61, 62]，这在肝胆疾病和门静脉细菌清除障碍的患者中特别重要。

全肠外营养（total parenteral nutrition，TPN）

只有在有肠内营养禁忌证时才能使用，因为它会增加围术期的发病率[65]。通常需要至少2周的TPN来获得足够的营养强化以改善严重营养不良患者的预后。尽管有良好的目的，肝胆疾病患者在经过一个疗程的营养补充治疗后，术前营养状况很少有显著改善。梗阻性黄疸患者胆道减压可以刺激食欲和热量摄入，但效果通常不足以改善手术结果。

随着肥胖率的上升，在围术期的营养评估中注意非酒精性脂肪肝（nonalcoholic fatty liver disease，NAFLD）的存在是很重要的。肝脂肪变和脂肪性肝炎极大地增加了肝切除术的发病率和死亡率[66-69]。有几项研究表明，减肥手术后的体重减轻可以改善甚至治愈脂肪变性、脂肪性肝炎和纤维化[70]。此外，肝切除前的短期热量限制可以显著减少肝脂肪变性和脂肪性肝炎，使肝切除更安全[71]。在选择有明显肥胖和NAFLD的患者时，应考虑术前饮食改变和减肥手术。

三、术中注意事项

处理肝胆疾病相关的复杂生理和尽量减少出血量是术中主要考虑的因素。在这里，我们仅描述常用的麻醉和手术方式。

（一）麻醉

麻醉师必须管理肝胆疾病对全身的影响，包括门静脉高压的血流动力学改变、电解质和酸碱紊乱及凝血异常。此外，许多常规使用的经肝脏代谢的药物对术中给药提出了挑战。经肝脏清除药物的半衰期可以显著延长，剂量、作用时间和脂溶性也会改变。肝硬化患者的腹水或水肿会增加分布容积，而慢性酗酒者的酶代谢能力增强会导致药物需求剂量增加。最后，低白蛋白血症会增加正常蛋白结合药物的血浆浓度，导致药物效果增强。

对吸入型麻醉药如异氟烷和地氟烷进行了广泛的研究，发现它们对肝病患者是安全的。这两种药物的肝脏代谢都可以忽略不计[72]，异氟烷比其他挥发性麻醉药更能维持肝血流和肝动脉缓冲效应[73]。相反，由于肝炎和暴发性肝衰竭的风险，必须避免使用氟烷和其他卤代烃，这很可能是由免疫机制介导的[74]。应鼓励局部麻醉的使用，特别是对于小手术。酰胺类局部麻醉药，如利多卡因和丁哌卡因，会经肝代谢，应以较小剂量使用。区域阻滞是一种很好的辅助手段，放置连续硬膜外导管可以加强术中和术后疼痛控制。但是，严重的凝血障碍或血小板减少症可能是脊柱或硬膜外穿刺的禁忌。

麻醉医师的目标是通过最佳的液体管理、合理地使用血管活性药物和纠正凝血障碍来减少肝静脉充血，从而最大限度地减少潜在的失血[75]。过多的失血显然与肝胆手术后不良后果的增加有关[76]。肝切除术中结合ANH和严格控制中心静脉压（central venous pressure，CVP）可以减少术中失血[77-80]。限制静脉输液、药物或以硬膜外麻醉为基础的血管扩张有助于控制CVP。常规避免高呼气末正压（positive end-expiratory pressure，PEEP）在肝胆外科中很常见，尽管它对CVP的实际影响可能很小[75]。低CVP可导致心血管不稳定、低血容量、肾脏和内脏血流量减少，可能需要缩血管药物来维持器官灌注。术中可能导致尿量减少，但这并不一定与术后肾衰竭发生率的增加有关[81]。快速输液系统应随时可用，以提供紧急液体和血液制品输入。外科医生和麻醉师之间的有效沟通怎么强调都不过分。

（二）手术

肝胆外科手术除了基本的手术原理外，还必须考虑特殊的术中因素。适当的暴露是至关重要的，并且必须对切口的类型和范围给予适当的考虑。只要安全需要，应延长切口。此外，一个可靠的自动牵开器系统是必不可少的。

静息肝血流约占心输出量的25%，为1200～1400ml/min，因此肝实质的横切有严重失血的危险。可以使用多种方法来限制术中出血量。最常用的方法是间歇性或连续性地完全入肝血流阻断，即 Pringle 法。Pringle 法受到基础实质疾病程度的限制。正常肝脏 60min 钳夹时间被认为是安全的，而肝硬化肝脏只有 30min 钳夹时间被认为是安全的[82]。钳夹时间延长会增加残肝缺血再灌注损伤的风险。间歇性 Pringle 法包括 15～20min 夹紧，随后 5min 再灌注。有证据表明，患病的肝脏对间歇性钳夹的耐受性优于连续性钳夹，这可能是由缺血预适应所致[83, 84]。全肝血流阻断包括钳夹肝上和肝下静脉及 Pringle 法。在肝大部切除术中使用它是可行的，但有很大的围术期发病率风险，应事先与麻醉师讨论。静脉转流术在某些情况下可能是一种有用的辅助手段，如在涉及腔静脉的大肿瘤患者。

肝实质的横切方法有多种，使用哪一种取决于医生。多种止血药也可用，而且非常有效。肝胆外科手术后引流管的使用有很大的特殊性。有证据表明不建议常规使用引流管，尽管引流管在胆道重建病例中可能会有所帮助[85]。对于严重营养不良的患者，应考虑放置营养管以进行术后营养补充。伤口缝合可以用任何标准的方法进行，但是对于腹水或肌萎缩患者应给予特殊的考虑。

四、术后注意事项

麻醉、手术和重症监护方面的合作进展已将大型肝胆手术的发病率和死亡率降低到可接受的水平。一般来说，患者在手术后立即接受外科重症监护病房护理，其中不仅包括麻醉恢复和疼痛控制，还包括密切的肝功能评估。血流动力学监测包括动脉置管进行连续血压测量、中心静脉导管进行输液和 CVP 测量。肺动脉导管不常规使用，但在某些心肺合并症患者中可能会有所帮助。通过监测血压和尿量来静脉输液维持足够的器官灌注。根据实验室结果，必要时可给予晶体、胶体或血液制品形式的输液，目的是保持相对较低的 CVP，以避免肝脏表面

或腔静脉的任何切口出血。肝胆手术后不需要鼻胃管[86]，但在涉及胆肠吻合或胃操作的情况下，它们可能是有用的。在临床允许的情况下，患者应该尽快进食，因为早期口服摄入可以早期停止营养支持，加速恢复[75]。

肝切除术后需要注意的几个问题。肝切除术可能改变麻醉药物清除率和药物代谢，需要仔细选择药物和注意给药剂量。应密切关注凝血参数，在术后 48～72h 内迅速升高的 INR 可能预示着肝衰竭。为避免术后出血，FFP 可用于快速纠正凝血紊乱。对于术前可能因胆道梗阻引起的维生素 K 缺乏者，也可以给予维生素 K。尽管血清凝血参数升高，但是由于术后血液高凝，接受肝胆外科手术的患者仍有静脉血栓栓塞的风险[87-89]。在没有禁忌证的情况下，推荐早期活动和药物预防静脉血栓栓塞[90]。

肝胆外科手术可能会引起肝功能不全或加重先前存在的肝功能障碍，表现为肝性脑病、黄疸、凝血病性出血或腹水。肝功能不全的治疗在很大程度上是支持治疗，应遵循最佳的外科重症监护标准直到残余肝再生。肝脏再生涉及三磷酸腺苷依赖的肝细胞分裂过程，这可能耗尽磷储存，导致危及生命的低磷血症（磷< 1.0g/dl）[91, 92]。必须监测和调整血清磷水平，以避免术后并发症，如心功能障碍、通气不足和免疫受损。关于术后肝功能障碍患者输注 N- 乙酰半胱氨酸（N-acetylcysteine，NAC）仍存在争议[93-95]。术后应密切监测，以便及时发现和处理问题，避免围术期的并发症。

五、结论

深入了解肝胆系统的病理生理学是肝胆功能障碍患者科学护理的基础。围术期管理的进步使外科医师能够在低发病率和死亡率的基础上对高危患者进行复杂的手术。全面的术前评估、细致的术中技术和精心的术后护理，极大地提高了肝胆疾病患者手术的整体成功率。

第121章
肝囊肿
Hepatic Cysts

Hari Nathan　　Michael W. Mulholland　著
李玉民　　任志俭　译

摘要　肝囊肿是一组涉及从先天性、炎症性到肿瘤性等多种病因的疾病。不同病因的肝囊肿临床意义也各不相同。随着腹部影像学的普及和敏感性的提高，肝脏囊性病变的偶发性诊断越来越多。区分肝脏囊性病变是否需要干预的任务通常落在外科医生的肩上。本章概述了肝囊肿的主要类型，强调了有助于正确诊断的临床特征，并讨论了治疗方法。

关键词: 肝囊肿; 包虫囊肿; 肝囊腺瘤; 肝囊腺癌; 胆管导管内乳头状黏液瘤

肝囊肿是一组涉及从先天性、炎症性到肿瘤性等多种病因的疾病，不同病因的肝囊肿临床意义也各不相同。随着腹部影像学的普及和敏感性的提高，肝脏囊性病变的偶发性诊断越来越多。肝囊肿中大多数为单纯性囊肿，临床影响较小。相比之下，肝棘球蚴囊肿仍然是全世界范围内一个主要的公共卫生问题，肝囊腺癌是一种恶性肿瘤。区分肝脏囊性病变是否需要干预的任务通常落在外科医生的肩上。

一、单纯性肝囊肿

一般认为单纯性肝囊肿起源于胆道系统，可能是小错构瘤或者胆道周围腺体与胆道分离所致。囊壁由单纯立方上皮细胞组成，周围有纤维性、少细胞的间质（少细胞的纤维性间质）。囊内是典型的浆液性内容物，也可以有既往出血时残留的蛋白质。当囊内出现黏液性或者固体内容物时应首先考虑感染或者发生癌变。

长期以来肝囊肿都是在行剖腹手术、尸检或影像学检查过程中偶然发现的。依赖影像学的检查，肝囊肿的发病率估计在11%～18%[1, 2]。肝囊肿伴随年龄的增长会变得更加普遍，92%的肝囊肿发生在40岁以后[1, 3]。一些研究表明女性的肝囊肿发病率更高[1, 2]。

虽然大多数的单纯性肝囊肿是无症状的，偶尔间发现的，但是一些患者会出现腹痛和腹胀。症状的出现可能与肝包膜的紧张导致的疼痛和对周围组织的压迫有关。这些症状在囊肿较大的高龄患者中更为常见。进行性增大的囊肿会导致进食后饱胀、恶心和呕吐。体格检查中触及的包块可能很容易被忽略。

单纯性肝囊肿一般不会引起肝功能检查的异常。如果出现临床上可疑或者特征性的影像学表现时，应进行棘球蚴血清学检查。肝脓肿通常伴有其他感染症状。对于大多数患者来说，最主要的困难在于影像学上区分肿瘤性和非肿瘤性囊肿。

肝脏超声因其经济、无创、信息丰富，是首选的初步检查方法。它能可靠地区分肝脏的囊性和实性病变，并能对囊性肿瘤的诊断做出提示。单纯性肝囊肿在超声上表现为无回声包块，边缘光滑，壁薄而难以察觉（图 121-1）。囊壁和囊液对超声波的不同反射导致后方回声增强。出现有隔膜或结节提示肿瘤性囊肿。缺乏分隔高度提示单纯性肝囊肿[4]。然而，重要的是要记住，单纯性囊肿是常见的，而肿瘤性囊肿是罕见的。因此，即使肝囊肿中发现分隔或其他复杂的特征，它仍然很可能是非肿瘤性的。

计算机断层成像或磁共振成像对囊肿的进一步定性和评估其解剖关系意义非凡。CT 检查应使用静脉对比剂定时描绘动脉期，门静脉期和肝静脉期的结构。单纯性肝囊肿在 CT 上表现为薄壁光滑的低密度影（0～10HU）（图 121-2 和图 121-3）[5]，囊壁增厚或不规则，囊壁乳头状赘生物或结节，囊内分隔和囊内有碎片时应立即想到肿瘤的原因。CT 应用广泛且患者耐受性好，但是它们可能不能充分定性较小的病变。MRI 对评估较小的病变特别有用[6]，是我们对肝脏新发占位性病变患者影像学检查的选择。

单纯性肝囊肿在 MRI 的 T_1 加权像上相对于周围肝实质呈均匀的极低信号强度，而在 T_2 加权像上呈很高的信号强度。用钆螯合物不能强化（图 121-4）[5, 7]。伴有内出血的囊肿在 T_1 和 T_2 加权图像上均表现为高信号强度，常描述为液体－液体水平（图 121-5）[7]。MRI 提供了肝内囊性结构的详细信息，其中包括分隔、乳头状结节和碎片。此外，CT 不确定的小病变通常可以通过 MRI 准确地定性（图 121-6）。弥散加权 MRI 在区分小的肝囊肿和其他肝脏良恶性病变时非常有用[8]。

对于肝囊肿或者肿瘤病因不明确而出现症状的患者，应采取干预措施。在影像学引导下的穿刺引流无效，复发率 100%[9]。但是穿刺可以为生化检查和细胞学分析提供液体。穿刺能够暂时的缓解症状，也可以帮助评估症状是否与囊肿有关。

加入硬化剂如乙醇、高渗盐水或四环素的穿刺可导致复发率的升高。在使用硬化剂之

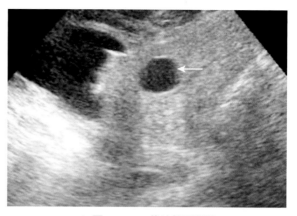

▲ 图 121-1　单纯性肝囊肿
左叶横断面超声波显示无回声囊肿（箭），囊壁光滑，不易察觉，经反射后增强

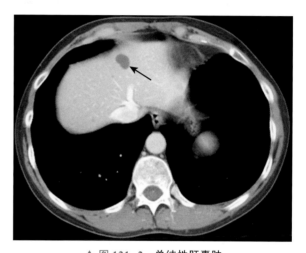

▲ 图 121-2　单纯性肝囊肿
增强 CT 图像显示肝左叶一个单纯的囊肿（箭）。囊壁有水相衰减，不易察觉，静脉对比剂几乎没有增强

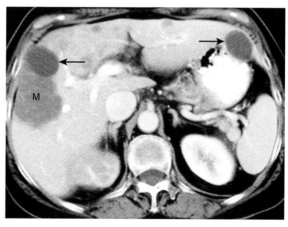

▲ 图 121-3　两个单纯性肝囊肿和一个肝脏转移瘤
增强计算机断层图像显示两个单纯性肝囊肿（箭），在肝脏左右叶可见水相衰减。囊肿未增强，囊壁不易察觉。与邻近右叶囊肿的强化转移瘤（M）比较。注意肝脏其他几个小的转移病灶

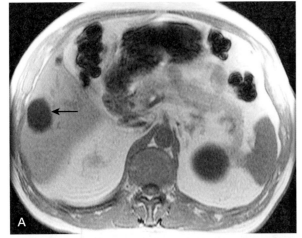

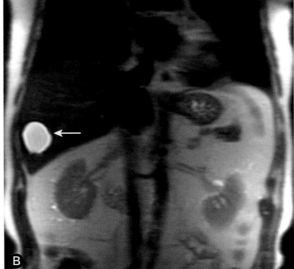

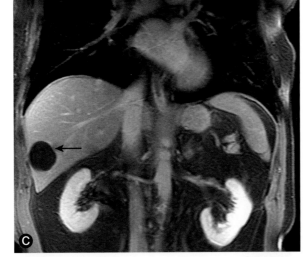

▲ 图 121-4　磁共振成像显示单纯性肝囊肿（箭）
A 和 B. 肝脏轴位 T_1 加权（A）和冠状 T_2 加权（B）图像显示一个界限分明的包块，T_1 加权低信号，T_2 加权非常高信号；C. 冠状位钆扫描未见肿块增强

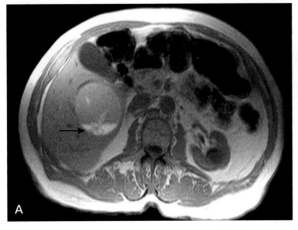

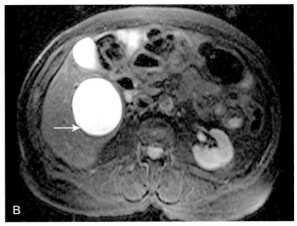

▲ 图 121-5　单纯性囊肿内出血
T_1 加权（A）和 T_2 加权（B）图像显示囊肿内有部分呈层状的高 T_1 和低 T_2 信号强度物质（箭），提示出血产物（高铁血红蛋白）的存在

前，必须排除与胆道系统的相通。在一项经皮穿刺和酒精注射的前瞻性研究中，80% 的患者术后复发，但是这些复发患者大部分都不需

要治疗[10]。其他小数据研究复发的患者只有 17%[11]。在 30 个月的随访中，经皮穿刺和硬化剂注射治疗的大部分囊肿体积减小，平均体积

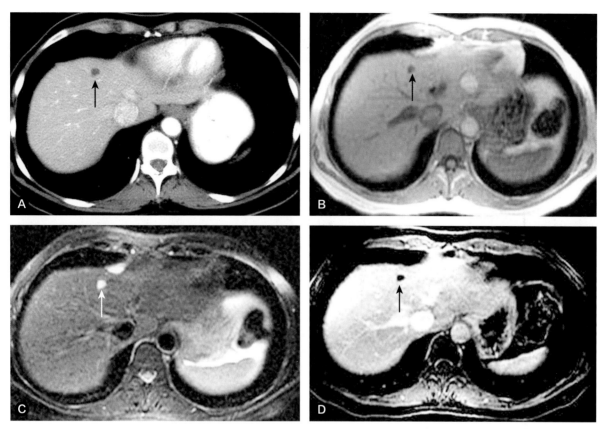

▲ 图 121-6　一个没有恶性肿瘤或慢性肝病病史的患者在计算机断层扫描和磁共振成像上偶然发现一个小的单纯性囊肿
A.CT 增强图像显示左叶内侧段 1cm 的低密度肿块影（箭），肿块太小，不能准确地描述出来；B 和 C. 肝脏 T_1 加权（B）和 T_2 加权（C）的 MRI 显示肿块（箭）在 T_1 加权图像上的信号较肝脏低，而在 T_2 加权图像上呈明显高信号；D. 在钆增强图像上，肿块没有增强

减小 92%～98%。一些小的队列研究报道经皮穿刺和乙醇注射后的复发率只有 17%[11]。大部分的囊肿经过经皮穿刺和酒精注射治疗后体积减小，术后 30 个月的随访中，平均体积减小 92%～98%[12-14]。

对于有症状的单纯性肝囊肿，囊肿开窗或手术切除仍然是主要的治疗方法。在肝实质深处的囊肿可能不适合开窗，只需要切除部分囊壁，以缓解症状和排除肿瘤。因此，囊肿开窗对于身体健康的患者尤其是囊肿浅表可触及的患者来说是合理的第一步。囊肿开窗或切除可通过腹腔镜或开放手术的方法进行。

无论采取何种手术治疗方式，手术都从外观探查开始。术中超声可以确定囊肿与胆道系统和血管的关系。然后穿刺囊肿，并将囊液送去行细胞学检查。大部分的囊壁（在不切除肝脏的前提下尽可能切除）都应该切除。残余的囊壁结节或乳头状物可单独进行活检。胆汁样囊液应仔细检查囊肿是否与胆道系统相通，胆瘘应缝合。如果术前担心为肿瘤病变，就应该选择手术切除或者摘除，而不是选择开窗。

对于囊肿开窗手术的患者，无论是腹腔镜手术还是开放手术，复发率均低于 10%[15, 16]，发病率也低于 10%[15, 17-19]。对于接受肝切除术的患者，复发极为罕见，但发病率和死亡率超过开窗手术。一项对 40 例单纯性肝囊肿患者的前瞻性非随机对照研究显示，与开窗手术相比，手术切除治疗患者的住院时间、手术失血量和并发症发生率均增加。腹腔镜开窗手术的发病率最低，不同开窗手术方式的复发率无显著差异[20]。因此，对于肿瘤可能性小的有症状的单纯性肝囊肿，应该选择腹腔镜开窗术。

二、多囊肝

多囊肝（polycystic liver disease，PLD）是一种良性疾病，通常出现在常染色体显性遗传性多囊性肾病（autosomal dominant polycystic kidney disease，ADPKD）的患者身上。患者会出现与单个囊肿非常相似的多个囊肿，其他脏器如肾脏或大脑同时出现囊肿，可能是区分多发性单纯性肝囊肿和多囊肝的唯一方法。超声学研究表明，多囊肾患者的肝囊肿随着年龄的增长发病率增高，在 30 岁以下的患者中发病率为 10%，60 岁以上的患者中发病率为 50%[21-23]。MRI 的研究表明这一比例超过 80%[24]。多囊肝在女性中更常见，在经历过怀孕或者接受过外源性激素的女性中囊肿的数量更多。在一项研究中，与未治疗的对照组相比较，ADPKD 患者使用雌激素 1 年后肝囊肿的体积增加了 7%[25]。

ADPKD 是由于 PKD1 和 PKD2 这两个基因缺陷引起的[26]。肾脏和肝脏疾病的相关程度较低，ADPKD 的基因型能预测肾囊肿的严重程度和生长速度，但不能预测肝囊肿[27, 28]。这一发现结合肝囊肿形成的年龄依赖性，提示除了生殖系统疾病导致的突变外，其他疾病的修饰基因显著影响了 ADPKD 中肝囊肿的进展。常染色体显性多囊性肝病（autosomal dominant polycystic liver disease，ADPLD）是一种少见的疾病，与肾囊肿或脑动脉瘤无关。ADPLD 可能是由 PRKCSH 或 SEC63 基因突变引起的，这两种基因编码的蛋白产物对内质网的功能很重要[29]。

大多数 PLD 患者是无症状的，罕见肝功能障碍。少数患者肝脏体积增大会出现症状。可能会出现腹痛、腹胀、早饱、呕吐、呼吸障碍和下肢水肿。虽然这些症状通常不会危及生命，但它们可能会降低生活质量。PLD 的并发症非常罕见，只有不到 5% 的患者会出现并发症。囊肿感染或破裂，门静脉高压合并腹水或静脉曲张出血，以及因囊肿压迫导致的肝静脉流出梗阻的情况并不常见。

Gigot 等提出的肝囊肿分类在患者分类和相应的治疗方面非常有用[30]。

1 型：CT 上有 10 个或 10 个以下的大囊肿（＞10cm），并有大面积未受累的肝实质。

2 型：CT 上存在弥漫性侵犯肝实质的中型囊肿，但有大面积的非囊性肝实质。

3 型：肝实质广泛性弥漫性侵犯，囊肿间仅有少量正常的肝实质（图 121-7）。

只有在能够显著减少囊肿相关的肝大并能长期缓解症状的情况下，才应该考虑对 PLD 进行干预。据报道，使用生长抑素类似物甚至免疫抑制药西罗莫司[31]进行药物治疗可减轻症状和缩小肝脏体积。也有几种手术方式可以选择。

当确定只有少数优势囊肿引起症状时，建议先行囊肿穿刺后再灌注硬化剂。这种方法的局限性在于每次只能治疗少量的囊肿，而且有可能出现硬化剂的外渗。此类治疗经验有限，复发率高（30%～100%）[32, 33]。

如前所述，囊肿开窗术最适用于 1 型 PLD 患者。据报道，在适当选择的 1 型 PLD 患者中，30 个月的复发率为 11%[34, 35]。2 型或 3 型患者的复发率超过 70%。最常见的术后并发症是腹水形成，当囊肿分泌的液体量超过腹膜的吸收能力时出现。如果开窗术不可行，可以进行手术切除。经皮经导管肝动脉栓塞术可用于不适合手术的患者[36]。

PLD 的肝移植在 20 世纪 90 年代首次被报道[37]。肝肾联合移植也已被采用。最适合肝移植的患者是那些其他姑息治疗失败的 3 型肝囊肿患者，以及那些同时也适合肾移植的患者。虽然没有证据表明 PLD 患者接受移植后有生存优势，但长期生存率确实超过因其他原因需要移植的患者[35]。此外，据报道，90% 以上存活者的生活质量得到改善[35, 38]。

三、肝包虫囊肿

肝感染包虫棘球蚴是世界范围内的一个重

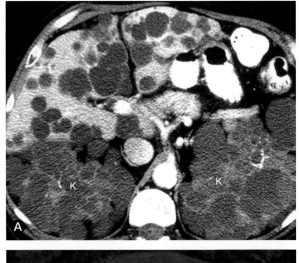

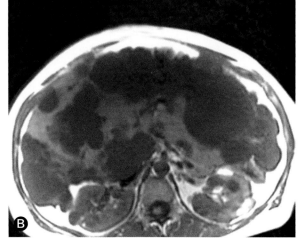

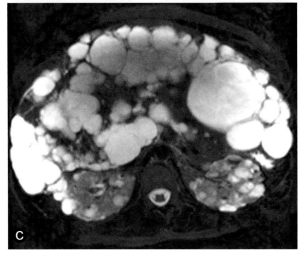

▲ 图 121-7　两例常染色体显性多囊肾病患者的肝囊肿
CT 增强图像（A）显示肝脏和肾脏内大量无增强的囊肿（K）。肝脏 T_1 加权（B）和 T_2 加权（C）图像显示大量单纯性肝和肾脏囊肿，低 T_1 和高 T_2 均呈均匀信号

大公共卫生问题，也是流行地区肝囊性病变的常见原因。跨洲旅行和移民也使得西方国家意识到肝包虫囊肿的严重性。人类的感染发生在进食虫卵后。在上消化道内，虫卵被释放，然后穿透肠壁进入门静脉系统。血行播散主要发生在肝脏，尽管包括肺、脑和骨等其他器官也可能受到感染。虫卵植入组织以后，会以缓慢增大的囊肿的形式进行增殖。在 80% 包虫患者中的唯一表现是单个器官的孤立囊肿。

包虫囊肿生长缓慢，直径生长通常每年＜1cm[39]，囊肿达到 10cm 时才出现症状。随着时间的推移，多个子囊可能在一个较大的囊腔内形成。缓慢生长的囊肿可引起邻近肝脏的压缩性萎缩。宿主反应刺激囊肿周围形成纤维包膜，称为外囊。

包虫病的症状可能是由压迫、阻塞或者邻近的器官或组织移位造成的，通常不明确且无特异性。最常见的症状是精神不振、体重减轻和逐渐消瘦。肿大的囊肿会导致腹痛、早期饱腹感或梗阻性黄疸。如果不进行治疗，囊肿对周围组织、器官的侵蚀可能造成血性播散或者胆瘘。囊肿自发性破裂并释放感染物质进入腹腔比较罕见，但可引起过敏反应。腹部轻微的钝性创伤也可能导致囊肿的破裂[40]。

包虫感染的诊断可通过血清抗体反应证实。敏感性和特异性均接近 90%[41]。尤其是儿童，其抗体反应可能较低。假阳性反应可能发生在感染了其他微生物的患者中。

超声检查是包虫病患者的首选检查手段。包虫病的囊肿与单纯性囊肿可以通过子囊的存在来区分。虽然有些包虫囊肿无回声，但其常见的特征性的囊壁增厚，在单纯性囊肿中是不存在的 [42]。在西方国家，超声检查的特异性达到 90%[43]。

如果拟行手术治疗，应考虑行 CT 或 MRI 的横断面成像检查。两种检查都能显示囊肿的大小和深度、是否存在子囊及肝外受累情况（图 121-8）[44]，也都可以明确囊肿周围的解剖结构及与胆道和血管系统的关系，但是 MRI 联合磁共振胰胆管成像还具有在术前诊断囊肿胆道瘘的优势。在一项研究中，对于症状上高度可疑囊肿与胆道相通患者诊断的敏感性和特异性分别为 78% 和 100%[45]。

诊断为包虫病后应及时治疗，以减轻症状，阻止感染进展并预防并发症。手术和经皮穿刺治疗都是可行的。包虫病手术治疗的目标有四个：①灭活感染的囊肿内容物（头节和内囊）；②防止囊肿内容物外溢；③清理所有可能的内容物；④消灭残腔。虽然这些主要目标已被广泛接受，但有关手术范围和囊腔最佳处理的争论仍在继续。囊肿可伴或者不伴随邻近肝组织被切除。更保守的手术方法是先消毒，然后排空囊肿内容物，将囊肿周围组织完整保留。正规的切除至少在理论上有降低复发和泄漏风险的好处。到目前为止唯一的随机对照试验评估了 32 例随机行手术切除或囊肿开窗的包虫患

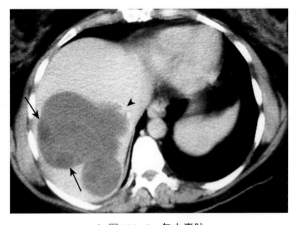

▲ 图 121-8　包虫囊肿

CT 平扫显示一个囊性肿块，包含几个子囊（箭）和周围钙化（箭头）

者。保守治疗组的复发率和发病率明显高于对照组，但在手术时间、出血量和住院时间方面无明显差异 [46]。2%～10% 的患者出现复发性的包虫感染 [47]。

手术开始时用消毒棉垫将囊肿与周围组织隔离，以减少污染风险。然后向囊肿内注入杀虫剂。乙醇（70%～95%）、高渗盐水（15%～20%）和西曲溴铵溶液（5%）已在可接受的低风险水平上被广泛应用。在囊液溢出的病例中，术后应用阿苯达唑或甲苯达唑可以降低术后腹腔内复发的风险 [39]。囊腔可向腹腔开放，保持外囊完整。缝合囊腔边缘防止出血。也可以用大网膜填塞囊腔。腹腔镜技术现在已经在许多治疗中心得到了良好的应用 [48, 49]。

对于包虫囊肿，经皮介入治疗是手术治疗之外的另一种选择。应用最广泛的技术是穿刺 - 抽吸 - 注射 - 再抽吸（puncture-aspiration-injection-reaspiration，PAIR）。在 CT 或超声引导下经皮穿刺抽吸出囊肿内容物。注射如高渗盐水这样的杀虫剂，保留数小时到数天后再次抽吸。在这一治疗之后还可以使用如酒精之类的硬化剂。在经皮穿刺介入之前，应行胆道造影排除囊肿与胆道间相通。报道的治愈率、复发率和并发症发生率差异很大，一篇循证综述也没有发现能提出建议的足够证据 [50]。单囊性的囊肿可能特别适合这种方法 [51-53]。

四、肿瘤性囊肿

肝脏的肿瘤性囊肿比非肿瘤性囊肿少见得多，包括转移病灶的囊性变和原发性肝脏囊性肿瘤。转移瘤的囊性变通常由实体转移瘤的中央坏死引起。这些肿瘤可来自任何原发肿瘤，但最常见的是卵巢癌、胰腺癌、结直肠癌、肾癌和神经内分泌癌。肝脏原发性肿瘤性囊肿包括囊腺瘤（也称为肝黏液性囊腺瘤）和囊腺癌，占肝内囊肿的比例不到 5%。有关这些罕见肿瘤发表的数据仅见于少数病例报道 [54-59]。90% 以上的囊腺瘤发生在女性 [60]。相比之下，囊腺癌

在男性和女性患者中分布更均匀[54]。这两种肿瘤在中年患者中最常见，但囊腺癌在 30 多岁的患者中有报道[54]。

这些病变被认为是来源于胆道系统并可能与胆道系统相连。组织学上，囊腺瘤由类似胆管上皮的单层柱状上皮组成。大多数情况下，上皮细胞下面的基质是独特的，类似于卵巢基质或原始胆管基质[61]。囊腺瘤可能在基质中表达雌激素和黄体酮受体，表明来源于异位卵巢组织的胚胎学与可能引起胰腺黏液性囊性肿瘤的胚胎学相似。没有卵巢间质的囊腺瘤更常见于男性。

患者可能有腹痛或腹部包块的病史，但大多数情况下是由于越来越多的使用横断面成像技术而偶然发现。区分囊腺瘤或囊腺癌与单纯性肝囊肿是临床的一个主要难题。超声、CT 或 MRI 可帮助诊断。内部有分隔（图 121-9）、囊壁乳头状赘生物或囊壁结节高度提示肿瘤性囊肿[62-64]。在 MRI 的 T_1 和 T_2 加权图像中，囊肿内容物可能会出现多种信号强度，这取决于囊内是否有出血、蛋白质内容物或固体成分（图 121-10）。侵犯周围组织预示着恶性肿瘤，但这种情况罕见。囊腺瘤和囊腺癌通常很大。肝脏中存在其他单纯性囊肿可有助于区分优势性的大的单纯性囊肿和肿瘤性囊肿。血清和囊肿液中的肿瘤标志物癌胚抗原（CEA）和 CA19-9 水平可能升高，但不可靠[59, 62, 64, 65]。此外，恶性肿瘤经皮穿刺囊肿壁活检或抽吸有活检通道或腹膜播散的风险[61, 66]。

由于没有可靠的影像学表现能够将囊腺瘤与单纯囊肿区分开来，因此常常需要根据手术标本进行区分。由于术前诊断困难，一些中心通过囊肿开窗术来获得大部分的囊肿壁[67]。无论是基于术中冰冻切片还是最终病理，如果囊肿被确诊为肿瘤，都应该进行完整切除。虽然这种方法在理论上有使癌细胞在囊腺癌患者体内扩散的可能，但值得注意的是，囊腺癌仍然非常罕见。因此，在未确定肿瘤病因的情况下常规切除所有复杂的囊肿可能会对许多患者造成严重的病症，但非常罕见的恶性囊腺癌患者会受益。正规肝切除术是治疗囊腺癌唯一适合的方法，囊腺瘤可以通过手术切除或摘除来治疗。

胆管导管内乳头状黏液瘤（intraductal papillary mucinous neoplasm of the bile duct，IPMN-B）是一种新型的囊性肿瘤，在外观和行为上与胰腺导管内乳头状黏液瘤（intraductal papillary mucinous neoplasm，IPMN）相似[68-70]。这些病变显示胆管腔内有大量可产生黏蛋白的乳头状皱褶，这种情况可罕见地导致胆道梗阻。

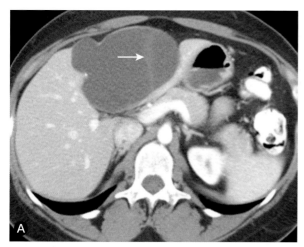
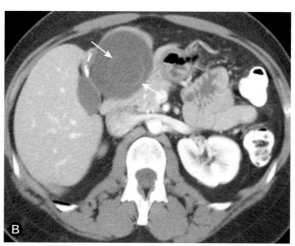

▲ 图 121-9 肝囊腺瘤

计算机断层增强图像显示左叶一个囊性肿块，包含薄的增强分隔（箭）。出现这样的分隔，应怀疑为囊性肿瘤

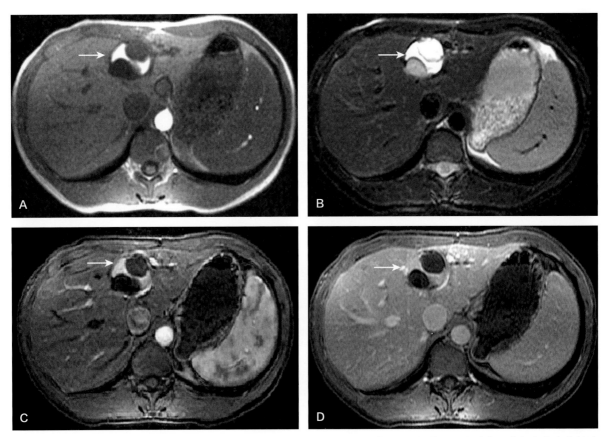

▲ 图 121-10　伴有卵巢间质的肝囊腺瘤（箭）。肝脏 T_1 加权（**A**）和 T_2 加权（**B**）图像显示左叶有一个复杂的多房性肿块。肿块黏液性内容物在 T_1 加权图像上呈高、低信号混合，在 T_2 加权图像上呈高、中信号混合。肿块在钆显像的早期（**C**）或延迟期（**D**）没有增强

可以表现为胆管弥漫性扩张（胆管扩张型）或者大的囊性肿块（囊性）。病变在男性和女性中间发病率均等。超过 60% 的手术标本中发现为浸润性癌。与胰腺的导管内乳头状黏液瘤一样，IPMN-B 的预后似乎优于其他胆管癌，5 年生存率为 60%~80%[71]。

致谢

作者感谢 Danielle M. Fritze 和 Hero K. Hussain 对本章前一版的贡献。

第122章
肝脓肿
Liver Abscess

Eliza W. Beal　Sylvester M. Black　**著**

李玉民　刘　杰　**译**

摘要

　　肝脓肿是一种罕见的疾病，在过去的 100 年里，人口统计学、病因、诊断和治疗都发生了变化。传统上认为肝脓肿可以分为两大类：细菌性肝脓肿，也称为化脓性肝脓肿；以及寄生虫性肝脓肿，主要由溶组织内阿米巴引起阿米巴肝脓肿。PLA 的治疗原则是引流脓腔，确定病原体，开始适当的抗生素治疗，并治疗与脓肿相关的任何潜在疾病过程，而 ALA 的标准治疗包括阿米巴药物。死亡率和发病率的改善似乎与早期诊断、超声和 CT 诊断成像的改进及微创经皮抽吸和引流技术的发展有关。抗生素使用的改进和重症监护医学的发展也可能有助于进一步降低这些疾病的死亡率。

关键词：化脓性肝脓肿；阿米巴性肝脓肿；肝脓肿

　　肝脓肿是一种罕见的疾病，在过去的 100 年中，其人口统计学、病因、诊断和治疗发生了相当大的变化。尽管自 20 世纪初以来肝脓肿的死亡率已显著下降，但其发病率似乎仍在增加 [1-3]。传统上，将肝脓肿分为两大类：细菌来源的，也称为化脓性肝脓肿（PLA）；以及寄生虫来源的，主要由导致阿米巴肝脓肿（ALA）的溶组织内阿米巴引起。随着各种免疫抑制形式的患者数量的增加，包括但不限于癌症治疗和移植免疫抑制继发的中性粒细胞减少症，其他不寻常类型的肝脓肿，如分枝杆菌脓肿和真菌脓肿的报道似乎也在增加。死亡率和发病率的改善似乎与早期诊断、超声和计算机断层扫描形式诊断成像的改进，以及微创经皮和内镜抽吸和引流技术的发展有关。抗生素使用的普遍改善和重症监护医学的发展可能还有助于进一步降低这些疾病的死亡率。

一、化脓性肝脓肿

　　1938 年的研究表明，手术引流联合抗生素治疗可以显著提高 PLA 患者的生存率。除了抗生素治疗外，接受手术引流术的患者的存活率为 62%，而未接受这种治疗的患者的死亡率接近 100%[4]。直到 20 世纪 50 年代的护理标准是外科引流和抗生素治疗。尽管与 21 世纪之交的结果相比，PLA 的死亡率仍保持高位，但仍有显著改善。PLA 对患者生存率的改善仍然难以捉摸，可能的促成因素包括患者就诊相对较晚和定位不准确，这主要是通过手动触诊和手术过程中硬结和（或）波动的检测。因此，PLA 进一步的治疗将取决于诊断成像、定位和微创技术的改进。1953 年，McFadzean 报道了 14 例经皮穿刺引流治疗 PLA 的患者 [5]。然而，直到 20 世纪 80 年代，经皮引流术才被广泛提倡，当时有几篇关于经皮引流术联合抗生素的报道显示 PLA 患者的生存率提高[6,7]。

CT 和超声检查进步带来的早期检测和定位大大推进了 PLA 的治疗。如今，无论是单个脓肿还是多个脓肿，PLA 的经皮治疗已成为护理标准。此外，已经探索了内镜和腹腔镜引流对抗生素治疗无反应的患者的选择，并取得了良好的结果[8-14]。开放手术主要用于非手术治疗失败、培养存在真菌生长、脓肿腔与无法非手术治疗的阻塞胆管或内镜或腹腔镜技术相通的情况[15,16]。在这些情况下与开放手术相关的死亡率很高。

（一）发病率和人口统计学

PLA 与显著的发病率、死亡率和医疗保健费用相关。报道的发病率从西方文献中的每 100 000 人中的 1.1～3.6 到东方文献中每 100 000 人中的 17.6 不等，而且似乎 PLA 的发病率正在增加[1,3,17,18]。最近报道的 PLA 在美国的发病率为每 100 000 人中 3.6 人，1994—2005 年间基于 PLA 的住院人数从每 100 000 人中的 2.7 人增加到 4.1 人[1]。在加拿大，报道的发病率为每 100 000 人中有 2.3 人[19]。在中国台湾，PLA 被描述为一种新出现的地方病，报道的发病率已从 1996 年的每 100 000 人中 11.2 人增加到 2004 年的每 100 000 人中 17.6 人[17]。与 Ochsner 的早期系列相比，PLA 的死亡率显著降低，其中据报道 PLA 的死亡率约为 72%（表 122-1）[4]。目前，大多数北美和欧洲系列的 PLA 死亡率为 5.6%～10%，而全球范围内的死亡率为 3%～30%。重要的是，尽管 PLA 的发病率似乎在增加，但死亡率保持稳定，PLA 患者的人口统计数据发生了显著变化[1]。在世纪之交，PLA 患者通常为 20—30 岁的男性，患有继发于阑尾炎、憩室炎或其他腹腔内感染的门静脉炎。随着对腹内感染的潜在原因的改善管理，早期治疗的形式随着抗生素治疗的诊断和改进，PLA 的人口结构发生了很大变化。现在，典型的 PLA 患者主要是 60 多岁的男性，其积极治疗的晚期肝胆恶性肿瘤或良性胆道病变是 PLA 的根本原因[1,4,15,16]。报道的与 PLA 发展相关的风险因素包括糖尿病（OR=3.6，95%CI 2.9～4.5）[2]。这可能与糖尿病患者发生严重革兰阴性菌感染和菌血症的风险增加有关[20]。肝硬化患者 PLA 的风险也在增加，标准化发病率为 15.4（95%CI 9.2～23.6），而背景人群为 1.0[21]。

（二）病因学及发病机制

尽管 PLA 有多种病因，但与梗阻相关的胆道系统上行感染是目前最常见的病因[15,16,22]。

表 122-1　选定的化脓性肝脓肿系列

作　者	国家与地区	病例数	时间（年）	年龄（年）	男女比例	发生比例	死亡率（%）
Ochsner 等[4]	新奥尔良	47	1928—1937	30—39（平均）	2.35:1.0	47/540 776*	72.3
Pitt 和 Zuidema[71]	巴尔的摩	80	1952—1972	60	1.0:1.0	13/100 000	65
Branum 等[7]	达勒姆	73	1970—1986	53（中位数）	1.1:1.0	1970—1978：11.5/100 000 1979—1986：22/100 000	19
Seeto 和 Rockey[22]	旧金山	142	1979—1994	51（中位数）	1.3:1.0	22/100 000*	11
Chu 等[24]	中国香港	83	1984—1995	60.2（平均）	1.3:1.0	未报道	18
Huang 等[25]	巴尔的摩	153	1973—1993	55.5（平均）	1.3:1.0	20/100 000*	31
Alvarez 等[28]	西班牙	133	1985—1997	58.1—64.9（平均）	1.6:1.0	未报道	14
Mohsen 等[30]	英国	65	1988—1999	64（中位数）	1.3:1.0	18.5/100 000	12.3
Wong 等[72]	中国香港	80	1991—2001	63.4（平均）	1.67:1.0	未报道	6

*. 纳入数

地理差异解释了导致上升感染和 PLA 的病因差异。在许多亚洲国家，伴有胆管狭窄的肝内胆管结石占 PLA 病例的大部分 [23, 24]，而在西方国家，继发于潜在恶性肿瘤的梗阻，如伴有相关上行胆管炎的梗阻性胆管癌（图 122-1）是一种非常常见的情况 [15, 16, 25]。此外，在这些情况下广泛使用胆管支架和胆道操作也大大增加了发生胆管炎和随后发生的 PLA 的风险。

PLA 的其他原因包括胃肠道以外的来源，如细菌性心内膜炎、静脉注射药物使用和其他可能产生菌血症的感染过程。局部肿瘤治疗，包括射频消融和经动脉化疗栓塞，也可导致肝坏死，然后可能继发感染，导致 PLA。导致坏死的创伤性肝损伤可能使患者容易发展为 PLA。先前的胆道重建手术可能导致胆管狭窄和随后的胆道感染，导致患者发展为 PLA。创伤是 PLA 的另外罕见原因；在一系列 2143 例钝性和穿透性腹部外伤患者中，11 例（0.5%）被发现患有肝脓肿。其中 8 例有穿透性枪伤，其余为腹部闭合性创伤 [26]。

当没有发现可识别的原因时，脓肿被描述为隐源性的。据报道，隐源性 PLA 约占某些系列肝脓肿的 25%（表 122-2）。

（三）临床表现

PLA 的临床表现差异很大，早期症状的表现为非特异性或模糊。原始症状，如体重减轻、发热、疲劳、不适、厌食症和肌痛，可能在更具体的症状前几周发生，这些症状可能会定位这个过程，如右上象限疼痛、肝大或黄疸。经典的右上象限疼痛、发热或发冷和普遍的不适并不常见。发热是最常见的症状，至少 2/3 的患者出现。右上腹疼痛也经常出现（表 122-3）。其他的迹象或症状都是可变的。PLA 最常发生在其他腹腔内病变的情况下，如肝胆恶性肿瘤或上行胆道感染伴梗阻，其中潜在的疾病过程会影响症状的严重程度和持续时间。

（四）诊断

实验室的检查是非特异性的。许多患者的白细胞计数有所升高。低蛋白血症也经常出现，可能反映疾病的长期性（表 122-4）。转氨酶和碱性磷酸酶也经常升高。血清胆红素升高可能提示潜在的胆道梗阻。

50% 的胸部 X 线检查可能显示右侧膈肌升高、膈下气液水平（如果存在产气微生物）、胸腔积液和肺不张 [22]。US 通常是肝脏和胆道系统成像的首选研究，因为它成本低，没有电离辐射暴露，并且灵敏度高 [27]。US 报告的敏感性为 83%～95% [25, 28]。US 也可以描述肝脓肿的成熟程度。在 PLA 形成早期，脓肿呈高回声且不明显。然而，随着脓肿成熟，有明显的壁形成，脓肿变成低回声。US 的另一个优势是能够表征潜在的胆道病理，如胆管扩张、肝内胆管结石和胆总管结石。

CT 检查对区分 PLA 与其他肝内病变高度敏感，报告检测 PLA 的灵敏度为 93%～100% [22, 27]。除了检测 PLA 的高灵敏度外，CT 检查还能有效地检测直径＜ 2cm 的小 PLA，即所谓的微脓

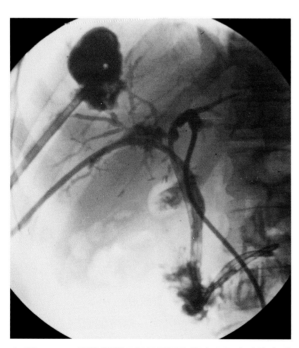

▲ 图 122-1　胆管造影示肝门周围胆管癌和肝右叶穹窿附近脓肿

作　者	病例数	隐　性	肝　胆	入口（%）	肝动脉（%）	其他（%）
Ochsner 等 [4]	47	60	6	19	不可用	15
Pitt and Zuidema[71]	80	20	51	15	1	<10*
Branum 等 [7]	73	27	31.4	18.2	10	14†
Seeto 和 Rockey[22]	153	16	60	< 10	10	<10*
Chu 等 [24]	83	45	52	1	不可用	2‡
Huang 等 [25]	142	40	37	11	不可用	12§
Alvarez 等 [28]	133	26	25‖	13	2	33¶
Mohsen 等 [30]	65	24（18 未调查）	28	48	不可用	不可用
Wong 等 [72]	80	不可用	61	N/A	1.25	不可用

表 122-2　化脓性肝脓肿的病因

*. 创伤
†. 创伤、其他实体瘤、直接扩展、克罗恩病
‡. 血行播散
§. 包括直接扩展、腹部创伤和慢性肉芽肿病
‖. 包括七名近期接受过肝脏手术的患者
¶. 创伤，直接扩展

作　者	病例数	发热（%）	腹痛（%）	恶心 / 呕吐（%）	体重丢失（%）	腹泻（%）	黄疸（%）	肝大（%）
Pitt 和 Zuidema[71]	80	92	74	不可用	51	23	54	48
Branum 等 [7]	73	75	55	27	29	8	23	38
Seeto 和 Rockey[22]	153	89	55	不可用	43	10	50	35
Chu 等 [24]	83	67	89	不可用	13	不可用	24	7
Huang 等 [25]	142	79	55	30/37	28	20	22	28
Alvarez 等 [28]	133	92	69	29	42	不可用	21	24
Mohsen 等 [30]	65	67	67	41	35	23	14	30
Wong 等 [72]	80	99	35	不可用	10	不可用	14	18

表 122-3　化脓性肝脓肿的症状和体征

肿。CT 可检测到肝实质内小至 0.5cm 的脓肿。根据大小，PLA 被划分为小脓肿（＜ 2cm）或大脓肿（＞ 2cm）。微脓肿表现为小的、多发的、低密度的病变，分布于整个肝实质。在 CT 检查期间，尤其是在静脉对比剂的门静脉期间，PLA 经常会表现出外周边缘增强，因此 PLA 将表现为低密度囊性病变，显示节段性壁增强和周围低密度水肿（图 122-2）。在脓肿的低密度中心和周围边缘之间通常有一个过渡带。这个过渡区通常很狭窄，这一点有助于区分 PLA 和坏死的转移[27, 29]。

传统上，微脓肿被描述为在 CT 中具有两种不同的外观。首先，微脓肿可能表现为多发性、广泛散在的粟状型病变，也可能表现为围绕中央较大脓肿的相邻子脓肿。聚类现象可能代表了多个较小脓肿的合并，并被认为代表了 PLA

表 122-4 化脓性肝脓肿的实验室检查结果

作 者	白细胞增多（%）	高碱性磷酸酶（%）	低白蛋白血症（%）	高胆红素血症（%）	ALT（%）	AST（%）	贫血（%）
Pitt 和 Zuidema[71]	69	90	62	68	82	90	不可用
Branum 等 [7]	68	78	不可用	36	不可用	57	67
Seeto 和 Rockey[22]	77	70	71	49	67	64	不可用
Chu 等 [24]	89	92	67	22	不可用	不可用	13
Huang 等 [25]	64	80	> 67	不可用 *	69†	57†	75
Alvarez 等 [28]	65	56	50	23	不可用	41	56
Mohsen 等 [30]	88	64	不可用	36	67	49	男性：74 女性：47
Pitt 和 Zuidema[72]	84	73	94	48	50～63	不可用	76

*. 未提供确切数字，但在大多数胆道疾病和肝脓肿患者中存在
†. 专用于胆道和肝脓肿患者
ALT. 丙氨酸氨基转移酶；AST. 天冬氨酸氨基转移酶

腔演化的早期阶段[29]。许多多灶性聚集性脓肿往往形成相互交流腔，本质上形成更大的多间隔脓肿（图 122-3）。

与 US 和 CT 的高灵敏度相比，磁共振成像在检测 PLA 方面似乎没有任何显著的优势。然而，如果诊断不确定，影像成像可以更好地描述肝内病变，并描述 PLA 和囊性或坏死病变之间的差异。PLA 在 T_1 加权图像上呈低信号，在 T_2 加权图像上呈高信号（图 122-4）。如果临床上提示胆道阻塞，磁共振胆管造影可能是有益的。MRCP 可能有助于识别梗阻程度，从而制订更精确的术前计划。

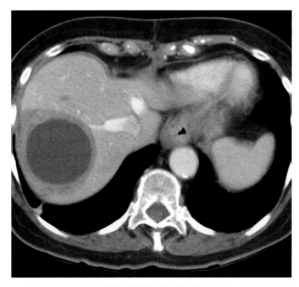

▲ 图 122-2 肝脏增强计算机断层扫描显示穹顶附近的单房低密度肿块，代表化脓性脓肿。注意周边增强边缘，它是相对狭窄的

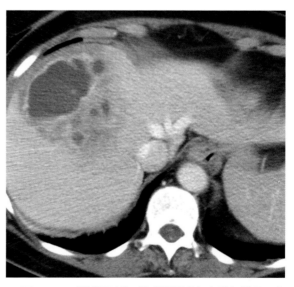

▲ 图 122-3 通过肝脏的对比增强计算机断层扫描显示化脓性肝脓肿的"簇状"外观与几个较小的外周脓肿合并

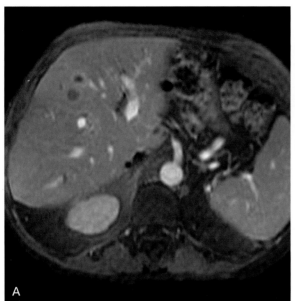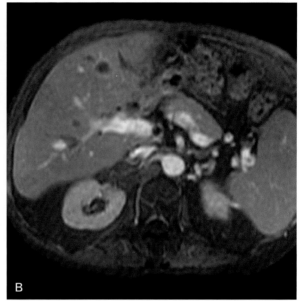

▲ 图 122-4　通过肝脏的钆增强 T_1 加权图像显示，该患者有多处化脓性微脓肿，多处低信号病变，周围有薄的强化环

（五）微生物学

　　细菌更可能从脓肿腔中分离出来，而不是从血液培养中分离出来。文献报道描述了 PLA 中单菌与多菌分离株的比例不同，33%～55% 的肝脓肿培养为多菌分离株，而血液培养的多菌分离株的比例较低[22, 30-32]。在文献中有很多 PLA 系列，这些系列确认多种细菌菌群被认为是肝脓肿最常见的病因（框 122-1）。大肠埃希菌、链球菌、肠球菌和克雷伯菌常在 PLA 患者中培养，在西方文献的大多数系列中[31]，大肠埃希菌和链球菌是最常分离的菌群，PLA 与产气荚膜梭菌也有报道[33]。

　　与西方人群相比，肺炎克雷伯菌在亚洲尤其流行[23, 34, 35]。一种单独的综合征，即与同步转移性克雷伯菌感染相关的侵袭性肺炎克雷伯菌肝脓肿综合征已被描述[36, 37]。最常见于患有糖尿病的亚裔人群。感染转移部位可能包括肺部、中枢神经系统和眼睛。与该综合征相关的肺炎克雷伯菌似乎具有额外的毒力因子，其中包括荚膜 K_1 或 K_2 型抗原、黏液黏度相关基因（MAGA）、有助于荚膜合成的 RMPA 和一种铁载体厌氧菌素[37]。在该综合征的单中心研究

框 122-1　化脓性肝脓肿的微生物学
革兰阳性菌
链球菌
葡萄球菌
肺炎球菌
分枝杆菌
革兰阴性菌
大肠埃希菌
克雷伯菌
假单胞菌属
变形杆菌
嗜血杆菌
沙雷菌
厌氧生物
拟杆菌
梭杆菌
巴氏杆菌
多种微生物
酵母

中，死亡率为 17%，而单纯克雷伯菌 PLA 的死亡率为 0%[36]，一项对大肠埃希菌和肺炎克雷伯菌 PLA 患者的单中心比较得出的结论是，尽管克雷伯菌患者年龄较大，更常见的是缺血性心脏病，且 PLA 更常见的是与基础胆道疾病相关，但两组之间的结果是相似的[35]。

培养技术的发展和改进导致对 PLA 中厌氧和微需氧生物的识别越来越多。Sabbaj 等在1972 年证明，当使用严格的厌氧培养技术时，从肝脓肿获得的培养物中 45% 实际上是厌氧的，这一发现远高于先前的研究[38]。1952—1993年（42 年间），Huang 等在约翰斯·霍普金斯大学证明了厌氧分离菌的显著增加[25]。同样，Chemaly 等鉴定出米勒链球菌（一种嗜微氧或厌氧链球菌和厌氧革兰阴性杆菌的集合）是培养物中最常见的细菌分离物[39]。在最近的研究中，拟杆菌属是最常见的分离厌氧菌[40]。培养技术的改进表明脓肿以前被认为是"无菌的"或隐源性的，实际上可能是由厌氧生物引起的，这些生物以前没有被发现是因为技术不足。

由于与胃肠道源无关的血行传播，PLA 通常是单一微生物的。这些 PLA 通常是金黄色葡萄球菌或链球菌感染的结果，往往是孤立性脓肿。相比之下，肠道或胆道来源的感染往往是多种微生物，并与需氧革兰阴性菌和厌氧菌相关[22, 30, 31]。临床医生应该注意，与许多感染一样，PLA 相关的细菌对许多抗菌药物产生了耐药性。这种抗生素耐药性很可能是由于胆管留置支架和胆道操作的增加和胆管炎复发使用抗生素治疗的结果。PLA 可能含有多种细菌，在获得明确的培养结果之前，抗生素的选择最初应具有广泛的覆盖范围以反映这一事实。脓肿腔培养通常不是立即可用的。然而，除了血培养外，肝脓肿抽吸物的革兰染色为 PLA 治疗的开展提供了有用的信息。据报道，肝脓肿抽吸物的革兰染色对革兰阳性球菌的敏感性为 90%，特异性为 100%。据报道，革兰阴性杆菌的敏感性和特异性分别为 52% 和 94%[39]。

（六）治疗

PLA 的治疗原则是引流脓腔，确定病原体，启动适当的抗生素治疗，并治疗与脓肿相关的潜在疾病过程。

（七）抗生素疗法

怀疑 PLA 诊断后，应立即进行血培养。US和（或）CT 形式的诊断成像有助于定位该过程，并识别任何相关的腹腔内病理。如果通过影像学诊断发现肝脓肿，应进行溶组织阿米巴血清学检查以帮助区分两种主要类型的肝脓肿，因为阿米巴脓肿通常不需要引流。革兰染色经皮抽吸或引流以及脓肿腔内容物培养有助于指导初始抗生素治疗。在等待血液或脓肿培养结果时不应延迟治疗，应立即开始广泛的经验性抗生素覆盖。胆道疾病通常会产生革兰阴性菌，而由门静脉炎引起的脓肿通常会产生革兰阴性菌和厌氧菌。抗菌药物是治疗 PLA 的良好初期抗生素选择，如超广谱青霉素（哌拉西林－他唑巴坦、替卡西林－克拉维酸、氨苄西林－舒巴坦）、碳青霉烯类（亚胺培南、美罗培南、厄他培南）或第二代头孢菌素（含或不含甲硝唑，取决于抗生素的初始厌氧覆盖率）。在从血培养或脓肿腔抽吸培养物中获得形成的种数和敏感性后，可以对抗生素方案进行修改。抗生素治疗通常在肠胃外开始，持续时间为 2～3 周，然后转换为口服抗生素以完成 4～6 周的疗程[41]。肺炎克雷伯菌脓肿应该用第三代头孢菌素治疗，尤其是在脑膜炎或眼内炎的情况下[37]。个性化抗菌治疗方案是很重要的，要考虑到脓肿的数量，可能的潜在病理，抗生素方案的毒性和临床反应等因素。在多种 PLA 分布非常小且分布广泛的情况下，不可能经皮引流，抗菌治疗可能是唯一可用的治疗选择。在这种情况下，治疗时间可能会更长，据报道死亡率高达 29%[23]。

（八）引流过程

经皮抽吸和（或）导管引流及抗生素治疗是 PLA 的主要治疗方法。经皮抽吸和导管引流的并发症发生率非常低，并且治疗 PLA 的有效性已得到充分证实[5, 7, 15, 16, 42]。绝大多数 PLA 可以通过经皮手术治疗，通过抽吸或经皮导管放置引流。这两种治疗策略都是有效的，因此考虑使用哪种技术取决于多种因素，如脓肿大小、位置、数量和脓肿腔内容物的黏度。以前，多处脓肿是手术引流的指征；然而，多次经皮引流或多次穿刺已被证明是非常有效的 [42]。重要的是要考虑潜在的疾病，尤其是胆道梗阻，这与经皮引流的失败率很高相关 [16]。潜在的胆道梗阻需要除了脓肿引流以解决 PLA 外，还可以通过内镜、经皮或手术方式进行治疗。

（九）经皮抽吸与经皮导管引流

经皮介入已成为 PLA 的一线治疗方法，减少了对开放手术引流的需求。关于基于导管的引流管放置是否优于抽吸，存在一些争论。针抽吸优势的论据包括操作简单、患者舒适度和价格 [42]。Yu 等证明，PLA 的间歇针抽吸相当于经皮导管引流。该研究包括 64 例 PLA 患者，为期 5 年，接受静脉抗生素治疗，并随机接受经皮导管引流术或经皮针吸。经皮穿刺组有更高的成功率、更短的住院时间和更低的死亡率，尽管这些发现没有达到统计学意义 [42]。据 O'Farrell 等报道，在 61 例患者中，82% 的 PLA 成功接受了经皮介入治疗，15% 的患者通过药物治疗，1 名患者需要手术干预。在这个系列中，没有患者死亡，平均住院时间为 23 天 [15]。

特别困难的患者是那些患有肝胆恶性肿瘤的患者，这些患者传统上与经皮引流的高失败率和高死亡率有关。然而，当通常相关的潜在胆道交通或阻塞得到治疗时，经皮引流成为一种有效且安全的治疗选择。Mezhir 等报道，在 51 例有积极治疗的胰腺癌、胆管癌或结肠癌或胆囊癌病史的患者中，66% 的患者经皮引流成功。在引流导管就位后死亡的 26% 患者中，超过 60% 有癌症进展并且没有败血症的临床证据。在该系列中，9% 的患者需要手术干预，3% 的患者术后死于败血症 [16]。经皮引流失败的预测因素包括含有酵母菌的脓肿培养分离物及脓肿腔与胆管系统的连通 [16]。Lai 等报道了 44 例有

积极治疗的胆管癌、肝细胞癌、胰腺癌、壶腹癌和胆囊癌病史的患者；66% 的患者经皮引流成功。在经皮引流失败的 15 例患者中，12 例需要手术干预，3 例在脓肿消退前因引流就位而死亡。在需要手术干预的 12 例患者中，7 例有脓肿引流管，3 例死于不受控制的败血症，2 例死于肝衰竭与恶性肿瘤的进展。作者发现多发性脓肿和胆道交通病变与多变量分析失败有关 [43]。尽管经皮方法安全有效，但必须注意临床恶化或未能改善的患者，在这种情况下，手术引流和（或）肝切除可能是最有效的选择。

（十）内镜治疗

超声内镜引导的针引流在某些情况下伴随着经胃或经十二指肠放置支架是一种新兴的左叶和尾状叶肝脓肿引流技术。有几个案例报道和小系列报道通过经胃或经十二指肠途径放置塑料或金属支架或导管的 EUS 引导引流成功案例 [8, 44-46]。Seewald 等报道了使用改良 Seldinger 方法和鼻脓肿 Teflon 导管冲洗的经胃 EUS 引导引流 [9]。内镜管理也被用于管理与肝内胆管相通的肝脓肿。Sharma 等报道了 38 例胆瘘患者，他们接受了内镜下括约肌切开术和 7F 鼻胆管引流术或胆道支架治疗。胆汁渗漏停止和胆管造影证实瘘管闭合。4～6 周后移除支架。内镜治疗后瘘管闭合的平均时间为 6 天（4～40 天）[47]。

（十一）腹腔镜治疗化脓性肝脓肿及相关病理学

腹腔镜 PLA 引流是需要手术治疗的患者的可行选择。PLA 腹腔镜引流的指征与开放引流的指征相似。Wang 等将腹腔镜引流的适应证定义如下：药物治疗和经皮引流失败，或者经皮引流的禁忌证；需要紧急手术干预的感染性休克；手术可及的肝脓肿，对主要血管和胆管树的损伤风险最小；之前没有右上腹大手术；没有需要额外手术的伴随病症 [11]。

一些作者在需要其他手术的患者中使用腹腔镜引流。在对 31 例接受腹腔镜（13 例患者）和开腹（18 例患者）手术治疗胆道病理 PLA 的患者进行比较时，Tu 等报道手术时间、术中失血量和输血量、术后并发症发生率、脓肿复发率等均无差异。这些患者共存的胆道病理包括胆石症合并急性胆囊炎、胆总管结石合并胆管炎、肝内胆管结石和肝内胆管狭窄，并且这些病理在两组之间分布良好。腹腔镜组的口服摄入时间和术后住院时间较短（$P < 0.05$）[12]。

在一篇文献综述中，51 例 PLA 和 2 例 ALA 经腹腔镜治疗，平均成功率为 90.5%，而转换为开放手术的率为 0%[13]。Tay 等报道了 20 例经腹腔镜引流的肝脓肿，并得出结论认为，对于药物治疗和（或）经皮治疗失败的患者，该手术是开放手术的安全替代方案[14]。

腹腔镜肝脓肿引流术的所谓优势也归功于腹腔镜手术治疗其他适应证，其中包括住院时间更短、恢复更快、免疫抑制减少和更好的美化。据报道，腹腔镜引流 PLA 患者的手术时间和口服摄入时间较短[11, 12]。

使用腹腔镜方法治疗肝脓肿的障碍包括在触诊脓肿和破坏分隔和肝周围粘连时缺乏触觉，尽管这可以通过使用术中腹腔镜超声检查帮助定位脓肿来部分解决[11]。如果肝静脉受伤，可能会出现空气栓塞。

其他新程序已在文献中报道。2010—2014 年，Klink 等报道了在两个机构对 10 例患者进行了视频辅助肝脓肿引流。患者的选择基于至少 1 次先前失败的经皮引流。该手术包括在术前将 CT 引导的经皮引流管放置在尽可能靠后的侧腹。然后将患者置于全身麻醉下，并在引流部位做一个纺锤形切口。然后使用 10mm 0°镜对肝脓肿进行视频辅助腹膜后清创术，并使用腹腔镜抽吸装置从脓肿腔中吸出脓性物质[48]。

（十二）手术引流术和肝切除术

自 20 世纪早期以来，手术疗法在 PLA 治疗中的作用发生了巨大变化。在 Ochsner 的原始系列中[4]，手术是主要的治疗方式；但目前，开放手术主要用于治疗失败、经皮引流失败及经皮治疗后继发的并发症，如出血或脓液溢入腹腔。可能需要初级外科治疗来治疗导致 PLA 的腹部病理，如憩室炎、阑尾炎和 PLA 破裂进入腹腔，随后出现腹膜炎或胆道梗阻，无法通过内镜或介入手段进行治疗。

传统上，肝脓肿的开放手术方法是通过中线剖腹手术或延长的肋下切口。然后在控制任何相关的腹内病理的情况下进行腹部探查。在这一点上，通常有用的是进行针吸以确定脓肿的位置，并获得培养和革兰染色材料。然后用剖腹手术海绵将含有脓肿的肝脏区域与腹部的其余部分隔离。然后在一个区域内用电灼术进入脓肿腔，使其以依赖方式排出。然后将抽吸导管插入脓肿腔以排出脓液，并轻轻打破脓腔任何位置。此时应进行脓肿壁活检，以排除 PLA 的病因是肿瘤。然后将引流导管以尽可能独立的位置放入脓肿腔中，以确保充分引流。这些导管通过单独的切口穿过腹壁。这些引流管可用于引流、冲洗或放射学对比研究，以确保脓肿腔塌陷。大网膜也可以放置在脓肿腔中，作为引流管放置的辅助手段。

在某些情况下，单个或多个 PLA 与严重的肝脏破坏有关，在这些情况下，部分肝切除术可能是最好的治疗选择。Chou 等在这些情况下主张肝切除术，并报道了接受部分肝切除术的患者死亡率较低[23]。这些特定病例的可能结果在很大程度上取决于 PLA 的根本原因和患者的一般状况。因 PLA 继发肝破坏而需要进行肝切除术的潜在恶性肿瘤患者通常预后较差。

（十三）结果

死亡率因系列而异，北美和欧洲系列的死亡率通常为 5%～10%，全球范围为 3%～30%。这种差异可能反映了患者人群和导致 PLA 的潜在疾病过程的差异。当考虑到从年轻患者到老年患者的人口统计学变化及积极治疗的恶性肿瘤或胆道疾病患者的病因学变化时，一项基于人群的研究指出，1994—2005 年 PLA 的发病率增加而死亡率没有下降就不足为奇了[1]。在这项研究中，老年患者和有多种内科合并症（包括肝硬化、肾衰竭、败血症和恶性肿瘤）的死亡率增加。有趣的是，细菌培养阳性的患者与死亡率呈负相关，这表明早期培养和物种形成在指导抗菌治疗方面的重要性。接受经皮穿刺抽吸或引流 PLA 的患者死亡率是未接受引流的患者的一半。在这项研究中，手术引流与死亡率没有负相关或正相关[1]。

在 1994—2005 年使用美国全国住院患者样本数据库进行的一项流行病学研究中，PLA 患者的糖尿病与死亡呈负相关，OR 为 0.78（95%CI 0.65～0.93）[1]，尽管其他研究未能显示与死亡的正相关或负相关[2, 49]。作者推测，与死亡的负相关可能与临床医生在经验基础上更早使用广谱抗生素治疗糖尿病患者的倾向有关[1]。肝硬化和 PLA 患者与其他 PLA 患者相比，调整年龄、性别和合并症后的死亡风险增加了 4 倍[21]。

（十四）化脓性肝脓肿和癌症的风险

在使用中国台湾国民健康保险研究数据库进行的两项基于人群的研究中，发现 PLA 患者的胃肠道癌症发病率显著更高。第一项研究确定了 1257 例没有既往癌症的 PLA 患者，并跟踪他们是否出现癌症。他们确定 PLA 患者患肝癌、胆道癌和结直肠癌的风险增加，并且这种风险在 PLA 后的 90 天随访中最高。作者得出结论，PLA 可能预示着肝胆或结直肠癌，这些患者应该接受加强筛查以提高对这些癌症的早期检测[50]。第二项研究在 7 年的时间里对 14 690 例 PLA 患者进行了检查，而对照组为 58 760 例患者。他们确定，与对照组相比，PLA 患者的胃肠道癌发病率高 4.3 倍，PLA 患者的结直肠癌发病率最高，其次是胆管癌、胰腺癌和小肠癌[51]。

二、阿米巴性肝脓肿

阿米巴病是由溶组织内阿米巴引起的寄生虫感染，这是全球第三大寄生虫死亡原因，影响约 5000 万人，每年导致约 100 000 人死亡。在一些国家，溶组织大肠埃希菌抗体流行率超过 50%；在美国，血清阳性率估计仅为 4%。大多数感染者（90%）仍然相对无症状。肝脏是肠外阿米巴病最常见的部位。阿米巴病肝脓肿的发生率为 3%～9%。世界上 10% 的人口感染了溶组织大肠埃希菌的这种长期推崇的概念现在被认为是不正确的。此外，一个物种 Entamoeba dispar 在形态上与溶组织内阿米巴没有区别，在世界许多地方的人类中更常见。同样，长期以来被认为是自由生活的阿米巴原虫的 moshkovskii 阿米巴，在形态上也与溶组织阿米巴和 Entamoeba dispar 相同，并且在一些溶组织阿米巴流行国家非常流行。然而，在人类中引起侵袭性阿米巴病和临床疾病的唯一物种是溶组织阿米巴。许多关于溶组织内阿米巴的旧流行病学数据无法使用，因为所使用的技术无法区分这三种内阿米巴物种。分子工具现在不仅可以准确地诊断这些物种，而且还可以研究种内的遗传多样性[52]。

（一）人口统计学

阿米巴病流行率最高的是发展中国家，特别是墨西哥、印度、中南美洲及亚洲和非洲的热带地区国家。在高度贫困的地区，发病率增加，反映了卫生条件差和个人卫生条件差。感染的危险因素包括在流行地区旅行或居住。在工业化国家，危险人群包括男同性恋者、旅行者和新移民，以及机构化人群。尽管成人非侵袭性结肠阿米巴病的性别分布相等，但男性的发病率是女性的 7～12 倍。可能的原因包括男性大量饮酒、绝经前女性的激素影响及经期女性缺铁性贫血的可能保护作用。年龄在 40 岁和 50 岁的人最常受到影响。流行地区感染率高于 5%～10%。在对孟加拉国城市贫民窟 289 例学龄前儿童进行的为期 4 年的观察性研究发现，在 4 年的观察后，80% 的人至少检测到一次溶组织阿米巴，53% 的人再次感染[53]。

获得性免疫缺陷综合征大流行对侵袭性阿米巴病的流行仍存在争议。尽管人类免疫缺陷病毒中侵袭性阿米巴病的发病率很少，但报道表明，ALA 是疾病流行地区 HIV 感染者的一种

新出现的寄生虫感染[54]。尽管免疫抑制、ALA 和结肠炎对药物治疗反应良好[55]。

（二）病因学及发病机制

溶组织大肠埃希菌感染通过摄入受粪便污染的食物、水或手中的成熟四核囊肿而发生（图 122-5）。囊肿对胃的酸性 pH 有抵抗力。在小肠的碱性 pH 下发生脱囊，并释放滋养体，然后

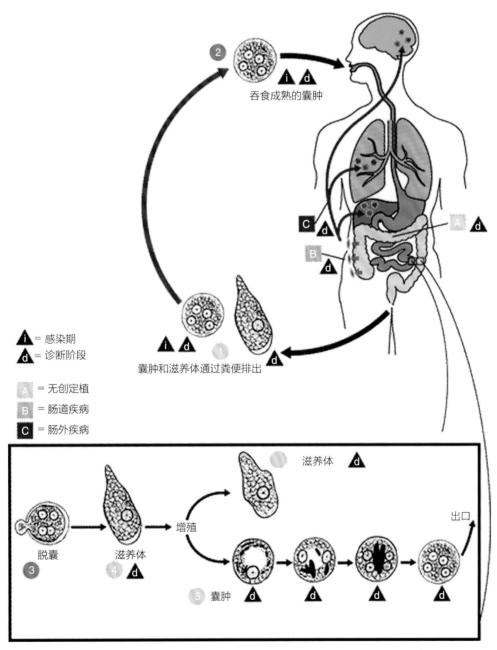

▲ 图 122-5　溶组织内阿米巴的生命周期
引自 US Centers for Disease Control and Prevention. http://www.dpd.cdc.gov/dpdx/HTML/Amebiasis.htm

385

迁移到大肠。滋养体通过二元裂变繁殖并产生包囊（图 122-6）。这两个阶段都在粪便中传播，包囊可以在外部环境中存活数天至数周。然而，在粪便中通过的滋养体在离开体外后会迅速被破坏，如果被摄入，暴露在胃环境中将无法存活。在许多情况下，滋养体仍然局限于无症状

携带者的肠腔内，通过粪便中的包囊。根据遗传和免疫酶谱，以及寄生虫产生蛋白水解酶和抵抗补体介导的裂解的能力，滋养体变得有毒并开始侵入肠黏膜。传播通常通过门静脉根到达肝脏。肝脏病变通常是孤立的，最常见于右叶。在某些情况下，它可能占据整个肝脏表面的 80% 以上。这可能是由于右叶体积较大，它接收来自右结肠的大部分静脉引流，这是经常受肠阿米巴病影响的肠段。左叶病变较少见，晚期病例偶见多发脓肿。

阿米巴诱导的病变边缘中性粒细胞裂解释放细胞毒性介质，导致肝细胞死亡，扩大对远处肝细胞的损伤，从而增加合并形成更大 ALA 的小病灶的数量。其中央腔的内容物是浓稠的黏稠渗出液。这通常是均匀的，颜色各不相同，从乳白色到脏棕色和粉红色。这个经典标志通常被描述为"凤尾鱼酱"（图 122-7）。这种物质几乎总是无菌的，除非发生了继发感染，可以与化脓性脓肿进行鉴别诊断。阿米巴虫可见于病变边缘，但很少在脓液或脓肿腔内发现。

（三）免疫病理学

在感染建立期间，溶组织大肠埃希菌面临

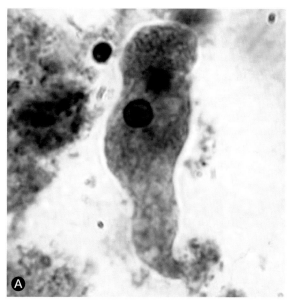

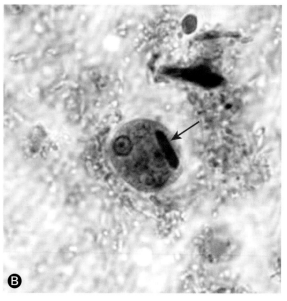

▲ 图 122-6　**A.** 溶组织内阿米巴 / 异位内阿米巴滋养体为单核，核体位于中央，外周染色质分布均匀；**B.** 成熟溶组织大肠埃希菌 /*E.dispar* 囊肿有四个核，其特点是位于中央的核体和细小的、均匀分布的外周染色质。囊肿通常长 **12～15μm**。红箭表示末端钝的染色单体
引自 US Centers for Disease Control and Prevention. http://www. dpd.cdc.gov/dpdx/HTML/ImageLibrary/Amebiasis_il.htm

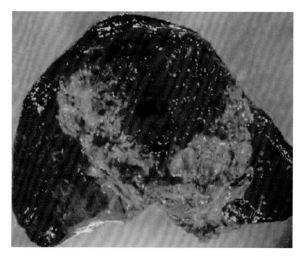

▲ 图 122-7　阿米巴脓肿
大体肝脏标本的照片显示阿米巴脓肿中充满了巧克力色的糊状物质（凤尾鱼酱）（引自 Mortele KJ, Segatto E, Ros PR. The infected liver: radiologic-pathologic correlation. *Radiographics.* 2004;24:937.）

一系列先天宿主防御，如肠上皮屏障、白细胞和补体系统[56]。尽管宿主细胞制订了多种防御机制，但阿米巴虫也制订了复杂的策略来逃避宿主防御并促进它们自己的生存[57]。

ALA 病变的早期阶段的特征是滋养体周围多形核白细胞的主要浸润。在后期，通常发生在 3 天后，淋巴细胞、巨噬细胞和上皮样细胞被募集到发展中的病变，导致肉芽肿的形成。这个过程有助于限制入侵的滋养体。

（四）临床表现

大多数阿米巴病患者是无症状的，并且在没有任何疾病迹象的情况下清除了感染。临床阿米巴病通常呈亚急性表现，持续 1～3 周。症状范围从轻度腹泻到伴有腹痛的严重痢疾。高烧和右上腹痛是 ALA 的主要表现症状，常有胃肠炎病史。如果肝脏的膈面与脓肿相关或接近脓肿，则会出现胸膜炎和右肩胛骨疼痛。区分 ALA 和 PLA 很重要，因为它们的治疗和预后不同。在一项对 577 例成人肝脓肿（其中 82% 有阿米巴脓肿）的回顾性研究中，阿米巴脓肿患者更可能是年轻男性，有触痛、孤立的右叶脓肿[58]。这通常伴有以下病史：腹泻和腹痛 / 压痛，以及阿米巴血清学滴度大于 1∶256U[58]。

黄疸在 ALA 中相对少见，如果出现黄疸则是胆管脓肿侵蚀的标志，尽管已报道了不同的发生率。最普遍接受的致病机制是脓肿阻塞胆道系统。多处大脓肿，尤其是肝脏下表面，也与血清胆红素水平升高直接相关。持续时间延长和对药物治疗反应不佳使脓肿扩大，压迫胆根，产生黄疸，并最终穿透围绕门静脉三联结构的坚韧的纤维血管胆管鞘，由此产生胆道交通。

（五）实验室检查所见

粪便标本的光学显微镜检查通常是诊断的第一步[59]。在痢疾 / 阿米巴性结肠炎阶段，通过永久性染色很容易在黏膜下组织或粪便样本中检测到滋养体。建议在 10 天内的不同日期提交三个粪便样本。因为溶组织大肠埃希菌侵入结肠黏膜，所以粪便中潜血几乎普遍呈阳性。夏科特 - 莱顿晶体和血液的存在是急性期最常见的发现。在阿米巴痢疾的情况下，除了红细胞外，还可以在显微镜下看到巨噬细胞和多形核细胞。仅显微镜检查就不能区分溶组织大肠埃希菌和 E.dispar 和 E. moshkovskii，因此需要对最终的物种形成进行额外的测试。鉴定方法包括活检、血清学、抗原检测和分子检测。

由于阿米巴血清学具有高度敏感性（＞94%）和高度特异性（＞95%），因此血清学试验阳性可证实肝脓肿的诊断。可在感染早期（最初 7～10 天内）进行假阴性血清学检测，但重复检测通常为阳性。已经开发了许多不同的检测方法来检测抗体，其中包括间接血凝试验（IHA）、乳胶凝集、免疫电泳、反免疫电泳（CIE）、阿米巴凝胶扩散试验、免疫扩散、补体固定、间接免疫荧光试验（IFA）和酶联免疫吸附测定（ELISA）。其中，ELISA 是全世界最流行的检测方法，已被用于研究无症状疾病的流行病学。血清 IgG 抗体在溶组织大肠埃希菌感染后持续数年。

在非流行地区，阿米巴血清学阳性几乎总是反映急性感染，在肝脓肿的情况下，基本上是阿米巴病因的诊断。然而，在阿米巴病非常流行的地区，阳性血清学并不具有相同的诊断率。血清 IHA 滴度通常在急性感染后 1 年内变为阴性，但在某些患者治愈后可能会持续升高 5～6 年。在单变量和多变量分析中，血清学滴度低于 1∶256U 可预测化脓性脓肿[58]。尽管阿米巴脓肿或化脓性脓肿患者的白细胞计数没有差异，但细菌性脓肿患者的低白蛋白血症更为严重。Lodhi 等发现血清肝酶在区分阿米巴性脓肿和化脓性脓肿方面没有价值，尽管细菌性脓肿可能与血清丙氨酸转移酶和碱性磷酸酶的升高更频繁相关[58]。

基于聚合酶链反应的方法是发达国家临床和流行病学研究的首选方法，并得到世界卫生组织的认可[59]。溶组织大肠埃希菌可以在多种临床标本中识别，包括粪便、组织和肝脓肿吸出物。它们提供最高的灵敏度和特异性，还可以区分各种内阿米巴物种。

（六）影像学

50% 的胸部 X 线检查异常，显示右侧膈肌升高、膈下气液水平、胸腔积液和实性浸润。US 显示具有圆形边缘的低回声和界限清楚的病变，诊断准确率为 90%[60]。CT 在检测肝脓肿和邻近器官扩展方面更敏感，是首选的影像学研究（图 122-8）。CT 和 MRI 还可以更好地检测较小的病变。如果有指征，所有这三种技术都可以促进引导穿刺活检和引流。脓肿通常可以与实体病变和胆道疾病区分开来，但细菌性脓肿和阿米巴脓肿之间的区别不太清楚。影像学检查不能总是区分肝脓肿和其他肝脏病变，在这种情况下，抽吸脓液并随后培养可以确诊。

放射学解决的平均时间为 3～9 个月，某些患者可能需要数年时间。研究表明，超过 90% 的可见病灶在影像学上消失，但一小部分患者会留下与临床无关的残留病灶[61]。

（七）阿米巴脓肿的部位

肝脏是肠外阿米巴病最常见的部位。溶组织大肠埃希菌也有报道会因血行播散引起脑脓肿。脑阿米巴病起病急骤，并在 12～72h 内迅速进展至死亡。表现为意识改变和局灶性神经系统体征。CT 显示不规则病变，周围无包膜或增强。组织活检样本显示滋养体。阿米巴瘤是肠道中受感染的肉芽组织的局部肿块，其外观可以模拟结肠癌，并且这些肿块可以扩展到涉及肛周皮肤。曾报道过阿米巴瘤导致胃肠道出血和直肠阴道瘘的病例。阿米巴病表现为急性阑尾炎的罕见病例也有报道。

（八）儿童阿米巴肝脓肿

化脓性脓肿构成儿童肝脓肿的大部分。研究表明，阿米巴脓肿在儿童中很少见。儿童 ALA 的治疗是通过抗阿米巴药。甲硝唑是目前首选的杀虫剂。所有简单的 ALA 都可以通过医学治疗，不需要抽吸。ALA 的破裂在儿童中相对罕见。当脓肿破裂时需要手术引流。Porras-Ramirez 等进行了一项确定经皮抽吸标准的研究，其中包括临床无改善、脓肿直径≥6cm、患者有脓毒症或有破裂的迫在眉睫的风险[62]。

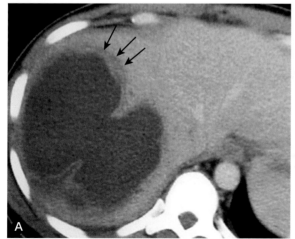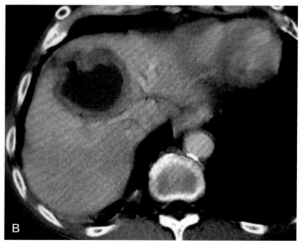

▲ 图 122-8　阿米巴脓肿
A. 对比增强计算机断层扫描显示右肝叶中有一个大的、分叶状的、界限清楚的囊性肿块，注意病变壁增强、增厚（箭）；B. 在另一名患者中获得的对比增强计算机断层扫描显示右肝叶有一个圆形、边界清楚的低密度病变，伴有少量空气和相邻肝实质轻度充血（引自 Mortele KJ, Segatto E, Ros PR. The infected liver: radiologic-pathologic correlation. *Radiographics*. 2004;24:937.）

关于化脓性和儿童中的 ALA，Sharma 等建议在以下情况下经皮引流：①脓肿体积大且有自发性破裂的风险；②当真正发生破裂时，在这种情况下，脓肿和任何外来积液都被排出；③当对药物治疗没有反应时；④当有肝衰竭的证据时。此外，他们建议对以下情况行手术引流：①经皮引流失败的儿童；②需要治疗潜在腹部问题的儿童；③有多个肉眼可见脓肿的特定患者；④使用类固醇的患者；⑤腹水患者[63]。

（九）治疗

非复杂性阿米巴肝脓肿的主要治疗方法是杀阿米巴药物（表 122-5）。发现的系统性杀虫药，主要是硝基咪唑基团，具有高组织扩散和增强的能力，以非常高的浓度（4 倍于溶组织大肠埃希菌的最小抑制浓度）穿过脓肿壁到达脓肿内部，导致了侵袭性阿米巴病治疗发生了巨大变化，减少了并发症，从而降低了死亡率。阿米巴性结肠炎和 ALA 的首选药物包括硝基咪唑衍生物（甲硝唑、替硝唑和奥硝唑），其中美国只有甲硝唑。它以 750mg 的剂量每天口服或静脉注射 3 次，持续 5～10 天。它在厌氧生物中通过还原被激活，当被激活时会破坏 DNA。主要不良反应包括金属余味、恶心、呕吐和腹泻。脱氢依米汀是一种抑制蛋白质合成的药物，与甲硝唑合用时主要用于暴发性结肠炎或 ALA 破

表 122-5　阿米巴肝脓肿的治疗	
药物治疗	• 无并发症阿米巴肝脓肿
	• 阿米巴结肠炎和肝脓肿——硝基咪唑衍生物（如甲硝唑）
	• 阿米巴结肠炎——肠炎治疗药物，如巴罗霉素、呋喃西林、碘喹诺
经皮引流	• 尽管有适当的治疗，病情仍然恶化
	• 细菌性二重感染
	• 有破裂危险的脓肿
手术	• 破裂脓肿
	• 临近破裂
	• 导管引流不足

裂患者，但缺乏对照试验。阿米巴性结肠炎的药物包括管腔制剂，如巴龙霉素，是首选药物；以及糠酸二氯胺和碘醇。经皮引流的常规适应证包括在适当治疗下临床状况恶化、细菌重复感染和具有高破裂风险的脓肿，而手术仅用于脓肿破裂、即将破裂或导管引流不充分的患者。

在对 966 例患者（其中 68% 患有 ALA）的回顾性分析中，需要抽吸肝脓肿的患者的预测因素包括年龄 ≥ 55 岁、大小 ≥ 5cm、肝两叶受累和持续时间至少 7 天的症状。抽吸组的住院时间长于非抽吸组，两组之间的死亡率无统计学差异[64]。

对七项低质量随机试验进行了 Meta 分析[65]。对三项同类试验的汇总分析表明，针吸并没有显著增加发热消退患者的比例。仅在针抽吸组中观察到疼痛缓解天数、腹部压痛缓解天数和住院时间减少。然而，除甲硝唑外的治疗性吸痰对无并发症的 ALA 的临床或影像学解决的价值不能被目前的证据支持或驳斥。一项对 200 例确诊为 ALA 的患者进行的前瞻性研究比较了超声引导下针抽吸和药物治疗与单独药物治疗，显示抽吸组的初始反应（15 天后）更好，但 6 个月后脓肿的消退情况相似。这种快速的临床反应在脓肿较大（> 6cm）的患者中尤为明显，并且没有并发症[66]。

阿米巴脓肿未解决的原因之一似乎是与胆管树存在交通。在一项对 13 例接受 ALA 导管引流并在手术后持续引流的患者进行的研究中，可能是由于脓肿－胆道交通，治疗性内镜逆行胰胆管造影术采用括约肌切开术，然后放置猪尾胆管支架或鼻胆管引流管。该手术导致 48h 内引流减少，13 例患者中有 11 例在 1 周内拔除引流导管，其余 2 例患者在 10 天后拔除引流导管。观察到脓肿腔体积的临床改善和显著减少，并且在随访 9～25 个月后未发现脓肿复发[67]。

与胆道系统相通的脓肿患者更常出现黄疸（67% vs. 0%，$P < 0.005$），病程更长（中位数，20 天 vs. 12 天，$P < 0.001$），黄疸更大病变，

以及需要较长时间的导管引流（中位数，17 天 vs. 6.5 天，$P < 0.001$）[68]。

（十）并发症

脓肿穿孔可能预示着 ALA 药物治疗的失败，这是一种与高死亡率相关的并发症。胸腔或腹部的破裂是最常见的。用于预测破裂的因素包括直径 5～10cm、大小逐渐增加和左叶位置。18%～70% 的病例会发生腹膜腔破裂。阿米巴性心包炎占所有肠外阿米巴病的 4%，死亡率约为 30%。ALA 的其他罕见并发症包括肝静脉和下腔静脉血栓形成。细菌重叠感染、贫血、急性呼吸窘迫综合征和败血症也可在严重病例中发生。

（十一）结果

所有 ALA 患者的死亡率约为 5%，并且似乎不受甲硝唑治疗中添加抽吸或慢性症状的影响。对于破裂的脓肿，据报道死亡率为 6%～50%。与不良结局独立相关的因素是血清胆红素升高（> 3.5mg/dl）、脑病、低白蛋白血症（< 2.0g/dl）、多个脓肿腔、脓肿体积大于 500ml、贫血和糖尿病[69]。随访影像学应用于监测对治疗的反应，继续治疗，直到 CT 显示腔完全或接近完全消除。Ali 等使用基于 PCR 的基因分型方法，发现寄生虫基因组可能在决定溶组织大肠埃希菌感染的结果中发挥作用[70]。

总之，阿米巴病在发展中国家是一种流行率和发病率高的疾病。在工业化国家，风险群体包括男性同性恋者、旅行者和新移民，以及机构化人群。ALA 是肠外阿米巴病最常见的表现。ALA 的表现与 PLA 不同，因为 ALA 患者更可能是年轻男性，患有柔软的、孤立的右叶脓肿。黄疸在 PLA 中更为常见，如果出现在 ALA 中，则表明胆道梗阻或脓肿侵蚀胆道。患者也更有可能有发热、右上腹痛和腹泻病史。与 PLA 相比，ALA 中压痛性肝脓肿大于其 2 倍，并且阿米巴血清学滴度大于 1∶256U 具有诊断意义（表 122-6 和表 122-7）。阿米巴血清

表 122-6 比较化脓性和阿米巴肝脓肿的系列选择的体征和症状 *

	Conter 等[73]（University of California，Los Angeles），1968—1983		Barnes 等[74]（University of Southern California，Los Angeles），1979—1985		Lodhi 等[58]（Karachi，Pakistan），1988—1998	
	化脓性肝脓肿	阿米巴肝脓肿	化脓性肝脓肿	阿米巴肝脓肿	化脓性肝脓肿	阿米巴肝脓肿
研究说明						
病例数	42	40	48	96	106	471
年龄（岁，平均）	46.5	37.6	44	28	51	40
男女比例	2.5∶1.0	3.4∶1.0	1.4∶1.0	18.2∶1.0	2.9∶1.0	6.1∶1.0
症状						
发热（%）	88	93	77	87	48	67
腹痛（%）	64	93	66	90（$P < .001$）	不可用	不可用
腹泻（%）	12	60（$P < .005$）	32	35	22	30
症状持续时间（%）	不可用	不可用	63，< 14 天 37，> 14 天	86，< 14 天 14，> 14 天	不可用	不可用
恶心，呕吐（%）	31	50	62/43	85/32	不可用	不可用
标志						
腹部压痛（%）	50	75	42	67	77	87
黄疸（%）	36	5	22	10	43	32
休克 / 败血症（%）	26	0	不可用	不可用		
肝大（%）	26	53	18	25	67	74

*. 列出的 P 值表明该特定研究中化脓性肝脓肿和阿米巴肝脓肿之间存在显著差异

表 122-7　化脓性和阿米巴肝脓肿系列比较的选定实验室参数*					
实验室参数	Conter 等[173]（University of California，Los Angeles），1968—1983		Barnes 等[74]（University of Southern California，Los Angeles），1979—1985		Lodhi 等[58]（Karachi，Pakistan），1988—1998	
	化脓性 肝脓肿	阿米巴 肝脓肿	化脓性 肝脓肿	阿米巴 肝脓肿	化脓性 肝脓肿	阿米巴 肝脓肿
阿米巴血清学（阳性百分比）	0%	95%	4%	94%	33%	72%
平均碱性磷酸酶或升高百分比	319U	198U	50%，> 220U/L	35%，> 220U/L	236U	211U
平均总胆红素或升高百分比	4.1mg/dl	0.9mg/dl	15%	2%（$P <$ .005）	2.4mg/dl	1.9mg/dl
白蛋白水平或低白蛋白血症的百分比	2.7g/dl	2.9g/dl	50%	16%	2.1g/dl	2.4g/dl
WBC×10^3/mm^3 或提高 > 10^3/mm^3 百分比	13.4%	13.5%	91%	92%	18.9%	19.1%

*. 列出的 P 值表示化脓性肝脓肿和阿米巴肝脓肿之间的差异
　WBC. 白细胞

学作为一种诊断工具具有高度敏感性和特异性。超声和 CT 具有良好的诊断准确性，如果需要，还可促进穿刺活检和引流。基于 PCR 的研究还可以区分各种内阿米巴物种。大多数无并发症的 ALA 患者可以单独接受药物治疗。阿米巴脓肿的引流手术应保留给那些对药物治疗没有反应的患者（其脓肿似乎有很高的破裂可能性）或那些诊断有问题的患者。外科手术用于这些管理方法失败或出现脓肿并发症（如腹膜破裂或脓胸）的患者。预防工作将包括改善环境卫生和个人卫生及使用安全的性行为。接种策略，特别是重组抗原的接种策略也正在研究中。

致谢

我们要感谢本章的前作者 Sangeetha Prabha-karan 和 Selwyn M. Vickers。

第123章
肝胆创伤的处理
Management of Hepatobiliary Trauma

Michael D. Goodman   Timothy A. Pritts   **著**

李玉民   魏育才   **译**

摘要   肝脏仍然是外伤后最常损伤的腹腔内器官。改进的复苏策略、影像学和干预措施允许现在采用选择性的手术和非手术管理策略来治疗肝脏创伤。治疗方法取决于血流动力学稳定性、相关损伤和并发症。

关键词：肝脏；创伤；肝缝合术；胆汁瘘；假动脉瘤

尽管在过去 20 年中机动车安全有所改善，创伤流行病学的模式有所改变，但肝脏仍然是最常见的腹部内受损伤器官。虽然肝损伤的治疗在过去的 100 年里已经有了进展，但有争议的领域仍然存在 [1]。与非手术治疗相比，改进的复苏策略、危重症护理和腹部成像模式已将外科医生的主要关注点放在选择合适的患者进行手术治疗，并保留了非手术治疗失败时的手术选择。治疗肝损伤的手术技术一般仍然是标准术式。

一、历史展望

由于有重要的历史文献描述肝胆损伤，了解这些患者在历史上的管理方法有助于了解近年来的进展。关于肝损伤及其治疗的一些最早的描述可以追溯到第一个千年之交的希腊和阿拉伯医学文献。Hildanus 于 17 世纪早期第一个成功治疗肝损伤，他描述了一个年轻人腹部被刺伤并导致严重出血的治疗方法 [2]。通过伤口切除的一大块肝脏被取出并烧灼，患者随后痊愈。Otis 不厌其详地回顾了美国南北战争期间的受伤情况，他记录了 37 例患者在肝脏枪伤（gunshot wounds，GSW）后康复 [3]。其中 23 例

并发腹部其他脏器损伤，预示了腹部多发性损伤患者管理的挑战。1905 年，Tilton 报道了 189 例肝脏损伤，强调肝脏损伤经常与其他内脏器官的损伤相关联 [4]。在他最重要的观察中，他注意到"有许多轻微的肝裂伤病例可以在没有并发症和很少症状的情况下恢复"并认为"这类病例的数量比一般认为的要多"。Tilton 对当时的文献进行了回顾，发现由钝力引起的肝损伤死亡率为 78.1%，由 GSW 引起的死亡率为 39%，由刺伤引起的死亡率为 37.5%。此外，他回顾了 10 年来纽约所有提供大型事故服务的医院，发现有 25 例肝损伤：12 例由钝性损伤造成，9 例由 GSW 造成，4 例由刺伤造成，总死亡率为 44%。25 例患者中有 20 例接受了手术，死亡率为 40%。在他的论文中，他讨论了当前的治疗方法，并承认一些外科医生推荐非手术治疗。Tilton 说："这似乎是一个错误的原则。许多病例可以在不受干扰的情况下恢复，但也有一些病例会因疏忽、肠道穿孔、异物或肝脏伤口引流不足而致命。"他还指出，外科医生"别无选择"，只能对有内出血等侵袭性症状的患者进行手术。他推荐的止血方法是使用缝线或纱

布填塞。他说："热灼法在阻止肝出血方面没有什么价值。"他对这些损伤的治疗意见影响了之后 75 年肝胆损伤的治疗[4]。

尽管有这些早期的进展，肝胆损伤在 20 世纪上半叶的特点是高发病率和死亡率，在第一次世界大战期间肝损伤患者的死亡率报道高达 66%。肝脏创口填塞常导致肝周感染和脓肿。然而，在第二次世界大战期间，复苏、麻醉技术、早期手术、出血控制、建立肝引流和使用抗生素等方面的重大进展降低了死亡率。Madding 和 Kennedy 在他们的 *Trauma to the Liver* 一书中引用了他们在第二次世界大战中的经历，论述道："在战前，外科医生提倡对大多数肝脏伤口进行期待疗法或保守治疗，或者完全不治疗……腹膜炎、肝炎、瘘和许多其他并发症通常在这种治疗之后发生[5]。"在第二次世界大战后期的 18 个月时间里，他们治疗了 3154 例腹部和胸腹伤口患者中的 829 例肝脏创伤。总的死亡率降低到 27%，他们认为这是由于使用了引流术和必要时的"积极的切除清创术"。他们进一步声明："除了临时用途外，应避免使用纱布或可吸收性止血剂进行包裹。"这 40 年的经验总结如下：①大多数肝外伤患者需要手术治疗；②所有的肝外伤均应引流；③肝组织应谨慎清理；④不应行肝填塞术[5]。

第二次世界大战后，肝损伤造成的死亡率大大下降[6, 7]，可能是由于感染导致的死亡率下降。促进因素包括更早的运输、更好的复苏、抗生素治疗的进步和支持性护理的改善。德克萨斯州休斯敦的 Ben Taub 医院对肝损伤死亡率进行了长达 36 年的观察，发现死亡率从 1939 年的 20.6% 下降到 20 世纪 70 年代早期的 9.2%[8]。然而，随着高速公路的速度增加，平民 GSW 变得更加普遍，死于感染被死于出血所取代，导致 1960—1990 年手术治疗这些损伤的激进性增加，其中包括标准的肝大部切除术、肝段切除、肝动脉结扎控制出血、Atriocaval 分流及神经束切断术暴露深部出血[9-12]。尽管这些技术仍被用于治疗主要的肝损伤，但这些方法只用于疑难病例而非常规治疗。

在过去 20 年里，我们已经认识到积极的手术治疗往往无法阻止出血导致的死亡。即使手术治疗及时有效，肝脏血管的丰富程度和患者的整体生理状态仍然会导致常规手术无法控制的持续出血，最终导致患者因持续出血和凝血功能障碍而死亡[6]。最近的进展包括更新换代的影像学，改进的复苏策略，损伤控制的手术策略，更好的止血药，以及使用经皮血管造影术、栓塞和引流术。总之，这些先进技术为这些复杂的患者提供了个性化的治疗方法。

二、肝损伤的分类

虽然 Couinaud 和 Bismuth 对肝节段解剖的解剖分类已被证明在规划选择性手术和治疗方面是有用的，但大多数肝损伤在本质上是非解剖性的，或者跨越多个解剖节段。为了描述这些损伤并使治疗策略和正在进行的研究得以发展，美国创伤外科协会开发并验证了一套肝脏损伤评分系统（表 123-1）。这一评分系统最初是基于手术结果，因此受伤的严重程度和死亡率随评分的提高而增加。这个系统的一个已知的问题是，尽管作为一般指南它是有价值的，但它不能够精确预测哪些患者需要干预而哪些人不需要，而不会像一些患者会出现轻度损伤、出血明显，很多人会出现高评分的损伤但不需要手术干预，如一些患者评分级别较低但会出现严重的出血，而许多患者评分级别较高但其实不需要手术干预。

三、初始评估

肝胆损伤患者的初步评估和复苏与其他损伤患者没有什么不同。应遵循美国外科医师学会传授的创伤晚期生命支持计划的一般原则，包括气道、呼吸和循环的初步评估，对额外伤害的评估，并监测对复苏的反应[16]。特别要注意患者的腹部检查、生命体征、治疗后的生理

表 123-1 美国外科协会肝损伤量表	
Ⅰ 级	• 血肿：包膜下，小于表面积的 10% • 撕裂：被膜撕裂，实质深度 < 1cm
Ⅱ 级	• 血肿：包膜下，表面积 10%～15%；实质内，深度 < 10cm • 撕裂：被膜撕裂实质深度 1～3cm，长度 < 10cm
Ⅲ 级	• 血肿：囊下血肿，> 50% 破裂囊下血肿或实质血肿表面积；肝实质内血肿 > 10cm 或扩大 • 裂伤：> 3cm 实质深度
Ⅳ 级	裂伤：肝实质破裂，累及 25%～75% 的肝叶或 Ⅰ～Ⅲ 节段
Ⅴ 级	• 裂伤：肝实质破裂，> 75% 的肝叶或超过一个肝叶内的 3 段 • 血管：肝旁静脉损伤（即肝后腔静脉/肝中央大静脉）
Ⅵ 级	血管：肝脏撕裂

改编自 Tinkoff G, et al. American Association for the Surgery of Trauma Organ Injury Scale I: spleen, liver, and kidney, validation based on the National Trauma Data Bank. *J Am Coll Surg.* 2008;207(5):646–655.

和止血反应。初步评估的具体目标为对所有外伤患者有效地确定存在可能危及生命的损伤，评估患者的血流动力学是否稳定，并基于最初反应复苏和超声检查、诊断性腹膜灌洗或腹部 CT 启动一个治疗计划。复苏的反应是肝胆损伤患者治疗的早期决定性因素。

对患者的进一步评估将取决于损伤机制、血流动力学不稳定和对复苏的持续反应。一般情况下，由于腹部外伤出血导致血流动力学不稳定的患者应在手术室进行剖腹探查。同样，对于大多数穿透性损伤的患者也应考虑紧急手术。对于一个血流动力学稳定且对复苏有反应的钝性创伤患者，通过完整的体格检查和影像学可以更全面地评估损伤的性质。

在大多数创伤中心，最初的诊断方式选择是创伤的超声聚焦评估［FAST（focused assessment with sonography for trauma）检查］。对于血流动力学稳定或不稳定且可能有肝损伤的患者，FAST 检查是一种有效而准确的技术[17]。FAST 包含腹部的四个视图，其中包括心脏（用于评估心包积液）、左右上象限和耻骨上象限（用于评估是否存在积液）。经过训练和实践，这些观点对液体检测的敏感度和特异性分别为 83% 和 99.7%。值得注意的是，当使用 FAST 治疗有低血压的钝性腹部创伤患者时，敏感性和特异性可提高到 100%[18]。FAST 已被证明是对钝性创伤低血压患者非常有用的决策工具。在我们的实践中，一个不稳定的患者加一个阳性的 FAST 需采取剖腹探查手术。如果患者血流动力学不稳定且 FAST 为阴性，应寻找导致休克的腹部外损伤。如果没有腹腔外休克原因，或者对于 FAST 阴性的不稳定患者，如果有腹腔积血仍然是一个令人担忧的问题，可以重复行 FAST 或进行诊断性腹膜灌洗。如果对腹腔积血的担忧持续存在，患者可能需要剖腹探查作为一种诊断和潜在的治疗方式。

如果患者血流动力学稳定，则对患者进行腹部和骨盆的 CT 检查，以记录肝脏和其他腹腔内器官损伤的存在和程度。对于血流动力学稳定的患者，静脉注射对比剂后行腹部和骨盆 CT 仍是评价肝胆损伤最敏感和最特异的影像学方式。在我们的机构，我们不使用口腔对比剂对创伤患者进行 CT 检查。外科医生感兴趣的 CT 表现包括肝实质损伤的存在和大小、腹腔内血肿的存在和大小、相关的腹腔内和腹膜后内脏、肠系膜和血管损伤的存在和大小。CT 研究中典型的肝损伤包括实质撕裂、肝内血肿或被膜下血肿，伴或不伴静脉对比剂的活动性外渗（图 123-1）。此外，CT 怀疑活动性 Ⅳ 型对比剂外渗可以快速重复以寻找静脉期成像的活动性出血。

四、管理

与评估阶段相似，对肝外伤患者的管理也受到血流动力学状态、损伤机制和相关损伤的影响。由西方创伤协会、东方创伤外科协会和最近的世界急诊外科协会所制订的指南，都为这些患者的护理提供了重要的指导[19-21]。

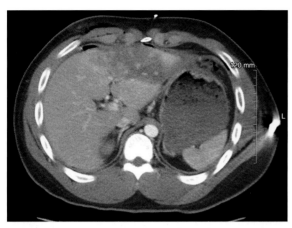

▲ 图 123-1 计算机断层扫描显示了一个大的肝撕裂并主动渗出对比剂

非手术治疗肝脏刺伤或 GSW 已被证明是安全的 [22-24]，但是伴随腹部损伤的发生率很高，这些患者必须谨慎和深思熟虑地选择治疗方案 [25]。潜在的非手术治疗的穿透性肝损伤应该进行 CT 检查 [26]。在一组研究中，15% 的患者（和 80% 的孤立性肝损伤患者）接受了非手术治疗 [26]。在我们的临床实践中，腹部穿透性创伤的患者在大多数情况下都要进行剖腹手术，除了那些有可靠腹部检查的患者，可以可靠地排除额外的损伤，并且可以监测一系列腹部检查和生理状态。

非手术治疗在钝挫伤患者中更为常见。一项课题通过分析来自国家创伤数据库的患者数据研究了非手术治疗在高级别（简称损伤等级为 4 或更高）肝损伤患者中的作用。其中 73% 的患者进行了非手术治疗，失败率为 7%。值得注意的是，非手术治疗失败与高死亡率独立相关。需要手术治疗的预测因素包括高龄、女性、较高的损伤严重程度评分和低血压 [27]。先前已经研究了实体器官损伤和空心内脏损伤之间的关系，并且毫不奇怪地指出了这两种损伤模式之间的正相关性 [28, 29]。因此，在存在肝损伤时，即使在 CT 结果不支持的情况下，也必须充分考虑空腔脏器损伤。

在我们的实践中，如果患者血流动力学不稳定，对复苏没有反应，有空腔脏器损伤，或有检查证据的腹膜炎需进行剖腹探查手术。所

有其他患者考虑非手术治疗。美国创伤外科协会（AAST）经 CT 确定的 I、II、III 级损伤患者，入院 24h 内需要每 8 小时进行血红蛋白评估观察。这些患者在耐受饮食的情况下，经 24h 测定血红蛋白稳定后可考虑出院。如果患者变得不稳定或需要输血，他们会被转移到重症监护病房，并考虑进行额外的影像学检查和手术。AAST 分级IV级和V级损伤的患者被收治到外科重症监护病房，每 6 小时进行 1 次血红蛋白检测，持续 24h。需要输血或发生血流动力学不稳定需要彻底的重新评估和考虑血管造影或手术。如果最初的非手术治疗成功，这些患者在出院前会间隔进行 CT 检查，以评估是否存在肝动脉假性动脉瘤或胆汁聚集。

如果最初的 CT 显示对比剂对比异常并怀疑出血或形成肝动脉假性动脉瘤，应考虑立即选择性血管造影栓塞。对于血流动力学不稳定且无额外损伤的患者，我们主要采用选择性血管栓塞而不是开腹手术。这些情况是具有挑战性的，因为他们可能需要运送一个危重和不稳定的患者到血管造影单元。我们的做法是"把外科重症监护室带到患者身边"，并继续与重症监护室和创伤小组一起进行主动复苏，而不管患者身在何处。先进的混合手术室的出现，具有开放手术干预和高质量透视的能力，可能会缓解这一挑战，但这些还没有广泛使用。

五、手术治疗原则

除了罕见的例外情况，创伤手术应采用中线切口，以便快速探查整个腹部，并在必要时延伸以获得所需的暴露部位 [30]。通常在选择性肝手术中使用的横向切口，可能不允许对腹部进行彻底的评估，也不是创伤患者的标准切口。上腹部收缩系统的使用大大方便了肝脏的暴露。如果需要进一步暴露，切口可以部分或全部通过胸骨向肋下方向或头侧延伸。虽然需要正中胸骨切开术来控制危及生命的出血，但切开胸骨进行双穿刺手术会增加蒸发热损失，加重凝

血功能障碍。因此，只有当它在暴露方面具有重大优势时，才应该选择此切口。手术的进行将在很大程度上取决于所遇到的腹腔积血的程度和可能的出血源的位置。如果遇到大量游离血，应在腹部四方位分别放置纱布填塞，以确定出血的原发部位。如果肝出血能在最初用肝包膜控制，那么可以将肝出血留在原位，同时对其他潜在的损伤进行评估和处理。严重受伤的脾脏应立即切除，并迅速评估和处理任何伴随的胃肠损伤。

当处理肝出血时，可采用一系列的手术操作来获得止血。西方创伤协会开发了一种非常有用的算法来指导肝出血的临床路径（图 123-2）[19]。肝外伤造成的轻微出血可能与其他腹部损伤一起发生，通常是由于低级别（AAST Ⅰ 级和 Ⅱ 级）肝损伤造成的。这些损伤通常可以通过单独的压迫和临时填塞或电灼、氩气凝固和局部止血药物的辅助使用来处理。孤立性低级别损伤很少需要腹部暂时性封闭填塞物。

严重肝损伤（AAST Ⅲ～Ⅴ 级）需要快速而合理的方法控制出血。在我们的实践中，我们通常首先进行人工压迫和肝周填塞，然后根据需要进行复苏和输血。一旦患者开始复苏，我们就继续进行进一步的止血。压迫和填塞往往导

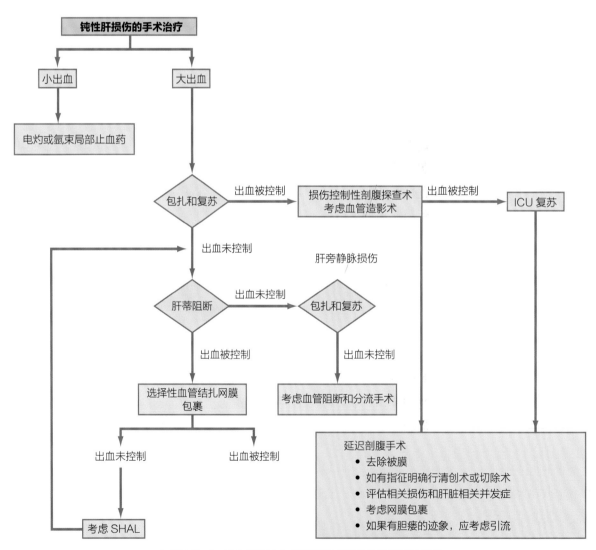

▲ 图 123-2　西方创伤协会处理需手术的钝性肝损伤的算法

ICU. 重症监护室；SHAL. 选择性肝动脉结扎术（引自 Kozar RA, Moore FA, Moore EE, et al. Western Trauma Association critical decision in trauma: nonoperative management of blunt hepatic trauma. *J Trauma*. 2009;67:1144.）

致暂时的出血控制和最终的出血控制。如果出血不能临时填塞，则进行双手按压，由麻醉小组进行复苏，并立即进行最终控制的手术。如果遇到严重出血，应启动机构的大规模输血方案。我们通常以红细胞、血浆和血小板的平衡比例（1∶1∶1）输注晶体，因为这种策略已被证明可以降低创伤患者出血的死亡率和发病率[31-33]。

控制肝出血的手术方法有很多（框 123-1）。所采用的技术取决于伤处的几何形状和深度及受伤血管的性质。烧灼、氩气凝固和止血剂对肝实质出血有良好的疗效[34, 35]。如果可行，血管结扎是处理出血实质损伤的最佳方法。一般来说，直接缝合血管比用外科血管夹夹闭血管更可取，因为外科血管夹在稍后处理肝脏时易脱落。根据需要，可以使用手指分离技术来暴露和允许结扎更深的血管。我们也发现，在需要切除失活组织或局部肝切除控制出血的情况下，使用吻合器是有用的。它们的使用方式与选择性肝切除手术相似。我们还发现，在许多损伤中，辅助使用止血药使肝实质重新闭合可使出血停止。

框 123-1　肝损伤控制的手术技术
烧灼术
● 氩气束凝固术
● 止血带
单个血管结扎
大的褥式缝合重新缝合肝实质
选择性肝动脉结扎术
切除清创术
肝叶切除术（或大叶切除术）
网膜包裹
包裹和计划再手术

在没有实质压迫控制的大出血的情况下，我们的下一步操作是获得肝门的控制，并实施 Pringle 手法，然后进一步控制出血[36]。轻轻剥离肝十二指肠韧带，将肝门部结构压缩在拇指和示指之间。然后可以用温和的、无损伤的细血管钳或带 Rumel 止血带的钳子钳夹来获得更

安全的控制。在伴有低血压和休克的外伤性损伤时，肝门安全闭塞的时间尚不清楚。

如果实质内深层动脉出血不能直接控制，则必须采取额外的治疗策略。如果出血减缓或停止，门静脉三联压迫，选择性肝动脉结扎（selective hepatic artery ligation，SHAL）可作为治疗策略。虽然 SHAL 在过去经常使用[9, 10]，但在我们目前的实践中很少采用。我们经常进行损伤控制手术，控制静脉出血和放置肝周填充物，然后将患者转移到血管造影术组进行选择性血管造影术和栓塞[37-41]。如果 Pringle 手法甚至不能暂时控制动脉出血，则可考虑小网膜内的左肝动脉异常为出血的来源。如果肝脏有穿透性创伤并伴有无法控制的出血，球囊闭塞伤口可能会挽救生命[42, 43]。在大多数情况下，患者需要复苏和肝填塞，然后选择性血管栓塞。球囊在随后的剖腹手术中移除。也有报道使用广泛的束支切开术以暴露深动脉出血。在我们目前的实践中，我们更倾向于对这些患者进行血管栓塞治疗。

肝缝补术或肝实质的再修复重建术对于控制静脉性出血或胆汁渗漏是有用的。该技术通常包括使用大的可吸收缝合线以水平褥式缝合的方式重建肝脏（图 123-3）。该手术的批评者认为，使用大缝合线可能导致肝组织坏死，通过控制缝合线上的张力可以将坏死降至最低。试图通过肝缝合术控制无活力肝脏是不恰当的，因为该组织应被清除。然而，小的破裂出血通常可以通过该技术闭合止血，而不会引起组织坏死或不必要的扩大切口或肋骨骨折。我们也遇到过肝脏有严重的撕裂伤但暴露后肝脏表面出血很少的情况。在主要的血管和导管被缝合技术控制后，轻柔地重建分离部分可以减少从创伤表面渗出。这种技术可以用大网膜包裹或包敷局部止血药或两者同时采用。如果使用得当，肝缝合术可能是一个有用的策略，但它不能控制大动脉出血。

网膜蒂皮瓣对于预防肝表面弥漫性渗出是非常有用的[44]。这一方法以前经常被用到，但

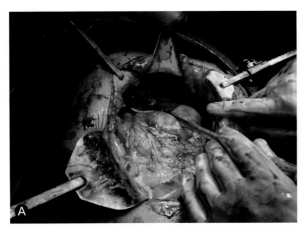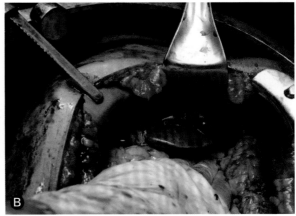

▲ 图 123-3 肝缝合术

A. 腹部多处枪伤导致复杂的肝脏撕裂伤；B. 在压迫和控制大血管后，用大钝针上的可吸收缝线进行肝缝术

在以手术治疗为主的时代，这种手法的使用已经大大减少。大网膜皮瓣以标准方式建立，并在我们的临床实践中用于覆盖较大的暴露肝脏表面。它的适用范围各不相同，但可能包括上述肝组织的裂隙，肝组织切除或清创后剩余表面的覆盖，以及任何更大的无肝包膜区域。在罕见的情况下，如被膜下血肿破裂或被手术切开，弥漫性出血通常从暴露的肝脏表面随之而来。在这种情况下使用网膜瓣可能是非常有用的。

通常不需要对肝脏进行正式的解剖切除。然而，也有一些情况下需要进行肝大部切除术：沿解剖平面分离损伤，当损伤已沿肝叶解剖横切肝脏时完成肝叶切除术，以及暴露与肝实质主要损伤相关的主要静脉出血。肝动脉栓塞偶尔会导致大叶肝坏死，需要正式的肝叶切开术来解决[40, 41]。与肝肿瘤的计划性切除不同，损伤的主要切除通常必须在患者有严重失血风险的紧急情况下进行，这不是最理想的情况。在这种情况下，操作速度是必须要保证的。有选择性的肝外科医生所使用的器械如血管吻合器和肝吻合器在这种情况下是有用的辅助工具。在首次填塞和凝血纠正后，也可在第二次手术后进行正式的切除，以找到并清除坏死的肝组织。

（一）主要静脉出血

虽然大动脉出血必须通过手术或介入放射治疗手段来控制，而且不能通过填充物来停止，但大静脉出血对患者的生存也是一个很大的障碍[11, 45-47]。大静脉出血可由肝主静脉损伤、腔静脉损伤或肝后腔静脉损伤引起。无肝静脉分支的孤立腔静脉撕裂伤在钝性创伤中是不常见的，但可能发生于枪伤。局限于肝实质的肝静脉损伤通常可以通过缝合结扎成功处理。如果损伤不明显，血液从深裂缝中涌出，则可能需要手指分离或神经束切开术更清楚地暴露静脉损伤。一般可以用缝合线结扎来控制出血。一旦大出血减少，就可以使用填充物来控制剩余的出血。

一个或多个肝静脉从腔静脉撕脱是一个非常严重的可能致命的事件（图 123-4）。有时，这个问题可以通过填塞受伤区域并让低压静脉系统填塞来解决。然而，填塞可能无法成功控制出血，如果填塞过于激进，从身体下部返回的静脉可能完全阻塞，造成不可持续的低心输出量。使用流入阻塞，出血可能减少到足以控制缝合，但门静脉三联征流入阻塞不能防止腔静脉后出血。直接应用细血管钳重建腔静脉前壁和肝主静脉已被报道取得良好的成功[48]。根据损伤控制策略，夹钳可以保留在腹部的位置。也有报道成功使用有孔血管内支架进行治疗[49]。这种方法通常涉及包含性损伤，在 CT 上显示有外渗。

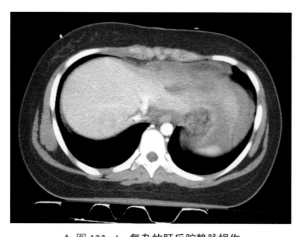

▲ 图 123-4　复杂的肝后腔静脉损伤
一名年轻女性次车祸后的计算机断层扫描图像，其左肝叶撕裂伴有下腔静脉的左肝静脉撕裂

一种分离肝后静脉和肝上下腔静脉的技术涉及全肝血管阻断术。该手术包括控制所有从腹部入路流入和流出的肝脏血流。可以通过 Pringle 手法控制肝脏直接流入，另外，通过控制腹主动脉可以达到流量最小化，以减少门静脉血流和肠静脉瘀血。然后将心包和膈膜分离，以保持心包的完整性。其次纵向切开横膈膜以暴露肝上腔静脉和胸腔内腔静脉，并用脐带胶布带环绕[50]。额外的肝下腔静脉控制可以用脐带胶布带环绕肾上、肝下腔静脉来完成。这一操作将允许在无血区域进行肝血管修复，并具有单腔开放的优势。

在历史上，肝旁大静脉损伤的治疗方法选择包括使用房室分流术[11, 45]。这包括放置一根导管（通常是改良的胸廓造口术或气管插管）通过右心房进入下腔静脉。在肝脏上方和下方的腔静脉周围使用"陷阱"，试图使血流通过管道而偏离受伤区域，从而形成一个无血的区域，理论上可以更好地控制修复。这种手术需要高超的技巧和良好的运气才能成功。它需要打开第二个体腔（胸腔），这会加剧体温过低和出血，许多伤口都很难愈合[1]。由于肝旁静脉损伤的高复杂性和高死亡率是肝外伤中一个尚未解决的问题。没有一种技术是成功的，也没有一种管理算法可以用患者存活的合理可能性来构建。

（二）纱布填塞和损伤控制策略

在 20 世纪 80 年代早期，一些报道提出了对肝周填充物的重新评价，对常规手术治疗可能会死亡的患者显示出主要的生存优势[51-53]。"损伤控制手术"这一术语中，填充物是该策略的一个组成部分，成为一个公认和接受的概念[54]。肝填塞的原则首先是选择合适的患者，因为动脉出血可能需要缝合或栓塞来控制。良好的判断力是必需的，不要放弃对出血进行技术控制的适当尝试，不要拖延不合适的时间，这可能会阻止患者的生存[55]。我们认为有用的其他技术特性见框 123-2。腹筋膜间室综合征的继发性影响通常可以通过避免筋膜封闭来改善，通常还会伴随一些临时封闭的方法，通常包括敷料或真空包扎技术。一些人主张，当患者恢复体温且凝血功能得到纠正后，再回到手术组取出填塞物。这些目标可以在 6h 内完成。然而，我们倾向于将填充物放置至少 24h，以防止早期取出填充物时暴露的血管再次出血。有关腹腔腔室综合征和开腹处理的问题可能会使肝周填塞的决定复杂化，但它们不在本文讨论的范围之内[57]。

框 123-2　肝脏包裹原则

选择合适的患者
- 手术控制动脉出血或联合血管栓塞术
- 对于静脉出血和凝血功能障碍，填充物是理想的选择

在过多出血和凝血障碍之前使用填充物
- 警惕急性创伤性凝血病患者

在上、下平面压迫肝脏
- 前后充填会压迫腔静脉

特定数量的海绵
- 当可行时，这样便于以后的清除

考虑在肝脏上使用非黏附性材料

暂时关闭腹腔避免张力和继发性腹间隔综合征

（三）附加侵入性治疗要求

使用非手术管理（nonoperative management, NOM）并不意味着可能不需要其他类型的干预来治疗患者。因此，NOM 的思路不应该是避免

需要的治疗干预，而是让患者尽快康复。血管造影术之前已经讨论过，对于 CT 上有动脉渗出或血管造影术上有动脉外渗迹象的患者可能非常有用。胆道出血的迟发性出血也需要血管造影治疗。经内镜逆行胆管造影、括约肌切开术和胆管支架置入可改善长期胆瘘患者[39, 58, 59]。

当血液和胆汁大量积聚时，可引起胆汁性腹膜炎、全身性炎症反应综合征或腹筋膜室综合征。为了预防和（或）治疗这些问题，可以通过腹腔镜来清除主要的血液和胆汁堆积并放置腹腔引流管[12]。如果可行，应使用无气体系统来防止气体栓塞的理论问题。腹腔镜可以从腹部和骨盆排出几乎所有的液体。我们不试图移除肝脏周围有组织的血块，通常在肝周围放置引流管来监测随后的胆汁输出。这种腹腔镜腹腔冲洗方法可以改善全身炎症反应，并发症风险低[60]。

六、特殊问题

（一）被膜下血肿

2%～3% 的闭合性肝损伤发生被膜下血肿。被膜下血肿的自然病史尚不清楚，但与具有延迟破裂风险的脾脏类似的损伤不同，随后的出血在常见的肝血肿中似乎较少。在以前对怀疑的肝损伤进行统一手术的时代，建议在遇到这些损伤时保持原状。如果出现被膜下血肿，进一步手术干预的指征包括血肿继续扩大和血肿破裂的处理。如果在 CT 中发现可疑的被膜下血肿，不建议治疗，除非它与动脉渗出有关，提示有继续出血的可能性。在这种情况下，建议血管造影栓塞。如果被膜破裂，则可能需要手术来控制肝脏暴露表面的弥漫性出血。临时填塞通常可以控制出血，大网膜瓣可以有效防止再出血。

（二）胆道出血

胆道出血定义为肝脏出血经胆管系统流出。

通常情况下，出血发生在受伤后几天至几周，并可有多种临床表现。这些患者最常表现为黑粪。上消化道出血较少。经常出现黄疸或亚临床胆红素升高。胆道出血应被考虑到为近期肝损伤并伴有胃肠道出血和（或）黄疸的患者。

首选的诊断方式是动脉造影，通常显示肝实质内的异常。选择性栓塞血管异常几乎总是可以有效地治疗这一问题，并很少需要手术。血管造影治疗失败，相关肝坏死清除或肝内脓毒症需要手术治疗。

（三）胆道内出血

胆道出血与胆道系统出血不同，胆道内出血是一种肝内胆管和静脉之间的异常流通。胆汁流入静脉系统，可能导致严重的黄疸。在文献中很少有胆道内出血的报道。这些患者的护理通常需要通过血管造影技术消除责任血管，以及通过内镜逆行胆管造影和支架置入术对胆道系统进行减压[61]。

（四）肝脏撕脱

Ⅵ级损伤包括肝脏的全撕脱伤。虽然这些损伤大多是迅速致命的，但偶尔有患者在手术治疗后存活下来。有几个报道成功的静脉－静脉旁路患者在无肝状态下，随后紧急肝脏自体移植。这需要充分准备和智慧的思考来挽救一个本来是致命的情况。

（五）肝损伤死亡率

在过去的几十年里，肝损伤的死亡率大幅下降。在第二次世界大战中，死亡率是 66%；到了越南战争，这一比例下降到了 15%～20%。由于 20 世纪中叶后报道的大型平民肝损伤，死亡率通常为 8%～15%。引入"肝脏相关死亡"的概念是为了定义那些可能是由于肝脏损伤本身造成的死亡，以及那些与创伤（如头部损伤）相关的死亡。对 1900 年以来出版的主要丛书的全面回顾显示了死亡率的下降趋势（图 123-5）[1]。

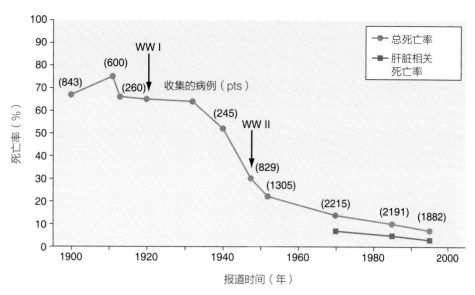

▲ 图 123-5　对数千例肝损伤的回顾显示出逐渐下降的趋势，目前与肝损伤相关的死亡率为 2% ～ 4%

在过去的 10 年里，随着复苏的改善，肝损伤患者的总死亡率据报道低于 5%[62]。

（六）胆囊损伤

胆囊损伤可由闭合性或穿透性创伤引起。无论机制如何，单纯性胆囊损伤都相对少见。虽然有胆囊缝合术的传闻报道，但治疗的选择应该是胆囊切除术。即使是很小的胆囊损伤，通常也要避免尝试修复，因为有胆瘘的倾向，而且修复缝合线周围的炎症会导致胆石形成的风险[63]。

无结石性胆囊炎也可采用阻断胆囊血供的治疗方法。肝动脉栓塞和肝动脉血管造影栓塞均可导致无结石性胆囊炎或胆囊坏死[41]。

（七）肝外胆管损伤

肝外胆管损伤可伴随闭合性和穿透性损伤，胆囊损伤很少单独发生[64]。当肝外导管系统被穿透性损伤时，其他结构也会受到损伤，且由于胆管与大血管的距离很近，这种损伤常伴有大出血。我们不建议在初次手术时就修复这些损伤，而是进行出血控制、引流和损伤控制。当患者复苏时，我们建议确定损伤，然后在经验丰富的肝胆外科医生的陪同下有计划地返回手术室进行重建。

致谢

感谢医学博士 Jason Smith 和 J David Rich-ardson 在本章之前的版本中做出的重大贡献。

第 124 章
肝脏的诊断性手术与肝切除技术

Diagnostic Operation of the Liver and Techniques of Hepatic Resection

Alessandro Paniccia　Richard D. Schulick　著

李玉民　魏育才　译

摘要

肝切除的适应证多种多样，其中包括良性或恶性，以及原发性或继发性肝脏疾病。进行肝切除手术的外科医生必须对肝功能解剖有一个清晰的认识，必须始终努力切除必要的肝实质，以实现具有适当边缘的病理病变的合理切除。近年来，除了引入了专门用于肝实质横切的新器械，以及腹腔镜在肝外科医生的手术设备中的普及，肝切除术的技术变化甚微。一些基本原则必须始终遵守，其中包括非常仔细的术前患者选择，以确保有足够的功能性残肝和良好的血管流入、血管流出和胆道引流。在本章中，我们将概述肝脏功能解剖，并说明最常见的肝活检和肝实质横切技术及其相关并发症。

关键词：肝切除术；腹腔镜肝切除术；肝实质横切；肝活检；节段切除；扩大肝切除术；功能性残肝

一、肝活组织检查

（一）经皮和经颈静脉的肝活组织检查

肝活检最初由 Ehrlich 在 1883 年描述，以确定糖尿病患者的糖原储存[1]。各种不同的方法和技术已被描述执行肝活检，其中包括经皮、经颈静脉、腹腔镜和开放技术。

对于局灶性病变，经皮肝活检通常在超声、计算机断层扫描或磁共振成像的图像指导下进行。经皮活检的目标是获得一个保存良好的肝脏基础结构的组织核心。

明显腹水或潜在凝血障碍的存在是经皮活检的相对禁忌证。在这种情况下，可能需要经颈静脉活检。然而，经颈静脉活检最适用于大且容易定位的病灶，由于无法准确放置穿刺针，对小病灶的应用有限。此外，与经皮穿刺活检相比，获得的组织数量往往更小、更零碎，使得病理评估更加困难。

以下情况可考虑腹腔镜或者开腹肝活组织检查：多次经皮尝试未能获得足够的组织，怀疑肝脏病变血管丰富易于出血，需要从多个部位获取组织，在直视下对肝脏进行活检是可取的。

（二）腹腔镜检查和活组织检查

肝脏腹腔镜检查包括目视检查、触诊（使用标准腹腔镜设备可以了解任何实质结节或组织一致性变化）和组织活检。浅表病变可以直接使用杯状活检钳活检，而较深的病变可能需要腹腔镜超声引导和使用经皮穿刺活检设备。作者推荐使用芯针活检而不是细针穿刺，因为前者允许识别基础肝实质的结构，通常比 FNA 提供更可靠的结果。此外，直接在腹腔镜下观察肝实质，可以快速识别和治疗任何由大针活检引起的潜在出血并发症。

术前腹腔镜检查作为一种诊断肝胆恶性肿瘤的工具，在过去的 20 年中已被广泛讨论。虽然没有达成明确的共识，但随着现代放射成像方式的改进，其作用似乎仅限于选择病例。以胆囊和肝门胆管癌为例，腹腔镜和超声分期的成功率较高，而手术缓解的价值相对较低，因此支持腹腔镜分期，以防止不必要的开腹手术。

（三）开放性肝活检及检查

开放肝活检可以通过有限的右肋下切口进行。切口应位于肝脏的下边缘，但至少肋缘以下 3cm，以便充分闭合筋膜。肝脏可以目测和触诊检查，但应注意不要扰动门静脉侧支血管。如果这些脆弱的血管破裂，或检查时肝包膜破裂，则需要进行腹部大手术来控制。肉眼检查可发现肝硬化、结节、颜色及质地异常或肿瘤。腹腔镜超声探头可以通过一个小切口使用，如果切口足够大，也可以使用常规探头。可以使用 15 号手术刀进行楔形活检，并取出基底部 1cm 的标本。核心针活检可以从相同的位置进行，直接深入肝实质，但要远离肝门。如果预计会发生重大出血，活检前可在活检部位外以互锁 V 形放置止血 2-0 铬线或 Vicryl 缝线褥式缝合。活检后，活检部位的底部用氩束凝血器进行止血。如果预计会有腹水，应该用连续缝合永久性缝合筋膜。同样，如果预计会有腹水，也应该用连续缝合关闭皮肤。

二、肝手术切口
（一）肋下通路

对于仰卧位患者，大多数肝切除术可在右肋缘下 3～4cm 处做右肋下切口并沿中线向上延伸。将右腹直肌完全离断，外斜肌、内斜肌和腹横肌的内侧部分也是如此。根据需要的暴露程度，切口可以达到或超过肋缘和髂骨之间的腋中线。这个切口暴露了左肝和右肝的前表面和下表面，为肝门提供了良好的通道。为了显露肝穹窿，在剑突上方进行中线延伸并切除剑突。为了进一步显露，切口可以延伸到左侧肋下区域（图 124-1 和图 124-2）。通过这个完整的切口，外科医生可以很好地暴露整个上腹部，其中包括肝脏及肝后和肝上下腔静脉（IVC）。由于闭合时的外观，这种切口通常被称为"奔驰切口"。

在极端情况下，通过肋缘进行正中胸骨切开术或右胸骨切开术甚至可以进一步增加切口和暴露。

（二）正中通路

中线切口可用于较瘦的患者，特别是当同时进行盆腔手术时，如低位前切除术，或如果肝切除仅限于肝的左半部分。患者仰卧位。这种入路通常不能很好地进入肝后腔静脉、肝右静脉或肝右后段，直到肝脏完全脱离膈膜和腹膜后。它通常用于肝损伤的探查。如果需要更多的暴露，可以通过肋缘进行正中胸骨切开术或右胸骨切开术。

（三）右侧胸腹通路

胸腹切口有时用于有大体积病变的患者，其中包括右肝穹丘或右肝后部。它是通往肝上腔静脉和肝后腔静脉，以及肝右静脉的最佳通道。此外，有时也用于右膈肌受累严重的病例。患者置于护垫上，胸部侧卧，臀部 45°。切口从脐到右肋缘，根据病变的位置，打开第 7、第 8 甚至第 9 肋间隙。如果保持右肺不通气会有帮助，那么应该使用双腔气管插管。膈肌应沿圆韧带切开以避免神经血管束供给膈肌。应注意在胸腔上留下 3～4cm 的膈膜，以便以后闭合。

三、形态学和功能解剖学

肝脏的形态学和功能解剖学已经讨论和修订了 1 个多世纪，最重要的是，外科医生进行任何肝脏切除都要熟悉最新的解剖学理解和最新的命名法 [2-5]。

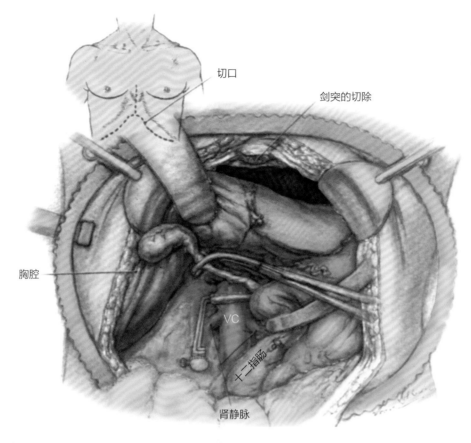

切口

剑突的切除

胸腔

VC

十二指肠

肾静脉

◀ 图 124-1 双侧肋下
切口中线短延伸，这是
一种适用于大部分肝切
除术和门静脉分流的通
用切口
VC. 腔静脉

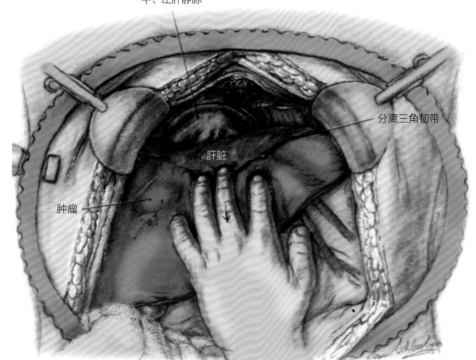

肝上下腔静脉和右、
中、左肝静脉

分离三角韧带

肝脏

肿瘤

◀ 图 124-2 奔驰切口，
切除剑突并向下牵拉肝
脏可很好地暴露肝静脉
和肝上下腔静脉

　　历史上，肝脏解剖是由肝脏表面可见的形态学标志来定义的。因此，通过胆囊窝（Cantlie线）和下腔静脉（特别是在其与肝中静脉的交界处）形成一个平面，肝脏可分为左右两半（图124-3）[6]。根据脐裂和镰状韧带的位置，左肝可进一步细分为左内侧和左外侧。此外，肝尾状叶位于肝胃韧带后方，起源于位于门静脉主蒂后、下腔静脉前的肝突。

　　由于需要了解肝脏的功能解剖，人们接受了以血管分水岭区域为基础进行肝脏解剖的划分,而不是单纯以肝脏表面标志物为基础。因此，最广泛接受的命名的肝解剖是基于 Couinaud 的描述，即八个离散的解剖部分的肝脏（图124-4）。因此，除表面解剖（Cantlie 线、脐裂、镰状韧带）外，肝的八个节段由肝的三个主静脉的位置和门静脉蒂分叉的位置来确定。通过肝中静脉和下腔静脉在平面上勾画出左右两半肝。第Ⅱ、Ⅲ、Ⅳ段位于这个平面的左边构成了肝脏的左半部分。部分Ⅴ、Ⅵ、Ⅶ和Ⅷ位于这个平面的右侧,构成肝脏的右半部。Ⅰ段或尾状叶,在形态上与肝的两半不同,起源于位于门静脉蒂后、下腔静脉前的肝脏突起。肝的左右两部分的血液供应分别来自相应的左右门静脉和肝动脉，而Ⅰ段的血液两者均可供应。另外，右半肝的静脉引流多通过肝右、中静脉，左半肝

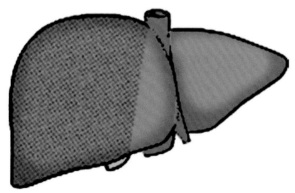

▲ 图 124-3　肝脏通过胆囊窝（**Cantlie** 线）和下腔静脉形成一个平面，可分为左右两半
引自 Blumgart LH, Fong Y. *Surgery of the Liver and Biliary Tract: Selected Operative Procedures*. CD-ROM, 3rd ed. London: Harcourt; 2000.

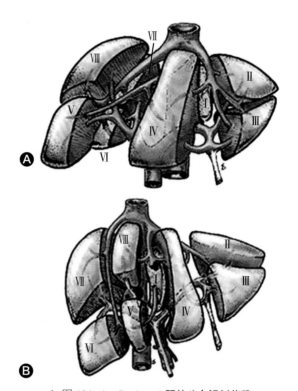

▲ 图 124-4　**Couinaud** 肝的八个解剖节段
A. 前视图；B. 后视图（引自 Blumgart LH, Fong Y. *Surgery of the Liver and Biliary Tract: Selected Operative Procedures*. CD-ROM, 3rd ed. London: Harcourt; 2000.）

的静脉引流多通过肝左、中静脉。然而，Ⅰ段直接通过小分支流入下腔静脉。

　　右肝可以通过肝右静脉和下腔静脉进一步细分。这个平面前面的肝脏形成了肝脏的右前段，这个平面后面的肝脏形成了右后段。肝的右前段包括Ⅴ段（分支的尾侧）和Ⅷ段（门静脉分支的头侧）。肝脏的右后部分包括第Ⅵ段（位于门静脉分叉的尾侧）和第Ⅶ段（位于门静脉分叉的头侧）。

　　左半肝可以通过脐裂和镰状韧带进一步细分。这个平面内侧的肝脏形成了肝脏的左内侧部分或Ⅳ段，这个平面外侧的肝脏形成了肝脏的左外侧部分。肝左外侧进一步分为Ⅱ段（靠近Ⅰ段）和Ⅲ段（靠近Ⅳ段），由来自脐裂的独立门静脉蒂供应。

四、术前评估肝功能储备

每次肝切除后,必须确保残肝功能（functional

liver remnant，FLR）；因此，肝切除术的基本原则是确保适当的肝动脉和门静脉流入，足够的静脉流出，以及与小肠相连的胆道引流。

因此，对于肝实质相对正常的患者，在保证适当的肝流入和流出时，可切除多达 70%～75% 的肝体积（无活动性肝炎、肝硬化或代谢紊乱）。几种不同的策略已被描述来预测肝储备；然而，美国许多肝胆中心通常采用以下两种策略。

评估肝脏综合能力的 Child-Pugh 分级（白蛋白、凝血酶原时间和腹水）、胆汁排泄功能（总胆红素）、代谢功能（氨潴留引起的心理状态变化）（表 124-1）[7]。

基于 CT 和 MRI 三维重建的肝脏体积测量和切除后肝脏残余预测 [8]。

当预测的 FLR 不充分时，可以使用右或左肝门静脉栓塞技术，在切除前对未来残余肝产生代偿性肥厚。然而，栓塞后，肝脏需要 4～6 周达到充分的肥厚反应 [9-11]。

一种可行的策略是将肝脏离断和门静脉结扎联合应用于分期肝切除术（ALPPS），因为这种技术能迅速（通常在 7～14 天内）增加 FLR。一个关键的方面是，肝脏离断导致了连接两个半肝之间的桥静脉的结扎，因此真正将未来的标本从残余肝脏中隔离出来 [12-14]。然而，ALPPS 技术由于其相关并发症（发生率为 7%～36%）仍处于激烈争论的中心，其中最常见的是败血症和胆瘘 [12, 15, 16]。ALPPS 仍在争论中，目前对于结直肠肝转移患者和 ≤ 60 岁的患者实施 ALPPS 效果最佳 [17]。然而，门静脉栓塞仍然是获得 FLR 肥厚的首选方法，需要更多的研究来正确描述 ALPPS 的作用。应特别注意术前接受化疗的患者，如转移性结直肠癌。事实上，现代化疗药物与巨大的肝毒性有关。两种最常见的化疗药物（包括奥沙利铂和伊立替康）分别与窦性充血和脂肪性肝炎相关 [18]。因此，全面了解肝实质的潜在代谢状态，对于适当确定肝切除的范围，从而保证足够的 FLR 至关重要。一个普遍的经验法则是，对于肝脏健康的患者，考虑大于或等于总肝体积的 25% 的 FLR 是足够的。然而，没有肝硬化的慢性肝病患者的 FLR 至少需要 ≥ 30%，而有肝硬化但没有门静脉高压的患者的 FLR 至少需要 40% [19, 20]。

五、术中界定癌灶边缘

术中对肝脏的评估使外科医生能够识别术前影像学未发现的病变，勾画出切除平面和靠近病灶的位置，并识别出任何异常的解剖结构。术中超声检查具有不可估量的价值，每一位肝胆外科医生都应熟悉其应用。

如果外科医生想要进行彻底的双手检查或诊断性术中超声评估，通常需要活动肝脏。

超声评估首先要识别肝十二指肠韧带内的主要结构肝门蒂。顺着头侧至门静脉分叉再到左右主干。与肝静脉分支不同的是，肝门蒂被 Glisson 包膜覆盖，具有很强的回声，了解这一点很关键。主要的肝门蒂向右，在那里它发出一个前支和后支（图 124-5）。右前支分别向Ⅴ段（尾）和Ⅷ段（头）发出分支。右后支分别向第Ⅵ段（尾）和第Ⅶ段（头）发出分支。左主支通常较长且完整，直至脐裂基部，然后分叉为各种节段性分支。在脐裂的基部，主要的左主支向前方的圆形韧带方向走行并向内侧发

表 124-1 Child-Pugh 分级 *

	评分		
参数	1	2	3
胆红素（mg/dl）	< 2	2～3	> 3
白蛋白（g/dl）	> 3.5	2.8～3.5	< 2.8
腹水	无	中度	重度
肝性脑病	无	中度	重度
凝血酶原时间			
延长时间（s）	< 4	4～6	> 6
INR	< 1.7	1.7～2.3	> 2.3

*.Child-Pugh 分级：A 级 =5～6 分；B 级 =7～9 分；C 级 =10～15 分
INR. 国际标准化比值

出分支至Ⅳ段，向外侧发出分支至Ⅱ段和Ⅲ段。接下来，如果肝静脉与下腔静脉交界处周围的裸露区域已被很好地游离，术中超声可以很容易地显示肝静脉（图 124-6）。如前所述，通常可以勾画出较大的肝右静脉，较小的肝左静脉和肝中静脉在下腔静脉排空前汇入共同干。通常，肝脐静脉分支可以在肝中静脉和肝左静脉之间和镰状韧带下被识别。并不罕见的是，可见明显的肝右副静脉从右肝后表面直接流入下腔静脉。肝右副静脉的识别对于血管的控制和肝流出物的保存都是非常重要的。最后，对肝实质进行系统扫描以识别肝脏内的病变。

六、肝切除术的一般操作

　　肝门可以通过解剖来识别肝动脉、胆管和门静脉的主要分支，并可以单独结扎这些结构。

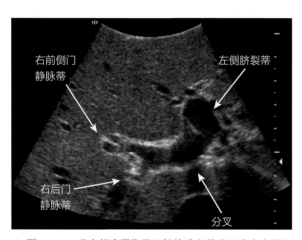

▲ 图 124-5　术中超声图像显示门静脉主蒂分叉为左右两支

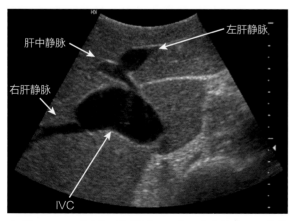

▲ 图 124-6　术中超声图像显示肝的三个主静脉，肝左静脉和肝中静脉常在汇入下腔静脉（IVC）前汇合

肝动脉和门静脉向一侧牵拉，使肝实质划分为右肝和左肝。降低肝门板并在第Ⅳ段最下缘分离 Glisson 包膜，可以帮助更大程度地暴露肝门的头侧和暴露门静脉三联体的高位或实质内分支（图 124-7）。控制特定的解剖部分肝脏的血流也可以通过肝动脉和门静脉分支的结扎实现。肝蒂结扎是指在超声识别后，围绕右主支、左主支、右前支或右后支进行小的肝切除术（图 124-8）[21]。意向分支可以以直角钳直接取出或通过手指捏断。应当先无创地夹闭分支，以确认它确实供应意向肝脏区域。如果夹紧适当的分支，可将肝脏的适当部分（即右、左、右前、右后段）进行界定。一旦确定，就可以进行划分。或者特定的供应也可以在实质横切时被划分。使用这种技术，可以通过在肝十二指肠韧带内非创伤性夹闭门静脉（Pringle 手法）来实现门静脉流入的间歇性闭塞，从而减少出血。

　　根据情况，可以在不同的时间点获得肝静脉的流出控制。如果有足够长度的肝实质外静脉，通常更容易在肝实质横断之前（但在流入

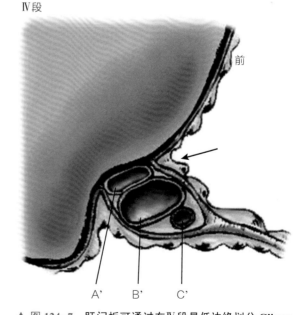

▲ 图 124-7　肝门板可通过在Ⅳ段最低边缘划分 Glisson 包膜而降低，此手法可进入肝门分支的最头端部分
A'. 左肝管；B'. 门静脉；C'. 肝动脉（改编自 Blumgart LH, Fong Y. *Surgery of the Liver and Biliary Tract: Selected Operative Procedures*. CD-ROM, 3rd ed. London: Harcourt; 2000.）

控制之后）分割肝静脉。如果肝静脉实质外部分较短（或缺失），在肝实质大部分横切后，分割肝静脉或肝实质内的静脉可能更容易、更安全。内镜下血管吻合器的使用使得肝静脉的实质外或实质内结扎更加快速和安全（图 124-9）[21]。另一种用于减少失血的技术是低中心静脉压技术，该技术将患者的中心静脉压保持在较低水平（< 5mmHg）直到实质横断后[22]。在实质横切完成并控制出血后，使患者达到正常血容量。这可以最大限度地减少肝静脉分支的出血。

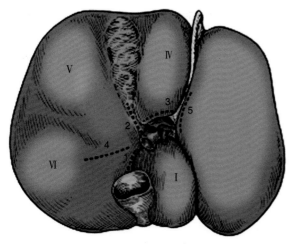

▲ 图 124-8　实质内门静脉蒂结扎的部位

1 和 2 处的切口可以隔离右主蒂，1 和 4 处的切口可隔离右侧后蒂，2 和第 4 处的切口可以隔离右前蒂，3 和 5 处的切口可以隔离左侧蒂（引自 Fong Y, Blumgart LH. Useful stapling techniques in liver surgery. *J Am Coll Surg*. 1997;185:93.）

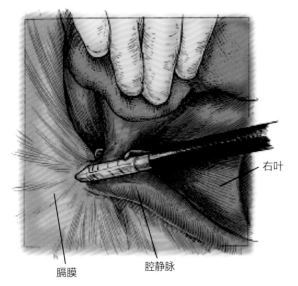

右叶

膈膜　　腔静脉

▲ 图 124-9　右肝静脉可以借助内镜下带有血管负荷的吻合器进行分割

引自 Fong Y, Blumgart LH. Useful stapling techniques in liver surgery. *J Am Coll Surg*. 1997;185:93.

七、肝大部切除术

要了解不同类型的肝切除术，必须熟悉肝的解剖和命名。经过不懈努力，国际肝胆胰协会在 2000 年布里斯班肝解剖与切除命名中统一和规范了肝外科领域的术语[23]。

这个新术语由肝脏表面解剖标志（即圆韧带、镰状韧带）驱动的术语过渡到基于血管分布和灌流区域的功能解剖。

因此，肝脏可分为两个半肝（右和左），以横切胆囊窝和下腔静脉的垂直平面为基础。

Couinaud 分类主要用于识别肝脏的不同节段（即 Ⅰ～Ⅷ段），在上述分类的基础上，肝脏扩大切除仍被定义为切除三个或三个以上的相邻节段。

右肝切除术或右半肝切除术包括切除第Ⅴ～Ⅷ段，左肝切除术或左半肝切除术包括切除Ⅱ～Ⅳ段。Ⅰ段可能包括或不包括在这两种切除中。

扩大右肝切除术（也称为右三段切除术）包括切除Ⅳ～Ⅷ段，扩大左肝切除术（又称左三段切除术）包括切除从Ⅱ～Ⅴ段加上第Ⅷ段。同样，这些扩展切除可能包括也可能不包括切除第Ⅰ段。

右前部分切除术包括第Ⅴ段和第Ⅷ段。右后部切除术包括第Ⅵ段和第Ⅶ段。左内侧切除包括切除Ⅳ段。左侧外侧切除包括Ⅱ段和Ⅲ段。节段切除术包括切除单个节段，而半节段切除术包括切除两个相邻节段。

一般来说，肝切除术有四个关键步骤，其中包括最佳暴露、血管流入控制、血管流出控制和实质横断。

血管流入的控制可通过直接阻断肝动脉和门静脉的右、左主干和（或）每间隔 10～20min 进行 Pringle 手法，其中间隔 3min 重建血流来实现。作者倾向于用约 6.3mm（1/4 英寸）的 Penrose 引流管环绕肝十二指肠韧带两次，用 Pringle 手法收紧并夹紧。作者倾向于通过在肝门内结扎适当的血管或通过带蒂结扎来控制血管流入，并在半肝切除术实质横切时，必要时辅以间歇性 Pringle 手法。如前所述，暴露并结扎肝静脉或在组织横切时结扎肝实质内血管可获得向右或左肝的血管流出。

肝切除术后常规使用闭式引流仍有争议，因为没有明显减少的术后干预可作为对照 [24,25]。此外，Memorial Sloan Kettering 癌症中心的一系列研究回顾了 2173 例肝切除术，发现只有 200 例（9% 的患者）出现了有症状的肝周积液（SPHC），其中 1/3 是非胆汁性和非感染的。在多变量分析中，大于中位数失血量（> 360ml）的肝大部切除术在同时进行结直肠手术、手术引流时，与 SPHC 相关。

本章的作者在进行胆道重建时通常采用闭式引流。

（一）横切肝实质

几种不同的技术被用来实现肝实质横断；在同一病例中，根据外科医生的偏好和经验、肿瘤在肝实质内的位置及切缘的需要，通常会综合使用不同的技术。无论采用何种方法，都必须遵循某些关键原则。这些包括安全、速度、最大限度地避免失血严重的肝损伤。

用电灼法切开肝包膜，以确定肝实质横切平面和划定感兴趣区域是很好的做法。这不仅有助于实质的横切，也将为外科医生沿着切除边界定位提供一个容易看到的肝表面参考。

肝实质横断最经典的方法是指裂法或钳夹法，这两种技术都允许肝实质离断，同时沿横切面保留血管和胆管。然后根据血管大小和外科医生的偏好，用各种方法控制这些管状结构，包括缝合结扎、放置金属夹、能量装置或应用吻合器。虽然几十年来，数字化破碎和钳夹挤压技术一直是肝脏手术的主要技术，但目前已有一些额外的

手术设备可用。这些包括基于水射流的设备，超声波、射频、微波能量设备，以及双极设备；然而，这些设备中没有一个被证明优于其他设备 [27-31]。对这些设备的详细描述超出了本章的范围；然而，有几个关键点值得一提。

常用的设备是水射流（基于水射流的设备）和空腔超声手术吸引器（the Cavitron Ultrasonic Surgical Aspirator，CUSA；Valleylab，Inc.，Boulder，Colorado）。它们的使用允许实质破坏，同时保存交叉血管和胆管。与钳夹破碎技术相比，这些设备允许更高的准确性，并可能增加解剖速度；然而，它们有较差的或几乎没有止血能力。

基于射频的设备，其中包括 TissueLink、Aqua-mantys 和 Habib 4X 被认为是止血装置，可以促进肝实质横断，因为它们能够快速凝固肝表面的切缘，只需要结扎较大的血管。其他能够实现实质凝血的设备包括双极（即 LigaSure）和超声血管封闭设备（即 Harmonic Scalpel），这两种设备都能够密封直径达 7～8mm 的容器。此外，该氩束凝血器还可用于控制肝实质切缘渗出的弥漫性血液。

一种重要的横切技术是使用吻合器，特别是在腹腔镜肝切除术中 [32]。吻合器可用于控制大血管通过横断面，也可作为肝实质横断的主要手段 [33]。在后一种情况下，通常应用大钳沿肝实质形成一条轨迹，然后通过连续应用吻合器横切肝实质。

手术医生应注意各种可用的横切技术对切除边缘宽度的影响，以及对肿瘤切除中边缘阳性的解释。事实上，与烧蚀技术（如 CUSA、Harmonic Scalpel、LigaSure 和 Aquamantys）相比，非烧蚀技术（指裂、钳压技术）的使用已被证明对切缘宽度的重要性和切缘阳性有影响 [34-37]。Hammond 等进行了一项实验研究来比较通常用于完成肝实质横断的不同手术设备并得出结论，CUSA 与横切面边缘约 7mm 的实质消融相关，这比所有其他测试设备都大 [38]。

（二）右肝切除并肝门清扫

右肝切除术通常可以通过右肋下切口上中线延伸，包括切除第Ⅴ段、第Ⅵ段、第Ⅶ段和第Ⅷ段。如果左侧需要更多的暴露，可以使用三叉切口。结肠的肝曲在尾部被动员。圆韧带和镰状韧带分开。通过分割右三角韧带显露肝脏的右侧裸露区域。右肝下缘被移出腹膜后。图示右肾上极、右肾上腺和肝上下腔静脉，然后向左旋转肝脏，通过控制直接从肝脏流出的小静脉分支来解剖肝下下腔静脉。必须对下腔静脉韧带进行护理，该结构常出现并从右肝和下腔静脉右侧延伸至肝右静脉尾部，偶尔包含肝实质或静脉。通常可以用内镜下的吻合器控制与血管负荷后被剥离。此时，可以识别肝右静脉并将其剥离，在其周围形成血管襻。此时

若剥离肝右静脉不安全，可在实质横断后加以控制。然后进行胆囊切除术。肝动脉分叉是局部的。肝右动脉结扎。然后将肝总管剥离并向前方和左侧移动以暴露门静脉（图 124-10）。然后解剖进入肝门，显露门静脉的分支。右门静脉周围切开（图 124-11）。应注意确保左门静脉分离清楚，引流尾状动脉的小分支得到充分控制和分离。右门静脉可以用在残肢上的加强缝合结扎或带有血管负荷的内镜吻合器来分割。通过识别和隔离右肝管完成肝门的分离，然后结扎和分离右肝管。

然后将肝脏向左旋转，先前孤立的右肝静脉被血管夹或带有血管负荷的内镜吻合器分开。如果使用血管夹，用 4-0 Prolene 缝合关闭残端，并简单缝合结扎标本侧。肝右动脉和门静脉结

◀ **图 124-10 右肝切除术**
图示门静脉右支在门静脉肝门部结扎前的初次显露。要解剖的区域没有分支，且比图中所示的更靠近肝门（引自 Nora PE. *Operative Surgery: Principles and Techniques.* Philadelphia: Lea and Febiger; 1980:647.）

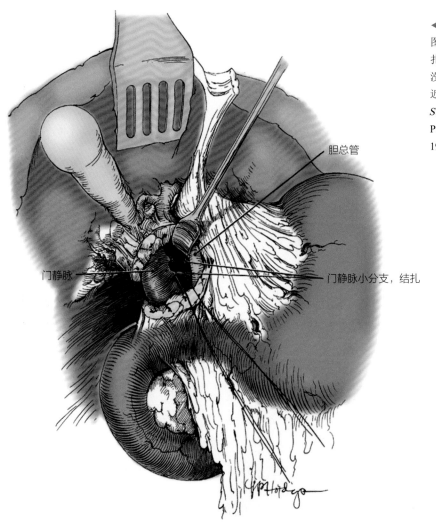

胆总管

门静脉

门静脉小分支，结扎

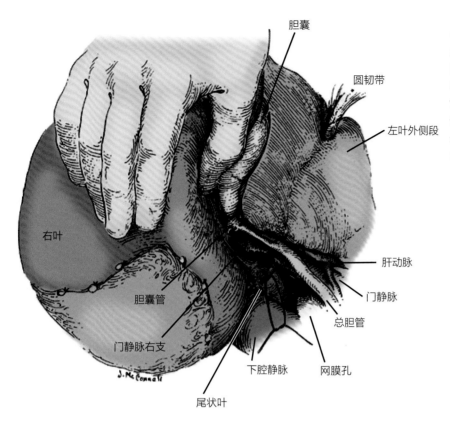

胆囊

圆韧带

左叶外侧段

肝动脉

门静脉

总胆管

网膜孔

下腔静脉

尾状叶

门静脉右支

胆囊管

右叶

◀ **图 124-11　右肝切除术**
从后入路显露门静脉右支，肝脏已经缩至左前方，环状结扎围绕着尾状叶的一个分支（引自 Starzl TE, Bell RH, Baert RW. Hepatic trisegmentectomy and other liver resections. *Surg Gynecol Obstet.* 1975;141:429.）

扎几分钟后，右肝应断流并变暗。然后用电灼装置刻画 Glisson 鞘，从分离的右肝静脉开始，直到前表面的胆囊窝。如果要保留肝中静脉，则横断线应稍微向外侧移动。如果目的是取肝中静脉，则横断线应向中间移动。应使用术中超声仔细地标出这一点。在肝脏的后表面，肝脏沿着下腔静脉右外侧边界向门静脉分叉方向划痕。实质横切然后执行任何先前描述的技术。如前所述，间歇性门静脉流入夹闭可用于减少实质横断过程中的失血量。在实质横断时，血管和胆道结构由夹、结扎和吻合器的适当组合控制。横切薄壁组织后，即可取出标本。

（三）左肝切除伴肝门清扫

左侧肝切除术也可以通过右侧肋下切口进行上中线延伸，其中包括切除第 II 段、第 III 段和第 IV 段。对于位于左侧的巨大肿瘤或肝脏向外侧明显延伸的肿瘤，可能需要左侧肋下部分三叉切口。或者，也可以采用中线切口，但如果在探查过程中遇到意外发现，可能会限制暴露右肝。圆韧带和镰状韧带分开。然后解剖左侧三角韧带显露左侧裸区。通常，肝左静脉和肝中静脉在肝实质内汇合后流入下腔静脉，这就避免了肝外分离这些血管而不取肝中静脉。如果是可分离和解剖的，它周围就环绕着血管环。进行胆囊切除术。小网膜被分开，以充分暴露肝十二指肠韧带的边缘。应注意在此位置有替代的左肝动脉或副肝动脉。鉴别出肝固有动脉，并在左右分支的分叉上方进行解剖。然后将左肝动脉分开。

接下来显露肝总管，然后在分叉处上方划分左肝管。左门静脉位于第 IV 段的基部，并延伸至肝门。它是环周解剖，可以用带有血管负荷的内镜吻合器结扎或控制血管。左肝血管断流，颜色变暗。如果肝左静脉之前已成功离断，则可用结扎或带有内镜的血管吻合器分离。然后用电灼装置从肝左静脉（或残端）到胆囊窝顶部刻画肝的前表面。然后用电灼器从胆囊窝顶部到门静脉分叉处刻画肝脏的后表面。若要保留肝中静脉，则横断线应稍微向左移动；如果要取肝中静脉，则横断线应向右移动。术中超声可以用来仔细标注。实质横切然后执行任何先前描述的技术。如前所述，间歇性门静脉流入夹闭可用于减少实质横断过程中的失血量。在实质横断时，血管和胆道结构由夹、缝合线、结扎线和吻合器的适当组合控制。横切薄壁组织后，即可取出标本（图 124-12）。如果必须切除尾状叶以提供足够的肿瘤清除，则可以通过依次分离直接流入下腔静脉的短静脉，将尾状叶从下腔静脉中移除。

（四）左肝部分切除术

左外侧切除术通常可以通过中线上切口进行，其中包括切除肝的第 Ⅱ 段和第 Ⅲ 段。然而，如果在右肝探查中发现意外的发现，中线切口可能会受到限制，或者可以使用双侧肋下切口。在圆韧带上第 Ⅲ 段和第 Ⅳ 段之间的肝实质桥用电灼或带血管负荷的内镜吻合器分开。然后解剖左侧三角韧带显露左侧裸区。

切除肿瘤时，将肝表面置于镰状韧带左侧和脐裂左侧 1cm 处（前提是边缘足够）。这保留了残肝第 Ⅳ 段的血供和胆道引流。供肝切除时，肝前表面位于镰状韧带右侧和脐裂右侧 1cm 处。

这就保留了供体胆管第 Ⅱ 段和第 Ⅲ 段的血供和胆汁引流。实质横切然后执行任何先前描述的技术。间歇式门静脉流入夹闭通常不需要

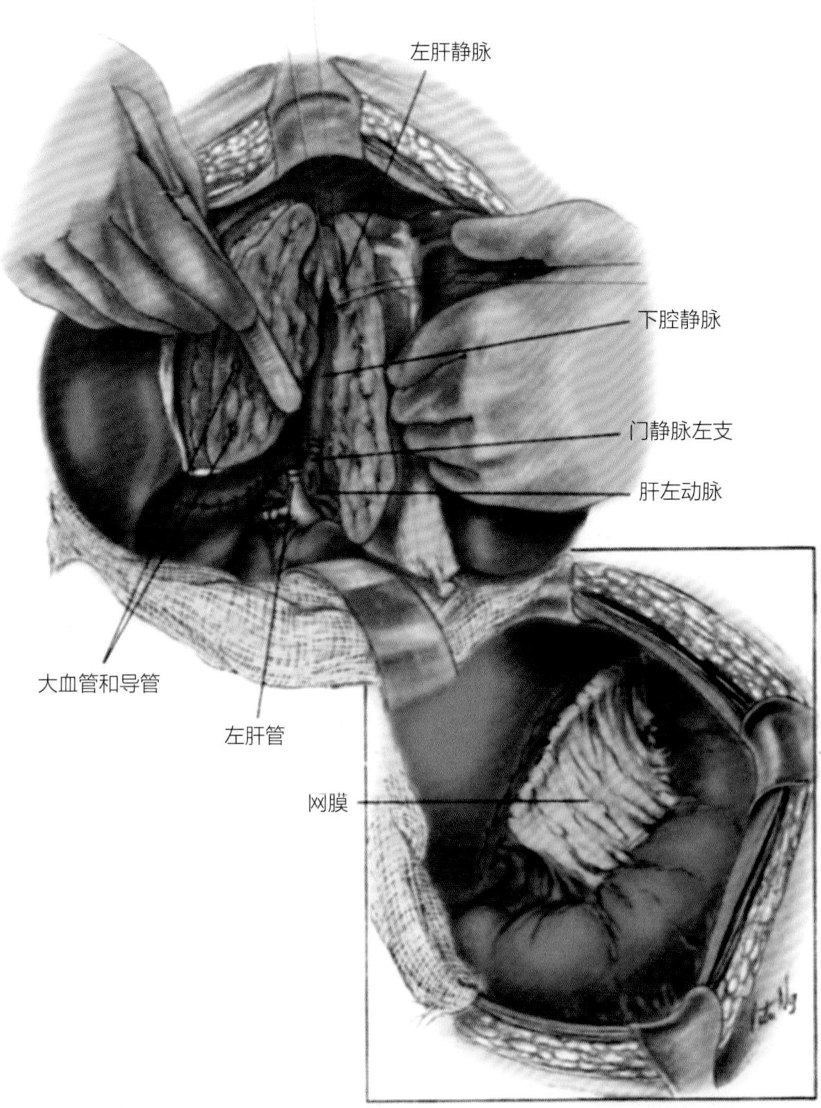

◀ **图 124-12　左肝切除术**

肝门结构已被解剖和结扎，实质横断完整。本例中，左肝静脉是最后留下的。这也描绘了包括尾状叶的切除（引自 Schwartz SI. *Surgical Diseases of the Liver*. New York: McGraw-Hill; 1964:254.）

左肝静脉
下腔静脉
门静脉左支
肝左动脉
大血管和导管
左肝管
网膜

进行左外侧切除术。由于通往各节段的主要门静脉蒂在实质内相遇，它们被夹钳控制、分开、结扎或用带有血管负荷的内镜吻合器缝合。最后可以用结扎或吻合器在肝实质内控制肝左静脉。

（五）扩大右、左肝切除术

扩展的右、左肝切除可能是最困难和复杂的类型的肝切除，在经典的手稿中都有涉及[39,40]。扩展右肝切除术的初始操作方法与右肝切除术相似。胆囊动脉和导管结扎并分离，但胆囊可与标本相连，因为第Ⅳ段、第Ⅴ段、第Ⅵ段、第Ⅶ段和第Ⅷ段要连续切除。门静脉结构像前面一样被解剖和划分。如有可能，肝右静脉被控制并分开。由于实质横断线刚好在脐裂和镰状韧带的右侧，必须控制对第Ⅳ段的反馈结构。在第Ⅲ段和第Ⅳ段间的肝实质桥被分离。用电灼器沿切面刻画肝实质。实质横切然后执行任何先前描述的技术。由于进入第Ⅳ段的主要门静脉蒂在实质内，用夹钳控制、分离、带血管负荷的内镜吻合器结扎或缝合。这种剥离被进行到脐裂的基部（图 124-13）。实质横断继续在后方结扎肝中静脉和（或）其分支。非常小心地保护肝左静脉（图 124-14）。如前所述，间歇性门静脉流入夹闭可用于减少实质横断过程中的失血量。尾状叶与标本一起保存或切除。由于残余肝有扭转的风险，应该将其固定在镰状韧带上。

扩展左肝切除术的初始操作与左肝切除术相似。结扎并分离胆囊动脉和导管，但胆囊可与标本相连，连续切除第Ⅱ段、第Ⅲ段、第Ⅳ段、第Ⅴ段和第Ⅷ段。除左三角韧带外，右三角韧带也是分开的。门静脉结构像前面一样被解剖和划分。如前所述，控制并分割肝左静脉（包括肝中静脉）。延长左肝切除术的困难在于在取右肝前段（第Ⅴ段和第Ⅷ段）的同时，横切实质以保留右肝后蒂和右肝静脉。术中超声对定位和保护这些结构很有用。由于实质横断的大小和早期控制右前蒂的困难，通常需要如前所述的间

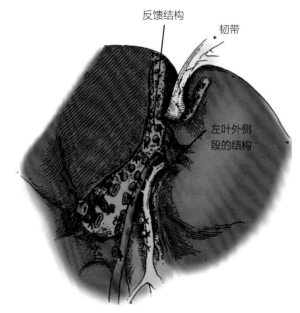

反馈结构　韧带　左叶外侧段的结构

▲ 图 124-13　右侧扩大肝切除术
控制第Ⅳ段的反流血管。脐裂右侧的肝实质钝性剥离暴露了这些血管。每个血管和胆道结构分别结扎以完成第Ⅳ段的断流（引自 Starzl TE, Bell RH, Baert RW. Hepatic trisegmentectomy and other liver resections. *Surg Gynecol Obstet*. 1975;141:429.）

歇性门静脉流入夹闭。实质横切然后执行任何先前描述的技术（图 124-15 和图 124-16）。

八、肝段切除术

为了最大限度地保留功能，可以进行（多）节段或亚节段（或非解剖）肝切除术。例如，左外侧切面切除（第Ⅱ段和第Ⅲ段），中央肝切除术切除右前切面（第Ⅴ段和第Ⅷ段）和左内侧切面（第Ⅳ段），右后切面切除（第Ⅵ段和第Ⅶ段），尾状核切除（第Ⅰ段），或者切除 3 个相邻的肝节段来根除这些区域内的肿瘤。这些切除通常用间歇性的 Pringle 手法进行，直到供应这些区域的特定分支得到控制。

九、楔形切除术

当简单的肝楔形切除合适时，要切除的区域被隔离在两个可吸收褥式缝合线之间（图 124-17）。两个褥式缝合线以 V 形线的形式在顶点相交。楔形切除后，褥式缝合线可以彼此绑在一起，以接近两个对立的肝离断面。

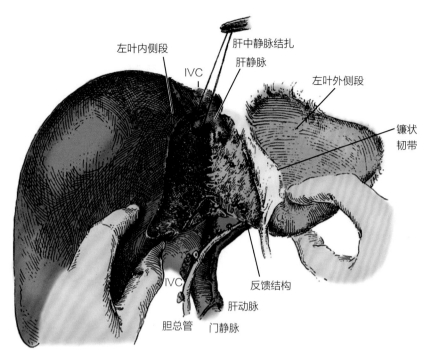

左叶内侧段　肝中静脉结扎
IVC　肝静脉
左叶外侧段
镰状韧带
IVC
反馈结构
肝动脉
胆总管　门静脉

◀ **图 124-14　右侧扩大肝切除术**
实质横切几乎完成，可见肝中静脉主干，周围有结扎。此时，尾状核仍可留在原位。IVC. 下腔静脉（引自 Starzl TE, Bell RH, Baert RW. Hepatic trisegmentectomy and other liver resections. *Surg Gynecol Obstet.* 1975;141:429.）

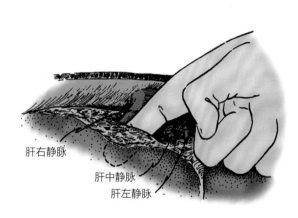

肝右静脉
肝中静脉
肝左静脉

▲ **图 124-15　左侧扩大肝切除术**
右前段和右后段之间的上下分离。解剖手指保持在肝右静脉前方。肝左静脉和肝中静脉已结扎或缝合（引自 Starzl TE, Iwatsuki S, Shaw BW Jr, et al. Left hepatic trisegmentectomy. *Surg Gynecol Obstet.* 1982;155:25.）

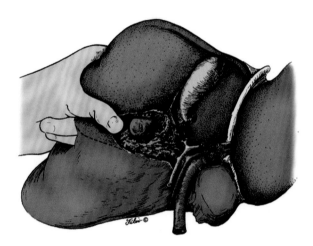

▲ **图 124-16　左侧扩大肝切除术。右肝前、后段之间的平面进一步发展**
引自 Starzl TE, Iwatsuki S, Shaw BW Jr, et al. Left hepatic trisegmentectomy. *Surg Gynecol Obstet.* 1982;155:25.

十、腹腔镜下肝切除

自 1991 年 Reich 首次实施腹腔镜肝切除术以来，微创肝切除术已经得到普及，从小手术如楔形肝切除术，到更广泛的节段肝切除术、切面肝切除术，甚至半肝切除术[41, 42]。一些微创技术已经被报道，如纯腹腔镜，手辅助腹腔镜，以及一种混合技术，在手术过程中同时使用腹腔镜和开放入路。第二届腹腔镜肝切除术国际共识会议（日本，2014 年）发表了一项建议声明，主要基于观察性研究，提出腹腔镜肝切除术可减少伤口并发症、术后疼痛和住院时间[43]。此外，腹腔镜肝切除术既不增加死亡率，也不增加肿瘤疾病的阳性切缘率，这使其成为肝脏手术中有吸引力的方法。然而，在解读现有文献时，我们必须谨慎，因为目前还没有比较开放和腹

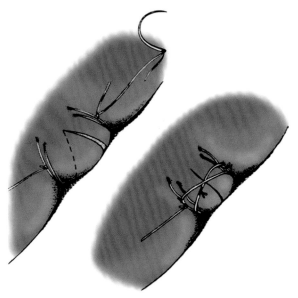

▲ 图 124-17 肝游离缘的楔形活检

如图所示，两个可吸收褥式缝合线实际上应该放置为一个 V 形，并应在顶点相交，而不是平行放置（引自 Grewe HE, Kremer K. *Atlas of Surgical Operations*. Vol. 2. Philadelphia: Saunders; 1980:321.）

腔镜肝切除术的随机临床试验，而且现有的数据主要是小队列研究，随访时间短，选择偏倚显著。正确的患者选择对于手术的安全和成功至关重要。

腹腔镜戳孔位置和患者体位

适当的可视化和方便的手术切除床是必需的，特别是考虑到腹腔镜入路的限制，如失去触觉，增加了肝脏活动和收缩的复杂性。患者仰卧在手术台上，应注意抬高患者的右侧，这可以通过在右侧腹下放置填充物轻松完成。使用 4~5 个腹腔镜戳孔，戳孔的位置根据手术的类型略有不同（即左肝切除 vs. 右肝切除）。

1. 腹腔镜右肝切除术　戳孔位置在脐部上方约 2cm 处有一个 10mm 的孔，通过这个孔可以将 CO_2 注入腹腔。首先，腹膜腔探查以寻找肝外疾病的证据，这可以通过使用 30° 腹腔镜迅速完成。沿右锁骨中线放置一个 12mm 的戳孔，该端口将用于插入吻合器和基于能量的设备。沿右肋下缘外侧放置两个 5mm 戳孔。这两个戳孔是最重要的，因为它们将用于实现最佳

收缩。此外，可以在上腹部 / 剑突下区域插入一个 5mm 的戳孔，以方便查看和移动肝圆顶（图 124-18）。如果采用混合入路，脐带上孔进入位置可以扩展，以便放置手孔。

2. 腹腔镜右肝切除：手术技术　术中超声对腹腔镜肝切除术的设置有重要的帮助，可以识别肿瘤的位置和流入流出血管，并可在肝实质横切时起到指导作用。经适当的腹膜探查寻找肝外疾病的证据后，镰状韧带首先从前腹壁分离，接着是右三角和冠状韧带的横断。然后将肝脏从其腹膜后附件中解脱出来，抬高右半肝以暴露下腔静脉，这允许识别肝后血管（直接流入下腔静脉），这些血管从肝下缘头侧向肝右静脉小心地用手术夹结扎。肝门的可视化可以通过在头侧回缩圆韧带来实现，这是通过在圆韧带周围经皮放置 Endoloop（在 Carter-Thomason 缝合器上加载）来完成的。然后将胆囊从胆囊窝（从基底到肝门水平）剥离，并与胆囊管保持连接；这可以用来作为一个手柄，以促进肝收缩和暴露肝门结构。将右肝动脉从周围组织中剥离，用吻合器将其横切。随后以类似的方式分离并横切肝右静脉。实质横切可以使用能量装置沿着肝表面可见的分界线进行。

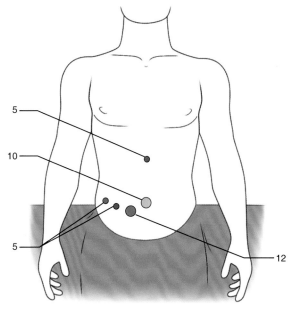

▲ 图 124-18　腹腔镜右肝切除术的最佳端口放置，对于手辅助进入，脐带上孔可以延长

利用能量装置可以控制肝实质横切过程中遇到的小血管，一种方法是使用吻合器控制较大的血管（即肝右静脉、肝中静脉和右胆管的分支）。检查肝表面切缘是否有出血或胆瘘的迹象是至关重要的。这些通常可以通过使用附加夹或根据需要使用氩束凝固器来控制。肝标本可置于腹腔镜下取出袋中，通过脐上切口取出；这个切口可以根据需要扩大，以便安全地取出标本。作者常规地将镰状韧带重新连接到前腹壁以减少肝扭转的风险，这可以很容易地使用内镜缝合装置完成。

值得注意的是，有时需要控制肝门；因此，应在门静脉三联周围放置血管环或脐带胶布带，以便在需要时及时进行 Pringle 操作。这个操作可以通过收紧脐带或血管环很容易地完成，并确保用动脉夹固定。

3. 腹腔镜左半肝切除术：戳孔放置及手术技术　在脐部上约 2cm 处有一个 10mm 的孔，通过这个孔可以将 CO_2 注入腹腔。首先，探索腹膜腔以寻找肝外疾病的证据，可以通过使用 30° 腹腔镜迅速完成。沿左锁骨中线放置一个 12mm 的戳卡，该戳卡将用于插入吻合器和基于能量的设备，第二个 12mm 戳卡沿右锁骨中线放置。两个 5mm 戳卡沿左侧肋下缘外侧定位。同样，如果使用混合入路，脐带上孔进入位置可以扩展，以便放置手孔（图 124-19）。首先注意识别左肝动脉和左门静脉，它们通常结扎在脐裂水平。实质横断可以以类似的方式开展在腹腔镜右肝切除术。肝左静脉，以及肝中静脉和左胆管的分支在实质横断时可以用吻合器加以控制。如前所述取出肝脏标本，镰状韧带固定在腹壁上。

十一、术后处理

肝切除术已经发展成为一种安全且可重复的手术，对于转移性疾病，估计围术期死亡率 < 5%，对于原发性肝细胞癌，围术期死亡率 < 10%[44]。然而，代谢紊乱仍然可能发生，特别是当肝实

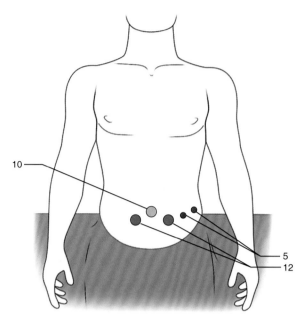

▲ 图 124-19　腹腔镜左半肝切除术的最佳端口放置，对于手辅助进入，脐带上孔可以延长

质的大部分被切除时，这必须是预料之中的。

初期围术期的特征是一过性高胆红素血症（偶尔表现为明显的黄疸）、一过性血清转氨酶（天冬氨酸转氨酶 / 丙氨酸转氨酶）升高、低磷血症和延长国际标准化比值（INR）。

血清胆红素水平通常在术后第 3 天或第 4 天达到峰值，随着残肝的恢复和再生，血清胆红素水平迅速下降。这种现象并不少见，通常是由于肝实质的丢失，偶尔是输血所致。

通常情况下血清转氨酶会升高但一般低于 1000U/L，没有如下情况的转氨酶升高通常并非不祥之兆：INR 严重延长、纤维蛋白原降低、肝性脑病、酸中毒和血清氨水平升高。低磷血症是预期出现的异常之一，是肝脏再生的标志；肝细胞 DNA 再生过程中消耗磷酸盐，应密切监测血清磷酸盐水平。此外，低钾、低血糖和低白蛋白血症经常发生，应再次实施仔细监测和适当的替换。应特别注意凝血功能障碍的任何证据，通常以延长的 INR 为特征，这可能是术中失血、凝血因子稀释、血液制品输血或肝功能不全的不祥征兆的综合结果。

十二、术后并发症

肝切除术后可能出现的并发症的发生率和具体类型受手术类型的影响很大（即开放还是腹腔镜；大切除 vs. 小切除；有无胆管重建），取决于肝实质的状态（肝硬化 vs. 非肝硬化），以及 FLR 的质量。常可见于肝横切的边缘。这些类别的意义各不相同，如果出现症状（即疼痛和肺门结构受压）或感染临床体征时，通常需要经皮引流；但是，如果是无症状的，可以暂不处理[26]。如果发生持续性胆瘘，内镜下逆行胰胆管造影可以诊断和治疗，因为它可以识别胆瘘的位置，并通过括约肌切开术对胆管减压。

也许，肝切除术后最严重的并发症之一是进展性和难治性术后肝衰竭（POHF）。据文献报道，该并发症发生在 1.2%～32% 的病例中，相关死亡率为 1.6%～2.8%[45, 46]。值得注意的是，POHF 可以在最初肝切除术后的几天到几周内出现，其表现可以从急性暴发性肝衰竭到持续数周至数月的进行性隐匿性恶化。

十三、结论

尽管如此，肝胆外科医生需要遵循一些手术原则以确保成功的结果：首先，熟悉常规肝脏解剖及其常见变异。其次，在了解术前肝实质功能状态的基础上制订合适的手术计划。最终目标是获得适当的肝实质横断，同时保持足够的剩余肝脏，具有良好的血管流入、血管流出和胆道引流与肠道的连续性。最后，对肝切除术后最常见的并发症进行认识和预期，以及熟悉可用的治疗策略。

致谢

本章是对关于肝的诊断操作和肝切除技术的前一版本的结合和更新。作者要感谢医学博士 Aram N. Demirjian 对前一版本的贡献，本章节的更新便是基于此。

第 125 章
微创肝切除术

Minimally Invasive Techniques of Hepatic Resection

Iswanto Sucandy　Susannah Cheek　David A. Geller　**著**

李玉民　马　龙　魏育才　**译**

摘要

随着肝脏切除术越来越安全和微创手术经验的不断积累，微创肝切除术越来越受欢迎。术后疼痛减轻、术后麻醉剂需求减少、住院时间缩短、伤口相关并发症减少和外观改善，这些都使微创肝切除术在技术上可行并成为首选方法。近年来，微创大部肝切除术在世界范围内越来越多，尤其是在大型肝胆外科中心。更多的肝胆外科医生聚焦于腹腔镜或机器人肝脏切除术，以努力改善患者的预后。在此，我们描述了与微创肝切除术相关的结局、技术方法，以及相关的文献。

关键词：腹腔镜肝切除术；微创技术

在过去的数十年里，对肝脏解剖结构的认识得到了提高，现代成像技术的进步，更好的手术器械，更好的麻醉护理以及术后管理导致肝胆外科领域发生了巨大的变化。同时，微创手术已经成为每个外科亚专业的一个组成部分。然而，微创技术在肝脏手术中的应用发展较慢，对于大多数肝胆外科医生来说，它还远未成为标准选择。这种情况部分源于肝脏手术的复杂性，对大出血或气体栓塞的担忧，以及较资深的肝胆外科医生缺乏对微创手术的正式培训。

然而，近年来肝脏微创手术取得了巨大的进展[1]。自 2008 年在肯塔基州路易斯维尔举行的第一届国际共识会议以来，全世界进行的腹腔镜肝脏切除术（laparoscopic liver resection，LLR）数量成倍增长[2-4]。最近发表的腹腔镜肝脏切除技术国际调查（International Survey on Technical Aspects of Laparoscopic Liver Resection，INSTALL）研究表明，腹腔镜肝脏切除术的适应证不断扩大，其中包括肿瘤体积增大、肿瘤数量增加、病变位置困难等[5]。目前，在肝胆专科由经验丰富的外科医生进行 LLR 手术被认为是一种安全的选择。除了腹腔镜肝切除术，目前的微创技术还包括机器人肝切除术（robotic liver resection，RLR）[2, 6]。大型综述和论文报道了 LLR 对良性病变和恶性肿瘤的安全性和可行性[3-21]，其中包括解剖性右肝切除术[22-26]，左肝切除术[1, 27, 28]，甚至扩大肝切除术[29, 30]。在世界范围内对 2804 例 LLR 的回顾中，50% 的切除是因恶性肿瘤而进行的，其中大部分是因肝细胞癌（hepatocellular carcinoma，HCC）或结直肠癌（colorectal cancer，CRC）转移而进行的[1]。最初在路易斯维尔举行的第一届国际会议上曾讨论过进行腹腔镜与开腹肝切除术（open liver resection，OLR）的随机临床试验的计划[3]。它们是荷兰的 ORANGE Ⅱ PLUS 试验和挪威的 OSLO CoMet 研究[31]。在后者的试验中，主要结局是 30 天的围手术期并发症发病率。次要结局包括 5 年生存率（总体、无病和无复发）、切缘情况、复发、术后疼痛、健康相关的生活质量，以及炎症反应的评估。

一、腹腔镜肝脏手术的适应证

微创手术的一个重要原则是，这种技术的可用性并不改变疾病适应证。因此，只有那些本来可以用开腹肝脏手术治疗的病变，才应该考虑做腹腔镜手术。腹腔镜肝脏手术的适应证和禁忌证见表 125-1。恶性肝脏病变、有症状的血管瘤或局灶性结节增生（focal nodular hyperplasia，FNH），以及 > 4cm 的肝腺瘤都应该被切除。理想情况下，适合的病变是位于右前节（Ⅴ和Ⅵ）或左侧节（Ⅱ和Ⅲ）的肿块。然而，有经验的研究者已经表明，即使是腹腔镜大肝切除术也可以安全地完成[22-25]。尽管约 36% 的 LLR 是在肝硬化患者中进行的，但无论是开腹还是腹腔镜肝切除术，术后肝功能不全一直是决定肝脏切除范围的一个重要因素[2]。在

表 125-1　腹腔镜肝切除术的适应证和禁忌证

适应证	禁忌证
肝脏良性病变	有无开腹肝切除术的禁忌证
• 有症状的血管瘤	• 不能忍受气腹的患者
• 有症状的局灶性结节性增生	• 腹腔镜下无法松解的粘连
• 腺瘤	• 病变距离血管太近
• 有症状的巨大肝囊肿	病变太大，无法通过腹腔镜安全操作
肝脏恶性病变	需要广泛的门静脉淋巴结切除术
• 肝细胞性肝癌	
• 结直肠癌肝转移	
• 其他恶性病变	
活体供体肝切除术用于肝移植	
不确定病变不能排除癌症	

引自 Nguyen KT, Gamblin TC, Geller DA. World review of laparoscopic liver resection—2804 patients. *Ann Surg*. 2009;250:831.

一项多机构的日本倾向性匹配研究中，Takahara 等人表示，HCC 的 LLR 术后肝衰竭的频率低于 OLR（0.5% vs. 1.8%）[32]。为了避免术后肝衰竭，对于小型 LLR（≤ 2 段），大多数外科医生将总胆红素的上限定为 2.0 mg/dl，而对于大型切除（≥ 3 段），阈值降低到 1.5 mg/dl 或更低[5]。INSTALL 研究报道称，当发现肝脏有肝硬化时，80% 以上的外科医生将未来肝脏残余物的阈值设定为 40% 体积[5]。

在肝脏手术中，良性病变和恶性病变的主要区别与获得足够的边缘和避免肿瘤破裂有关。恶性肝脏肿瘤、与主要血管相邻的病变，或肿瘤过大而无法在腹腔镜下操作的，应采用开腹方式切除。肝门部胆管癌即使采用开腹方式也往往具有挑战性，一般来说，不应采用微创技术进行。如果出现密集的粘连导致无法安全解剖，在操纵肝脏时出现意外的困难，或者未能取得进展，都是转为开放技术的指征。这样的决定并不代表手术失败，而是一个良好的判断，用来防止可避免的并发症。另一个不太常见的 LLR 适应证是为肝脏移植的活体肝切除术（全球约占 5%）[5]。腹腔镜活体肝切除术已被定义为肝左外叶切除术（left lateral sectionectomy，LLS）[33] 和成人对成人的右肝切除术[34-36]。需要注意的是，这些手术只能由具有丰富的开放式活体肝移植专业知识和微创肝切除经验的移植团队来完成。

二、腹腔镜肝脏切除术的技术方法

进行微创肝脏切除术的方法主要有两种即纯腹腔镜和手辅助。第三种方法是使用腹腔镜技术调动肝脏，然后再打开腹部，通过相对较小的开腹手术切口完成切除（所谓的混合技术）[37]。有些术者在所有病例中都使用手辅助，而其他术者则有选择地使用，有些则根本不使用。手辅助技术的好处是相对容易操作肝脏，直接触诊以改善触觉，以及在有重大血管损伤的情况下能够更快地控制出血。因为大多数标本必须

要有一个切口来提取完整的标本，手辅助和纯腹腔镜的主要区别在于切口的位置。目前还没有比较研究来支持这三种技术的优劣，而选择则完全是外科医生的偏好。手辅助法和混合法的支持者认为，对于较大的病变、位于后方的病变、供体肝切除，以及对外科医生进行主要 LLR 技术的培训都是有益的 [2, 35, 37, 38]。在对超过 2800 例肝脏切除术的大型回顾中 [1]，大多数微创肝脏切除术是纯腹腔镜的（75%），其次是手辅助方法（17%），而混合技术则很少使用（2%）（表 125-2）。

表 125-2 已发表文献中腹腔镜肝切除术的类型

报道病例的总量	2804
腹腔镜肝切除术的指征	
恶性病变	1395（49.8%）
良性病变	1253（44.7%）
肝移植的活体供体肝切除术	49（1.7%）
不定型	107（3.8%）
肝切除的微创方法	
完全腹腔镜	2105（75.1%）
手辅助腹腔镜	463（16.5%）
腹腔镜辅助开放	60（2.1%）
非气腹腹腔镜	52（1.8%）
胸腔镜	5（0.2%）
机器人辅助	3（0.1%）
转为开放	116（4.1%）
腹腔镜切除的类型	
楔形切除 / 侧	1258（44.9%）
左侧部分切除	570（20.3%）
右肝切除术	253（9.0%）
双侧切除	209（7.4%）
左侧切除	191（6.8%）
去顶 / 摘除	142（5.1%）
扩大右肝切除术	19（0.7%）
尾状叶切除术	18（0.6%）
中央肝切除术	8（0.3%）
扩大左肝切除术	3（0.1%）
其他	16（0.6%）
无记录	117（4.2%）

引自 Nguyen KT, Gamblin TC, Geller DA. World review of laparoscopic liver resection—2804 patients. *Ann Surg*. 2009;50:831.

在手术室里，患者被置于仰卧位，双臂伸展。一些术者倾向于采用法式腹腔镜体位。准备工作与主要肝脏切除术类似，其中包括置管、膀胱导尿和插入口胃管。我们使用一个脚板和捆绑带，允许在手术中对手术台进行陡峭的旋转操作。如果是计划中的大型肝切除术，我们使用一个戳孔，并在手术开始时将其置于脐上中线切口（图 125-1）。如果是身高较小的患者（如身高< 68 英寸），切口可以是脐下。通过从戳孔插入的套管建立气腹。戳孔的切口可用于快速转换，将其延伸至更长的中线。

微创肝脏手术的最新进展是机器人肝切除术。Ryska 等在 2006 年发表了第一篇关于机器人辅助肝脏切除术的报告 [39]。已知机器人技术的优势包括提高精确度、灵巧性、移动程度和视觉放大率，以及减少震颤和疲劳。由于机器人肝脏手术有可能克服传统腹腔镜手术的局限性，因此获得了极大的欢迎。在过去的 5 年中，出现了许多 RLR 的病例报告和单中心病例报道。2014 年，Tsung 等报告了他们的机器人与腹腔镜肝切除术的经验，并进行了 1 ：2 的匹配分析 [6]。患者的原发肝病、肝切除范围、诊断、体重指数、年龄、性别和美国麻醉师协会（American Society of Anesthesiologists，ASA）等级都是匹配的。除了机器人组的手术时间和总体手术室时间较长外，机器人组和腹腔镜组的围手术期结果没有明显差异。R0 阴性边缘状态也具有可比性，这表明肿瘤学结果不会因两

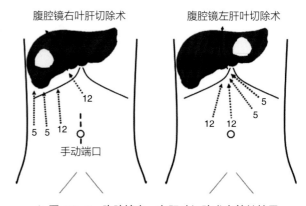

▲ 图 125-1 腹腔镜右、左肝叶切除术套管针放置

种方法而受到影响。然而，与机器人方法相关的技术优势允许使用纯粹的微创技术完成更大比例的小型和大型肝切除术。93% 的 RLR 是在不需要手动辅助端口或混合技术的情况下完成的，而用腹腔镜方法进行的 RLR 只有 49.1%[40]。这一发现表明，机器人系统可以为外科医生完成纯微创肝切除提供技术上的便利。与腹腔镜方法相比，机器人方法还可以在大型肝脏切除术中促进更好的血管控制。使用机器人更容易实现切除前的肝外血流控制。由于闭合器角度不佳，腹腔镜下肝外静脉的吻合有时难以完成。机器人器械的自由度增加，可以通过使用缝合结扎来控制门静脉外的自由度，从而缓解这一问题。类似的问题也适用于肝外流的控制。在肝实质横切过程中，机器人摄像机 提供的更好的三维放大率可以使外科医生更清楚地识别个别血管，以便精确控制和结扎。机器人方法的缺点是增加了机器人系统的成本，此外还有更长的手术时间[41]。未来需要一个更大规模的前瞻性多中心研究来客观地确定机器人技术比腹腔镜技术的优势。根据最近在日本盛冈达成的国际共识认为，主要的机器人肝脏手术仍被建议在机构审查委员会批准的登记处进行[2]。

尽管腹腔镜的优势已经确立，但腹腔镜手术中的出血仍然是一个主要的问题。腹腔镜肝脏手术最初发展缓慢，部分原因是人们担心无法控制出血。2014 年 10 月，在日本岩手县盛冈市举行的第二届腹腔镜肝脏切除手术国际会议上，由 34 位专家组成的小组讨论了这个重要问题[2]。人们普遍认为，减少失血的主要原因是二氧化碳气腹的正压（10～14mmHg），低中心静脉压（≤ 5mmHg），新的横切设备的出现，以及有利于流入和流出的控制[42]。盛冈的专家们一致认为可以采取低中心静脉压和气腹以协同的方式减少出血。腹腔镜提供的影像放大也可以使解剖更精确，并有利于对节段性或节段下的门静脉梗阻的良好控制。在严重出血的情况下，增加腹腔积气压力和通过短暂暂停人工通气降低气道压力是可以用来减少回血的手法[5]。Decailliot 等在一项非随机研究中证明，LLR 期间的 Pringle 手法与开腹肝手术期间的 Pringle 手法一样有效，可以减少失血[43]。我们建议肝胆外科医生在选择技术和器械时，应基于他们对每个具体 LLR 病例的熟悉和对系统的完整理解。目前还没有随机对照试验来回答腹腔镜肝实质横断术的最佳技术或器械的问题。所有关于这个问题的研究都是病例对照、病例总结、病例报告、实验研究和评论[44]。除了使用多种止血方法，如双极烧灼法（用于 ≤ 2mm 的血管）、血管密封装置或夹子（用于 3～7mm 的血管）、锁定夹子或闭合器（用于 ≥ 7mm 的血管）、热灌注和预凝，专家主张肝外科医生在进行腹腔镜肝脏手术时应掌握体内缝合技术。在结束手术前，应常规检查横切面是否有出血和胆汁漏出，降低气腹压力后再进行检查。

（一）腹腔镜右肝切除术

在插入戳卡和建立腹腔积气到 14mmHg 的压力极限后，如图所示，放置另外四个套管（图 125-1）。用内窥镜分割剑状韧带，用闭合器或 LigaSure 或谐波手术刀分割圆韧带。剑状韧带在肝脏一侧留长，以便于回缩。术中进行超声检查，以确定病变并标记实质横断线。在取下右冠状韧带和三角韧带后，逐渐将右叶旋转离开腹膜后，从下腔静脉（IVC）中抬起。用 5mm 的止血钳剪断短的肝静脉。在这个阶段，右肝静脉被暴露，可以用血管闭合器进行分割。如果右肝静脉的暴露情况不理想，可以在手术结束时在肝脏内部横切后进行分割。下一步是肝脏剥离。它从胆囊切除和暴露右肝动脉、右门静脉和胆管开始。右肝动脉用夹子双重固定。剖开右门静脉并将其包围，可以用血管闭合器横切；但是，如果角度不允许安全吻合，可以留到手术结束，用一个小的钳子通过戳孔插入控制，以便进行同侧 Pringle 操作。接下来，用超刀或 LigaSure 开始横切实质，用血管闭合器分割跨越肝中静脉分支的深层实质。一些外科医生使用双极夹钳和（或）Cavitron 超声手术吸引器（CUSA）或水刀来帮助分割实质。在横切实质的过程中，与开放性肝脏切除术一样，中心静脉压力保持较低，以尽量减少失血。如果还没有这样做，在加深实质横断面时，右门静脉和右肝静脉以及肝脏内的右肝管都被分割。如果使用手孔，手可以提供腹腔镜下的悬吊动作，以促进暴露和横断。Wakabayashi[45] 和 Soubrane[46] 等主张在横切前进行有限的肝脏游离，作为一种潜在的技术来减少 LLR 期间的出血。前方入路的优点是进行 LLR 时无需在横切前调动肝脏，而这在腹腔镜下并不总是容易和安全的，特别是在肝脏重量大或肿瘤大的情况下。尾部入路是 LLR 的主要概念变化 [2]。尾部入路依赖于视觉放大，提供了改进的右肾上腺和腔静脉周围的暴露。这种方法也极大地促进了肝门处 Laennec 囊和 Glissonian 鞘的识别。使用这种技术可以有效地暴露从尾部到顶部的 IVC，然后在肝实质横切之前分割短肝静脉 [46]。在腹腔镜放大下进行细致的从尾部到顶部的肝实质横切，可以更好地识别沟内结构，从而实现最佳的肝实质分割。将患者置于反垂头仰卧位，有助于降低静脉压力，改善内脏结构远离肝脏的重力移动。最近引入的一个概念是，无论是否使用肋间和经胸套管，都需要将患者置于左侧卧位或甚至俯卧位。LLR 的这种新的技术进步提供了更好的右后上方节段的暴露，并将右肝静脉提升到比腔静脉更高的位置，以减少肝静脉反出血 [47, 48]。任何可见的胆汁渗漏都用 4-0 可吸收缝线进行缝合。通过手口取出标本，并重新检查腹部是否有出血。在肝脏切面旁留下一个闭合式抽吸引流管，并通过其中一个 5mm 的套管部位将其带出。

（二）腹腔镜左肝切除术

腹腔镜左肝切除术的技术与右叶的技术类似。图中描述了套管的位置（图 125-1）。通常腹腔镜左肝切除术和左叶切除术可以用纯腹腔镜的方式进行，手口保留给大型肿瘤或困难的病例。在取下左三角韧带时必须注意避免损伤左膈肌和左肝静脉。接下来，分割胃肝韧带（注意替换的左肝动脉），在打开第三段至第四段 B 的肝桥后，在镰刀状韧带底部解剖左肝。左肝动脉被双重剪断和分割，然后剖开左门静脉。左门静脉可以按照与右门静脉描述类似的方式进行控制／分割。左肝管在脐裂底部横向横切，以避免损伤来自左肝管近端的不常见的右后（或右前）管。在 IVB 段做肝脏切开术，用闭合器插入分割左肝管。使用 LigaSure 或超刀进行实质横切，然后用血管闭合器在分割实质后分割左肝静脉。

三、腹腔镜肝脏手术的临床效益

有 150 多篇论文显示了 LLR 的安全性和有效性。在 Nguyen 等进行的世界 LLR 回顾中，在 2804 例患者中，总死亡率为 0.3%（9/2804），并发症发病率为 10.5%[1]。两项研究回顾了腹腔镜与 OLR 的临床益处。第一项研究是对 31 篇文献的重要评价，这些文献在 2473 例患者中直接比较了 OLR 和 LLR[49]。在对匹配良好的患者进行的病例队列研究中，与 OLR 相比，LLR 的失血量更少，输注的红细胞更少，更快恢复口服饮食，疼痛药物需求更少，以及住院时间更长。此外，在这项分析中，有 7 篇文章报道了 LLR 与 OLR 相比，并发症率较低，而其余的研究发现并发症率没有差异 [32]。其他潜在的优势包括更好的美容效果，并可能减少生理应激反应，其中包括降低术后肝功能不全的频率，这在前面已经提到 [50]。这一结果可能是由于 LLR 在调动肝脏时对旁路血／淋巴流的破坏较少。在那些接受腹腔镜肝脏切除术的癌症患者中，与匹配良好的开腹肝脏切除术病例相比，3 年或 5 年的总生存率没有差异。

随后的综述是对 1998—2009 年 26 篇比较 LLR 和 OLR 的文章进行的 Meta 分析 [51]。在这项研究中，与 OLR 组相比，LLR 组的手术失血量较少，住院时间较短，静脉麻醉剂使用较少，禁食天数较少，术后并发症的相对风险较低。此外，恶性肿瘤复发的危险比（HR）在两组之间没有明显差异（HR=0.79，P=0.37）[51]。在另一项研究中，Martin 等报道了 90 例腹腔镜与 360 例开腹正式肝叶切除术的对比情况[52]。腹腔镜组的良性肿瘤更常见。腹腔镜组估计的术中失血量、Pringle 时间、总并发症率和肺部并发症率，以及住院时间都明显较低。

四、腹腔镜肝脏切除术的肿瘤学结局

到目前为止，还没有进行过比较 LLR 和 OLR 治疗癌症的随机临床试验。鉴于已经进行了大量的病例，以及多个病例队列匹配研究的报道，将患者纳入随机临床试验可能具有挑战性，特别是考虑到需要大量的患者，以及管理患者对合适的 LLR 候选人的偏好方面的困难。符合两种方法的患者可能不会被随机分配到 OLR 组。在肝脏手术中，为了获得最佳的肿瘤治疗效果和减少疾病复发，常用的两种基本手术技术即 HCC 的解剖切除术和 CRC 肝转移的边缘阴性的实质切除术[2]。解剖切除是指保留门静脉实质的切除，其中包括部分切除、肝段切除和亚肝段切除。

2015 年，Maarschalk 等报道了第一例涉及腹膜和腹壁的戳孔部位转移，该患者在近 3 年前因 HCC 接受了腹腔镜左外侧切除术[53]。但是，从现有的大量文献来看，没有证据表明肿瘤边缘或 R_0 切除率受到影响，也没有证据表明在比较 LLR 和 OLR 治疗 CRC 转移瘤或 HCC 的 5 年总生存率或无病生存率时，肿瘤学结果更差（表 125-3）。仅对一些值得注意的研究进行了简要总结。

（一）结直肠癌肝转移

在一个多中心的国际报道中，Nguyen 等描述了 109 例接受微创肝脏切除术治疗 CRC 转移的患者，他们分别在 4 个美国中心和 2 个法国中心进行了手术[13]。手术室的中位时间为 234min（范围为 60～555min），失血量为 200ml（范围为 20～2500ml），其中 10% 接受输血。由于出血有 4 例转为开放手术（3.7%）。整个纳入病例的术后住院时间的中位数是 4 天（范围为 1～22 天）。从原发结肠手术到肝转移切除术的中位数间隔为 12 个月（范围为 0～60 个月）。肿瘤的中位大小为 3.0cm，94.4% 的患者获得了阴性边缘，中位边缘为 10mm。1 年、3 年和 5 年后，总生存率分别为 88%、69% 和 50%，而无病生存率分别为 65%、43% 和 43%。Sasaki[14] 和 Kazaryan[71] 等的其他研究报告了类似的 5 年总生存率，即对 CRC 转移灶进行 LLR 后分别为 64% 和 51%。Kazaryan 等的报告反映了挪威单中心 12 年来对 122 例患者的经验。R_0 切除率为 93.4%，肿瘤切除边缘中位数为 6mm。这些 CRC 转移后的 5 年总生存率与大型肝癌中心的现代开放式肝切除系列报道的 37%～50% 的 5 年总生存率相当。

在一项前瞻性的配对研究中，Castaing 等描述了两组法国人对转移性 CRC 进行腹腔镜和开腹肝切除术的结果[60]。他们将 60 个腹腔镜和 60 个开腹病例进行了匹配，依据的是预测生存率的 9 个术前预后标准：性别、年龄、原发肿瘤的定位、转移灶的数量、大小和分布、是否存在肝外疾病、初始可切除性以及肝切除前化疗的实施。两组的平均手术时间、60 天死亡率（两组均为 1.7%）、一般和肝脏并发症发生率、术后中位住院时间（腹腔镜组为 10 天，开腹组为 11 天），以及平均切除边缘情况都相似。腹腔镜组的输血率明显较低（15% vs. 36%，$P < 0.007$）。在 30 个月的中位随访中，腹腔镜组的 5 年总生存率为 64%，而开放组为 56%（$P = 0.32$）。腹腔镜组 5 年无复发生存率为 30%，开腹组为 20%（$P = 0.13$）。

最近一项关于 LLR 与 OLR 治疗结直肠肝转移的长期结果的大型研究是 2005—2010 年

表 125-3　肝癌腹腔镜肝切除术与开放式肝切除术后总生存率的比较研究

研　究	年　份	国家与地区	期　刊	肿　瘤	总体生存率			
					LLR	OLR	F/U（年）	P 值
Shimada 等 [54]	2001	日本	*Surg Endosc*	HCC	50	38	5	NS
Laurent 等 [19]	2003	法国	*Arch Surgery*	HCC	89	70	3	NS
Kaneko 等 [20]	2005	日本	*Am J Surgery*	HCC	61	62	5	NS
Lee 等 [55]	2007	中国香港	*Hong Kong Med J*	CRC	81	79	3	NS
Cai 等 [56]	2008	中国	*Surg Endosc*	Mix*	50	51	5	NS
Belli 等 [57]	2009	意大利	*Br J Surgery*	HCC	67	61	3	NS
Ito 等 [58]	2009	美国	*J GI Surgery*	CRC	72	56	3	NS
Lai 等 [59]	2009	中国香港	*Arch Surgery*	HCC	60	60	3	NS
Castaing 等 [60]	2009	法国	*Ann Surgery*	CRC	64	56	5	NS
Endo 等 [50]	2009	日本	*Surg Lap Endo Tech*	HCC	57	48	5	NS
Sarpel 等 [61]	2009	美国	*Ann Surg Oncology*	HCC	95	75	5	NS
Tranchart 等 [62]	2010	法国	*Surg Endosc*	HCC	46	37	5	NS
Cannon 等 [63]	2012	美国	*Surgery*	CRC	36	42	5	NS
Iwahashi 等 [64]	2013	日本	*Surg Endosc*	CRC	42	51	5	NS
Montalti 等 [65]	2014	比利时	*Surg Endosc*	CRC	60	65	5	NS
Takahara 等 [32]	2015	日本	*J Hepatobiliary Pancreat Sci*	HCC	77	71	5	NS
Beppu 等 [66]	2015	日本	*J Hepatobiliary Pancreat Sci*	CRC	70	68	5	NS
Allard 等 [67]	2015	法国	*Ann Surg*	CRC	78	75	5	NS
Meguro 等 [68]	2015	日本	*Surgery*	HCC	82.1	61.8	5	NS
Komatsu 等 [69]	2016	日本	*Surg Endosc*	HCC	69.2	73.4	3	NS
de'Angelis 等 [70]	2015	法国	*J Laparoendosc Adv Surg Tech A*	CRC	73	62	5	NS

*. 肝恶性肿瘤患者生存分析（HCC 24 例，CRC 2 例，乳腺癌转移 1 例，肝内胆管癌 4 例）

CRC. 结直肠癌；F/U. 随访；HCC. 肝细胞癌；LLR. 腹腔镜肝切除术；OLR. 开腹肝切除术；NS. 不显著

来自 32 个日本中心的 1 : 2 倾向评分匹配的多机构研究 [66]。5 年无复发生存率（53.4% vs. 51.2%）、总生存率（70.1% vs. 68%）和疾病特定生存率（73.2% vs. 69.8%）在 LLR 和 OLR 组之间没有显著差异 [66]。一些 Meta 分析也显示 OLR 和 LLR 之间的肿瘤学结果和生存率相当 [72-76]。

（二）肝细胞癌

许多研究报告称，对 HCC 进行 LLR 后的 5 年总生存率为 50%～75%，5 年无病生存率为 31%～38%[1]。Kaneko 等报道了 30 例 LLR 与 28 例 OLR 治疗 HCC 的结果 [20]。患者的年龄、性别、肝硬化程度、肿瘤大小、ICG 清除率和手术范围都很匹配。腹腔镜组的术后开始下床走路时间、开始进食的时间和住院时间都比较短。LLR 组和 OLR 组的 5 年总生存率（61% vs. 62%）或无病生存率（31% vs. 29%）没有明显差异。

Tranchart 等报道了 42 例接受 LLR 的患者与 42 例接受 OLR 的 HCC 患者的病例对照比较[62]。LLR 组的术中失血量（364ml vs. 724ml，$P < 0.0001$）、术后腹水（7.1% vs. 26.1%，P=0.03）和住院时间（6.7 天 vs. 9.6 天，$P < 0.0001$）明显较短。在输血率或切除边缘阳性方面没有差异。在 30 个月的中位随访中，总生存率没有差异。Sarpel 等报告了一项关于 20 例 LLR 与 56 例 OLR 治疗 HCC 的病例队列研究[61]。两组患者的年龄、性别、肝硬化程度或肿瘤大小没有明显差异。两组之间在输血率、手术时间或阳性边缘方面没有明显差异。LLR 组的住院时间较短，两组之间的总生存率或无病生存率没有差异。

1998—2008 年，Dagher 等报道了 3 个欧洲中心对 163 例 HCC 进行 LLR 的结果[77]。74% 的患者是肝硬化，107 例（65.6%）患者的肝脏切除是解剖性的，16 例（9.8%）是大面积切除（三段或更多）。155 例（95.1%）患者采用了完全腹腔镜方法。手术时间中位数为 180min。失血量中位数为 250ml，16 例（9.8%）患者接受了输血。15 例（9.2%）患者需要转为开放手术。肿瘤的中位大小为 3.6cm，中位手术边缘为 12mm。19 例（11.6%）和 17 例（10.4%）患者出现了肝脏特异性和一般的并发症。术后住院时间为 7 天。5 年总生存率为 64.9%，5 年无复发生存率为 32.2%。与 CRC 转移的 LLR 类似，LLR 后报告的 HCC 的 5 年总生存率与 HCC 的 OLR 最佳数据相当。

此外，一项来自经验丰富的肝胆中心的研究表明，对 HCC 进行过 LLR（与 OLR 相比）有利于随后的挽救性肝移植，并降低了发病率[78]。在 24 例接受过 LLR（12 例患者）或 OLR（12 例患者）的挽救性肝移植的患者中，与 OLR 患者相比，有过 LLR 的患者的肝切除手术时间短，总手术时间减少，失血量少，输血需求也减少。

Takahara 等发表了最新的大型多机构倾向性匹配研究，对 2000—2010 年 LLR 与 OLR 治疗 HCC 的长期肿瘤学和围手术期的结果进行了研究，LLR 和 OLR 组的 5 年总生存率（76.8% vs. 70.9%）和无病生存率（40.7% vs. 39.3%）相当[32]。

五、腹腔镜肝脏手术的经济因素

关于腹腔镜手术的关注之一与手术成本有关，特别是手术室里的腹腔镜器械的额外费用，因为其中许多是一次性使用的。Koffron 等的研究表明，微创肝脏切除术的手术室成本高于 OLR；然而，开放病例的非手术室成本更高，主要决定因素是住院时间更长，导致成本更高[12]。Vanounou 等在匹兹堡大学医学中心对 44 例腹腔镜 LLS 与 29 例开放肝脏 LLS 进行了比较[79]。采用基于偏差的成本建模（deviation-based cost modeling，DBCM）方法来比较 LLR 和 OLR 方法的经济因素。与 OLR 组相比，LLR 病例的住院时间更短（3 天 vs. 5 天，$P < 0.001$），加权平均费用节省 2939 美元。同样，在 2005—2007 年，英国的一项比较分析中，25 例接受 LLR 的患者与 25 例匹配度高的 OLR 患者进行了比较[80]。两组患者在年龄、性别、并发症发病率、切除程度、肝硬化患病率和适应症方面都是相同的。医院费用来自苏格兰卫生服务成本手册（ISD Scotland）。腹腔镜组的总体住院费用明显较低，平均为 2571 英镑（约 3312 美元，$P < 0.04$）。加拿大多伦多的 Bhojani 等使用 2∶1 的配对分析报道了 LLR 和 OLR 之间的最新经济比较研究[81]。LLR 的总费用中位值也较低，为 11 376 美元，而开放组为 12 523 美元（P=0.077）。因此，在适当选择的患者中进行 LLR 似乎是更有经济优势的方法。

在盛冈举行的第二届腹腔镜肝脏切除术国际共识会议上，讨论并总结了专家团的建议[2]。微创腹腔镜手术被确认为标准式式，因为它已被越来越多的外科医生采用。大的内镜手术被认为是一种创新的手术，应该继续谨慎地选择。如前所述，主要的机器人肝切除术在目前只有有限的数据可供评估。腹腔镜供肝手术应在机构伦理批准和报告登记下进行。肝脏外科专家们普遍认为，成功的 LLR 必须具备开腹肝脏手术和高级腹腔镜手术的经验。外科医生也必须从小型的腹腔镜切除术开始，然后才开始进行更复杂的手术。手辅助技术和混合技术可以帮助克服与纯粹的 LLR 相关的某些困难，并可能有助于尽量减少转换。概念上的改变包括尾部入路，可以优化肝脏解剖和横断肝实质的主要和（或）前部切除。侧入路（左侧卧位）可用于优化位于后段的病变的进入。胆囊手术包括个别胆囊切除和 Glissonian 手术。尽管许多外科医生认为单独的肝脏剥离是标准技术，但 Glissonian 手术是可行的，对解剖性肝脏切除，特别是半肝切除、部分肝切除或更少的肝脏切除是有用的。虽然它可以减少手术时间，但这种方法需要专业知识、技能和对肝脏解剖的全面了解。能量设备是高效和可靠的，但它们不应取代对肝脏手术基本技能的掌握，如细致的解剖、直接观察和血管结构的适当分离。

六、结论

腹腔镜肝脏手术是肝胆外科领域中一门不断发展的学科。多项研究表明，在有经验的外科医生手中，对选定的患者进行腹腔镜手术是安全和有效的。患者的临床获益包括减少失血量、术后疼痛、麻醉剂的使用和提前出院，而整体上并无经济上的不利。从肿瘤学的角度来看，LLR 已被证明对 HCC 和 CRC 转移产生了同等的肿瘤治疗效果，具有相似的阴性切缘率，以及 5 年总生存率和无病生存率。

第126章
肝脏肿瘤的消融治疗
Ablative Therapies for Hepatic Neoplasms

David A. Mahvi   David M. Mahvi   著

李玉民   宋天亮   译

摘要

肝脏是原发和转移性肿瘤疾病发生的常见部位。尽管在技术可行的情况下，手术是大多数病例的首选，但仍有大量患者由于手术本身或医学原因而不适合手术。消融技术扩大了肝肿瘤局部治疗的患者群体。本章将重点介绍射频消融和微波消融这两种目前主要消融方法的应用；还将讨论新的技术，如高强度频率超声，不可逆电穿孔和经皮激光消融，以及经皮乙醇注射和冷冻疗法。最后，将探讨原发和转移性肝脏肿瘤消融研究的未来方向。

关键词：射频消融；微波消融；高强度频率超声；不可逆电穿孔；经皮激光消融；经皮乙醇注射；冷冻疗法

肝脏是原发和转移性肿瘤疾病的常见部位。在美国，原发性肝细胞癌的年发病率为 6/100 000[1]。在世界范围内，HCC 是男性癌症相关性死亡的第二大原因，而在女性则是第六大原因。此外，HCC 在世界范围内每年的发病率和死亡人数几乎相同，这突出表明该疾病具有侵袭性[2]。

肝脏也是胃肠道肿瘤转移的最常见部位。结直肠癌是美国癌症致死的第三大原因[3]。15%~20% 的结直肠癌患者出现同步肝转移，约 50% 的患者会在某个时候发生肝转移[4]。尽管有证据表明某些神经内分泌肿瘤和胃肠道间质瘤也可能受益于切除或消融，但目前提示肝转移瘤治疗在其他转移性胃肠道肿瘤中作用的数据有限。

原发和转移性肝肿瘤的一线治疗都是手术切除，可进行肝部分切除术，或者对原发性肝癌进行全肝切除和肝移植术。由于其再生能力，肝脏可以耐受广泛地切除，但肝脏基础疾病和多发病灶的存在限制了这种潜在治愈性方法的适应人群。消融疗法的发展扩大了适合治疗的肝肿瘤患者人群。

消融治疗技术的广泛应用由于缺乏与其他治疗方法相比较的随机试验而受到限制。特别是在随机试验中，除治疗小肝癌病变外，消融技术尚未与手术切除直接进行比较。所有非随机比较都受到"不可切除"定义差异的限制。切除研究发现的不可切除肿瘤较少，而消融研究发现的不可切除肿瘤较多。这些差异使直接比较变得困难。

本章将重点介绍多种消融治疗方案。最成熟的是射频消融。较新的策略包括微波消融、高强度聚焦超声、不可逆电穿孔和经皮激光消融，还将涉及如今很少使用的冷冻疗法和经皮乙醇注射。

一、射频消融

RFA 是肝脏肿瘤最常用的非手术治疗方法。

RFA 可以开腹、经腹腔镜或者经皮进行。RFA 使用针状电极输送高频电流产生热量，最终导致细胞坏死[5]。图 126-1 显示了 RFA 治疗后计算机断层扫描的典型表现。

RFA 疗效的一个主要限制因素是靶病灶靠近血管，而血管具有散热的功能，这样就导致治疗区域的直径变小，并可能导致病灶残留。特别是，靠近 > 3mm 的血管被证明是 RFA 肿瘤不完全消融的独立预测因素[6]。尽管这种效应可能只对较小的肿瘤起作用，但通过 Pringle 手法（入肝血流阻断）或经皮球囊阻塞大的肝静脉或门静脉可以部分减轻散热效应[7]。

关于最佳入路方法（经皮和手术）也存在争议。早期研究表明，采用开放性手术的复发率更低[8]。然而，在不同的研究中复发率有广泛的重叠。美国临床肿瘤学会对 RFA 的综述认为没有足够的证据来解决最佳治疗方法的问题[9]。如果胃、十二指肠、膈肌或横结肠靠近目标病灶之一，建议避免经皮 RFA 入路。

RFA 通常具有良好的耐受性。死亡率为 0%～2%，主要并发症发生率为 6%～9%[9]。常见的并发症包括肝脓肿、胆道渗漏或狭窄、出血、胸腔积液、气胸、治疗期间低氧血症和包膜下血肿[10]。

有一项 Meta 分析对局部复发率进行了分析，并发现了多种影响因素，即肿瘤大小超过 5cm、靠近大血管、肿瘤位于包膜下、有意切缘 < 1cm、缺乏血管闭塞及医生经验都是 RFA 术后局部复发有统计学意义的预测指标[11]。

二、肝细胞癌的射频消融

RFA 作为主要疗法和肝移植的桥梁，已被广泛地单独使用或与其他疗法联合治疗局部 HCC。所治疗肿瘤的大小是最重要的疗效预测因子。在 < 3cm 的肿瘤中，有 80%～90% 可见到完全影像学缓解，而在 3～5cm 的肿瘤中则占 50%～70%[12-14]。表 126-1 显示了接受 RFA 治疗的 HCC 患者的代表性病例系列[15-24]。5 年总生存率（overall survival，OS）范围为 47%～76%，并发症发生率为 1%～12%。

已有几项试验直接比较了 RFA 和初次手术切除治疗 HCC 的效果。在一项对肿瘤 < 2cm 的 HCC 患者进行的大型研究中，1 年和 2 年 OS 相似（分别为 98% vs. 99% 和 94% vs. 95%）。然而，手术组 1 年和 2 年的无病生存率都明显较高（分别为 91% vs. 84% 和 70% vs. 58%）[25]。最近，一项 RFA 和手术治疗 < 4cm HCC 肿瘤的随机试验发现，尽管手术组有更好的趋势，但在 OS 和无复发生存率方面没有显著统计学差异[26]。另一项对符合米兰标准的 230 例患者进

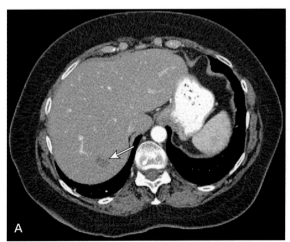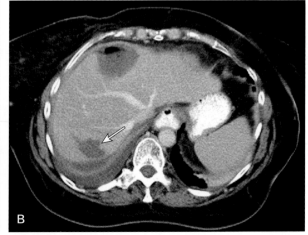

▲ 图 126-1　**A.** 肝脏肿瘤计算机断层扫描，射频消融术前（箭）；**B.** 射频消融术 1 个月后（箭）
图片由 Dr. David J. Bentrem, Department of Surgery, Northwestern University Feinberg School of Medicine, Chicago, Illinois 提供

表 126-1　肝癌患者射频消融的系列研究

作　者	年　份	患　者	1 年总生存率（%）	3 年总生存率（%）	5 年总生存率（%）	并发症（%）	不完全消融（%）	局部复发（%）
Wong*	2013	76	87.3	61	48.6	4.7	17.5	24.7
Wong†	2013	100	92.8	68.7	47.2	4.7	15.4	29.4
Shiina	2012	1170	96.6	80.5	60.2	2.2	0.6	2.9
Rossi	2011	706	—	67	47.1	1	1.4	3 年 12.1%
Livraghi	2008	218	—	76	55	1.8	1.8	0.90%
Choi	2007	570	95.2	69.5	58	1.9	3.3	3 年 11.80%
Takahashi	2007	171	98.8	91.1	76.8	—	—	3 年 17.70%
Chen	2006	71	95.8	71.4	64	4.2	4.2	—
Tateishi	2005	319	94.7	77.7	54.3	—	—	3 年 2.40%
Lencioni	2005	187	97	71	48	—	—	3 年 10%
Raut	2005	194	84.5	68.1	55.4	12	2.1	4.6

*. 经腹腔镜或开腹手术

†. 经皮

行的随机试验显示，与 RFA 相比，手术组的总体生存率和无复发生存率有统计学上的改善[27]。在目前情况下，适合手术治疗且技术上可以切除的 HCC 患者应该接受手术切除作为一线治疗。

RFA 也是治疗复发性 HCC 的可行选择。两组具有代表性的肝切除术后 HCC 复发的患者 RFA 治疗后发现，1 年 OS 为 82%～91.8%，5 年 OS 为 38.2%[22, 28]。

三、结直肠癌转移病灶的射频消融

被认为不适合手术治疗的结直肠癌孤立性肝转移的患者也可以从 RFA 中受益[29]。研究也发现这些患者接受 RFA 联合化疗或者替代化疗后无进展生存时间[30] 和 OS[31] 有明显的提高。表 126-2 显示了一组较大的经 RFA 治疗的结直肠癌肝转移患者的系列研究[30-36]。

对于潜在可切除肝脏转移癌患者，尚无将手术切除与 RFA 相比较的随机对照试验。已完成的回顾性研究显示在手术组患者中有更好的 PFS 和 OS[37-39]。值得注意的是，在这些研究

和其他类似研究中，只有当患者的疾病无法切除或被认为是不适合手术的候选人时，他们通常才接受 RFA 治疗。基于这些和类似的研究，ASCO[9] 和 Cochrane 综述[40] 得出结论，对于潜在可切除的结直肠癌肝转移患者，手术切除比 RFA 更可取。

一项有趣的系列研究比较了 45 例接受 RFA 的患者和 39 例因剖腹手术发现肿瘤无法切除而接受系统化疗的患者[41]。RFA 组 2 年（56% vs. 51%）和 5 年（27% vs. 15%）OS 改善趋势均不显著。但 RFA 组的质量调整生命年限有了显著改善，这对于肿瘤患者来说是一项重要的结果。

一项针对 119 例不可切除的结直肠癌肝转移患者化疗（FOLFOX± 贝伐珠单抗）联合或不联合 RFA 的随机试验已被完成。在 10 年的随访中，联合组患者的中位生存期（45.6 个月 vs. 40.5 个月）和 8 年 OS（36% vs. 9%）[42] 明显延长。一项创造性的研究将上述试验的 RFA 组与另一项前瞻性随机试验的手术组进行了比较，后者将转

移性结直肠癌患者随机分为单纯手术组或手术联合新辅助和辅助 FOLFOX4 方案化疗组[43]。在比较这两项试验时[44]，该研究小组发现手术组每个病灶的局部复发率为 5.5%，而 RFA 组为 6.0%。< 3cm 病变的 RFA 局部复发率为 2.9%。尽管这项研究具有局限性，由于两组患者的情况不同，并且 RFA 试验组的患者平均来说疾病属于更晚期，但它确实提供了一些初步证据，表明对于局限性肝转移癌，联合系统化疗时，RFA 可能提供与手术相似的局部控制率。

对于正在接受全身化疗的肝外疾病患者，RFA 对肝转移灶区域性治疗的益处尚不确定，因此该方法还不被认为是标准治疗方法[9, 40]。

四、微波消融

MWA 是最初针对肺癌开发的一种疗法，越来越多地被用于治疗肝肿瘤。MWA 使用电磁波产生热量，并产生能量区域，对肿瘤细胞造成高温损伤[45]。使用第三代 MWA 天线的消融区域可达 6cm。图 126-2 显示的是 MWA 使用过程中的术中超声。与 RFA 相比，MWA 具有多种潜在优势。MWA 的治疗时间更短，更不容易受到散热效果的影响，并产生更可预测的消融区[46]。在一项系统评价中，MWA 的主要并发症发生率为 4.6%，死亡率为 0.23%。最常见的并发症是出血、胆瘘、肝脓肿和门静脉血栓形成[47]。表 126-3 显示已发表的代表性 HCC 系列病例中，1 年 OS 的范围为 72%～92%，3 年 OS 的范围为 30%～72%[13, 48-50]。

有几项研究比较了肝癌患者 MWA 与 RFA 的治疗。来自中国的一项非随机试验评估了通过 RFA 或 MWA 治疗的肿瘤 < 5cm 的 155

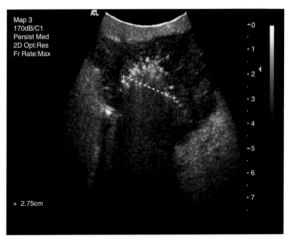

▲ 图 126-2　肝肿瘤微波消融术中超声

表 126-2　结肠癌肝转移患者的射频消融系列研究

作 者	年 份	患 者	1 年总生存率（%）	3 年总生存率（%）	5 年总生存率（%）	并发症（%）	不完全消融（%）	局部复发（%）
Kennedy*	2013	130	93.5	50.1	28.8	8.4	—	9.2
Veltri†	2012	248	93	62	35	7.3	0	—
Solbiati‡	2012	99	98	69.3	47.8	1.3	6.9	11.9
Hammill§	2011	101	87.6	52	33.1	2	—	11.9
Siperstein	2007	234	—	20.2	18.4			
Sorensen	2007	102	96	64	44	10.9	—	—
Machi‖	2006	100	90	42	30.5	4.8（主要）	—	6.7

*. 均通过腹腔镜检查

†. < 3cm 的中位生存期为 41 个月，> 3cm 的中位生存期为 21.7 个月

‡. 10 年生存率为 18%，RFA 治疗了 54% 的局部进展性肿瘤，与未治疗相比，生存率显著提高

§. 均通过腹腔镜检查。技术上可切除疾病的患者总生存率明显更长，但无疾病生存率相似

‖. RFA 用作一线治疗的中位生存期为 48 个月，而化疗失败后的二线或挽救治疗的中位生存期为 22 个月

表 126-3　肝细胞癌患者微波消融的病例系列

作　者	年　份	患　者	1 年总生存率（%）	3 年总生存率（%）	5 年总生存率（%）	并发症（%）	不完全消融（%）	局部复发（%）
Dong	2003	234	92.7	72.85	56.7	8.9（均轻微）	7.2	7.2
Lu	2005	49	81.6	50.5	—	8.2	6.9	11.8
Yin*	2009	109	75.8	30.9	15.4	9.2	7.4	22
Swan	2013	54	72.3	58.8（2 年）	—	28.9	5.9	2.9

*. 在该系列病例中 HCC 瘤体大小为 3～7cm

例 HCC 患者[51]。在 10.5% 的 MWA 治疗患者中观察到局部肿瘤进展（与之相比 RFA 治疗后为 11.8%）。对于小肿瘤（＜ 3cm）和大肿瘤（3.1～5.0cm），RFA 组无病生存率改善趋势不明显。一项代表性的回顾性研究显示，在 197 例患者中，MWA 组 1 年、2 年、3 年和 4 年的无病生存率分别为 75.0%、59.4%、32.1% 和 16.1%（而 RFA 组分别为 80.3%、61.8%、39.5% 和 19.0%，P=0.376）[52]。最近的一项 MWA 和 RFA 治疗 HCC 的 Meta 分析发现，无显著性趋势提示 MWA 在治疗较大结节方面更优越，并且也无显著差异提示 MWA 有更高的并发症发生率；作者得出结论，根据目前研究，两种治疗方法具有相似的疗效[53]。

MWA 也开始用于转移性结直肠癌病变。在一项 MWA 治疗结直肠癌肝转移的系统评价中，MWA 的局部复发率为 5%～13%，平均 1 年、3 年和 5 年生存率分别为 73%、30% 和 16%[54]。一项 Cochrane 综述研究表明尚缺乏足够的证据推荐使用 MWA 治疗可切除的肝转移性肿瘤[55]。

五、高强度聚焦超声消融

高强度聚焦超声消融（high-intensity-focused ultrasound ablation，HIFU）是一种无创热消融疗法。来自高强度超声波束的声能被传递到焦点区，在该处转变为热量并引起凝固性坏死，而对周围正常结构的损害最小[56]。

HIFU 与手术切除或其他消融技术尚无对照性研究。在一组病例研究中，HIFU 治疗肝左叶的反应率（90.5%）高于肝右叶的反应率（64.1%），这可能是由上方肋骨的干扰所致[57]。目前，肝肿瘤 HIFU 治疗的长期随访资料很少。一项代表性研究报道的 1 年和 3 年 OS 分别为 87.7% 和 62.4%[58]。

考虑到在主要血管结构附近使用热消融的问题，HIFU 的重要优势在于它不依赖于热能并且可以避免这些并发症。在一项接受了 HIFU 治疗的 39 例 HCC 患者队列研究中报道，当治疗的肿瘤距下腔静脉，门静脉或主肝静脉＜ 1cm 时，并没有发现主要血管损伤的证据[59]。

六、不可逆电穿孔

IRE 是一种通过使用电极在脂质双层中形成纳米孔来破坏细胞膜稳定性的消融技术[60]。由于 IRE 是非热的，因此对消融区以外的周围结构的损害最小[61]，是治疗肝脏主要血管或胆道结构附近病变的理想选择[62]。它还避免了 RFA 和其他热消融技术所看到的散热现象。IRE 需要全身麻醉才能执行，并且多个并行探针的协调计划非常复杂。

由于 IRE 是一项相对的新技术，在目前还缺乏长期随访的数据。小规模病例系列报道其完全消融率为 73%～100%。一组 28 例患者 6 个月的复发率为 5.7%[63]。另一组的 44 例患者 1 年无复发生存率为 59.5%[64]。一项关于 IRE 安全性的系统评价报道 129 例患者的总体并发症率为 16%[65]。最常见的并发症是门静脉血栓形成、气胸、胆道阻塞、心律失常。

IRE 是一种令人兴奋的新消融技术，因为它避免了热损伤并发症。然而长期结果尚未报道，目前仍被认为是研究性的。

七、激光消融

经皮激光消融将光能转化为热能，诱导凝固性坏死[66]。该项技术在意大利使用频繁。一项代表性的大型系列研究纳入了 432 例不能切除的 HCC 患者，其单个肿瘤＜ 4cm 或 2～3 个肿瘤均＜ 3cm。中位无病生存时间为 26 个月。3 年期和 5 年期 OS 率分别为 61% 和 34%[67]。据报道，激光消融的死亡率为 0.4%。主要和次要并发症的发生率分别为 1.5% 和 6.2%[68]。一项纳入 30 例患者的小型随机试验比较了激光消融和 RFA[69]。研究发现了相似的完全有效率（分别为 87% 和 93%）。然而，使用激光消融治疗肿瘤＞ 2cm 的患者 12 个月的复发率明显更高。

八、冷冻消融

冷冻消融使用一种冷冻探针，它可以用氩气或液氮快速冷却肝组织，通过细胞内冰晶的形成引起不可逆细胞死亡[70]。在迄今为止最大的系列报道中，866 例患者的 1197 个 HCC 病灶采用冷冻治疗。完全缓解率为 96%。中位 OS 为 77.9 个月，其中 1 年 OS 为 98.6%，5 年 OS 为 60.3%。2.4% 的患者出现严重并发症，10.6% 的患者出现轻微并发症[71]。

一项随机对照试验比较了 RFA 和冷冻消融治疗直径＜ 4cm 的 HCC。冷冻消融治疗组在 1 年、2 年、3 年的局部肿瘤进展率（分别为 3%、7% 和 7%）明显低于 RFA 组（分别为 9%、11% 和 11%，$P=0.043$）。然而，两组间的 OS 和无瘤生存时间相似。两组的主要并发症发生率也相似[72]。

许多中心停止了对肝肿瘤的冷冻消融治疗，因为与其他的消融技术相比，报道的并发症发生率更高。并发症包括出血、胆管损伤、脓肿形成、肝剪切、"低温休克"。低温休克是一种独特的冷冻消融并发症，由细胞因子释放导致多器官衰竭和弥散性血管内凝血[62]。值得注意的是，当新的探针被引入时，用于肿瘤消融的冷冻消融似乎越来越受欢迎。

九、经皮乙醇注射

经皮化学消融术可以用乙醇、醋酸或氢氧化钠进行。三种方法中，PEI 是研究最多的。PEI 是将浓缩乙醇注入肿瘤，诱导凝固性坏死[73]。PEI 是成本最低的消融疗法。

PEI 在较小的 HCC 肿瘤中更有效。＜ 2cm 的病灶完全缓解率可以接近 100%，2～3cm 的病灶完全缓解率 70%～80%，＞ 3cm 的肿瘤只有 50%～60%[73, 74]。生存率也很大程度上取决于肿瘤大小。在一项大型系列研究中，5 年 OS 在肿瘤＜ 2cm 的 HCC 患者为 54%，而在肿瘤 2～5cm 大小的患者中仅仅为有 39%[75]。肝硬化的程度也会影响生存率；在一项系列研究中，肿瘤＜ 2cm 且肝功能 Child-Pugh A 级的 HCC 患者，5 年 OS 被报道为 78%[74]。

PEI 尽管有费用优势，但目前不常用。多个随机对照试验和 Meta 分析提示 RFA 优于 PEI。一项 Cochrane 评价纳入了 6 个比较 RFA 和 PEI 的随机试验。发现 RFA 在局部控制（HR=2.44）和 OS（HR=1.64）上显著优于 PEI[76]。病灶＜ 2cm 时，RFA 和 PEI 治疗的结果看起来是相似的[77]。依据这些结果和相似的试验，PEI 在很大程度上被 RFA 所取代。然而，PEI 在更小的不适合 RFA 治疗（如靠近主要血管结构、胆囊或者肝门部）的 HCC 中或许可以考虑使用[78]。

十、结论

在技术可行的情况下，外科手术仍然是 HCC 和大多数仅有肝脏转移疾病的主要治疗方式。然而，由于缺乏足够的肝脏储备及医学上的合并症，许多患者无法进行手术切除。消融技术，最突出的是射频消融和 MWA，已经扩大了肝癌的肿瘤治疗人群，并为长期局部控制和生存提供了机会。尚无临床资料表明 RFA 或 WMA 哪种技术更优越。

对于在技术上可切除的肝脏肿瘤，消融治疗的应用仍然存在争议。在决定患者不是手术候选人之前，一个多学科的临床团队应该评估可切除肿瘤的患者。在不可切除的原发或转移性肝癌的治疗中，随机临床试验应侧重于消融治疗作为系统治疗的辅助手段，同时考虑 OS 和质量调整生命年限。

第 127 章
肝脏移植

Hepatic Transplantation

Nicholas N. Nissen　Alagappan Annamalai　Andrew Klein　**著**
张全保　**译**

摘要

　　肝脏移植是多种疾病的标准治疗方案，其中包括急性肝衰竭和终末期肝病，以及某些肝脏恶性肿瘤和代谢性疾病。该领域在技术、药物和科学创新这三方面有着丰富的发展历史，这使得目前肝移植术后受体的 1 年存活率超过 85%。肝移植面临的最大危机仍然是缺乏足够的器官捐献者。活体肝移植的应用并没有像人们所希望的那样对器官供应产生显著的影响，但在某些病例中仍然是一个有价值的选择。值得注意的是，在过去几年中，由于新的抗病毒药物，丙型肝炎几乎被根除，这将对移植等待名单和结果产生了影响。不幸的是，脂肪肝的流行很可能导致对肝脏移植的需求比过去更大，这反过来又会加剧器官供需的不平衡。移植领域仍有许多方面亟待努力改进，这至关重要，其中包括完善器官分配政策，创新器官功能恢复方法扩大供体库，优化非移植肝的治疗策略。

关键词：肝移植；器官移植；肝炎；肝硬化

　　肝移植被公认为是终末期肝病及相关疾病的标准治疗方案已超过 25 年。虽然 Thomas Starzl 和他的团队在 1963 年成功施行了第 1 例人类肝脏移植手术，但直到 1967 年，患者才突破 1 年生存期[1]。事实上，可接受和可靠的结果出现得很晚。Starzl 和其他探索者持续致力于改善和克服肝移植技术方面的难题，直到 1979 年，真正令人满意的结果才得以实现。同年，免疫抑制药的进步和一位外科先驱 Roy Calne 爵士的努力使得环孢素的应用成为可能。最终，美国国立卫生研究院于 1984 年召集了一次共识发展会议，以评估这一新药的临床选择，会议达成结论："肝移植作为终末期肝病的一种治疗方式，值得更广泛地应用[2]。"有了这一认可，"更广泛的应用"毫无疑问地显现出来，从单个肝移植中心到截至 2015 年底全国 144 个中心的快速增长证明了这一点[3]。最重要的是，肝移植对于经过选择的终末期肝硬化患者已被确定为标准的治疗方案。那些几年前屈服于自身疾病的患者现在可以完全康复，再次享受正常和富有成效的生活。

　　然而具有讽刺意味的是，结果的改善、适应证的扩大及专业技能的广泛普及，无疑导致了肝移植领域面临一个最大的挑战：持续缺乏适合的供体器官。1996—2001 年，等待肝移植的患者数量从 1996 年的 7000 人增加目前的 18 000 万多人（图 127-1）。在没有相应增加合适的捐献器官的情况下，等待器官的潜在接受者死亡人数也会相应增加。这些令人沮丧的现实催生了一系列扩大供体器官数量的策略，包括开展提高全体国民器官捐献意识的运动，将死亡的供体器官分给两个受体（劈离供肝），接受越来越"边缘化"或"扩展标准"的死亡供体器官，使用无心跳捐献者（DCD），最后到普遍接受成人间活体肝移植。

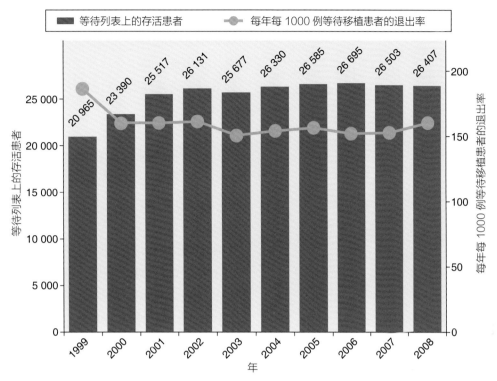

▲ 图 127-1　每年随机时间点等待列表上的存活患者例数和每年每 1000 例等待患者的退出率（剔除死亡或病情太重病例）
引自 Scientific Registry of Transplant Recipients. Data as of May 2009

一、流行病学

慢性终末期肝硬化是原位肝移植最常见的肝病指征。在美国，任何原因导致的肝硬化的总发病率在 70/100 000 左右，男性发病率高于女性（95/100 000 vs. 50/100 000）。目前，在美国估计有近 600 万人患有肝硬化，最近的国家生命统计报告显示每 10 万人有 9.7 人死于肝硬化[4]。病毒性肝炎、胆汁淤积性肝病及酒精性肝病和脂肪肝是终末期肝衰竭的常见原因（表 127-1）。本章将对肝移植相关的许多临床细节进行讨论，包括移植领域人们当前所面临的挑战和机遇。

二、终末期肝病病因

（一）丙型肝炎

预估数尚不统一，但全世界可能有 2 亿多人感染了丙型肝炎病毒。根据美国疾病控制和防预中心的数据，丙型肝炎的患病人数估计远超过 300 万。事实上，在美国，HCV 引起的

肝硬化是最常见肝移植指征，在大多数移植中心，约占其总例数的 29%[5]。HCV 是一种没有 DNA 中间体的非消化道传播 RNA 病毒。1989 年 HCV 基因组被阐明，此后不久开始对血液制品进行筛查。急性 HCV 感染通常是亚临床的，没有黄疸期。这种疾病在大多数感染者中是慢性进展的，在 1～20 年后发展至肝硬化。同时，大量饮酒明显加速肝硬化的发展进程[6]。在美国，有 1%～2% 的人口感染了 HCV，其中包括 1990 年以前的输血、静脉违禁药物使用或其他肠外途径，如文身。尽管进行了血液制品检测，并努力提高公众意识，由于丙型肝炎病程较长，预计至少在未来 10 年内，HCV 仍将是一个日益严重的问题。

作为美国肝脏移植的主要适应证，原位肝移植术后 HCV 复发普遍存在。复发与纤维化进展加速与移植物和受者生存期缩短相关[7]。在过去几年中，随着新的直接抗 HCV 病毒疗法的引入，治疗失代偿期硬化患者的临床研究是

表 127-1　慢性终末期肝病病因

分　类	疾　病	频　率
肝炎	（甲型肝炎）	不会发生慢性化
	乙型肝炎	10%～15%
	丙型肝炎	40%
非胆汁阻塞性	门静脉性肝硬化	
	隐源性肝硬化	
	自身免疫性肝炎	
胆汁阻塞性	原发性硬化性胆管炎	
	原发性胆汁性肝硬化	
代谢性	血色沉着病	
	肝豆状核变性	
	α_1- 抗胰蛋白酶缺乏症	
恶性肝疾病	肝细胞肝癌	成人
	肝母细胞瘤	儿童
	胆管癌	调查中
	肝类癌 / 肝神经内分泌癌	罕见
	肝血管内皮瘤	罕见
	肝血管肉瘤	
闭锁性儿童	胆道闭锁	50%
其他	布 - 加综合征	罕见
	囊性纤维化	
	先天性肝纤维化	
	良性肿瘤	

以稳定疾病、预防失代偿和预防移植物感染为目标。两个在北美和欧洲进行的大型临床试验，观察在 Child-Pugh B 级和 Child-Pugh C 级的失代偿期肝硬化患者中使用索福布韦、利地帕韦和利巴韦林 12 或 24 周后，产生持续病毒学应答率为 78%～96%，Child-Pugh C 级队列的应答率较低[8]。此外，那些肝移植术后患者如果在早期纤维化（F_0）至 F_3 接受治疗，会有良好的 SVR 率（96%～98%）。在终末期肝病（MELD）模型的时代（见下文关于 MELD 的讨论）中，确定适当的治疗时机（肝移植术前还是术后）是至关重要的，因为某些病例在治疗后，会改善 MELD 评分，这会使患者处于 "MELD 边缘" 状态，正如 HCV 治愈并不能避免因其他并发症（如肝细胞癌或门静脉高压并发症）而需要肝移

植。HCV 治疗方面取得了治愈率超过 95% 的显著进展，即使对于在晚期肝病或肝移植术后患者，也可能会减少今后需要肝移植的患者例数，而其他更具挑战性的病因正在增加。

（二）乙型肝炎

乙型肝炎是一种 DNA 病毒，在许多国家流行，特别是在环太平洋地区。虽然有效疫苗已问世 20 多年，但它仍然是一个主要的世界健康问题，特别是由于垂直传播。目前乙型肝炎病毒相关的肝脏疾病占大多数中心移植案例的 15%。在肝移植早期，术后再感染是一个主要的问题，产生了令人沮丧的结果，并普遍将 HBV 作为移植的相对禁忌证。随着预防策略的改进，使用 HBV 免疫球蛋白，以及后续的有效抗病毒药物的使用，肝移植术后 HBV 再感染不再是一个重要临床问题[9]。

（三）胆汁淤积性疾病

原发性胆汁性肝硬化和原发性硬化性胆管炎统称为胆汁淤积性肝硬化。虽然两者都是特发性的，但都有一个遗传 / 自身免疫因素，并可能发生与自身免疫性肝炎重叠综合征。平均下来，它们在大多数中心的移植案例中约占 8%[5]。90% 的 PBC 患者是女性，平均年龄为 50 岁，没有典型的家族聚集性。瘙痒是最常见的症状，而诊断的标志是抗线粒体抗体的存在，在此类患者中几乎 100% 存在[10]。

男性患 PSC 的可能性是女性的 2 倍，通常发病为 25—45 岁。许多病例是偶然在常规血液化验中发现血清碱性磷酸酶升高而发觉。有症状的患者同样可能出现瘙痒或黄疸。在适当的临床背景下，内镜逆行胆管造影证实肝内胆管树不规则狭窄和串珠样改变可诊断该病。正如后面的详细讨论，PSC 与炎症性肠病之间有很强的联系。在 PSC 患者中，一个主要关注是 15%～30% 发展为胆管癌的总相关风险[11]。不幸的是，目前还没有可靠的方法在早期阶段来

预测或检测这种恶性肿瘤。具有讽刺意味的是，直到最近，因为令人沮丧的总体结果，胆管癌被认为是肝移植的禁忌证。然而，那些移植后发现病肝附带 CCA 的病例实际上预后不错[12]。截至 2009 年 11 月，器官分配政策现在对经过精心挑选的接受积极辅助化疗的早期胆管癌患者提供一定机会。

（四）酒精性肝病

酒精性肝病是美国最常见的死亡原因之一，也是成人肝脏移植的第二常见指征[13]。有趣的是，只有 10%～15% 的酗酒者发展为肝硬化。然而，每天 80g 酒精饮用超过 5 年已确定会使大多数人处于风险之中。如前所述，酒精可与 HCV 或 HBV 感染协同作用。酒精相关的肝损伤可以表现为从急性酒精性肝炎到慢性脂肪性肝病，以及肝硬化和肝癌。大多数移植中心都有严格的戒酒准则，以确定当酒精是肝衰竭原因时的候选资格。最常见的情况是，需要 6 个月的禁酒期，以证明洞察力和依从性。戒断一段时间的另一个非常实际的原因是避免移植那些将从酒精的急性效应中可恢复过来而不再符合移植标准的人。

（五）不可切除的肝细胞癌

肝癌是世界上最常见的恶性肿瘤之一，在所有癌症中排名第八，同时约占肝脏原发肿瘤的 90%。亚洲和撒哈拉沙漠以南非洲地区的肝癌发病率可高达每 10 万人中 20～40 例。虽然在美国和西欧发病率要低得多（每 10 万人中 1～5 例），但发病率正在上升。在美国，目前估计每年新发肝癌 8500～11 500 例[14-18]。

尽管环境毒素在世界一些地区构成了主要风险，但肝癌的发病率主要与慢性乙型肝炎和丙型肝炎所致的肝硬化发病率相关，相对风险比未受影响的患者高几百倍。无论何种病因，肝硬化本身是一种癌前病变。虽然肝硬化是共同的因素，但 HBV 复制周期中的 DNA 中间体可能直接致癌，即使在没有肝硬化的情况下也是如此。具有讽刺意味的是，这种肿瘤通常是多灶性的，几乎只发生在那些潜在的肝硬化患者，因此不能切除。肝移植的直接吸引力在于消除了肿瘤及为培育肿瘤发生的潜在的肝病环境。

（六）脂肪性肝病

非酒精性脂肪性肝病被认为是一种良性疾病，通常是在腹部影像学检查中偶然诊断出脂肪性肝炎，伴或不伴有轻度肝功能异常。在美国，NAFLD 的患病率为 30%～40%，与肥胖流行相平行，并与 2 型糖尿病、血脂异常和代谢综合征有关，所有这些都被认为是继发于胰岛素抵抗的共同病理生理基础[19]。非酒精性脂肪性肝炎与 NAFLD 区别之处在于具有脂肪积累导致组织学肝细胞损伤并伴有炎症的证据。NASH 有可能会进展为肝纤维化和肝硬化，具有显著的致残率和死亡率。近 15%～20% 的 NAFLD 患者会发生 NASH，这被预测是今后肝移植最常见的原因。不幸的是，目前还没有治疗 NASH 的有效方法，大多数治疗方案都是针对控制其潜在的相关疾病状态[20]。

（七）非常见肿瘤

继发性肝恶性肿瘤患者进行肝移植的早期经验令人失望，因此转移性肿瘤通常被认为是绝对禁忌证。然而，一些例外也确实存在。文献描述转移性结肠癌获得了可接受的结果，虽然多被作为是轶事，但不可切除的神经内分泌肿瘤患者接受肝移植效果并不佳。原发性肝血管肉瘤和胆道囊腺癌的移植效果是令人失望的。肝移植成功地治疗了肝上皮样血管内皮瘤，但结果仍是不可预测的[21]。在继发性肿瘤的情况下考虑肝移植方案，需权衡传统治疗对进展缓慢的肿瘤提供的生存优势，与潜在的隐匿性残余肿瘤在移植后免疫抑制的状态下迅速进展的可能。少数有症状和无法切除的良性肿瘤，或具有恶变潜能的肿瘤，如腺瘤，也可接受移植治疗[22]。

（八）其他

一些可能导致肝衰竭和需要肝移植治疗的其他慢性疾病也确实存在，但超出了本文讨论范围。铁和铜的代谢异常分别是血色素沉着症和肝豆状核变性的基础。其他疾病包括自身免疫性肝炎、α₁-抗胰蛋白酶缺乏、非酒精性脂肪肝和布-加综合征。此外，还有许多其他疾病发生在儿童当中，最常见的是胆道闭锁。

（九）急性肝衰竭

虽然绝大多数肝移植受体是慢性肝病患者，但估计美国每年有 2000 人患有导致急性（或暴发性）肝衰竭的疾病（表 127-2）。最常见的病因包括有毒物质的暴露，如对乙酰氨基酚或对其他药物的特异反应。蘑菇中毒（如毒鹅膏菌）和工业或环境毒素也导致 ALF。其他原因包括急性甲肝、急性或再激活的乙型肝炎，以及肝豆状核变性（一种铜代谢的遗传性疾病）。其他情况，如急性布-加综合征、妊娠脂肪肝、自身免疫性疾病，甚至休克，都会导致 ALF。多达 20% 的 ALF 病例不能确定明确的病因。正如后面所讨论，ALF 患者必须接受紧急评估和移植登记注册，因为几个小时内就可能发生死亡 [23]。

三、肝硬化继发的肝功能失代偿

终末期肝病患者合并有其他器官系统受显著影响的相关情况。在此，简介一下相关受累的器官系统中比较常见、令人惊讶或危险的病情变化。理解这些病变对于严重肝硬化患者的管理和维持移植候选者资格是非常重要的。

（一）血流动力学

与肝硬化相关的最普遍的生理变化或许就是血流动力学的变化，而血流动力学变化反过来又会影响全身每个器官系统 [24]。肝硬化可引起全身血管扩张和高动力状态。除了全身血管阻力降低外，还伴随一系列其他变化，其中包括外周血流量增加、动静脉氧差减小、有效循环血量减少伴随肾皮质血流量减少和肾素-血管紧张素轴激活，水钠潴留促进腹水形成。肝硬化患者一般会观察到心输出量增加、心动过速和低血压。随着肝硬化的进展，有高血压病史的患者不再需要服用降压药物。肝硬化患者出现许多常见体征，如手掌红斑和皮肤蜘蛛痣，这些也是血管变化的反映。

（二）心脏

铁超载状态，如遗传性血色素沉着症，可导致心脏铁沉积。虽然超声心动图可以发现明显的异常，但这些患者可能会出现传导异常、严重心律失常和右心衰竭，特别是在强烈的手术应激时。磁共振成像可以检测心脏铁超载，通常需要心导管检查来确定移植候选资格。在某些情况下，可考虑同时行双器官（心、肝）移植。和没有铁超载的患者相比，具有初级或

表 127-2　急性肝衰竭病因

中　毒	感　染	代谢性	心血管相关
毒品或化学品	病毒性肝炎	肝豆状核变性	急性布-加综合征
对乙酰氨基酚	黄热病	妊娠期急性脂肪肝	门静脉栓塞
氟烷	Q 热	瑞氏综合征	"休克"肝
异烟肼	其他病毒	其他先天性疾病	热射病
丙戊酸钠			
鹅膏蕈			

二级铁超载的患者在移植时情况更糟[25]。

（三）肺

多达 1/3 的肝硬化患者可能发现动脉血氧饱和度降低。肝硬化的一些常见病理生理条件可能会影响肺功能（框 127-1）。最严重的两种情况是肺动脉高压和肝肺综合征。这两者都可能与肝硬化的高血流动力学相关[26]。

虽然肺动脉高压的病因尚不清楚，发病率较低，但 2% 的严重肝病患者有发生肺动脉改变的风险，并且与原发性特发性肺动脉高压中的变化没有区别。如果怀疑基于超声心动图，必须进行右心导管检查。平均肺动脉压 > 25mmHg 定义为肺动脉高压，而 MPAP > 35mmHg（外周血管阻力 ≥ 240dyn·s/cm⁵）被认为是死亡风险增加的阈值。用前列环素、一氧化氮或类似的血管活性药治疗可以降低肺动脉压力和保障肝移植手术的安全。

框 127-1　肝硬化导致的肺部问题

肝肺综合征
肺动脉高压
胸腔积液
横膈膜抬高
基底部肺不张
通气血流比失调

肝肺综合征也是一个少见的病变，其定义的三联征为：①慢性低氧血症（PaO₂ < 60mmHg）；②肺血管扩张，如血管造影或超声造影等检查；③都具有严重的潜在慢性肝病的背景。这是一个渐进性的病变，移植后可以逆转。

（四）胃肠道

门静脉高压出血是一种众所周知的肝硬化并发症，约 90% 的出血可通过内镜和（或）药物干预成功治疗。符合指征时，经验丰富的介入放射科医生可以放置经颈静脉肝内门腔静脉分流（TIPSS）[27]。在非急性情况下，当疾病的最突出特征是出血而肝功能代偿良好时，手术分流依然是恰当的。当存在明显的肝性脑病或胆红素水平远高于 3.0mg/dl 时，TIPSS 是禁忌实施的，在这种情况下，如果没有分流逆转，可能会导致进行性肝衰竭。

炎症性肠病与 PSC 密切相关[11]。在原发性硬化性胆管炎患者中，溃疡性结肠炎的患病率为 75%，而无 PCS 者只有 5%。PSC 也可能与结肠克罗恩病有关。在 PSC 和 UC 患者中，患结肠恶性肿瘤的风险可能大于单纯 UC 患者，因此在移植术前、术后须警惕进行结肠镜筛查。

（五）骨

肝性骨营养不良是终末期肝病的并发症，尤其是胆汁淤积症患者。移植前或移植后的类固醇治疗也会加重这一问题。相关后果包括骨痛、骨折和椎体塌陷[24]。积极的钙替代和激素治疗通常是需要的。

（六）肾

肝肾综合征的定义为：终末期肝衰竭患者，在没有其他明确病理因素的情况下，发生严重的肾功能不全[28]。虽然病因尚未确定，但可能与前面提及的血流动力学变化有关。因为这在很大程度上是一个功能性问题，肾衰竭可预期在肝移植后解决。然而，对于长期存在肝肾功能障碍的患者，能否恢复正常难以预测。根据功能丧失的速度，肝肾综合征可分为 I 型和 II 型。I 型肝肾综合征患者经历快速的进行性恶化，在不到 14 天的时间内，血清肌酐较最初增加 1 倍。这类患者在 90 天内的死亡率可达 90%。II 型肝肾综合征的患者疾病进展速度较慢，情况较好。在这两种情况下，患者往往需要血液透析。当肾功能不全是严重和长期存在的问题时，必须考虑肝肾联合移植。由于 MELD 评分参数之一是血清肌酐，合并肾功能不全患者受到重视，而且在全国范围内，在移植时接受透析的患者越来越多，同时接受肾移植的肝移植受者的数量也越来越多。

（七）脑

肝性脑病是一种与严重肝病相关的神经精神疾病 [29]。它具有神经功能受到影响的表现，从人格和智力的变化到意识水平的改变（表127-3）。虽然它可以使慢性肝病或急性肝衰竭复杂化，但这两种情况有明显的临床差异。在慢性肝病中，脑病的症状可能会随着饮食不慎、药物依从性不良、消化道出血或感染而时好时坏。最严重情况下，Ⅳ期昏迷可能需要气管插管进行气道保护。然而，经过适当的管理，即使在最严重的情况下，精神状态的变化也是暂时和可逆的。另外，与急性肝衰竭相关的脑病也可能导致昏迷，但与慢性肝病不同，它与脑水肿和急性脑干疝有关。急性肝性脑病的最佳治疗需要颅内压监测，但在慢性肝病中没有提到。

表 127-3　肝性脑病分期

分　期	临床表现
Ⅰ 期	情绪不稳定，睡眠周期改变
Ⅱ 期	定向障碍，扑翼样震颤
Ⅲ 期	意识混乱，嗜睡
Ⅳ 期	昏迷

（八）感染性疾病

胆管炎是移植前的一个重要问题，特别是胆管狭窄的患者，如患有 PSC 或其他罕见的先天性或获得性疾病的患者。这种患者可能需要反复的内镜下球囊扩张或支架支撑显著狭窄。长期多种抗生素轮流使用偶尔也是必要的。虽然肝外感染是肝移植的禁忌证，但在胆管狭窄和慢性肝病患者中，完全清除胆管炎是不可能的，直到肝脏被切除。在没有脓毒血症的情况下，这些患者仍具有移植的候选者资格。

（九）皮肤

胆汁淤积性肝病患者偶见顽固性瘙痒。但这些症状与胆汁淤积程度并不完全相关，确切的病因尚不清楚。可采用多种治疗选择，其中包括熊去氧胆酸盐、考来烯胺、利福平、阿片受体拮抗药（如纳洛酮）、5- 羟色胺受体激动药（如昂丹司琼），但结果都不可预测 [24]。一些患者甚至会被逼到考虑自杀的地步，尽管肝移植疗效确切，但 MELD 额外加分却很少被认为是合适的。慢性丙型肝炎后肝硬化患者可发生小血管炎和冷球蛋白血症，表现为可触及的皮肤紫癜。除了这里和前面提到的，其他一些皮肤变化可能与特定的肝脏疾病有关。

四、评估过程

与其他领域相比，"团队"这个词用在医学领域更合适不过。器官移植，特别是肝移植，是如此复杂，只有通过协调各个专业特长的人才，才能协同工作。患者通过评估过程的首次见面沟通按条理进行。评估的三个目标：①确认终末期肝病的存在和移植的适应证；②排除禁忌证；③启动关于移植过程的患者和家庭教育。为此，每个患者都有一个评估核心小组，由 1 名移植肝病学家、1 名移植外科医生、1 名精神病学家、1 名社会工作者、1 名经认证的移植护理协调员和 1 名营养学家组成（表 127-4）。如果患者存在心脏病、肺病、肾病、神经疾病、麻醉、牙科和传染病方面的问题，可邀请相关专科会诊。每位会诊医师需具有处理肝衰竭患者方面的经验，并理解肝病和移植的特殊关注问题和难点。在活体供肝捐献时，健康志愿者供体的评估小组由 1 名医生、1 名社会工作者和 1 名护士协调员组成，均是不参与受体治疗护理的独立个体，为潜在的捐献者充当冷静理性的倡导者。器官移植项目与医院伦理学家之间的规律互动日益频繁，以确保与活体捐献和移植相关其他方面的细节上的完备 [30]。

表 127-4　术前评估		
实验室检查	**辅助检查**	**咨　询**
代谢功能检查全套（CMP）	X 线胸片	外科
全血细胞计数	心电图	肝病科
INR/ 凝血酶原时间	肺功能、动脉血气分析	精神心理科
肝炎血清学检验	横断面成像	护理部门
铁代谢相关检查	多普勒超声	社会工作
抗核抗体、抗线粒体抗体	结核菌素实验 / 念珠菌 / 腮腺炎病毒 / 破伤风菌检测	营养科
巨细胞病毒	> 45 岁乳房 X 线显影	心血管科（若需要）
EB 病毒	> 45 岁超声心动图	呼吸科（若需要）
TSH/T_3/T_4	如果为肿瘤，行胸部 CT	肾病科（若需要）
HIV	如果肿瘤分期≥Ⅱ期，行骨扫描	感染科（若需要）
CEA/AFP		
尿液分析（U/A）		
血型鉴定和抗体筛选		
梅毒血清学实验（VDRL）		

五、移植候选资格

确定移植候选资格有三个相互关联的方面，包括确定适应证和禁忌证的标准，同时包括在现有器官资源有限的背景下给予候选者适当地优先考虑。持续努力与不断完善相关政策，以科学合理地优先安排潜在的受体，维护"病重优先"的器官分配精神。在制订更客观和循证的标准方面已经有了具体明确的进展。

六、肝移植适应证

（一）慢性肝病

在罹患慢性肝脏疾病的患者中，适宜行肝移植治疗的临床病症在过去 30 年中基本未变，其中包括①进行性高胆红素血症；②门静脉高压，如消化道出血（通常因食管或胃底静脉曲张破裂），脾功能亢进伴血小板减少；③门体系统病症或肝性脑病；④肝脏合成功能障碍，表现如凝血酶原时间或国际标准化比值延长等。更主观的标准包括全身虚弱或"发育不良"状态，这将使患者遭受终末期肝病相关的一系列问题及较差的生活状态（遭受疲劳、虚弱和顽固性瘙痒等）。

（二）急性肝病

出现急性肝衰竭的患者有更典型的临床表现。在这种情况下，脑病具有突出的定义作用，与慢性疾病状态相比，可进展到脑水肿与脑疝。与慢性相比，在急性状况下临床黄疸与肝细胞损伤程度密切相关。根本上来说，先前健康的个体，出现肝功能迅速下降，表现为凝血功能障碍和精神神志改变，即符合急性肝衰竭的定义标准[23]。暴发性肝衰竭有两个定义标准，这两个定义的共同点是发病前无慢性肝病史。第一种是指从症状出现后 8 周或更短时间内出现脑病的临床表现，第二种是基于临床黄疸开始后 2 周或更短时间内出现脑病（表 127-5）。急性肝功能失代偿继发于任何病程时长的肝豆状核变性也被认为是 ALF。有趣的是，黄疸与出现脑病的间隔时间较长，则临床预后越差。

表 127-5 急性肝衰竭定义	
黄疸到脑病的时间	**天 数**
超急性	≤ 7 天
急性	8～28 天
亚急性	29～60 天

七、肝移植禁忌证

肝移植的禁忌证可以是相对的，也可以是绝对的，但禁忌证范围在逐渐缩小。例如，高龄曾经是限制但后来放宽。人类免疫缺陷病毒疾病曾经被认为是绝对禁忌，但现在也被重新考虑[31, 32]。与其他器官相比，进行肝移植同样需要考虑医学和社会心理因素。移植中心必须富有同情心，但必须慎重和一贯地考虑到器官的持续短缺、政府监督和舆论影响，舆论观点对滥用药物和人品不佳的名人移植事件存在历史上的误解。总之，原位肝移植的禁忌证是那些能够阻碍手术操作重要性的合并症。肝移植术中发生的血流动力学变化可能是极端的，并影响其他主要器官系统。

严重的心肺疾病是最常见的手术禁忌证。尽管高龄并非作为禁忌证，但许多中心实际遵守方案商定的年龄阈值。同时，比年龄更重要的是潜在移植受者的整体状况。这一评估可能比较困难，因为肝衰竭可能会导致严重的全身效应。有时候，缺乏经验的临床医生可能会认为许多典型的移植候选者"病得太重"不适合移植。但多数器官功能障碍是由于肝病所累及，亦会随着肝移植而缓解恢复。

器官的短缺和器官分配机制的方法，为"最严重的患者"提供了优先权，使得接受 OLT 的患者越来越常见，他们患有重病或在重症监护病房、住院次数频繁。对于这种失代偿性慢性疾病或暴发性肝衰竭患者，适用其他更准确的急性标准（表 127-6 和表 127-7）。患者必须有良好的血流动力学，只用单一升压药可维持稳定。呼吸机的氧浓度要求 $FiO_2 \leq 50\%$。如前所述，急性肝衰竭患者可发生脑水肿。在这种情况下，如果脑灌注压不足，那么就会合并较差的预后，丧失移植的机会。感染性问题也可能会成为急性禁忌证，如活动性肺炎或全身感染症状。严重的精神或极端的社会状况也可能会作为相对禁忌证。对乙酰氨基酚过量是一种常见情况。例如，在充分心理治疗前提下仍出现多次自杀企图的此类患者，将会被认为是移植禁忌情况。同样，与药物滥用史有关的肝衰竭患者，但没有足够的戒断期，或没有社会支持证据的患者，也可能会被拒绝移植。

最后，一个非常重要的禁忌证是，潜在受者具有任何肝外恶性肿瘤的既往病史。在器官移植的早期经验中，免疫抑制可以对恶性肿瘤的生长产生深远的影响，包括亚临床残余肿瘤。许多常见的癌症可能会复发，甚至在根治治疗几年后。尽管现代影像学技术的进步，但在许多情况下，只有时间的推移可作为治愈的决定因素。在移植入选评估过程中，须考虑肿瘤的组织细胞类型、分期、分级及肿瘤治疗和移植之间的间隔时间。根据移植后复发的倾向，各种肿瘤细胞类型被归类为低风险（0%～10%）、中风险（11%～25%）或高风险（> 25%）（表 127-8）。大多数情况下，对于组织学侵袭性高的肿瘤病史患者，应避免纳入移植。

评估具有肝外恶性肿瘤病史的患者，一个关键考虑因素是肝移植术后做了复发的可能性。通常需要预测未来 2 年复发率低于 5%。对于大多数常见的恶性肿瘤，须接受 2～5 年的等待周期[14]。移植术后肿瘤复发的患者大多数是在术后 2 年之内出现。

表 127-6　急性禁忌证

器官系统等	临床观察	禁忌证
心血管系统	急性冠脉疾病 血流动力学不稳定	近期发生心肌梗死 心排量不足 需要使用至少一种升压药
呼吸系统	肺炎 急性呼吸窘迫综合征（ARDS） 呼吸机依赖	急性或进展性 呼气末正压（PEEP）≥ 10mmHg 氧浓度 ≥ 50%
神经系统	意识状态改变 急性脑病 / 脑水肿 癫痫	近期或急性脑血管意外 脑疝或脑灌注压 ≤ 50 行为不受控制
感染性	慢性感染 急性感染	未受治疗的结核病或类似的疾病 未经治疗的或进展性的感染性疾病
肾脏	氮质血症 高钾血症 酸中毒 血容量过多	未得到足够的肾脏替代治疗
精神心理 *	成瘾性物质滥用 自杀企图 精神分裂症或双相障碍	戒断期时间不足 治疗后再次出现症状 对后续治疗有危害的情形
社会因素 *	缺乏社会支持	对后续治疗有危害的情形

*. 相对禁忌

表 127-7　严重慢性禁忌证

器官系统等	禁忌证 *
心血管	• 冠心病 • 瓣膜病 • 心肌病
呼吸系统	• 慢性阻塞性肺疾病 • 肺动脉高压 • 肝肺综合征 • 肺纤维化
感染性疾病	• 获得性免疫缺陷综合征 • 未经治疗的结核 • 梅毒 • 其他
精神心理	对后续治疗有危害的情形
社会因素	• 无法进行有效转运 • 缺乏与人的交流 • 无家可归 • 缺乏一般的社会支持

*. 相对的 / 演变的

表 127-8　原位肝移植后不同部位恶性肿瘤复发的风险

低（0%～10%）	中（11%～22%）	高（≥ 23%）
肾细胞癌	淋巴癌	乳腺癌
子宫癌	Wilms 肿瘤	膀胱癌
睾丸癌	前列腺癌	肾大细胞癌
宫颈癌	结肠癌	肉瘤
甲状腺乳头状癌	黑色素瘤	骨髓瘤

八、器官分配

在器官移植医学发展的早期，将可用的供体器官（主要是肾脏）与合适的受体匹配，以及移植中心之间共享这些器官取决于个人关系和机构间的电话联系。在 20 世纪 60 年代，公共卫生服务的肾脏疾病和控制机构向美国移植中心授予了七份合同，以证明在一个地点获取肾脏、保存、匹配和将它们运输到另一个中心的可行性。这种探索模式演变成两个移植中心联盟：一个在美国东部，一个在美国西部。到 20 世纪 70 年代初，东部联盟内使用计算机数据库追踪患者信息，称为东南器官获取基金会（SEOPF）。该系统包括分布在 6 个州的 18 名成员。在进一步完善和纳入希望使用计算机数据库肾脏共享系统的非 SEOPF 成员后，于 1977 年成立了器官共享联合网络（UNOS）。

UNOS 成立于 1984 年，是一个私立的、非营利的组织，为肾脏、肝脏、心脏、胰腺和肺移植维持一个全国性的移植候选登记网络系统。同年，美国国家器官移植法案创建了器官获取和移植网络（OPTN），这是一个由移植专业人员在美国政府监督下运作的非营利性部门网络。OPTN 的遵旨是确保公平的器官分配体系符合公众利益。UNOS 于 1986 年被卫生和公共事业部授予建立 OPTN 的联邦合同，此后一直负责OPTN 的管理[15]。

（一）受者的分配考量与特殊情况

在平衡器官利用的公平性和优化结果的不断努力下，分配肝脏的原则一直在不断更新完善。地理位置已被用作肝脏分配的主导因素，以尽量减少冷缺血时间。直到最近，器官首先在当地分配，然后是区域范围分配，最后是国内分配。候选者的等待时间在决定优先次序方面占很大权重。但这种模式已几乎被废除，并被更多强调"病情第一"的原则所替代。现在急性疾病患者优先于慢性病患者，并且在地域分配上也超于当地优先。最初，使用 Child-Turcotte-Pugh（CTP）（表 127-9）评分系统对患者进行优先排序，但被发现过于主观，同时不完善地将患者划分为四类，无法解释疾病严重程度的巨大范围。

2002 年 2 月，在政府要求缩小地区间等待时间差距的压力下，引入了 MELD 评分系统。MELD 评分具有评估三个客观变量的优势：血清胆红素、血清肌酐和 INR。尽管 MELD 系统的发展是为了别的目的，但它被证明可以预测等待名单上候选者的死亡风险，并可依据疾病的严重程度有助于改善等候患者歧视[33]。MELD 评分系统提供的更离散的数据也有助于统计分析，并提供了另外的视角，如移植与慢性肝病医疗管理的风险效益阈值。儿童终末期肝病（PELD）评分系统为 11 岁或更小的儿童提供了一个相似的客观评价系统。表 127-10 和表 127-11 概述了目前的肝脏分配评分公式。总

表 127-9　Child-Turcotte-Pugh 评分			
评　分	1 分	2 分	3 分
肝性脑病	无	1 期或 2 期	3 期或 4 期
胆红素（不合并胆汁淤积性疾病）	＜ 2	2～3	＞ 3
胆红素（合并胆汁淤积性疾病）	＜ 4	4～10	＞ 10
白蛋白	＞ 3.5	3.5～2.8	＜ 2.8
腹水	无	中度	重度

表 127-10　终末期肝病模型（MELD）*	
MELD 分数 =	0.957×log（肌酐 mg/dl）
+	0.378×log（胆红素 mg/dl）
+	1.120×log（INR）
+	0.643

*. 将分数乘 10，小数点后数字四舍五入到整数；实验室检测值小于 1 则设该值为 1
INR. 国际标准化比值

表 127-11　儿童终末期肝病模型（PELD）*	
PELD 分数 =	0.480×log（胆红素 mg/dl）
+	1.857×log（INR）
+	0.687×（白蛋白 g/dl）
+	0.436（若患者＜ 1 岁）
+	0.667 若生长受限（≤ 2 个标准差）

*. 将分数乘 10，小数点后数字四舍五入到整数；实验室检测值小于 1 则设该值为 1。
INR. 国际标准化比值

之，MELD 评分 6 分以上的患者可以被列入到 UNOS 移植等待名单上，器官首先提供给"最低 MELD 移植评分"15 分以上的患者，最高评分为 40 分。除了例外，器官只在相同血型内匹配。

尽管 MELD 评分对器官分配通过了重大改进，但仍不完善[22]。据估计，约有 10% 的患者病情评估不充分。这种缺陷的最典型例子是 HCC 的情况。因为任何病因导致的肝硬化都存在发生肝癌的倾向，同时许多患者合并或已发展为肝癌。

即使处于肝硬化代偿期的患者，在潜在的肝硬化和门静脉高压的背景下，结合肿瘤大小和位置问题，只有 15% 的人能够接受肝切除。由于分配方案是为了评估肝衰竭的程度而设计，因此肝癌患者处于不利地位。重要的是，早期肝癌（Ⅰ～Ⅱ 期）（表 127-12）患者在肝移植术后具有良好的长期生存率和较低的肿瘤复发率[34]。随着 MELD 评分系统的应用引入，已经认识到它对于 HCC 患者划分优先顺序的作用有限，并为 Ⅰ～Ⅱ 期 HCC 患者提供了额外的 MELD 积分。临床进展期的 HCC 患者在 OLT 术后预后较差，因此不符合分配政策所依据的实用标准。此类患者不能获得相对更高的 MELD 评分。这一政策调整成功地改善了早期肝癌患者的移植机会。其实施后，肝癌的移植率从 2.4% 提高到 21%，等待名单上 87% 的肝癌患者在 3 个月内接受了移植。但不幸的是，39%（260/796）的原发性肝癌患者的病肝标本在病理检查未发现肿瘤证据[35]。HCC 特例政策后来进行了几次修订，以减少未患肝癌的患者被错误归类为肝癌的可能性，并平衡肝癌患者及时获得肝移植的机会，以及公正、平等地分配给非肝癌患者。目前，优先级仅限于 Ⅱ 期疾病患者，必须满足严格的诊断和影像学标准，MELD 例外分仅授予符合 HCC 特例标准 6 个月之后，在此之后，给予继续符合 HCC 标准的患者每 3 个月自动增加 MELD 分数。

与 HCC 相似，一些额外的情况也被认为可增加 MELD 分值（表 127-13）。总之，在这些特殊情况下，MELD 评分系统未能充分满足患者需求的程度。认识到低钠血症是终末期肝病患者的重要危险因素，2016 年开始对初始 MELD［MELD$_{(i)}$］评分 > 11 分的患者引入第二次 MELD 计算，称为"MELD 钠"评分（MELD-Na）。"MELD 钠"可以在初始 MELD 评分中添加多达 11 分，并使用以下方程[36]计算。

$$MELD\text{-}Na=MELD_{(i)}+1.32\times（137-Na）$$
$$-［0.033\times MELD_{(i)}\times（137-Na）］$$

通过向 UNOS 区域审查委员会（RRB）的"同行评审团"提出申请，可对有特殊情况的患者提供更高的 MELD 积分。

目前的肝脏分配方案见表 127-14[36]。总之，器官首先提供给位列于与死亡捐献者同一区域

表 127-12　肝细胞癌分期		
T$_1$	单个肿瘤直径 < 1.9cm	Ⅰ 期
T$_2$	单个肿瘤 2.0～5.0cm 或最多 3 个肿瘤且每个肿瘤直径 < 3cm	Ⅱ 期
T$_3$	单个肿瘤直径 > 5cm 或最多 3 个肿瘤，其中一个 > 3cm	Ⅲ 期
T$_{4a}$	4 个及以上肿瘤	ⅣA 期
T$_{4b}$	以上任何一种类型合并影像学下门静脉侵犯	ⅣA$_2$ 期
	任何 N$_1$ 或 M$_1$	ⅣB 期

表 127-13　不纳入 MELD 模型评分的疾病
肝细胞癌
胆管癌
肝肺综合征
肺门动脉高压
家族遗传性淀粉样多神经病
原发性高草酸尿症
囊性纤维化
肝动脉血栓形成（原位移植术后 < 14 天）

表 127-14 死亡供体肝脏分配

优先级	分享地区	受体分类
1	同一区域	急性肝衰竭（状态 1）
2	当地捐献机构	MELD/PELD 40
3	同一区域	MELD/PELD 40
4	当地捐献机构	MELD/PELD 39
5	同一区域	MELD/PELD 39
6	当地捐献机构	MELD/PELD 38
7	同一区域	MELD/PELD 38
8	当地捐献机构	MELD/PELD 37
9	同一区域	MELD/PELD 37
10	当地捐献机构	MELD/PELD 36
11	同一区域	MELD/PELD 36
12	当地捐献机构	MELD/PELD 35
13	同一区域	MELD/PELD 35
14	当地捐献机构	MELD/PELD 至少 15
15	同一区域	MELD/PELD 至少 15
16	国内（美国）	急性肝衰竭（状态 1）
17	国内（美国）	MELD/PELD 至少 15
18	当地捐献机构	MELD/PELD < 15
19	同一区域	MELD/PELD < 15
20	国内（美国）	MELD/PELD < 15

内的危及生命（1 级状态）的急性肝衰竭患者。其次是 MELD 评分为 35～40 分的慢性患者，在每个积分值上优先考虑在同一捐献服务区（DSA）内的移植中心所列出的接受者。接下来是 MELD 评分为 15～34 分的当地或区域内的候选者，状态 1 级国内患者，MELD 评分 ≥ 15 分的国内患者，MELD 评分 < 15 分的候选者优先级按照当地、区域内、国内的次序。

目前的肝脏分配系统，其好处是客观、简单、易于理解和易于验证。不幸的是，对于当地和区域的范围没有统一的定义，这创造了一个在全国各地获得移植的机会差异较大的系统[37]。

移植时的中位 MELD 评分在不同区域之间的差距有 10 分（如区域 5 为 35 分，区域 3 和区域 11 为 25 分）[38]。Massie 等证明等待名单上 MELD 评分为 38～39 分的患者死亡的概率为 14%～82%，这取决于他们的移植中心所在的当地 DSA[39]。为了解决这种不平等，计算机模型已经开发出来，用以模拟各种重新划分方案[40]。关于这种变化的讨论正在进行中，但在不久的将来似乎不太可能完全解决这些问题。

（二）脑死亡供体

1968 年哈佛医学院 AD Hoc 委员会将关于审查脑死亡定义的报告发表于 *JAMA* 杂志，该报告声明开头如下："我们的主要目的是将不可逆转的昏迷定义为死亡的新标准[41]。"这些发现成了 1978 年"统一死亡认定方案"（uniform determination of death act，UDDA）的基础。UDDA 关于死亡定义：一个人已经不可逆转地停止循环和呼吸功能，或不可逆转地停止整个大脑的所有功能，包括脑干死亡。必须按照公认的医学标准确定死亡[42]。

确定脑死亡诊断的标准见框 127-2。患者必须有不可逆转的昏迷，并有已知的病因。排除可能干扰大脑功能的疾病或情况（如电解质紊乱、酸碱或激素失衡、脑病、休克等）。患者必须排除与改变中枢神经系统功能的药物、毒素或感染有关，并且必须有 > 32℃ 的核心体温。

虽然某些测试和成像技术可以作为辅助技术，但脑死亡是一种临床诊断。必须由接受过脑死亡判定训练的医生进行一次完整的神经学检查，是确定患者是否脑死亡的基础。这一检查包括脑干反射的测试，一般须由第二名受过训练的医生在一段时间后重复进行，这段时长间隔因国家和机构政策而异。如果两次神经学评估都显示脑干反射消失，则进行呼吸暂停试验（框 127-3）。当二氧化碳分压超过 60mmHg 或比基线水平增加超过 20mmHg 时，而患者没有呼吸努力，是一个有助于诊断脑死亡的表现。

另外更要注意，脑死亡状态并不排除某些自发的身体运动。没有大脑和脑干功能的患者可能表现为手指和四肢抽搐，背部和肩膀拱起，或其他深肌腱或脊柱反射。"Lazarus 征"一个脊柱反射弧的例子，是指脑死亡患者的手臂抬起，然后交叉于胸前的表现[43]。

框 127-2　脑死亡诊断标准

先决条件
- 已知的导致不可逆昏迷的原因
- 排除可能存在的可逆昏迷的情况（药物中毒、中毒、酸碱电解质平衡紊乱、内分泌失调）
- 核心体温≥ 35℃
- 心收缩压≥ 90mmHg

无自发运动

对疼痛刺激无反应

缺乏脑干反射
- 瞳孔反射
- 眼 - 前庭反射
- 角膜反射
- 咽反射
- 气道反射
- 面部感觉与运动反应

框 127-3　支持脑死亡诊断的窒息实验

先决条件
- 核心体温≥ 35℃
- 心收缩压≥ 90mmHg
- CO_2 分压为 35 ～ 45mmHg
- 电解质正常
- 血容量正常

预充氧
- 给予 100% 氧气至少 10min
- 氧分压≥ 200mmHg

断开呼吸机

观察呼吸运动

试验阳性支持脑死亡诊断：当 CO_2 分压≥ 60mmHg 或 CO_2 分压相对基线增加≥ 20mmHg 时，呼吸运动消失

（三）供体评估

器官获取组织（OPO）是由医疗保险和医疗补助服务中心认证的非营利实体，负责捐献服务区域（DSA）内的死亡器官捐赠者的评估和管理。OPO 审查死亡捐献者的医疗记录，从

一个或多个熟悉捐献者的个人处获得医疗和行为史，并完成身体检查。评估的一个关键要素是明确供体是否具有可由捐献器官传播的传染病或恶性肿瘤。OPO 被要求对所有死亡捐赠者进行血液和尿液培养，并检测是否存在下列传染病：人类免疫缺陷病毒、乙型肝炎、丙型肝炎、巨细胞病毒、EB 病毒和梅毒。对圆线虫、克氏锥虫和（或）西尼罗河病毒流行地区的捐献者必须进行相关病原学检测。

除了实验室检查和临床评估外，筛选过程的目的在于明确供者的行为因素，是否会增加从供体到受体传播疾病的风险，尽管供体在脑死亡评估时获得的检查结果是阴性。与增加感染 HIV 病毒、乙型肝炎或丙型肝炎的可能性有关的危险因素已由公共卫生服务部门确定（框 127-4）[44]。移植中心必须与潜在的受者讨论使用具有任何这些危险行为因素的捐赠者的器官，并将这一讨论和接受者的知情同意记录在病历中。

框 127-4　HIV、乙型肝炎、丙型肝炎传播的危险因素

- 在前 12 个月内与确诊或疑似 HIV、乙型肝炎或丙型肝炎感染者发生性行为的
- 在前 12 个月内发生同性性行为的男性
- 与在前 12 个月内有同性恋性行为的男性发生性关系的女性
- 在前 12 个月内为钱或毒品进行性交易的
- 在前 12 个月内与以钱或毒品进行性交易的人发生性关系
- 与在前 12 个月内通过静脉、肌内或皮下途径注射非医用的毒品的人发生性行为的
- < 18 岁的未成年人，其母在生育其时确诊或有重大风险感染乙型肝炎、丙型肝炎或 HIV
- 在前 12 个月内接受母乳喂养的儿童，而且母亲已知感染或有重大风险感染 HIV
- 在前 12 个月内通过静脉、肌内或皮下途径注射非医用毒品的
- 在前 12 个月有超过 72h 身处监狱、看守所等地方的
- 在前 12 个月内被新诊断患有梅毒、淋病、衣原体感染或生殖器溃疡的

九、肝移植手术流程

（一）供肝获取过程

从脑死亡供体获取肝脏是器官获取程序的

一个组成部分，需要多个腹部和胸部手术团队的供体努力。肝脏获取时，对于门静脉解剖的技术在方法和时间上各不相同（包括心脏在跳动的 DBD 供体的或心跳停止后的 DCD 供体）。下面是本文作者使用技术的总结。

心脏跳动的供体置于平卧位的手术室台面上。腹部和胸部皮肤准备消毒好之后。取从胸骨切迹到耻骨的正中线切口，胸骨用锯或利布切刀分割开。放置胸骨和腹部拉钩，检查暴露的内脏，以排除外部证据支持的肿瘤、感染或其他阻碍供体器官用于移植的疾病。

将圆韧带切断，将镰状韧带切断，露出肝上下腔静脉。然后解剖左三角韧带以显露肝脏左叶。肝门附近的肝胃韧带有一个小的缺损，并触摸韧带，以确定是否有副左肝动脉。注意保留副肝左动脉，当肝胃韧带被横断以暴露尾状叶时，可能会遇到这种情况。此时建议采用 Pringle 手法，在肝十二指肠韧带右外侧及后方触摸，以确定是否存在副肝右动脉。

接下来，解剖游离右半结肠，以暴露右肾、IVC、主动脉和左肾静脉。继续游离十二指肠降部，以暴露肠系膜上动脉（SMV）。沿着空肠起始部的腹膜后附着向头端游离到 Treitz 韧带，以暴露肠系膜下静脉（IMV）。将 IMV 和主动脉分支骨骼化，以便于在钳夹阻断时进行插管。然后切断膈肌脚，以暴露腹主动脉上方，在此处，环绕一条吊带，以方便阻断主动脉时进行牵引。一旦胸部和腹部供体器官获取手术组准备就绪，给予供体静脉注射肝素（500U/kg）。IMV 被两条 2-0 的丝线环绕，并在远端结扎。用两条束带包绕并结扎远端主动脉。于 IMV 和主动脉内分别插入灌注套管。同时打开胆囊底，吸尽胆汁，并进行冲洗。紧贴心脏下方，将 IVC 做一个大的切口。在腹主动脉上部钳夹阻断，用预冷的冻保存液进行灌注，通过 IMV 插管对整个门静脉系统进行灌注，通过主动脉插管对内脏动脉进行灌注。在腹腔填充盐水冰泥。主动脉插管用 3L 保存液冲洗，IMV 插管用 2L 保存液冲洗。

当冷灌注结束后，器官获取的顺序一般为心、肺、肝、胰，最后是肾脏。一旦心脏和肺被移除，将膈肌从右肝上方的穹顶一直切开到肝下 IVC。在肾静脉上方横断下腔静脉，在肠系膜上动脉上方水平横断主动脉。注意不要损伤肾动脉。肝门结构在胆总管远端和门静脉冠状静脉水平进行切断。肝总动脉逆行解剖至腹腔干。远端胃十二指肠动脉、胃左动脉和脾动脉被切取，将腹腔干解剖到腹主动脉起始处。解剖游离包含腹腔干起始处的主动脉袖口。将余下的肝脏腹膜后附属结构仔细分割后，将肝脏从供体中移除。在后台进行门静脉冲洗，使用 1L 保存液，通常是为了确保门静脉充分灌注。然后，将肝脏进行无菌包装并标记，准备运输。

随着越来越多的小肠和多器官移植的开展，全腹腔器官获取越来越常见。这有助于减少对其他可移植的腹部器官的损伤，如胰腺、肠、胃和肾脏。正如其他文献描述，这一过程中，采用最小的解剖分离，获取整个腹腔内脏复合体。然后在后台进行冷灌注，将器官各自分离。

（二）原位肝脏切除

由于肝脏位于右上腹部，多种不同切口被采用，以满足移植手术操作。其中一个最常用的是双侧肋缘下切口，中线向上延伸到剑突，亦称为"奔驰"切口。虽然这个切口提供了非常好的暴露，但术后并发切口疝风险很大。在右侧肋下和正中线区域的曲棍球棒切口（反 L 切口）在许多患者中也可以提供很好的暴露，而且并发疝的风险较低。通常剑突会被切除，既增加暴露，也有助于防止操作过程中划破移植物。肝周所有韧带切缘都须进行电灼止血。解剖肝十二指肠韧带，在靠近肝门的位置分离出肝动脉和胆管，尽量保留最大长度给受体。离断肝胃韧带，分离肝上和肝下 IVC。如果采用标准原位术式，肝下和肝上 IVC 将被钳夹阻断，肝后 IVC 将与肝脏一同切除。如果使用"背驮式"方法，通过离断所有的肝短静脉，将肝脏与肝后下腔静脉分离至主肝静脉汇入 IVC 的入口下方水平，受者 IVC 完整保留在原位。

显然，在病肝切除之时，就须决定是否采用"背驮式"方法，并应考虑一些因素。在肿瘤邻近肝静脉和 IVC 的情况下，标准原位的方法（切除肝后 IVC）利于提供更好的切除边缘。因肥胖或其他因素，使 IVC 的端端吻合完成困难时，可考虑采用"背驮式"吻合。因为其本质上是一个侧侧吻合。因为供肝不含下腔静脉成分，活体供肝移植（LDLT）必须使用背驮技术。如果"背驮术式"可以在不完全阻断腔静脉的情况下进行，通过侧壁钳钳夹 IVC，使得部分血流仍可通过 IVC，因为改善了下腔静脉回流，有利于维持无肝期的血流动力学稳定。这可使医生避免采用静脉旁路及减少相关的并发症。大多数情况下，决定使用哪种术式，在很大程度上取决于外科医生的熟悉程度和个人偏好。

（三）供体器官的后台修整

供肝植入前，被置于在盛盐水冰泥的后台修肝盆中，以尽量减少器官复温。所有无关的腹膜和膈肌组织被切除，膈静脉和肾上腺静脉在汇入腔静脉处被结扎。门静脉和肝动脉骨骼化并将侧支结扎，以保证在植入时提高血管吻合的效率。当使用背驮术式时，供肝肝下 IVC 被结扎，因为它在植入过程中不被使用。在门静脉通常放置一个小的套管，以便在植入过程中用冷盐水灌注器官，在器官再灌注前冲洗干净留在肝内的保存液。通过血管重建来解决动脉解剖变异，所有肝动脉获得共同的单一血流[45]。这是至关重要的，保留所有的血管，以防止节段性胆道缺血改变或移植物功能障碍[45]。大多数变异的左肝动脉不需要重建，因为它们起源的胃左动脉连同供体腹腔干常被一起保存。变异的右肝动脉通常需要重建，因为它们来自肠系膜上动脉，是与腹腔干和肝总动脉完全分离的主干。副肝动脉重建的标准方法是将异常走行的右肝动脉连接到腹腔干发出的脾动脉或胃

十二指肠动脉，或将腹腔干和肠系膜上动脉干的主动脉侧吻合在一起，通过肠系膜上动脉远端主干形成一个单一的流入通道。由于肠系膜上动脉主干也用于胰腺移植，在器官获取过程中发现异常的右肝动脉可能会影响胰腺是否能成功移植。获取团队组和移植团队应在供体手术期间共同努力解决这些问题，但优先性和最终意见通常是给予肝脏获取。

（四）静脉旁路

静脉旁路是一种技术，利用非肝素化的离心泵环路将血液从阻断的内脏和下肢静脉循环改道转流至右心。在病肝切除术中，应在离断门静脉之前是否决定使用静脉旁路。使用这种旁路取决于医生偏好和患者选择。静脉旁路曾被认为是肝移植的一大技术进步，在一些移植过程中常规使用，而在某些移植中心，从未使用这一技术[46]。还有一种方法是选择性地使用旁路，方法是对 IVC 和（或）门静脉进行试验性阻断，以确定阻断期间的受体情况的相对稳定性，如果显示不稳定，则采用旁路。在使用旁路时要考虑的另一个因素是移植物的大小与受体的腹腔空间容积。如要植入较大的同种异体移植物，可能需要采用静脉旁路，这样可以尽量减少肠道的水肿扩张。此外，在大量门静脉高压性出血时，可通过静脉旁路暂时降低门静脉压力来进行治疗。

如果决定采用静脉旁路，流入套管放置在大隐静脉或股静脉，流出套管插入颈静脉、锁骨下或腋静脉，以绕过阻断的 IVC，保持一定的前负荷。旁路套管可以使用直接切开或经皮穿刺技术放置。在前者，插管部位通常是大隐静脉和腋静脉，而后者使用股静脉和颈静脉或头静脉。使用简单的离心泵，达到 1.5L/min 的流量即可。在门静脉中再插入一根套管，很容易将门静脉内血流引入到静脉环路中。在门静脉插管困难或危险的情况下，门静脉减压是需要的，例如再次肝移植术中，门静脉减压可以

通过 IMV 插管来完成。通常在环路中可以安全地添加换热器，以减少体外管路中的环境热损失，并可给予在手术过程中有不可避免热损失的患者进行升温[47]。如果不进行干预，体温过低会导致再灌注期间心搏骤停[48]。

（五）血管重建

供体器官的植入必须快速有效地完成，以尽量减少缺血时间。冷缺血时间被认为是从供体内器官血流灌注停止（通常发生在主动脉钳夹阻断时）到供体器官从冷保存液中取出植入受体的时间。肝脏可允许的最长冷缺血时间随移植物的质量而异。一般来说，低风险器官可耐受冷缺血时间长达 12h，而高风险器官应在 8h 或更短时间内植入。温缺血时间是指器官从冷藏中取出直到重新被植入受体的时间。

供体器官的血管再接通遵循逻辑顺序，并强调质量和速度。第一步吻合是在同种异体移植的 IVC 的肝上开口与受体 IVC 之间建立的（如采用背驮术式，则是肝静脉汇合口）。第二步吻合是供体与受体的肝下 IVC 之间的端 - 端吻合（背驮术式中废除）。这些吻合通常用不可吸收线连续缝合。在 IVC 吻合完成前，用冰盐水通过门静脉套管冲洗供体器官，去除肝内保存液。第三步是供体与受体门静脉的端端吻合。同样也是连续缝合，并注意避免门静脉过度冗余，可能导致扭结和血栓形成。在吻合完成打结时留一个长度约门静脉周长 1/2 的"生长因子"，以允许吻合口最大的扩张，并防止血管吻合口的荷包口样收缩。供肝通常在门静脉吻合完成后血流开放而得到再灌注，然后立即进行动脉重建和随后的动脉再灌注。然而，如果肝动脉吻合能迅速完成，有些外科医生喜欢在门静脉再灌注之前进行动脉吻合，使移植物可同时接受门静脉和动脉再灌注。动脉吻合可采用多种不同方式，但应始终坚持血管外科原则，即最大限度地提高血管口径，最大限度地减少内膜损伤，避免血管扭折。一种常用的快速方法是

将供肝的腹腔干与受体胃十二指肠动脉发起处的肝总动脉分叉袖口间端端吻合。

（六）再灌注综合征

随着血流向移植物的重新灌注，可发生明显的低血压和（或）心律失常紊乱，这统称为再灌注综合征[49]。这些变化可能从非常轻微和短暂的心动过缓和 T 波高尖，到心力衰竭甚至心脏停搏。心脏突然暴露于冰冷、高钾及含有大量从移植物释放的细胞因子的血流环境是可能的原因。一个不良的征象是肺动脉压力上升与收缩压下降有关。这种情况在先前存在肺动脉高压、舒张功能障碍或任何其他条件导致心输出量固定或心脏储备有限的受体身上更常见。虽然最好的措施是预防严重的再灌注综合征发生，但在某些情况下仍可能无法避免，特别是当边缘器官与病重患者遇在一起时。值得注意的是，如果患者有足够的身体储备，器官衰竭不是非常严重时，术中由于再灌注综合征引起的心搏骤停可以救活。

（七）术中出血控制

一旦器官被充分再灌注，医生的注意力就转向以有计划有步骤和安全的方式进行止血。逐个检查血管吻合口，并沿着腹膜后区域，沿着膈肌附着处和肝裸区检查。用肝脏旋转手法检查腹膜后或肝上 IVC 出血的动作过度时，会导致 IVC 的扭结和血压的突然下降，因此须在麻醉团队的关注下进行。脆弱的供肝更需要慎重，其中包括质地硬、脂肪肝或包膜下气泡，因为在这些情况下，过于剧烈的肝脏旋转可能会导致肝脏损伤和灾难性出血。这种程度的出血很少需要外科控制，通常采用止血材料在周围填充即可。在罕见情况下，这种程度的出血和肝损伤可能需要紧急再移植。

（八）胆道重建

肝移植手术的最后阶段是进行胆道吻合。

切除供体胆囊，将供体和受体的胆管修剪到适当的长度，并显示胆管周围血管的正常出血。最常采用的吻合方法是：供体和受体胆管之间的端 - 端吻合，用可吸收线间断缝合。过去 T 管曾被普遍使用，但会引起一些胆道并发症[50]。目前大多数情况下，都避免使用 T 管，除非在一些特殊情况下，例如预计胆瘘风险很高时。在受体胆管不健康或不能使用的情况下，采用 Roux-en-Y 胆肠吻合术进行重建。

（九）术中问题处理

1. 门静脉血栓 术前评估受体门静脉的通畅性对肝移植手术的规划至关重要。存在门静脉血栓的患者预计增加术中备血量，而且术后并发症更多。当术前存在 PVT 时，有几项处理方法。大多数急性和慢性血栓可以通过外翻切除术去除，从而恢复门静脉血流。如果管腔闭塞或栓塞极大地延伸到肠系膜上静脉，这种取栓技术可能效果不佳，应考虑间置静脉移植物。鉴于此，在器官获取时，常规取下捐献者的髂静脉。无法找到给移植肝脏提供充足门静脉流量灌注的血管是一种罕见但潜在的灾难性事件。在这种情况下，可通过门腔吻合，将 IVC 的血流转流到移植肝内。这种手术方式被称为门腔转位或半门腔转位。另外，可通过收缩甚至结扎肝后 IVC，以增加门静脉的灌注压力。虽然这项技术可以使患者在手术中存活下来，但留下了持续的门静脉高压和腔静脉阻塞及相关的并发症[51]。

2. 肝动脉灌注不足 在受体肝动脉的准备过程中，通常游离解剖到肝总动脉，以提供大小足够的吻合口径。如果这一动脉开口的血流不足，那就需要创造替代的肝动脉血流来源。供体髂动脉可被用来作为其他血流来源的管道，最常见的是肾下主动脉。其他选择包括从受体脾动脉或腹主动脉搭桥。腹主动脉上方钳夹阻断有一定的瘫痪风险，应谨慎使用。在某些情况下，肝动脉血流可能受到受体弓状韧带压迫而减少，通过注意呼吸机每次通气时动脉流量的显著变化而识别。将腹腔干主动脉起始部从该韧带压迫下释放出来可显著改善这一情况。

3. 移植物功能与原发性无功能 移植物功能的评估依赖于临床体征、实验室结果和一定的自我感觉。理想情况下，移植物显示出良好的灌注模式，并在再灌注后 30min 内开始产生胆汁。器官应该是柔软有弹性的，止血和低温要迅速改善。在接下来的 12～24h 内，酸中毒应解决，血流动力学、精神状态和尿量应改善。INR 应在 24～48h 内恢复正常，天冬氨酸转氨酶峰值应在 3000U/L 以下。

当移植器官在术后头几个小时或几天内出现功能障碍的迹象时，必须考虑几个因素。血管吻合等外科技术方面的并发症放在后面讨论。在没有任何技术并发症的情况下，在术后 7 天内出现严重的移植物功能障碍，称之为原发性无功能[52]。对这种不明确的情况可进行排除诊断，其发生可从轻微到灾难性的不同范围。虽然大多数移植物可至少表现出部分功能，但真正移植物无功能受体的体征和症状很容易被识别。这些移植物可表现为过度充血，包膜下血泡或质地硬，并可能因手术操作而破裂。这种情况下，受体可能出现酸中毒、持续血管扩张、肾衰竭、凝血异常，甚至脑水肿。AST 水平通常 > 5000U/ml。在极端情况下，如果没有合适的替代器官可用，而且患者不稳定，则需切除无功能的移植物并建立临时门腔分流可使患者稳定下来。这种无肝状态是非常紧急的情况，如果没有新的移植物，生存通常不超过 48h。其他措施，如尝试使用血浆置换或使用实验性人工肝支持系统，取得了不同程度的成功[53]。由于 PNF 迅速恶化和死亡的风险，UNOS 指南允许严格符合 PNF 标准的受者可被列为最高优先级的再移植等候者（状态 1）。

比 PNF 更常见的是移植物功能恢复延迟，其表现为 INR 未能纠正、胆红素、白蛋白、肌酐进行性升高和 AST 中度升高（3000～5000U/L）[54]。此类移植物功能障碍常伴有肠梗阻和肾功能不全，如果存在 T 管，则表现胆汁引流量少。如感染等其他主要并发症不会破坏患者的稳定，有些移植物有可能会恢复。还有一种情况，移植物功能障碍引发一系列事件导致多器官功能障碍综合征和"发育不良"，并最终导致脓毒症和死亡。移植团队须权衡观望等待与再次移植的风险。虽然早期再移植在技术上是简单可行的，但不能掉以轻心，因为它会减少供体库中的一个器官，并使受体再次遭受强烈的免疫抑制环境。对于不符合 PNF 标准的移植物功能延迟恢复，通常根据新的 MELD 评分进行分配，因此，等待一个新肝脏的时间意义重大。

（十）早期并发症

1. 肝动脉栓塞　肝动脉血栓形成发生在 2%～10% 的肝脏移植中，通常会导致早期或延迟的移植物丢失 [55]。由于肝动脉是胆管树的唯一血液供应来源，肝动脉血栓形成会引起胆道缺血，其表现取决于移植后的间隔时间。移植后 1～2 周内的 HAT，在吻合口确保愈合之前，往往导致胆道吻合口破裂和胆瘘。在严重依赖肝动脉血流的肝脏中，肝动脉血栓形成偶尔会导致类似于 PNF 的移植物衰竭。移植后 30 天以上发生的 HAT 通常表现为肝试验指标的轻度升高，或表现为胆管狭窄合并胆管炎或肝脓肿。

在肝功能化验指标变化原因不明或发现胆道并发症时，应考虑 HAT 的诊断。在大多数移植中心，是由多普勒超声检查首次发现可疑的 HAT，但非常依赖操作者的经验水平。明确诊断须通过手术探查、血管造影或横断面成像获得。如果诊断和发现 HAT 的间隔时间 < 24h，则手术取栓和尝试肝动脉重建仍是有价值的。然而，胆管损伤发生得很快，大多数明确的 HAT 患者最好及时再移植 [56, 57]。

HAT 发生的机制有时并不明确。小供体动脉和动脉吻合口需要修整是 HAT 的危险因素，目前观点支持吻合技术在其中发挥重要作用。有些研究提出一些并不是直观易懂的危险因素，

包括 HCV 阳性受体、CMV 感染和男性受体接受女性供肝 [55, 58]。HAT 更有可能发生在术后有腹部炎症的情况下，如细菌性腹膜炎或胰腺炎。

过去，UNOS 指南允许在移植后 7 天内诊断 HAT 的患者可被列为最高优先级（状态 1）。近年来，人们逐渐认识到 HAT 很少有 PNF 般的器官功能障碍 [59]。因此，目前 UNOS 指南允许在移植后 7 天内发生的 HAT 接受 MELD 评分为 40 分，但除非符合 PNF 标准，否则不接受状态 1 认定。

2. 门静脉血栓　幸运的是，肝移植术后 PVT 异常罕见，仅发生在约 1% 的病例中 [60]。由于门静脉血流提供大部分氧气到肝实质，PVT 多会面临严重的肝实质损伤，移植物丢失，甚至患者死亡。偶尔在早期发现门静脉血栓，取栓治疗是可行的。PVT 的主要危险因素是在初次移植时需要进行血栓切除。

3. 胆道并发症　胆道并发症在死亡捐献供体肝移植患者的发生率约为 15%，而在活体移植受者的发病率通常超过 30%[61, 62]。胆管狭窄是最常见的并发症，通常发生在胆道吻合口。吻合口狭窄通常可采用内镜或经皮介入技术来处理，偶尔需采用胆管空肠吻合术进行外科重建。肝内和远离吻合口的胆管狭窄通常反映一种胆管树的弥漫性病变，应排除 HAT 和 PSC 复发。其他因素，如使用扩大标准的移植物、移植物缺血时间长、CMV 感染、原发性胆总管结石也应被考虑其中。许多肝内胆管狭窄可经积极、反复的经皮介入或内镜下治疗而得以延缓，但有些因反复胆管炎或继发淤胆性肝硬化而需要再次肝移植。胆瘘一般发生在移植术后 1～2 周之内，通常反映吻合技术方面的问题或 HAT。如果胆瘘量大或产生腹膜炎，应立即进行手术修复。熟练的内镜医师或放射介入医师可放置支架支撑吻合口和胆管树减压来处理较小的胆瘘 [63]。

（十一）晚期并发症

肝移植的晚期并发症基本分为三类：与排

斥反应相关类、与免疫抑制药相关类和肝脏疾病复发类[64]。

1. 排斥反应　可用于预防和治疗排斥反应的药物数量及对相关作用机制和最佳药物组合方案的认识都在迅速进步[65]。文献报道急性细胞性排斥反应在肝移植术后前 6 个月的发病率为 18%，至术后 24 个月为 29%～39%[66]。通常排斥反应是无症状的，肝功能化验指标异常时可怀疑诊断，只有经肝活检确诊。治疗方案包括对轻症患者简单增加免疫维持药物的剂量，以及对严重的病例进行皮质类固醇激素的冲击治疗。尽管急性排斥本身似乎并不能影响移植物的长期功能，但治疗急性排斥反应会对有些疾病有影响，如丙型肝炎的复发风险会增加，增强免疫抑制用于治疗排斥反应，但同时会促进病毒复制和病毒性肝炎的复发。

慢性排斥反应是一个认识不足的疾病，通常被称为"胆管消失综合征"。这种并发症的特点是胆汁淤积，通常发生在移植术后几年，肝脏活检病理诊断为胆管缺失。该病缺乏有效的治疗手段，其中一部分患者最终可能需要再次移植。

2. 免疫抑制药相关并发症　感染。毫无疑问，使用破坏免疫力的药物会增加个体感染的风险。这种风险本质上取决于诸多因素，其中包括移植后的间隔时间、免疫抑制的强度、术前暴露于某些传染源、受体的年龄及其他合并

症的性质和程度（表 127-15）。与其他外科手术一样，细菌感染的风险在移植术后最初几周最大。真菌感染在移植后的第 1～2 个月达到高峰。这在很大程度上与患者的营养状况、围术期抗生素使用的强度、移植时大量输血或再次手术及围术期存在细菌感染，如自发性细菌性腹膜炎等有关[67]。

供体或受体 CMV 的高危暴露史会增加术后 CMV 感染或再激活的风险[68]。移植术后 3～4 个月，需要关注肺孢子虫、CMV、EBV 和水痘 - 带状疱疹病毒的感染。由于细胞免疫的受损，与正常人相比，移植患者终身处于病毒和真菌感染的高风险状态。尽管具体的用药和给药时间各有不同，但移植术后一般给予预防性抗生素。成功预防的一个例子是 CMV 的治疗。CMV 曾经是肝脏移植发病和死亡的常见原因，但现在的发病率＜ 5%。

恶性疾病（肿瘤）。虽然确切的机制还不完全清楚，但免疫抑制药明确增加了某些类型恶性肿瘤的患病风险。免疫抑制药使移植受者的癌症发病率比年龄匹配的对照组增加了 3～4 倍。最常见的是暴露于阳光区域的皮肤癌。虽然其他肿瘤，如乳腺和结肠癌的发病率在实体器官移植受者中没有增加，但一旦发生，它们在移植受者中表现出更积极地的生物学行为。因此，所有移植受者都应对乳腺癌、前列腺癌、结直肠癌、妇科肿瘤和皮肤癌等提高警惕，定

表 127–15　免疫抑制药使用简况

药 剂	使 用	毒 性	经典疗程
皮质醇类激素	主要免疫抑制药	易引起糖尿病，高血压，影响伤口愈合	6 个月
环孢素 A	主要免疫抑制药	肾毒性、神经毒性、高钾血症	终身服用
他克莫司	主要免疫抑制药	肾毒性、神经毒性、高钾血症	终身服用
霉酚酸酯	作为主要免疫抑制药的辅助药物使用	腹泻、白细胞减少	按需要服用
OKT3	免疫诱导	细胞因子风暴、肺水肿	5 天
IL-2 受体拮抗药	免疫诱导		2 周

IL-2. 白细胞介素 −2；OKT3. 小鼠单克隆 CD3 抗体

期筛查。

3. 心血管疾病不良反应 心血管疾病已成为肝移植长期生存者的最主要并发病之一[69]。引起这一并发症的相关因素包括老年和肥胖移植受者的数量增加，以及与药物相关的血脂异常和糖尿病。

（十二）应对器官短缺的策略

肝移植领域所面临的最大问题仍然是供体器官短缺。虽然成人间活体肝移植对这一问题有所改善，但近年来在美国完成的这类移植手术量已达到平台期。对于 LDLT 仍存在争议，支持者的观点认为 LDLD 可以在术前对供体应进行更全面和精确的评估，在受体病情恶化之前获得移植的机会，以及可极大缩短冷缺血时间。反对方认为，LDLT 技术失败率较高，而且在严重门静脉高压的背景下，移植部分肝脏不够的。最引人注目的反对意见聚焦于与活体供肝捐献相关的并发症和死亡风险。Cheah 等开展了一项对 71 个移植中心 11 553 例活体供肝获取手术的调查，发现相关并发症发生率为24%，死亡率为 0.2%[70]。每 500 例活体捐献健康志愿者当中就有 1 例死亡的风险，这是许多外科医生无法接受的。对活体供肝部分切除术和活体肝移植手术的描述不在本章的内容范围。

目前正努力通过其他几条途径增加尸体捐献的器官库。第一种方法是通过改善致死性脑损伤患者的重症监护病房和复苏治疗方案来增加潜在捐献者的数量，并能维护器官质量，直到完成器官获取协调。第二种办法是利用各种公共教育和公共卫生措施，减少因家庭不同意而丢失的潜在捐献者人数。第三种办法是增加对不理想和否则可能无法获取的器官的利用。这些边缘的或"扩大标准"的供体，其中包括年龄较大或血流动力学不太稳定的供体、无心跳供体，或者那些有合并症的供体，如严重肝脏脂肪变性等。然而，使用这些器官可能会增加移植物丢失和死亡的风险。特定中心的移植

结果数据可通过 OPTN 互联网门户向公众和第三方支付者提供。虽然这种报告制度有许多好处，但也不利于边缘移植物的使用，因为这类明确定义的移植物增加了移植失败、再移植和死亡的风险。

1. 成人活体肝移植 第一批 LDLT 是在 20世纪 80 年代后期从成人到儿童逐渐开展，但在美国，成人间 LDLT 是最近才取得较大进展。只有当器官短缺程度达到一定临界值，才会考虑开展此类手术，因为这对健康捐献者造成了很大的围术期和可能的长期风险。许多伦理问题相继被提出，其中包括年龄、与受者的关系及潜在捐献者的社会环境[71]。LDLT 的优点主要有两方面。第一，移植可以被计划安排在受体病情严重失代偿前进行，从而最小化某些并发症的风险，并避免重复住院，甚至减少经济花费。第二，移植物的质量应该是最佳的，具有最短的冷缺血时间，移植物不会遭受死亡捐赠者通常经历的生理功能损害。另外，部分移植物相对较小的体积和增加的吻合技术挑战给受体带来一系列新的潜在问题。加之对捐献者健康的重要考量，与死亡捐助相比，活体捐助的优势则不那么明显了。事实上，移植受者科学登记处（SRTR）的数据显示，与来自死亡供体全肝移植相比，右叶部分移植的结果较差[72]。当看到术中照片，活体供肝获取手术的规模及其对供体的潜在影响时是显而易见的（图 127-2）。

成人间 LDLT 最大的问题之一是部分移植物的肝脏体积是否足够。有一种移植物衰竭的模式被认识并命名为小肝综合征（SFS）[73, 74]。当移植物的实际或功能体积对受体来说不够时，就会发生这种情况。一般而言，肝脏占健康个体体重的 2%～3%，但个体变异性较大。现在，SFS 移植物被普遍认为是移植物与受体的重量比 < 0.8%，或者小于受体标准估计肝脏体积的30%～50%。脂肪变性、供体年龄、缺血时间和静脉引流的通畅性等因素都可能导致功能性移植物体积下降。严重的胆汁淤积、持续的凝血

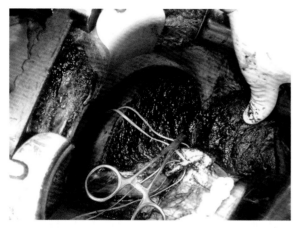

▲ 图 127-2　活体肝移植供体术中照片，蓝色胶带环绕右肝蒂，血管钳暂时阻断Ⅷ段肝静脉

功能异常和腹水都是 SFS 综合征的典型特征。虽然有恢复的可能性，但结果不可预测，不需再次移植的生存可能性是不确定的。脓毒症和多器官衰竭可能会随之而来，留给再移植的时间窗通常非常短。由于活体捐献的受者并非来自死亡捐献器官的登记库，RRB 通常在必要时会给予额外的分值，以确保在这种情况下及时再移植。

NIH 资助了一项成人间活体供体肝移植（A2ALL）的多中心前瞻性研究，旨在评估这一手术的风险和结果 [75]。最近的结果表明，移植物 1 年存活率为 81%，其中 13.2% 移植物衰竭发生在 90 天内。胆道并发症最常见，早期发生率为 30%，晚期为 11%。在经验较少的移植中心，移植失败的概率明显更大。从每年成人活体肝移植的数量和积极参与的中心数量可以看到，美国成人 LDLT 的最初热情已经下降。目前，移植例数较多的中心只有少数存在，但最近媒体报道了捐助者死亡的情况。这一程序在肝脏移植外科医生的作用仍在演变中。

2. 劈离肝　死亡捐献器官的日益短缺，产生了一些扩大捐献器官库的方法。其中一种方法是将健康的供体肝脏分成两部分，分享给两位受者。最常见的情况是，肝脏被分割成一个左侧部分（Couinaud Ⅱ 段和 Ⅲ 段），供儿童使用，而其余的右侧部分（Couinaud Ⅰ 段和 Ⅳ～Ⅷ 段）用于适当大小的成人。罕见情况下，当一个器

官有足够的大小和质量，可以劈裂成真正的右叶和左叶移植物，如果大小匹配的合适受者被确定。由于劈裂移植物具有从断面漏胆汁的意外风险，放置 T 管或胆管内支架有助于最大限度地减压胆管树。

在考虑行劈离肝移植时，最重要的因素可能是患者选择。技术方面需要考虑以下因素：可能需要背驮式吻合技术（取决于使用哪一半被劈离的肝叶），劈离移植物可能伴随缩短和较细的血管，劈离肝移植增加 SFS 综合征和胆汁渗漏的风险。这些因素可能导致病重患者的并发症和死亡率增加，在这类受者中，应谨慎使用劈离移植物 [76]。血管并发症风险高的患者，如预先存在门静脉或肝动脉血栓，行劈离肝移植可能有更高的风险。

十、疾病复发

潜在肝病的复发是肝脏移植受者长期并发症和死亡的常见原因。丙型肝炎作为移植的适应证，其具有重新感染新的移植物的倾向，加之移植后对其的治疗相对无效，丙型肝炎的复发是肝脏移植医生面临的一个重要问题 [77]。在丙型肝炎的活跃复制患者中，移植物实际上不可避免会发生再感染，尽管对大多数患者来说，几年不需要治疗。一个不幸的不可预测的亚组受者表现出早期的积极复发，通常在第 1 年导致移植失败。目前治疗的支柱是基于干扰素的病毒抑制。关于移植后 HCV 复发的最佳治疗的具体指南仍难以达成。显然，更有效的 HCV 治疗方法，如蛋白酶抑制药，将代表肝移植领域的一大进步。

虽然对移植后 HCV 复发的认识最广泛，但几乎每一例患者都可能在移植后复发。在肝移植后乙肝激活曾经很常见，但因抗病毒方案的改进，现在已罕见。PBC、PSC 和自身免疫性肝炎移植术后也可能复发，甚至可能需要再移植。

十一、肝移植结果

美国器官移植领域的一个重要进展是 1987

年建立了 SRTR。其目的是维护来自全美所有实体器官移植中心的数据，并进行大规模分析，这些分析可供专业人员、公众和移植等待者共享。他们的报告里提供了重要的证据来源、移植社团，其中包括政策制定者就获取与分配等主题做出明智的决定。根据最近的 SRTR 数据，第一次肝移植患者在术后 1 个月、1 年和 3 年的存活率分别为 97.2%、91.8% 和 82.9%。同时，移植物存活率，即移植物在术后 1 个月、1 年和 3 年仍在运作的概率分别为 95.8%、89.7% 和 79.9%（图 127-3）[78]。通过追踪结果，SRTR 在促进肝移植的发展方面发挥了重要作用。

十二、结论

肝脏移植领域的发展速度很快，几乎超越了其他如何外科领域。35 年前肝移植还是一个实验性操作，目前该手术在美国每年可完成 6000 例以上，取得了显著的效果。在过去的 5 年里，我们看到了更多的进展，肝移植领域先前许多不可避免的失败基本被根除。许多中心接受丙型肝炎，甚至 HIV 阳性的受者进行移

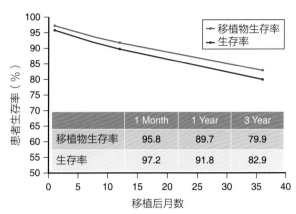

	1 Month	1 Year	3 Year
移植物生存率	95.8	89.7	79.9
生存率	97.2	91.8	82.9

▲ 图 127-3　截至 2016 年美国移植受者科学注册中心数据，美国死亡供体捐献器官肝肝移植术后的受者和移植物存活率。每个数据点收集 12～13 888 例受者。数据仅包括首次单纯肝移植（不包括再移植和多器官移植）。结果基于 3 年内收集的超过 12 573～13 888 例受者。参考日期为 **2016 年 9 月 15 日**

引自 Scientific Registry of Transplant Recipients. SRTR Program-Specific Report. (http://www.srtr.org/csr/current/Centers/201606/pdf/CACSTX1LI201606PNEW.pdf)

植。我们需要在以下领域继续努力：扩大供体库、脂肪性肝病的治疗、重症监护患者病房的管理和移植，以及进一步完善高危癌症患者的选择过程。

第128章
急性肝衰竭与生物人工肝支持
Acute Liver Failure and Bioartificial Liver Support

Harvey S. Chen　Jian Yang　Scott L. Nyberg　著

刘丽平　译

摘要　急性肝衰竭是可以发生在健康个体中的一种严重的疾病。目前对急性肝衰竭的定义是急性肝损伤，伴有凝血障碍（INR > 1.5）和精神状态的改变（时间小于 26 周），且无肝脏基础疾病史。尽管肝移植和现代的重症监护的发展，但是急性肝衰竭患者的死亡率仍高达 30%。急性肝衰竭的病因有很多，其中最常见的是对乙酰氨基酚过量。目前，肝移植是治疗急性肝衰竭最有效的方法。然而，由于肝移植存在很多缺陷，如需终身免疫抑制和肝源短缺，因此，替代疗法逐渐成为研究的热点。肝脏支持系统是被研究最多的替代疗法之一，其中许多方法已经进入临床试验阶段。肝脏支持系统进一步可以分为人工和生物人工两类支持系统，生物人工系统包含活性肝细胞以提供进一步的肝功能支持。目前，已经研究了许多肝脏支持系统，但没有一个显示出明确的治疗优势，也没有一个获得 FDA 的批准。未来研究的主要目标之一可能是开发一种可靠的方法来大量生产肝细胞，用于治疗和研究。

关键词：急性肝衰竭；慢加急性肝衰竭；肝性脑病；颅内压；人工肝支持系统；生物人工肝支持系统

肝衰竭是一种高发病率和高死亡率的综合征。肝衰竭的发病率仅次于肝脏固有的代谢和合成功能的巨大下降。随着肝脏代谢能力的下降，有害物质在体内逐渐积累，其中最为常见的是血氨的升高。研究显示[1]，急性肝衰竭最严重的并发症是脑水肿，其与血氨水平升高密切相关。除了体内血氨积聚之外，要是有使用经肝代谢的药物也要求严格管理。肝脏的主要合成功能之一是产生凝血因子，随着肝衰竭的病情进展，患者出现更严重的凝血障碍。此外，肝脏是产生细胞因子的常驻巨噬细胞、Kupffer 细胞的潴留地[2, 3]，肝衰竭发生时，这些细胞导致全身炎症反应[4-6]。研究显示，约 60% 的肝衰竭患者会发生全身炎症反应综合征[7]，而 SIRS 可以引起其他脏器（肾脏、肺等）功能的衰竭，进而使肝衰竭患者的病程和治疗复杂化。

肝衰竭可分为两种类型：急性肝衰竭和肝硬化的急性失代偿（图 128-1）。肝衰竭的患者有自主恢复的可能性，然而，对于无法自主恢复的患者，有效治疗的唯一方法是肝移植。在应用肝移植技术之前，急性肝衰竭患者的死亡率高于 80%[8]。而现在，由于肝移植技术的应用和高水平的重症监护，这一死亡率已降至约 30%[8]。尽管如此，但肝移植仍存在很多争议。例如，这些肝移植术后的患者将终身使用免疫抑制治疗，更重要的是，肝源缺少。因此，在这个已经超负荷的移植名单中加入急性肝衰竭或肝硬化急性失代偿的患者将会使问题更加严峻。根据美国急性肝衰竭研究小组的研究显示，急性肝衰竭患者列入移植名单后平均等待 1 天进行移植。然而，在移植名单上等待 3 天或更长时间的急性肝衰竭患者的死亡风险会升高[8]。

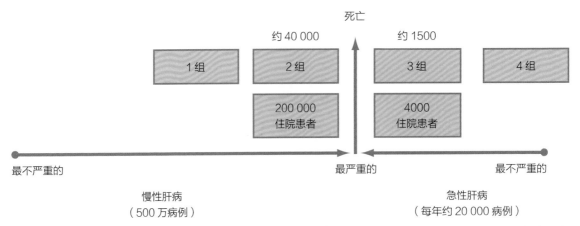

▲ 图 128-1　肝病分为急性和慢性两种形式，每年的患病率分别约为 20 000 例和 500 万例。此处显示需要住院治疗的病例的严重程度谱。第 1 组和第 4 组代表不需要住院的病例，第 2 组（急性失代偿组）和第 3 组（急性肝衰竭组）被认为是需要住院的病例。其中约 35% 的急性肝衰竭患者和 20% 的急性失代偿患者死于肝衰竭

目前，解决肝源短缺的方法尚不明确，因此需要对等待移植的肝衰竭患者增加更多的关注，其中包括提高对急性肝衰竭的病因学认识，提高医疗护理质量，以及积极应用人工肝支持，直到供体肝脏器官的供应能够满足需求。在本章节中，将回顾急性肝衰竭的最常见病因，列出当前常见医疗手段，描述人工肝支持系统，同时探索未来研究的潜在方向。

一、定义

急性肝衰竭当前的定义：急性肝损伤伴有凝血障碍（INR ≥ 1.5）和精神状态改变（时间小于 26 周），且既往无基础肝病史[9]。当患者被诊断为急性肝衰竭后，根据脑病的程度和确定的病因进行治疗。急性肝衰竭治疗最全面的指南被列出在美国肝病研究协会网站（www.aasld.org）。

二、急性肝衰竭的病因

据估计，在美国每年有 2000～3000 人发生急性肝衰竭[10]。因为急性肝衰竭人群的样本量较少，因此，很难对其病因做出准确的评估。为了更好地定义和治疗急性肝衰竭，FDA 和 NIH 为研究急性肝衰竭的治疗小组给予基金资助促其发展 1998—2014 年，该小组在美国收集了 2102 例急性肝衰竭患者病例资料（图 128-

2）。这些资料可以对美国常见的急性肝衰竭的各种病因进行高质量的评估。

（一）对乙酰氨基酚和药物诱导

人体服用对乙酰氨基酚过量会导致其活性中间体 N- 对氨基醌亚胺（NAPQI）的蓄积。在肝细胞中，谷胱甘肽的巯基与 N- 对氨基醌亚胺结合，通常形成无毒的副产物，但当过量的对乙酰氨基酚消耗了肝细胞中的谷胱甘肽时，肝小叶会发生中心型坏死[11, 12]。研究显示，当每天服用对乙酰氨基酚剂量 > 12g 时，容易诱发急性肝衰竭[13]。然而，也有研究显示，每天服用 3～4g 对乙酰氨基酚，也会诱发急性肝衰竭。在美国，急性肝衰竭最常见的病因是服用过量的对乙酰氨基酚，其中约有 46% 的急性肝衰竭患者继发于此。急性肝衰竭研究小组在 2015 年的研究报道中指出，急性肝衰竭的患者中约有 23% 需要肝移植，其中 8% 的患者成功接受了肝移植，73% 的患者治愈，19% 的患者死亡[14]。也有研究提示，服用过量对乙酰氨基酚导致的急性肝衰竭患者中治愈的患者 2 年生存率为 89.5%，而接受肝移植的患者 2 年生存率为 92.4%[15]。也有研究提示，人体在 4h 内摄入的对乙酰氨基酚，应用活性炭可有效去除[9, 16]。急性肝衰竭患者除了需要重症监护之外，使用 N- 乙酰半胱氨酸在预防肝损伤方

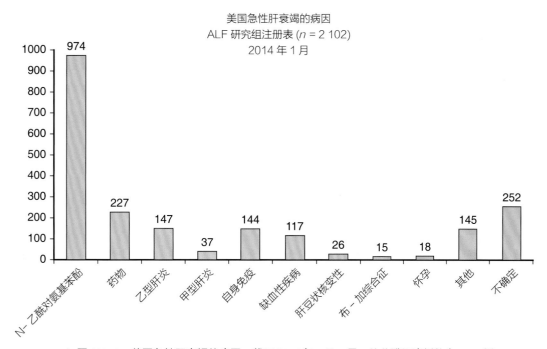

美国急性肝衰竭的病因
ALF 研究组注册表 (*n* = 2 102)
2014 年 1 月

▲ 图 128-2　美国急性肝衰竭的病因。截至 2014 年 1 月 1 日，总共登记病例数为 2102 例
引自 Acute Liver Failure Study Group Registry. http://www.utsouthwestern.edu/labs/acute-liver/clinical-trials/

面安全有效，并在动物模型中也提示能改善脑功能障碍[17, 18]。

美国急性肝衰竭研究小组的研究病例中，约有 11% 的急性肾衰竭是由其他药物引起的。研究显示，超过 60 种的药物单独或联合使用，可以诱导发生急性肝衰竭。在这些病例中，抗病原学药物约占总病例的 46%，尤其是抗结核药物，是最常见的病因，这些患者的预后相对较差，其中 27.1% 的患者能治愈，54.9% 的患者需要肝移植。急性肝衰竭患者在成功接受肝移植后，3 周的生存率将提高为 92.9%。因此，肝移植仍然是目前最有效的治疗方法[19]。

（二）病毒

急性病毒性肝炎导致肝衰竭的两个主要原因是甲型肝炎病毒和乙型肝炎病毒。这两种肝炎病毒约占美国急性肝衰竭病因的 10%，其中甲型肝炎占 3%，乙型肝炎占 7%。相比于乙型肝炎引起的急性肝衰竭，甲肝肝衰竭患者在治愈（58% vs. 24%）和总生存率（87% vs. 61%）方面的预后更好[8]。因为迄今为止还没有找到治疗甲型肝炎的特效药，因此治疗甲型肝炎相关的急性肝衰竭仍然以支持治疗为主[9]。乙型肝炎的自愈率较低且需要更多肝移植，因此乙型肝炎相关的肝衰竭以抗病毒治疗为主[20]。

（三）不明确病因和其他病因

在美国急性肝衰竭研究小组所研究的病例中，引起急性肝衰竭的其他病因约占 1/3，其中不能明确的病因约占 12%，自身免疫性病因约占 7%，缺血性病因约占 6%，肝豆状核变性约占 1%，各种其他原因约占 7%[8]。尽管这些病因引起的急性肝衰竭患者仍需要移植，但针对病因进行特异性治疗仍有助于治愈。即使引起急性肝衰竭的原因不确定，但有更多的证据表明，服用 N- 乙酰半胱氨酸有助于恢复和缩短移植时间，因为许多不确定的病例可能会结合多种原因，如服用过量对乙酰氨基酚[21]。

（四）急性肝衰竭的外科原因

在其他健康患者中，大规模肝切除术后可发生急性肝衰竭，而在肝功能障碍的患者中，则可发生较小的肝切除术就发生急性肝衰竭。Memorial Sloan Kettering 癌症中心的一项 1803 例肝切除术后的大型回顾性研究，发现术后发生急性肝衰竭的有 19 例（1%）。这项研究包括从非解剖楔形切除到扩大肝切除最多 6 个节段的连续切除，其中失败的发生率没有被列为切除的节段数；然而，其中 583 例患者切除了 5 或 6 个肝段[22]。为了回答切除多少肝脏是安全的问题，MD Anderson 癌症中心的一项研究观察了 301 例连续扩大右肝切除术的结果，根据残肝（FLR）与切除前标准化肝体积（SLV）之比，确定并比较三组：FLR/SLV ≤ 20%，20% < FLR/SLV ≤ 30%，FLR/SLV > 30%。在接受扩大右肝切除术的 301 例患者中，有 44 例患者发生肝切除术后肝功能不全。与 20% < FLR/SLV ≤ 30% 组（10%，$P<0.001$）和 FLR/SLV > 30% 组（15%，$P=0.01$）相比，FLR/SLV ≤ 20% 组发生肝衰竭的百分比（34%）明显更高[23]；对于切除术后出现肝衰竭的患者，支持性治疗为患者肝功能恢复或进步肝移植赢得了时间。

三、药物治疗

在过去的几十年里，对肝衰竭的药物治疗已经取得了一定的进展。这在很大程度上归功于为 ALF 患者提供的重症监护质量的提高。有效的医疗管理需要早期识别肝衰竭。识别确认后，基层医疗机构和转诊中心及转诊中心的内科和外科之间的协调也是必不可少的。优质的重症监护旨在对抗血流动力学的不稳定，防止肝衰竭的肝外表现（包括脑水肿），并有可能使肝衰竭得到恢复或有足够的时间进行肝脏移植。

各级肝性脑病（HE）的管理包括基础治疗和常规实验室工作（全血细胞计数、电解质、动脉血气、乳酸、肝功能检查、乳酸脱氢酶、血氨、白蛋白和凝血功能）、常规血糖监测、纠正凝血功能异常、使用肠内乳果糖降低血氨水平和应激性溃疡预防[24]。在有经验的医护管理监测下，Ⅰ 期肝性脑病患者（行为改变，但意识水平没有改变）可以适当地在重症监护室外的普通病房进行管理[24]。

如果患者发展到 HE Ⅱ 期（失神、思维迟缓和扑翼样震颤），则需要转入 ICU。这些患者应常规安排精神状态评分（格拉斯哥昏迷量表、全面无反应性量表评分）[25]。除临床评分外，在放置颅内压监护仪前，应先进行头部计算机断层扫描，排除其他原因引起的急性精神状态改变，如硬膜下血肿等。然而，CT 用于 ALF 患者的晚期检查，可发现晚期 ALF 患者的转移性病灶，不常规用于评估脑水肿。HE Ⅱ 期的患者应开始摄入营养（肠内或肠外），以维持热量的摄入，防止低血糖，稳定血氨，帮助损伤的肝脏愈合[26]。HE 患者应密切监测电解质，并及时纠正电解质紊乱。HE Ⅰ 期和 Ⅱ 期应避免使用镇静药，以便对患者的精神状态进行准确评分；但该类患者可适当使用短效镇静药如丙泊酚，是有效和安全的[27]。

随着肝性脑病发展到 Ⅲ 期（昏睡和意识模糊），此时必要时需行气管插管保护患者的气道。HE Ⅲ 期的患者应考虑放置 ICP 监测[28-29]。然而，2014 年美国 ALF 研究组的一项回顾性研究表明，ICP 监测不能改善对乙酰氨基酚诱导的 ALF 患者的生存率，可能与非对乙酰氨基酚 ALF 患者更差的预后有关[30]。这些还需要进一步的研究，特别是前瞻性随机对照试验，去验证这一结果。在准备放置 ICP 监护仪时，应控制患者的凝血功能的 INR 在 1.5 以下，以避免 ICP 导管放置时患者发生颅内出血。放置 ICP 导管后可允许 INR 升高以评估肝脏的综合功能，但在导管到位的情况下，应避免 INR > 3.0。INR 的上升是一个不良的预后信号，而 INR 的稳定或下降则是衡量肝脏从急性损伤中恢复的有用指标。随着 ICP 监测的使用，目标导向的治疗是保持脑灌注压 > 60mmHg。患者应将床头抬高至 30°～45°，尽量减少灯光和噪声的刺激，并用丙泊酚镇静。对于脑水肿高风险的 ALF 患者（血清氨 > 150μM，Ⅲ/Ⅳ 期

HE，急性肾损伤，需要血管升压药维持平均动脉压），可预防性使用高渗盐水将血清钠维持在 145～155mmol/L[9, 31]。若颅内压升高，则可使用 0.5～1.0g/kg 体重的甘露醇进行治疗[9]。应使用苯妥英和短效苯二氮䓬类药物治疗癫痫[9]。如果颅内高压对渗透剂无效，可开始目标核心体温为 34～35℃的亚低温治疗，以阻止脑水肿的进展[32]。然而，亚低温治疗的持续时间并没有一个固定的标准。一些中心在移植后持续亚低温长达 24h。

ALF 患者是感染的高危人群。建议定期进行相关病原学培养，在感染的早期立即进行治疗。尽管尚未有文献证明早期抗感染能改善总体预后，但由于感染率高，以及移植后进一步免疫抑制的可能性，可考虑预防性抗生素（抗菌、抗真菌和抗病毒）[33]。

ALF 患者可出现血流动力学的改变，故使用血管活性药物可以帮助增加 MAP 以维持足够的 CPP。如果发生肾衰竭，则持续静脉血液透析优于间歇血液透析，因为间歇血液透析可导致血流动力学变化导致 CPP 下降[34]。

移植是目前治疗 ALF 的最佳方式。到目前为止，没有令人满意的预后评分系统地预测 ALF 患者的预后和确定肝源分配[35, 36]。基于联合器官共享网络（UNOS）政策，ALF 患者符合：①年龄 > 18 岁；②没有肝移植的预期寿命少于 7 天；③在 8 周内 HE 发病；④没有先前存在的肝脏疾病；⑤目前正在接受 ICU 监护，并且有以下情况之一，即依赖呼吸机，需要肾脏替代治疗，INR 大于 2.0，符合等待名单上 1A（最紧急）的成人患者有资格进行移植。

四、肝脏支持系统

对于不可避免地肝衰竭，目前最好的治疗方法是肝移植。然而，可移植的肝脏供体严重短缺。这种短缺导致每年约有 40% 的名单上的患者没有接受肝移植，其中大多数患者死亡，或病情危重而无法移植。用于减少需要肝移植

的 ALF 患者数量的潜在解决方案是肝脏支持系统，其给予患者恢复时间并避免移植。理想的肝脏支持系统将使血液解毒至生理水平，实现所有肝脏合成功能，减轻全身炎症反应，并允许肝脏的再生能力。

血氨是最重要的确定的需要肝脏清除的毒素。血氨积聚与急性肝衰竭最可怕的并发症——脑水肿密切相关。为了使血氨有效地解毒和清除，必须存在一个有效的尿素循环（图 128-3）。在开发潜在成功的肝脏支持系统期间，研究人员应努力证实尿素循环功能，不仅需要测量尿素产生和氨去除的水平，而且需要通过显示肝脏支持装置中肝细胞的尿素循环基因表达的有效水平。

肝脏的两个重要合成功能是产生白蛋白和凝血因子。白蛋白产生作为使用肝细胞的支持系统中肝特异性蛋白产生的有用标记。恢复正常的凝血途径是理想肝脏支持系统的重要组成部分。生物人工肝的有效凝血途径谱不仅防止了出血并发症，而且减少了输血产品的使用，避免了它们的使用并发症，并为其他患者群体节省了资源。

任何肝脏支持系统的重要设计特征包括需要分解的毒素自由通过肝脏，新合成的蛋白质

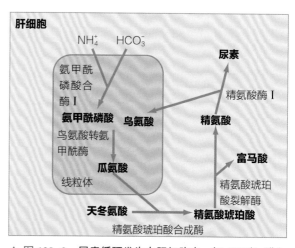

▲ 图 128-3 尿素循环发生在肝细胞内。氨（NH_4^+）进入肝细胞，然后被转运到线粒体中。尿素循环的前两步发生在线粒体内，剩下的三个步骤发生在肝细胞的细胞质中。精氨酸产生尿素和鸟氨酸后，尿素扩散出肝细胞，鸟氨酸运回线粒体继续循环

自由通过（生物人工支持系统），排除患者的抗体 / 补体成分以防止细胞毒性效应（生物人工支持系统），以及防止支持系统中的细胞进入患者的循环（生物人工支持系统）（图 128-4）。为了控制各种分子的通过或排除，调节患者血液与解毒剂室（透析器或细胞）分离的滤器的通透性和患者血流速以获得最佳性能。在生物人工肝支持系统的设置中，这种控制流速的概念可以用两种模式（弥散和对流模式）来证实。弥散模式按照废物分子和产物分子的浓度差转移这些分子通过半透膜。在该模式中，半透膜将患者的血液与肝细胞室分离。另外，对流模式根据压力梯度和液体流量将废物分子和产物分子转移。对流模式结合了迫使液体通过半透

膜的泵，并考虑到了较大的毒素和肝脏合成的蛋白质进出肝细胞区室通道的理论优点。

Nedredal 等实验证明，在生物人工肝支持系统（球形储库生物人工肝）中，采用 400kDa 的膜，通过扩散和高流速对流进行大量转运，可以达到最佳毒素去除效果。在这些条件下，血氨、直接和间接胆红素、肿瘤坏死因子和白蛋白均显示出较高的滤过率。同样重要的是，IgG 和 IgM 不能透过半透膜，从而大大降低了细胞毒性效应的风险[37]。

除了解毒和维持合成功能外，支持系统应有助于减轻与急性肝衰竭相关的 SIRS，以及促进患者体内的肝细胞再生。各种细胞因子已被证明在急性肝衰竭产生的 SIRS 和肝脏再生中都起着

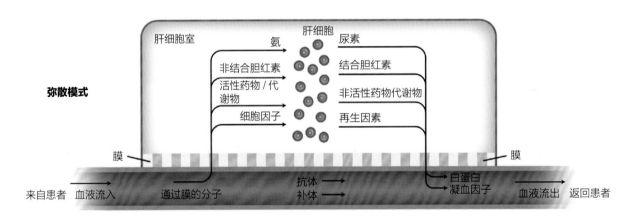

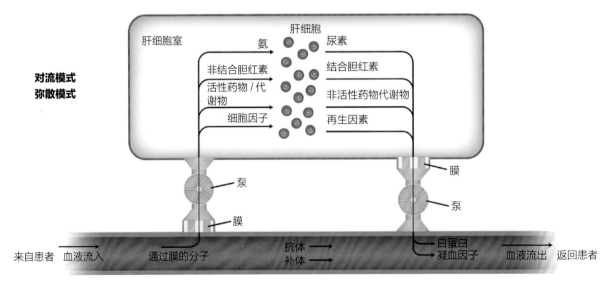

▲ 图 128-4　生物人工肝支持装置的两个概念模式
上面的模式为弥散模式即分子从高浓度到低浓度弥散，下面模式依赖于泵（对流），以允许较大分子滤过。两种模式都含有允许非免疫分子通过的半透膜。来自患者体内的毒素被代谢，蛋白质在肝细胞室内合成并返回患者

关键作用[4-6]。为了成功治疗 ALF 产生的 SIRS，肝脏支持装置应降低循环中促炎细胞因子的水平，如 IL-1β 和 TNF-α，同时保持有利于肝脏再生的促炎和再生细胞因子，如 IL-6 的水平。若不能减弱患者 SIRS 将加重肝衰竭和炎症的肝外表现，并使肝功能降低不能维持患者稳态。

目前有两种类型的肝支持系统，人工和生物人工系统。这两个系统已经在各种试验中进行了测试，这将在下文中讨论。然而，理想的肝脏支持系统尚未发展。

（一）人工肝支持

人工肝支持系统是帮助衰竭的肝脏清除毒素的体外设备，它没有使用细胞系或主要的肝细胞等生物材料。人工肝支持的历史例子包括活性炭血液灌流和血液透析。这两种都是用来清除会导致 HE 的小毒素从而提高存活率。早期的装置在肝移植前的时代是成功地减少了 HE，但没有提高生存率[38-40]。人工肝支持最普遍的形式是血浆置换/血液透析滤过、分子吸附再循环系统（MARS）和血浆分离吸附（DPMARS）。下面将对三种方式都做一讨论。

血浆置换/血液透析滤过涉及了两种解毒方法的结合。第一，血浆置换是为了解毒将患者血液中的非细胞成分去除，同时给予等量的含有肝特异合成因子的新鲜冰冻血浆。第二，血液透析滤过（血液透析和血液滤过结合）是在高流量透析液中洗涤血浆，帮助清除如血氨之类的毒素。人工肝支持的联合方式在日本最常使用，仅次于该国尸体器官捐献的最低数量。Inoue 等近期的研究中[41]报道了 12 例（7 例病因不明确，5 例急性乙肝感染）接受了使用血浆置换/血液透析滤过进行人工肝支持的肝衰竭患者，总生存率 42%，7 例患者死于供肝缺乏，但所有患者在治疗中 HE 程度减轻，意识恢复。

MARS 是在三重循环系统中使用白蛋白透析。体外血循环与白蛋白透析循环被一种限制性 70kDa 半透膜分开，使得来自患者的血液中

水溶性物质和白蛋白结合分子选择性被清除。然后，三重循环使得来自二重白蛋白循环中的水溶性毒素被清除[42]。毒素也被放置在二重循环中的活性炭柱和树脂柱被清除。MARS 的大部分研究是针对肝硬化急性失代偿患者。多个对照研究已经显示了 MARS 联合标准治疗（SMT）比单纯 SMT 明显改善 HE[43-45]。例如，Hassanein 等的 US 试验表明 HE 改善在 MARS 治疗组更快；恢复两级 HE 的中位时间在 MARS 治疗组提前了 36h[43]。Heemann 等的研究认为 MARS 联合 SMT 组对比单纯 SMT 组 30 天的生存率有显著统计学差异[44]。有意思的是，Sen 等的研究认为 HE 的改善在 MARS 联合 SMT 组与血氨和细胞因子水平的改变无关[45]。2013 年 Saliba 发表了第一个关于急性肝衰竭患者 MARS 治疗的前瞻性随机对照研究（FULMAR 研究），该研究涵盖法国的 16 个肝移植中心，共纳入 102 例患者，49 例患者在常规治疗组，53 例患者在 MARS 治疗组，最终发现 6 个月和 1 年的生存率两组没有统计学差异。在亚组分析中，对乙酰氨基酚相关的急性肝衰竭组在常规组生存率 68.4%，在 MARS 治疗组为 85.0%，然而差异没有达到统计学标准[46]。Banares 等在 2013 年发表的 RELIEF 试验是迄今最近最大的随机对照研究，研究对象是慢加急性肝衰竭患者的 MARS 效果，该研究没有显示统计学生存差异，然而，对短期胆红素和肌酐的改善明显。HE 的改善从 Ⅱ～Ⅳ 期到 0～Ⅰ 期的也被观察，没有达到统计学意义（$P=0.07$）。另外，MARS 治疗与不良反应的高风险无关[47]。

DPMARS 是白蛋白透析治疗的又一种模式。区分于 MARS 的是使用孔径更大的膜（分子量截留至达 200kDa）去分离患者的血液，清除毒素和结合白蛋白。然后，分离的血浆（包括白蛋白）经过两个吸附柱的吸附，使得白蛋白直接脱毒。相比之下，患者的白蛋白没有通过 MARS 膜，因此毒素必须以游离、非结合分子形式进入 MARS 的白蛋白循环[48]。一个

大规模前瞻性随机试验（HELIOS 研究）研究了肝硬化急性失代偿患者给予 DPMARS 联合 SMT 对比单纯 SMT，该研究在 2010 国际肝脏会议上被讨论，2012 年被发表[49]。该研究纳入 145 例患者（77 例 DPMARS+SMT，68 例仅仅 SMT），两组 28 天或 90 天生存率没有明显差异，然而，一个预先确定的亚组分析表明终末期肝病（MELD）评分大于 30 分和肝肾综合征 I 型（双倍血肌酐 > 2.5mg/dl 或小于 2 周肌酐清除率 50% > 20ml/min）患者给予 DPMARS 生存率更好。

（二）生物人工肝支持

人工肝支持系统和生物人工肝支持系统的最大区别在于后者对细胞的使用。理想的生物人工肝支持系统应该使用人肝细胞，然而，目前还没有大量优质的人肝细胞来源。目前，大多数人肝细胞来自未使用的尸体供体（因质量差而被丢弃）或来自相对不常见的非病变肝部分切除标本。高质量的捐献者肝脏目前无法获得，因为肝脏移植对这种肝脏的需求量很大。扩大人类肝细胞可用性的新方法将在本章后面讨论。目前，人类临床试验中最常用的两种细胞来源是人肝母细胞瘤细胞系 HepG2/C3A 和来自健康猪肝脏的原代肝细胞。

HepG2/C3A 细胞的使用构成体外肝辅助装置（ELAD）的基础。这个装置允许患者通过含有永生化 C3A 细胞的滤柱进行血液灌流。通过使用超滤，毒素可以解毒，合成的蛋白质可以返回患者。这个装置包含两个非细胞膜，用来阻止肝母细胞瘤细胞回到患者体内。Kelly 等在 1991—1993 年期间使用肝 ELAD 进行的研究表明，该装置对急性肝衰竭患者的潜在安全性。然而，这个装置是由一个包含 100g HepG2/C3A 细胞的单一弹药筒组成[50]。Ellis 等用两个 100g 的 HepG2/C3A 弹药筒在一个回路中进行了一个小型随机对照试验。共有 24 例患者参与了这项研究，其中 12 例接受了 ELAD+SMT 治疗，12 例仅接受了 SMT 治疗。根据符合移植标准和不符合标准，分组进行分层。总的来说，两组患者的生存率没有差异（ELAD+SMT 67%，8/12 vs. SMT 只有 58%，7/12）。在满足或不满足移植标准的基础上进一步分离时，两组之间也没有差异[51]。最近，在 ELAD 装置中使用 Hepg2/C3A 细胞系的情况有所改善。最新一代的 ELAD 使用了四根 HepG2/C3A 柱子。VTI-208 是迄今为止美国最大的使用 ELAD 的随机对照试验。研究结果在 2015 年 AASLD 会议上公布。203 例患者中有 52 例参与了研究，其中 96 例随机使用了 ELAD+SMT，107 例单独使用 SMT。治疗组与对照组在 28 天和 91 天的总生存率无显著性差异。当分层时，ELAD 在 MELD 分数低于 30 的年轻患者（50 岁以下）中表现出改善的结果。一个后续的临床试验，即 VTL-308，可能进一步研究 ELAD 在酒精中毒患者亚群中的作用。

迄今为止最大规模的使用肝辅助装置的试验是由 Demetriou 等在 2004 年发表的。这个装置使用了 70g 的低温保存猪肝细胞。这项试验在 20 个机构进行（11 个在美国和 9 个在欧洲），其中 171 例患者被前瞻性随机化（85 例 BAL+SMT 和 86 例 SMT）。这项研究的主要终点是总体 30 天的存活率。两组患者总体 30 天生存率差异无统计学意义（BAL+SMT 71%，60/85 vs. 单独 SMT 62%，53/86）。经进一步分析，171 例入选患者中有 147 例患有暴发性或亚暴发性肝衰竭。与单纯 SMT 组（59%，44/74）相比，BAL+SMT 组患者的总生存率更高（73%，53/73），然而，这 14% 的生存率改善并没有达到统计学意义。肝脏辅助装置首先进行血浆分离，然后将患者的分离血浆泵入活性炭柱进行初步解毒。然后经过活性炭的排出物被氧合，再通过肝细胞生物反应器，最后回到患者的循环系统。

尽管这 BAL 治疗的两种方法对于急性肝衰竭患者和严重缺血性肝硬化患者都取得了令人满意的结果，但是这两种治疗方法都存在问题。ELAD 最大的担忧是 HepG2/C3A 肿瘤细胞迁移进入患者循环系统的理论风险。ELAD 疗法的争议是 HepG2/C3A 细胞缺乏对原代肝细胞特有的功能。Nyberg 等研究证明，对比于凝胶包埋的 BAL 装置的 HepG2/C3A，原代大鼠肝细胞具有更高的发育和药物代谢水平[54]。对于猪肝细胞的治疗，最令人担忧的是人畜共患传染病的可能性，如猪内源性逆转录病毒（porcine endogenous retrovirus，PERV）传染给患者。在肝辅助装置的大规模试验中，没有检测到 PERV 传染给患者。另外，在体外条件下，分离的原代肝细胞已经失去功能并发生凋亡[55-57]。然而，培养肝细胞为球形（三维簇）已被证明比单层系统更能维持功能和防止凋亡[58, 59]。尽管已被证明球形肝细胞比分离的肝细胞维持功能更长，但没有随机对照试验来测试使用这种培养技术的 BAL 支持装置。

五、未来的努力

对于急性肝衰竭的患者来说，理想的治疗方法应该是进行肝脏特有的解毒和合成功能，减轻与急性肝衰竭密切相关的 SIRS 症状，以及让受损的肝脏再生。因此，理想的治疗方法要么增加自然恢复的可能性，要么有效充当移植的桥梁，最终目标是提高生存率。最符合这些标准的设备可能是基于细胞的支持设备，如 BAL。$10^7 \sim 10^{10}$ 个同种异体肝细胞的细胞移植也被用作治疗人类肝衰竭，取得了一定的效果[60]。我们对未来努力的讨论将集中在改进体外人工肝装置方面，但这些努力也可能应用于肝细胞移植领域。改善 BAL 治疗的努力继续去改善微环境和优化长期功能的细胞结构。肝细胞的最佳结构将需要防止细胞死亡和继发于正常细胞 - 细胞和细胞 - 基质的黏附的去分化。

更重要的是，BAL 装置中细胞的功能应该尽可能类似于人类肝细胞。例如，致力于人类遗传性 1 型酪氨酸血症这种代谢缺陷的研究人员，已经证明人类肝细胞在这种缺陷的基因敲除小鼠的肝脏中成功植入和快速扩张。这些小鼠缺乏延胡索酰乙酰乙酸水解酶（FAH），这为正常移植的人类肝细胞在富含酪氨酸的环境中相对于缺乏 FAH 鼠肝细胞提供了一个选择性优势。这个模型的猪版本已经开发出来了。这一重大进展有可能大规模生产高质量、易于获得的人类肝细胞，用于 BAL 支持系统。

除了利用再种群模型，干细胞领域也取得了进展。诱导多能干细胞（iPSC）的研究也在个体化治疗肝脏疾病的方法中显示了有希望的结果。iPSC 包括将正常体细胞重新编程为多能干细胞，然后再分化为功能上与人类肝细胞非常相似的细胞（肝细胞样细胞）。这些新的肝细胞样细胞具有与捐赠者相同的基因组成，使肝细胞移植等细胞治疗成为可能，而无须免疫抑制。这些患者既可以用自己的肝细胞进行细胞移植，也可以用自己的肝细胞样细胞，通过遗传校正这些细胞的固有缺陷。

肝细胞样细胞也可以作为一个 BAL 支持系统的自体细胞来源。2016 年，Shi 等利用人成纤维细胞来源的肝细胞样细胞（hiHeps）开发出了第一个 BAL。用 D- 半乳糖胺诱导的猪急性肝衰模型进行的临床前试验显示了显著的存活优势，66 头接受标准药物治疗的猪 5 天存活率为 0%（$n=6$），无细胞 BAL 治疗的猪 5 天存活率为 17%（$n=6$），有细胞 BAL 治疗的猪 5 天存活率为 88%（$P < 0.01$）。研究还显示肝组织学炎症减轻，炎症细胞因子水平降低。

目前，临床上还没有肝脏支持装置显示出在急性肝衰竭中对生存有明确的好处。然而，新一代肝脏支持设备已经得到了不断的改进。自 2015 年以来，在药物诱导的猪急性肝衰竭模型的临床前试验中，这些设备中的一些已被证明具有生存优势。

致谢

本章作者对之前作者的贡献表示感谢 Drs. James E. Fisher 和 Joseph B. Lillegard。

第129章
肝脏血管疾病
Vascular Diseases of the Liver

David M. Levi　Andreas G. Tzakis　**著**

李玉民　赵　军　**译**

> **摘要**
>
> 　　肝脏血管疾病包括一系列不同的临床病理实体，均明确影响肝脏血管系统。其可分为肝动脉及其分支、门静脉和肝静脉。门静脉高压和门静脉血栓形成在本卷中分别进行讨论。肝动脉疾病包括肝动脉动脉瘤、穿透性创伤或医源性手术相关的动脉损伤、肝移植术中的肝动脉血栓形成及肝动脉－门静脉和肝动－静脉分流。除门静脉高压和门静脉血栓形成外，门静脉疾病是罕见的，但包括门静脉血管瘤。最后，最重要的肝静脉疾病是布－加综合征。
>
> **关键词**：肝动脉瘤；肝动脉血栓形成；门静脉瘤；布－加综合征

　　肝脏血管疾病包括一系列不同的临床病理实体，均明确影响肝脏血管系统。其可分为肝动脉及其分支、门静脉和肝静脉。门静脉高压和门静脉血栓形成将在第135章分别进行讨论。

一、肝动脉疾病

（一）肝动脉瘤

　　肝动脉瘤较罕见，约占所有内脏动脉瘤的20%，真正的动脉瘤可能是全身疾病的表现，包括动脉粥样硬化或血管病变，如结节性多动脉炎[1]和系统性红斑狼疮[2]。肝动脉假性动脉瘤可由肝脏外伤[3]、医源性、外科手术损伤[4]或很少的急性胰腺炎并发症[5]引起。有报道称，细菌性假性动脉瘤可由细菌性心内膜炎[6]引起或发生于肝移植术后[7]。

　　肝动脉瘤最常见于肝外肝动脉，单发，直径为3~4cm[8, 9]。临床表现差异较大。一些是由非侵入性影像检查偶然发现（图129-1）。霉菌性假性动脉瘤患者可出现疼痛、发热或其他感染征象。腹腔镜胆囊切除术、介入放射学操作后的胆道出血可能是由于假性动脉瘤破裂进入胆管树引起。腹腔或胃肠道出血相关的破裂与高死亡率密切相关[10]。

　　诊断可能基于临床表现，但确诊依据多普勒超声、增强CT或磁共振。血管造影可在血管内介入技术的帮助下用以诊断，也可用作治疗[11]。

　　肝动脉瘤的治疗取决于其病因、大小、位置及患者情况。动脉瘤的自然史虽尚不清楚，但其大小与破裂风险直接相关。另外，精密影像技术的普遍应用使小的、无症状血管瘤的发现率增加。动脉瘤的最终并发症，特别是出血，即使是无症状的或偶然发现的病变，也值得考虑治疗[12]。对于腹膜内或消化道出血的患者，需要充分的复苏。

　　肝外动脉的动脉瘤是典型需手术治疗的适应证。尽管血管内介入技术有了长足进步，但开放手术仍然是主要的治疗方式[13]。如果胃十二指肠动脉经胰十二指肠动脉弓提供足够的

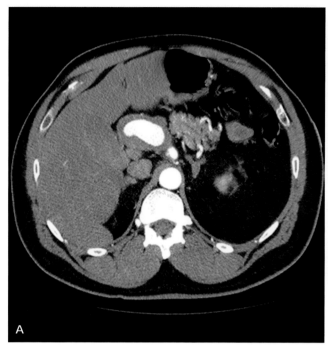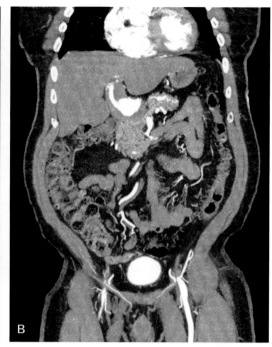

▲ 图 129-1　**CT 显示（轴位和冠状位图像）一个巨大的孤立性肝动脉瘤**

肝侧支循环，那病变的肝总动脉可以结扎近端和远端。对于起源于胃十二指肠动脉远端、影响肝固有动脉的动脉瘤，可采用动脉瘤切除术和肝动脉重建术进行治疗。

肝移植术后在动脉吻合处出现肝动脉假性动脉瘤是一种严重的并发症。通常的治疗方法是动脉瘤切除和肝血供重建[14]。在紧急情况下，动脉近端和远端结扎可能是唯一的选择，但与移植物丢失的高可能性相关[15]。可能需要紧急再次移植。

肝内动脉瘤可以通过经皮经动脉导管栓塞治疗（图 129-2）。如果病变是多发的，如结节性多动脉炎，此入路尤其适用。如果门静脉血流充足，且受累动脉分支位于肝脏远端，则肝缺血的风险可降到最低。孤立的、创伤后的肝内假性动脉瘤，局限于肝节段或肝叶，如果血管内入路不可行，可以通过肝切除术来治疗[16]。

（二）肝动脉损伤

肝动脉的外伤性损伤并不常见。第一肝门的穿透伤比钝器伤多，相关损伤是常见的[17]。往往在剖腹手术或验尸时做出诊断。第一肝门损伤因出血或难治性休克而导致高死亡率。成功的治疗需要控制出血，积极复苏，以及对其他损伤采取缓期处理。通常伴随胆道和（或）门静脉损伤必须同期处理[17]。损伤动脉的治疗选择包括结扎或一期修复。据报道[18]，肝动脉结扎术比肝动脉修复术有更好的生存率。第一肝门损伤的晚期并发症，其中包括肝缺血、胆管狭窄、门静脉高压症和肝衰竭，甚至可能需要肝移植[19]。

医源性肝动脉损伤是腹腔镜胆囊切除术中一种少见但具有潜在破坏性的并发症。约 1/5 的胆囊切除相关的胆管损伤伴有肝动脉损伤，通常是肝右动脉。此外，动脉损伤被认为预示着胆道重建后更高的并发症发生率和更大的死亡风险[20]。新的文献综述未能证实合并动脉损伤与胆道修复失败之间的联系[21]。手术时即使胆管损伤被立即发现并处理，动脉损伤也往往未被发现。在胆囊切除术后出现胆管狭窄的患者，根据胆管损伤的严重程度和胆囊切除术中发现止血困难时，应怀疑是否伴有动脉损伤。

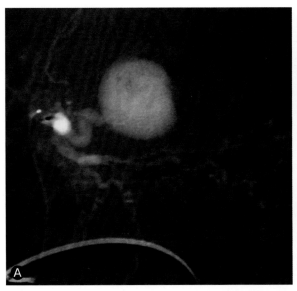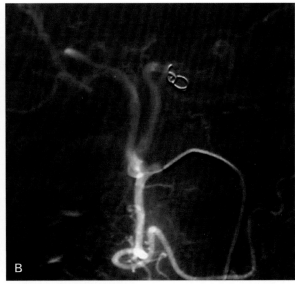

▲ 图 129-2　经动脉导管栓塞左肝动脉外伤性假性动脉瘤
图片由 Victor Javier Casillas,MD 提供

这些损伤的治疗通常是通过内镜下一期修补或 Roux-en-Y 肝空肠吻合术来修复胆管。除非立即发现动脉损伤，否则很少需要进行动脉重建。少数情况下，右肝动脉损伤导致急性右肝叶坏死或肝内胆管狭窄，需行肝部分切除术。

（三）肝动脉血栓形成

肝动脉血栓形成是肝移植术后最可怕的血管并发症。它的发病率为 2%～8%，发病率和死亡率关联性很高。儿童患者[23] 和需要肝动脉导管患者[24] 的并发症发生风险增加。高龄供体增加了肝动脉血栓形成导致肝移植物丢失的风险[25]。肝移植术后几周内发生动脉血栓，通常导致急性移植物坏死，需要紧急再次移植[26]（图 129-3）。超声严密监测肝动脉可以发现早期或即将发生血栓形成的情况，以便立即进行血供重建和潜在的移植挽救[27]。

与早期肝动脉血栓形成相比，我们对晚期肝动脉血栓形成的了解较少，其表现范围更广。有些患者无症状，且偶然发现。其他的后遗症是胆道并发症，其中包括狭窄形成、胆瘘、胆管炎、胆道出血和肝胆管积液或脓肿。胆管炎

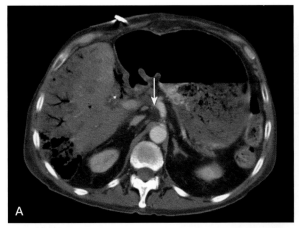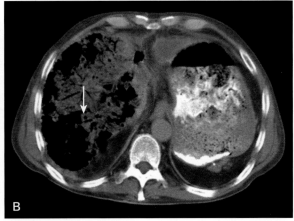

▲ 图 129-3　肝移植术后肝动脉血栓形成的 CT 图像
A. 箭标记肝动脉血栓；B. 箭表示坏疽同种异体肝移植（图片由 Victor Javier Casillas,MD 提供）

可以通过经皮或内镜下导管减压术来治疗。感染的肝内积液采用经皮引流和抗生素治疗。胆道重建或肝动脉重建术的尝试很少成功。一些无症状患者可自然建立动脉侧支循环从而可保守治疗，但大多数晚期肝动脉血栓形成的患者最终仍需要再次肝移植[26]。

一些晚期肝动脉血栓形成的病例伴有一段动脉狭窄期。一旦发现，可通过血管内介入技术解决，其中包括经皮腔内血管成形术或动脉支架植入术，从而避免动脉血栓形成的可怕并发症[28]。

（四）肝动脉 – 门静脉和肝动 – 静脉分流

肝动脉与门静脉或肝静脉分支之间的异常通路在多种疾病中都可见，具有不同的临床意义。这些分流可由医源性损伤[29]、穿透性或钝性肝损伤[30]、良性和恶性肝肿瘤，或者先天性疾病[31]如遗传性出血性毛细血管扩张（Rendu-Osler-Weber disease）引起。医源性原因包括肝活检[32]、肝切除、射频肿瘤消融[33]。肝细胞癌可通过侵蚀静脉分支产生血管瘘[34]，而肿瘤，如海绵状血管瘤、局灶性结节性增生和婴儿肝血管内皮瘤，也可发生异常分流。遗传性出血性毛细血管扩张症是一种常染色体显性遗传病，以显微镜下和肉眼可见的动静脉畸形为特征，罕见但描述明确的肝脏受累畸形[35]（图 129-4）。

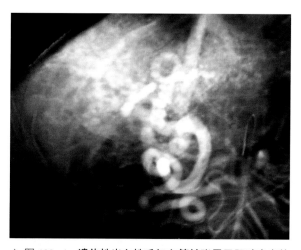

▲ 图 129-4 遗传性出血性毛细血管扩张累及肝脏患者的血管造影显示肝动脉扩张，迂曲，并向肝静脉分流
图片由 Victor Javier Casillas,MD 提供

血液分流的类型和分流量的大小决定了这些分流的病理生理和临床表现。高压肝动脉向低压门静脉的大分流可引起门静脉高压症及其后果，特别是静脉曲张出血[31, 32]。此外，门静脉血流增加可引起肝内纤维组织增生和结节再生。肝动脉到肝静脉系统大分流有两个主要影响：第一，从肝实质和胆道系统分流虹吸含氧血液，可导致肝坏死及胆道缺血性损伤。第二，分流可能引发高动力反应，最终导致高输出性心力衰竭。这在婴儿肝脏血管内皮瘤中很常见。

肝动脉 – 门静脉分流和肝动 – 静脉分流的治疗取决于分流的大小、位置和原因。影像学检查中偶然发现的小的、局灶性的、血流动力学不明显的分流可能不需要特殊治疗。局限于肝脏某一叶或节段的分流，如与肝肿瘤有关的分流，可以切除。那些由于创伤或医源性损伤而影响肝外动脉和门静脉的分流可以通过手术阻断瘘管和直接修复血管来治疗。随着介入放射学技术的进步，越来越多的分流术采用经皮经动脉导管栓塞治疗[30, 37]。最后，有多灶性或弥漫性肝内动 – 静脉分流的患者，如婴儿血管内皮瘤和遗传性出血性毛细血管扩张，可能需肝移植治疗[38, 39]。

二、门静脉疾病

门静脉血管瘤

门静脉瘤样扩张是一种非常罕见的疾病。该病于 1956 年首次被描述，自那以后报道的病例不到 200 例[40]。静脉血管瘤可能是先天的，也可能是门静脉损伤的结果。它们有时发生在门静脉高压的情况下，有的表现为上腹痛，或者因压迫邻近结构，如胆总管、十二指肠或下腔静脉而引起症状[41]。门静脉高压症患者可出现静脉曲张出血。多数是偶然发现（图 129-5）。破裂罕见，但已有报道，甚至自发破裂也有记录。虽然它们的病因和自然史尚不清楚，但有理由怀疑压迫症状的发生率和并发症的风险

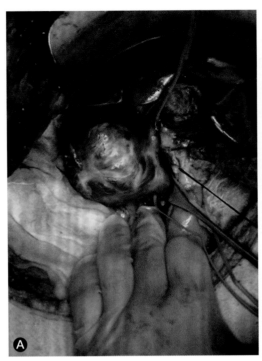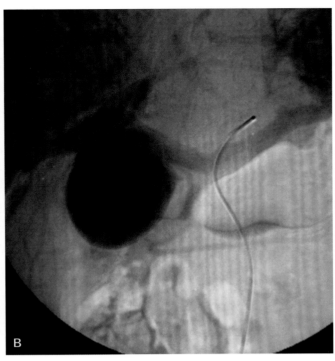

▲ 图 129-5　症状性门静脉囊状动脉瘤图像
图片由 Victor Javier Casillas, MD 提供

与血管瘤的大小相关。对于这些病变的治疗尚无共识，但可以观察到无症状的门静脉小血管瘤（＜ 3cm）[42]。直径更大的、有症状的血管瘤需外科手术处理。根据患者是否有门静脉高压进行分级处理，无门静脉高压的患者，可行血管瘤缝闭术和血管瘤切除术。有门静脉高压症的患者，可行多种分流手术伴或不伴脾切除术，甚至行肝移植术[40]。

三、肝静脉疾病

布-加综合征

布-加综合征可由一系列疾病引起，临床表现多样。该综合征发病机制的共同特点是肝静脉流出道受阻，其特征是典型的临床三联征：腹痛、肝大和腹水。大多数情况下，病因明确，存在遗传或获得的高凝状态。许多患者受到骨髓增生性疾病的影响[43]，其他病因包括肝[44]、肾上腺[45]或肾脏恶性肿瘤[46]侵犯肝脏流出道，肝脏手术或肝移植术后，血管网和创伤等医源性流出道阻塞。

肝静脉阻塞导致肝窦压力升高，肝窦血流减少。肝充血可引起肝脏肿大和腹痛。肝窦血流减少是肝纤维化进展和再生结节形成导致肝硬化的重要原因。门静脉高压可导致腹水的形成和静脉曲张的发生。最严重的病例通常伴有门静脉血栓形成[43]。由于尾状叶的静脉流出与肝主干静脉分离，这一肝节段代偿性肥大很常见。增大的尾状叶会向外压迫邻近的下腔静脉，产生一个压力梯度。

布-加综合征患者的临床表现因肝静脉流出梗阻的程度和敏锐度而异。突发性完全性肝静脉血栓有时可表现为暴发性肝衰竭。如果发病是渐进的和（或）不完全梗阻，就有机会发展为静脉侧支网。这些侧支对门静脉系统的减压程度影响患者的临床表现，并决定首选的治疗方法。一些患者出现肝大和难治性腹水，但肝功能可代偿，而另一些患者出现肝硬化并失代偿[43]。

任何肝大和腹水的患者都应考虑布-加综合征的诊断。肝功能实验室检查可发现异常，但这些检查是非特异性的。腹水分析可能显示高血清/腹水白蛋白梯度和蛋白水平升高（>3g/dl）[43]。多普勒超声能很好地显示肝血管系统，显示肝流出道阻塞的水平和范围[47]。它对于评估肝后腔静脉和门静脉也很有用。CT和MR成像可显示闭塞的肝静脉，肝实质的异质性灌注和坏死区域，肝大，尾状叶肥厚，肝后下腔静脉狭窄和腹水（图129-6）。当根本原因是肿瘤侵犯肝静脉时，这些影像学检查对于确定疾病的局部范围很重要。肝静脉造影通常不用于确诊，但可以用于直接测量狭窄的下腔静脉或狭窄的肝流出道的压力梯度。介入性放射技术包括腔内血管成形术、静脉支架植入术和经颈静脉肝内门静脉分流术（TIPS），在肝静脉造影时也可用于治疗[48]。

布-加综合征的治疗必须针对患者进行个体化治疗，并通过多学科讨论的方法加以重视[49]。治疗的原则包括解决根本原因，降低肝窦压力和充血，保留肝功能。确诊患者可能需要肝活检来确定肝纤维化和肝硬化的程度。由于肝实质可能受到不均匀的影响，双叶活检可能有用，以避免取样错误。在明显无法挽救肝脏的情况下，如暴发性肝衰竭或失代偿性肝硬化，肝活检是不必要的。

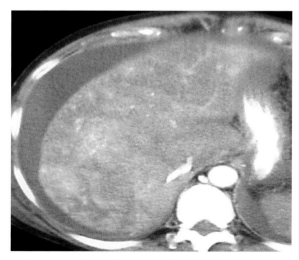

▲ 图129-6 布-加综合征患者的CT图像，表现为肝实质不均一，尾状叶增大，腹水，肝静脉不可见
图片由 Victor Javier Casillas,MD 提供

布-加综合征患者可采用多种药物治疗、介入性放射技术和外科手术。最好的治疗方法或综合治疗方法取决于患者的个人解剖和生理状况，以及护理患者的团队的专业知识和见解。药物治疗包括抗凝、溶栓、药物治疗腹水和门静脉高压。已经发展的介入放射技术包括经皮腔内血管成形术，可置入或不置入支架和TIPS。外科手术包括各种门静脉分流术和肝移植。

单纯经皮溶栓或取栓治疗急性肝静脉血栓的尝试，成功率有限。它在治疗中最佳位置可能是作为一个更明确的治疗的前奏，如TIPS或外科分流术。静脉血管成形术中植入或不植入支架也已在选定的病例中进行了尝试，适用于肝静脉短段狭窄，肝移植后肝静脉流出道狭窄[51]，肝静脉或下腔静脉血管网。当尾状叶压迫导致下腔静脉段存在压力梯度时，可联合行肝后下腔静脉支架成形术与门静脉分流术[52]。

生理上，TIPS是一种中央门静脉分流。适用于布-加综合征及慢性代偿性肝病患者，减轻门静脉高压，治疗难治性腹水。一些出现急性肝衰竭的患者，经TIPS治疗后，长期生存良好。对于暴发性肝衰竭或失代偿期肝硬化的患者，该手术并发症的发生率高。TIPS手术的缺点是它的放置技术难度高，特别是当肝静脉开口被阻塞时，经常需调整支架位置，有盖支架覆膜支架的采用可能产生更好的效果[53]。

尽管介入放射学技术已经发展和改进，手术干预仍然是布-加综合征最终治疗的标准。然而，对于这种疾病的最佳治疗方法还没有达成共识。选择TIPS还是手术分流术，以及选择哪种分流术，很大程度上取决于治疗团队的经验。对于那些有症状的慢性布-加综合征患者，可以采用多种外科分流术来减压门静脉系统，保护肝功能。这些手术的生存率主要取决于肝脏疾病的进展速度和分流术的长期通畅程度。

如果下腔静脉广泛开放，可以选择肠系膜腔静脉分流术、中央脾肾分流术或门腔静脉侧侧分流术。肠系膜腔静脉分流术和脾肾分流术最常用。肠系膜腔静脉分流术需要在肠系膜上静脉和肝下下腔静脉之间植入人工血管或自体静脉。如果移植物血栓形成，肠系膜上静脉可能无法使用，肝移植可能成为最终治疗手段。直接的侧对侧脾肾分流术保留了肝门，不需要静脉移植。尽管报道门腔静脉侧－侧分流术有很高的开放率，但尾状叶肥大可使直接分流成为不可能。此外，肝门的解剖也会给后续的肝移植带来困难。最后，门静脉血栓形成是该手术的明显禁忌证。

无论采用何种治疗方法——TIPS、外科分流术或肝移植，如果肝后下腔静脉狭窄或血栓形成，这种压力梯度可能不够。在这种情况下，肝后下腔静脉可以在分流术前置入支架[52]。中心房分流术是一种少见的手术选择，在一组手术中，已经完全被门静脉－腔静脉分流术和窦房分流术所取代[54]。

大多数人同意肝移植是布－加综合征相关的暴发性肝衰竭或失代偿性肝硬化患者的首选治疗[55]。肝衰竭患者将肝移植作为最后选择的主要原因是可用于移植的器官短缺和移植后需要免疫抑制治疗。根据潜在的原因，肝脏置换可以纠正高凝状态，提供表型治疗。对于其余的患者，移植后长期抗凝是必要的，以避免该综合征的复发。外科分流术的长期通畅依赖于高压门静脉系统和低压肝下下腔静脉之间存在压力梯度。最终的结果很大程度上取决于对潜在疾病的控制能力。

致谢

非常感谢医学博士 Victor Javier Casillas 为我们提供了本章的放射图像。

第 130 章
药物性肝损伤
Drug-Induced Liver Injury

Anurag Maheshwari　Sagar Ranka　著

王永琦　译

摘要

药物性肝损伤（drug-induced liver injury，DILI）是早期终止药物临床试验的最常见原因，所占临床急性肝衰竭的比例超过 33%。DILI 发生机制中大于 90% 的病例为非剂量依赖型（如特异性反应），但也包含剂量依赖型机制。DILI 发生的重要危险因素是高龄、多药治疗、既往存在的肝损伤和遗传易感性。很难客观地鉴定诱发肝损害的致病药物，因此，目前通常依据专家共识来鉴别致病因子。尽管偶尔有患者可能有症状性黄疸，随后出现肝衰竭症状，但肝损伤最常见的表现是无症状的肝酶升高而没有明显的肝衰竭症状。常用的保健品和膳食补充剂已成为 DILI 的第二大常见原因。根据血清丙氨酸转氨酶与碱性磷酸酶的比值（称为 R 比值），将 DILI 分为三类：淤胆型、肝细胞型和混合型。R 值有助于缩小肝损伤的病因。DILI 的治疗取决于肝损伤的严重程度，主要包括早期停用致病药物，同时给予支持性治疗。发展为急性肝衰竭的患者，不采取肝移植，其生存率很低（约 40%）。特殊病例可通过使用解毒剂获益。众所周知的是 N- 乙酰半胱氨酸解毒对乙酰氨基酚的肝毒性，大部分 DILI 由对乙酰氨基酚诱发。最近的研究证明，对于非对乙酰氨基酚相关的 DILI，N- 乙酰半胱氨酸也是有作用的。

关键词：药物性肝损伤；肝脏毒性；肝衰竭

药物性肝损伤是肝损伤的一个常见原因[1,2]。药物性肝损伤是美国从市场撤回已批准药物最常见的原因，其比例占急性肝衰竭病例的 1/3～1/2[3]。这种肝损伤或可与急性肝病相似，也可与慢性肝病相似，其诊断及治疗给主治医生提出了重要挑战[4,5]。尽管有超过 1100 种药物被认为具有潜在的肝损伤作用[6]，其中包括中草药、维生素、食品补充剂及处方药等，但是仅有 1/2 的药物与急性肝衰竭相关，并因此导致死亡或者肝脏移植[7]。

一、流行病学

药物性肝损伤在临床中被报道的相对较少，粗略的估计其发病率为 10/10 万～20/10 万[8-12]。确切的发病率目前仍然不确定，主要原因包括缺乏系统的报道，联合用药情况下诊断存在争议，以及缺乏简单的、客观的试验确定诊断。

美国急性肝衰竭研究小组报道在 300 例药物性肝损伤病例中死亡或者肝脏移植率为 10%，来自于美国国家肝脏移植网络的数据表明在急性肝衰竭需要肝脏移植的所有患者中，DILI 占 15%[13]。

由于药物性肝损伤发病率较低，使得在药物临床Ⅲ期试验中很难确定新药导致肝损伤类型及肝细胞损伤严重程度。因此，FDA 应用修正后的 Hy 原则对药物性肝损伤严重程度进行分级。若药物导致 ALT 水平升高至正常上限的 3 倍及以上，同时胆红素水平升至高正常上限的 2 倍及以上，其死亡率将超过 10%[14]，并且被认为是存在生命威胁的肝损伤。

通常情况下，引起肝损伤的药物被分为两类：一类为剂量依赖型药物，如对乙酰基氨基酚或者四环素等，而大多数药物（90%～95%）为特异反应导致肝损伤。前者，药物的剂量、血药浓度、持续时间等因素在决定毒性程度中发挥着重要作用。后者，宿主的年龄、性别、并存疾病，以及是否暴露于其他药物等是重要影响因素。

（一）年龄

肝脏药物反应在老年人中更为多见（可能与多种药同时使用有关）[15]，而在小儿中发生少。丙戊酸为特殊情况，其引发的肝细胞损伤常发生于 3 岁以下小儿[16]。水杨酸诱导的瑞氏综合征同样只见于小儿。随着广泛的宣传和教育，人们对此类药物和疾病的认知提高，目前这类肝损伤很少见。

（二）性别

女性似乎更易于发生药物性肝损伤，如盐酸米诺环素、甲基多巴、呋喃妥因等引起女性

肝损伤，其组织结构损伤类似于自身免疫性肝炎。同时，很多药物性肝损伤导致的急性肝衰竭和肝移植的研究显示[17]，女性也更易于发展为严重肝损伤。

（三）多药联合使用

多种药物联合使用的患者更容易发生肝脏毒性，机制是多方面的，包括增强细胞色素 P_{450} 的代谢，导致毒性代谢产物的堆积或胆汁排泄延迟[18]。慢性酒精摄入能够增加某些特定药物肝损伤严重程度，如对乙酰基氨基酚和异烟肼，可引起谷胱甘肽的耗竭。

（四）并存疾病

通常情况下，患者既往存在的肝脏疾病，包括肝硬化，并不增加药物性肝损伤的易感性，但是这些疾病被认为是增加药物性肝损伤过程和结果复杂化的高风险因素[19]。人类免疫缺陷病毒感染增加磺胺的毒性，肾移植被认为是咪唑硫嘌呤诱导血管损伤的风险因素。大多数经肝脏代谢的药物通过增加曲线下面积显示其药代动力学的改变。临床使用中应评估和明确这些药物在肝硬化失代偿期患者中应用的安全性。

（五）遗传学

药物在体内多个代谢过程中，遗传学对于个体易感性发挥重要作用[20]。编码 P_{450} 同工酶的基因在药物代谢中发挥重要作用。一个普通的例子，慢乙酰化基因型与异烟肼诱导的肝损伤相关[21]。已经证实，基因突变影响肝细胞角蛋白，也参与了严重药物性肝损伤过程。此外，免疫介导的 DILI 发病机制已经证实，在某些严重药物性肝损伤病例中人白细胞抗原单倍型具有易感性[22]。基因筛查有希望减少药物特异性反应。一个典型的例子是在阿巴卡韦治疗之前，HLA-B5701 基因型几乎能够消除药物潜在的、严重的超敏反应。

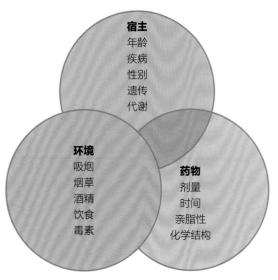

▲ 图 130-1 **Venn** 图显示影响药物性肝损伤发展的各种因素间的相互作用

（六）药物的本质特性

药物性肝损伤最常涉及的药物是抗菌药[23]。这类剂量 50～100mg/d 的药物肝毒性高于剂量＜ 20mg/d 的药物[24-26]。此外，脂溶性高并主要经肝脏代谢的药物更易于发生药物性肝损伤。有趣的是，大剂量用药发生药物性肝损伤的潜伏期较短[27]。

二、病理生理学

肝脏是药物代谢的第一站，高度暴露于从胃肠道吸收的药物。药物往往是不易被胆汁和尿液排泄的亲脂性化合物，因此，肝脏代谢药物一个功能是将其转化为亲水性物质。药物在肝脏的代谢分为三个连续过程：第一阶段改变母体分子，第二阶段产生药物或其代谢物的偶联物，第三阶段通过能量 – 依赖通路排泄肝细胞上的偶联物。

（一）第一阶段

第一阶段包含氧化、还原、水解反应。大部分反应由药物微粒体氧化酶类催化，这些作用通过细胞色素 P_{450} 系统发挥作用。胞质中的还原性烟酰胺腺嘌呤二核苷酸磷酸（NADPH）起辅助因子的作用。一个典型的例子是由对乙酰氨基酚介导的 CYP2E1 通路产生 N– 乙酰 – 对苯醌亚胺（NAPQI）。酶诱导剂包括巴比妥类、酒精、抗惊厥药、利福平、吸入麻醉药及口服降糖药。酶诱导对其他药物的代谢及 DILI 的作用机制具有一定的指导意义。

（二）第二阶段

第二阶段反应涉及药物母体或者其代谢物与内源性小分子的耦合。该偶合物具有很高的水溶性，并且易于通过胆汁或尿液排泄。偶合物的形成依赖于辅酶因子，如葡萄糖醛酸，并且能够随着辅酶因子的耗竭被损害。

（三）第三阶段

第三阶段包括药物及其代谢物排泄到胆汁或者肝血窦，过程涉及 ABC 转运蛋白超家族介导的能量依赖通路。该系统位于胆道肝细胞，能够被饱和，与药物蓄积和胆汁淤积型 DILI 有关。

三、肝损伤机制

多种药物性肝损伤机制已经被确认，包括以下几种，涉及肝细胞[28, 29]，并且细胞器损伤方式影响着肝损伤的模式。

- 钙稳态的破坏会导致肌动蛋白的破坏和离子梯度的丧失，从而导致细胞的肿胀和破裂。

- 药物与细胞色素 P_{450} 系统的共价结合涉及高能反应，可导致形成无功能加合物。这种共价结合可能使细胞中的关键酶失活，蛋白质 – 药物加合物可以作为免疫靶点，诱导抗体的形成，或者引起 T 细胞溶解反应。

- 肝脏氧化应激产生的活性氧破坏线粒体 DNA 和微粒体电子传递系统，其结果干扰脂肪酸代谢和能量产生，无氧代谢随之而来，最终导致乳酸酸中毒和脂肪变性。

- 影响微小管膜转运蛋白的药物可以阻断胆汁流，干扰转运泵，如多药耐药相关蛋白 3（MRP-3），将阻止胆红素的排泄，导致细胞内胆汁淤积，对肝细胞造成继发性损伤。

- 肝内的其他细胞可能是损伤的靶点或充当损伤调节剂的作用。Kupffer 细胞的激活可能释放活性氧和细胞因子，放大肝细胞损伤。肝窦内皮损伤可导致药物性血管损伤并发展为静脉闭塞性疾病。甲氨蝶呤或维生素 A 激活肝星状细胞可导致基质沉积增加，从而导致纤维化和肝硬化。

肝损伤药物可分为剂量依赖性肝毒性和非剂量依赖性（特异性）肝毒性。剂量依赖性肝毒性需要激活一种有毒代谢物并干扰细胞内细胞器的功能，例如影响线粒体功能或者妨碍微管胆汁分泌。这类药物性肝损伤潜伏期较短，以区域性坏死为特征，并能在其他物种中复制。相反，特异性肝毒性引起肝脏广泛的、多种组织学变化，损伤发生的潜伏期不同，而且不能被复制。特异性肝损伤的发生被认为有两种机制：代谢性特质或免疫变态反应。代谢性特质是指罕见个体对药物的敏感性，在常规剂量下是安全的。这种易感性可能是药物代谢或排泄的遗传或后天差异的结果。免疫变态反应指机体对代谢加合物和半抗原的反应性免疫损伤，是药物代谢物与细胞蛋白或细胞色素 P_{450} 酶之间相互作用的结果。

四、药物性肝损伤的诊断和治疗

几乎任何药物都有可能产生肝毒性，在考虑诊断时都应予以怀疑。临床医生必须高度怀疑，病史应包括所有药物的使用剂量、途径、持续时间和其他伴随药物。应特别关注替代品和补充药物的使用，因为这方面的病史并不容易获得。目前没有客观的检测方法或标志物来确定 DILI 的诊断或病因，因此，除了仔细的临床检查、生化和组织学证据外，专家意见是必不可少的[30]。

大多数药物性肝损伤是无症状的，但是也可表现为急性或者慢性肝脏疾病。可以表现为无症状的肝酶轻度升高，或者表现为威胁生命的肝脏功能衰竭。肝损伤通常在给药后 5～90 天后发生，但如果之前存在过敏反应（如磺胺类抗生素），肝损伤可在 24～48h 内发生。抗生素是涉及最多的药物，肝损伤通常在 1 周内表现出来[31]，但也有例外，如米诺环素和呋喃妥因可在 1 年后出现肝损伤。多种药物同时治疗或有并存疾病，药物性肝损伤的发生风险将增加 6 倍[32]。

有症状的患者表现为不适、恶心、呕吐、厌食、黄疸、白陶土便、深色尿和右侧腹痛。DILI 的表现往往与其他肝脏疾病相似，因此对其他形式的慢性肝脏疾病（如病毒性肝炎、自身免疫性肝病和肝损伤遗传因素）的检测是评估过程的重要组成部分。黄疸，虽然是肝脏疾病的一个标志，但只出现在 5%～10% 的病例中[33]，体格检查可发现肝大。多达 75% 的 DILI

患者在 6 个月时存在肝损伤，在长期随访中肝损伤持续存在[34]，老年患者和胆汁淤积损伤患者在长时间随访时更有可能出现持续性肝异常[34]，严重者可发展为凝血功能障碍和肝性脑病，提示急性肝衰竭。这些患者通常表现为黄疸和精神状态改变，经常出现昏迷状态。非对乙酰氨基酚所致 DILI 致急性肝衰竭患者整体预后较差，无移植存活率估计为 27%[35]。

慢性 DILI 被定义为 DILI 识别后 6 个月持续存在肝脏相关实验室、放射学或组织学异常[36]。另外，慢性肝损伤可能是新的损伤（与 DILI 无关）或者是急性 DILI 的后遗症。慢性肝病临床表现为瘙痒、疲劳和肝酶升高。它可能进展为肝硬化，并有肝功能失代偿的体征和症状。

药物超敏反应的主要特征有发热、皮疹及外周嗜酸粒细胞增多，伴有严重皮肤反应的患者其死亡率增高。值得高度注意的是仅有少数 DILI 患者出现超敏反应的症状和体征[37, 38]。

（一）临床病理分类

可根据临床表现、组织病理学及药理学，对 DILI 进行多种分类。下面提到的分类方法对临床最有价值。根据肝酶升高使用 R 值（ALT 与碱性磷酸酶的比值，两者均以参考值上限的倍数表示）将肝损伤分为三类，R 值＞5 为肝细胞损伤，R 值＜2 为胆汁淤积型肝损伤，R 值在 2～5 为混合型（胆汁淤积与肝细胞损伤）。无论是否存在黄疸，这个指标均适用。

（1）肝细胞型肝损伤：类似于急性病毒性肝炎的药物性肝损伤，表现为突出的肝细胞损害。如果可以获得，早期肝细胞活检通常表现为明显的肝细胞坏死和炎症，并有轻微的胆汁淤积。肝细胞损伤是最普通的表现[39]，也可以由临床和实验室特征得到提示。如果存在 DILI，症状是非特异性的，如疲乏。血浆 ALT 和 AST 水平表现为特异性显著升高（通常＞10 倍），而 ALP 和 GGT 只是轻度升高。R 值＞5 被定义为肝细胞损伤，但并不一定常常准确。引起

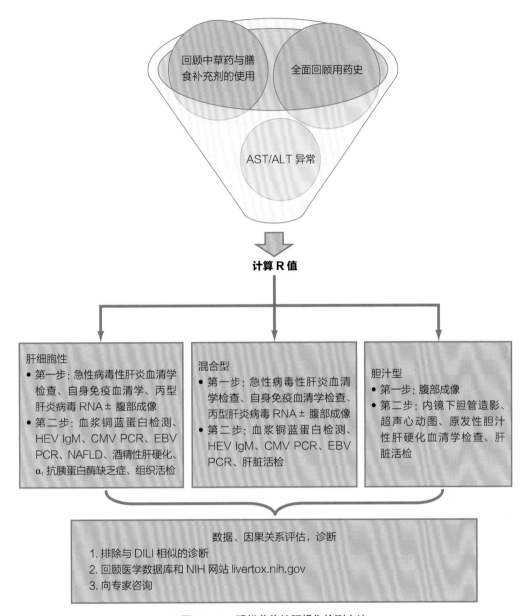

▲ 图 130-2 疑似药物性肝损伤检测方法

A1AD.α₁- 抗胰蛋白酶缺乏症；ALT. 丙氨酸转氨酶；AST. 天冬氨酸转氨酶；CMV PCR. 巨细胞病毒 PCR；DILI. 药物性肝损伤；EBV PCR.EB 病毒 PCR；HCV RNA. 丙型肝炎病毒 RNA；HEV IgM. 戊型肝炎病毒免疫球蛋白 M 抗体；NAFLD. 非酒精性脂肪肝；NIH. 美国国立卫生研究院；PBC. 原发性胆汁性肝硬化

肝损伤的典型药物包括异烟肼、绿茶、呋喃妥英和甲基多巴。

（2）胆汁淤积型肝损伤：胆汁淤积型 DILI 的表现与胆道梗阻相似。肝组织活检可发现胆汁淤积、门静脉炎症、胆管和小胆管损伤和增生。临床表现以黄疸和瘙痒为主要特征，血浆 ALP 和 GGT 水平显著升高，而 ALT 和 AST 水平轻微或轻度升高。R 值＜ 2 倍定义为胆汁淤积型

肝损伤，但不一定常常准确。引起胆汁淤积型 DILI 的典型药物包括阿莫西林 / 克拉维酸、环丙沙星和磺酰脲类。

（3）混合型肝损伤：多种药物可引起混合型肝损伤，肝细胞损伤和胆汁淤积型损伤混合存在，很少发生于其他急性肝脏疾病。混合型肝损伤，肝组织活检显示明显的肝细胞坏死和炎症，伴有明显的胆汁淤积。主要症状有疲乏

和瘙痒，实验室检查提示血浆 ALT 和 ALP 同时升高。R 值在 2～5 定义为混合型损伤。引起混合型肝损伤的代表药物有磺胺类、苯妥英钠和依那普利。

因为不同的药物引发的损伤表现不同，因此肝组织活检的作用是描述和明确正在发生的肝损伤组织类型（表 130-1）。

（二）病因及病情程度的评估

很难确定某种特定药物与药物性肝损伤间的因果关系，以阻止再次暴露和进一步损伤[40]。与专家观点相比，目前临床实践中使用的 Roussel-Uclaf 因果关系评估方法（RUCAM 量表）在观察者中的重复性和可靠性得分均较低[30, 41]。临床上

缺乏客观的指标确定 DILI 的原因[40]。表 130-2 列出了肝损伤严重程度的评估标准。

五、DILI 的治疗

过去对 DILI 的治疗基本相同。目前得益于发病机制和生物标志物的新认识，对 DILI 的评估和治疗得到了改善和提高。首要的步骤是脱离可疑药物，阻止再次暴露，同时回顾患者病史排除其他原因。尽管目前的证据建议这样的处理对改善肝损伤的预后并不是必需的，但依然建议早期脱离药物[42]。虽然，停药后血浆肝酶可能快速得到改善（停药后 2～4 周内），但是有时候这些肝酶的改善是自发的（被称为适应性变化，如异烟肼）[43]。因此，对于无症状

表 130-1　药物性肝损伤基于组织学损害分类

组织学损害	组织学特点	相关药物
3 区坏死	3 区肝细胞坏死（含氧气两最低区域）	鹅膏菌、CCl_4、对乙酰氨基酚
1 区线粒体坏死	门静脉周围肝细胞坏死	黄磷
线粒体细胞病	脂肪变性，偶有胆汁淤积伴局灶性肝细胞死亡	丙戊酸钠、HAART、四环素
脂肪性肝炎	NASH，纤维化，肝硬化	胺碘酮、他莫昔芬、甲氨蝶呤、哌克昔林
急性肝炎	急性肝细胞坏死，偶见浆细胞。亚块状、块状坏死	呋喃妥因、苯妥因、甲基多巴、双硫仑、磺胺类、异烟肼、酮康唑、曲格列酮
慢性肝炎	点状肝细胞坏死，偶尔浆细胞桥状纤维化	呋喃妥因、甲基多巴、双氯芬酸、米诺环素、异烟肼、丹曲林
微管胆汁淤积	无相关肝炎的胆汁淤积	人工合成雌激素、雄激素、环孢素、氯丙嗪
肝微管胆汁淤积	胆汁淤积与肝炎和炎症相关	氯丙嗪、克拉维酸、右旋丙氧芬、红霉素
肝小静脉闭塞症	3 区炎症伴内膜水肿和硬化	环磷酰胺、白消安、卡莫司汀、依托泊苷、硫唑嘌呤、全身照射、牙买加灌木茶、聚合草
结节性再生性增生	肝动脉和门静脉内皮炎	化疗药物，尤指烷基化物
特发性非硬化性门静脉高压	门静脉硬化伴周围纤维化	砷、维生素 A、甲氨蝶呤、氯乙烯
紫癜性肝炎	无内皮细胞的充血腔	雄激素、硫唑嘌呤、他莫昔芬、雌激素、维生素 A
肝细胞腺瘤	单发或多发腺瘤	雌激素、合成代谢类固醇、达那唑
肝细胞癌	与腺瘤重叠	长期服用雌激素（8 年）
血管肉瘤	内皮细胞恶性转化	雄激素代谢类固醇、氯乙烯、砷盐、钍盐铜盐

CCl_4. 四氯化碳；HAART. 高效逆转录病毒治疗；NASH. 非酒精性脂肪性肝炎

表 130-2 肝损伤严重程度评估 *

轻度	患者 ALT 和（或）碱性磷酸酶水平升高，但总胆红素 < 2.5mg/dl，INR < 1.5
中度	患者 ALT 和（或）碱性磷酸酶水平升高，血清胆红素 ≥ 2.5mg/dl 或 INR ≥ 1.5
中重度	患者 ALT、碱性磷酸酶、胆红素和（或）INR 水平升高，患者因 DILI 住院或住院时间延长
重度	患者 ALT 和（或）碱性磷酸酶水平升高，血清总胆红素为 2.5mg/dl 或以上，且至少有以下一种情况：①肝衰竭（INR ≥ 1.5，腹水或脑病）；②其他器官衰竭，由 DILI 引起
致命性	患者因 DILI 死亡或接受肝移植

*. 此外，根据有无症状对病例进行评级（A= 无症状；S= 症状）。症状包括疲劳、恶心、呕吐、右上腹疼痛、瘙痒、皮疹、黄疸、虚弱、厌食或体重减轻，调查者认为这些症状归因于 DILI
ALT. 丙氨酸氨基转移酶；INR. 国际标准化比值；DILI. 药物性肝损伤

引自 Fontana RJ, Watkins PB, Bonkovsky HL, et al. Drug-Induced Liver Injury Network (DILIN) prospective study: rationale, design and conduct. *Drug Saf*. 2009; 32(1):55–68.

肝酶升高患者，需要根据个体药物肝毒性权衡停药的必要性。

中重度肝损伤患者需要住院并进行常规监测，最好在 ICU 进行 [7]。对于过量服用对乙酰氨基酚的患者，N- 乙酰半胱氨酸是公认的解毒剂，已在很多临床对照试验中显示有效 [44, 45]。尽管诺模图具有有效性，由于初始剂量和摄取时间的不明确，通常情况下，血浆对乙酰氨基酚水平并不是评价对乙酰氨基酚肝损伤程度的可靠指标。有些临床参数，如氨基转移酶显著升高，同时胆红素水平低，在没有休克和低血压的情况下，可预测乙酰氨基酚肝损伤能够自然痊愈。NAPQI 蛋白加合物能够作为疑似乙酰基氨基酚肝损伤至 12 天的可靠标志物 [46]。近期研究表明，更多的 micro-RNA 水平可以作为对乙酰基氨基酚中毒肝损伤的标志物 [47]。乙酰氨基酚摄入 8～10h 内，N- 乙酰半胱氨酸被推荐治疗，但证明 48h 后表现出临床效果 [45, 48]。摄入后最初几个小时内给予活性炭能够帮助减少胃肠对对乙酰氨基酚的吸收，而且不影响 N-乙酰半胱氨酸的吸收 [49, 50]。

一项随机对照实验表明，成人急性非对乙酰氨基酚肝损伤早期应用 NAC 后，提高了自然生存率，尤其对于早期脑病患者 [35, 51, 52]。这个结果，部分归因于 NAC 的抗炎、扩张血管及变力作用。除此之外，重要的获益是增加谷胱甘肽的储存。有趣的是，在近期的另一项临床研究中发现，NAC 对非对乙酰氨基酚引起的小儿急性肝损伤没有帮助 [52]。其他解毒剂，如左旋肉碱对丙戊酸中毒、水飞蓟宾对伞形毒菌中毒、考来烯胺对来氟米特中毒等，被认为具有特效 [53]。

尚未证实糖皮质激素对药物性肝毒性有益处，但是对于伴随发热、皮疹和（或）者嗜酸粒细胞升高并发展为与自身免疫性肝炎临床症状相似的超敏反应有作用 [54, 55]。胆汁淤积肝病有瘙痒症状患者，应考虑使用胆汁酸耦合剂（考来烯胺）。

（一）预防

预防措施包括对患者进行相关知识教育，并定期进行肝脏筛查实验，以便能够帮助早期识别 DILI。应当让患者知晓同时服用多种药物与酒精存在的相互作用 [55]。最后，应当警示曾经患过 DILI 的患者，避免再次暴露于相关药物。同时，将该反应记录在病历中，就像记录过敏史一样。定期进行肝脏生化筛查实验，尤其血浆 ALT，ALT 被认为与多种药物引起的肝损伤相关。这项策略并不是完全有效的，因为尽管有监测，肝损伤还是能够发生，或者随着药物的继续使用，肝损伤可能会自行消失 [56, 57]。

（二）预后

通常情况下，大多数轻度和中度 DILI 患者能够完全康复而没有后遗损伤。部分患者将进展为慢性 DILI 或者急性肝衰竭，如果不进行肝脏移植，其死亡率高达 30%～70% [7, 45]。很多新的风险因素已被评估，这些因素影响药物性肝损伤患者短期和远期预后。患者并存肺部疾病、低蛋白血症和（或）血小板水平降低，以及血浆总胆红素水平升高和（或）丙氨酸转氨酶升高，其死亡风险或者肝脏移植风险较高[58]。

（三）替代治疗、娱乐性药物、环境因素

很多其他药物或非治疗药物（包括维生素、中草药及环境因素、娱乐药物等），能够引发多种形式的肝脏损害。娱乐药物，如"摇头丸"（MDMA，3,4- 亚甲二氧基甲基苯丙胺）及可卡因已经被证明与肝毒性相关，严重者需要肝脏移植。

（四）中草药及营养补充品

包含中草药、天然物质、矿物质及维生素的产品，这些产品都可以在市场买到，并且常常被大众群体消费（50% 的美国成人）[59, 60]。这些补品是导致肝损伤的第二大原因[11]，健美、减肥品则是最常见的 DILI 原因[61]。预测使用补充品的因素有年龄、是否有健康保险、健康报告、专业保健人员的认可、低体重指数、适度酒精摄入、运动、戒烟及慢性疾病[62]。已经多次报道这些日益流行的药物替代品的毒性作用。大多数病例中，毒素并不是很显而易见的，许多制剂含有不止一种可能成为罪魁祸首的成分。由于缺乏 FDA 对制造流程进行监管，这些补充品在功效及质量上存在很大差异[16, 63-66]。他们可能含有未标签的污染物，如抗菌剂、重金属[67-70]。肝脏毒性包含急性肝炎、慢性肝炎肝硬化、胆汁淤积症及血管损伤。中草药或者其他混合食品能够导致宿主毒性反应。患者自我报告可能是不可靠的，不能建立时间关系。保健产品，如蛋白粉可能含有合成内固醇，与胆汁淤积性肝炎相关[71-73]。

现在我们普遍认为维生素 A 过多症是由长期服用大剂量维生素 A 自我治疗引起的。肝脏病理主要由于大量维生素 A 毒性导致，其中包括肝功能实验异常、星形细胞增生、非硬化性门静脉高压、肝硬化及罕见的肝紫癜病。肝硬化和门静脉高压病例预后较差，应当警示伴有慢性肝病的患者避免补充维生素 A。医学文献领域中，与替代品及中草药相关的 DILI 病例报道数量在迅速增长[5, 74-79]。

与其他处方药不同，中草药和膳食补充剂诱导的肝脏损害能够通过专家的意见和主张得到最好的评估。专家意见允许评估者考虑所有可以获得的临床信息，其中包括对既定产品通过已出版定性评估和个人经验的评估。由于不同产品具有不同的损伤模式，使得临床医生在诊断时面临困难[62]。临床医生意识到很多患者不愿意提供人信息，因此必须仔细询问患者中草药和膳食补充剂使用情况[80]。应当通过 FDA 药品监督系统鼓励志愿报道与膳食补充剂相关的可疑的肝损害。

六、结论

在确定一种药物潜在肝损害作用时，临床试验常常是不充足的，而且也只有在药物被批准公开使用后才能被证明。尽管很多药物能够引发无症状、短暂的 LEF 升高，这种反应的安全性受到质疑。开始使用任何具有潜在肝脏毒性的药物治疗后，应当每 3~4 周进行 1 次 LFT 监测。肝损害发展后继续使用药物是导致结局不好的最常见原因，因此早期识别症状是迫切需要的。越来越多的辅助药物的使用提高了医学界对其潜在肝毒性的认识，普通公众在使用未经控制的、非专属的药物时同样也应当得到危险警示。由于药物性肝损伤很少被报道，因此需要鼓励临床执业医生报道可疑的药物反应，以助于早期发现药物毒性。

第131章
肝脏良性肿瘤
Benign Hepatic Neoplasms

L.F. Grochola　Henrik Petrowsky　Pierre-Alain Clavien　**著**

魏有祝　周彦明　**译**

摘要

随着现代影像技术的飞速发展和广泛应用，无症状的肝脏良性肿瘤患者的检出率日益增多，其中包括囊性及实性肿瘤。不同于肝脏囊性肿瘤，实性肿瘤通常具有明确的肿瘤学特征。最常见的肝脏良性实体肿瘤包括肝血管瘤和局灶性结节性增生，仅极少数患者需要治疗或长期的随访观察。较少见的病变包括肝腺瘤和肝血管平滑肌脂肪瘤，由于发生出血或恶变等并发症的风险较高，常需要手术切除。不同类型的肝脏肿瘤，其生物学和临床学特征差异显著，因此临床医师需要了解每种肿瘤类型的临床学、生物学、放射学和病理学特征，以保证准确的疾病诊断，进而制订合理的诊疗计划。随着磁共振成像（MRI）、增强超声造影（ce-US）和增强计算机断层扫描（ce-CT）技术的不断发展，多数患者仅根据影像资料便可明确诊断，大幅减少了既往为明确诊断而进行的有创操作，如经皮肝穿刺活检或手术切除。大多数肝脏良性肿瘤的患者无须手术治疗，但出现以下情况者，可考虑手术切除：①经全面的影像检查后仍诊断不明的；②有临床症状的；③因肿瘤压迫出现胃肠道或胆道功能障碍的；④有并发症或恶变倾向的。在这一章中，我们将介绍成人的肝脏良性实性肿瘤，并描述每种肿瘤类型的病因、临床表现、诊断及治疗策略。

关键词： 肝脏良性肿瘤；血管瘤；局灶性结节性增生；肝腺瘤

一、肝血管瘤

肝血管瘤也被称为肝海绵状血管瘤，约占所有肝脏良性实性肿瘤的70%[1, 2]，发病率为3%～20%（表131-1）[1, 2]。好发于中年女性，男女之比约为1∶5[1, 2]。大多数肝血管瘤直径＜5cm，＞10cm的病变称为巨大血管瘤[3]。肿瘤常单发，有研究发现约40%的患者可表现为多发病灶[4]，常位于同一肝叶内[4, 5]。

肉眼可见肝血管瘤为暗紫色、柔软、可压缩的肿块，边界清楚，周围有薄层包膜包绕[3]。肝血管瘤常起源于内皮细胞，这些细胞在纤维鞘的支持下构建多个血管通道，从而形成由内皮细胞排列、结缔组织分隔的海绵状血管空间[6]。肝血管瘤主要由肝动脉供血，缺乏胆道或门静脉结构[6]。免疫组织化学染色下，内皮细胞呈现血管分化，而非肝窦分化[6]。肝巨大血管瘤可有部分坏死或营养不良性钙化，这些形态不规则的血管有利于血栓形成，从而堵塞血管[3]。

肝血管瘤多无明显症状，常于开腹手术、尸检或常规体检时偶然发现[7]。肝巨大血管瘤患者可出现腹痛或腹部不适感[8]。超大血管瘤可对邻近组织和器官产生推挤和压迫，出现食后早饱感、胆汁淤积或血管阻塞等[8, 9]。肝血管瘤破裂是一种极其罕见的并发症，即使超大血管瘤患者或妊娠期女性也极少发生[10]。少数患者因肝血管瘤内部分血栓形成而发生全身炎症反应，出现腹痛不适，伴低热、体重减轻、贫

	肝海绵状血管瘤	局灶性结节性增生	肝腺瘤
		表 131-1　肝脏良性肿瘤的鉴别诊断	
患病率	3%～20%	1%	＜ 0.05%
发病机制	血管畸形，先天性	畸形动脉的增生性反应，遗传因素	类固醇激素（雌激素、黄体酮、雄激素），NASH，Ⅰ型和Ⅲ型糖原贮积病
影像学	ce-US，ce-CT，MRI	ce-US，ce-CT，MRI	US，ce-CT，MRI
甲胎蛋白	正常	正常	正常
肉眼表现	暗紫色、柔软、可压缩的肿块，边界清楚，周围有薄层包膜包绕（充血性"囊肿"）	浅棕色，呈分叶状，边界清楚，无包膜，有中央瘢痕	边界清楚，为压缩性肝实质假包膜包绕，切面不均匀，呈黄褐色富脂组织，有的可见出血、坏死和钙化
镜下表现	由内皮细胞排列、结缔组织分隔的海绵状血管空间，无胆道或门静脉结构	形态正常的肝细胞排列在增厚的肝板上，在纤维带和结节的交界处可见 Kupffer 细胞和肝细胞来源的胆小管，无胆管	由体积较大的含脂质和糖原的肝细胞构成，肝细胞排列在肝板上，被动脉灌注扩张的肝血窦所隔开
并发症	肿瘤压迫效应，炎症反应，Kasabach-Merritt 综合征	肿瘤压迫，带蒂 FNH 发生蒂扭转	肿瘤压迫效应，炎症反应，出血，失血性休克
恶变	否	否	有，危险因素包括男性患者、肿瘤直径＞ 5cm、使用雄激素和 β-HCA 亚型
治疗	有症状患者进行肿瘤剜除或切除术；不可切除者进行肝移植、介入或射频	有症状或带蒂 FNH 行手术治疗；不推荐停用激素	手术指征主要取决于肿瘤的大小、组织学亚型和性别；特殊情况下行肝移植；停用激素

β-HCA.β- 连环蛋白变异性肝细胞腺瘤；ce-US. 增强超声造影；ce-CT. 增强计算机断层扫描；MRI. 磁共振成像；NASH. 非酒精性脂肪性肝炎

血、血小板增多和纤维蛋白原升高等[11]。成人 Kasabach-Merritt 综合征是肝血管瘤一种相关但更不常见的并发症，主要发生在肝血管瘤患者中，也可见于肝脏其他血管疾病[12]。这是一种局部消耗性凝血功能障碍性疾病，系瘤内发生局部的血管内凝血、纤溶紊乱[12]，继而出现继发性纤溶亢进、血小板进一步减少，最终发展成全身 DIC，患者可因此出现失血性死亡，其死亡率高达 30%～40%[12, 13]。手术切除肝血管瘤为主要的预防手段[12, 13]。

（一）病因

目前认为肝血管瘤是由局部扩张的异常肝血窦构成，或认为其本质为先天性错构瘤。既往研究发现肝血管瘤具有明显女性倾向，中年女性多见，且女性于青春期、妊娠期及口服避

孕药时，肿瘤呈快速生长趋势，因此有学者提出假说：雌激素是肝血管瘤的一种致病因子[14]。然而迄今为止，研究者尚未发现雌激素受体的表达与肝血管瘤的生长之间存在显著的相关性，故雌激素驱动理论尚有待证实[14, 15]。

（二）诊断

肝血管瘤具有典型的影像学特征，多数患者可通过影像检查明确诊断。肝血管瘤超声表现为高回声、边界清楚的光团，伴边缘锐利、内部回声增强[3, 16]；而较大的肿瘤可有非典型的超声影像改变，系肿瘤钙化或血管腔内血栓形成所致[3]。在脂肪肝患者中，肿瘤超声下可表现为低回声。影像表现不典型者，可考虑行肝脏造影检查。典型的 MRI、ce-US 和 ce-CT 的影像表现为动脉期从周边开始呈结节状或环

形强化，逐渐向中心扩展（图 131-1）[16, 17]。MRI 被认为是目前检测发现肝血管瘤的最佳影像手段[3]，病变典型的 MRI 表现为 T_1 加权像呈低信号，T_2 加权像呈高信号；在弥散加权像，随着 b 值的增加，肝血管瘤的信号逐渐减弱，因此其表观扩散系数较高[3]。肝血管瘤出现以下情况时，MRI 表现可能不典型，需要结合其他影像检查明确诊断[18]：①瘤内出现钙化、透明化、硬化的；②表现为囊性或带蒂的；③充盈极其缓慢的；④伴液体回旋或包膜退缩的。高锝（^{99m}Tc）标记红细胞闪烁扫描显示肝血管瘤内红细胞积聚，有助于疾病诊断[19]；使用单光子发射 CT（SPECT）可进一步提高此项检查的特异性，但该技术较为复杂，不常规开展。肝动脉造影对肝血管瘤有一定的诊断价值。典型的肝动脉造影表现为肿瘤边缘出现特征性的"棉花团状"外观，系对比剂的移位扩散，包绕营养肿瘤的大血管所致。当无创影像检查不能明确诊断时，可考虑行肝动脉造影。经皮肝穿刺活检诊断率低，且有并发严重出血的风险[20]，仅适用于所有无创影像检查均诊断不明的患者（图 131-2）。

（三）治疗

多数肝血管瘤患者无临床症状或并发症，因此无须特殊治疗[21]。一项长达 14 年随访，纳入 249 例肝血管瘤患者的研究表明，高达 97% 的患者在随访期间无不良事件发生，肿瘤形态未发生改变[5]，因此作者认为：不推荐无症状的肝血管瘤患者进行一系列的影像学检查，也不必进行过于密切的随访[3]。女性患者无须停用口服避孕药，可正常妊娠，也不必限制日常的体力活动。

仅少部分肝血管瘤的患者需要手术干预[22]。其手术适应证包括[1, 2, 5, 12]：①诊断不明的；②临床症状严重的；③周围组织结构受压迫的；④出现全身炎症反应的；⑤合并 Kasabach-Merritt 综合征的；⑥极为罕见的自发性肿瘤破裂的。最重要的两种手术方式包括开腹和腹腔镜下肿瘤

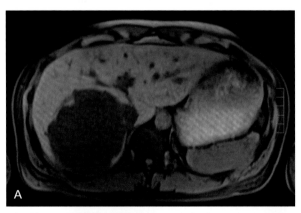

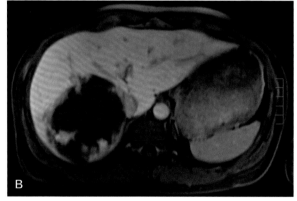

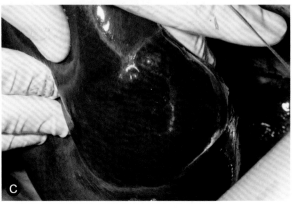

▲ 图 131-1 典型的肝血管瘤 MRI 表现
A. 右肝病灶 T_1 加权像呈低信号；B. 门静脉期表现为周边结节状或环形强化；C. 术中图像，肿瘤表现为典型的，界限分明的暗紫色外观

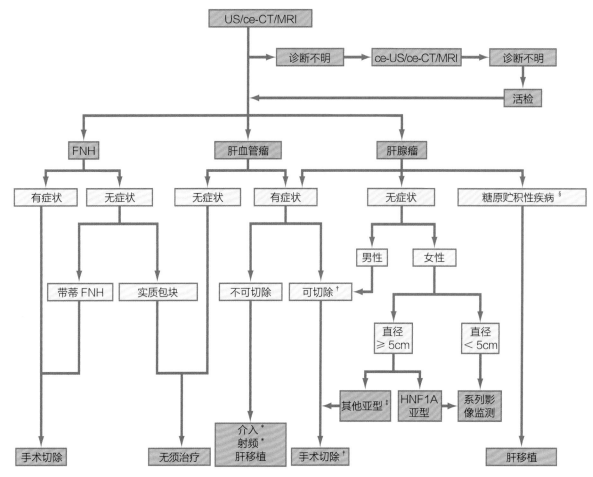

▲ 图 131-2　疑似肝脏局灶性良性病变（血管瘤、FNH 和腺瘤）的非肝硬化患者的诊断和治疗流程

*. 介入和射频治疗已成为共识；†. 除手术切除外，还可进行肝血管瘤剜除术；‡.IHCA，b-HCA，未分类亚型；§. 糖原贮积性疾病的肝移植适应证包括 1a 型糖原病（G6PC 基因缺陷）、4 型（GBE1 基因缺陷）和 9 型（PHKG2 基因缺陷），其中 1a 型糖原病与肝腺瘤病关系最密切[55]。ce-US. 增强超声造影；ce-CT. 增强计算机断层扫描；FNH. 局灶性结节性增生；MRI. 磁共振成像；HNF1A. HNF1α 变异性肝细胞腺瘤

切除，手术原则与所有其他肝脏肿瘤相同。肝血管瘤和周围肝实质之间存在压缩性的假包膜，因此可进行肿瘤剜除术[23]。该技术最大限度地保留了肝脏的功能，且无须断离胆管结构[24]，但因其总体优势较小，目前更倾向于进行标准的肝叶切除术。进行肝巨大血管瘤切除有困难时，可使用特殊的手术技术，如全肝血流阻断；对于无法切除的情况复杂的肝巨大血管瘤，可考虑进行肝移植[25]。由于医疗条件或技术限制而无法进行手术切除者，可选择肝动脉栓塞或射频消融[26, 27]。合并 Kasabach-Merritt 综合征者在切除潜在的肝血管瘤后，消耗性凝血功能障碍可得到纠正，故手术被认为是治疗的金标准。患者如合并 DIC，出现大量出血的情况，将极大地增加手术风险，可使用新鲜冰冻血浆和浓缩血小板减少围术期的出血风险[13]。

二、局灶性结节性增生

FNH 是第二常见的肝脏良性肿瘤。与肝血管瘤类似，FNH 也多见于中年女性，男女比例为 1 : 8（表 131-1）[28, 29]。病灶直径通常 < 5cm，约 80% 的患者为孤立性病灶[28, 29]。仅 3% 的患者肿瘤直径 > 10cm，尽管有报道过 FNH 直径高达 19cm[28, 29]。肉眼可见 FNH 为浅棕色，边界清楚的分叶状肿瘤。与肝血管瘤不同的是，FNH 无包膜，在突出的动脉周围有中央瘢痕，纤维间隔向外放射。镜下显示形态正常的肝细胞排列在增厚的肝板上，在纤维带和结节的交界处可见 Kupffer 细胞和肝细胞来源的胆小管，但缺乏实际的胆管。有文献报道，在一系列手术切除的病例中，约 20% 为不典型 FNH，其中包括毛细血管扩张型、增生和腺瘤混合型，以及非典型细胞型等。

与肝血管瘤相似，FNH 患者通常无症状，常为体检时偶然发现肝脏占位性病变而就诊[21]。瘤体较大的患者也很少出现症状，可有腹痛或腹部不适，系肿瘤压迫邻近胃肠道所致[3]。少数患者因 FNH 发生蒂扭转而出现急性腹痛；或由于肝内胆管或血管受迫，引起胆红素、碱性磷酸酶和肝脏血清学指标轻度升高。极少患者出现肿瘤破裂或出血等并发症，至今尚无 FNH 发生恶变的文献报道。

（一）病因

有假说提出 FNH 系肝细胞在畸形动脉结构基础上的增生、再生性反应所致。研究表明 FNH 与肝血管瘤和遗传性出血性毛细血管扩张症（Osler-Weber-Rendu 病）等其他血管畸形和遗传性疾病相关[30, 31]；此外，分子研究发现，FNH 患者体内参与血管重构的基因显著失去调控[32]。以上两个发现有力地支持了这一假说。

FNH 多见于育龄女性，因此有学者推测雌激素可能与 FNH 发生有关[33]。然而，大多数证据表明口服避孕药和正常妊娠并不影响 FNH 的发生及肿瘤特征，因此这一假说还有待考证[33, 34]。

（二）诊断

如前文所述，典型 FNH 表现为病灶中央出现纤维瘢痕，纤维间隔向外放射，周围被正常肝细胞所包绕，这是所有影像诊断的特征[35, 36]。具体而言，在平扫成像上，病变表现为与周围肝组织相似或稍有不同的超声回声、CT 密度和 MRI 信号强度[35, 36]。在增强影像中，病变在动脉期表现为均匀强化，中央血管与中央瘢痕明显强化，随后强化快速减弱；病变在门静脉期和延迟期信号与邻近肝组织相似[35, 36]。FNH 的典型 MRI 平扫表现为，在 T_1 加权像呈等信号或低信号，T_2 加权像呈等信号或高信号，中心瘢痕在 T_2 加权像上表现为强高信号（图 131-3）[36]。肝胆 MRI 造影可显示肝细胞起源的肿瘤，以此鉴别肝腺瘤。FNH 中的 Kupffer 细胞可摄取超顺磁性氧化铁（SPIO）对比剂，有助于在 MRI 上与肝腺瘤相鉴别。$^{99m}Tc-$ 胶体硫核素扫描也有一定的诊断价值。肝动脉造影显示病灶呈"轮状"征象，但肝动脉造影通常不适用于诊断。对于所有无创影像检查仍诊断不明者可考虑进行经皮肝穿刺活检，但因其诊断的假阴性率高达 30%，因此不常规进行[37]。

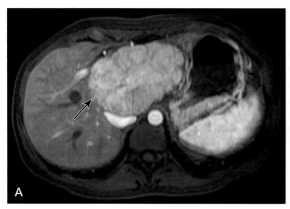
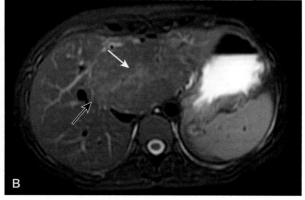

▲ 图 131-3　左肝局灶性结节性增生的增强 MRI 动态对比图像
A. 病变（黑箭）在动脉期显示明显强化；B. 中央瘢痕（白箭）T_2 加权像呈高信号

（三）治疗

目前认为大多数 FNH 患者无临床症状，无须手术治疗。已确诊但无症状的 FNH 患者，不推荐进行过于密切的随访，女性患者也不建议停用口服避孕药或终止妊娠 [3]。肿瘤压迫引起消化道或胆道系统功能障碍，是最常见的手术适应证；带蒂 FNH 存在蒂扭转的风险，更建议手术切除肿瘤；当现有的影像技术难以明确诊断时，有强烈的手术指征。肿瘤周围常有大静脉走行，与肿瘤剜除术相比，目前更倾向对 FNH 患者实施肝叶切除术。腹腔镜下或传统的开腹进行肝部分切除术都是可选的治疗方案。

三、肝腺瘤

肝腺瘤（或称肝细胞腺瘤），是一种罕见的肝脏良性肿瘤，以育龄期的年轻女性多见（表 131-1）[38]。自 20 世纪 60 年代初口服避孕药（OCP）问世以来，大量流行病学资料显示，长期口服避孕药可引起肝腺瘤发病率增加 30 倍 [39]。随着低剂量雌激素和（或）黄体酮的新型制剂的出现，肝腺瘤的发病率又呈下降趋势。约 30% 的患者为多发病灶，病变累及全肝者称为腺瘤病 [40]。研究发现腺瘤病与激素暴露无关，而与糖原贮积性疾病（特别是 1a 型糖原贮积病）等罕见的遗传综合征有关 [3, 40]。目前认为肝腺瘤是一种强异质性疾病，不同肿瘤亚型具有不同的临床学和放射学特征 [3, 41]。基于不同的突变模式，肝腺瘤可分为以下四种亚型：HNF1α 变异性肝细胞腺瘤（HNF1A）、炎性肝细胞腺瘤（IHCA）、β- 连环蛋白变异性肝细胞腺瘤（β-HCA）和未分类的亚型（表 131-2）[3, 41]。肉眼可见肝腺瘤边界清楚，为压缩性肝实质假包膜包绕，切面不均匀，呈黄褐色富脂组织，有的可见出血、坏死和钙化。镜下可见肝腺瘤由体积较大的含脂质和糖原的肝细胞构成，肝细胞排列在肝板上，被动脉灌注扩张的肝血窦所隔开。不同于 FNH，腺瘤缺乏胆小管等结构，只含少量或不含 Kupffer 细胞。

表 131-2 肝腺瘤的亚型分类

	HNF1α 变异型	β- 连环蛋白变异型	未突变型	
			炎症型	非炎症型
相对患病率	常见	罕见	罕见	罕见
组织学特征	明显脂肪变性	假腺体结构、细胞异型性；细胞核深染、核增大、不规则	小动脉簇被细胞外基质包绕，炎性浸润，窦状扩张或充血	无特殊组织学特征
脂肪变性	常见	罕见	中等	中等
细胞学异常	极其罕见	常见	中等	罕见
炎性浸润	极其罕见	罕见	有	无
假腺体形成	罕见	常见	极其罕见	极其罕见
特殊并发症	无	恶变	出血，炎症反应综合征	极少数恶变
女性患者肿瘤直径 < 5cm	每年 1 次影像随访（至少 5 年）	每年 1 次影像随访（至少 5 年）	每两年 1 次影像随访（至少 5 年）	每年 1 次影像随访（至少 5 年）
女性患者肿瘤直径 > 5cm	规律进行影像检查随访	手术切除	手术切除	手术切除
男性患者不论肿瘤直径	手术切除	手术切除	手术切除	手术切除

与肝血管瘤和 FNH 相似，绝大多数肝腺瘤患者没有临床症状，常在体检中偶然发现肝脏占位性病变而就诊[21]。腹痛为最常见症状，IHCA 亚型患者可出现发热等炎症反应综合征[42]。约 25% 的患者合并出血，特别是瘤体直径 > 5cm，可因肿瘤破裂出血而出现急性腹痛甚至发生失血性休克。患者如为 IHCA 亚型、合并动脉病变、肿瘤位于左肝及外向生长，应警惕出血风险[43, 44]。不同于其他常见的肝脏良性肿瘤，肝腺瘤具有恶变倾向，总恶变风险为 4%～5%[45]。恶变风险因人而异，其危险因素包括男性患者（较女性增加 6～10 倍）、肿瘤直径 > 5cm、使用雄激素和 β-HCA 亚型[44, 45]。

（一）病因

虽然潜在的分子机制尚未明确，但已证实类固醇激素和口服避孕药与肝腺瘤的发病密切相关[39]。研究发现，2/3 的肝腺瘤表达雌激素和孕激素受体，妊娠期女性肝腺瘤可进一步增大甚至出现肿瘤破裂[46]。在治疗再生障碍性贫血、性腺功能减退、垂体功能减退和其他内分泌紊乱性疾病时，雄激素的使用也增加了肝腺瘤的发病风险[47]。据报道，健美运动员非法使用雄激素也促进了肝腺瘤的形成[48]。越来越多文献报道非酒精性脂肪性肝炎（NASH）患者发生肝腺瘤[49]。其他易感疾病为 I 型和 III 型糖原贮积病，多见于男性患者[50]。

（二）诊断

得益于影像技术的发展，大多数患者无须进行经皮肝穿刺活检或手术切除，便可明确诊断。MRI 脂肪抑制序列的出现，使 MRI 成为目前所有影像技术中敏感度（高达 91%）、特异度（高达 100%）最高的检查方法[3, 51, 52]。借助 MRI 可区分肝腺瘤的不同亚型。例如，HNF1A 腺瘤在 MRI 上表现为等信号，T_2 加权像上呈可变信号（图 131-4）[51, 52]；在非脂肪抑制序列为稍高信号，T_2 加权脂肪抑制序列为等信号或低信号[51, 52]；在化学位移 T_1 加权像上表现为弥漫均匀的信号丢失[51, 52]。肝腺瘤通常表现轻到中度的动脉强化，动脉期的对比度增强率明显高于 FNH[53]。肝腺瘤的组织学亚型可影响动脉强化程度，因此 IHCA 也可表现出与 FNH 相似的明显强化[53]。尽管无创性诊断技术取得显著进步，少部分患者仍难以明确诊断，此时可考虑进行经皮肝穿刺活检以区分 FNH 和 β-HCA 亚型[44]。

（三）治疗

肝腺瘤治疗方案的选择由前文描述的并发症和恶变的危险因素所决定，主要取决于肿瘤的大小、组织学亚型和性别[3, 33, 44]。目前认为肝

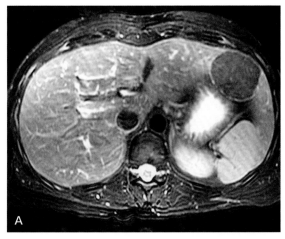
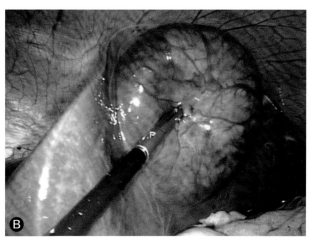

▲ 图 131-4　**A.** 左外叶肝腺瘤 T_2 加权像呈低信号，有包膜；**B.** 肿瘤的腹腔镜视图

腺瘤的男性患者发生恶变风险高，无论肿瘤大小或组织学类型，均建议手术切除 [3, 33, 44]。直径＜ 5cm 的女性患者可先停用激素治疗，进行至少 5 年的密切随访，建议每年（非 IHCA 亚型）或每 2 年（IHCA 亚型）进行 1 次 MRI 监测随访。有学者认为，HNF1A 亚型的女性患者，即使肿瘤直径＞ 5cm，发生并发症的风险也较低，建议保守治疗，进行定期随访观察 [3, 33, 44]；其他亚型的肝腺瘤发生恶变和并发症的风险较大，建议手术切除 [3, 33, 44]。不可切除的有症状患者及对药物治疗无效的糖原贮积性疾病的患者，可考虑进行肝移植 [54, 55]。最新的研究证据表明，射频消融对直径＜ 4cm 的肝腺瘤治疗有效，但目前尚缺乏足够的随访数据支持射频消融的临床常规使用。

四、其他良性肿瘤

既往文献已报道了各种肝脏的罕见良性肿瘤，如肝胆管腺瘤、肝胆管错构瘤（von Meyenburg 综合征）、肝孤立性纤维瘤、肝神经鞘瘤、肝脂肪瘤、肝平滑肌瘤、肝畸胎瘤、肝淋巴管瘤、肝紫斑病和肝血管平滑肌脂肪瘤等。其中血管平滑肌脂肪瘤，是一种起源于血管周围上皮样细胞的罕见间充质肿瘤，发生于肾脏较为常见，肝脏少见 [58]。其发病与结节性硬化症密切相关，最常见于 30—50 岁的女性 [59]。大多数肝血管平滑肌脂肪瘤无明显临床症状，常于体检时偶然发现。由于肿瘤所含平滑肌、血管及成熟型脂肪细胞等三种组织学成分含量不同，使得血管平滑肌脂肪瘤表现各异，影像技术诊断的准确率低 [3]，所以常需要经皮肝穿刺活检加以鉴别肝脏其他实性肿瘤 [3, 60]。肿瘤直径＜ 5cm 的无症状患者，建议进行动态的影像学随访观察；肿瘤直径＞ 5cm 的患者，发生恶变风险较高，建议手术切除 [61]。

肝炎性假瘤（IPL）是另一种罕见的与胆管癌类似的肝脏良性病变 [62, 63]，系多形炎性细胞浸润的反应性成纤维细胞增生性疾病。多数患者无临床症状，部分患者可有发热、腹痛、体重下降和黄疸等表现 [63]。影像学通常表现为弥漫浸润的大肿瘤，病变呈多样化，因此诊断具有挑战性 [64]。由于影像诊断的准确率较低，难以鉴别如胆管癌、自身免疫性胆管病和原发性硬化性胆管炎等疾病，常需要经皮肝穿刺活检来协助诊断 [3]。IPL 是一种无恶变倾向的良性疾病，通过密切随访观察，应用抗生素、类固醇激素等药物治疗，研究表明，90% 以上的患者经上述治疗后可达到疾病完全消退 [3, 63]。

第 132 章
肝细胞癌
Hepatocellular Carcinoma

Garrett Richard Roll　John Paul Roberts　著

王世杰　周彦明　译

摘要

肝细胞癌是原发性肝癌中最常见的病理类型，通常好发在肝功能异常的患者中。肝功能正常的患者相对少见，但对于这些患者，只要符合手术条件，可以行肝切除术治疗。肝移植已发展成为一种治疗肝细胞癌的常用手段，通过合理的筛选患者，肝移植可以使其复发率明显降低。随着局部治疗的作用不断扩大，多学科的诊断和与治疗变得十分重要。然而系统疗法尚未被证明对长期生存率存在显著影响。

关键词：肝细胞癌；丙型肝炎；非酒精性脂肪性肝炎；肝切除术；肝移植；局部治疗；肝硬化；米兰标准；加州大学旧金山标准

一、流行病学和病因学

肝细胞癌是世界上第六大常见的恶性肿瘤，也是增长最快的癌症相关死亡病因[1]。一部分原因是发展中国家的地方性病毒性肝炎和西方世界的流行性肥胖所导致的[2]。目前，84% 的肝细胞癌患者生活在亚洲和非洲。但从 1975 年以来，美国的肝细胞癌发病率一直也在逐步上升，预计到 2030 年，肝细胞癌将成为癌症相关死亡的第三大病因[1, 3]。肝细胞癌在男性中更为常见，1975—2000 年，美国的肝细胞癌发病率已经从 1.4/10 万上升到 5/10 万。全世界每年约有 60 万肝细胞癌患者死亡，其中 50% 发生在中国。

乙型肝炎病毒和丙型肝炎病毒都与肝细胞癌的发生密切相关。当同时感染这两种病毒时，与肝细胞癌的关联性显著增加。乙型肝炎在亚洲和非洲的患病率较高，而丙型肝炎在日本、欧洲国家和美国的患病率较高[5]。事实上，中国和韩国的肝细胞癌发病率近年来一直在下降，

这可能间接说明了乙型肝炎病毒疫苗接种项目的成功[6]。与此形成鲜明对比的是，在美国、中东和日本，HCV 和肥胖相关的肝脏疾病的发病率却在不断上升[7-9]。

在美国，肝细胞癌诊断时的平均年龄为 65 岁，其中 75% 为男性[10]。丙型肝炎、乙型肝炎及饮酒是美国引起肝细胞癌的最常见原因。之前西方国家肝细胞癌的增加是由于丙型肝炎流行率的上升所导致的。20 世纪 70 年代末至 80 年代初，丙型肝炎的发病率最高，到 80 年代末，其发病率急剧下降（图 132-1）。由于丙型肝炎感染患者发展为肝癌所需要一定时间，以及年龄增加会导致患癌风险增加，随着多年前感染患者的发展，导致目前肝细胞癌患者的数量迅速增加（图 132-2）[11]。目前估计 HCV 在美国人口中的感染人数约为 350 万（1.1%）[12]。随着抗病毒药物的出现，许多病毒性肝炎患者将得到治愈，但由于持续的病毒反应，10 年内发生肝细胞癌的风险仍为 5.1%[13]。

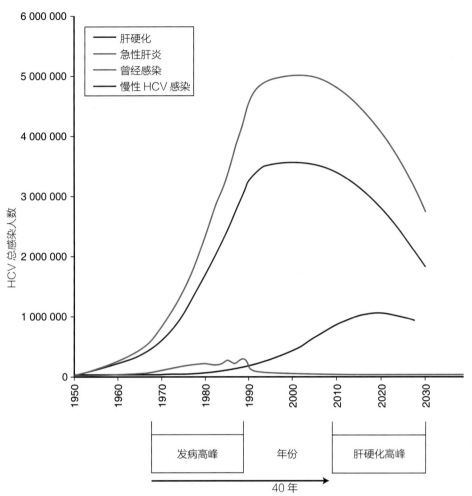

◀ 图 132-1　按照年份估计既往感染 HCV 的流行病例（绿线）、慢性丙型肝炎（蓝线）与肝硬化（红线）。急性感染（紫线）在 1970—1990 年间达到高峰。慢性肝炎的流行高峰在 2001 年，而肝硬化流行高峰预计在 2010—2030 年，即急性感染高峰后大约 40 年

引自 Davis GL, Alter MJ, El-Seraq H, Poynard T, Jennings LW. Aging of hepatitis C virus [HCV]-infected persons in the United States: a multiple cohort model of HCV prevalence and disease progression. *Gastroenterology*. 2010;138: 513.

（一）脂肪性肝炎

目前肥胖症在世界许多地方呈现爆炸性增长，很明显，肥胖症患者中有很大一部分患有脂肪性肝炎，许多人会发展为肝硬化，导致他们有患肝癌的风险。约 20% 的美国成年人患有代谢综合征，并且在美国的非酒精性脂肪性肝炎发病率高达 12.2%[14-16]。NASH 患者的肝细胞癌发病率与丙型肝炎患者相似（每年 2.6% 和每年 4.0%），但 NASH 患者在全球的人数预计将比丙型肝炎患者大得多[17]。NASH 疾病潜在的严重程度可以通过以下事实来看出：美国人口中有 1.1% 患有 HCV，25% 的肝移植是针对 HCV 相关性肝细胞癌，然而却有高达 12.2% 的美国人口患有脂肪性肝炎，并且这两种人群中肝细胞癌的年发病率是相似的。与 NASH 相关的肝癌尚未达到顶峰的主要原因是肥胖的流行是相对较近期的事件[18]。

（二）其他危险因素

在撒哈拉以南的非洲、东南亚和中国，黄曲霉毒素是一种强致癌物，它是由真菌曲霉菌产生的一种存在于玉米和坚果中的污染物。在存在慢性 HBV 感染的情况下，其致癌潜力可增加 30 倍（表 132-1）。与黄曲霉毒素有关的肝细胞癌的比例估计为 5%～28%[19]。减少黄曲霉毒素的摄入并进行 HBV 疫苗接种可预防肝细胞癌的发生，该工作已经取得了一定成效。

1. 发病机制　HBV 是一种 DNA 病毒，其能与肝细胞 DNA 相结合，从而增加致癌基因转录的速率。HCV 是一种 RNA 病毒，不与肝细胞的 DNA 结合，它与肝细胞癌的关系是通过慢性炎症导致的。发展为肝硬化后，HCV 会继续

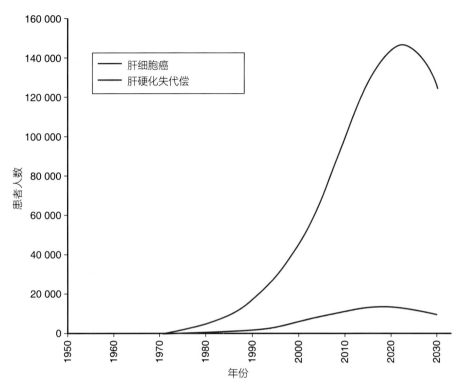

◀图 132-2　肝硬化失代偿（红线）和肝细胞癌（蓝线）的预测病例数。该模型假设第 1 年的死亡率为 **80%～85%**，因此与肝硬化失代偿的预测相反，就肝细胞癌而言，这里显示的流行率与年发病率非常相似

引自 Davis GL, Alter MJ, El-Seraq H, Poynard T, Jennings LW. Aging of hepatitis C virus-infected persons in the United States: a multiple cohort model of HCV prevalence and disease progression. *Gastroenterology*. 2010;138:513.

复制，从而维持炎症和快速的细胞更新，导致突变和发育异常，从而导致肿瘤形成[21]。尽管人们认为脂肪性肝炎的相关慢性炎症会促进肝细胞癌的发展，但人们对脂肪性肝炎的发病机制仍然知之甚少。目前正在研究胰岛素信号改变和核转录因子 κB 对肿瘤的影响，称之为免疫代谢界面[2]。

2. 病理生理学　对这种相对独特的恶性肿瘤进行诊断和治疗时，了解肝细胞癌的病理生理至关重要。肝细胞癌病理生理学最重要的三个方面是：①其与肝硬化和慢性炎症的关系；②肝细胞癌的动脉血管生成；③门静脉侵袭。

（三）肝硬化

传统的说，超过 90% 的肝细胞癌患者都存在肝脏纤维变性。而在丙型肝炎患者中，几乎所有的肝细胞癌患者都存在肝硬化，并且在确诊肝硬化后，其发展肝细胞癌的概率为每年 3%～5%。但是，非肝硬化患者也开始越来越多地发展为肝细胞癌。这种转变趋势尚不完全清楚，但是可以明确的是，这些患者中的大多数都存在由 HBV 或 NASH 引发的慢性炎症。

肝硬化肝脏由再生结节所组成，周围组织纤维变性。从再生结节到不典型增生，最终发展为肝细胞癌，这个过程是似乎由慢性炎症所导致。从增生灶发展为低度增生结节，继而变为高度增生结节，最终发展为肝细胞癌，这是一种多步骤的癌前病变进程[22]。增生性结节包含了不典型增生或原位癌的区域，范围通常在

表 132-1　肝细胞癌的主要危险因素	
感染	乙型肝炎 丙型肝炎
毒素 / 药物	酒精性肝硬化 黄曲霉毒素 合成类固醇
遗传	血色沉着病 α_1- 抗胰蛋白酶缺乏
免疫	自身免疫性慢性活动性肝炎 原发性胆汁性肝硬化
其他	肥胖 非酒精性脂肪肝炎 肝硬化（其他原因和先天性）

1～2cm 内 [23]。发生肝细胞癌的风险并不局限于肝脏中的某一个特定部位，而是在所有肝细胞中都是一致的，这种致癌潜力被称为视野缺陷。由于肝细胞癌切除后剩余的肝脏含有致癌潜力，因此视野缺陷可能导致了肝癌术后的高复发。这也就是为什么切除后的复发通常以第二原发灶，而不是以切除部位本身形式出现 [24]。这种强大的视野缺陷也解释了为何无法根据术前患者对局部治疗的反应来预测复发的可能性 [25, 26]。同时，这也解释了发生肝细胞癌的最强危险因素是肝细胞癌病史的原因，确诊为肝细胞癌后，HCV 肝硬化患者的风险每年从 3%～5% 增加到了 20%。

（四）动脉血管生成

正常的肝脏和肝硬化的肝脏均存在独特的双重血流供应，其中以门静脉流入为主。增生性结节主要由门静脉供血，但肝细胞癌主要由肝动脉供血。这一临床特征是由于恶性肿瘤的血管生成失调和基底膜缺失所造成的 [27]。肝细胞癌新生血管生成和肝动脉高灌注的倾向使得病灶不需要活检，便可以通过影像学诊断为典型的肝细胞癌。在计算机断层扫描和磁共振成像中，肝细胞癌在动脉期会比周围的肝实质显示密度更高。由于主要的动脉血供在门静脉造影期达到峰值时已经通过病灶，肝细胞癌会在静脉期快速洗脱。肿瘤供血的动脉血管在大小和分支密度上都存在特征性的表现。这种异常的动脉灌注可以通过栓塞供应肿瘤的主要血管来治疗肝细胞癌。

（五）门静脉侵犯

肝细胞癌的另一个特点是它有侵入门静脉的倾向 [28]。体积超过 2cm 的肿瘤会增加门静脉侵犯的风险，可通过影像学进行评估 [29]。

可以预见的是，在肝切除术或肝移植术后，存在显微或宏观门静脉侵犯的患者，其肝细胞癌局部或远处复发的风险更高。肉眼可见的门静脉侵犯是肝移植的禁忌证，在许多病例中，甚至也是肝切除的禁忌证。门静脉侵犯可能是肿瘤扩散的机制或癌细胞能够入侵并在其他器官（如肺或骨）存活的标志。

众所周知，肝癌移植后的复发与总肿瘤负荷有关。这一发现可能反映了当肿瘤较大或多灶时，血管浸润或细胞去分化的可能性增加。

（六）肝细胞癌合并胆管癌

合并有肝硬化的肝癌患者大约有 1% 为肝细胞癌合并胆管癌。这些混合病变似乎没有遵循传统的多步骤肝细胞癌癌变的步骤，可能是由祖细胞发生恶性转化所致，该细胞保留了分化为两种细胞类型的能力 [30]。由于很少在切除或移植前进行肝癌的活检，因此，直到手术标本病理结果出来之前，这些混合病变通常被认为是肝细胞癌。很少有文献描述混合性肝癌患者接受移植的结果，但一项多中心回顾性配对队列研究发现，混合性肝癌的患者与单纯肝细胞癌患者相比，其 1 年、3 年和 5 年精算生存率相似（93%、78% 和 78% vs. 97%、86% 和 86%，P=0.900）[31]。但是该研究的数据仅包括 15 例肝细胞癌合并胆管癌患者与 30 例对照组患者，该结论仍需进行反复的验证。

二、肝细胞癌的临床表现

肝细胞癌的临床表现形式多种多样，如右上腹疼痛、腹部肿块、体重减轻、食欲不振或出现腹水等临床表现时，常在进行超声检查时意外发现，或者在筛查有肝细胞癌风险的患者（伴或不伴有肝硬化）时发现。已知肝硬化患者如果出现前面提到的任何症状，都应怀疑已经发展为肝细胞癌。一项常见的表现是在肝移植前进行放射学评估过程中发现无症状的肝脏病变，尤其是对患有丙型肝炎或 NASH 的患者。

肝细胞癌患者的体格检查常以肝硬化体征为主，如黄疸、腹水、恶病质、脾大、肝大、蜘蛛痣或掌红斑。相反，对乙型肝炎或 NASH 的肝细胞癌患者进行的体格检查可能是正常的，因为他们在发展为肝硬化之前可能已经发展为了肝细胞癌。

三、实验室检查

由于晚期肝细胞癌的治疗效果有限，因此尽早发现疾病至关重要。血液检验可以及早发现肝功能异常和肝酶升高，这些变化通常是由潜在的肝硬化引起的，其中包括乙型肝炎表面抗原和丙型肝炎抗体检验在内的病毒血清学检测也是必要的。肝硬化患者也可能表现出血小板减少，这是门静脉高压的标志。肝细胞癌患者的甲胎蛋白可能升高，然而，这既不是高度敏感也不是特异性的。2010 年，美国肝病研 究 协 会（American Association for the Study of Liver Disease，AASLD）更新了其筛查肝细胞癌风险患者的指南，建议每 6 个月进行 1 次肝脏超声和血清 AFP 检测[32]。对除 HBV 以外的其他危险因素的患者进行筛选的证据仍然存在争议[33]。在肝硬化和肝脏肿块的患者中，AFP 可用作确认测试。当肝脏肿块 > 2cm 并伴有影像动脉期增强，且 APF > 400ng/ml 时，可确诊为肝细胞癌[34]。重要的是，超过 40% 的肝细胞癌患者血清 AFP 可以 < 20ng/ml，同时，在没有癌症的活动性病毒性肝炎患者中，AFP 也可以升高[35]。去羧化凝血酶原（Descarboxyprothrombin，DCP）和 AFP 的晶状体凝集素反应性部分称为 AFP-L3，是候选的生物标志物，当与血清 AFP 筛查一起使用时，可以增加对肝细胞癌的特异性[36]。肿瘤 < 2cm 的肝细胞癌患者中约有 40% 会出现 DCP 升高，血清 DCP 与 AFP 水平无相关性[37]。

四、影像学

肝硬化患者影像学检查的目的有三个方面：筛查 / 诊断、分期和排除肝硬化的其他并发症。

（一）筛选

超声检查的主要用途用于筛查肝细胞癌，因为它用途广泛，价格便宜，没有辐射或肾毒性对比剂。作为一种筛查工具，常规超声的灵敏度为 63%～85%，特异度 > 90%[38, 39]。一项前瞻性随机对照试验表明，每 6 个月对高危患者进行超声和 AFP 监测，可使肝细胞癌相关死亡率降低近 40%。然而，筛查的依从性大约只有 60%[40]。对于非 HBV 肝硬化的患者，建议对 HCV、酒精、遗传性血色素沉着症和原发性胆汁性肝硬化进行肝细胞癌筛查[32, 33]。但是由于对于其他非 HBV 肝硬化患者的筛查数据缺乏，因此是否对这些患者的筛查又存在争议。

对于 HBV 患者，应明确进行筛查。当前的指南建议对于有肝细胞癌高风险的患者，包括所有 HBV 肝硬化，具有肝细胞癌家族史，男性年龄 > 40 岁和女性年龄 > 50 岁（非洲人年龄 > 20 岁）及 HBV 病毒复制活跃或者病理显示伴有活动性炎性坏死的患者，每隔 6 个月进行 1 次血清 AFP 检测及超声筛查。但是对于非活动性 HBV 年轻携带者，进行筛查的证据仍不充分。但是，当筛选肝细胞癌发病率很高的人群或因肝硬化结节而显像复杂（如等待肝移植的患者）时，超声可能就没那么有用了[41]。

虽然超声造影在其他国家已经使用了十多年，但最近才得到 FDA 的批准[42]。使用含有微泡的非肾毒性对比剂可能会增加超声的特异性，原因是这些试剂可显示动脉化作用[43]。CEUS 虽然有较高的灵敏度，但无能广泛用于筛查。CEUS 与 MRI 或 CT 一样敏感，且对肾衰竭的患者是安全。可是由于 CEUS 不能有效区分肝细胞癌和肝内胆管癌，目前在 AASLD 的肝细胞癌诊断指南中并没有推荐使用。

（二）占位 < 2cm

肝硬化中的再生结节限制了超声的特异性，特别是当病变直径 < 2cm 时。在肝硬化肝脏中，影像学上测量 < 1cm 的占位发生恶性转化的风险 < 50%。因此，在病变占位增大至直径 > 1cm 之前，建议对这些患者每 3 个月进行 1 次超声检查。如果大小在 24 个月内没有发生变化，检查的时间间隔可以放宽，最初为每 6 个月进行 1 次，然后是 1 年[44]。对于 1～2cm 之间的占位，如果两种影像学检查都显示为肝细胞癌的特征表现（如"动脉期强化"及"静脉期洗脱"），则无须进一步进行诊断。如果其中一种或多种检查表现出肝细胞癌的非典型特征，则建议进行组织活检[44,45]。较小占位的活检可能会产生假阴性结果，因此建议继续使用超声造影成像代替常规超声进行随访。

（三）占位＞ 2cm

由于影像学的进步，结合临床特征和影像学对于肝细胞癌可提供 95% 的阳性预测值，因此这种方法用于诊断是可靠的。目前的共识是，如果 AFP 升高（＞ 200ng/ml）且病灶＞ 2cm 并具有典型的影像学特征（见后文），肝细胞癌发生的可能性非常高，因此无须进行活检，可以在进行分期后开始治疗。但是，对于非典型影像学的检查结果需要组织活检[30]。

（四）计算机断层扫描

CT 用于肝细胞癌的检测具有较高的敏感性和特异性。目前对于肝脏和胰腺疾病的影像学指南为上腹部轴位 CT。当完成无增强的 CT 后，静脉注射对比剂，然后在动脉早期进行扫描。这通常发生在注射对比剂后的 12～30s，时间取决于患者的血流动力学。由于肝细胞癌的血管主要为动脉血管，由肝动脉供血，所以在动脉期时肝细胞癌表现为增强。这与周围的组织形成鲜明对比，周围组织在门静脉期最大限度地增强[46]。15 年前，多排探测器 CT 鉴别肝细胞癌的灵敏度约为 86%，尤其对于体积＜ 2cm 的肿瘤，其灵敏度约为仅仅 60%[47]。然而，随着近年影像学技术的不断改进，经肝脏外植体和切除病理证实，影像学的敏感性和特异性已经分别达到了 93% 和 97%[48]。

目前已经不再将静脉注射碘化油用于诊疗

计划和肿瘤分期。但是，当进行动脉栓塞治疗时，仍需注射碘化油，并将其用作后续 CT 随访治疗的标志，因为可以在 CT 的非对比阶段识别出病变。由于肝细胞癌中缺乏淋巴管和 Kupffer 细胞来清除碘化油，碘化油经动脉注射后可以被肿瘤保留数月，便会掩盖有活性的肿瘤组织而降低了治疗后的监测敏感性。经导管动脉栓塞术后，若 CT 显示不均匀摄取碘油并残留部分强化，则提示存在活性肿瘤组织。CT 也可以用来评估栓塞治疗的并发症，如肝或胆囊坏死[49]。

（五）磁共振成像

MRI 正在成为显示肝脏肿瘤特征的主要成像方式。MRI 可用于评估脂肪和铁的含量，以及获取血管造影图像和多期对比增强模式，类似于 CT。典型的肝细胞癌在 T_2 加权像上具有高信号强度，有强烈的早期动脉强化和延迟洗脱。然而，较小体积的肝细胞癌在 MRI 上的表现可能有所不同[50]。虽然在较小体积的肝细胞癌中存在变异，但 MRI 对 1～2cm 肝细胞癌的检测灵敏度和特异性依然是最高的，分别为 90% 和 82%[51]。在 MRI 中肿瘤周围的包膜显示为低信号。由于活性组织与坏死组织混杂在一起，肿瘤可能呈现为"马赛克"样。增生性结节内的早期恶性生长可以简单地定义为结节内存在一个区域，该区域与其余部分相比具有不同的强度和动脉增强，被称为"结节内结节"外观。MRI 比 CT 需要更少的对比剂，并且注射时间更短，同时，MRI 也没有电离辐射。常用的对比剂包括钆螯合物、超顺磁性氧化铁和肝细胞定向制剂（锰福地吡三钠）。由于存在肾源性系统性纤维化的风险，钆螯合物应避免用于肾功能不全的患者。

五、分期

肝细胞癌的分期很重要，因为了解肝细胞癌的扩散/转移程度有助于制订治疗计划，预测预后。分期系统可以作为一种预后工具，并用于指导治疗。

最常用的分类如下。

- 巴塞罗那临床肝癌（Barcelona Clinic liver cancer，BCLC）分期系统：巴塞罗那分期提供有关预后的信息，并帮助规划患者的治疗。它考虑了多种因素，其中包括临床相关的门静脉高压。A 期（早期肿瘤）适合所有的治疗方式，B 期（中期）和 C 期（晚期）应进行姑息治疗和使用新药，而 D 期（终末期）只应进行症状治疗（图 132-3）[52]。

- TNM 分期：TNM 分期仅仅评估肿瘤而不评估剩余肝脏的功能。它很难用于术前患者，因为它依赖于肝脏的组织学评估。目前在美国，这种分期系统已经进行改进，可以根据影像学对肝细胞癌患者进行优先排序。这种改良的分期系统优先用于考虑肝细胞癌患者进行移植。其可用于给肝癌患者肝移植作为依据。

- 奥田硕分期：奥田硕分期同时评估了肿瘤与肝脏。其考虑了肿瘤大小和肝功能，如白蛋白和胆红素水平。但是它不考虑血管的侵犯，也不考虑肿瘤是单个还是多个。这是一个常用的分期系统（分期：Ⅰ期、Ⅱ期和Ⅲ期）。

- 意大利肝癌纲要（cancer of the Liver Italian Program，CLIP）分期系统：CLIP 分期系统考虑了 Child-Pugh 分级、肿瘤侵袭程度、AFP 水平和门静脉癌栓形成。其被认为是一种简单且易于接受的肝细胞癌分期方法，纳入了评估和治疗肿瘤患者所需的所有因素。然而，对于手术或肝移植患者的分期方面表现较差。

分期系统的应用以美国改良的 TNM 分期为例，主要应用于肝细胞癌进行肝移植的患者。在此分期中，患者是按肿瘤的大小和数目分类的。单发肿瘤大小在 2～5cm 的患者优先接受移植。对于单个肿瘤＞5cm、三个以上肿瘤、多个肿瘤且其中一个＞3cm，或者有影像学证据显示存在血管侵犯的患者不优先考虑移植。

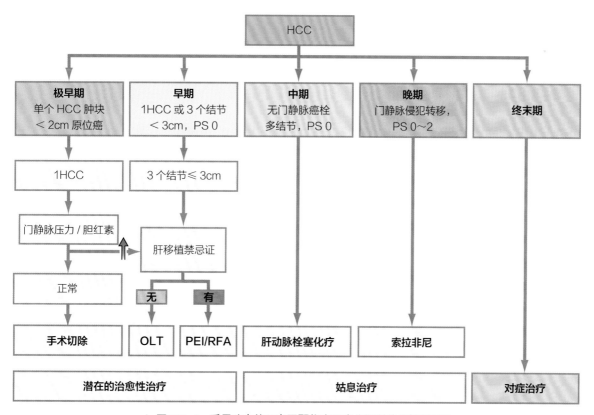

▲ 图 132-3 采用改良的巴塞罗那临床肝癌分期系统的管理指南

HCC. 肝细胞癌；PEI. 经皮无水酒精注射；OLT. 原位肝移植；PS. 体力状态；RFA. 射频消融术（引自 El-Seraq HB, Marrero JA, Rudolph L, Reddy KR. Diagnosis and treatment of hepatocellular carcinoma. *Gastroenterology*. 2008;134: 1752.）

六、管理

肝细胞癌患者的治疗决策取决于患者的整体健康状况、肿瘤负荷的程度、接受的特定治疗的数据。除了这些考虑因素外，还应记住肝细胞癌常发生于肝硬化患者中，癌症治疗所引起的肝脏失代偿的风险会限制了治疗方式的选择。此外，由于肝脏中的视野缺损，肝癌患者发生原发性病变的风险很高，而且这种风险是显著的（图 132-4）[24]。肝细胞癌切除后在 1 年内发展为第二原发肿瘤的风险约为 35%，在 3 年时为 40%～50%，在 5 年时高达 70%[53, 54]。在对肝细胞癌患者做出治疗决定时，计算复发风险是最基本的。同样重要的是，患者接受肝移植的可能性及该地区是否有供体。

未来治疗该病的主要目的是降低第二原发肿瘤的风险。通过确定患者发展为第二原发肿瘤的风险，限制病毒损伤、炎症或发育不良来防止新的癌症的产生。不幸的是，许多患者的病情已经发展到了无法手术切除或肝移植的地步。这些患者可能只适合于局部治疗以减少移植标准内所包含肿瘤负荷，或者进行全身化疗。

（一）化疗

对于中晚期肝细胞癌患者，手术治疗通常是被禁止的，因此化疗可能会起到一定效果。但是，肝硬化通常会限制患者耐受化疗的能力。这一点，再加上已知的肝细胞癌的抗化疗特性，限制了化疗在治疗中的作用。2007 年，FDA 批准了索拉非尼用于晚期肝细胞癌患者。这种药物本质为酪氨酸激酶抑制药，可限制细胞增殖和血管生成。与安慰剂组相比，索拉非尼已被证明对晚期肾细胞癌患者有益，并且已证明可降低晚期肝细胞癌患者的影像学疾病进展（分别为 5.5 个月和 2.8 个月）[55, 56]。与安慰剂组相比，该研究还显示了索拉非尼组有更好的生存率，其中位生存率也出现增加（10.7 个月 vs. 7.9 个月）。在亚洲的一项针对索拉非尼的研究中也观察到类似的结果[57]。其他的系统疗法均未显示比索拉非尼有更好的生存益处。随后的试验也未能证明索拉非尼作为局部治疗的佐剂的有效性[58]。在肝细胞癌患者中，西罗莫司哺乳动物靶点（Mammalian target of rapamycin，mTOR）经常表达过度活跃，故可使用 mTOR 抑制药依弗莫司和西罗莫司进行治疗。尽管对于手术切除标本病理符合米兰标准的患者，使用 mTOR 抑制药后患者的无复发生存期和 3 年的总生存期均有所改善，但是研究并未能证明西罗莫司对肝移植术后患者的长期生存有利[59]。另一项

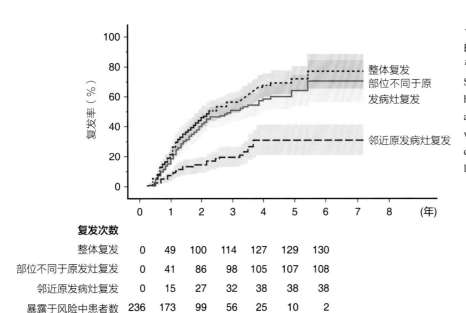

◀ 图 132-4　肝细胞癌复发的危险因素
引自 Koike Y, Shiratori Y, Sato S, et al. Risk factors for recurring hepatocellular carcinoma differ according to infected hepatitis virus—an analysis of 236 consecutive patients with a single lesion. *Hepatology*. 2000;32:1220.

复发次数							
整体复发	0	49	100	114	127	129	130
部位不同于原发灶复发	0	41	86	98	105	107	108
邻近原发病灶复发	0	15	27	32	38	38	38
暴露于风险中患者数	236	173	99	56	25	10	2

试验显示，对于无法切除或转移性肝癌的患者，索拉非尼联合依维莫司只会增加药物毒性，并不能改善预后[60]。对于不能耐受索拉非尼的患者，依维莫司也不能有效地延长其生存期。

（二）消融疗法

局部疗法是使用射频，微波或有毒物质（如酒精）破坏肿瘤。这些疗法可用于消灭肝硬化性肝癌，与切除相比，剩余肝脏失代偿的风险相对较低。虽然病灶的定位有时需要腹腔镜或开放手术，但如果能经皮进行操作，这些治疗尤其具有吸引力。这些技术在过去 10 年中得到了迅速的发展。

1.射频消融术　射频消融由高频交流电组成，该交流电引起离子碰撞与摩擦使局部温度高达 120℃，导致蛋白质和肿瘤细胞的双层脂质变性，使组织发生破坏和凝血坏死。一旦温度达到 60℃，0.5～3.0cm 的组织就会完全坏死，在此坏死区之外 8mm 的组织也会部分受损。将电极插入肿瘤内部，然后将多极子母针展开以便在更大区域提供热量，反复加热可用于治疗体积较大的肿瘤[62]。拔出电极后，可使用透热疗法防止肿瘤播种。

射频消融的优势。射频消融的适应证包括为准备手术或肝移植的患者减轻肿瘤负荷，或因其他合并症或凝血障碍而不能耐受手术的患者减少肿瘤体积。多项研究已经证实了射频消融对小肝癌疗效显著[63-66]。经皮消融在肝移植手术受限的肝细胞癌患者的治疗中有着明显的作用，特别是对于＜ 3cm 的肿瘤，其局部复发率与肝切除术相似。尽管治疗方法略有不同，但射频消融和 TACE 已成为患者等待肝移植期间的主要治疗方式，虽其最终目标仍是移植，但也可改善不符合移植标准患者的疾病进程。

射频消融术的局限性和缺点。经皮射频消融对于靠近膈肌、心脏、胆囊、十二指肠、胃或结肠的肿瘤要谨慎使用。在治疗疾病时，射频消融可能会损伤胆管，导致胆管狭窄。使用

腹腔镜或开放手术方法的优点是能够检查肝脏表面，并能够将肝外结构（如结肠）移离预进行消融的部位，也可同时将多个电极插入卫星病灶进行治疗。对于较大的肿瘤来说，完全消融比较困难的，因为需要消融的区域太大。而对于靠近大血管的肿瘤，因为流动的液体会将肿瘤的热量带走，用普林格尔手法阻断门静脉三联征可减少由血流引起的热量吸收，使大肿瘤的消融得以充分。接受射频消融或任何形式的局部治疗的患者必须至少每 3 个月进行 1 次 CT 或 MRI 检查和血清 AFP 监测，以及时发现残留肿瘤或复发的证据。

2.经皮无水乙醇注射　乙醇可以引起组织凝固性坏死、细胞脱水和变性。它相对便宜，不良反应也很少，可以在超声引导下使用 95% 的乙醇进行经皮注射。将乙醇注射入肿瘤，针头原位放置 1～2min，然后在负压下撤回。由于此过程对于靠近肝脏穹顶的病变可能很困难，因此可首选 CT 或 MRI 引导下注射。经皮无水乙醇注射通常可使 3cm 以下的肿瘤完全坏死，而 3～5cm 的肿瘤则达到 50% 坏死。该过程的不良反应包括疼痛、短暂性高热、中毒、门静脉系统血栓形成，右胸腔积液和胆道出血。PEI 是为不能耐受更积极治疗的 HCC 患者保留的。目前，RFA 已经在很大程度上取代了 PEI。对于直径＜ 2cm 的肿瘤，两种治疗的结果相差不大的。然而，对于直径＞ 4cm 的肿瘤，RFA 有更好的生存率和更低的局部复发率[67]。

3.经导管动脉化疗栓塞术　经导管动脉栓塞术 / 化疗栓塞术（TACE 是治疗晚期肝细胞癌的另一种一线治疗方法）（图 132-5 和图 132-6）包括栓塞供应肿瘤的肝动脉，辅以或不辅以局部化疗药物。血管栓塞可以增加肿瘤对化疗药物的敏感性。在数字减影血管造影术下进行选择性动脉导管插入，然后注入药物（如阿霉素或顺铂）使其悬浮于碘化油（油性对比剂）中，然后使用聚乙烯醇或明胶海绵闭塞动脉[68]。碘化油在肿瘤中有残留的倾向，其分布可通过影

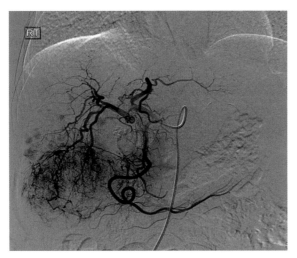

▲ 图 132-5　数字减影血管造影术显示肝右叶肝细胞癌伴特征性血管生成

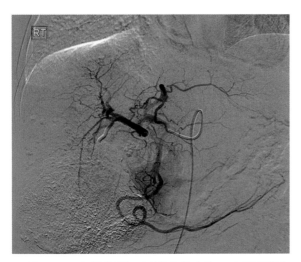

▲ 图 132-6　经导管行肝动脉栓塞化疗后，可见肿瘤供血血管完全闭塞，肿瘤不再可见。已知肿瘤部位的颗粒状表现为碘油残留

像学进行评估。碘化油摄取区域内的组织增强是肿瘤存活的表现。

该手术可用于不适合进行麻醉或肝移植的患者。由于存在肝缺血和失代偿的风险，门静脉癌栓形成是 TACE 的相对禁忌证。使用高度选择性的动脉导管插入术可降低 TACE 后肝衰竭的风险。Llovet 和 Bruix 的一项研究显示，不可切除的肝细胞癌采用 TACE 治疗后 1 年、2 年和 3 年生存率分别为 96%、77% 和 47%[69]。TACE 作为肝移植的过渡治疗尚存争议[70]，但当肝移植需要等待超过 1～2 个月时，TACE 的

使用已变得司空见惯。由于肿瘤的恶化会导致患者不适合进行肝移植，因此等待移植的患者应定期接受 TACE 或 RFA 来控制疾病。

4. 经导管动脉化疗栓塞 / 射频消融联合治疗　研究表明，将 RFA 达到的组织坏死与 TACE 期间继发于血管闭塞的组织缺氧相结合，可以提高生存率[71,72]。一项研究报道了 TACE 联合 RFA 与单独 RFA 的随机试验的中期结果。与仅接受 RFA 的患者相比，接受 TACE 联合 RFA 治疗的患者的 3 年生存率和局部肿瘤进展有改善的趋势（图 132-7 和图 132-8）[73]。

5. 其他治疗方法　微波疗法。在 RFA 中，电极充当主动能量源，而微波疗法与其相反。在微波疗法中，分子之间的动能通过插入肿瘤的探针转化为热量。与 RFA 相似的是，微波疗

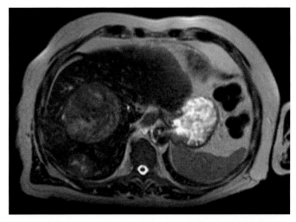

▲ 图 132-7　磁共振成像：肝右叶的两个肝细胞癌

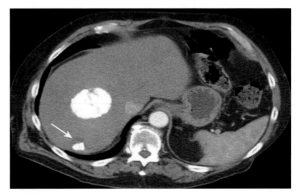

▲ 图 132-8　经导管肝动脉栓塞化疗后使用对比增强计算机断层随访，可见较大的病灶内显示碘油。虽然较小的病灶在后方显示存在较小的未增强区域（白箭），但其表现与治疗反应一致。两个病灶均显示肿瘤体积变小

法也可以经皮、腹腔镜或通过开放手术进行。微波疗法被认为比射频疗法更好地穿透组织，从而导致更大的消融区域。与 RFA 不同的是，消融区域不受组织是否干燥的限制。微波疗法的并发症包括疼痛、发热、血肿形成和出血。几项研究报道了微波消融的疗效。其中一项研究报道微波疗法治疗肝细胞癌的 1 年和 5 年生存率分别为 93% 和 51%[74]。

切除术。如果肝细胞癌仅局限于一个肝叶，且无肝外侵犯，则剩余肝脏功能足以维持机体，应考虑手术切除。切除术的优点是患者不必等待肝移植供体，并且通常可以获得较大的肝脏残余量，以获得最佳的局部肿瘤学结果。与其他局部治疗手段相似，切除不能解决残余肝脏中存在的视野缺损。一项 Meta 分析调查了接受局部治疗和手术切除的小肝癌患者的预后情况，发现两组人群 1 年和 3 年生存率没有差异，但手术切除的患者 5 年生存率更高[75]。

（三）评估肝功能和肝储备

由于肝细胞癌被诊断时通常已经是晚期，并且常常伴随着严重的肝脏疾病，大多数患者无法进行手术切除。而对于有可能接受手术切除的患者，根据肿瘤分期精心筛选患者，可使围术期死亡率降至 1%，5 年生存率则可达到 40%～70%。

在肝切除前进行几种评估肝功能的测试，以确定预期的残余肝功能。吲哚菁绿清除法用于具有合成功能正常（胆红素、白蛋白和凝血酶原时间）的患者。如果注射后 15min 肝脏 ICG 滞留 > 20%，则可切除不超过 1/6 的肝脏。如果 ICG 滞留 > 30%，则应采用有限切除或进行 RFA[76]。但 ICG 清除法在美国并得到未广泛使用。

目前，一个被人们普遍接受的指南为：Child-Pugh A 级的患者最高可以切除 50% 的肝脏；Child-Pugh B 级的患者，切除范围降低到 25%；而 Child-Pugh C 级的患者，禁止进行手

术切除[77]。对于其他更复杂的测试方法，目前并不能证实比此经验法则更大的预测价值。

在血清胆红素升高的情况下，门静脉高压（肝静脉楔压测量）的存在似乎是术后失代偿的危险因素，也可用于预测患者是否适合进行手术切除（图 132-9）[78]。原因可能是门静脉高压会阻止肝脏的功能再生。

自 20 世纪 90 年代以来，门静脉栓塞术被用于评估患者耐受肝切除的能力，并最大限度地减少了切除后的肝衰竭风险[79-81]。门静脉栓塞将门静脉血从预期切除的肝叶中分流，高灌注诱导剩余肝叶，使其代偿性肥厚。若术后残留的肝脏部分显著生长，则表明肝脏具有再生能力。该技术可以提高肝纤维化或肝硬化患者肝切除术后的生存率。但是，门静脉栓塞术对于存在明显门静脉高压的患者是无效的。

术中利用超声检查来确定血管方位，结合术前对肿瘤及血供的了解，为准确切除肿瘤及相关节段提供了可能。在识别肿瘤及其相关血管后，使用透热疗法在肝脏上进行标记。该技术的使用可以从肿瘤角度出发，进行足够的节段或亚节段切除，并尽可能多地保留肝脏。

（四）手术方法

最佳的手术方式取决于肿瘤位置、肝硬化程度和外科医生的经验。原则上应当预防术中失血和尽可能多地保留有功能的肝脏。切除边

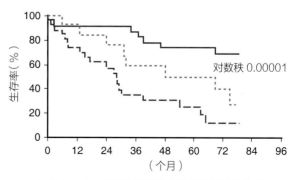

▲ 图 132-9　肝细胞癌切除术患者的精算生存率

引自 Llovet J, Fuster J and Bruix J. Intention-to-treat analysis of surgical treatment for early hepatocellular carcinoma: resection versus transplantation. *Hepatology*. 1999;30:1437.

缘距离肿瘤组织 5～10mm 就已经足够。与非解剖切除相比，解剖性肝切除似乎不会降低肝细胞癌的复发率[82]。

目前减少肝脏手术的出血的手段有以下几项：流入闭塞、完全血管隔离与使用钳夹压缩实质。夹闭肝蒂阻断操作（Pringle 法）可以使肝切除术中的失血量最小化。常用的一个方法是每次阻断肝蒂 15min，然后开放 5min。另一个方法是全肝血流阻断技术，阻断肝上、肝下下腔静脉及第一肝门肝蒂。当肿瘤靠近无法牺牲的主肝静脉时，该技术可能会有所帮助。

我们期望随着仪器的改进和外科医生对腹腔镜切除术经验的增加，腹腔镜切除术将成为常规手术。目前，肝的左右叶都可以通过腹腔镜切除。虽然腹腔镜切除术可以减少出血量和缩短住院时间，但总体生存率并没有得到改善[85]。

1. 手术效果　由于手术后残余肝脏存在野外缺损，切除后肝细胞癌复发很常见，50% 和80% 的复发发生在术后 5 年内，其中大多数甚至发生在 2 年以内。复发的形式可能是术后残留肿瘤或者为第二原发病灶。在这两种可能中，更常见的是第二原发灶。考虑到整个肝脏的视野缺损，以及无法通过断层成像来识别非常小的肝细胞癌，因此术前分期会漏诊某些肿瘤也就不足为奇了。术中超声可发现一些其他病变，但该技术在结节性肝癌中的特异性受到限制。

2. 肝移植　实体器官移植在癌症的治疗中并不常用，但肝细胞癌是一个例外。对于切除肿瘤和有恶变倾向的肝硬化肝脏，肝移植是一种有效的方法。人们花了数年时间来研究哪些肝细胞癌患者从肝移植中获益最大。对于某些特定的肿瘤分期，肝移植术后的总生存率和无复发生存率优于单纯肝切除。肝移植标准最初由 Mazzaferro 等定义[84]，称之为米兰标准（图132-10），其建议对单个肿瘤 < 5cm 或少于 3 个肿瘤（每个肿瘤 < 3cm）的患者进行肝移植。依据此标准得到的 4 年总体生存率为 74%，这与非肝细胞癌患者接受肝移植所得到的生存相似。但

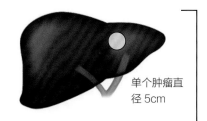
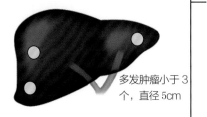

单个肿瘤直径 5cm

多发肿瘤小于 3个，直径 5cm

以下两者均无：
1. 肉眼可见的血管浸润
2. 肝外扩散

▲ 图 132-10　米兰标准

是，肿瘤负荷大于米兰标准的患者的 4 年总体生存率仅约为 40%。由于该结果较差，在美国肿瘤负荷较大的患者被排除在尸体肝移植之外。

有人批评说，米兰标准可能过于严格，将有可能受益的患者排除在肝移植手术之外。Yao 等扩大了米兰标准，提出 UCSF 标准[85]。内容为：肝移植适用于单个肿瘤 ≤ 6.5cm 或不超过 3 个肿瘤，直径均 ≤ 4.5cm，且所有肿瘤直径总和 ≤ 8cm 的患者。符合 UCSF 标准的患者肝移植后 1 年和 5 年生存率分别为 90% 和 75%。UCSF 标准的使用已得到前瞻性研究的验证[86]。当肿瘤负荷超出标准时，患者可以接受局部治疗，从而使其在标准中的分期下调。一项研究比较了 118 例超出米兰标准的患者和 488 例符合米兰标准的患者。其中，血清 AFP > 1000ng/ml与 Child-Pugh B 级（vs. Child-Pugh A 级）肝硬化的患者更容易发生肿瘤进展，导致患者退出肝移植候选名单。但如果未发生这种情况，则接受肝细胞癌降级治疗的患者与不需要接受的患者相比，其肝移植术后的肝细胞癌复发率与5 年生存率是相似的[87]。

2002 年 2 月，器官共享联合网络（United Network for Organ Sharing，UNOS）修改了他们的标准，将肝细胞癌患者作为肝移植的优先对象。这一改变增加了肝癌患者肝移植的数量。符合米兰标准的患者，如果其中一个肿瘤的直

径＞ 2cm，则应优先进行移植。单个肿瘤且体积＜ 2cm 的患者不会获得优先治疗。2015 年 10 月，UNOS 进一步对终末期肝病模型评分系统进行了修改，原因是担心肝细胞癌患者比无癌症患者在接受肝移植机会上更具优势。肝脏分配系统显然正在变得更加公平，但是在美国，尸体肝脏供体和需要进行肝移植的患者人数存在很大的地区差异，也使之成为一个持续的、复杂的问题。目前，肝癌患者从肝癌诊断之日起必须等待 6 个月，直到出现尸体供体用于移植。此外，MELD 评分超过为 34 的患者将被排除在肝移植外，而在之前是没有限制的。

在等待肝移植的过程中，患者有可能会发生肿瘤恶化甚至死亡。移植患者的一个主要问题就是漫长的等待时间，在此等待期间，肿瘤可能发生恶化，超出米兰标准，从而退出肝移植候选名单。由于供体缺乏，用 TACE 和 RFA 为主的积极局部治疗来控制肿瘤负荷已成为常态。据报道，肝细胞癌患者的肝移植候选退出率高达 70%，这主要是由肿瘤负荷和患者等待移植的时间所导致的 [88]。但是很明显，有一群患者肝移植候选退出率非常低（图 132-11）[89]。这也产生了等待时间在 6~18 个月之间的"最佳点"的概念，以便了解每个患者的个体肿瘤生物学。如果在此期间肝细胞癌对局部治疗的反应不佳，则移植后复

发的可能性极高，应将患者从肝移植候选名单中剔除。同样，在美国，供体捐赠者和接受者数量的区域差异使这一讨论变得复杂。

活体肝移植（living-donor liver transplantation，LDLT）是移植器官的来源。LDLT 最初是在儿童中进行的，器官是由成年亲属捐赠的。但是，成人对成人的活体肝移植也已经在世界范围内广泛进行。由于文化差异的存在，各地尸体捐赠率大不相同，与西方国家相比，LDLT 在印度和亚洲更为普遍。一些研究表明尸体供体和 LDLT 的结局相似，但另一些研究表明 LDLT 后的风险增加 [90]。决策分析表明，与漫长等待超过 7 个月相比，用于肝癌的 LDLT 可以提高预期寿命，并且更具成本效益 [91]。由于移植前的等待时间可能很短，所以 LDLT 又有可能导致更高的复发风险，但仍需要更多的研究来证实 [92, 93]。

鉴于其固有的特性，LDLT 是一种相对安全的手术。但 LDLT 导致了许多伦理问题，需要在个人的基础上进行处理，其中包括①确定器官捐赠者是自愿的；②确保捐赠者清楚地认识到，与大多数手术不同的是，这种手术不是为了他们自己的健康而进行的；③要提醒捐赠者，捐赠器官可能会导致术中和术后并发症；④这个手术对捐赠者的长期生存与他们的生活质量是否有影响尚不确定。

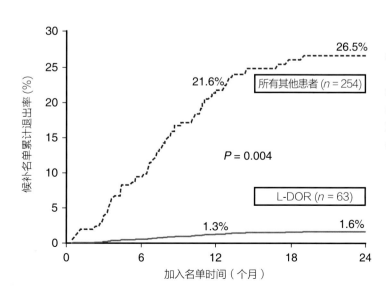

◀ 图 132-11　因肿瘤进展或死亡而退出肝移植候选名单的累积发生率

引自 Mehta N, Dodge JL, Goel A, Roberts JP, Hirose R, Yao FY. Identification of liver transplant candidates with hepatocellular carcinoma and a very low dropout risk: implications for the current organ allocation policy. *Liver Transpl*. 2013;19:1343-1353.

3. 切除与移植对比 在资源和基础设施丰富的国家中，关于肝细胞癌患者是否应进行切除或肝移植的争论仍在继续。尽管肝细胞癌患者通常伴有门静脉高压和肝代偿失调，但是有一小部分肝储备尚可的小肿瘤患者可能适合于切除或移植。然而，迄今为止，尚没有比较此类患者肝切除和移植的随机对照研究。对于符合米兰或 UCSF 标准的肿瘤，对于其 5 年生存率，似乎移植的结局优于切除。最近的文献综述表明，肝切除术后 1 年、3 年和 5 年的无病生存率分别为 64%、38% 和 27%[92]。同期肝移植的无病生存率分别为 79%、62.5% 和 54.5%。

可是，一个重要问题是，患者在等待移植过程中存在肿瘤进展的风险。由于米兰标准限定了进行移植的总肿瘤负荷，因此肿瘤进展会使患者失去移植机会。此外，肝硬化患者的病情通常会发生进展，这意味着他们有发生肝脏失代偿的风险，这可能代表他们不再是移植的候选对象。在决定肝切除还是肝移植时，值得考虑的一个因素是等待肝脏移植的时间。立即切除比等待 1 年的肝移植效果更好，因为立即切除可以防止疾病的恶化[94]（图 132-12）。

在 2015 年 10 月肝细胞癌的 MELD 发生变更之前，约 50% 美国患者的肝移植等待时间不超过 3 个月。在这种情况下，肝移植比肝切除有更好的生存率，且每生命年成本更低[95]。由于目前肝细胞癌患者需要在移植前等待 6 个月，因此需要更多的时间来观察供体分配如何影响移植后的生存率。该规则使 LDLT 对肝细胞癌患者更具吸引力，因为不需要等待 6 个月之久。

对肝移植候选患者进行初步肝切除，在肿瘤复发时再进行肝移植作为其挽救手段，这种治疗方法存在争议。该方法利用了以下事实：约 30% 接受肝切除或消融手术的患者在治疗后的 5 年中仍存活且无复发，这意味着他们不需要进行尸体肝移植。当前，尚无方法可以前瞻性地选择这些可以长期存活的患者。所以这一假设的前提是术后移植，即所谓的抢救性移植，与之前未肝切除的肝移植患者生存率相差不大，但情况似乎并非如此[96]。此外，许多肿瘤复发的患者似乎不再符合肝移植标准，只有约 20% 的患者可以接受补救性移植[97]。

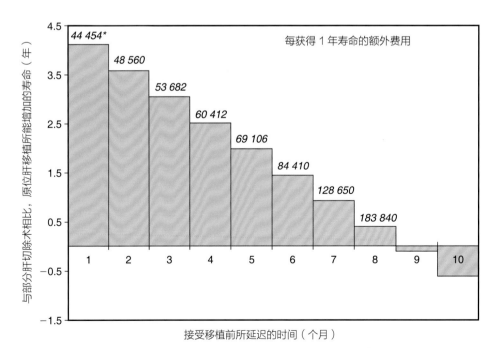

▲ 图 132-12 原位肝移植患者与肝切除患者的预期寿命

引自 Sarasin FP, Giostra E, Mentha G, Hadengue A. Partial hepatectomy or orthotopic liver transplantation for the treatment of resectable hepatocellular carcinoma? A cost-effectiveness perspective. *Hepatology*. 1998;28:436.

第 133 章
除肝细胞肝癌外的其他原发肝脏恶性肿瘤的诊疗

Management of Primary Malignant Hepatic Neoplasms Other Than Hepatocellular Cancer

Epameinondas Dogeas Michael A. Choti 著

罗 湘 李 涛 译

摘要

尽管肝细胞癌仍然是原发性肝脏恶性肿瘤中最常见的形式，但其他一些肝脏肿瘤也越来越多地被临床医生诊断出来并得到相应的治疗。这一系列的肝脏肿瘤包括胆管癌、胆道囊腺癌、鳞状细胞癌、间质瘤和血管瘤等。尤其值得一提的是，肝内胆管癌占原发性肝癌的20%，且其在美国和世界范围内发病率不断上升。其他类型的肿瘤并不常见，其病因、生物学和治疗方法各不相同，这进一步增加了临床外科医生的研究范围。与大多数其他癌症治疗方法一样，多学科联合方法为这些患者提供最佳治疗，其中包括内科学、放射肿瘤学、介入和诊断放射学、胃肠病学及经验丰富的外科医生。此章就与这些原发性肝脏恶性肿瘤有关的重要临床问题进行综述。

关键词：原发性肝癌；肝内胆管细胞癌；肝腺癌；胆管囊腺癌；肝鳞状细胞癌；肝肉瘤；肝血管肉瘤；肝上皮样血管内皮瘤；肝切除术

原发性肝脏恶性肿瘤由一系列的肿瘤组成，这些肿瘤来源于构成肝脏这一复杂器官的各种十分庞杂的细胞。除肝细胞外，构成肝脏的细胞还有胆管上皮细胞、神经内分泌细胞、肝祖细胞、肌成纤维间充质细胞和血管内皮细胞。肝细胞癌（HCC）占据了原发性肝脏肿瘤的绝大部分（80%~90%）[1,2]。其他包括胆管癌在内的所有原发性肝脏肿瘤则只占10%~20%[3]。表133-1列举了原发性肝脏恶性肿瘤及与之对应来源的细胞。此表列出了非肝细胞来源的原发性肝脏恶性肿瘤。尽管不如HCC常见，但这些肿瘤类型恶性程度高且越来越多地被诊断出来。因此临床医生应当掌握好这些恶性肿瘤的诊断和治疗。

一、肝内胆管细胞癌

肝内胆管细胞癌是第二常见的原发肝脏恶性肿瘤，在所有肝脏肿瘤中占比高达15%[4]。ICC是指二级胆管以近的胆管细胞癌，大约占所有肝内外胆管癌的10%[5]。与肝外胆管细胞癌（包括肝门部和远隔部位胆管细胞癌）在美国及全世界范围内的发病率有所下降相比，ICC的发病率似乎有所上升[6]。其原因可以部分归结于我们对这些肿瘤准确诊断能力的提升，包括影像学和病理学手段的进步。过去，许多ICC患者被误诊为肝转移癌，通常被称为来源不明的腺癌。然而，流行病学证据表明，ICC真正的发病率也在增加[7]。

表 133-1 细胞表型与对应的原发性肝肿瘤

细胞表型		原发性肝肿瘤
上皮细胞来源	肝细胞	肝细胞癌
	肝祖细胞	肝母细胞癌
	胆管细胞	• 肝内胆管细胞癌
		• 肝囊腺癌
	混合性	肝细胞胆管细胞混合型肝癌
	其他	原发性鳞状细胞肝癌
间叶细胞来源	肌细胞	• 平滑肌肉瘤
		• 横纹肌肉瘤
	成纤维细胞	纤维肉瘤
	脂肪细胞	脂肪肉瘤
	神经细胞	神经鞘瘤
血管		血管肉瘤
		上皮样血管内皮瘤

近年来，肝硬化、乙型肝炎、丙型肝炎已被确定为 ICC 发生发展的危险因素[4, 7, 8]。与 HCC 类似，有假设认为与上述条件相关的炎症细胞因子和细胞死亡促进了 ICC 肿瘤的发生与发展。在最近的一项关于 ICC 危险因素流行病学研究的 Meta 分析所得出的结果中，肝硬化的 OR 为 22.92（95%CI 18.24～28.79），乙型肝炎 OR 为 5.10（CI 2.91～8.95），丙型肝炎 OR 为 4.84（CI 2.41～9.71）[9]。肝内胆管结石也与 ICC 的发展有关[8]。然而，绝大多数 ICC 是在没有任何相关危险因素的情况下从头发展的。

新的研究已经开始阐明 ICC 的遗传特征及驱动肿瘤发生和肿瘤存活的机制[10-12]。这些发现也开始确定 ICC 患者生物治疗的潜在目标[13]。Sia 等进行了基因表达和 149 份 ICC 样本的突变分析[14]。他们确定了两类 ICC，一类炎症信号占主导地位（在他们的研究中占 38%），另一类增殖途径占主导地位（62%）。在炎症信号占主导地位的这类 ICC 患者中，细胞因子过表达，信号转导因子和转录激活因子 3（STAT3）被激

活。而在增殖途径占主导地位的 ICC 患者中，RAS/MAPK/MET 信号通路被激活，KRAS 和 BRAF 频繁发生突变。在一项研究中，Andersen 等对 104 例 ICC 患者的转录组进行了分析，发现 HER2 网络频繁失调和表皮生长因子受体（EGFR）频繁过表达[15]。Jiao 等对 32 例 ICC 患者的外显子组进行测序，发现染色质重塑基因（ARID1A、BAP1 和 PBRM1）频繁发生失活突变。他们还发现 IDH1 和 IDH2 基因中编码代谢酶异柠檬酸脱氢酶的基因频繁突变[16]。IDH1 和 IDH2 在 ICC 患者基因中的突变也在其他几项研究中被证实[17-19]。IDH1 和 IDH2 突变导致 DNA 和组蛋白高度甲基化，从而导致基因表达改变和癌变。此外，在 ICC 患者中也发现了新的成纤维细胞生长因子受体 2（FGFR2）基因融合[20]。最后，Notch 信号也有研究证实与 ICC 的发生有关[21]。该通路在细胞分化和胆管形成中起重要作用[22]。在两种临床前模型中，激活 Notch 信号的成熟肝细胞转化为 ICC 细胞前体[23, 24]。Sia 等也证明 ICC 的转录组与 HCC 有相似之处[14]。这些研究挑战了 ICC 起源于胆管细胞的理论，并提出了 ICC 真正起源于何种细胞的问题[25]。

我们对 ICC 遗传异质性的新理解具有重要的临床意义。Zhu 等分析了从 7 个中心切除的 200 个 ICC 患者标本，发现大多数体细胞普遍存在低频率的突变[26]。事实上，大多数患者（61.5%）没有突变。在剩下的少数突变患者中，只有 KRAS 和 IDH 两种突变被证实频率超过 5%。这些数据表明，应用靶向治疗 ICC 使所有患者受益的可能性不大。它要求个性化地对个体肿瘤进行测序并识别突变，才能使生物治疗具有敏感性。幸运的是，ICC 中所有常见改变的癌症驱动通路（IDH、FGFR2、EGFR、mTOR、Notch、染色质重组子和 MET）都有"可操作"靶点[11, 13, 27, 28]。

ICC 按照组织学分型可分为肿块形成型、胆管周围浸润型、胆管内型、浅表扩散型和未

明确型[29-31]。肿块形成亚型被定义为位于肝实质的肿块，通过门静脉系统侵犯，是 ICC 最常见的形式。胆管周围浸润亚型沿胆管纵向延伸并可引起周围胆道扩张，常表现为淋巴浸润。胆管内亚型增殖进入胆管，形成导管内肿瘤血栓[30]。以往经验来看，浅表扩散型和胆管内型 ICC 预后较好，而胆管周围浸润型和肿块形成型 ICC 的预后较差[11]。ICC 具有独特的免疫组化特征，有助于将其与腺癌、肝转移瘤和 HCC 区分开来。ICC 染色 CK7 强阳性，CK20 阴性或弱阳性[32]。与 HCC 相比，ICC 不表达肝细胞石蜡抗体 1（HepPar1）[33]。N- 钙黏蛋白的表达可以进一步区分 ICC 与肝外胆管癌，CK7 与 N- 钙黏蛋白的联合阳性对诊断 ICC 的特异性为 98%[34]。

　　ICC 通常在横断面成像、计算机断层扫描或磁共振成像上被诊断为肿块病变（图 133-1A）。在大多数病例中，ICC 具有类似于腺癌转移的影像学特征（包括外周静脉强化和中央坏死）。较少的情况下，ICC 可出现动脉强化或血管内血栓，类似于 HCC 的放射学表现[35, 36]。MRI 增强扫描有助于将 ICC 与其他类型的肿瘤区分开来（包括肝细胞 – 胆管细胞混合型肝癌）。细胞外钆对比剂常用于肝脏 MRI。然而，有研究证实新的对比剂如钆酸和钆贝葡胺对于 ICC 的诊断能力有所提升[36]。氟脱氧葡萄糖正电子断层扫描也是一种有用的辅助成像方法，尤其适用于检测淋巴结受累或遗漏的远处转移[37]。

　　在某些情况下，当需要确定一个明确的诊断来指导治疗时，则有必要进行经皮穿刺活检。当可疑肝肿瘤的活检显示为腺癌时，千万不要将 ICC 的诊断与肝转移癌的诊断混为一谈。在这种情况下，既往的恶性肿瘤病史、其他危险因素的识别和肿瘤标志物的检查有助于鉴别。此外，肝脏内的多灶性病变提示为肝转移癌的可能性更大。使用 CT 对胸部和腹部进行评估有助于排除其他潜在的原发肿瘤和转移癌。应考虑上、下内镜检查以排除肠道原发性恶性肿瘤，对于女性，还应考虑乳房 X 线检查和妇科检查。

　　在不明确的病例中，血清肿瘤标志物如 CA19-9 也有助于 ICC 的诊断。Bergquist 等使用美国国家癌症数据库（NCDB）[38] 报道 66.7% 的 ICC 患者 CA19-9 水平升高。此外，CA19-9 升高是死亡率的独立预测因子，与淋巴结阳性和切缘阳性类似。最近，研究人员还研究了其他生物标志物。Ferrone 等发现，白蛋白 RNA 原位杂交肿瘤染色可以高度预测肿瘤原发于肝脏，而不是转移[39]。

　　根据 AJCC 第 7 版癌症分期手册，ICC 根据原发肿瘤特征、淋巴结受累和远处转移进行分期（表 133-2）[40]，不同于以往 ICC 与 HCC 相似的分期系统。值得注意的是，肿瘤大小不再是 T 分期的一部分。相反，小血管或大血管侵犯、病变总数、侵犯邻近结构和导管周围侵犯都是重要的预后信息。有区域淋巴结（肺门、十二指肠周围或胰腺周围）受累的被划分为Ⅳ期，大型多中心研究表明淋巴结受累会降低生存率[41]。ICC 的第 7 版 AJCC 分期系统已经被独立验证，并且发现与旧的系统相比，在分期上能够更均匀地分配患者，更准确地预测生存率[42-44]。

　　如果可以切除，手术切除是治疗 ICC 的首选方法。ICC 的可切除性标准与其他恶性肿瘤相似。与肝硬化会影响 HCC 的可切除性不同，ICC 患者肝功能往往正常。对于 ICC 患者在开腹前进行腹腔镜分期治疗存在争议，通常只推荐在高危情况下（如多中心疾病、高 CA19-9、放射学检查怀疑有主要血管侵犯或腹膜疾病）进行腹腔镜分期[44]。在两项评估各种肝胆管恶性肿瘤手术的前瞻性研究中，约 1/3 的患者因腹腔镜分期手术发现隐匿性转移性疾病而避免了开腹探查[45, 46]。然而，这两项研究都没有专门针对 ICC。

　　术中，ICC 的表现与其他肝脏恶性肿瘤相似，通常周围的肝脏正常（图 133-1B）。与大

表 133-2　肝内胆管细胞癌分期			
原发肿瘤（T）			
Tx	原发肿瘤无法评估		
T_0	无原发肿瘤迹象		
Tis	原位癌（导管内肿瘤）		
T_1	无血管侵犯的孤立性肿瘤		
T_{2a}	伴血管侵犯的孤立性肿瘤		
T_{2b}	多发肿瘤，伴或不伴血管侵犯		
T_3	肿瘤穿透内脏、腹膜或直接侵犯肝外结构		
T_4	肿瘤伴导管周围侵犯		
区域淋巴结（N）			
Nx	区域淋巴结转移情况无法评估		
N_0	无区域淋巴结转移		
N_1	有区域淋巴结转移		
远处转移（M）			
M_0	无远处转移		
M_1	有远处转移		
解剖分期			
0 期	Tis	N_0	M_0
Ⅰ 期	T_1	N_0	M_0
Ⅱ 期	T_2	N_0	M_0
Ⅲ 期	T_3	N_0	M_0
Ⅳ$_A$ 期	T_4	N_0	M_0
Ⅳ$_B$ 期	任何 T	N_1	M_0
	任何 T	任何 N	M_1

引自 Edge SB, American Joint Committee on Cancer. *AJCC Cancer Staging Manual*. 7th ed. New York: Springer; 2010.

多数肝脏手术一样，术中超声检查对于确定可切除性和排除隐匿性多灶性疾病非常重要。切除的目标是完全切除所有大体病变并保证切缘呈阴性，同时保持足够的残留门静脉和动脉流入、肝静脉流出、完整的胆管引流和足够的未受累的残留肝容量。在某些情况下，可能需要切除肝外胆管树并重建或包括大血管（门静脉或下腔静脉）的切除。在一项研究中，12% 的

肝切除联合了大血管切除，其短期和长期预后与单纯肝切除相比均没有差异[47]。在意大利的另一项多中心研究中，肝切除术联合肝外胆道和大血管切除分别占 19% 和 5%。采用这种积极的手术方法，高达 80% 的患者可以实现根治性切除[48]。

完全切除与改善 ICC 患者的长期生存率相关，据报道 5 年总生存率为 30%～40%[41, 48, 49]。一项有关所有已发表的外科手术切除系列病例的 Meta 分析表明，以下因素被证实与 ICC 较差的生存率相关：年龄、肿瘤大小、多灶性肿瘤、淋巴结转移、血管侵犯和肿瘤低分化[50]。Hyder 等研究了 514 例来自美国、欧洲和亚洲接受 ICC 切除术的患者，并使用比例风险回归模型来识别与生存相关的因素并构建列线图[51]。他们同样发现了诊断年龄、肿瘤大小、多发性肿瘤、肝硬化、淋巴结转移和大血管侵犯会降低 ICC 的生存率。所幸，最近的报道显示，接受 ICC 切除术的患者预后有所改善。Endo 等报道，相比于 1990—1999 年切除的患者，2000—2006 年切除的患者无瘤生存率有所提高[52]。类似的是，Nathan 等使用美国流行病学监测及预后数据库对 ICC 预后进行的一项综述中发现，尽管 ICC 患者总体预后较差，但切除术后的预后有改善的趋势[42]。

ICC 可累及局部（门静脉周围、十二指肠周围或胰腺周围）淋巴结[53]。此外，淋巴结受累是手术后长期预后差的重要预测因素[42, 54]。De Jong 等在一个由 449 例患者组成的多机构数据库中发现接受淋巴结切除术的患者的淋巴结转移率为 30%[41]。然而，由于在这一系列病例中选择性地进行了淋巴结清扫，这可能高估了接受淋巴结切除术的 ICC 患者的淋巴结阳性率。在这项研究中，阳性淋巴结与较差的生存期相关（中位数为 24～30 个月）。基于这些数据，一些人质疑有淋巴结受累的 ICC 患者接受淋巴结切除术的价值。Uenishi 等发现，淋巴结阴性的患者有更好的生存率，而有淋巴结转移的患

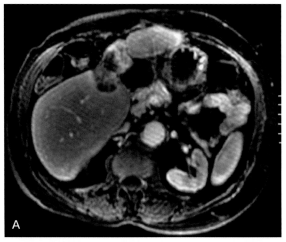

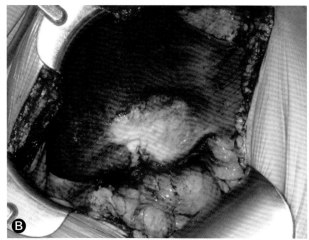

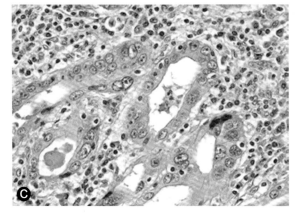

▲ 图 133-1　**A.** 磁共振成像显示一个 **6cm** 的肝内胆管癌累及左半肝；**B.** 术中照片显示与计划切除相同的肿瘤；**C.** 肝内胆管癌的镜下表现，带核的小腺状结构为卵圆形、泡状，在导管内也可见黏液产生

图片由 M.S. Torbenson, Department of Pathology, Johns Hopkins Hospital 提供

者同样有良好的预后，5 年生存率为 26%[55]。同样，Vitale 等在使用 SEER 数据库的倾向评分分析中发现了接受治疗性淋巴结切除术（定义为切除 3 个以上淋巴结）对患者具有生存益处[56]。尽管仍有争议，但如果所有病灶都可以完全切除，即使术前有淋巴结受累，也可以合理地对患者进行手术切除。如今，许多专家推荐所有接受手术切除的 ICC 的患者行常规肝门部和门静脉周围淋巴结切除术[44, 48, 57]。

对于局限于肝脏的不可切除的 ICC 患者，多种局部区域治疗有可能使最初不可切除的 ICC "降期"，以使这些患者可以进行治疗性切除。已报道的有肝动脉介入治疗，如经动脉栓塞、经动脉化疗栓塞（TACE）、肝动脉灌注治疗和 90Y 放射栓塞等。其中，TACE 一直以来最为常用。最近一项关于 TACE 治疗 ICC 的 Meta 分析显示部分和完全的放射反应分别为 22% 和

10%[58]。在一系列研究的病例中，TACE 可达到 40%～70% 的缓解率和 12～29 个月的中位生存期[59-61]。一些团队已经开始提倡使用植入式导管和泵进行持续 HAI 治疗。有文献报道当联合全身化疗时，应答率高达 50%。尽管报道仅限于高度选择的不可切除性 ICC 患者[62, 63]。近年来，90Y 微球放射栓塞靶向治疗不可切除性 ICC 的应用频率越来越高。虽然数据有限，但结果似乎很乐观且可以与其他动脉内治疗效果不相上下，报道的中位生存期为 9～22 个月[64-66]。另外，外束立体定向体放射治疗目前正在被研究运用于不可切除性 ICC。一项针对 26 例 SBRT 治疗的 HCC 或 ICC 患者的 I / II 期研究显示，其应答率为 42%，1 年生存率为 45%[67]。局部消融治疗、射频消融和微波消融等治疗手段已在小范围的 ICC 患者中报道[68]。由于消融术通常只用于小肿瘤，因此很少推荐用于不能切除的

ICC。然而，在特定的病例中，消融可以用于不适合手术的小肿瘤患者，作为肝切除的辅助手术，或者既往切除后复发的患者。

与 HCC 不同，肝移植治疗胆管癌的作用有限。以往，胆管癌（包括肝门部和肝内肿瘤）移植后 5 年生存率低于 20%，导致许多中心认为胆管癌是移植的禁忌证[69]。最近，一项来自西班牙的回顾性多中心队列研究显示，ICC 肝移植术后 5 年精算生存率为 51%[70]。另一些研究报道，在肝硬化患者的移植肝中意外发现的早期胆管癌患者长期生存良好[71]。此外，一些中心，如梅奥诊所发现胆管癌患者接受移植联合新辅助化疗和放化疗有良好的结果[72, 73]。然而，这些患者有肝门胆管癌，许多伴有原发性胆汁性肝硬化，而不是 ICC。尽管有希望，但目前在临床试验之外，还没有明确肝移植在 ICC 患者中的作用。

大多数被诊断为 ICC 的患者在诊断时病情已经恶化，导致中位生存期不到 1 年[74]。由于患者数量少和胆管恶性肿瘤的异质性，很难对 ICC 进行随机的、测试化疗效果的Ⅲ期临床试验。以前，氟尿嘧啶作为不可切除 ICC 的单药治疗只有 10% 的缓解率[75]。最近，包括含铂方案在内的联合化疗显示出了更高的疗效。具体来说，Valle 等在一项大型随机Ⅲ期试验（ABC 试验）中报道，晚期胆管癌患者使用吉西他滨联合顺铂与单独使用吉西他滨相比，生存率显著提高（11.7 个月 vs. 8.1 个月）[76]。目前正在进行的试验在探索改善生存率的方案，包括添加生物制剂[77, 78]。基因组测序的进展可能允许识别潜在的可操作靶点，可以用于开发治疗方案。例如，针对 FGFR2 基因融合和 IDH1/2 基因突变的 ICC 研究正在进行中[17, 79]。

目前，ICC 切除术后辅助化疗的数据有限。复发高危因素的存在，其中包括淋巴血管和神经周围侵犯、淋巴结转移和手术切缘阳性，增加了推荐辅助治疗的热度。然而，没有对照试验证明辅助治疗对 ICC 有好处。完全切除且无上述因素的患者应单独随访观察。如果决定给予辅助治疗，选择包括氟嘧啶放化疗、基于氟嘧啶或基于吉西他滨的化疗[80, 81]。这些建议是基于Ⅱ期临床试验，还应考虑参与正在进行的临床试验。

二、肝细胞 - 胆管细胞混合型肝癌

近年来对肝祖细胞双潜能特性的进一步了解揭示了它们可以分化为肝细胞和胆道细胞谱系[82]。因此，肿瘤发展具有异质性并不奇怪，称为肝细胞 - 胆管细胞混合型肝癌（cHCC-CC）。这些肿瘤很罕见，估计发生率为 1.3%。然而，真实发病率可能更高，因为存在潜在误诊的可能性[83]。根据与胆道细胞系相一致的细胞角蛋白谱，与肝细胞细胞系相一致的白蛋白表达，以及癌胚抗原和甲胎蛋白水平，混合型胆管肝细胞癌的确应该与 ICC 和 HCC 区分开来。与 HCC 类似，这些肿瘤通常与慢性病毒性肝炎和肝硬化相关，这表明肝祖细胞的慢性损伤和扩张可能是肿瘤进展的早期事件。然而，与 ICC 类似，这些混合肿瘤可能偶尔发生，没有任何危险因素[83]。组织学上，cHCC-CC 被定义为包含 HCC 和 ICC 紧密混合成分的肿瘤。包含中间形态细胞的"过渡区"的存在对诊断特别重要。这些"过渡区"将"真正的"cHCC-CC 与"碰撞肿瘤"（HCC 和 ICC 成分明显分离的区域）区分开来[84]。影像学特征，如 HCC，在 CT 或 MRI 上表现为典型的动脉强化和异质性坏死（图 133-2）。

如果可切除的话，cHCC-CC 的治疗应包括肝切除术[85]。一些专家根据 ICC 的数据推断，建议肝切除术后再加淋巴结切除术[86]。对于肝硬化患者，可以考虑基于与 HCC 相似的指征进行肝移植。然而，迄今为止的研究对 cHCC-CC 肝移植的疗效产生了不同的结果[70, 87]。由于这种类型的肿瘤很少发生，目前还没有明确可靠的组织病理学预后因素[88]。对于晚期病例，目前尚不清楚针对 HCC 或 ICC 的系统治疗策略在这些肿瘤中是否更为有效。

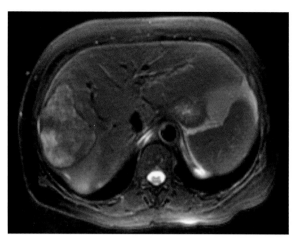

▲ 图 133-2 腹部磁共振成像显示右肝一大块肿块，切除后的病理分析显示符合肝细胞 - 胆管细胞混合型肝癌

三、胆管囊腺癌

胆道或肝囊腺癌（BCAC）是一种少见的肝上皮样肿瘤，文献报道不到 250 例 [89-91]。BCAC 是由肝内胆管直接产生，还是良性胆道囊腺瘤经恶性转化形成，目前仍存在争议 [92]。有趣的是，虽然胆道囊腺瘤明显以女性为主，但囊腺癌在男性和女性中的发病率往往相同 [89]。通常表现为非特异性的腹部症状，如疼痛、饱腹感、早期饱腹感、黄疸等 [90]。与其他肝内胆道恶性肿瘤一样，该肿瘤在 CT、MRI 或超声检查中偶然发现的病例越来越多。壁厚或不规则，周围强化，相关肿块或乳头状肿瘤投射为囊性病变等征象有助于区分 BCAC 和良性肝脏囊性病变。然而，CT 和 MRI 往往不能在术前做出确定诊断 [91]。一项研究报道，CT 和 MRI 区分囊腺癌和良性囊腺瘤的阳性预测值为 11%，特异性为 21% [90]。针吸囊液分析有助于诊断 BCAC，但可能导致腹膜或胸膜肿瘤播散这一点限制了其常规使用 [93-95]。考虑到胆道囊腺瘤的恶性进展和术前明确排除恶性肿瘤的困难，大多数专家建议对怀疑为这些肿瘤的肝囊性病变进行手术切除。在某些病例中，当怀疑是良性疾病时，可以进行手术活检和术中冰冻切片分析 [96]。

当囊腺癌被准确定位并有手术指征时，肝切除术以清除边缘为宜 [89, 95]。据报道，BCAC 切除术后 5 年的生存率为 25%～100% [90, 91]。手术切除肿瘤的阳性边缘和肿瘤中梭形细胞 / 卵巢间质的存在与复发的风险相关 [90]。

四、肝鳞状细胞癌

原发性肝脏鳞状细胞癌极为罕见，文献报道的病例不到 40 例 [97-99]。这种组织学诊断通常是肝转移癌，应详细搜寻鳞状细胞癌的原发部位（包括皮肤、口咽和肛门）。原发性肝鳞状细胞癌的诊断是其他鳞状细胞癌均为阴性时的排他性诊断。肝畸胎瘤、囊肿和肝内结石都与这种罕见疾病有关 [98, 100]。组织学上，这些肿瘤具有角化型细胞特征，通常为良性鳞状上皮的化生。总的来说，这类患者的生存期很差，如果不进行治疗或未切除，中位生存期 < 1 年 [97, 99]。鉴于该病的罕见性，目前的治疗建议都是基于有限的证据。在可能的情况下，根据肝切除术后的长期生存报告，一般推荐肝切除术进行治疗 [97, 99]。

五、原发性肝肉瘤：平滑肌肉瘤、横纹肌肉瘤、纤维肉瘤、脂肪肉瘤、未分化胚胎肉瘤

肝脏肉瘤极为罕见，占原发性肝脏恶性肿瘤的不到 1% [101-103]。它们的发病率在儿科人群中较高，但所有亚型在成人中也有报道。它们可以来源于大量结缔组织祖细胞，其中包括平滑肌、肝脏间充质细胞或脂肪组织。肉瘤在造影上表现为血管多，静脉侵犯少。这些特征有助于区分原发性肝肉瘤和 HCC，尤其是在非肝硬化患者中 [104, 105]。波形蛋白（一种间质标志物）免疫组化染色阳性，上皮标志物染色阴性可确诊肝肉瘤。必须考虑肉瘤肝转移自其他原发部位的可能性，在确定原发性肝肉瘤的诊断之前，应仔细评估胃肠道、腹膜后、妇科和四肢部位。与其他肝恶性肿瘤一样，如果有可能，一般选择切除。面对这类患者，仔细评估肝脏内外疾病的程度尤为重要。对于某些不能切除的以肝

脏为主的肉瘤，可以考虑动脉内治疗，化疗栓塞或 ⁹⁰Y 放射栓塞，但关于这些治疗有效性的证据有限。

六、肝血管恶性肿瘤

血管恶性肿瘤是非常罕见的原发性肝脏肿瘤。其中血管肉瘤是最常见的。大多数血管肉瘤是散发性的。然而，接触二氧化钍、砷和氯乙烯等都与肝血管肉瘤的发生有关 [106, 107]。从接触这类物质到血管肉瘤发展可能有数十年的显著潜伏期。对肝血管肉瘤遗传学的见解仍然有限，除了最近的发现——可选择的端粒延长表型普遍存在 [108]。其症状与其他肝脏恶性肿瘤相似，但有两点例外。肝血管肉瘤可由于 Kasabach-Merritt 现象引起自发性肿瘤出血或耗竭性凝血障碍。血管肉瘤可表现为多发结节或单发肿瘤。它们在 MRI 上具有独特的征象，可与良性血管性肝病变鉴别。表现为不均匀的信号强度和间隔性进行性增强 [104, 109]。当病灶多且不能切除时，由于经皮手术过程中出血风险高，建议通过开放或腹腔镜方法进行手术取组织活检来帮助诊断。

大多数患者血管肉瘤无法切除，而且这些患者的总生存率很低，中位生存期 5~6 个月，2 年生存率仅为 3% [110, 111]。然而，对于某些明显局限的肝血管肉瘤，应考虑手术治疗。肝移植治疗肝血管癌已被证实有非常高的复发率，并不再推荐使用 [112]。对于不可切除的肝血管肉瘤，可以使用局部或系统性的治疗方案。其中，在肿瘤破裂时，TAE 具有可以控制腹腔出血的优势。

肝上皮样血管内皮瘤（HEHE）是另一种罕见的血管性肝肿瘤，占原发性肝恶性肿瘤的不到 1%。这些肿瘤主要发生在没有肝脏疾病的患者中，尤其是中年女性。据报道，HEHE 与氯乙烯和口服避孕药之间存在关联，但 HEHE 的风险因素在很大程度上仍不清楚 [113]。HEHE 并没有独特的临床表现，这些肿瘤中很大一部分是偶然诊断的。放射学检查有助于诊断 HEHE，

以及与血管肉瘤鉴别。CT 扫描可显示不规则低密度病变，静脉注射对比剂后可在血管周围高强化 [104]。偶可见肿瘤钙化。HEHE 在 MRI 上也有明显的特征，表现为 T_1 加权像低信号，T_2 加权像不均匀高信号 [114]。肿瘤的范围通常很难用放射学来评估，因为在诊断时，肿瘤往往是多灶性的，并且在肝脏内广泛分布。最终确诊依靠组织学检查。当不能切除时，由于经皮手术中出血风险高，建议通过开放或腹腔镜方法进行手术取组织活检来诊断。HEHE 患者凝血因子Ⅷ表达强阳性。其细胞为典型的上皮样细胞，具有丰富的细胞质，树突状细胞类型也被证实存在于肿瘤中（图 133-3）。

当 HEHE 局限于肝脏时，应考虑手术治疗。然而，这些肿瘤的弥漫性常常妨碍手术切除，因此，肝切除术后的生存率很差。TACE 似乎与肝切除术有相似的效果 [115]。与血管肉瘤不同，部分 HEHE 患者可以通过肝移植获益 [116, 117]。一些作者建议在确诊为 HEHE 后要谨慎等待，并为那些仍然可以切除 / 移植的患者考虑手术治疗 [118]。虽然最近有关于 mTOR 抑制药西罗莫司的研究，但目前仍没有标准化晚期 HEHE 患者的化疗方案 [119]。

七、结论

现代肝脏外科医生在处理原发性肝脏恶性肿瘤时应全面地进行鉴别诊断。虽然 HCC 仍是最常见的原发性肝癌，但 ICC 的发病率正在上升。虽然许多其他的肝肿瘤很罕见，无法基于大规模的前瞻性研究做出决定，但在可能的情况下，应考虑以治疗为目的的肝切除术。在确定可切除性之前，必须对肝脏和肝外部位进行仔细的影像学检查。肝移植、肿瘤消融、区域性动脉内入路、全身化疗与生物治疗的作用仍在研究中。与其他疾病一样，在治疗这些患者时，应与包括肝脏外科医生、医学和放射肿瘤学家、诊断和介入放射学家及肝脏专家在内的多学科团队一起严谨地进行决策。

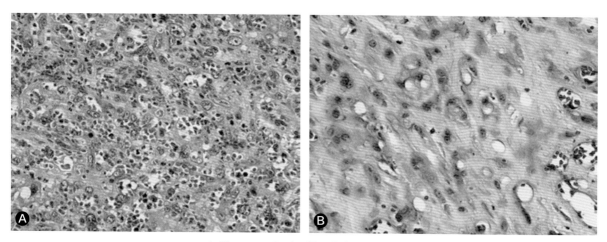

▲ 图 133-3　肝脏血管肿瘤镜下表现比较

A. 血管肉瘤的镜下表现，注意肝实质结构被侵袭性强的小细胞破坏；B. 上皮样血管内皮瘤的镜下表现，可见肿瘤细胞有丰富的细胞质，虽然肿瘤细胞常被硬化性间质包围并弥漫性浸润肝脏，但肝实质结构仍然存在（图片由 M.S. Torbenson, Department of Pathology, Johns Hopkins Hospital 提供）

第 134 章
继发性肝脏肿瘤
Management of Secondary Hepatic Neoplasms

Juan Camilo Barreto   Mitchell C. Posner   著

贺志云   马天龙   译

摘要

继发性肝肿瘤是指由其他部位转移至肝脏的肿瘤，其中包括癌、神经内分泌癌、肉瘤和胃肠道间质瘤。全身化疗或靶向治疗可提高其生存率，但无法达到治愈。通过系统性治疗对播散性肝肿瘤疾病的更好控制及对接受肝手术患者围术期管理的进展，扩大了接受手术切除的适应证范围。继发性肝肿瘤最常见的原发部位是结直肠，最常见的手术切除适应证为局限性结直肠及神经内分泌转移者。对于非结直肠非神经内分泌转移瘤的患者，手术切除仍存在争议；对于原发病灶控制良好、肿瘤生物学特征良好的患者（通常表现为长时间的无疾病状态），可考虑手术治疗。本章节重点讲述继发性肝肿瘤的肿瘤学原则、手术适应证、全身治疗及其他局部疗法概述。

关键词：结直肠癌肝转移；神经内分泌肝转移瘤；继发性肝肿瘤；非结直肠非神经内分泌转移瘤

继发性肝肿瘤是指转移到肝脏的异质性肿瘤集合。根据定义，这些癌症由其他器官发生发展而来，但具有共同的转移途径。经血行转移至肝脏的肿瘤包括各种癌（其原发灶包括结直肠、胰腺、胃、乳腺、肺等）、神经内分泌癌、某些类型的腹膜后肉瘤及胃肠道间质瘤。与未经任何治疗的患者相比，全身化疗或可提高生存率但无法达到治愈。全身化疗方案疗效的增强可提高肿瘤的应答率，并延长这些恶性肿瘤患者的无进展生存期和总生存期，通过化疗对全身性疾病的有效控制，并减少弥漫性肝转移发生的数量或体积，可扩大适合接受外科治疗的患者群体。肝手术患者围术期管理的发展对于改善患者预后毫无疑问有促进作用。最重要的是，对这些肿瘤分子和生物学行为的理解进一步增强了我们对以癌症为导向的综合治疗的应用。虽然我们的大部分数据来自回顾性分析，但亦有部分前瞻性随机试验为治疗提供了循证基础。

肝脏是门静脉循环系统的主要引流部位，也是肿瘤胃肠道转移最常见的部位。在美国，结直肠癌是由癌症导致死亡的第二大原因，同时也是继发性肝肿瘤中最常见的原发灶来源，高达 50% 的 CRC 患者在其疾病进展过程中会发生肝转移。接受了全身化疗伴完整的肝转移灶切除术综合治疗的患者长期（5 年）生存率可达到 50%，更有一小部分患者被完全治愈[1,2]。在转移至肝实质的神经内分泌癌中，手术完整切除孤立的转移瘤可以提高生存期。尽管肝切除术和肝区域消融治疗已被广泛应用于非结直肠非神经内分泌（NCNN）转移瘤中，但由于这类肿瘤的生物学特性多变，故手术治疗应多考虑一般情况良好、对原发病灶控制充分、无疾病状态时间较长（可达到以年为单位计算）的患者。

肝转移瘤切除术的指征：①患者的一般情况可耐受必要的肝切除；②肝脏是转移的唯一或主要部位；③原发肿瘤（及所有其他部位的病灶）必须可完全切除，且在有效的全身化疗方案下疾病无进展；④良好的肿瘤生物学表现，有快速进展或广泛微转移者不适用；⑤切除转移瘤可使患者长时间处于无疾病状态或达到完全治愈。影响手术疗效的因素包括肝病灶的大小、数量、位置、基础肝功能，以及切除后肝残体的预期大小。通常来说，存在双叶肝转移和肝外转移（EHD）（如远处淋巴结或肺部转移）是肝转移瘤切除术的绝对禁忌证，而将有效的新辅助化疗、局部消融治疗和积极的手术治疗相结合，则扩大了手术切除的适应证。实现 R_0（大体和镜下均显示切缘阴性）可能是提高无病生存率的一个重要因素。当镜下切缘残留病变阳性时，复发率会增高，但有回顾性研究表明这并不影响患者的长期生存[3]。切缘阳性预示着较差的肿瘤生物学特性，并且增加了肝脏病变复发的风险。在转移性肝肿瘤中，若亚解剖切除或楔形切除会导致切缘阳性、大量出血及胆瘘的可能性增加，则可选择沿流入、流出血管及胆道走行区域行解剖切除。由于肝切除术后肝实质可再生，故在肝功能正常的情况下，切除体积最高可达原体积的 80%。关于结直肠癌、神经内分泌瘤及其他肝转移肿瘤的肿瘤学原则也将作为一个单独的章节在此讨论，该章节会更加详细地介绍有关肝脏切除方面的手术及技术细节。

一、结直肠癌转移

肝脏是结直肠癌患者最常见的远处转移部位。约 50% 的 CRC 患者在病程中会发生转移，而将近 25% 的患者在出现临床表现时已经发生肝转移[4]。在现代化疗方案产生之前，手术切除可使 5 年生存率达到 20%～40%[5]。接受了现代化疗联合完整的转移灶切除术治疗的患者，5 年生存率可超过 50%，单发肝转移者可高达 70%，且有 17%～25% 的患者可被完全治愈[1, 2, 6, 7]。这些研究结果表明，对于可切除的肝转移瘤的患者，手术是其标准治疗方案。患者的生存率不断提高可能与良好的肿瘤生物学表现、改进的全身化疗方案及新的靶向治疗药物的开发有关。

对于可能受益于转移瘤切除术的 Ⅳ 期患者，过去常用的判断标准包括转移病灶的大小、数量、肝脏疾病、淋巴结阳性的原发肿瘤，以及癌胚抗原水平。Fong 临床风险评分将这些因素纳入预后因素，可用于选择适合进行肝转移灶切除术的患者。有 0～2 个高危因素的患者 5 年生存率为 40%～60%，而有 3 个及以上危险因素的患者 5 年生存率 < 25%[8]。由于构建这些评分系统的数据是在现代联合化疗方案出现之前生成的，因此该模型的临床应用一直存在争议。回顾性数据表明，肿瘤对诱导或"新辅助"治疗的反应作为有利的生物学指标，可能比上述变量更有价值[9]。近年来，我们认为对于接受了肝切除的结直肠癌肝转移的患者，肿瘤组织的多基因表达谱可以高度预测其总生存率[10]。最近的一系列回顾性病例研究认为，加强围术期管理、最小化失血量、维持适当的有功能的残余肝体积、通过最先进的外科重症监护技术最大限度地促进肝脏的再生和恢复等一系列措施可能对结果的改善做出了突出贡献。肝肾功能正常的患者，在没有明显增加围术期死亡率的前提下，可以耐受的肝切除体积高达 80%。门静脉栓塞介导的残肝的体内肝再生是一种可用于预测肝切除术后反应的技术，能够耐受完整的转移灶切除术的患者可从中获益。门静脉栓塞可与新辅助化疗相结合，而不影响肝脏生长[11]。此外，我们对肝脏的解剖、生理、影响再生因素等方面的了解进一步加深，从而扩大了手术适应证，并使得更多的 Ⅳ 期患者可以考虑联合治疗。在大体和镜下切缘均为阴性的情况下，实现完整切除（即 R_0 切除）与提高无复发生存率相关，因此无须为了实现疾病控制而再对所有的肝转移患者进行解剖或节段切除[3]。

（一）全身化疗在可切除转移性疾病中的作用

转移性结直肠癌一线治疗的单一用药中最有效者是氟嘧啶类似物 5- 氟尿嘧啶（5-FU）。20 多年来，5-FU 与亚叶酸或四氢叶酸（可抑制胸苷酸合酶）的协同作用不仅可作为淋巴结阳性者结肠癌切除手术的辅助治疗，亦可作为转移性疾病的标准疗法。在 5-FU+ 亚叶酸钙的基础上加入奥沙利铂（一种铂类烷基化剂）（FOLFOX），既可提高应答率和无进展生存率，又可降低肾毒性和骨髓抑制的发生率。一些研究结果显示，FOLFOX 方案对提高转移性疾病的总体生存率有所助益[12]。伊立替康是一种拓扑异构体酶抑制药，与 5-FU 和亚叶酸钙（FOLFIRI）联用时效果优于单用 5-FU，其疗效类似于 FOLFOX[13]。卡培他滨是一种口服氟嘧啶类抗代谢物，与 5-FU 疗效相似，在大多数化疗方案中可等效替代口服 5-FU[14]。为了提高转移性疾病患者的生存率，这些联合治疗方案中也加入了一些生物制剂。贝伐珠单抗是一种能阻断血管内皮生长因子 A（VEGF-A）活性的重组单克隆抗体，已被证实能够延长转移性疾病患者的生存时间，常被加入 FOLFOX 和 FOLFIRI 化疗方案中，西妥昔单抗和帕尼单抗是阻断表皮生长因子受体（EGFR）途径的单克隆抗体。这些抗 EGFR 的药物对缺乏 KRAS 基因（野生型基因变异）激活突变的原发肿瘤有效[15,16]。

治疗转移性结直肠癌的临床医生必须对这些治疗方案的安全性及其潜在的风险十分了解。药物使用时间延长（通常 6~12 周）可能会导致术后并发症和肝功能不全的发生率增高。伊立替康与药物性脂肪变和脂肪性肝炎的发生相关，并可能导致发病率和死亡率增加[17]。奥沙利铂可引起窦性扩张，而窦性扩张会增加术后并发症发生的风险[18]。贝伐珠单抗可引起的一系列罕见但可致死的不良反应包括高血压、动脉血栓栓塞风险增加、消化道出血和穿孔等，而它具有的抗血管生成作用和较长的循环半衰期（6~8 周）则可能与伤口延迟愈合相关[19]。许多临床医生选择在转移灶切除手术前至少 4 周停用贝伐珠单抗[20]。抗表皮生长因子受体药物（尤其是西妥昔单抗），与上述危险事件的发生及术后的复发率、死亡率没有关联[21]。

无法手术切除的结直肠癌肝转移患者，若接受了全身化疗，其中位生存期约为 22 个月[22]，而未接受任何治疗的患者中位生存期仅为 6~12 个月。几项随机对照多中心临床研究已经明确了我们目前治疗转移性疾病方案的有效性[12,13,15]。

化疗的完全病理缓解率 < 5%[23]。此外放疗和病理缓解之间的相关性较差；在高分辨率横断面和代谢影像学检查已经消失的病灶中，80% 以上都有所残留（经切除肝的病理检查证实）[24]。仅实施转移瘤切除术可使无病生存率在 20% 之内，5 年生存率为 25%~40%，但术后复发常见[5]。在这些复发病例中，约 50% 发生在肝内，且肝脏是唯一的复发部位[5]。不结合完整的转移灶切除术和现代化疗者几乎无法长期无病生存，但手术和化疗的先后顺序尚无定论。欧洲癌症研究和治疗组织（EORTC）的一项随机对照Ⅲ期试验 40983（EPOC）显示，对于可切除的结直肠癌肝转移患者，接受了围术期 FOLFOX 方案化疗者与仅接受单纯手术治疗者之间进行对比，化疗组的无进展生存率显著提高，从 28% 提高到 36%，而所有接受治疗患者的客观肿瘤应答为 43%。化疗组的术后并发症发生率更高，但这些并发症是可逆的，并且死亡率并没有增加[25]。化疗组的中位总生存期为 61 个月，而单纯手术组的中位总生存期为 54 个月，两组之间没有统计学差异，原因可能是化疗组中只有 63% 的患者继续接受了术后治疗[26]。一项旨在确定全身化疗最佳时机的临床试验（编号 NSABP C-11，术后化疗 vs. 术前 + 术后化疗），由于患者获益过低而被终止。生物制剂对肝转移瘤切除术后生存

率的影响尚不明确。一项随机对照临床试验的结果表明，对于可切除的转移瘤患者，在标准化疗方案中加用西妥昔单抗反而是不利的[27]。目前联合治疗方案的疗效总结见表 134-1，这些研究中许多患者原本无法切除的肿瘤，化疗后变得可以切除。与 EORTC EPOC 试验类似，有两项 Meta 分析评估了化疗在可切除的肝转移瘤患者中的作用，其结果均表明化疗可显著提高无病生存率，但对总体生存率无明显影响[35,36]。

新辅助化疗有其潜在的优缺点。理论上讲，其优势包括消除微转移病灶，在体内减少肝实质内的肿瘤细胞数量以实现完整切除，实施个体化的化疗方案以增强疗效，筛选出可能受益于转移灶切除术的患者等。其潜在的缺点有生物性的或化疗引起的毒性反应，辐射反应使得病变在手术中难以识别，错过病变的治疗时期使得原本可以切除的病变进展最终导致无法切除等。

（二）同时性和异位性疾病

15%～25% 的 CRC 患者在确诊时已同步出现肝转移，但大部分情况下，转移性灶一般在确诊 1 年后出现（或确诊 6 个月后）[4]。同时转移性疾病的生物学重要性是有争议的。一种假说是，同期转移和后期转移性疾病之间可能没有显著差异（即前置偏倚）。一些研究表明，同期转移可能与侵袭性的肿瘤生物学行为相关，并由此介导更差的预后（如双叶肝转移和肝外转移的发生率更高）[37]。同期转移的最佳治疗方法一直存在争议，大多数患者接受有限时间（2～3 个月）的全身化疗后，肿瘤分期会有所改变。在没有疾病进展的情况下，如果原发病

表 134-1　结直肠癌肝转移患者化疗联合手术治疗后生存情况

纳入研究	例　数	初诊是否可切除	治疗方案	无病生存率	总体生存率
EORTC40983 协作组的 Ⅲ 期随机研究[25,26]	152 151	是	手术切除 FOLFOX+ 手术 +FOLFOX	28.1% 36.2% （3 年）P=0.41	47.8% 51.2% （5 年）P=NS
Ychou 等三期随机对照研究[28]	153 153	是	5-FU 联合亚叶酸 FOLFIRI	46% 51%（2 年）P=0.44	71.6% 72.7%（3 年）P=0.69
Adam 等研究[29]	701	否	FOLFOX	NA	34%（5 年）
Wein 等二期研究[30]	20	是	FOLFOX	52%（2 年）	80%（2 年 DSS）
Taieb 等二期研究[31]	47	是	FOLFOX → FOLFIR	47%（2 年）	89%（2 年）
Barone 等研究[32]	40	否	FOLFIR	NA	63.5%（2 年）
Masi 等研究[33]	196	否	FOLFOX 或 FOLFIRI	29%（5 年）	42%（5 年）
First-BEAT 究[34]	107	否	贝伐珠单抗联合以 5-FU 为基础的双药化疗方案	NA	89%（2 年）
N016966 研究[34]	34 44	否	安慰剂 +XELOX/FOLFOX 贝伐珠单抗 +XELOX/FOLFOX	NA	82.3% 90.9%（2 年）
NEW EPOC 研究[27]	117 119	是	FOLFOX 或 XELOX 上述方案联合西妥昔单抗	无进展生存期 20.5 个月 14.1 个月 P=0.03	NA

BEAT. 贝伐单抗扩大准入试验；DSS. 肿瘤特异性生存率；EORTC. 欧洲癌症研究与治疗组织；FOLFIRI.5-FU，亚叶酸，伊立替康；FOLFOX.5-FU，亚叶酸，奥沙利铂；5-FU.5- 氟尿嘧啶；NA. 无效或未报道；NS. 无差异；XELOX. 卡培他滨联合奥沙利铂

灶和所有转移病灶都可以完全切除，则可以考虑手术治疗，手术治疗的发病率和死亡率均在可接受的范围内。

根据一系列回顾性研究的数据，联合切除的发病率和死亡率更高，故分期切除的概念随之提出并发展。多中心回顾性临床研究的数据表明，一期切除是可行的，在某些特定的病例中甚至是有利的，如上数据由高病例数中心的数据得出。最近也有文献报道，同时切除肝和结肠的病灶时，即使进行了主要肝切除，发病率和死亡率也不会增加。一期切除可以降低总住院时间和住院费用，并且根据一些单中心研究的报道结果，一期切除还可以降低总并发症的发生率。一项国际多中心研究报道，一期切除的术后复发率为 20%，死亡率为 3%，但若与分期切除之间进行比较，其术后并发症的发生率并没有增加[38,39]。一份长期随访报道也得出了相似的结论[40]。以上均为回顾性研究，一期切除更常用于转移灶较少较小、近端肿瘤及预后较好的患者[38]。当早期出现的肝转移病灶的原发灶在直肠而非结肠时，全身治疗和局部治疗（如放疗）的时机则可能是决定先切除肝转移灶或直肠原发灶最重要的因素[41,42]。在缺乏循证医学证据的情况下，大多数的治疗都是基于对肿瘤生物学、患者因素（如体力状态、肝功能）及转移灶的位置和分布的评估后，制订的个体化治疗方案。

（三）存在肝外疾病的肝切除术

结直肠癌肝转移和肝外疾病传统上并不是转移灶切除术的适应证，化疗疗效的提高使我们开始重新评估手术在这部分患者中的作用。最慎重的方法是先实行限期的新辅助化疗，以便筛选出肿瘤生物学状况良好的患者进行积极的外科手术干预。

据报道，肝外转移性疾病患者的 5 年生存率可达 20%～30%[43]。在一项大样本量模型中，两组接受了肝切除和肝外转移灶切除术的患者，

到目前为止的 5 年预测生存率为 27%，这与之前小样本量模型报道的结果相一致。在该项实验中，大多数患者（84%～95%）术后复发，说明在肝外转移灶存在的情况下进行肝切除往往疗效不佳[44,45]。一项系统回顾的结果表明，早期肝转移和肝外转移的患者行手术治疗后，生存率无明显差异[46]。

对于远处转移的淋巴结区域（如主动脉周或肝蒂淋巴结），手术切除的价值仍然存在争议。远处淋巴结转移的存在可能在一定程度上反映了与较差的预后相关的不良肿瘤生物学行为。有报道称，当淋巴结转移仅限于门静脉盆腔时，肝切除术和积极的门静脉淋巴结切除术联合化疗的 5 年生存率接近 20%，而腹腔或腹膜后转移的患者没有发现长期幸存者[47]。

高温腹腔化疗结合肿瘤细胞减少手术的发展为存在腹腔转移的患者提供了另一种积极治疗的可能性，但这种治疗方式在伴有实体器官转移的情况下的价值尚不明确[48]。

（四）无法切除的病灶：全身治疗和消融治疗

大多数转移性结直肠癌患者不适合手术治疗。部分无法切除的肿瘤患者经现代化疗方案治疗后，肿瘤转变为可以切除的状态，其接受新辅助化疗和积极的转移灶切除手术治疗后，可获得长时间的无病间期。在一项大样本（1439例）的转移性结直肠癌 + 肝脏局限性病灶的临床试验中，138 例患者接受了 FOLFOX 或 FOLFIRI 方案化疗后产生了良好的反应，使得肿瘤得以被切除。尽管 80% 的患者最终会复发，但 5 年生存率可达 33%[49]。如何定义"无法切除"在当今时代仍然是一个具有挑战性的命题。对于确实无法切除或经一线或二线综合全身治疗后疾病仍有进展的患者，可选择的非手术治疗方式包括局部化疗（如肝动脉灌注化疗）、经皮消融治疗［如射频消融（RFA）或微波消融］及试验性治疗。新的研究模式涵盖了放疗（包

括可调节强度的放疗、质子和伽马射线照射）、化疗栓塞和放射性物质的肝动脉注射（如 ^{90}Y 玻璃微球）。消融技术之后会在单独的一章中加以描述。表 134-2 总结了非手术治疗的结果。直接对手术切除和消融治疗进行比较十分困难，因为后者通常提供给无法进行手术治疗的患者。撇开数据的选择偏倚和回顾性研究的本质，大部分已发表的研究表明消融治疗后的复发风险更高，具体的复发率在不同的研究中有所不同[57]。一个小型的随机 Ⅱ 期比较试验分析了射频消融联合化疗与只进行全身治疗间的差异，射频消融组的无进展生存期较高（10 个月 vs. 17 个月）[58]；两组间总生存率无显著差异，但仅采用全身治疗组的生存率高于预期[59]。

HAI 引起了诸多学者的兴趣，因为肝转移灶的血供大部分来自于肝动脉。一些随机试验表明，与非同期全身化疗方案相比，HAI 具有更好的反应率。在癌症和白血病 B 组 9481 试验的 135 例患者中使用了 5-FU+ 亚叶酸钙方案的全身化疗患者组与使用 5-FU+ 亚叶酸钙 + 地塞米松的 HAI 组之间进行比较，HAI 组将患者的存活时间从 20 个月延长到 24 个月，化疗反应率从 24% 提高到 47%，并改善了机体功能[60]。其他一些多中心临床试验比较了辅助或新辅助 HAI 化疗（联合 5-FU）+ 肝切除与单纯肝切除之间的异同，Ⅲ 期临床试验的结果表明，前者的无病生存率有所提高，但总体生存率没有提高[61]。最近的一项回顾性研究比较了 125 例接受了肝转移灶切除术后再行 HAI 治疗的患者和另外 125 例接受了切除手术后再行包括奥沙利铂或伊立替康在内的现代化疗治疗的患者，他们发现 HAI 组可提高无复发生存率和疾病相关特异性生存率[62]。现如今已有的化疗方案已经明显提高了反应率和生存率，而 HAI 由于其缺乏更多的随机对照试验证据，导致该方案在结直肠癌肝转移患者治疗中的作用尚不明确，因此 HAI 方案还没有被广泛接受。

不可逆电穿孔（IRE）是一项新的消融技术，它可引起永久性的细胞膜通透性增加而导致细胞死亡。IRE 不涉及热能，所以在靠近胆管和

表 134-2 结直肠癌肝转移的非手术局部治疗

治疗方案	手术局限性	结 果	并发症
射频消融[50]	相较于手术切除复发率较高 肿瘤距离血管较近 肿瘤直径 > 5cm	术后局部复发率 > 84% 术后生存获益未被证实	肝脓肿、出血、胆瘘发病率为 5%～30%
冷冻消融[51]	与射频消融术相似，但术后并发症发生率较高	局部复发率为 10%～60%	出血、胆瘘、冷冻休克综合征、肌红蛋白尿发病率为 15%～30%
肝动脉灌注治疗[52]	需开腹手术置入输液器 只有少数中心经验丰富	有效率 > 50% 术后生存获益未被证实	肝脏毒性反应 灌注相关并发症 胃炎、十二指肠炎
放射性栓塞（^{90}Y 微球）[53]	相关经验较少	有效率为 44% 无进展生存期：16～18 个月 联合系统化疗或肝动脉化疗	并发症发病率为 24% 腹痛、发热 胃炎、十二指肠炎 放射性肝炎
立体定向放疗[54]	肝脏对放疗耐受较差 肿瘤邻近附近器官	中位生存期：17 个月 局部控制率 > 60%	放射性肝炎发病率为 5% 皮肤红斑 胸壁疼痛
不可逆电穿孔消融术[55,56]	相关经验较少	NA	肝脓肿、胆瘘

NA. 无效或未报道

血管处时不会产生热沉效应。目前可用的数据已经显示了这种方法的相对安全性，并且目前有数个临床试验正在进行中，以评估其在肿瘤治疗方面的有效性[55,56]。

（五）结直肠癌肝转移灶切除术后的监测

对Ⅳ期 CRC 患者的监测，推荐指南是基于几个比较了低强度和高强度随访项目的临床试验结果所决定的[63]。前 2 年每 3～6 个月需进行 1 次询问病史和查体，之后每 6 个月进行一次，直到 5 年；每次就诊时应测定血清 CEA 水平。这只适用于诊断时 CEA 基线水平异常升高的患者，这些循证医学的建议也适用于接受了原发肿瘤切除术的患者。由于 2%～5% 的 CRC 患者会出现异位原发病，故可间断进行结肠镜检查以发现新的 CRC 并评估局部（吻合口）复发情况。转移灶切除后，专家建议进行更密集的影像学监测，每次就诊时均需行胸腹部及骨盆部位的 CT 检查，然而这一方法并没有数据支持，还会增加患者因多次 CT 检查而遭受的有害辐射暴露[64]。磁共振成像可作为 CT 监测的有效替代品，它不受辐射暴露的有害影响。对于 CEA 水平升高或进行性增高的患者，利用正电子发射断层扫描结合非对比增强 CT 所显示的解剖细节有助于发现复发疾病的部位。

二、神经内分泌转移

神经内分泌肿瘤是胺前体摄取和脱羧细胞的恶性胃肠肿瘤。这些异质性肿瘤集合包括类癌、胰腺内分泌肿瘤和所有其他类型的神经内分泌肿瘤（如嗜铬细胞瘤、神经母细胞瘤和甲状腺髓样癌）。这些肿瘤的亚型根据其位置、细胞来源、功能及其产生的特定激素来进一步分类。类癌通常是生长缓慢的神经内分泌肿瘤，起源于胃肠道的肠嗜铬细胞，它们通常会分泌一系列激素，但主要分泌血清素（5- 羟色胺）。大多数（约 70%）胰腺内分泌肿瘤或胰岛细胞肿瘤会分泌一些具有生理和生物学功能的特定

类型的激素，而约 1/3 的胰腺内分泌肿瘤是完全无功能的。

恶性的神经内分泌肿瘤常转移到肝脏。他们的生物行为大多属于惰性，明显不同于结肠、直肠、小肠和胰腺的腺癌。治疗方式选择转移灶切除术或减瘤手术取决于病灶的分布、有无症状及手术切除对疾病的长期控制或缓解的预期影响。

90% 的 NET 都有生长抑素或其类似物奥曲肽的受体。60%～80% 的患者在皮下注射生长抑素类似物后，出现客观肿瘤应答或症状得以改善，持续反应时间从几周到几年不等，但绝大多数患者最终会对其效应产生顽固性抵抗[65,66]。两个Ⅲ期临床随机试验 CLARINET 和 PROMID 分析了在转移性神经内分泌肿瘤患者中使用生长抑素类似物与安慰剂之间的对比。研究表明，奥曲肽或兰瑞肽可提高胃肠道或胰腺来源的中度分化的肿瘤患者（可有或无类癌综合征）的无病生存率。功能活跃与否不影响肿瘤对生长抑素类似物的反应度。总生存率暂无定论，部分原因可归结为随访期间的死亡人数较少[67,68]。几个大型的回顾性研究显示，与接受了最佳医疗护理的患者相比，放射标记奥曲肽治疗组的患者无进展生存期和总体生存期有所延长[69]。生长抑素类似物也用于肝脏定向放疗。在一项多中心研究中，放射性标记的依多曲肽（静脉注射）可诱导 74% 的奥曲肽难治性类癌患者产生肿瘤应答或稳定，且其无进展生存期为 16 个月[70]。随机临床试验 NETTER-1 Ⅲ期旨在比较 $^{177}Lu\text{-}DOTA^0\text{-}Tyr^3-$ 奥曲肽和奥曲肽在进展期的转移性神经内分泌肿瘤患者中的作用，初步数据显示肿瘤应答率和无病生存率有所提高，总体生存率亦有提高的趋势[71]。根据最近的几项随机对照研究结果，对于无法切除和转移性肿瘤的患者，除了目前可选择的治疗方案外，还有两种靶向治疗药物也获得了批准。伊维莫司是雷帕霉素（mTOR）抑制药的哺乳动物靶点，在小肠或胰腺来源的转移性神经内分泌肿瘤中（包括非功能性肿

瘤），与安慰剂组相比，无进展生存率有所改善[72-74]。舒尼替尼是一种 VEGF 和 EGFR 的抑制药，在分化良好的高级别胰腺神经内分泌肿瘤中，可显著提高晚期患者的无进展生存率和总生存率[75]。

对于使用生长抑素类似物后症状控制欠佳的患者，可考虑行姑息性手术切除肝内转移灶。非手术消融技术（如 RFA、乙醇注射）、化疗栓塞和全身化疗已被运用于生长抑素治疗失败且不适合手术切除的患者[76]。在无症状患者中，对于一般状况良好的患者，若原发灶和所有的转移灶均可安全切除，应考虑根治性切除术，手术目的（根治性 vs. 姑息性）应在手术干预前确定。然而，大多数影响手术治疗的证据都是基于回顾性研究的数据，因此大多数治疗决策都是个体化的，并在多学科肿瘤委员会的背景下产生。

根据组织学和临床分期的不同，NET 治疗后，5 年生存率为 20%～70% 不等[77]。当切除具有根治性目的时，长期生存率与所有病灶被切除的完整程度有关，据报道，5 年和 10 年的生存率分别为 74% 和 51%[78]。NET 发生肝转移的特定患者已尝试了肝移植手术治疗。过去的报道指出，类癌患者的 5 年生存率（69%）明显高于其他类型的 NET 患者（36%），但术后死亡率较高（总死亡率 19%，类癌 7%，其他类型的 NET 31%）[79]。根据米兰小组发布的指南，肝移植的适应证包括原发病灶可根治性切除、年龄 < 55 岁、Ki-67 指数低于 10%、肿瘤分级低、原发肿瘤局限于门静脉引流区域及病灶占肝脏总体积 < 50% 者[80]。在严格的筛选条件下，生存率得到显著提高，5 年生存率可达 97%，10 年生存率可达 88%[81]。

最常见的转移到肝脏的神经内分泌肿瘤包括类癌和胃泌素瘤，我们将在后面章节详细讨论。

（一）类癌

类癌占神经内分泌肿瘤肝转移总数的 2/3。除局部淋巴结外，肝脏是最常见的转移部位，尽管只有 5% 的患者发生这种转移。这些肠嗜铬细胞瘤最常发生于小肠，性质倾向于惰性，其转移潜能与大小和位置有关。直肠类癌的转移风险最高，阑尾类癌的转移风险最低。肝转移患者的临床进程是可变的。在疾病负荷导致肝衰竭、代谢紊乱或恶病质之前，患者可长时间处于无症状状态。90% 有症状的患者都有转移性病变。少数（< 10%）肝转移患者可出现典型的"类癌综合征"，表现为脸红、腹泻、支气管痉挛和（或）右心衰竭。血清嗜铬粒蛋白 A 水平升高与较差的预后相关[82]。

与所有的 NET 一样，治疗的选择取决于病灶的范围、有无症状及手术风险。完整切除原发灶和转移灶可延长患者的生存期。为防止因麻醉、手术或其他有创操作而导致病情加重或危及生命的情况发生，在这些干预措施中的任何一个步骤，静脉注射奥曲肽都应随时备好[83]。此外，建议所有要使用生长抑素类似物的类癌患者在手术时同期切除胆囊，因为生长抑素类似物会增加患胆囊结石的风险。

（二）胃泌素瘤

胃泌素瘤（卓 - 艾综合征）是前肠的神经内分泌肿瘤，产生过量的胃泌素，能够强有力地刺激壁细胞分泌盐酸。故消化性溃疡常见，有散发和遗传两种形式。60%～80% 的胃泌素瘤是恶性的，但只有不到 10% 会转移到肝脏。对大多数患者来说，肝转移是最重要的生存预测因子和最主要的致死因素[84]。与其他 NET 一样，完全切除可使 70% 以上的患者长期存活，但只有不到 15% 的患者适合根治[85]。在过去，胃泌素分泌过多导致了显著的发病率和死亡率，对抑酸治疗无效的患者需行姑息性手术治疗。在许多有症状的患者中，使用质子泵抑制药几乎可以完全抑制胃酸的产生。

（三）其他神经内分泌肿瘤

其他引起肝转移的神经内分泌肿瘤较少

见。胰岛素瘤是最常见的胰岛细胞肿瘤，但其中只有 10% 是恶性的。即使病变广泛弥散，积极的手术治疗也可改善低血糖发作。50% 的血管活性肠肽瘤（产生 NET 的血管活性肠肽瘤）、大多数胰高血糖素瘤、生长抑素瘤和胰多肽瘤（PPoma）均是恶性的。关于肝转移病灶手术治疗的数据有限，但适用于所有 NET 患者的治疗原则均可依此类推。

（四）神经内分泌肿瘤的局部消融治疗

对于不适合进行根治性切除或细胞减灭术的患者，消融治疗或可缓解症状。腹腔镜射频消融治疗（RFA）可成功地改善 90% 以上的患者的症状，并保持最低的发病率和死亡率[86]。RFA 失败的患者也可考虑肝动脉栓塞，因为转移灶的血供来自于肝动脉。肝动脉栓塞可与细胞毒性化疗联合使用或单独使用，以缓解疼痛或减轻内分泌症状[87]。一项小型的 II 期化疗栓塞研究显示，33% 的患者的病灶尺寸减小，大多数患者症状有所缓解，中位应答持续时间约为 14 个月[88]。RFA 的并发症很常见，其中包括感染、出血、肠梗阻、腹痛、发热、肝酶升高和胆囊炎，治疗相关的死亡率为 2%～5%[88]。

三、非结直肠、非神经内分泌转移

NCNN 转移代表了所有其他非原发性肝转移的异质性集合。该集合包括转移末端和腹膜后肉瘤、肾细胞癌、乳腺癌、胃肠道间质瘤、黑色素瘤、非 CRC 胃肠道肿瘤及非小细胞肺癌。虽然 NCNN 转移的生物谱多变，但仍需将这些肿瘤进行整体分组，以提供可能影响药物治疗和外科治疗的回顾性数据。肝切除术在 NCNN 转移中的作用存在较多争议，一般不将其作为标准疗法。尽管有报道称 3 年肿瘤特异性生存率超过 50%，但这些数据可能并不能拓展到所有的 NCNN 患者[89]。有利的预后因素包括长时间的无病间期、彻底的转移灶切除术，以及原发肿瘤来自生殖道或泌尿道[89, 90]。总之，目前的数据表明，在特定患者中，手术切除可获得良好的疗效。

四、结论

转移性肝肿瘤患者的治疗目前已取得了显著的进展，并在不断持续发展。手术切除是目前结直肠癌局限性转移患者的标准疗法，联合治疗可提高生存率。对于特定的神经内分泌肿瘤和 NCNN 患者，手术治疗可占有一席之地。虽然我们在治疗方面有所进展，但大多数肝转移患者仍然无法彻底治愈，新的治疗方法有待进一步开发。

致谢

作者感谢 Roberta Carden 对这份手稿校对和编辑。

第 135 章
门静脉高压症的处理
Management of Portal Hypertension

Alex L. Chang   Shimul A. Shah   著

贺志云   张嘉星   译

摘要

近几个世纪以来，随着人们对导致临床上显著门静脉高压的生理变化的认识不断加深，门静脉高压患者的治疗管理也取得了长足的进步。高致病性的减压操作已经逐渐为医学治疗、内镜干预和血管内技术所取代。由于肝移植的可用性有限，仍有一些新的手术用于缓解门静脉高压。由于这些患者的疾病高度复杂性，需要多学科协作，且对肝硬化和门静脉高压的自然病史，以及可改变该病进展的新技术有一个明确的了解。

关键词：静脉曲张出血；经颈静脉肝内门体静脉分流术；经静脉球囊逆行闭塞术；肝肺综合征；门静脉性肺动脉高压症；腹水

门静脉高压指的是肝门静脉静水压升高且超过 8mmHg。在临床实践中，门静脉高压被理解为肝流入和流出静脉系统之间异常的高压力梯度所导致的临床后果。广泛的临床表现和综合征，其中包括静脉曲张出血、腹水、肝衰竭、肝性脑病、肝肺综合征和门静脉性肺动脉高压症，导致即使对于经验丰富的临床医生，这类患者的管理也非常复杂。随着技术的发展，门静脉高压症的诊断方法、药物及外科治疗手段越来越多。同时，外科医生在肝病和门静脉高压的治疗中扮演的角色也在不断发展。其中，从分流减压手术向原位肝移植的转变改变了外科医生在门静脉高压治疗中的角色。因此，一个精明的外科医生必须擅长门静脉高压的病理生理学的理解，以及运用外科和非外科的多学科治疗手段，以达到最佳的治疗效果。

一、历史

在人类早期文明中，埃及人、希腊人和罗马人都试图赋予肝脏的功能。巴比伦人和亚述人观察到肝脏中充满血液的情况，并假定肝脏是"灵魂的所在地"[1]。在希波克拉底的著作中，在提到肝衰竭时，他说："在黄疸的情况下，肝脏变硬是一个不好的征兆。"自从 Francis Glisson 在 17 世纪早期证明血流经过肝脏以来，对内脏和肝脏循环的理解就已经存在。尽管长期以来人们对这个器官很着迷，但对它的功能和功能障碍的概念理解只是在过去的 1~2 个世纪中才有所发展。尤其是，直到可通过显微镜观察到肝小管呈六角形，门静脉和肝动脉从外周流入，肝静脉从中心流出，才得以完全理解[2]。

门静脉高压的临床结局困扰着古代社会，其中在古埃及、玛雅和希腊文献中都提到了腹水的存在。虽然胃食管静脉曲张在 19 世纪中叶就被发现；然而，门静脉高压的病因在近 100 年里一直是个谜。1883 年，意大利内科医生 Guido Banti 发现，贫血、白细胞减少和脾大的患者存在有门静脉压力升高和肝硬化的现象。

根据这些观察，Banti 推测脾大和门静脉高压主要是由于脾血流量增加，进而损害肝脏。

Banti 关于门静脉高压的"顺流"理论的普及，促进了肝脾病一词的出现用于描述这类患者的疾病过程。20 世纪 20 年代，新西兰外科医生 Archibald McIndoe 提出了"逆流"假说，将门静脉高压归因于门静脉循环的血流阻塞。除了在少数情况下（如动静脉瘘），门静脉高压是由阻力增加和门静脉流量减少引起的。血流和阻力之间的关系及它们对门静脉 - 系统络脉发展的作用仍未完全理解[2,3]。

Banti 的顺流肝脾病理理论，促进了大量针对肝前性血流的治疗手段，其中包括脾切除术、网膜固定术和其他"阻塞前性"手术。随着研究的深入，逆流假说逐渐成为主流，而治疗方式逐渐转向门静脉减压手术。首次端侧门腔静脉分流术是由 Nicolai Eck 于 19 世纪末在圣彼得堡以狗为实验对象施行的。"Eck 瘘管"后来被 Ivan Pavloy（以其在胃生理学和经典条件反射方面的工作而更为人所知）用于所有从肝流出的门静脉分流术以治疗被他称为"肉类食物中毒"的肝性脑病、进行性肌肉萎缩和营养不足[4]。在 20 世纪 30 年代 Whipple 和纽约哥伦比亚大学的同事进行开创性研究之前，人门腔静脉分流术并不成功[3]。尽管外科分流术能够控制静脉曲张出血和腹水，但随后的肝衰竭进展使患者的生存优势化为乌有。

在过去的 60 年里，得益于多中心随机对照试验，门静脉高压的治疗发展迅速。这是最早接受如此严格研究的医学领域之一，因此自 20 世纪 50 年代以来，一级证据在疾病研究中就已开始。对未发生静脉曲张出血的患者进行分流手术与药物治疗初步对比试验，结果显示分流手术干预增加了患者死亡率。随后对初次静脉曲张出血患者进行药物治疗和手术分流的比较研究，结果显示患者总体生存率没有改善，但患者死亡的方式由静脉曲张出血转变为肝衰竭。这些研究结果促使研究者去寻找新的治疗方法。

选择性分流手术由 Warren 和 Inokuchi 等开创[5,6]，他们发明了远端脾肾分流术（DSRS）和胃左静脉 - 腔静脉分流术。这些分流手术可以在维持足够的肝门静脉血流的同时实现静脉曲张减压。20 世纪 80 年代，Sarfeh 等发明并支持通过门腔静脉 H- 移植术进行局部分流术[7]。该手术方式具有保留门静脉流量的同时降低肝性脑病和肝衰竭的发生。

同时，对门静脉高压相关的静脉曲张出血的微创治疗方法也逐渐发展。Chafoord 和 Frenckner 首次提出了食管镜硬化剂注射疗法在食管静脉曲张的治疗[8]。在 1989 年，美国外科医生 Gregory Stiegmann 及其同事发明了内镜静脉曲张结扎手术作为硬化疗法的替代疗法[9]。由 Rosch 等[10] 发明的经颈静脉肝内门静脉分流术彻底改变了门静脉减压手术，目前经颈静脉肝内分流术是门静脉高压的主要治疗方法。这些治疗手段出现是伴随着对门静脉高压病理生理学的认识日益成熟而发展的[11]。认识到门静脉高压可因内脏充血和体循环高动力而加重，在 1980 年，Lebrec 等引入了非心脏选择性的 β 受体阻滞药改善门静脉高压[12]。从那时起，药物治疗降低门静脉压力和曲张静脉管壁张力成为了主要的治疗方法。

最后，门静脉高压症的历史中必须认识到由 Starzl 和 Calne 在 1970 年和 20 世纪 80 年代中期和 90 年代提出的肝移植的作用[13]。他们的坚持不懈和开拓工作，解决了肝移植的许多技术问题，并且取得了显著的成果。然而，真正赋予肝移植治疗前景的是免疫学的进步和强有效的新型免疫抑制药的使用。临床实际情况是，大多数治疗手段只针对晚期肝病的并发症，大多数患者仅有通过肝移植治疗可提高生存率。在门静脉高压的治疗中，对于外科医生，作为多学科团队的一部分，主要通过肝移植手术治疗这类患者，为此类患者带来完整的治疗管理环。

二、解剖

门静脉系统起源于两个胚胎来源：①胚胎内的前、后主静脉系统，演变为全身的主要静脉；②胚胎外的卵黄静脉和脐静脉，演变为门静脉系统[14]。卵黄静脉在肝中隔横切面相互连通，后来形成肝窦。左卵黄静脉是肝外引流原始肠道的主要门静脉系统，并在子宫内起着导管静脉的作用，而通过脐静脉绕过原始肝窦与肝脏和心脏吻合，静脉导管直接与未发育的门静脉系统连接。

门静脉在胰腺颈部后由肠系膜上静脉和脾静脉汇合而形成。通常直径为 10～20mm，但在门静脉高压时可能增大。门静脉沿肝胃韧带游离缘行至肝门，在肝门处分为左右两支（图 135-1）。门静脉的供血支会出现变异，约 2/3 的人肠系膜下静脉汇入脾静脉，而 1/3 的人肠系膜上静脉汇入脾静脉。同样，约 2/3 的人胃左静脉或冠状静脉汇入门静脉，1/3 的人汇入脾静脉。后者在门静脉高压症中大小差别很大，通常是胃食管静脉曲张的主要静脉之一。脐静

脉与门静脉左支一般是不相通的，但当门静脉高压发生时，两者再开通的可能性非常大。门静脉高压症的主要临床意义在于胃食管交界处血管的变化。腐蚀铸型和形态测量方法的影像学研究，明确显示发生门静脉高压时，胃食管交界处的静脉发生病理改变。如图 135-2 所示，可检测出以下四个胃食管交界处区域。

● 胃区位于胃食管交界处下方 2～3cm 处，在胃区中曲张静脉纵行于胃短静脉和胃左静脉的黏膜下层和固有层。

● 栅状区位于食管下段胃区向上延伸 2～3cm 处。这些平行的栅状血管沿纵向延伸，与食管黏膜皱襞相对应。固有层内静脉间有多处相通，但在栅状区没有穿支静脉连接内外静脉丛。

● 穿孔区位于沿食管向上延伸约 2cm 处，正好在栅状区之上。在这个区域，血管穿过食管壁连接内外静脉。

● 躯干区位于沿食管向上延伸 8～10cm 处，特征胃固有层内有 4～5 条纵向静脉。在躯

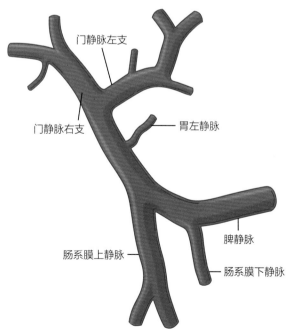

▲ 图 135-1　肝门静脉由肠系膜上静脉和脾静脉在胰腺颈部后方汇合而成，肠系膜下静脉汇入脾静脉占 2/3，胃左静脉汇入门静脉占 2/3

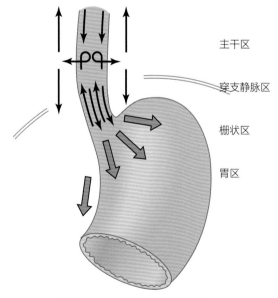

▲ 图 135-2　胃食管结合部静脉图示
其中穿支静脉区最易出血，各区域名称已列出（引自 Vianna A, Hayes PC, Moscoso G, et al. Normal venous circulation of the gastroesophageal junction. A route to understanding varices. *Gastroenterology*. 1987;93:876.）

干区中，存在从黏膜下层到食管外静脉丛的不规则的穿支静脉。

肝动脉的解剖具有高度变异性，对于移植外科医生而言，特别是在供肝切除术中，血管变异具有重要的临床意义。正常的肝动脉解剖结构是肝总动脉起源于腹腔动脉，并在胃十二指肠动脉上方形成肝左右动脉。在约20% 的患者中，存在异常的副肝右动脉或替代肝左动脉起源于肠系膜上动脉。同样，由胃左动脉引起的副肝右动脉或替代肝左动脉的发生率约为20%。这两种异常现象可能共存（图 135-3）。

肝脏的功能解剖可根据其血管供应情况进行划分。肝脏分为 4 个部分，每个部分又由两个肝段组成。肝脏的 8 个段均有各自的肝动脉、门静脉流入和肝静脉引流（图 135-4）。在肝脏切除和活体供肝移植过程中，这些平面的划分对功能残体和供体移植提供了基础。肝实质的微结构也可分为结构单元。肝实质的主要结构单元是门静脉和肝动脉构成的血管树端的多面体结构。初级肝小叶聚集形成次级结构，通常称为"经典小叶"。血流通过这些结构横断面经肝血窦最终汇入肝中央静脉[15, 16]。

三、病理生理学

肝静脉压力梯度（HVPG）指的是门静脉和腔静脉之间的压力差。门静脉高压的定义是指肝静脉压力梯度 > 6mmHg。这种梯度可由窦性、窦前或窦后性的门静脉循环对血流的阻力增加造成[17]。在所有的静脉系统中，门静脉压力等于门静脉流量与门静脉血流阻力的乘积。在个别情况下，无血流阻力增加的门静脉系统的流量增加，可能会导致临床上显著的门静脉

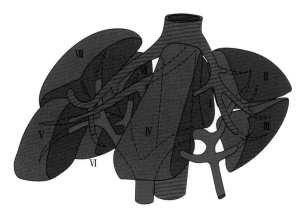

▲ 图 135-4　肝段解剖依据门静脉及肝静脉走向划分，八个肝段中每个肝段都有独立的功能解剖单位

改编自 Henderson JM. Atlas of liver surgery. In: Bell RH, Rikkers LF, Mulholland MW, eds. *Digestive Tract Surgery: A Text and Atlas*. Philadelphia: Lippincott-Raven; 1995.

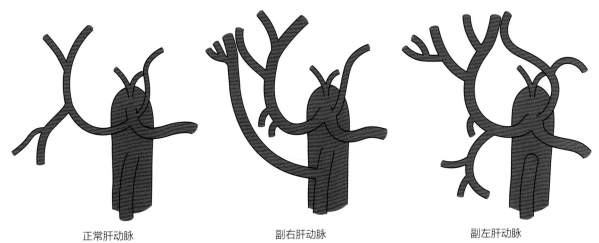

正常肝动脉　　　　　副右肝动脉　　　　　副左肝动脉

▲ 图 135-3　肝动脉解剖高度变异。最常见的异常是替代或副肝左右动脉，可分别起自肠系膜上动脉和胃左动脉。上述变异发生率约为 20%，此外上述变异也有可能共存

改编自 Henderson JM. Atlas of liver surgery. In: Bell RH, Rikkers LF, Mulholland MW, eds. *Digestive Tract Surgery: A Text and Atlas*. Philadelphia: Lippincott-Raven; 1995.

高压（如内脏动静脉瘘）。

门静脉血流量由肠系膜和内脏小动脉的血管收缩和扩张决定。在健康的个体中，75%～80% 流入肝脏的血流来自门静脉，其余来自肝动脉。肝总血流量为 800～1200ml/min，约占心输出量的 25%[18]。正常的门静脉压力为 6～10mmHg，肝动脉血流的调节被称为肝动脉缓冲反应的内在调节系统，具有补偿门静脉流量的变化的作用[19]。

门静脉高压的改变是基于其生理学背景下发生的。在过去的 20 年里，门静脉高压发展规律的病理生理机制已在动物模型中研究透彻。当门静脉压力超过 8mmHg 时就会出现门静脉高压，但是只有在门静脉压力超过 12mmHg 时才会发生静脉曲张出血。在门静脉高压的病理生理学中，有如下明确的发展顺序（图 135-5）。

- 门静脉血流的阻塞通常继发于肝硬化导致的肝内阻塞。然而，应激事件可能也是门静脉高压的一个病因。

- 血流阻力的功能性增加继发于肝窦纤维间隔内肝星状细胞和肌成纤维细胞的活化。这些可能是肝内阻力的潜在可逆因素。

- 血管收缩药与舒张药失衡，如内皮素、去甲肾上腺素和血管紧张素产生增加，而肝血管舒张药，如一氧化氮和前列腺素释放不足。

- 内脏血管扩张伴随着内脏血流增加，并导致门静脉高压综合征。其产生的原因是多因素的，其中包括神经源性、体液性和局部介质作用。

- 门体静脉侧支循环不仅发生在胃食管连接处，也发生于前腹壁和腹膜后。

- 伴随着血管的变化，血浆体积也逐渐增加。

- 随着心输出量增加、全身血管阻力降低、内脏充血和整体血流动力学状态进一步加重，高动力体循环形成。

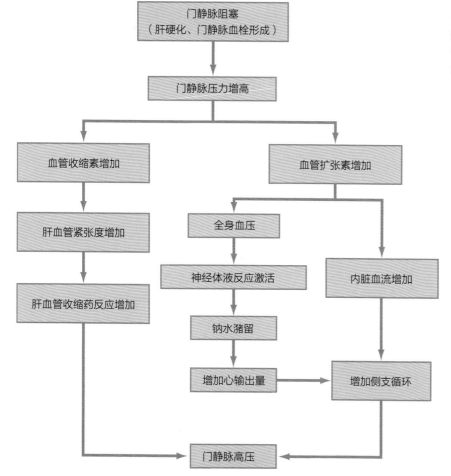

◀ 图 135-5　门静脉高压的病理生理学机制，如图所示复杂的血管和神经体液反应调控内脏、肾和外周血管血流

肝、内脏和最终体循环的病理生理变化顺序为门静脉高压的药物治疗和管理提供了机会。

四、门静脉高压的病因学

门静脉高压的病因可分类为：①肝前性；②肝性；③肝后性。具体病因归纳于框 135-1 中。

在美国和欧洲，肝前门静脉高压占门静脉高压患者的 5%~10%[20]。在世界其他地区如印度，这可能是门静脉高压患者中较高比例的病因。肝前门静脉阻塞的原因主要是血栓形成、恶性肿瘤的侵袭或周围病变的收缩。其中门静脉和脾静脉血栓形成是肝前门静脉高压最常见的原因。门静脉血栓形成可能与脐静脉置管或脓毒症的其他病因和婴儿期脱水有关[21]。在成年患者中，对于新诊断为门静脉或脾静脉血栓形成的患者应注意高凝综合征的存在，并进行详细的血液检查。包括胰腺炎和胰腺肿瘤的其他病因，存在于癌症相关的不良预后。除了既往存在的肝硬化症状，肝前门静脉血栓形成通常与部分肝损伤症状有关。

淋巴结或其他肿瘤压迫门静脉偶尔会导致门静脉高压，但这是不寻常的，因为静脉通常是绕过周围的肿块。最后，肝动脉 - 门静脉瘘通常继发于肝活检，如果瘘大可导致门静脉高压。瘘管主要由放射学影像技术诊断，通常可以用腔内血管导管技术进行治疗。

门静脉高压的一个重要变异是左侧（左旋）

框 135-1　门静脉高压病因

肝前型
- 门静脉或脾静脉血栓形成
- 外源性门静脉压迫
- 动静脉瘘

肝内型
- 多种病因引起的肝硬化
- 血吸虫病
- 先天性肝纤维化
- 罕见原因

肝后型
- 布 - 加综合征
- 缩窄性心包炎

门静脉高压伴孤立脾静脉血栓形成，而右门静脉正常且无肝内阻滞。最常见的原因是胰腺炎和胰体、尾癌。在 CT 检查中，逐渐认识到脾静脉血栓时，从脾门到胃底由大量的侧支循环。从缓解门静脉高压的角度，脾切除术可以很好地治疗门静脉高压，但需充分认识其潜在的病理改变对患者预后具有重要影响。

在美国和欧洲，肝内病因导致的门静脉高压占 90%。大多数肝内阻滞的患者都患有肝硬化，其病因多种多样。病因包括酒精、乙型肝炎、丙型肝炎、胆汁淤积性肝病（原发性硬化性胆管炎和原发性胆汁性肝硬化）、血色素沉着症，以及肝硬化的其他代谢原因。虽然丙型肝炎和酒精性肝病是成人肝硬化的主要原因，但在发达国家，非酒精性脂肪性肝病是导致肝硬化的一个日益增长的原因，肝硬化引起的门静脉高压被认为主要是肝窦血管阻力增加导致的，由于肝纤维化、微血管的瘢痕和扭曲，以及收缩成分（包括肝肌成纤维细胞）的失调造成的[22]。在患者评估过程中，潜在疾病的全面准确的定义对治疗至关重要，最终决定预后的是潜在肝病的自然史、活动性和进展速度。

在世界范围内，肝血吸虫病仍是门静脉高压的重要病因。其中在中东、远东和南美仍然可见，血吸虫病引起的病理性阻滞是由终末门静脉的纤维化而导致。虽然是肝内病变，但门静脉终末分支的窦前梗阻可通过肝动脉流入的增加来实现平衡，此时，肝小叶结构完整，而肝血流正常，在血吸虫肝硬化患者中，均存在典型的"陶土烟斗柄"Symmers 纤维化[23]。此外，许多血吸虫病患者还可能伴有肝炎及其引起的肝功能损害。

在美国和欧洲，先天性肝纤维化是一种相对罕见的肝内阻滞病因，与肝功能保留有关，因此辨别该病因很重要。然而，最近有报道称先天性肝纤维化进展为终末期肝病时，需要肝移植治疗。类似的情况在印度被称为非肝硬化性门静脉纤维化，是引起印度门静脉高压的一个病因[24]。保留肝功能意味着有更多的治疗选择，尤其是对于静脉曲张出血患者。

肝静脉流出道梗阻引起的门静脉高压有时可由缩窄性心包炎引起。但其原因更常见的是布－加综合征，偶尔由缩窄性心包炎引起[25]。经典的布－加综合征主要由肝主静脉血栓形成引起，但其他病因，如下腔静脉网，可能导致其发生。流出道阻塞会导致肝血窦压力升高，小叶中心肝细胞损伤，最终导致纤维化，瘢痕形成及肝硬化。这些是极其罕见的综合征，占门静脉高压病例的 1%～2%。

五、门静脉高压的临床表现

（一）静脉曲张破裂出血

肝硬化患者食管胃底静脉曲张的发病率为每年 8%～11%。一旦出现，小静脉曲张向大静脉曲张进展及这些曲张静脉的出血倾向在不同研究中差异很大[26]。上消化道静脉曲张出血是门静脉高压最常见和威胁生命的并发症之一。1/3～1/2 的肝硬化患者会出现静脉曲张，其中 1/3 的患者会出现临床上显著的静脉曲张出血。随着曲张静脉大小的增加，出血风险随之增加，生存率与潜在肝病的严重程度成正比。尽管治疗取得了进展，急性静脉曲张出血的死亡率仍然高达 15%～20%。

凡有肝硬化病史或怀疑肝硬化的患者都应该做上腔镜检查，以确定他们是否有静脉曲张。鉴于静脉曲张的自然病史和静脉曲张出血的发生率，建议每 2～3 年对食管静脉曲张进行 1 次监测，而对于食管小静脉曲张和代偿性肝病患者，建议每 1～2 年对其进行 1 次检测。如果存在失代偿性肝病时，应每年进行上消化道内镜检查[27]。

（二）腹水

腹水的增加被认为是门静脉高压的晚期征象，与静脉曲张相比，主要发生在自然病史的晚期[28]。当简单的利尿药和限盐治疗无效时，顽固性腹水是潜在性肝病失代偿的迹象。鉴于其晚期肝病的伴随症状，腹水的存在与肾功能不全有关。此外，发生自发性细菌性腹膜炎的患者预后较差，1 年死亡率为 50%～70%[29]。

（三）肝衰竭和肝性脑病

门静脉高压的并发症通常由进行性的潜在肝病引起。肝衰竭引起的复发性脑病被称为肝性脑病，表现为一系列的症状，其中包括认知改变、协调性丧失、失眠和昏迷。具有明显肝性脑病表现的患者 1 年生存率为 43%，并且在过去几十年基本保持不变。临床上明显的肝性脑病将会促进对患者进行肝移植的评估，因为一旦出现肝性脑病临床症状，患者的治疗选择有限。

（四）肝细胞癌

肝细胞癌的发生是门静脉高压症临床表现的重要因素。这主要是因为丙型肝炎导致的肝硬化发病率很高，而且能发生在任何原因导致的长期肝病患者中，年均发病率为 3%[30]。肝硬化患者发生 HCC 后，必须进行连续成像和胎蛋白监测 HCC 患者的治疗必须基于其恶性程度和剩余肝功能情况。对于那些由于肿瘤特征或潜在的肝脏疾病而不适合肝切除的患者，应该慎重选择进行肝移植手术。肝移植仍然是肝细胞癌患者长期生存的最佳治疗选择。

（五）门肺综合征

患有肝脏疾病、动脉低氧血症和肺内血管扩张的三联征被定义为肝肺综合征。有两个大组的患者：①在没有肺动脉高压的慢性肝病患者中，以肺内分流继发低氧血症为特征的肝肺综合征；②肺动脉高压和潜在慢性肝病患者，患有预示不良预后的更危险的综合征。药物治疗的成功有限，在这些患者中，特别是在儿科人群中，需要进行移植[31]。

（六）检查

门静脉高压患者的检查需要多学科协作。

根据病因、表现和疾病的严重程度，每个患者的诊断倾向和预后各不相同。这种评价的基本组成部分概括在框 135-2 内。

在大多数情况下，影像学和内镜检查是首选诊断方法。食管胃底静脉曲张往往是门静脉高压最严重的并发症，在评估其存在和严重程度中，上消化道内镜检查起着关键作用。内镜检查可以识别出静脉曲张破裂出血的危险因素，并可以立即治疗有出血风险的曲张静脉。同时，上消化道内镜检查也可识别门静脉性胃病。静脉曲张直径增大和薄静脉曲张壁（红色征）是静脉曲张因血管壁张力增加导致出血的先兆。食管静脉曲张和门静脉性胃病的分级系统对于规范这些患者的治疗和预后至关重要[32,33]。

影像学评估门静脉系统检查的重要一环。多普勒超声检查可用于检测门静脉及其支流的管径大小和血流情况，或通过肝静脉的通畅性和波流模式评估门静脉及支流的管径和血流[34]。在发生肝硬化或局灶性病变时，超声可用于筛查肝脏形态改变。

肝脏轴位检查主要通过 CT 或磁共振成像方法。通过这两种方法可以很容易地对肝实质和肝肿瘤进行形态学评估。目前，CT 和磁共振血管造影术在评估动脉和肝脏静脉血流方面逐渐成熟，并在许多情况下取代内脏血管造影术。

经肝或经静脉置管测量肝静脉压力是诊断门静脉高压的金标准。用球囊导管测量肝静脉楔压（WHVP）；测量时，球囊导管可创建一个静态的液体柱，传递来自肝窦的压力数据。在大多数肝硬化肝衰竭病例中，肝窦间的连接消失，肝窦压力与门静脉压力达到平衡。游离肝静脉。肝静脉压力梯度（HVPG）值为 WHVP 减去肝静脉游离力（FHVP）。在更成熟的药物治疗时代，HVPG 的价值越来越受到重视。将 HVPG 降至 10mmHg 将大大降低静脉曲张破裂出血的风险。

怀疑门静脉高压的患者需要通过临床和实验室评估肝功能。临床肝功能评估主要包括腹水的检测、脑病的评估、临床黄疸的检测和肌肉消瘦的评估。所有这些临床症状都是晚期肝病的征兆。

可直接评估肝脏状态的数据是实验室检查的重要方向：胆红素、白蛋白、凝血酶原时间、天冬氨酸转氨酶、丙氨酸转氨酶和碱性磷酸酶。此外，血液学参数（如血红蛋白、血小板计数和白细胞计数）也可能受到门静脉高压的影响。血小板计数少于 100 000 则表明有明显的门静脉高压。凝血酶原时间国际标准化比值为 1.5 时表明肝功能不良。所有患者都应检查特定肝病标志物，其中包括肝炎标记、抗核抗体、抗线粒体抗体、铁、铜和 α_1- 抗胰蛋白酶的代谢性疾病标志物。最后，可以用甲胎蛋白评估肝癌风险。

在制订门静脉高压症患者的治疗方案时，预后指标的计算很重要。采用 Child-Pugh 分级（表 135-1）[35] 和终末期肝病模型（MELD）评分（框 135-3）[36] 可用于评估肝功能障碍的严重程度。

六、静脉曲张出血的管理

（一）一级预防

在过去的半个世纪里，食管静脉曲张的治

框 135-2　门静脉高压的评估
内镜
· 曲张静脉的直径
· 曲张静脉的范围
· 危险因素，红色征
· 门静脉高压性胃病
影像学检查
· 超声
· CT
· 肝静脉压力梯度测定（HVPG）
· 血管造影
肝功能
· 临床表现：腹水、脑病、黄疸、肌肉萎缩
· 实验室检查
· Child-Pugh 分级
· MELD 评分

MELD. 终末期肝病模型

表 135-1　肝功能 Child-Pugh 分级标准

指　标	异常程度记分		
	1 分	2 分	3 分
肝性脑病（分期）	无	1～2	3～4
腹水	无	轻	中度以上
血清胆红素（mg/dl）	1～2	2.1～3	≥3.1
血清白蛋白（g/dl）	≥3.5	2.8～3.5	≤2.7
凝血酶原时间[增加,(s)]	1～4	4.1～6	≥6.1

A 级：5～6 分；B 级：7～9 分；C 级：10～15 分

框 135-3　MELD 应用于终末期肝病严重程度的评估

评分 =0.957×log$_e$ 肌酐（mg/dl）+0.378×log$_e$ 胆红素（mg/dl）
　　　　+1.120×log$_e$INR

疗模式发生了转变，从保守治疗转变为筛查、药物和内镜预防。有肝硬化症状的患者在诊断时都应该进行食管静脉曲张筛查，此后每 2～3 年进行 1 次筛查。当小静脉曲张发展或肝病发展到肝功能评级大于等于 B 级时，筛查频率应增加到每年 1 次。药物干预以预防或延迟静脉曲张破裂出血的第一次发作时间，以减少再出血的发生率。

内镜检查发现的小静脉曲张不需要任何干预，可以每年进行内镜检查随访。中度（5～10mm）至重度（>10mm）静脉曲张或存在其他危险因素（如红色征、肝功能 Child-Pugh C 级的肝硬化），静脉曲张破裂和出血的风险需要预防性药物干预。一线治疗非选择性 β 受体拮抗药（普萘洛尔和纳多洛尔）可将静脉曲张出血率从 30% 降至 14%。非选择性 β 受体拮抗药通过拮抗 β$_2$ 受体增加内脏血管收缩，降低门静脉血流，从而降低门静脉压力。卡维地洛因为具有额外的 α$_1$ 受体拮抗活性，已被证明在减少 HVPG 方面更为有效，同时，可用于普萘洛尔无反应者[37,38]。

（二）急性静脉曲张出血的治疗

一旦怀疑静脉曲张出血，对患者的处理包括气道保护、血流动力学稳定、药物治疗和三腔双囊管。稳定措施通常是通过内镜结扎方法而控住患者出血。由于复发性静脉曲张出血率到达 50%～80%，因此需要采取措施减少再次出血的重大风险。急性静脉曲张出血的治疗概述如图 135-6 所示。

（三）药物干预治疗

最初的药物治疗包括静脉输注类似生长抑素和血管收缩治疗[38]。当临床出现明显出血时，非甾体抗炎药应停止使用。生长抑素及其类似物能引起内脏血管收缩和抑制胰高血糖素，对静脉曲张出血有效。奥曲肽以 50μg 的剂量给药，然后以每小时 50μg 持续输注。尽管快速预防可能会降低其控制出血的效果，但奥曲肽的输注需要持续 5 天或更长的时间[27]。

血管收缩药（包括加压素和特利加压素），已被研究作为急性静脉曲张出血的辅助治疗。这些药物是有效的内脏血管收缩药，但存在明显的不良反应，其中包括心律失常、高血压和肠缺血。一项 Meta 分析显示，奥曲肽和血管加压素并不能降低静脉曲张出血后的死亡率，但能将再出血率从 32% 降低到 19%[39]。

（四）液体复苏

严重静脉曲张出血通常需要晶体和血液制品复苏治疗。最好是在重症监护环境下进行，并进行持续的血流动力学监测。关于静脉曲张出血时的复苏策略的临床数据较少，而且由于潜在的肝脏疾病的失代偿，以及患者不能承受容量变化和易受稀释性凝血病变的影响，复苏常常变得更为复杂。保守的容量复苏有利于活动性静脉曲张出血的患者，因为内脏静脉容量过度扩张时复发出血的风险增加。建议血红蛋白阈值为 8g/dl 或红细胞压积为 24% 的限制性输血策略[40]。

标准的凝血试验检测包括凝血酶原和部分凝血酶时间检测，在明显的潜在肝功能障碍情

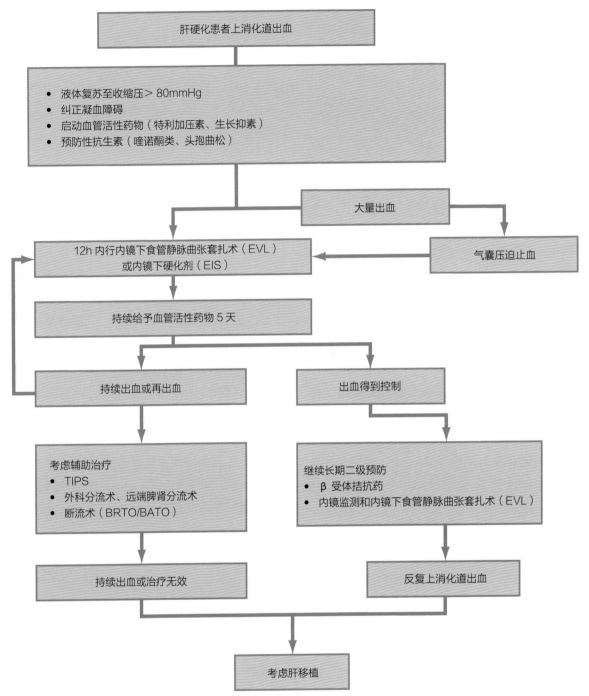

▲ 图 135-6　反复静脉曲张出血治疗方案。首先需给予 β 受体拮抗药和套扎止血。上述治疗效果不佳考虑行静脉曲张减流术，病情进一步恶化或仍反复出血可考虑肝移植

BRTO. 球囊导管闭塞下逆行性静脉栓塞术；BATO. 球囊导管闭塞下顺行性静脉栓塞术；TIPS. 经颈静脉肝内门静脉分流术

况下，凝血指标的临床指导作用有限。对肝硬化患者的凝血评估显示，一些患者尽管存在心率减少和凝血酶原时间延长 /INR 升高，但仍存在出凝血重新平衡。血小板聚集研究和血栓弹性成像可用于指导出血和慢性肝功能障碍患者

凝血功能的纠正[41]。

（五）三腔双囊管压迫法

超过 15% 的患者，尽管进行了手术治疗，仍然会再出现静脉曲张出血；使用 Blakemore 管

的球囊填塞具有稳定患者门静脉高压的作用，在治疗中很有必要。由于并发症的高发生率，三腔双囊管需要由专业的团队和遵循严谨的流程使用。需要球囊止血的患者应行气管插管保证气管通畅。插管可通过鼻子或嘴巴。用充气25～30ml 后，应用 X 线确认胃球囊在胃中的位置。确定位置后，胃球囊膨胀至约 200ml，并在胃底缓慢膨胀挤压曲张静脉。在少数情况下，食管球囊压力需要达到 40mmHg（通过压力袖带监测）。在球囊压迫后，必须在 24h 内采取措施对静脉曲张进行减压治疗。

（六）内镜治疗

上腔消化道内镜是急性静脉曲张出血的主要诊断和治疗手段。内镜结扎技术最早由 Stiegmann 在 1988 年提出，并在很大程度上取代了内镜注射硬化疗法，成为首选的内镜干预方法[9]。在大量研究中，静脉曲张结扎与内镜注射硬化疗法相比，首次止血率相同，但是具有降低再出血率的优势。与注射硬化疗法相比，静脉曲张结扎术可降低肝功能 Child-Pugh A 级和 B 级患者的死亡率[42, 43]。同时建议静脉曲张结扎术后 7～10 天再行套扎；然而，与注射硬化疗法相比，结扎术在更短的疗程内完全消除静脉曲张。证据支持使用联合内镜和药物治疗来减少再出血率[44]。

（七）静脉曲张球囊闭塞术

胃底静脉曲张有 20%～30% 的出血率，而出血的患者不适合内镜治疗。与门静脉高压相关的胃底静脉曲张常伴有胃肾代偿（图 135-7）或胃下腔分流，这些门静脉减压不容易施行。静脉曲张球囊闭塞技术是首先由 Kanagawa 在 1996 年报道的有效治疗静脉曲张的辅助方法。

经球囊导管阻塞下逆行闭塞静脉曲张术（BRTO）或经球囊导管阻塞下顺行闭塞静脉曲张术（BATO）取决于血管解剖与曲张静脉的解剖关系。球囊导管经股入路或颈内入路引入。

胃肾分流闭塞术常通过左肾静脉进入；然而，血管解剖具有高度变异性。BRTO/BATO 在选择合适的患者中技术成功率为 84%～100%[45]。将分血管完全闭塞对于注射高浓度硬化剂和闭塞曲张静脉是至关重要的，而且在一些治疗中心，使用线圈栓塞结合硬化剂闭塞血管是首选方法（图 135-8）。将曲张静脉引流到一条或两条不同的分流血管，对于经球囊导管阻塞下闭塞静脉曲张术是最容易获得成功的。

（八）静脉曲张减压术

目前静脉曲张减压的建议是使用 TIPS 或外科分流术。只有 10%～15% 的静脉曲张出血患者需要这种水平的治疗干预措施。

七、经颈静脉肝内门静脉分流术

肝内门静脉分流用于门静脉高压减压，从而治疗静脉曲张出血和顽固性腹水已有 30 年的历史[46, 47]。早期经验显示新发或严重的肝性脑病、右心衰和再狭窄是常见的。考虑接受 TIPS 治疗的患者必须对心肺功能、门静脉开放情况和肝功能进行评估。肝移植治疗应该首选在高风险患者中进行评估。提示绝对禁忌证和相对禁忌证列表可见框 135-4。

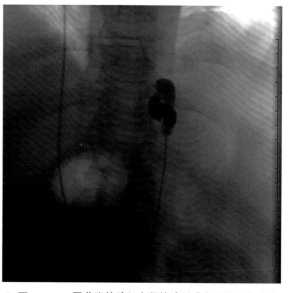

▲ 图 135-7　胃曲张静脉经左肾静脉形成自发性胃肾分流

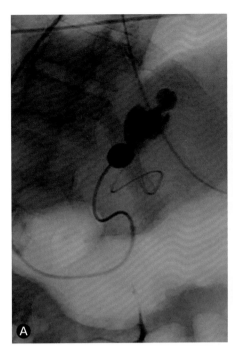 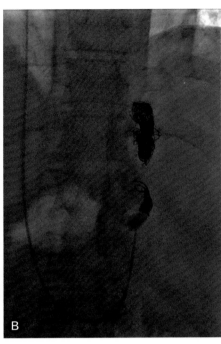

◀ 图 135-8　**A.** 经胃 / 脾肾分流进入左肾静脉逆行造影显示曲张的胃静脉；**B.** 透视引导下行消融和线圈栓塞

（一）经颈静脉肝内门静脉分流术：步骤

　　TIPS 通常经颈右静脉至肝右静脉或肝中静脉（图 135-9），但任何肝静脉均可行分流术，其选择取决于肝脏形态。在部分布 - 加综合征的病例中，直接从下腔静脉用针穿过肝实质，然后与门静脉相通以缓解门静脉高压。一般在超声引导完成，且经验丰富的介入放射科医师通常较易就完成了门静脉穿刺。进入位于肝门侧的门静脉右支还是左支很重要，因为如果在交叉处扩张或穿刺会导致严重的腹腔内出血。导管通过导丝置入门静脉，测量压力，并进行门静脉造影检测。将狭窄的血管扩张，并放置支架以保持血管通畅。扩张支架以将门静脉 - 右心房压力降到 10mmHg。支架放置的位置很重要：在门静脉中的位置不能过低，在肝上静脉的位置不能过高，否则当需要肝移植时，位置过高或过低将会导致移植困难。然而，必须对血管进行充分的支架扩张，因为手术后，发生狭窄最常见的部位是支架的肝静脉末端。由于覆盖支架末端有一段短的未覆盖段，覆盖支架放置时需要更加仔细小心，以确保覆盖构件不突出到门静脉或下腔静脉中。完整的手术过程需保证血管的通畅性和恰当的压力梯度下降（压力下降 ≤ 10mmHg）。

　　随访需要密切监控，手术的短期通畅率非常好，其中 1 年通畅率约为 90%。多普勒超声常被用于筛查和鉴定术后的血栓发生情况。覆盖支架在几天内无法传输多普勒信号，所以超声的初步评估应该在手术后 3～4 天进行。超声并不能完全识别血管狭窄，还需要结合支架再狭窄、压力测量的其他影像学检查。压力梯度＞ 12mmHg

框 135-4　经颈静脉肝内门腔静脉分流术的禁忌证
绝对禁忌证
● 静脉曲张破裂出血的初级预防
● 充血性心力衰竭
● 重度肺动脉高压
● 多发性肝囊肿
● 活动性感染或败血症
● 胆道梗阻未改善
相对禁忌证
● 单发性肝囊肿或中心性肝癌
● 肝静脉血栓形成
● 门静脉血栓形成
● 严重凝血或血小板减少
● 中度肺动脉高压

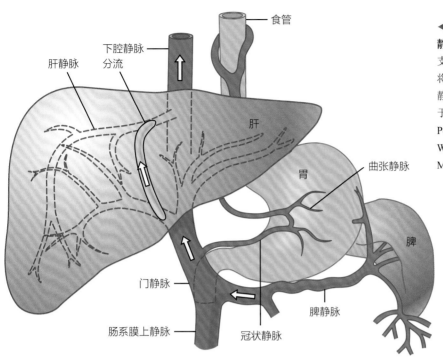

食管

下腔静脉
肝静脉
分流

肝静脉

肝

胃

曲张静脉

脾

门静脉

脾静脉

肠系膜上静脉

冠状静脉

◀ 图 135-9　经颈静脉肝内门
静脉分流术示意图
支架放置在肝静脉与门静脉之间，
将分流血管扩张至 10～12mm，门
静脉至右心房压力梯度减小到小
于 10mmHg（引自 Henderson JM.
Portal hypertension. In: Corson JD,
Williamson R, eds. *Surgery*. London:
Mosby;2001.）

或狭窄＞ 50% 时需要血管扩张干预。如果狭窄难以扩张或发生在初始支架上，则可能需要再次支架扩张。必要的支架再扩张频率目前尚不明确，多普勒超声检查改变（血流速度增加或降低）是当前的再扩张适应证。

（二）经颈静脉肝内门静脉分流术：结局

在大量研究中，并发症发生率低至 1.4%～3%，其中包括腹腔内出血、右心衰竭和门静脉分流导致的肝病进展。95% 的患者在技术上成功地使门静脉压降低于 12mmHg，90% 的患者的临床出血问题得到了解决[48]。对于顽固性腹水的结果暂时不太清楚：TIPS 的再出血率为 11%～15%，并且随着覆盖支架的更新，长期的再狭窄率有所改善。TIPS 手术后的 1 年生存率为 48%～90%。使用有盖支架后，可使支架通畅率提高 15%[49]。

八、外科手术分流术

19 世纪末，Nikolai Eck 在动物模型中实施了门静脉高压的外科减压术。早期实验中 Eck 进行了门静脉与腔静脉侧侧吻合（12mm），然后在分流进入肝脏前，结扎远端门静脉。1903 年，Vidal 报道了人类首例的 Eck 瘘。直到 20 世纪 40 年代，纽约长老会医院的 Whipple、Blakemore 及其同事成功地将中央分流术用于静脉曲张出血的治疗，中央外科手术分流术才开始普及[3, 50]。尽管人们对这种治疗方式充满期待，但慢性或复发性肝性脑病和高肝衰竭率大大限制了该手术方式[50]。对于门静脉高压但无静脉曲张出血者，预防性手术分流术无必要，但在内镜干预前，仍是面对活动性静脉曲张出血唯一有效的治疗方法。即使在今天，对于肝功能储备良好和治疗失败的患者，门体分流手术仍然是一种在桥接手术与肝移植等候窗口期时可行的干预选择[51]。

分流手术分为三大类：完全性分流、部分性分流和选择性分流。通过门静脉、腔静脉或近端脾肾分流将门静脉血流完全或接近完全分流至腔静脉通常不推荐，因为这些分流方法导致的肝性脑病和肝衰竭的发生率很高。部分分流术，其中包括小直径分流术、H- 分流术和移植肝分流术，具有维持部分入肝血流作用，目前一些团队已能成功施行部分分流术，而它的再出血率为 5%～10%。由于保留了部分门静脉灌注，与全分流术相比，部分分流术的肝性脑病率较低。由于部分分流术中的分流管的直径较小，而阻力较大，故而分流管血栓形成率高达 23%[52]。以 DSRS 为代表的选择性分流是目前最常见的手术减压方法。选择性分流术能选择性地减压胃食管曲张静脉，同时能维持内脏 - 门静脉轴压力，从而维持门静脉流量。选择性分流术是目前应用最广泛的外科分流术。

（一）远端脾肾分流术（DSRS）: 步骤

远端脾肾分流术需要通过左侧肋下长切口穿过中线到达右直肌（图 135-10）。暴露脾静脉和左肾静脉是 DSRS 的关键。通过网囊进入胰腺，将胃网膜血管从幽门向下拉至胃短静脉——这也是门静脉 / 奇静脉断开的一部分。此外，结肠的脾曲应从脾脏上取下——这既可改善通往胰脏后表面的血流，又可阻断可能的分流通道。胰腺沿下缘从肠系膜上静脉到脾门充分暴露，并向头侧翻转，显露其后表面和脾静脉。在足够的距离上从肠系膜上静脉剥离胰腺脾静

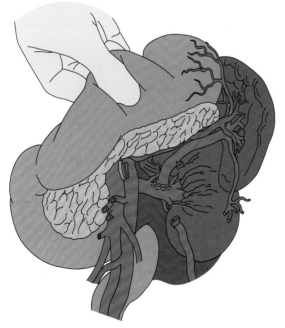

▲ 图 135-10　远端脾肾分流术将脾静脉分流至左肾静脉，从而选择性减小胃食管曲张静脉的压力。门静脉高压和肝脏门静脉灌注主要由肠系膜上静脉及门静脉维持

脉，将足够的静脉向下顺延到左肾静脉而不扭转打结。首先清除脾脏的后下表面，然后分离并结扎来自胰腺的小的引流支。然后在腹膜后找到左肾静脉——建议术前的静脉成像以便手术时寻找。结扎左肾上腺静脉，并保留完整的性腺静脉，使左肾静脉充分流通。脾静脉然后在脾 - 肠系膜上 - 门的交界处分开，并放下，以便端对侧吻合到肾静脉。我们建议您在吻合术的前排使用间断缝线，以免缝线过长。打开分流器，可以看到脾脏静脉压力减少。进一步切除门静脉 / 奇静脉即可完成手术，主要是在门静脉和胰腺上方离断胃左静脉。

（二）远端脾肾分流术: 结局

从 20 世纪 90 年代到 21 世纪初的数个无对照的远端脾肾分流术研究显示，再出血率为 5%～6%，肝性脑病率约为 15%，1 年和 3 年生存率在低风险 Child-Pugh A 级和 B 级中分别为 85% 和 75%[51, 53, 54]。对内镜和药物治疗难治的 Child-Pugh A 级和 B 级静脉曲张患者的对照研究显示，DSRS 和 TIPS 治疗后的再出血率相似，脑病发生率和 5 年生存率相似。然而，与 TIPS 相比，DSRS 不需要更多的其他治疗干预（11% vs. 82%）。静脉曲张完全消退可能需要 4～8 周。在出院前应再次评估分流器的通畅程度。DSRS 的主要并发症包括腹水、感染和肝衰竭。谨慎的液体管理和合理的使用利尿药可以减少腹水的风险。患者类型和就诊时的肝脏功能状态对手术后的死亡率具有很高的预测作用。

九、食管周围血管离断术

1973 年，Sugiura 和 Futagawa 首次采用食管横断和断流术来控制静脉曲张出血[56]。Sugiura 最初描述了广泛的食管旁胃血管断流术，包括食管远端横断、脾切除术、迷走神经切除术和幽门成形术，这类手术通常需要胸腹联合进行。与门静脉分流术相比，食管断流术能成功地控制食

管胃底静脉曲张出血，同时不增加肝性脑病的风险或减少流向肝脏的血流[55]。

（一）食管周围血管离断术：步骤

最初的手术方式包括左外侧开胸及腹部切口两种。下纵隔通过第 6 肋间间隙进入，从食管裂孔至肺静脉，将胸段食管血供阻断。然后将食管夹住，并横切食管内肌层、黏膜和黏膜下层，在黏膜下层分离食管静脉。

对高危患者而言，可单独行腹部手术。从上中线切口开始，将腹段食管断流，并持续至近 7cm 小弯。并行脾切除术、迷走神经切开术和幽门成形术。Sugiura 强调，在防止复发和出血方面，需要对奇静脉系统的双侧旁血管网进行完全地破坏。从那时起，对 Sugiura 手术的改进包括通过腹部、胸部或腹胸切口的单切口手术，保留迷走神经，使用机械订书机缝合，无食管横断的食管周围血管离断术。

（二）食管周围血管离断术：结局

虽然日本的食管周围血管离断术的临床初步结局非常有益，但其结果在美国和欧洲却不尽人意。在急诊病例中，仅食管横切术的围术期死亡率已超过 21%。而对于肝功能 Child-Pugh C 级的肝硬化患者死亡率增加到 57%～100%。在非紧急病例中，手术死亡率为 0%～22%。在西方国家手术的结局较差的原因可能是由于与血吸虫病和门静脉血栓比较，酒精性肝硬化的发生率较高。食管周围血管断流术后的主要并发症包括出血、肝衰竭、吻合口瘘和食管狭窄。

目前食管周围血管断流术的适应证仅限于不适合选择性分流或 TIPS 的患者的抢救治疗。不符合移植标准的终末期肝病患者也可从断流术中获益。

十、腹水

腹水是肝硬化最常见的并发症，约有 2/3 的肝硬化患者在 10 年内出现腹水。肝硬化患者出现腹水后，特别是当腹水变得越来越难以控制时，如果不进行肝移植，在未来 3 年的死亡率约为 50%。

（一）病理生理学

肝硬化患者产生腹水是由于整体血流动力学改变，肾脏血管收缩和钠潴留，并伴有肾功能不全。正如本章前面所指出的，门静脉高压的早期血管反应之一是内脏循环的动脉血管扩张。这反过来会引起高动力的体循环，血管阻力下降，并引起血压下降。进而刺激抗利尿系统，引起钠水潴留和肾血管收缩。因此，肾脏钠排泄是初步因素，水潴留随后导致稀释性低钠血症。这导致了具有欺骗性的实验室检查结果：全身钠负荷，而低血钠。

发生腹水的第二个病理因素是肝窦的改变。肝硬化导致血管高压进一步损害肝窦血管内皮。最后导致过多的液体通过血窦过滤，大量腹水从肝表面形成。

（二）诊断

对于许多肝硬化患者，腹水超过 100ml 时，可在超声及断层成像检查中检测。腹水的临床诊断应在体格检查中体现，通常表现为意外的体重增加、外周水肿和腹部肿胀，在检查中通过液波显示。

当肝硬化患者首次出现腹水时，应进行诊断性穿刺。这样做是为了确定腹水的特征并排除自发性腹膜炎的可能，因为 SBP 是肝硬化腹水最致命的并发症。应将 30～50ml 的腹水送细胞学、白蛋白浓度、总蛋白含量、白细胞计数、细菌培养与鉴定等检查。腹水总蛋白低于 2.5g/dl 且血清/腹水白蛋白 > 1.12，是肝硬化腹水的重要诊断依据。恶性腹水时，腹水总蛋白含量通常 > 2.5g/dl 且血清/腹水白蛋白比例 < 1.1。白细胞计数对 SBP 的鉴定非常重要，白细胞 > 500/mm³ 可诊断为 SBP，250～500/mm³ 的范围则高度怀疑 SBP。送检腹水应同时在好氧和厌氧的血液培养瓶中进行培养。送检的腹水最低为 10ml。

（三）腹水的处理

肝硬化腹水的处理如图 135-11 所示。对腹水患者的初步管理包括调整饮食和使用利尿药以减少钠的摄入和潴留。建议低钠饮食限制在每天 2g 钠。除非出现明显的低钠血症，一般不需要限制饮水。高醛固酮血症是钠潴留的主要因素，醛固酮拮抗药已被证明在处理腹水方面有效。螺内酯是首选的治疗方法，其初始剂量为 100mg/d，最大剂量为 400mg/d。醛固酮拮抗药作用于肾远端小管的钠钾泵，从而减少钠的吸收。螺内酯的拮抗作用可通过比较尿钠排泄是否大于尿钾的排泄而检测。部分患者会因为螺内酯而出现明显的男性乳房发育，对于这些患者，可选用阿米洛里特，从 5mg/d 开始逐渐过渡到 25mg/d。

可将循环利尿药（如呋塞米），与螺内酯一同使用。呋塞米具有快速起效的作用（在给药的第 1 小时内），仅在螺内酯无效时给药。从 40mg/d 开始，可增加到 160mg/d。尽管螺内酯会导致血钾潴留，但利尿药可促进钾排泄从而维持血钾稳定。但对于醛固酮拮抗药和循环利尿组合是否最佳，目前尚无定论。

（四）顽固性腹水

通过最大程度的饮食调整和药理学治疗无效的肝性腹水称为难治性腹水，需要进一步的治疗措施。约 10% 的患者药物治疗无效，需要进一步的治疗，其中包括大量腹水穿刺、TIPS 或肝移植。

有时需要在穿刺术中去除 4~6L 腹水。如有必要，可同时输注白蛋白以减少液体渗漏引起的循环功能障碍。这可以根据具体情况进行评估。大量腹水穿刺术对于治疗顽固性腹水，主要是减少腹水重新蓄积的频率。一些患者可能需要一个月 1 次的大量腹水穿刺，尽管频繁的穿刺需要额外的治疗。

手术分流和 TIPS 可降低肝窦内压力，将

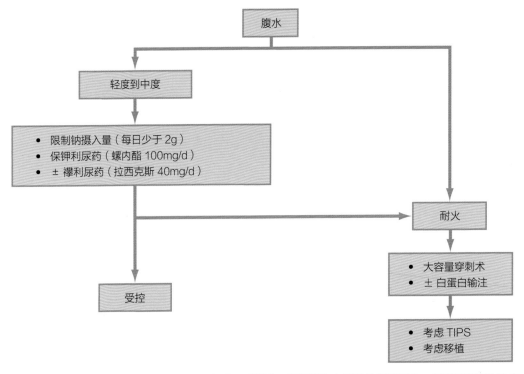

▲ 图 135-11　腹水治疗，大多数患者都用饮食和利尿药。顽固性腹水预示着预后不良，需要更积极的治疗
TIPS. 经颈静脉肝内门静脉分流术

HVPG 降至 10mmHg 以下。将高动力内脏血流回流到体循环可维持有效血容量和肾灌注。一些随机试验显示，TIPS 与重复大量腹水穿刺术相比，有良好的结果。对于 MELD 评分 < 18 分的患者，需要优先考虑 TIPS，以避免肝失代偿[57, 58]。

十一、肝脏疾病中的肺相关综合征

40%～70% 的肝硬化或门静脉高压患者存在一定程度的肺异常。与慢性肝病和门静脉高压相关的特殊肺血管疾病逐渐为大众所认识。目前，这些症状大概可分为导致肺动脉高压的肺血管收缩（在肝肺综合征中被称为门静脉性肺动脉高压）或伴低氧血症的微血管扩张[31, 59]。表 135-2 总结了这两个综合征的主要特征。

（一）肝肺综合征

肝肺综合征被定义为伴有肺泡 - 动脉氧梯度增加和肺内血管扩张的肝功能障碍或门静脉高压。临床表现为伴发肝硬化和隐匿性起病呼吸困难，尤其在站立时明显。鉴于肺部症状较为常见，当出现蜘蛛痣、杵状指及发绀时，应高度怀疑肝肺综合征。肺泡 - 动脉氧梯度增宽 > 20mmHg 是典型的临床表现，但对肝肺综合征缺乏特异性。超声心动图、肺灌注扫描和肺血管造影术已用于诊断肺血管扩张。最近，高分辨率 CT 被用于肺内血管扩张与气体交换异常的相关性研究。如果纯氧吸入时，PaO_2 能否上升到 300mmHg 以上，可用于判断肺内氧分流

程度；然而，这并不适用于所有患者。

研究表明肺内一氧化氮调节与肝肺综合征的发生发展有关。无明显肝病的肝前门静脉高压中出现肝肺综合征的报道表明，肝硬化不是肝肺综合征发展的必要条件。肝肺综合征的药物治疗效果不明显，肝肺综合征患者需要辅助氧疗。肝移植仍然是唯一有效的治疗方法，并且在 80% 的患者中可以有效逆转肝肺综合征。与 PaO_2 > 50mmHg 的患者相比，PaO_2 < 50mmHg 的患者接受肝移植后的生存率较低。目前，PaO_2 < 60mmHg 的肝肺综合征患者在 MELD 系统或器官分配中优先考虑肝移植[60]。

（二）门静脉性肺动脉高压

在门静脉性肺动脉高压中，血管收缩、内皮平滑肌增生和血栓形成，阻塞肺动脉床的血流。与此综合征相关的低氧血症比肝肺综合征更不常见，但肺动脉压升高和右心张力增加会导致右心衰竭和患者死亡。临床上，门静脉性肺高血压与肝肺综合征相比，临床症状较少。对于门静脉性高压患者，肺功能检查时一氧化碳单呼吸弥散能力下降，超声心动图则显示右心压升高，但这些检查结果对诊断缺乏特异性。对于肺动脉平均压 > 24mmHg，毛细血管楔压 < 15mmHg 的患者，需行右心导管检查以确诊。

对于 < 35mmHg 的轻度肺动脉高压患者，不排除其为可接受的肝移植对象，但压力超过 35mmHg 时，需要更为积极的评估和治疗。目前，由于其围术期死亡率高，肺动脉压 > 50mmHg

表 135-2　肝病肺综合征

变　量	肝肺综合征	门静脉性肺动脉高压
流行	肝硬化 8%～20%	肝硬化 3%～12%
临床检查结果	杵状指，发绀，扁平呼吸，收缩期杂音	右心室隆起，收缩期杂音，下肢水肿
肺血管改变	血管舒张	血管收缩
促成因素	肝功能障碍，门静脉高压	门静脉高压
移植地点	治疗	禁忌

是肝移植手术的绝对禁忌证[61]。静脉注射用环氧丙烷醇的前列环素已成功为患者进行肝移植提供了机会。在一些研究中，口服血管舒张药物包括西地那非和波生坦可显著改善肺血流动力学；然而，由于缺乏对照研究，很难给出明确的结论[62]。

（三）肝移植

最后，在门静脉高压及其并发症的处理中，肝移植治疗必不可少。而且，肝移植是目前解决由并发症引起的肝脏疾病的进展最佳措施。由器官共享联合网络（UNOS）开发的 MELD 评分在器官分配方面，通过预测 3 个月的生存率来最大限度地利用可用器官。根据框 135-3 中的公式，通过血清胆红素、肌酐、INR 和肝病病因计算得出 MELD 评分。尽管门静脉高压的个别并发症，其中包括 SBP、静脉曲张出血和顽固性腹水，并不能明显增加 MELD 的预测能力，但对这些患者的多学科综合评估和治疗必须涵盖对肝移植适宜性的评估。

第四篇　脾　脏

Spleen

第 136 章
脾脏的解剖学和生理学
Anatomy and Physiology of the Spleen

Luise I.M. Pernar Ali Tavakkoli **著**

周文策 姜文凯 **译**

摘要　　脾脏是体内最大的淋巴器官，它也有血细胞储存和质量控制的功能。外伤情况下外科治疗常要进行急诊脾切除术，但择期脾切除术也有许多适应证。了解脾脏的解剖和生理功能对于安全实施脾切除术和对脾切除术后患者进行恰当护理至关重要。

关键词：脾动脉；脾静脉；红髓；白髓；边缘带；脾切除术后严重感染

自古以来，脾脏就一直是一个神秘的器官，早在公元前 1550 年，古埃及人就深思熟虑了脾脏的解剖和功能。人们通常认为脾脏与情绪有关，好脾气与坏脾气都是由脾脏引起的。几个世纪以来，从 Galen 到 Princelsus，多位医生都对脾脏的真正意义提出了见解，直到 20 世纪初，人们才开始理解脾脏的作用[1-3]。在充分地理解了脾脏的功能之后便有了脾切除术：1549 年报道的世界上第 1 例脾切除术由意大利的扎卡里亚完成；1826 年，德国的 Quitterbaum 行脾切除术首次记录在案；1991 年，法国的 Delaitre 和 Maignien 完成了世界上第 1 例腹腔镜脾切除术[4]。虽然对脾脏的功能知之甚少，但第一次脾切除手术提高了人们对脾作为免疫器官的作用的认识，改变了进行择期脾切除的患者的术前准备。

脾脏作为一种次级淋巴组织，通过吞噬作用、体液及细胞免疫发挥重要功能[5]。脾脏还具有多种非免疫功能，它是血小板、网织红细胞和单核细胞的分化位点，是粒细胞和红细胞的储存库，而且是衰老和变形红细胞的消除部位[5,6]。脾脏在胰腺的胚胎发生中也发挥作用[7]，并且可

以作为胰岛细胞前体的储存库[8]。基于这一功能，目前已观察到脾切除术后的患者葡萄糖耐量受损[9]。脾脏也是其他干细胞前体的来源，特别是表达 HOX11（一种原癌基因）的干细胞前体，因此脾脏也可能参与白血病的发生[10]。

一、胚胎学

脾原基在胚胎发育的第 5 周从背侧中胚层两片叶之间的中胚层开始增殖，在发育的早期阶段，脾间充质也附着在胰腺背芽上[1]。当胃绕着前后轴旋转时，脾脏随着其尾部向上和向右移动，其头部向下和向左移动，腹背系膜的一部分最终与后腹壁的腹膜融合。脾间充质从胰腺分离，脾保留在腹膜内[11]。淋巴细胞最终浸润脾原基。从胚胎期第 3 个月到第 5 个月，脾脏中的造血作用非常突出。到第 4 个月，脾脏开始出现红髓[6]。

二、解剖学

脾脏位于左侧第 9～11 肋后方，长 7～13cm，平均重 150g，正常重量为 70～250g，会随着年龄增大而减小。如果脾脏重量＞ 500g 或长度＞

15cm 则为脾大。巨脾是指脾脏重量超过 1500g。巨脾发生时在左肋缘下可触及脾脏，其大小至少是正常脾脏的 2 倍。脾脏的形状不规则，膈面光滑、凸隆，脏面居中（图 136-1）[2]。

脾是腹膜内位器官，腹膜附着在脾包膜上，与周围结构形成韧带。外科手术中比较重要的韧带是胃脾韧带，其中包含胃短动脉，以及脾结肠韧带和脾肾韧带，分别将脾与结肠和肾连接起来（图 136-2）。门静脉高压症时脾韧带内形成侧支循环血管。对这些韧带的了解有助于在脾脏手术时将其仔细分开。脾胃韧带内包含脾血管，脾血管也与胰尾关系密切。在脾切除术中，了解胰尾的位置有助于避免胰腺损伤。计算机断层扫描图像分析显示胰腺尾部和脾门之间的距离平均为 3.4±1.5cm，通常至少为 1cm。因此外科医生在脾切除术中要保持距

脾门 1cm 以外，以避免损伤胰腺[11, 13, 14]。

约有 20% 的人有一个或多个副脾，副脾多位于脾门、胰腺、网膜等处，甚至在骨盆和生殖腺中（图 136-3）[15]。在免疫性血小板减少性紫癜行脾切除术时中，可以用 99mTc 标记的红细胞扫描定位副脾一并切除[16]。血液病患者的副脾出现率可高达 30%[13]。

三、血液供应、淋巴引流和神经支配

脾脏通过腹腔干三个分支中最大的脾动脉接受约 5% 的心输出量（图 136-4）。然而，脾脏也接受来自胃网膜左动脉分支的一些辅助供应。脾动脉是一条迂曲的动脉，位于胰体上缘的后面，盘绕成多个螺旋状，最终分成两个或三个主要分支穿过脾门。脾动脉解剖主要有两种类型，一种是长的脾动脉主干在分裂成分支之前到达脾门附近的独断型；另一种是分布型，

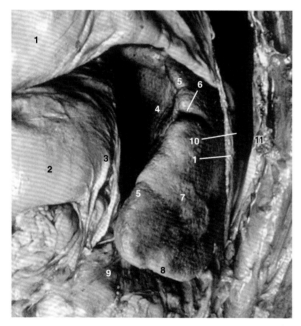

▲ 图 136-1　脾脏与膈肌和其他器官关系的大体解剖照片
左上腹部和下胸部前壁已切除，膈肌（1）的一部分已向上翻转，以显示脾脏的正常位置，毗邻胃（2）和结肠（9），下方与肾脏相对。脾脏通过胃脾韧带（3）与胃相连，结肠通过脾结肠韧带与胃相连。该器官的凸形是由胃印（4）和其靠胸壁的位置（11）造成。从前面看可看到脾脏上缘（5）、切迹（6）、膈面（7）和下缘（8）。这里还显示了肋膈隐窝（10）（引自 McMinn RMH, Hutchings RT, Pegington J, Abrahams PH. *Color Atlas of Human Anatomy*. 3rd ed. St Louis: Mosby-Year Book; 1993:230–231.）

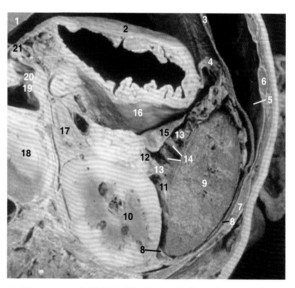

▲ 图 136-2　脾脏横切面（第 12 胸椎和第 1 腰椎水平）的大体解剖照片，显示了脾脏与胃、结肠和肾脏的解剖关系，以及临床上重要的脾韧带
1. 肝左叶；2. 胃；3. 膈；4. 胃脾韧带；5. 胸膜的肋间隐窝；6. 第 9 肋；7. 第 10 肋；8. 大囊腹膜；9. 脾；10. 左肾；11. 脾肾韧带后层；12. 胰尾；13. 脾动脉；14. 脾静脉；15. 脾肾韧带前层；16. 小囊；17. 左肾上腺；18. 椎间盘；19. 腹主动脉；20. 腹腔干；21. 胃左动脉（引自 McMinn RMH, Hutchings RT, Pegington J, Abrahams PH. *Color Atlas of Human Anatomy*. 3rd ed. St Louis: Mosby-Year Book; 1993:230–231.）

即脾动脉主干较短，分支远离脾门。其中分布型是较常见的变异[13, 17]。

脾动脉分支依次分成节段性动脉，沿着脾小梁进入脾脏（图 136-5）。这些节段性动脉几乎没有侧支循环，一条动脉的闭塞通常与脾脏相应区域的梗死有关，这种现象在栓塞性疾病中很常见。节段动脉分出小梁动脉，而小梁动脉又通过垂直分支形成中央动脉[12]。关于血液进入脾脏后的流动路径，目前仍有争论。一般来说，人们认为血液有两种途径：一种快速的（封闭的）血液循环，它将血液从小动脉直接输送到小静脉，以血浆为主。另一种是缓慢（开放）的血液循环。大多数（90%）的血流实际上是缓慢（开放）型，它使循环细胞和红细胞暴露于红髓中的脾巨噬细胞。

不管脾血管的循环如何，静脉通过纤维带或小梁离开脾脏，附着在被膜上，然后合并形成脾静脉。脾静脉与胰腺颈部后面的肠系膜上静脉相连，形成门静脉（图 136-4）。

淋巴管引流遵循血管的规律。引流通过胰脾淋巴结进入脾门和腹腔淋巴结[12]。

脾神经丛由腹腔丛、左腹腔神经节和右迷走神经的分支组成。它与脾动脉伴行，主要由

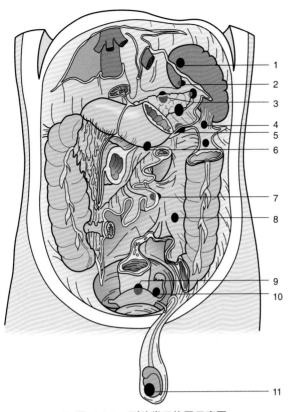

▲ 图 136-3　副脾常见位置示意图

1. 胃脾韧带；2. 脾门；3. 胰尾；4. 脾结肠韧带；5. 左横结肠系膜；6. 沿胃大曲度的大网膜；7. 肠系膜；8. 左结肠系膜；9. 左卵巢；10. 直肠子宫陷凹；11. 左睾丸（引自 Gigot JF, Lengele B, Gianello P, Etienne J, Claeys N. Present status of laparoscopic splenectomy for hematologic diseases: certitudes and unresolved issues. *Semin Laparosc Surg*. 1998;5:147–167.）

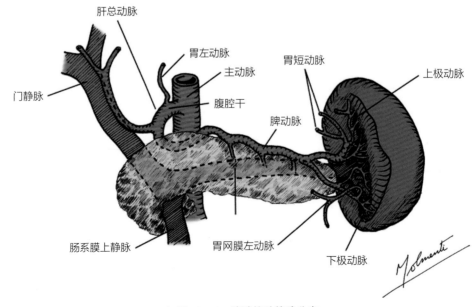

▲ 图 136-4　脾脏的动静脉分布

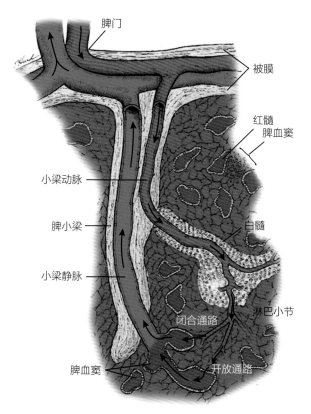

▲ 图 136-5　脾脏的结构细节，标注了白髓、红髓与小梁动脉的关系及封闭和开放循环

引自 Groom AC. Microcirculatory Society Eugene M. Landis award lecture—microcirculation of the spleen: new concepts, new challenges. *Microvasc Res*. 1987; 34:270.

到达血管的交感神经纤维和被膜及小梁的横纹肌组成。脾破裂时患者从脾脏到左肩的牵涉痛称为克尔征[18]。

四、脾脏的组织学

人类脾脏由红髓和白髓组成，中间由薄的边缘区隔开（图 136-6）。红髓约占脾脏的 75%，主要由脾索、毛细血管和静脉窦组成，它们在松散的网状组织中表达内皮标志物（如凝血因子Ⅷ）。脾脏的红髓能够起到过滤血液的作用。

白髓由淋巴滤泡（主要是 B 淋巴细胞）和动脉周围淋巴鞘（主要是 T 淋巴细胞）组成。这些细胞与淋巴、非滤过性红髓（包括 B 淋巴细胞和 T 淋巴细胞）一起形成脾脏的免疫功能。虽然白髓只占整个脾脏的一小部分，但它在抗血源性抗原的早期免疫反应中起着重要作用，是脾

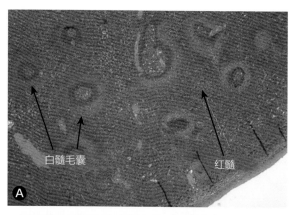

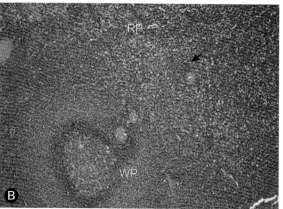

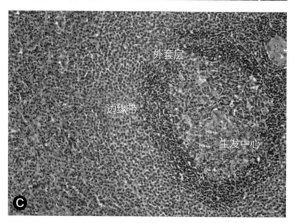

▲ 图 136-6　HE 染色正常人脾脏

A. 低倍显微照片显示红、白髓的关系及相对比例；B. 中倍显微镜照片（箭为动脉周围淋巴鞘）；C. 高倍显微照片显示了详细的次生卵泡结构。RP. 红髓；WP. 白髓（继发性滤泡）

脏受累于淋巴增生性疾病的主要原因[5, 6, 19]。脾脏的淋巴细胞表达特征性聚类标记（CD）和其他标志物为脾脏的各个区域提供了特异性免疫表型。表 136-1 显示了淋巴组织的特征标志物。全面的讨论已经超出了本章的范围，但是只要研究淋巴瘤细胞的免疫表型就可以确定它们是否与脾脏有关。

表 136-1　重要的簇命名（标记）和其他抗原：功能描述和典型表达抗原的细胞类型的分类

集群名称	功　　能	生理染色
CD3	抗原识别	胸腺细胞，外周 T 细胞，NK 细胞
CD4	T 细胞活化	胸腺细胞、成熟 T 细胞（约 65%，辅助性 T 细胞亚群）、巨噬细胞、朗格汉斯细胞、树突状细胞、粒细胞
CD5	信号传感器	脾脏和淋巴结外套带的 B 细胞，几乎所有 T 细胞
CD8	增加细胞间亲和力互动	成熟 T 细胞（约 35% 的外周 T 细胞，大多数细胞毒性 T 细胞）、NK 细胞、皮质胸腺细胞（70%~80%）
CD10	灭活活性肽	前 B 细胞，皮质胸腺细胞；滤泡中心细胞；粒细胞；淋巴造血前体；中性粒细胞
CD19	调节 B 细胞的发育、激活、分化	前 B 细胞，B 细胞，HLA-DR 后的第一个 B 细胞抗原，滤泡树突状细胞
CD20	B 细胞早期激活	大多数 B 细胞（CD19 和 CD10 表达后，CD21/22 表达前和表面免疫球蛋白表达前），都保留在成熟 B 细胞上，直到浆细胞发育，滤泡树突状细胞
CD23	调节 IgE 合成；B 细胞生长因子	表达 IgM 或 IgD 的活化成熟 B 细胞、单核细胞 / 巨噬细胞、T 细胞亚群、血小板、嗜酸性粒细胞、朗格汉斯细胞、滤泡树突状细胞
CD45	T 和 B 细胞抗原受体介导的活化	所有造血细胞；淋巴细胞表达更多（表面积的 10%）
CD79a	免疫球蛋白编码	在 B 细胞分化早期（成熟 B 细胞标记阴性时通常为阳性），浆细胞
BCL2	诱导细胞凋亡	外套膜区 B 细胞，生发中心细胞
BCL6	调节转录	生发中心成纤维细胞和中心细胞

HLA-DR. 人类白细胞抗原 DR；IgD. 免疫球蛋白 D；IgM. 免疫球蛋白 M；NK 细胞 . 自然杀伤细胞

五、脾脏的功能

在以下标题下有助于我们理解脾脏的功能，我们也将综述脾切除术后这些功能的变化。

（一）红细胞质量控制与缺陷红细胞去除

红髓负责红细胞的"质量控制"。这是通过点蚀和剔除来实现的。点蚀是指从可变形细胞中去除不可变形的细胞内物质。当细胞质中的物质被去除时，细胞质又回到了普通循环中。就红细胞而言，这包括从红细胞中移除 Heinz 小体（变性细胞内血球蛋白）、Howell-Jolly 小体和含铁血黄素颗粒。脾切除术后这种功能的缺失解释了 Howell-Jolly 和 Pappenheimer 小体（铁质颗粒）的循环红细胞的存在。事实上，凹陷细胞的数量与脾功能成反比。凹坑代表含有血红蛋白、铁蛋白和线粒体残余物的小泡。在正常情况下，凹陷细胞少于 2%[20]。

剔除是指脾脏在红细胞 120 天寿命结束时清除老化红细胞的能力。随着红细胞年龄的增长，它会失去膜的完整性，从而失去变形性，从而导致它们被脾巨噬细胞吞噬[20]。然而，脾脏并不是红细胞破坏的唯一部位，脾切除术后红细胞存活率并无区别。血小板和白细胞不会随着年龄增长而被脾脏清除，而是在其他组织中边缘化并死亡。

（二）细胞聚集

正常情况下脾脏不是血细胞的贮存库，但却是血小板的重要贮存部位。大约 1/3 的血小板聚集在脾脏。脾大时，很大比例的血小板被隔离在脾脏中（高达 80%），脾脏中血小板的破坏可导致血小板减少。脾脏在血小板储存中的作用也解释了脾切除术后血小板计数的增加[20]。

中性粒细胞的半衰期很短，大多数要么随

机迁移到组织中，要么在 24h 内被破坏。脾功能亢进可与中性粒细胞减少症相关，这是因为粒细胞的加速隔离，或是由于脾脏对改变的粒细胞的清除增强，如免疫性中性粒细胞减少症。

（三）造血作用

脾脏在胎儿期具有重要的造血功能。活跃的造血可以持续到妊娠晚期。妊娠中期晚期造血部位由脾脏转为骨髓。一般来说，健康成年人不会发生脾脏造血，在骨髓不能产生血细胞（如骨髓纤维化）或不能满足生产需要（如慢性溶血性贫血）的某些病理条件下，脾脏的髓外造血功能增加，但产生的血细胞比骨髓产生的细胞更不成熟[20]。

（四）白髓中抗体的合成

除了吞噬抗体包被细胞外，脾脏的免疫功能还包括抗体合成（特别是免疫球蛋白 M）。外来抗原在白髓中被过滤并呈现给淋巴组织，使得免疫球蛋白反应增强，导致抗体释放。

（五）过滤

巨噬细胞在脾实质内，特别是边缘区的巨噬细胞，其捕获细胞和血液中的非细胞物质并摧毁它们，这些物质包括被包裹的细菌，如肺炎球菌和脑膜炎球菌。与其他部位的巨噬细胞相比，脾巨噬细胞对调理作用特别敏感[20]。这一重要功能解释了脾切除术后被包裹的生物体引起感染的风险增加，并可导致脾切除术后凶险性感染（OPSI）。

OPSI 是一种危及生命的并发症，在 1953 年由 King 和 Shumaker 发现后得到广泛认知[19, 21]。OPSI 在脾切除术后 2 年内发生率最高，主要发生在年轻人、其他合并症患者和恶性肿瘤患者中。儿童，特别是 2 岁以下的儿童，由于其相对不成熟的免疫系统，患 OPSI 的风险特别高。根据脾切除术的具体适应证，脾切除术后败血症的风险增加；创伤、血液学疾病、门静脉高压症、霍奇金病、镰状细胞病和珠蛋白生成障碍性贫血与脓毒症累积发病率增加有关[20]。总的来说，OPSI 估计发生在 0.9%～3.2% 的成人和 3.3%～4.4% 的儿童；成人死亡率估计为 0.8%～1.3%，儿童为 1.7%～2.2%[22, 23]。OPSI 主要发生在需要调理作用才能有效吞噬的被包裹生物体中。最常见的病原体是脑膜炎奈瑟菌、乙型流感嗜血杆菌和肺炎链球菌。有效的疫苗可以预防所有这些感染疾病，建议成人最好在择期脾切除术

	肺炎球菌疫苗接种	脑膜炎球菌疫苗接种	流感嗜血杆菌 B 型疫苗接种
儿童	原始免疫第 2～6 年[‡]：接种 PCV13 8 周后再次接种 PCV13；接种 PPSV23 8 周后，每 5 年重复接种 1 次 PPSV23；原始免疫第 6～18 年[‡]：接种 PCV13 8 周后接种 PSV23；每 5 年重复接种 1 次 PPSV23	接种 MenACWY 系列和 MenB[§] 系列	如果 15 个月或 15 个月以上，且之前未接种疫苗，则接种 1 次 Hib
成人（19 岁及以上）	原始免疫[‡]：接种 PCV13 8 周后接种 PPSV23；每 5 年重复接种 1 次 PPSV23	接种 MenACWY 系列或 MPSV4 系列相隔 2 个月；每 5 年重复接种 1 次 Menawy 系列和 1 次 MenB[§] 系列	接种 1 次 Hib

表 136-2　疾病预防控制中心建议的择期脾切除术患者[*]和不成熟患者[†]接种计划表[24, 25]

*. 如有选择，应在脾切除术前至少 2 周接种疫苗

†. 即使接种疫苗，2 岁以下儿童或脾切除术后高危患者也应考虑口服青霉素 V 或阿莫西林

‡. 对于先前接受过任何 PCV 或 PPSV23 或这些疫苗组合的患者，建议有所不同，并在 CDC 指南中列出[24, 25]

§. MenB-4C 2 剂量间隔 1 个月或 MenB FHbp 3 剂量，0、2、6 个月各接种 1 次

Hib.H. Infuenzae b 型；MenACWY. 脑膜炎球菌 4 价结合物；MPSV4. 脑膜炎球菌 4 价多糖；PCV13. 肺炎球菌 13 价结合物；PPSV23. 肺炎球菌 23 价多糖

前 2 周注射疫苗，以产生有效的免疫反应。如果需要急诊脾切除术，术后应接种疫苗。各国之间多种准则略有不同。疾病控制和预防中心的现行指南总结在表 136-2 中，并建议在初次接种 8 周后接种第二剂脑膜炎奈瑟菌和肺炎链球菌疫苗 [24, 25]。没有临床证据证明每日预防性抗生素的使用是有益的，因此一般不建议使用 [26, 27]。例外情况可能是在 2 岁以下儿童中使用预防性抗生素，以防止肺炎球菌感染 [28]。可口服青霉素 V 或阿莫西林。其他可以考虑预防的人群包括那些脾切除术后并发珠蛋白生成障碍性贫血、霍奇金病和免疫缺陷的高危患者 [20]。

即使有了疫苗接种和其他预防措施，OPSI 也可能发生，早期识别是降低发病率和死亡率的关键。对于脾虚或无脾虚的患者，应首先向医生咨询有关抗生素的个人症状。发热时，患者应先服用第一剂抗生素，然后立即就医。阿莫西林克拉维酸或左氧氟沙星是合适的选择 [26]。

第 137 章
脾切除技术
Technique of Splenectomy

Megan Jenkins　Manish Parikh　H. Leon Pachter　**著**

周文策　姜文凯　**译**

摘要　腹腔镜脾切除术已经成为大多数择期病例的标准方法。尽管腹腔镜脾切除术最常见的方式是通过侧入路（患者侧卧位），但对于脾大，也可采用仰卧位 / 分腿位进行。腹腔镜脾切除术的术前准备十分重要，其中包括适当的免疫接种和与血液科医生的会诊。

关键词： 腹腔镜脾切除术；脾大；粉碎；微创脾切除术；免疫性血小板减少性紫癜；淋巴瘤

自从 1991 年 Delaitre 首次提出腹腔镜脾切除术手术以来[1]，腹腔镜手术已经成为大多数择期脾切除术的标准术式。外科医生技术水平提高扩大了腹腔镜脾切除术的应用范围，包括巨脾患者[2]。但对于脾大、脾外伤和严重脾脏疾病的患者，腹腔镜手术仍有一定的局限性[3]。

血液系统疾病，如免疫性血小板减少性紫癜（ITP）和血栓性血小板减少性紫癜（TTP），是择期脾切除术最常见的适应证。这些患者通常表现为正常大小脾脏或脾脏中度肿大，因此，采用微创技术进行治疗非常有价值[3]。术后 85% 的患者随着疾病的缓解，血小板计数将长期正常。其他血液系统疾病，如遗传性球形红细胞增多症、骨髓增生性疾病（慢性和急性髓性白血病）和自身免疫性溶血性贫血，是脾切除术的一般适应证[5]。

脾脏恶性疾病也可以行腹腔镜手术。对于脾脏的恶性疾病，如骨髓纤维化、霍奇金淋巴瘤和毛细胞白血病，出于诊疗目的必要时可行脾切除术[2]。此外，脾囊肿可行保脾技术，如腹腔镜部分脾切除术、去顶术或囊肿开窗术。

对于脾大患者的择期脾切除术，外科医生的经验会限制微创手术的使用[2]。脾外伤等紧急情况下，使用腹腔镜设备、定位患者所需的额外时间及无法有效地探查，会限制微创手术。

一、术前评估与准备

术前评估在择期脾切除术很重要，有助于术者制订手术方案。腹部查体和影像学相结合可用于确定脾脏的精确大小。术前腹部计算机断层扫描可以准确地确定解剖结构，如脾脏大小和血管情况[3]。中度脾大（> 11cm）或重度脾大（> 20cm）可将手术方式改为后面介绍的前路、手助或开刀手术。术前影像无法完全检测到副脾组织，因此建议在自身免疫性血液病患者手术时要先探查副脾，以避免疾病复发[3]。

脾脏在清除包裹的生物体中起着重要作用。脾切除术后凶险性感染是术后危及生命的主要原因，死亡率为 40%～50%。因此，应在择期脾切除术前至少 2 周接种肺炎链球菌、乙型流感嗜血杆菌和脑膜炎奈瑟菌疫苗[5]。

血液系统疾病是脾切除术最常见的适应证，

因此围术期要与血液科专家密切沟通。自身免疫性血小板减少症患者中，当血小板计数低于一定阈值（一般 $< 20 \times 10^9/L$）时，可在术前使用类固醇、免疫球蛋白和术中输注血小板。泼尼松（术前 5～7 天使用，每天 1mg/kg）可用于增加术前血小板计数。此外，在某些情况下，可在手术前 48h 给予免疫球蛋白（2g/kg，分两次给药）。脾动脉在结扎后输入血小板最有益，因此对于血小板减少症（血小板 < 50 000）患者要在术中输注血小板[3]。

二、技术考虑

（一）患者体位

腹腔镜脾切除术可采用多种体位，取决于外科医生的习惯、脾脏大小、手术需要及患者的特征。最广泛使用的体位是患者右侧卧位，外科医生和助手站在患者的右侧（图 137-1A）。

这种体位脾和内脏由于重力而向中间下落，有利于韧带和脾门结构的解剖。右侧下方放置定位装置，如豆袋和泡沫辊，右侧腋下放置保护辊。患者左臂伸直，所有骨性凸起都要填充。当患者定位时，重要的是要确保有能力过度伸展和屈曲左侧躯体和下肢，这使外科医生能够最大限度地扩大左肋缘和髂嵴之间的工作空间。在正确的位置上，侧腹肌肉应紧绷。应将患者的腿和躯干固定在手术台上，以便术中对手术台上进行安全操作。

静脉注射抗生素（第一代头孢菌素）常用

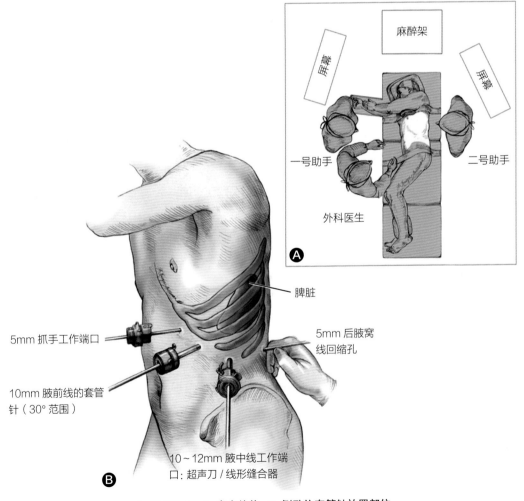

▲ 图 137-1　**A. 患者体位；B. 侧卧位套管针放置部位**
引自 Copyright Jennifer N. Gentry

于手术预防感染，手术消毒区域上至乳头水平，下至髂前下棘水平，两侧为脐至脊柱。术前留置胃管以胃肠减压。

（二）套管针放置位置

腹腔镜通常在直视下，经左腋前线中点下约 2cm，平行于肋缘，通过开放（Hasson）技术进入。确认进入腹膜腔后，放置 10mm 套管针，通入二氧化碳至腹腔内 15mmHg 的压力，将 10mm 30° 角的腹腔镜进入腹腔。其余套管针都在腹腔镜直视下进入以确保不会损伤内脏。一个 10mm 套管针放在第 11 肋下方平行于肋缘的中轴线上，供外科医生右手使用。沿着腹直肌外侧的锁骨中线，在光学套管针的内侧和前部，为外科医生的左手放置一个 5mm 套管针。第四个 5mm 套管针可放置在肋背角的背面，用于额外操作（在脾曲活动后）（图 137-1B）。

（三）外科技术

在手术开始时要先进行脾脏附件的常规检查。脾曲向下移动，外科医生左手持腹腔镜，右手持超声刀。对于 ITP 病患者，一些外科医生更喜欢先进入小囊。用 0 号丝线首先结扎脾动脉，以便在脾门解剖前输注血小板[3]（图 137-2）。

将脾肾韧带分开以暴露脾脏。接下来进入小囊。Nathanson 肝脏牵开器可有助于牵开肝脏的左侧叶，以更好地暴露胃食管结合部和胃短动脉。用超声刀分割胃短动脉。脾脏的其余部分被移动到左下方，这种情况下脾脏位置会升高，以确定脾门结构。最外侧的套管针有助于牵拉脾脏（使用肠抓钳）以更好地暴露胰尾。用超声刀切开脾门上的腹膜，将胰尾从脾门中取出，解剖脾动静脉时用 10mm 的直角解剖器。夹子会干扰缝合器在横切过程中的正确操作，因此要避免在此区域使用。应用血管负荷吻合器单独分割脾门血管，或者动脉和静脉可以用一个血管负荷吻合器一起分开。一些研究已经证明了 LigaSue（Covidien Medtronic，Minnesota）可安全用于正常至中度肿大脾脏中直径达 7mm 的脾门血管[6]。

内接收集袋（Covidien Medtronic）可用于取出标本。通过套管针位置拉动标本袋的开口，使用环镊粉碎标本。粉碎过程中，要灵活使用标本袋和钝性分离操作，以防止标本袋破裂和内容物溢出。术区一般不放置引流管。如果由于脾门、胰腺尾部的广泛解剖而导致胰腺损伤，应放置 Jackson-Pratt 引流管，并在术后观察其引流量。

（四）脾大的处理

首先解剖脾门，并在脾门被横切后移动脾脏（"悬挂脾脏技术"）[7]。这种技术利用了侧卧位的优势，并使脾脏暴露，脾脏通过腹膜附件"悬挂"在横膈上。下极脾血管、胃短血管和肝门血管可连续横断。

在脾大的情况下，一般更倾向于前入路（图 137-3）。患者呈分腿位，向右旋转 45°。巨脾的难度在于需要充分地暴露脾门。可以在术区的左下象限额外放置一套管针，以使用 10mm 扇形肝脏牵开器来牵开脾脏（图 137-4）。如果使用扇形肝脏牵开器，要避免损伤脾脏并导致术中出血，从而使术野模糊。

对于淋巴瘤引起的脾大，由于脾门巨大的淋巴结，脾门解剖会较困难。最安全的方法是在胰腺下缘切开腹膜，并在胰腺尾部后面靠近肿大淋巴结的地方创建一个后平面；然后用一个 60mm 的蓝色或紫色负荷物固定在胰腺尾部（包括脾静脉在内）[8]。这种情况下术后要在脾床中留置 10F JP 的引流管。

脾大和巨脾的标本取出比较困难。如果 15mm 开口的标本袋不够大，可以使用 LapSac（Cook Medical，Bloomington，Indiana）。术前脾动脉栓塞术对严重脾大的微创治疗有辅助作用。但一般优选在脾门解剖前结扎脾动脉。

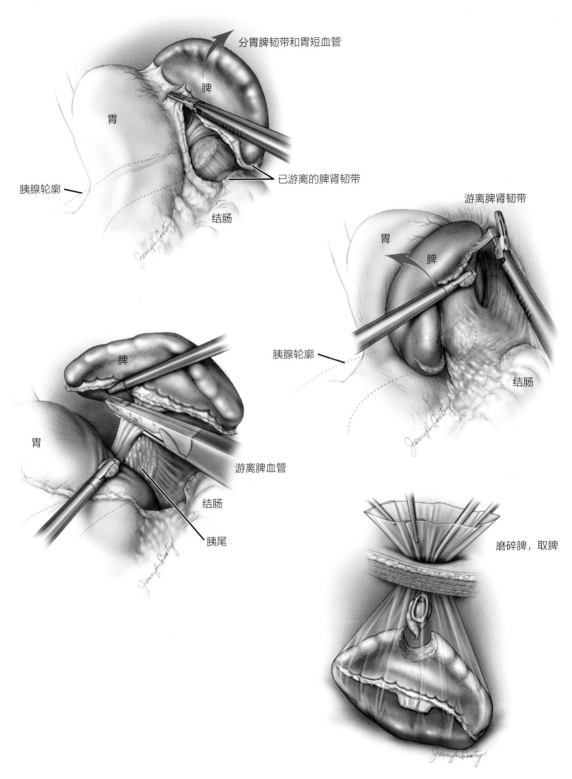

分胃脾韧带和胃短血管

脾

胃

胰腺轮廓

已游离的脾肾韧带

结肠

游离脾肾韧带

胃

脾

胰腺轮廓

结肠

脾

胃

游离脾血管

结肠

胰尾

磨碎脾，取脾

▲ 图 137-2 外科技术

引自 Jennifer N. Gentry

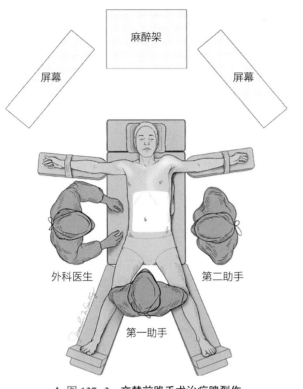

▲ 图 137-3　交替前路手术治疗脾裂伤
引自 Jennifer N.Gentry

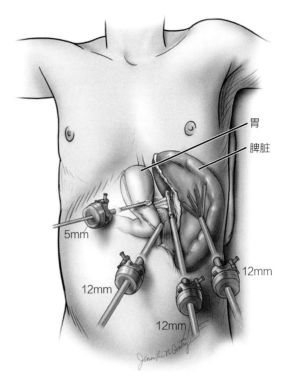

▲ 图 137-4　脾大患者套管针的放置部位
引自 Jennifer N.Gentry

三、术后护理

患者的术后护理很大程度上取决于手术情况。一般情况下患者可在术后当日晚和术后第 1 天早晨耐受流质饮食。疼痛通常以标本取出部位最严重，口服镇痛药通常足以控制术后疼痛。酮咯酸（非甾体抗炎药）可有效控制疼痛。患者通常在术后第 1 天或第 2 天办理出院。

第 138 章
脾脏的微创手术和影像学辅助的介入治疗
Minimally Invasive Surgical and Image-Guided Interventional Approaches to the Spleen

Ciro Andolfi　Jeffrey B. Matthews　著

周文策　姜文凯　译

摘要

现代外科手术中脾脏疾病的治疗需要广泛了解传统的"开放"外科手术方法、微创外科手术和可针对特定疾病定制的影像引导介入技术。微创脾脏手术是在 20 世纪 90 年代早期腹腔镜手术迅速发展的基础上发展起来的。腹腔镜脾切除术对于大多数脾正常或轻度肿大的择期病例仍是标准术式。外科创新、技术和不断增长的经验使得腹腔镜手术也适用于曾经被认为是禁忌证的医疗条件。尽管腹腔镜脾切除术在急性和不稳定创伤患者中的应用仍然有限，但非手术治疗和辅助治疗（如栓塞）的日益采用，使延迟腹腔镜脾切除成为保守治疗失败的患者的一种有价值的选择。对于择期脾切除术，微创方法适用于复杂脾疾病、再次手术和巨脾——通常使用手动辅助设备。单孔、机器人和自然孔腔内内镜手术脾切除术需要进一步研究安全性和成本效益。诊断性脾血管造影术正从介入诊断技术转向非侵入性三维计算机断层扫描和磁共振成像，它们产生相同质量的研究。治疗性影像引导经皮脾介入治疗继续扩展。创伤患者的脾动脉栓塞术有所发展，有助于实现器官保存。血管栓塞也加强了微创手术在巨大脾脏的应用。即使需要进一步的研究，影像引导下的脾动脉瘤处理和脾活检也是新兴的技术，可作为选定患者的一线策略。

关键词：腹腔镜脾切除术；部分脾切除术；机器人脾切除术；HALS；非手术管理；脾栓塞术；脾脏活检；OPSI；血液疾病；脾外伤；钝性脾损伤

现代外科手术中脾脏疾病的治疗需要广泛了解传统的"开放"外科手术方法、微创外科手术及可针对特定疾病定制的影像引导下介入技术。本章的两个部分将对脾脏的微创和影像引导下介入技术进行讲解。

微创脾脏手术是在 20 世纪 90 年代早期腹腔镜手术迅速发展的基础上发展起来的。腹腔镜脾切除术迅速成为脾脏正常患者择期手术的选择。由于脾的脆弱性、丰富的血液供应及与结肠、胃、胰腺和肾脏的密切解剖关系，腹腔镜下的脾切除手术是有困难的。然而，由于微创技术和仪器的改进，现在的医学技术已经能够进行更具挑战性的手术。

自 20 世纪 70 年代初，影像引导下经皮介入技术治疗脾脏疾病越来越常见。当时 Maddison 报道了第 1 例肝硬化并复发性消化道出血患者成功的脾动脉栓塞[1]。现今，治疗性栓塞在处理脾脏疾病中继续发挥着重要作用，对于某些特定患者，脾栓塞术可替代外科脾切除术成为更安全有效的方法。

一、脾脏微创手术

1991 年 Delaitre 和 Maignien 首次记录了腹腔镜脾切除术，之后腹腔镜脾切除术成为需要对正常大小的脾脏进行择期脾切除术的患者的一线治疗，并迅速获得了世界范围内的认可。术中出血是导致中转开腹的主要原因，在已报道的病例中占不到 4%[2]。腹腔镜技术和器械的改进能够在更具挑战性的病例中尝试微创方法，包括有腹部手术史的患者或脾脏较大的患者。微创方法的好处有减少失血、更好的疼痛控制、降低围术期发病率和患者更短的住院时间 [3-5]。

（一）脾切除适应证

1. 外伤　创伤是 45 岁以下人群最常见的死亡原因。每年有近 20 万人死于外伤。另外，来自疾病预防控制中心的数据显示，创伤患者腹部损伤的发生率约为 15%，其中脾脏是损伤最严重的器官 [6,7]。因此，创伤是脾切除术最常见的适应证，其中绝大多数是通过剖腹手术进行的。然而，在过去的 30 年里，尽可能保存功能性脾组织越来越受到重视。因此，钝性脾损伤患者的治疗已经从手术治疗转向非手术治疗。目前的文献显示，60%～90% 的患者接受非手术治疗，手术治疗的公认标准是血流动力学不稳定和相关的腹内或骨盆损伤 [8]。在脾脏损伤的处理中，一般不使用腹腔镜技术。大多数创伤外科医生认为腹部损伤是微创手术的禁忌证 [9]。文献中只有少数研究报道了在钝性创伤的情况下可用腹腔镜检查，并且有人提出在血流动力学稳定的脾损伤三级患者中可使用腹腔镜检查（表 138-1）。相反，血流动力学不稳定和高出血率（＞ 500ml/h）的患者是腹腔镜检查的绝对禁忌证 [10,11]。

择期腹腔镜脾切除术特别是与辅助术前栓塞结合使用时可以减少持续或延迟出血的风险。持续出血或梗死伴脓肿形成的患者需要延迟脾切除术。已经报道了在这种情况下成功的病例 [12,13]。此外，腹腔镜技术可用于选择性地应用电灼、纤维蛋白、明胶海绵、缝线修复或进行部分脾切除术以控制出血和保护脾组织 [14-18]。

虽然一些研究已经表明腹腔镜检查是治疗脾损伤的医疗设备中的一种安全工具，但

等级	外伤类型	伤害描述
I	血肿	包膜下：＜ 10% 表面积
	撕裂伤	荚膜撕裂：＜ 1cm 实质深度
II	血肿	包膜下：10%～50% 表面积；实质内直径＜ 5cm
	撕裂伤	不涉及小梁血管的 1～3cm 实质深度
III	血肿	包膜下：＞ 50% 表面积或膨胀；包膜下或实质血肿破裂；脑实质内血肿＞ 5cm 或扩大
	撕裂伤	实质深度＞ 3cm 或涉及小梁血管
IV	撕裂伤	累及节段或肺门血管的撕裂伤，导致大血管断流术（＞脾脏的 25%）
V	撕裂伤	完全性脾损伤
	血管损伤	脾门血管损伤和脾血管断裂

表 138-1　美国创伤外科协会脾脏器官损伤量表

还需要进一步的研究来确定这些患者的选择标准 [11, 14, 18, 19]。

2. 血液系统疾病　血液系统疾病择期脾切除术的适应证类似于"开放"脾切除术。对于正常大小的脾脏，腹腔镜脾切除术现已成为常规。良性血液疾病，如免疫性血小板减少性紫癜、血栓性血小板减少性紫癜、人类免疫缺陷病毒相关的血小板减少症、遗传性球形红细胞增多症、自身免疫性溶血性贫血、中间型珠蛋白生成障碍性贫血、重型珠蛋白生成障碍性贫血、镰状细胞病和 Evans 综合征是绝对适应证。相对适应证是对药物治疗无反应、疾病复发、脾大、频繁输血、不良反应或依赖类固醇治疗的血液系统疾病 [20-42]。目前的文献表明，对于符合上述任何一种适应证的患者，应选择采用微创手术治疗 [21, 25, 26, 36, 37]。在血液疾病中，最常见的适应证是免疫性血小板减少性紫癜 [43-45]。Kovaleva 等回顾了他们对 1000 多例 ITP 患者的 20 年临床资料。ITP 的一线治疗仍然是药物治疗，通常是类固醇。内科治疗失败后的二线治疗是脾切除术，一般可达到 80% 的缓解，32% 的患者长期效果良好（60 个月或更长时间）[46]。

框 138-1 总结了 LS 的适应证。

框 138-1　腹腔镜脾切除术的适应证

血小板疾病

- 免疫性血小板减少性紫癜
- 人类免疫缺陷病毒相关的免疫性血小板减少性紫癜
- 血栓性血小板减少性紫癜
- Evans 综合征

贫血 / 红细胞疾病

- 自身免疫性溶血性贫血
- 遗传性球形红细胞症
- 遗传性椭圆形红细胞增多症
- 遗传性热异形细胞增多症

白细胞紊乱 / 恶性肿瘤

- 霍奇金淋巴瘤
- 非霍奇金淋巴瘤
- 慢性髓系白血病
- 慢性淋巴细胞白血病
- 毛细胞白血病
- 骨髓纤维化
- 原发性脾肿瘤

其他疾病

- 脾脓肿
- 脾囊肿
- 脾外伤
- 结节病
- 脾功能亢进，费尔蒂综合征，系统性红斑狼疮，脾静脉血栓形成

---

3. **禁忌证**　血液系统疾病的绝对禁忌证是未纠正的凝血病、增加手术风险的严重合并症和局限于脾外的恶性血液病 [23, 47, 78]。低血小板计数（＜ $10×10^9$/L）不再被视为绝对禁忌证 [40]。尽管欧洲内镜手术协会的指南认为门静脉高压症是腹腔镜脾切除术的绝对禁忌证 [49]，但目前的文献表明，随着手术经验的增加及腹腔镜技术和器械的进步 [24]，一些出版物已经报道了这种方法在肝硬化和门静脉高压症患者中的安全性 [39, 50-54]。例如，Cai 等描述了 24 例肝硬化患者脾功能亢进脾切除术的成功病例 [55]。

创伤的绝对禁忌证是脾损伤Ⅳ级和Ⅴ级（表138-1）和急性出血，即出血＞ 500ml/h。

（二）患者选择

脾脏大小仍然是选择择期开放手术还是微创手术，以及预测微创手术成功与否的最重要决定因素。在巨脾的情况下应谨慎进行脾切除术，巨脾的定义是脾脏最大直径超过 25cm，或估计脾脏容积超过 1000ml。在这些情况下，腹腔镜检查与较高的中转开腹率及术中和术后并发症相关 [21, 25, 26, 36, 37]。在定义"大"脾脏的阈值 500g 时，中转开腹率、手术时间或并发症没有差异 [56]。但是在阈值 1000g 时，中转开腹率接近 60%[57]。

很少有外科医生使用 2000g 作为腹腔镜脾切除术的排除标准 [58]。尽管脾脏重量与微创脾切除术的成败相关，但很难术前评估。基于计算机断层扫描或超声成像测量的脾脏大小提供了更实用的术前选择标准。指南指出，超声或计算机断层扫描的脾脏大小在矢状面应该＜ 25cm。腹腔镜虽已切除了较大的脾脏，但由于腹部工作空间有限、出血风险增加及难以取出脾脏，因此该手术的技术要求很高。如果选择了腹腔镜脾切除术，则可以使用相同的手术技术进行操作，前提是根据脾脏下极的位置，将端口放置在更靠后方的腹壁上。对于这些患者，已经提出了手动辅助的腹腔镜脾切除术作为一种有效，安全和可行的替代方案。Al-Mulhim 等分析了在大型脾大（脾脏重量＞ 2000g）的情况下腹腔镜脾切除术的可行性。结论是尽管腹腔镜脾切除术在 90% 的患者中可行，但会导致手术时间延长，失血更多，术后发病率高，术后住院时间长。脾脏重量超过临界值 1311.5g 时被认为与较高的中转开腹率和输血风险有关，并且是腹腔镜下脾切除术后门静脉和脾静脉血栓形成的重要独立危险因素。腹腔镜手术的成功可通过术前脾动脉栓塞术和手辅助技术来提高。Grahn 报道了一项针对腹腔镜脾切除术的 10 年回顾性研究，其中 85 例患者中有 25 例（29%）有巨脾，在研究的后期，通过腹腔镜技术完成的脾脏切除越来越多（40%～50%）。尽管微创治疗组中巨脾的数量有所增加，但中转开腹率从 10 年中期的 33% 下降到了研究的最

后 2 年的 0%，并且没有因再次手术而出血和死亡的情况[44]。经验仍然是成功 LS 的关键指标。

（三）术前注意事项

1. 影像学　术前超声和（或）CT 检查对手术计划至关重要。影像学可以帮助评估脾脏大小，还可以显示出影响手术进行的相关解剖关系。正常脾脏长约 11cm。术前应注意 11～25cm 的轻中度脾大。巨大的脾大长度超过 25cm，可能会改变术前和术中策略。据报道，有 10%～20% 的患者术前影像检查可以发现副脾。此外，腹部超声在创伤情况下可以通过评估出血速度来帮助术前准备。

术前脾动脉栓塞术可用于脾大的患者。但患者会因梗死的脾脏组织而产生明显的疼痛，因此栓塞时机建议在手术前 24h 内进行。腹腔镜脾切除术术前脾动脉栓塞术可降低中转开腹率[45]。

2. 一般注意事项：抗生素预防，深静脉血栓预防，肠道准备　术前应使用广谱抗生素预防感染，术后应持续至少 24h[22, 25, 26]。因血液系统疾病而接受脾切除术的患者应接受与开放脾切除术相同的准备工作，包括术前使用类固醇、免疫球蛋白、新鲜冷冻血浆、冷沉淀或血小板。其中术中必须有血液制品，特别是严重血栓性血小板减少症患者要准备血小板。通常在血小板计数低于 50 000 时才进行预防性血小板输注，并且仅在结扎脾动脉后才给予血小板[43]。

所有患者均需预防术后深静脉血栓形成，其中包括气动顺序加压装置[25, 26, 35]、术前和术后小剂量皮下注射肝素预防，以及术后早期下床活动[25, 28, 35]，但术后 DVT 预防的争议仍然存在。对于高危患者，应在手术后 14 天及以后考虑 DVT 的预防措施。

手术前一晚的肠道准备可清理左半结肠，以避免术中结肠胀气和术后便秘。

3. 预防脾切除术后感染的免疫　接受脾切除术的患者发生脾切除术后凶险性感染（OPSI）的风险增加，终生风险为 3%～5%。OPSI 的年

发病率为 0.23%～0.42%。以下三组患者的风险最高：①处于极端年龄的患者；②免疫功能低下的患者；③血液系统疾病的患者。以前因创伤而需要行脾切除术的健康患者是最低风险组。当发生 OPSI 时，严重时可致命，死亡率为 38%～69%，一般需要立即给予肠胃外抗生素和重症监护支持。静脉内免疫球蛋白可起有益作用。通常，OPSI 是由抗原清除率降低、调理作用丧失和免疫反应降低引起的。在 50%～90% 的患者体内分离出最常见的感染因子——肺炎链球菌，其次为 B 型流感嗜血杆菌（Hib）、B 型链球菌、金黄色葡萄球菌、大肠埃希菌和其他大肠菌。在流行地区发现对寄生虫和疟疾的敏感性增加。尚未证明增加脑膜炎奈瑟菌感染的风险，但仍是理论上的风险[62, 63]。理想情况下，应在手术前 14 天进行针对性免疫接种[25, 26]。推荐的免疫接种包括多价肺炎球菌、脑膜炎球菌和嗜血性肺炎疫苗接种[63]。肺炎疫苗可以通过对抗 73% 的致 OPSI 生物体来对机体形成保护。关于再接种的数据尚不清楚，但目前的共识是每 5～10 年接种 1 次肺炎疫苗加强免疫药，这或许可以预防所有的 OPSI 细菌。注射 Hib/ 脑膜炎球菌 / 流感疫苗的益处尚未得到证实，但仍建议使用。对于在手术前未接受 OPSI 免疫接种的患者（如创伤患者），应在出院前进行接种，优先考虑患者的依从性。

（四）手术方法

腹腔镜脾切除术技术在入路、患者定位、端口部位放置、端口数量和仪器方面存在很大差异。

微创手术需要高科技的环境，在手术开始之前，外科医生应与手术团队一起检查设备，以确保所有仪器均可用，其中包括以下各项：配备高清摄像机的视频塔、吹入器、高强度光源、视频捕获设备、首选能源（谐波手术刀、LigaSure 等）、广角倍镜（最好是 45° 倍镜）、吸灌器、附加的腹腔镜端口（如果需要）、腹腔

镜牵开器、取出袋、内镜缝合器、内镜、粉碎器（如果需要）和其他专用工具（如手动辅助设备）。

1. 解剖　腹腔镜脾切除术不是一个操作严格的过程。止血操作是手术成功的关键。脾实质薄弱，血液供应丰富，特别容易发生囊膜撕裂和出血。了解脾解剖的变化对于安全的术中管理至关重要。

Michels 在 1942 年对 100 个脾脏标本的综述表明，没有两个脾脏具有相同的解剖结构[64]。他将脾脏供血分为两种类型：分布型和主动脉型，其中 70% 的患者为分布型。脾脏大小与脾动脉数目或分布无关，尽管脾切迹和结节的数目与脾脏动脉的数目或分布无关。脾门的解剖结构可以包括许多分支。另外，在由胃底发出的脾胃韧带中可发现六个或更多的胃短动脉。脾肾韧带包含肝门血管和胰尾。在将近 3/4 的患者中，胰尾距脾脏不到 1cm，大约 1/3 的患者发现胰腺与脾脏直接接触[64]。

2. 腹腔镜脾切除术技术　腹腔镜脾切除术分为八个步骤。

- 定位并安全建立气腹。
- 腹腔镜诊断性探查（包括寻找副脾）。
- 分离脾脏的韧带。
- 脾脏血管的分割（包括脾门和胃短血管）。
- 剩余附件的分割，使脾脏脱离，并将脾脏放置在标本袋中。
- 从腹腔中取出标本袋内的脾脏。
- 检查手术区域的止血情况，胰腺是否损伤等。
- 取出套管针，腹部排气和关闭切口。

（1）步骤一：定位并安全建立气腹。

①前入路。前入路是腹腔镜脾切除术最早的技术。但腹腔镜脾切除术在全球范围内有了 15 年手术经验之后前入路便很少使用。当脾脏非常大时，特别是有脾动脉栓塞及要采用手助技术时，前入路可能更适合。如果同时行其他操作（如腹腔镜诊断或胆囊切除术），或球菌病患者，则前路手术也可能更可取。

首先为腹腔镜进入腹腔，可以通过开放或封闭技术实现具体取决于外科医生的技术、经验和舒适程度。可使用直接插入第一个套管针的开放式切开术，但在肥胖患者中使用气腹针进行预吹入效果更好。由于工作空间有限和脾脏受伤的风险，在患有严重脾大或严重血小板减少症的患者及儿童中禁忌使用 Veress 针。腹腔镜吹入器的腹压预设为 12mmHg 或更小，以最大限度地减少腹内高压的不良影响。端口大小是外科医生的选择。通常放置至少一个 10～12mm 的端口，从而可立即进入以使用内镜吻合器或大型内镜装置。端口位置也根据外科医生的喜好而有所不同，但通常在与左上象限相邻的 V 形位置中包括 3～4 个附加端口，摄像机的初始端口位于 V 形的底部。V 形的一条线从最初的端口延伸到剑突，V 形的另一条线从初始端口延伸到最外侧的左肋下区域。放置了两个解剖端口，一个靠近中线，一个沿着侧向 V 形线。在此位置最好使用 10～12mm 的端口，因为它可能是引入内镜吻合器或内镜设备的端口。在腋前线的另一侧还设有一个用于缩回的端口（图 138-1）。如果第五个端口需要缩回，则将其置于剑突下位置。然后将患者置于反向 Trendelenburg 体位，并略微向右倾斜。如果患者处于截石位，则外科医生站立在两腿之间；如果患者仰卧，则外科医师站立在右臀部附近，屏幕放在患者床头的左侧。手术助手和器械护士站在患者的两侧[65, 66]。

②外侧入路。外侧入路对正常或中等程度的脾脏有用，并且与前入路相比具有多个优点。从技术上讲，重力有助于器械的回缩，它可以容易地通过相对无血管的腹膜后腔接触脾血管，并减少了对脾脏的损伤机会。其次，解剖平面更容易打开，从而增强了对关键韧带和解剖平面的识别，并且胰腺尾部更易于接近且不易受伤。

这种位置类似于后外侧开胸和（或）腹腔镜左肾上腺切除术所使用的位置。患者最初仰

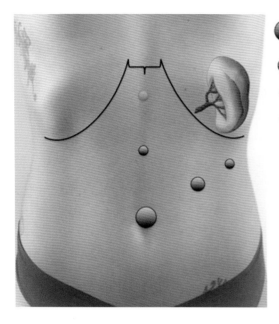

12mm 腹腔镜入口

10～12mm 腹腔镜入口

5mm 腹腔镜入口

5mm 可选入口

◀ 图 138-1 前入路腹腔镜脾切除术

卧位，建立了全身麻醉并且气管插管后，患者呈右侧卧位。要注意确保充分填充，其中包括放置腋窝辊，并固定患者。必须通过移动手术台来测试患者定位的安全性，可以将肾托抬高，手术台弯曲。目的是最大化扩大左肋缘和左髂前上棘之间的工作空间。

与前入路一样，首选通过气腹针进行预吹入的光学套管针技术。在侧卧位中，第一个套管针定位在从脐到脾门连线约 1/3 的位置。在确保进入腹膜腔后，通常沿肋缘放置三个额外的套管针。根据脾脏大小和身体习惯，可能有

必要将套管针放置在下方或内侧。通常在左肋下腋前线中放置一个 10～12mm 套管针，能够容纳内固定器或大型腹腔镜装置。在腋中线的左肋下区域放置一个 5mm 套管针。第四个套管针（通常为 5mm）放置在最左侧外侧肋下位置。有时需要一个额外的套管针，以便在剑突附近向中线缩回（图 138-2）。

（2）步骤二：诊断性腹腔镜检查（包括寻找副脾）。进行诊断性腹腔镜检查以检查腹腔，确定脾脏的位置，评估邻近器官（结肠、胃、胰腺等）的解剖关系，寻找副脾并制订手术方法。

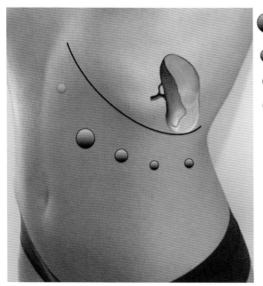

12mm 腹腔镜入口

10～12mm 腹腔镜入口

5mm 腹腔镜入口

5mm 可选入口

◀ 图 138-2 外侧入路腹腔镜脾切除术

多达 20% 的人有副脾。绝大多数患者只有一个脾脏，但是 20% 的患有副脾的患者有 2 个，17% 的患者有 3 个或更多。副脾的大小范围为 0.2～10cm，但直径通常 < 1.5cm。其中约 2/3 位于脾门或附近，20% 靠近胰尾，其余的在大网膜、脾动脉、肠系膜或左性腺血管中发现 [67, 68]。需要进行完整的脾切除术来治疗潜在的血液疾病时，术前锝扫描成像可能会有所帮助。在术前给予锝后可以通过术中用腹腔镜 γ 探头定位副脾。

（3）步骤三：分离脾脏的韧带。尽管目前腹腔镜解剖的方法很详细，但多变的脾脏解剖结构通常让外科医生强制实施"机会策略"。腹腔镜解剖开始于部分移动左结肠的脾曲，分离脾结肠韧带、远端膈结肠韧带和脾支韧带。这种解剖可以用腹腔镜剪刀、超声刀或其他内外科电灼设备来完成。这种解剖方法创造了进入脾胃韧带的通道，并且很容易将脾肾韧带分离，让脾脏的下极暴露。当解剖脾结肠和脾肾韧带时，重要的是留下韧带的残余物，该残余物将用作手柄，以避免抓住脾囊。解剖继续向中间和头侧进行，脾脏逐渐向侧面翻动。这个动作提供了进入脾门的通道，可用来分开胰十二指肠韧带，使脾脏能够从胰腺尾部侧向翻动，从而暴露出脾门。

（4）步骤四：脾血管的分割（包括脾门和胃短血管）。最初的腹腔镜检查中要辨认血管解剖，通常可以通过检查脾脏的内表面来识别脾脏的血管模式。如果血管覆盖了超过 3/4 的表面，则呈分布模式；如果血管更均匀地进入脾脏，并且只覆盖脾脏表面的 1/3 则为主干模式。在更常见的分布模式中，脾脏血管较短，许多长的血管分支沿着脾脏的内侧表面进入。术中可以使用能量源设备和腹腔镜的顺序来完成脾脏血管分布阵列的划分。

少见的主干模式特征是长的脾动脉在靠近脾门的地方分成短的分支 [65, 67, 69]。这种模式的最佳方法是尽可能地隔离脾门，准备一个端口

以便用腹腔镜线性吻合器进入。

最终目标是识别和隔离脾动脉和静脉并实现单独的血管控制，从而避免出血的风险和动静脉瘘的问题。吻合钉使用前要用无创伤性肠抓来模仿吻合钉横切。之后将胃短血管分开。必须注意使用能量装置以避免胃坏死和由此产生的胃瘘。

（5）步骤五：剩除附件的分割，使脾脏脱离，并将脾脏放置在标本袋中。脾脏的最终切割是通过将近端脾结肠韧带沿其整个长度分成横膈膜和膈肌左脚来完成的。仔细解剖可确保脾脏完全活动，以便安全放置在标本袋中。将脾脏放入袋中是一个困难的步骤，有不同的标本袋可供使用，外科医生应该确保这些标本袋足够坚固以防止破裂，并且足够大以包裹整个脾脏。一些外科医生更喜欢保留脾韧带的最上部。这种方法将脾脏拴在横膈膜上，便于将其放入内镜标本袋中。将标本袋打开并有一个手柄可以方便脾脏进入标本袋。一些外科医生使用灭菌的中型或大型塑料冷冻袋作为标本袋 [66, 70, 71]。将脾脏放入冷冻袋后，通过 12mm 的套管针在腹腔镜下直接取出。

（6）步骤六：从腹腔中取出标本袋内的脾脏。除非出于病理目的，否则必须完整地切除脾脏。标本袋通常通过套管针置入部位抓住和取出。采用前路手术时，提取部位为脐。当采用侧入路时，标本袋的取出通常是通过左侧肋下的一个出口。也可将标本袋内的脾脏粉碎，通过小切口取出脾脏碎片。需要小心避免弄破标本袋，从而避免脾脏在腹腔内溢出导致播散性脾植入，这也是血液疾病脾切除术后较为麻烦的问题。一般很少需要扩大切口。对于较大的脾脏，如果使用助手辅助腹腔镜手术（HALS）装置，可首选通过 Pfannenstiel 切口或手端口切口取出。

（7）步骤七：检查手术区域的止血情况，胰腺是否损伤等。成功取出脾脏后，仔细检查手术区域的止血情况、是否有未发现的副脾或其他意外损伤。从开腹手术的经验来讲，一般

不需要手术区域引流。胰腺尾部损伤的情况下，建议沿胰腺尾部进行封闭式抽吸引流。

（8）步骤八：取出套管针，腹部排气和，关闭切口。一旦手术团队对手术区域的检查感到满意，就可关闭所有端口和气腹装置。缝合所有直径大于 5mm 的切口。可在腹部切口部位进行局麻药注射。皮肤边缘用表皮下闭合，放置 Steri-Strips 或组织密封剂，然后覆盖敷料。

关于仪器和能源设备的提示：更大的血管是对标准的内镜夹控制的挑战，即使是较大的金属内镜夹也依然如此。自锁的内镜夹可控制更大的血管。能源设备，如谐波手术刀（Ethicon，Cincinnati，Ohio）和 LigaSure（Valleyabs，Boulder，Colorado）已经得到发展，两者都可以用来分割和密封直径达 7mm 的血管。每种设备都有优缺点，10mm 的 LigaSure 有较低导致邻近组织损伤的风险，但它难以用于脾门剥离。直径 5mm 的 LigaSure 更容易使用，但由于其吸收设备阻抗的表面积更小，导致邻近组织损伤的风险更高。5mm 口径的谐波刀曲线平缓，便于解剖，但使用时应谨慎，避免与邻近组织接触，并确保器械完全穿过血管，从而封闭血管。谐波手术刀和 LigaSure 技术安全、有效，缩短了手术时间。

3.巨大脾脏的微创手术方法

（1）手助腹腔镜脾切除术：腹腔镜脾切除术是正常至中度肿大脾脏的标准术式。然而，为了成功处理巨大脾脏，采用混合技术（如 HALS）的小切口脾切除术对脾大（长度＞22cm 或宽度＞19cm）患者有益 [59, 60, 61, 76]。对于缺乏经验的外科医生，HALS 可能会缩短学习曲线；对于有经验的外科医生来说，有助于微创脾切除术治疗巨大的脾大 [77, 78]。

HALS 可用于前或侧入路，因为它结合了腹腔镜和开腹脾切除术技术。HALS 采用一种设备，通过一个小切口将手和前臂（通常是非优势部位）置于腹腔内。HALS 装置在保持气腹的同时，便于进行腹腔镜手术。此外，HALS

改善了腹内器械的操作，有助于恢复深度感知和三维方向，并可作为提高腹腔镜技能的桥梁。

手孔的位置很重要。在手孔和目标器官之间需要间隔一定距离，以便外科医生在腹部具有工作空间，并且不会干扰腹腔镜器械和可视化。切口应为 7～8cm（或比外科医生的手套尺寸小 1cm），并应位于扩大脾脏下极尾部 2～4cm 处。手孔放置的选择包括肚脐正上方的中线、下中线或使用肌肉分裂切口的左下象限。手孔最常见的位置在前正中线，剑突和肚脐之间。对于大块的脾脏，也曾有过 Pfannenstiel 切口的报道 [59, 69, 79]。放置手孔后会建立气腹，最大的技术难题是避免出血。

还有一系列报道了重度脾大的 HALS 脾切除术成功，脾平均长度为 27.9cm（范围 23～32cm），具有可接受的手术时间、发病率和预后 [79]。Pietrabissa 等报道了一项针对 85 例脾脏切除术患者的 10 年回顾性研究，比较了 43 例行 HALS 的患者和 42 例行常规腹腔镜检查的患者，HALS 组的脾脏重量超过 700g，中转开腹率和围术期死亡率无显著性差异。值得注意的是，两组的门静脉血栓形成的发生率也相似。HALS 也可以为患有巨大脾大的患者提供微创手术选择 [61, 80]。

（2）新兴微创选择：具体如下。

①单孔腹腔镜脾切除术。单孔通道（single-port access，SPA）是传统多孔腹腔镜检查的替代方法，其目标是通过单脐部切口体现微创手术的优势。SPA 的技术问题，如减少三角测量和形成切口疝，是外科界争论的问题。Curcillo 等的一组 SPA 前瞻性研究报道了一个正常大小脾脏患者的单孔脾切除术，使用标准仪器降低成本并增加对该过程的熟悉程度。在 18 个月的随访中，结果没有关于切口疝的报道 [81]。Targarona 等描述了一系列八次成功的单切口腹腔镜手术（SILS）。8 例患者中有 6 例接受了脾切除术 [82]。Monclova 等在最近的一项研究中，比较了在治疗良性血液病患者时采用减道脾切

除术（RPAS）和单孔脾切除术（SPAS）的疗效。三组的失血量和发病率相似，在并发症、再次手术和住院时间方面的临床结果也相似，没有患者转为剖腹手术，但 SPAS 组中有 3 例患者需要额外的套管针[31]。单端口腹腔镜手术的成功也曾被描述为一种更具挑战性的手术，如部分脾切除[83]。然而，这些结果不足以证明 SPAS 在术后舒适度和美容效果方面优于 LS。

②机器人辅助腹腔镜脾切除术。机器人手术可恢复三维视图，允许更大的自由度，并提高手术精度。局限性在于缺乏触觉反馈、成本及对于腹腔镜检查仍是金标准的某些手术的未经证实的益处。很少有作者报道过这种机器人方法，并且已提出将其作为复杂情况的有价值的选择，如针对脾大患者进行部分脾切除[84, 85]。但是，在治疗脾脏疾病方面它的作用仍不清楚[86]。一项回顾性回顾比较了 6 个机器人辅助的脾脏切除术和 6 个腹腔镜脾脏切除术（适应证均为 ITP），并与年龄、美国麻醉医师学会评分、体重指数和术前血小板水平相匹配的患者进行了比较。没有中转开腹，没有并发症的报道。术后平均住院时间延长了 1 天，机器人组的费用几乎增加了 1/3，机器人的手术时间延长了约 20%。该分析未能显示出机器人辅助脾切除术的任何相关益处[87]。Gelmini 等的另一项比较研究。回顾性地回顾了两组匹配的 45 例患者，发现术中失血量、恢复饮食、发病率和住院时间与开腹手术无差异[88]。

③脾切除术的自然孔口腔内内镜手术。自然孔腔内内镜手术（NOTES）代表了微创手术发展的另一个潜在道路，有望"无切口瘢痕"。在临床经验和应用方面，注意事项提出仍为时过早。自从 2004 年 Raddy 和 Rau 的第一个 NOTES 阑尾切除术视频以来，这种方法的发展一直非常缓慢。经阴道提取剖腹脾脏在 20 世纪 90 年代早期就有描述，但尚未被广泛采用[89-91]。这种方法的可行性和益处有待进一步研究和仪器开发。

（五）微创脾切除术术后护理

只要手术顺利，术后护理并不复杂。手术后可立即拔除胃管和导尿管，不需要常规的术后行胸片检查。腹腔镜下脾切除术后气胸少见。除非有禁忌，否则术后要使用气动顺序加压装置和肝素或依诺肝素进行深静脉血栓的预防。饮食恢复正常。尽管大多数系列报道的平均住院时间为 2~3 天，但择期手术的住院时间为 1 天[21, 24, 27, 32, 34-37, 92]。

要常规告知所有接受脾切除术的患者一生中感染的风险增加。OPSI 是一种医疗急症，只有及时诊断和立即治疗才能降低死亡率[93]，其死亡率为 50%~70%，大多数死亡发生在最初的 24h 内[94]。如果患者出现发热性疾病，应建议立即就医。一般来说，脾切除术后患者对自己的病情和风险知之甚少。在互联网上为脾切除术后患者提供的信息是他们最可能获得的资源，尽管许多网站上的信息不完整，但几乎所有网站都讨论了严重感染的长期风险和接种疫苗的必要性[95]。

脾切除术后长期预防性使用抗生素仍有争议，也没有循证信息。抗生素的实际效果尚不清楚，对于应该服用多长时间或治疗哪些亚组也没有一致建议[96, 97]。此外，长期抗生素治疗的主要风险是选择耐药微生物菌株。对于成人，指南建议每天使用 250~500mg 阿莫西林或 500mg 青霉素 V 进行预防[97]。

虽然没有一致意见，但建议对伴有血液系统病或免疫系统功能受损的患者进行长期治疗[96]。在儿童人群中，尤其是患有镰状细胞病的儿童，通常建议在脾切除术后 2 年内采用青霉素进行治疗。

（六）外科并发症

术中并发症，尤其是出血，很难控制。要充分认识到脾血管解剖是可变、复杂的，脾脏也是一个易损伤的固体器官，强调要预先努力避免出血。器械应在直视下进入手术区，以避免无意中损伤脾实质。解剖应该有条不紊——依次识别、分离和控制血管。外侧入路可减少牵引相关的脾包膜撕裂。术中持续的止血监测很重要。电刀烧灼止血操作不当会对邻近器官造成伤害，不适当的超声刀应用可能导致部分血管出血，不正确使用夹子会导致对邻近血管的伤害，盲目使用线性吻合器会导致胰腺尾部受损，线性吻合钉在使用时要看到尖端，吻合器释放后，主要脾血管部分撕裂可导致出血。

腹腔镜脾切除术的术后并发症与开腹手术相似。早期并发症包括出血、肺炎、左侧胸腔积液、肺不张，以及罕见的其他器官（结肠、小肠、胃、肝和胰腺）损伤。晚期并发症包括膈下脓肿、脾静脉或门静脉血栓形成、未能控制原发疾病、副脾引起的复发性疾病和 OPSI。对 1993—2007 年 LS 报道数据的多中心分析，其中包括 25 个中心和 676 例病例，脾切除术中中转开腹率为 6%，17% 的患者出现并发症，围术期死亡率为 0.4%。多因素分析显示，体重指数和血液恶性肿瘤的存在是术中并发症和改变手术方式的独立预测因素。脾脏纵向大小和改变手术方式是术后并发症的独立预测因子 [98]。

6%～10% 接受开腹脾切除术的患者出现脾或门静脉血栓形成 [69]。据报道，开腹脾切除术后门静脉血栓形成的发生率较高，为 14% [99, 100]。使用螺旋 CT 对开腹脾切除术和腹腔镜脾切除术进行前瞻性比较，发现开腹组和腹腔镜组分别有 19% 和 55% 的患者出现门静脉血栓形成 [99]。

大多数脾 / 门静脉血栓形成病例无症状。出现症状时，症状不典型，其中包括疲劳、恶心、呕吐和非特异性腹痛。症状性脾或门静脉血栓形成的总体风险约为 3%。风险因素包括脾大和遗传性溶血性贫血，而自身免疫性血小板减少症和创伤的风险可能较低。用肝素和华法林治疗脾 / 门静脉血栓形成导致 80% 的病例血栓形成完全或部分消退，并导致持续闭塞、门静脉

高压，20% 的患者患有海绵状血管瘤。目前缺乏关于预防脾切除术后内脏静脉血栓形成的前瞻性研究 [92, 102]。

术后持续发热、白细胞计数增加和腹痛的患者应进行腹部 CT 检查，膈下脓肿用穿刺引流和静脉应用抗生素治疗。

二、影像引导下的脾介入治疗

脾脏只有一条供血动脉，其分支形式相对简单，使得脾脏非常适合常规、安全的导管入路。脾动脉活跃的血流和丰富的血管实质提供了高质量的动脉图像，并可使用数字减影血管造影使门静脉成像。脾脏的微创血管介入技术在 20 世纪 70 年代和 80 年代迅速普及，并在当代外科实践中发挥越来越大的作用，特别是随着非手术治疗保存脾组织功能的转变。本节回顾了脾脏的微创血管介入技术并提供影像引导下的脾介入治疗的临床应用最新信息，其中包括脾脏外伤、脾动脉假性动脉瘤、脾功能亢进、脾脏收集的引流和脾脏活检，重点介绍影像引导下的脾介入治疗作为微创手术的辅助作用，尤其是在脾脏外伤和巨脾的治疗中。

（一）经动脉脾栓塞术

1. 解剖　虽然外科脾切除术可以有效、安全地进行，但现在清楚的是，切除该网状内皮器官伴随有 OPSI 的重大风险。Catheter-directed治疗（导管导向疗法）提供一个既能实现治疗目标，同时又能保留足够的宿主免疫脾组织功能。在一些情况下，如脾栓塞、影像引导下的脾介入治疗，可以避免手术创伤且行非创伤治疗 [12, 103]。其他情况下，脾栓塞可以用于腹腔镜脾切除术失败的部分患者 [13]。脾动脉栓塞术也可应用于准备腹腔镜或行 HALS 脾切除术的巨脾患者 [45]。脾动脉是一条起源于腹腔干前方的大血管，脾动脉的解剖变异并不常见，但也有从主动脉发出一个单独的干 [104]。脾动脉可呈顺时针或逆时针旋转，在胰体后上方呈波动状，

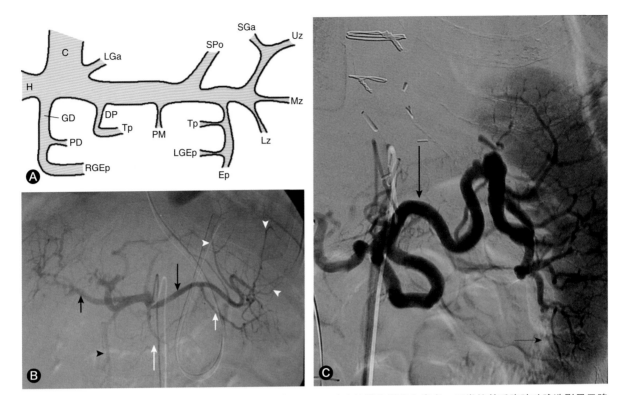

▲ 图 138-3　**A.** 脾动脉造影显示脾动脉及其分支的示意图；**B.41** 岁女性消化道出血患者，正常的前后腹腔动脉造影显示脾动脉（长黑箭）、胰背动脉（长白箭）、脾大动脉（短白箭）、脾动脉肝门分支（白箭头）、肝动脉（短黑箭）和胃十二指肠动脉（黑箭头）；**C.50** 岁男性胰腺癌患者，正常的前后腹腔动脉造影显示脾动脉（长箭）和脾实质期强化（短箭），以及腹腔干

Ep. 网膜动脉；GD. 胃十二指肠动脉；H. 肝动脉；LGa. 胃左动脉；LGEp. 胃网膜左动脉；Lz. 脾动脉下极；Mz. 中带脾动脉；PD. 胰十二指肠动脉；PM. 胰大动脉；RGEp. 胃网膜右动脉；SGa. 胃短动脉；SPo. 上极动脉；Tp. 胰腺横动脉；Uz. 上极脾动脉

它依次发出胰背动脉和胰大动脉，然后在胰尾区分为胰外分支（图 138-3）。值得注意的是，胰腺接受来自胰十二指肠和胰横动脉弓的血液供应，而脾脏接受来自胃短动脉和胃网膜动脉的丰富的血管网。这种解剖结构描绘出了目前 3D 多排 CT 血管造影术和磁共振血管造影术的诊断质量堪比有创性脾血管造影术（图 138-4）。

　　2. 技术　大多数脾的介入干预在有意识的镇静情况下进行，但是儿童患者需要全身麻醉，初次主动脉造影可以通过股动脉的 5F 鞘使用 5F 冲洗导管进行，这项技术已在全球范围内评估出血风险，并已经描述了正常和变异的解剖结构。腹腔干和脾动脉可以选择使用 5F Simmons 1 或 Cobra 滑脱导管和 0.035 滑脱导丝组合。随着导管的近端放置，选择性脾血管造影通过动脉，实质和对比剂推注的门静脉

期，5F 导管联合 0.014～0.018 微导丝以上的 3F 微导管可选择较小、较远肝门及分支血管。标准的 DSA 可以满足要求，但是更新的 3D 荧光检查设备或许也可使解剖困难的患者受益（图 138-5）。

　　从远端到近端在动脉内进行栓塞，可用的栓塞材料包括明胶泡沫、颗粒和线圈。更小、更多的远端动脉和实质可以暂时用明胶海绵包或浆液或自体血凝块栓塞。用 300～900μm 的聚乙烯醇、硅树脂或丙烯酸栓子球可实现远端实质血管永久性闭塞，栓塞剂可以浸泡在抗生素中以减少脓肿形成的风险。脾动脉可以用金属线圈永久性地从第二级分支栓塞到脾主动脉中，在胰背侧和胰大动脉远端部署线圈，通过保留功能脾髓侧支供应，避免脾梗死[105]。线圈的大小必须与目标血管相吻合，以避免非目标血管的意外远端栓塞或向腹腔轴或主动脉的

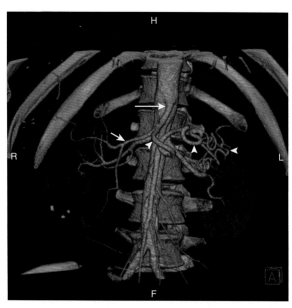

▲ 图 138-4　30 岁女性，正在接受肾脏捐献评估
脾动脉的三维容积再现前后投影多排计算机断层扫描（箭头）。
腹腔干（长箭）和肝动脉（短箭）

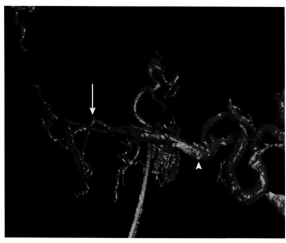

▲ 图 138-5　40 岁女性，接受肝动脉栓塞化疗
三维荧光透视数字减影血管造影术，提供无限的平面和投影用
于解释，并可以解开复杂的解剖结构。肝动脉（箭）和脾动脉
（箭头）

近端迁移。根据适应证，可以采用线圈和栓塞
剂联合使用，但必须知道，如果线圈近端放置，
可能会限制将来的干预措施。

（二）脾出血和肝动脉脾栓塞

　　脾脏是钝性或穿透性创伤中最容易损伤的
器官。治疗脾外伤患者的方法是一个不断发展
的过程，在过去的几十年，治疗钝性脾损伤的

患者已从手术治疗转变为非手术治疗。1995 年
由 Sclafani 等首次提出，经动脉栓塞治疗已经
成为一种常见的方法，并得到了广泛的研究[106]。
这导致非手术治疗成为治疗时的选择，减少了
成人和儿童的脾切除术，增加了经肝动脉脾栓
塞治疗的患者数量。这些结果主要来自美国 1
级创伤中心的大量研究，但新兴数据表明，即
使是规模较小的中心也有良好的结果[103]。通过
协调临床图片，影像学发现和损伤程度（美国
创伤外科手术协会器官损伤量表），可以更好地
将患者分配到手术组或非手术组及介入组或非
介入组[106, 107]。现在，损伤的分级主要基于 CT
扫描，而 TASE 最广泛接受的指征是动脉病变
的证据[106-111]。

　　一般来说，大多数人同意对于低血压、血
压不稳定且无法复苏的患者进行手术探查（通
常为Ⅲ～Ⅴ级）[107]。大多数损伤表现为血流动
力学稳定的Ⅰ级或Ⅱ级患者，无持续出血迹象，
可以通过观察进行保守治疗[112, 113]。血管内治疗
的作用存在于这些广泛定义的群体之间，但目前
仍存在着激烈的争论。现在的治疗很大程度上依
赖于当地的专业知识和创伤小组的组织，他们根
据每个病例的个体情况进行评估，大多数行栓塞
治疗的脾损伤患者是 2.8～3 级[107, 109, 112]。TASE
在破裂或离断血管的脾脏中几乎没有作用。在
有快速介入服务（作为创伤分诊的一部分）的
中心，有一些证据支持对最小复苏有短暂反应
并在血管内治疗高级别损伤的患者可使用 TASE
治疗[114]。在血流动力学稳定的患者中，高达
10% 的患者可能有Ⅲ级损伤后持续出血的影像
学征象，这些是 TASE 的潜在候选者。一项在
1 级创伤中心进行的为期 7 年的回顾性研究回
顾了 499 例钝器性脾损伤患者：作者发现 407
例（81.6%）患者成功地接受了非手术治疗，92
例（18.4%）患者在入院后 1 小时内接受了脾切
除术。脾栓塞对低级别脾切除术具有保护作用，
早期脾栓塞治疗高级别脾损伤的是有利的，但
需要一个严谨的团队和治疗过程[104]。有研究报

道了46例脾外伤患者,其中17例接受手术治疗,15例接受保守治疗,14例接受脾动脉栓塞治疗。对血流动力学稳定的患者行保守治疗,对14例Ⅳ级损伤患者行栓塞治疗——近端脾主动脉弥漫性脏器损伤栓塞,远端选择性脾分支栓塞局部损伤。14例患者中有13例(92.9%)栓塞成功,无围术期并发症,其余患者因复发出血在24h内行脾切除术[105]。

脾外伤的血管内治疗首先回顾增强CT或磁共振成像。主动脉图可显示休克患者全身血管收缩和对比剂肾保留。脾脏血管造影表现包括血管突然终止、血管痉挛、假性动脉瘤和动静脉瘘形成。血肿内血管可能移位,而血肿外动脉可能与血肿"重合"。实质期可显示对比剂外渗、无血管节段、对比剂在髓内异常积聚和光滑的脾脏轮廓丧失。在存在大的莱膜下血肿的情况下,脾脏会出现前部移位,而左肾可能出现下部移位,出血最初可用暂时性远端颗粒剂治疗,但最终的治疗方法是永久脾动脉线圈栓塞。如果只有2~3个可识别的出血部位,可以选择性地向远端盘绕,然而,如果有多个部位,就需要近端栓塞,栓塞减缓了动脉的流入,使远端血栓形成[115]。此外,一些作者发现近端和远端栓塞的结果没有差异[110,116],治疗后可以看到血流完全停滞或明显缓慢。血管造影没有外渗是治疗成功的可靠标志[106],这样的患者不太需要之后开腹手术。

TASE的成功及其对非手术治疗的贡献很大程度上来自回顾性数据。非手术治疗失败(3%~17%)和需要脾切除术的患者正在减少[109,110]。总的来说,TASE在控制脾脏出血和脾脏抢救中的成功率在成人和儿童中超过80%[106,111,117,118]。Haan等回顾了648例钝性脾损伤患者,其中132例栓塞治疗,抢救率为90%。动静脉瘘管的存在可以预测手术失败,但这取决于瘘管治疗的积极程度。那些初次TASE失败的患者,如果病情稳定,可能会考虑进行第二次治疗,并且占治疗患者的2%~5%(图138-6)[110]。

TASE的并发症包括迟发性出血、由于栓塞引起的持续性出血、损伤部位的血块溶解、假动脉瘤破裂、急性血管松弛[119,120]。迟发性出血可能在治疗后几天到几周发生。栓塞后综合征表现为腹痛和发热,并可能与CT发现的坏死性、含气实质和左侧胸腔积液有关,这通常是自限性的,除非与感染叠加。细菌性腹膜炎、败血症、脾脓肿和破裂是其他可能的并发症。血肿可能演变成钙化性脾血肿或囊肿。栓塞后梗死率最高可达20%,但取决于损伤部位和所需栓塞程度[119-121]。关于近端脾动脉栓塞和远端脾动脉栓塞仍存在争议,最近的一项Meta分析试图明确解决这个问题。评价经血管栓塞治疗的成人创伤性钝性脾损伤患者的研究系统地评估了脾损伤的级别、适应证、部位(近端与远端)和预后。147项研究中的15项纳入研究均为回顾性研究,涉及479例栓塞患者,总的栓塞失败率为10%(0.0%~33.3%)。出血是最常见的失败原因,但没有区别远端和近端血管栓塞技术。远端栓塞比近端栓塞更容易发生轻微并发症,这是因为远端栓塞后节段性梗死的发生率较高[116]。

脾外伤的非手术治疗假定脾脏保存并维持其功能。为了验证这一假设,我们评估了43例脾损伤(Ⅰ~Ⅳ级)患者的免疫功能,分析了淋巴细胞亚群对肺炎链球菌和流感嗜血杆菌疫苗的反应和抗体产生。脾切除术患者 $CD4^+$ T淋巴细胞、B细胞、IgM、IgD水平较保存组显著下降,提示脾外伤时选择保守治疗方法的重要性[122]。

(三)脾动脉的假性动脉瘤

脾动脉是腹内动脉瘤和假性动脉瘤的第三大常见动脉,仅次于主动脉和髂动脉。虽然脾动脉瘤的病因尚不明确,但它与全身性高血压、门静脉高压、肝硬化、肝移植和妊娠有关[123-125],较少见的相关疾病包括动脉纤维发育不良、动脉炎、胶原缺乏、炎症和感染性疾病[123]。脾动

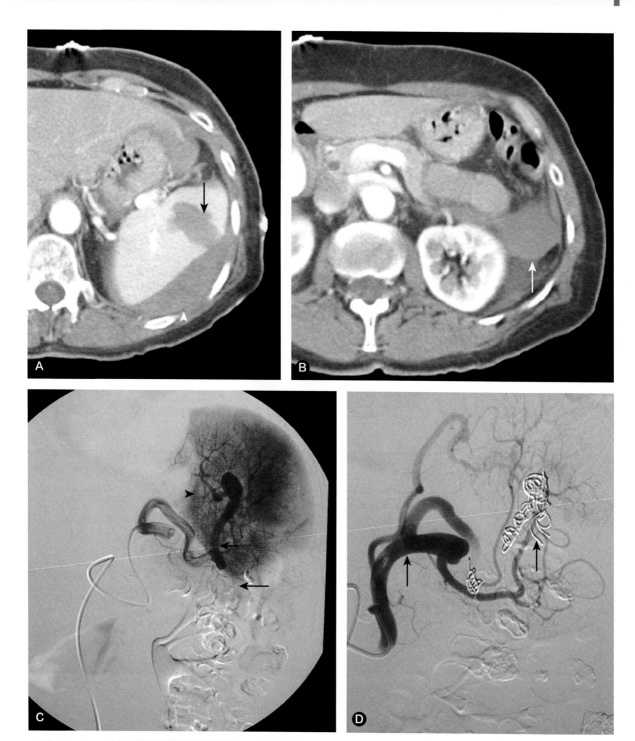

▲ 图 138-6　**A.** 轴向增强计算机断层扫描，**32 岁女性从一匹马上摔下来，并有活动性的脾出血。脾脏Ⅳ级撕裂伤（箭）和包膜下血肿（箭头）；B.** 轴位增强 **CT**，左侧肾旁间隙腹膜后中度血肿（箭）；**C.** 脾动脉造影的正位数字减影血管造影显示脾动脉（短箭）供血剩余的上极脾髓（箭头），由于血肿的扩大（长箭），上极与无血管的下极段有明显的切断；**D.** 经动脉脾栓塞治疗。止血是通过线圈栓塞脾动脉。脾动脉 DSA 显示脾灌注减少，脾动脉远端叶支有线圈（箭）

脉假性动脉瘤的病因包括胰腺炎、外伤和罕见的消化性溃疡[126-128]。已有研究表明，脾脏损伤的非手术治疗增加了外伤性假性动脉瘤的发生率，而这种假性动脉瘤本应被切除，但由于横断面成像的广泛应用，脾动脉瘤的偶然发现也增加了[127]。脾动脉瘤在女性中有更高的患病率，她们在怀孕期间更容易破裂。脾动脉瘤通常呈囊状，位于脾动脉远端 1/3 处。很少有关于瘤内动脉瘤的报道[129]。它们包含不同数量的附壁血栓，虽经常钙化，但不影响脾灌注。CTA 虽然需要三维重建来区分假阳性，但它对脾动脉瘤的检测和表征具有很高的准确性，如正常的血管弯曲和动脉粥样硬化改变。对于哪种动脉瘤或假性动脉瘤应该接受治疗还存在一些争论。大多数人同意大尺寸（2cm 以上）和出现症状应被视为治疗的指征。此外，高达 60% 的出血者是不稳定的，出血的死亡率高达 15%[127]。许多人还主张对育龄女性的小动脉瘤进行治疗，而有些人则认为 < 2.5cm 的病灶和小的小儿脾动脉瘤可以通过密切随访进行保守治疗[127, 129, 130]。

大多数脾动脉瘤可以采用 TASE 治疗，即直接栓塞动脉瘤囊或其供血动脉。对于宽颈、囊状或梭形动脉瘤，在脾动脉内从远端到近端布置弹簧圈。在颈窄的囊状病变中，可以在动脉瘤囊内展开可分离的弹簧圈或气囊（图 138-7）。最近，覆膜支架放置在动脉瘤颈部已经被建议作为一种治疗形式，可以排除动脉瘤并保持血流和未来的通路[131]。然而，这种手术在极度迂曲的动脉中可能存在较高风险，需要仔细选择患者。经皮注射凝血酶也有报道，但这不是一种常见的方法[132]。假性动脉瘤局部治疗保留了脾脏功能。最近对 38 例脾动脉瘤（均为直径为 2cm）患者进行了回顾性研究，其中 9 例接受经导管栓塞治疗，8 例采用开放修复治疗，21 例仅进行观察，经导管栓塞组和开放手术修复组的成功率均为 100%，血管栓塞组的住院时间较短（8 天和 16 天），在 45 个月和 57 个月无复发[133, 134]。

血管内治疗的效果已经得到改善，现在被推荐用于所有脾动脉瘤的治疗[133]。在需要手术

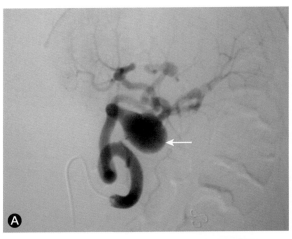

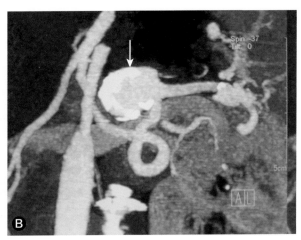

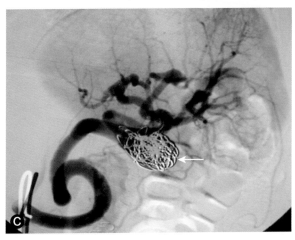

▲ 图 138-7　脾远端动脉假性动脉瘤
A.DSA 显示一个较大的囊性假性动脉瘤（箭）；B. 正位最大强度多排 CT 动脉造影显示囊性假性动脉瘤（箭）；C. 前后 DSA 显示可脱线圈成功栓塞（箭）（图片由 Dr. A. Arapally, Johns Hopkins Hospital 提供）

的情况下，球囊闭塞导管可以控制术中出血[127]。

脾动静脉动脉瘤合并脾动静脉瘘非常罕见，但适合影像引导下的干预。外科结扎术和经皮栓塞术被报道同样有效。此外，经皮放置闭塞装置已被报道是另一种新出现的替代治疗方法[135]。

（四）脾功能亢进和部分脾栓塞

脾栓塞可用于脾功能亢进和全血细胞减少，伴或不伴巨脾大（如珠蛋白生成障碍性贫血、骨髓纤维化）[136]。除了改善血液学参数和缩小脾脏大小外，还可改善肝功能和减少胃或脾静脉曲张出血[121, 137, 138]。抗生素预防和部分脾栓塞术的组合被认为是手术性脾切除术的一种有效且安全的替代方法[139]。

治疗通常使用小的（300～900μm）永久性颗粒栓塞剂（如聚乙烯醇、硅酮或丙烯酸栓塞球），用于阻碍脾脏的外周、实质内节段区域的血流。之所以不使用线圈，是因为很难测量脾脏的软组织百分比，并且它们限制了将来治疗的途径。通过将导管放置在尽可能远的位置以避免颗粒物质进入非目标部位，可以降低胰腺炎的风险。选择单独的肝门分支也是可行的，以更好地将栓塞剂分布在整个脾脏。微粒注射后，通过血管造影的实质期估计栓塞的百分比。有人认为，栓塞少于 50% 的脾髓易复发[121, 140]，但栓塞超过 70% 时，可获得更大的长期疗效[137]。大多数患者在分期治疗中达到 70% 以避免栓塞后综合征和并发症。器官大小的反应最好从计算机断层扫描或磁共振成像中观察到，并在治疗后的 2～4 个月内随访观察。

血液系统反应可能会在治疗后几周内出现[141]，但长期反应也得到了证实（图 138-8）[142]。术后减少曲张静脉出血和改善肝功能的成功率更高。术后复发可能与脾脏再生的速度有关。据报道，该手术并发症包括脾门静脉血栓形成、脾脏坏死、脓肿和败血病，这些都可能致命[121, 141]。

类似的技术也用于脾切除术前的脾栓塞。外科脾切除术能很好地控制出血和有限的失血

（图 138-9）。然而，对于脾大的患者来说，进入肝门可能更具挑战性。近端线圈栓塞可能会限制血液流入脾门血管。虽然线圈可能会影响手术夹和结扎线的放置，但如果放在靠近手术的地方，它们可以很容易地取出。实质内颗粒明胶海绵浆栓塞也可用于限制脾内肿块（血管肉瘤或纤维肉瘤）的出血。

（五）脾脓肿和假性囊肿

最常见的脾积液是陈旧性血肿、假性囊肿、脾囊肿（图 138-10）和脾脓肿（图 138-11）。横断面影像上常见的囊肿只有在大到足以引起早期饱腹感或左肩疼痛时才需要治疗。非感染性脾囊肿可通过经皮穿刺和硬化抽吸进行治疗。用 100% 脱水乙醇或多西环素替代一定量的吸出液，在吸出液之前，将患者以左右侧卧位交替的姿势放置 1h[143, 144]，但需要重复治疗。脾脓肿可能是医源性的，并可能并发真菌性假性动脉瘤。通常介入是由超声引导的，使用单壁 18 号针，然后通过 0.035 导丝放置 10F 引流管。当引流管逐渐变细且成像显示腔已经塌陷时，可以安全地移除引流管[145, 146]。反复积聚的无菌聚集物可以用四环素硬化[146]。

（六）影像引导下脾活检

经皮影像学引导下脾活检仍然是一个有争议的话题。传统上，人们普遍认为出血的风险太高了。然而，McInnes 等的 Meta 分析显示了这项技术较高的诊断准确性，当使用 18 号或更小规格的针时，主要并发症（出血最常见，其次是疼痛）的总发生率仅为 1%[147]。因此，经皮影像引导脾活检被认为是当今合理的选择[148]。

三、结论

对于大多数正常或脾脏略微增大的择期病例，腹腔镜脾切除术仍是金标准。外科手术的创新、技术和不断发展的经验也使腹腔镜手术方法可用于曾经被认为是禁忌证的医疗情况。

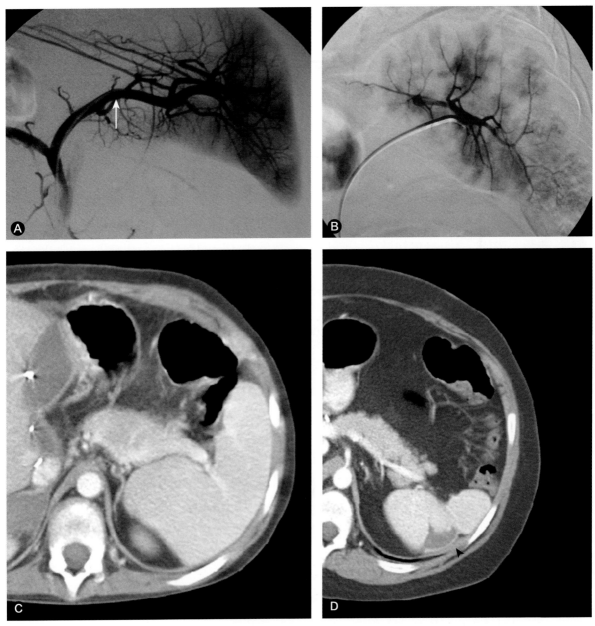

▲ 图 138-8　14 岁患者，肝移植后脾功能亢进和血小板减少

A. 正常脾动脉造影（箭），实质期增强；B.70% 栓塞后脾动脉造影显示斑点状强化；C. 栓塞前的对比增强计算机断层扫描，注意脾脏的大小；D. 栓塞后 3 个月增强扫描，注意脾脏的缩小和小的周围梗死（箭头）（A. 图片由 Dr. A. Arapally, Johns Hopkins Hospital 提供）

即使腹腔镜脾切除术在急性和不稳定创伤患者中的应用仍然有限，但非手术治疗和辅助治疗的采用率不断提高，如栓塞术。对于那些保守治疗失败的患者，延迟性腹腔镜脾切除术成为有价值的选择。对于择期脾切除术，微创方法通常适用于日益复杂的脾脏疾病、手术部位和大量脾大，通常需要使用手动装置。单端口、机器人和 NOTES 脾切除术需要进一步研究，

以确保安全性和成本效益。

不少有质量的研究显示诊断性脾血管造影术正从介入诊断技术转向非侵入性的三维 CT 和 MRI。治疗性影像引导经皮脾介入治疗继续壮大。创伤患者的脾动脉栓塞术有所发展，有助于实现器官保存。血管栓塞也加强了微创手术在巨大脾脏患者中的应用。即使需要进一步的研究，影像引导下脾动脉瘤和假性动脉瘤的

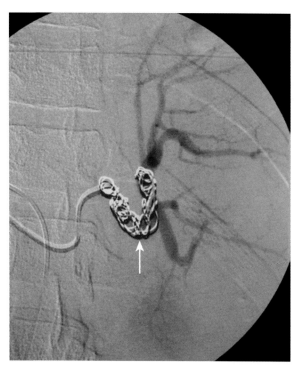

▲ 图 138-9　62 岁男性，因淋巴瘤和脾大在脾切除术前进行术前栓塞
注意脾动脉中的线圈（箭）和远端血流减少

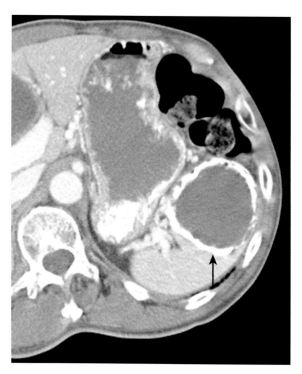

▲ 图 138-10　轴向增强计算机断层扫描显示钙化的脾脏血肿（箭）

治疗正成为一线策略，影像引导下脾活检的应用也是如此。外科医生和介入放射科医生之间的合作在脾脏疾病的治疗中至关重要。

致谢

本章由 Michael R. Marohn、Kimberly E. Steele 和 Leo P. Lawler 对原始章节（即先前版本的第 133 章）进行更新。

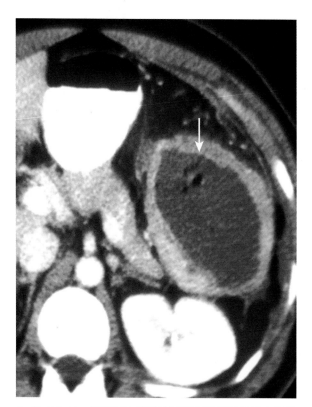

▲ 图 138-11　轴向对比增强计算机断层扫描显示含气性脾脓肿（箭）

第 139 章
成人脾外伤的处理
Management of Splenic Trauma in Adults

Sara A. Mansfield　Amy P. Rushing　著
周文策　甘　宇　译

摘要　本章主要探讨急性脾损伤的诊断评估和初步治疗，重点是非手术干预措施具体而言，本文回顾了可用的诊断方式，手术和非手术治疗的适应证及血管栓塞术在脾出血中的应用。

关键词：脾脏；出血；休克；FAST；非手术治疗；介入放射学；血管栓塞；致命性脾切除术后败血症

脾脏是正常成年人网状内皮系统的重要组成部分，是一个高度血管化的实体器官，是胚胎发育早期的间充质组织。正常的成人脾脏重量为 75～100g，平均血流量为 300ml/min。它作为网状内皮细胞的主要过滤器，可以隔离和去除抗原、细菌、衰老或损坏的细胞因子。另外，通过产生免疫球蛋白 M 和调理素激活补体，在体液免疫系统中发挥重要的作用[1]。

脾脏位于左季肋区，经常受闭合性和穿透性的创伤。闭合性损伤后的孤立性脾损伤常见于儿童，而成人创伤往往会伴随着胸部、肾脏、四肢和头部的伤害[2]。闭合性减速伤的机制是突然减速，致使脾门的血管扭转、剪切及胃脾韧带内的胃短血管或韧带暴露部位的包膜撕裂。临床特征为脾外伤包括左上腹部或脾侧面瘀斑和擦伤，以及左偏侧膈的膈下积血刺激引起的左肩痛（克氏征）。在某些情况下，穿透性创伤的伤口横穿左上腹部，可怀疑脾损伤。不论机制如何，所有创伤患者均应接受基础检查，然后进行进一步的检查、评估和辅助检查。

目前，大多数脾脏创伤的公认护理标准是需要密切观察的期待治疗。手术干预指征为血液动力学不稳定表现出活动性出血迹象的患者，以及液体复苏无效的患者。尽管这些临床情况看似简单，患者的病情往往是介于两者之间，这是最具挑战性的。先进的成像技术和介入放射学，可让创伤外科医生为脾外伤患者提供更多的诊断信息和治疗选择。

一、诊断

有腹腔内持续出血迹象的患者应立即进行手术探查。对于那些血流动力学正常的患者，应完成全面的诊断评估。初步检查后，进行腹部重点检查，以发现明显的腹部内损伤迹象，腹壁瘀斑、擦伤、肋腹疼痛和膨胀应怀疑损伤，并进行进一步的诊断检查。出现左侧肋骨骨折的患者也应接受脾撕裂伤的评估。

通过检查获取血红蛋白和血细胞比容的指数、血小板计数和凝血情况。在急诊室时，针对创伤的聚焦腹部超声检查（FAST）提供了一种快速且无创的方法来检测腹膜腔内血液。据报道，FAST 的敏感性为 43%～93%，而在各种报道中，其特异性范围则为 90%～98%[3, 4]。FAST 的主要局限性是超声检查对操作员有严重依赖性及由患者体质或肠道气体引起的技术限制。Branney 等通过诊断性腹腔灌洗来证明该技术的缺陷，发现进行 FAST 的参与者只有 10% 可以检测到小于 400ml 的液体[5]。尽管有这些障碍，当患者由于血流动力学不稳定而无法进行进一步成像时，FAST 检查还是有助于患者的初步评估。没有计算机断层扫描（CT）阴性且 FAST 阴性时，可能会导致遗漏腹内损伤。此外，在血流动力学不稳定的患者中，不应通过阴性 FAST 来诊断剖腹手术的决定[6]。

与超声检查不同，CT 极大地改变了我们检断脾损伤的方式。对于怀疑有脾损伤的血流动力学稳定的患者，CT 是一种诊断方式。CT 的敏感性和特异性分别接近 100% 和 98%[7]。当代的多层扫描仪提供了脾脏结构的详细调查，使临床医生能够将简单的囊下血肿与更严重的实质性和血管损伤区分开来。虽然使患者暴露于增加的辐射，但 CT 图像采集的动脉期除了传统的门静脉和延迟期图像外，还应考虑优化外伤性脾损伤的检测[8]。

几种分级系统已被用于对脾损伤进行分类，这些对手术和非手术管理决策均具有重要意义。美国创伤外科协会的器官损伤分级委员会（OISCAAST）设计了一种解剖分级系统，定义了脾损伤的严重程度[9]。该系统结合了 CT 结果和脾脏术中评估，包括五个等级（表 139-1）。该等级量表提供了所有临床医生都能理解的通用定义，并且当患者需要从急诊医院转移到三级创伤中心后在区别损伤的严重性时发挥重要作用。尽管创伤界认识到手术干预的主要预测因素是血流动力学不稳定，但器官损伤的严重程度量表也可作为进一步治疗干预的预测因素。Haan 等报道，在 5 年内脾脏抢救率达到 94%；然而，他们发现随着脾损伤等级的提高，抢救率降低了[10]。

二、非手术治疗

高分辨率 CT 扫描可用性增加及动脉血管造影和栓塞技术的进步为非手术治疗脾损伤的成功做出了贡献。可以通过卧床休息、连续腹部检查及血红蛋白和血细胞比容监测来适当控制血流动力学稳定的脾脏闭合性损伤患者。这种方法与血管造影术相结合，特别是对于Ⅲ级和Ⅳ级损伤，可使脾脏抢救率高达 95%[11, 12]。在进行期待治疗的情况下，一些研究已经指出了血管造影术的适应证，其 CT 表现具有以下特征：对比剂外渗，假性动脉瘤的存在，严重的腹膜出血，高级别损伤，以及血管损伤的证据[13]。血管造影的目的是定位出血并用线圈或明胶泡沫栓塞血源。栓塞可发生在靠近胰腺背侧部分的脾主动脉（称为近端栓塞），也可以选择性地发生在受伤血管的远端分支处。前一种技术的目的是降低对脾脏的灌注压力以促进止血。该技术的缺点是造成脾脏整体缺血，许多人对脾脏近端栓塞后的免疫能力提出质疑。Malhotra 等通过检查特定 T 细胞系的血清水平，研究了血管栓塞对脾功能的影响。脾脏栓塞患者与健康对照组的 T 细胞比例相似，表明脾脏免疫功能在一定程度保持[14]。一项挪威研究比较了接受血管栓塞患者的血样与健康对照组，结果表明，

表 139-1　美国创伤外科协会的器官损伤分级委员会（1994 年修订）

分 级	损伤情况
Ⅰ	血肿——囊下，表面积 < 10%；裂伤——包膜撕裂，实质深度 < 1cm
Ⅱ	血肿——囊下，表面积为 10%~50%，实质内，直径 < 5cm；裂伤实质深度 1~3cm，不牵涉小梁血管
Ⅲ	囊下，表面积 > 50% 或正在膨胀，荚膜下破裂或实质性血肿，实质内血肿 > 5cm 或扩大；裂伤 > 3cm 实质深度或累及小梁血管
Ⅳ	涉及节段或脾门血管的裂伤导致严重的血供重建（> 25% 脾）
Ⅴ	脾脏完全碎裂，肺门血管损伤使脾脏血流不足

该样本与具有肺炎球菌免疫球蛋白水平相近，没有 Howell-Jolly 小体，表明脾功能正常[15]。尽管这些初步研究仍然令人鼓舞，但尚无确切证据表明在血管栓塞后脾免疫功能完全得以维持。

毫无疑问，介入技术的进步已为成功进行脾损伤的非手术治疗做出了贡献。这已经改变了治疗策略，但是还没有完全取代手术干预。现在的挑战仍然是预测那些最终将需要行脾切除术的患者。许多小组研究了非手术治疗失败的潜在预测因素。早期研究发现，较高的损伤级别、输血需求的增加和最初表现时的低血压始终预示着非手术治疗的失败。最近的文献报道了使用先进的成像技术来预测哪些患者最终将需要进行脾切除术。Haan 研究了脾脏闭合性损伤患者的总体预后，并报道了在血管栓塞后需要行脾切除术的患者中普遍存在的一些放射学检查结果：对比剂外渗，假性动脉瘤，明显的腹膜和动静脉瘘。在这些特征中，动静脉瘘的非手术失败率最高，为 40%[10]。与非手术治疗失败风险相关的非放射照相特征包括年龄 > 40 岁，损伤严重度评分为 25 分及以上或存在大量腹膜出血[16, 17]。

除了影像学发现之外，一些研究小组还检查了损伤的机制及其与非手术失败的关系。Plurad 等进行了一项为期 15 年的回顾性研究，发现遭受钝性攻击的患者非手术治疗更有可能失败：其中 36% 的患者需要脾切除术，而 11.5% 的患者需要所有其他机制的联合。这些发现表明，无论整体损伤的严重程度如何，直接转移到左躯干的患者更有可能需要脾切除术[18]。

三、手术治疗

当患者在及时复苏的情况下出现血流动力学不稳定时，手术干预仍然是最谨慎的治疗方案。在这种情况下，应遵循创伤护理的标准原则：可靠的静脉通路，适当的容量复苏，准备血型和交叉配型匹配的包装红细胞，鼻－胃减压和术前静脉给予抗生素。通常的做法是使用垂直中线切口进行剖腹手术，因为这样可以最快地进入腹腔。如果该切口不足，则可向头侧伸至剑突的左侧。另外，可以切开肝脏的左三角韧带使肝脏离开手术区域。虽然看起来可行，但左上腹斜切口治疗孤立性脾损伤耗时较长，如果伴有损伤，则难以进入腹腔的其余部分。

进入腹腔后，应进行标准的初步检查。应将所有四个象限固定好，并进行系统检查以确定是否有出血或肠道污染。如果发现其他损伤并需要更紧急的护理，则可以通过适当包扎使脾脏充分止血。在脾实质周围放置多个剖腹手术包，以确保在横膈膜、腹外侧壁和腹膜后之间保持压塞作用。当需要解决损伤时，可通过将脾切除术包放在脾脏的后面并将其直接举入手术区域来实现暴露。检查后，应将脾脏韧带与膈肌、肾脏和结肠的附件切开。这些连接是无血管的，在大多数情况下可以无患分开。然后，可以将脾脏旋转到中线并进一步抬高，从而能够完全进入其前、后表面及脾门。一旦完成，操作者可以通过直接手动压迫脾实质或通过控制脾门处的脾动脉和静脉来轻松实现几乎所有脾损伤的止血。此时，做出有关脾切除术或脾脏修补术的决定。

脾脏完全暴露后，可先结扎并分离胃短血管，然后进行脾切除术。这些血管的位置应远离胃大弯，以使胃壁坏死的风险降到最低。因为短的胃血管被分开并且脾门被固定，所以必须注意胰腺尾。粗心可能会导致胰腺囊膜破裂和胰瘘的并发症。在胃短血管分开之后，然后将脾动脉双结扎并在脾门中分开。以相同的方式处理脾静脉，并完成脾切除术。取出脾脏后，应彻底冲洗脾床并检查止血情况。这些步骤对于最大限度地减少术后脾床血肿的机会至关重要，而脾血肿又容易导致膈下脓肿。尽管尚无关于在手术床中使用封闭抽吸引流管的确凿数据，但我们并未在脾切除术后常规引流脾窝。小心止血往往是避免脾床并发症的最佳方法。

脾修补术是指旨在控制出血以使患者可以

保留脾脏的免疫学功能的各种"健脾"技术。只有在完全暴露并检查了脾脏之后，才应做出术中尝试脾盂造影的决定[19, 20]。通常，对于较不严重的损伤（如Ⅰ级和Ⅱ级、轻度Ⅲ级），最适合考虑脾修补术。脾修补术不用于尝试修复广泛或复杂的脾脏损伤，也不用于在面对多发性合并症或相关性低血压的情况下进行脾修补术造影。在术者手中充分调动和控制脾脏时，脾修补术可能仅包括手工压迫脾实质以实现单纯撕裂伤的止血。有多种局部止血药可以直接应用于出血的实质表面。其他选择包括在缝合术中使用单丝缝线对脾脏进行缝线修复，还可以将一块网膜或明胶海绵产品整合到修复中。另外，将整个脾脏包裹在可吸收的网片中已被描述为有效的填塞方法，并且与感染并发症的显著增加无关[20]。Feliciano 等在 9 年的时间里检查脾脏抢救率，发现大部分的脾脏修补术病例是通过简单的技术完成的，不到 10% 的病例需要用网状包装。在本系列中，再出血的发生率为 1.3%[21]。

四、术后护理

致命性脾切除术后凶险性脓毒症（OPSS）最早由 Diamond 于 1969 年描述，是脾切除术不常见但潜在的灾难性并发症，其原因是对有荚膜的微生物感染的易感性增加[22]。脓毒症住院的总体标准发病率为 5.7%，在创伤患者中发生率较低（3.4，95%CI 3.0～3.8），而血液系统恶性肿瘤患者为 18%（95%CI 16～19）[23]。早期的 OPSS 报道显示，尽管使用静脉注射抗生素和强化治疗干预，死亡率仍为 50%～70%。随着抗生素治疗和重症监护的进展，OPSS 的死亡率可达到 10% 左右，其中 50% 以上的死亡是在就诊后的 48h 内发生的[1, 24]。鉴于这些发现，在出院前接受急诊脾切除术后立即接种肺炎球菌疫苗是一种被广泛接受的做法[25]。在疫苗作用期，OPSS 的发病率似乎并未降低[23]。实际上，肺炎链球菌仍然占致病菌的 42%[26]。脑膜炎奈瑟球菌和乙型流感嗜血杆菌疫苗在脾切除的个体中的功效和临床重要性尚不清楚，但在认为更可能接触这些生物的患者应予以重视[25]。我们通常对急诊脾切除术的患者给予全部三种疫苗。尽管这些患者应采取一切必要的预防措施以避免严重感染，但成人脾切除术后预防性使用抗生素并不被认为是必要的[27]。脾动脉栓塞后，尤其是选择性栓塞后，抗体反应似乎得以保留，表明可能不需要疫苗；然而，需要更大规模的研究来证实这一点[28]。

第 140 章
小儿脾外伤
Splenic Trauma in Children

Grace Z. Mak **著**

周文策 甘 宇 **译**

摘要

小儿外伤患者中有 10%～15% 为腹部损伤，其中脾脏是最常见的腹腔内损伤器官，占闭合性外伤引起的治疗费用的很大一部分。从历史上看，脾损伤的最初处理是紧急脾切除术。但是，随着人们对脾脏切除术后败血症的认识，脾脏的免疫学重要性变得突出了，尤其是在儿童中，保留脾脏的策略得以实施。自 1968 年人们首次对非手术管理进行描述以来，已经有多种指南和协议被描述，所有指南和协议的成功率均超过 90%。因此，现在 NOM 已成为儿童闭合性脾损伤的护理标准。

本章将回顾脾脏的解剖学和生理学，特别是其在创伤性损伤管理中的相关性，对闭合性脾脏损伤儿童的评估，脾脏损伤的手术管理和 NOM 及长期治疗方面的持续争议（包括后续成像及活动时间的限制）。尽管制订了治疗闭合性脾损伤儿童的共识性指南，但在美国各地，这些儿科创伤患者的护理实践仍存在重大差异。因此，至关重要的是，所有治疗儿童创伤患者的医生（包括成人科和儿科），都要接受教育，以了解成人和儿童生理功能之间的内在差异，以及儿童能自愈相当严重损伤的能力，并经常避免脾切除术。

关键词：小儿脾创伤；小儿脾损伤；闭合性脾创伤的非手术治疗；闭合性脾创伤；闭合性脾损伤；脾切除术；脾假性动脉瘤；脾延迟性出血

小儿外伤患者中有 10%～15% 发生腹部损伤，其中脾脏是最常见的腹腔内损伤器官，占闭合性外伤所产生的治疗费用的很大比例[1-4]。历史上，脾脏的最初治疗方法为急诊脾切除术。但是，随着人们对脾脏切除术后败血症的认识，脾脏的免疫学重要性变得突出起来，尤其是在儿童中，保留脾脏的策略得以实施。1952 年，King 和 Shumacher 首次报道了在脾切除后因遗传性球菌病而发展为严重脓毒症的 5 名婴儿中有 2 例死亡[5]。现在，人们知道脾脏具有重要的免疫功能，其中包括根除如肺炎链球菌、脑膜炎奈瑟球菌、乙型流感嗜血杆菌等荚膜细菌。5 岁以下儿童的脾切除术后败血症发生率＞10%，而成年人＜1%，据报道，其终身风险大

于正常人群的 85 倍，死亡率接近 70%[4, 6, 7]。因此，在脾切除术后，患者必须在不同的时间段进行青霉素预防，以减少发生脾切除术后败血症的风险。此外，脾切除术增加了短期血液学并发症和长期心血管并发症的风险[8]。比较闭合性脾损伤后观察到的"质量调整预期寿命"，脾脏切除术和脾修补术的治疗方案均显示脾脏寿命缩短[9]。而留脾脏可以长期节省成本，包括预防性抗生素和疫苗接种的处方药成本，以及与脾切除术后感染相关的住院率的减少[10]。

根据这些观察和发现，脾脏破裂出血通常在剖腹手术时就已停止，对闭合性脾脏损伤儿童的治疗从急诊脾切除术发展为脾脏保留术。Upadhyaya 和 Simpson 于 1968 年首次描述了遭

受闭合性创伤儿童的脾损伤的选择性非手术治疗（NOM）[11]。自从最初的描述以来，已经形容了多种指南和方案，所有的指南和方案均成功率超过 90%。因此，现在 NOM 已成为儿童闭合性脾损伤的护理标准。有趣的是，尽管儿童成功治疗的概率较低，但儿童成功使用 NOM 促使将 NOM 应用于成人创伤患者的闭合性脾损伤中[12]。

一、脾的解剖学和生理学

由于脾脏独特的分段血液供应，可以轻松修复和切除受伤的脾脏。血管解剖通常由上段和下段组成，而上段占 84%，中段和下段则占 16%（图 140-1）。这些节段被斜通过脾纵轴的无血管平面所分隔，通常不能从脾壁到内脏表面遍历全层脾。脾内血管呈大叶状，分段性，且通常无节间连通。Dixon 等将脾脏分为三维区域（脾门、中间和外围），每个区域都需要采用特定的止血技术。周围区域的出血可以用局部药物治疗，而中间和脾门区域的小梁和节段性血管建议结扎（图 140-2）[13, 14]。

与成人相比，儿童脾被膜较厚，含有丰富的肌上皮细胞，有利于止血控制出血[15]。脾小动脉更有效的收缩，以及缺乏动脉粥样硬化，赋予血管更大的顺应性，进一步改善收缩，从而更有效地止血[16]。下肋骨骨折通常与成人脾脏损伤相关，肋骨折断经常穿透脾包膜。相比之下，儿童肋骨骨折很少见，因为它们的肋骨具有更大的弹性，使肋骨后冲而不是骨折，从而减少了对脾脏的直接作用力并降低了穿透脾包膜的风险[16, 17]。

二、儿童脾外伤评估

如高级创伤生命支持所述，需系统地对小儿创伤患者进行评估，优先评估和管理气道、呼吸和循环[18]。连续评估和维持气道通畅、气体交换的充分性和灌注是复苏、预防和（或）纠正氧输送不足引起的低氧血症的重点。

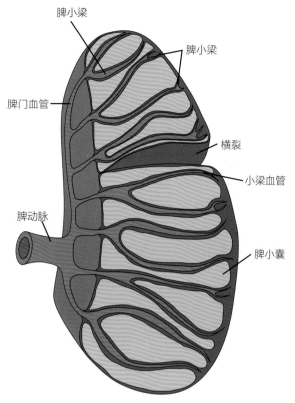

▲ 图 140-1　脾段节段血管图

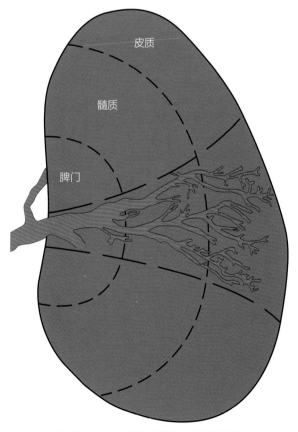

▲ 图 140-2　脾门、髓质、皮质区域图

许多腹部受伤的儿童体格检查结果模棱两可或阴性，据报道，初次体检的总体准确性为16%～45%。因此，仅依靠体格检查对潜在腹部损伤儿童评估是不充分的。腹部评估的诊断辅助工具包括创伤性聚焦超声检查和计算机断层扫描。但是，如果患者腹腔内血流动力学不稳定，则应立即进行手术探查。如果患者对复苏有反应，则可以进行更明确的诊断成像。

超声具有许多优点，其中包括便携性、即时可用性、缺少电离辐射、无创性和低成本。在 FAST 检查期间，操作员着重于识别剑突下区域（心脏）、左胁腹（脾脏）、右上腹部和 Morrison 袋（肝脏），以及骨盆和直肠子宫陷凹的游离液体[19]。尽管速度很快，但 FAST 并不能够可靠地识别出受伤的器官或识别游离液体（血液、黏液和尿液）的质量，并且会错过与游离液体无关的实体器官损伤。因此，超声可能会遗漏实质内伤害或低级别伤害[20]。此外，检查的质量取决于操作员在执行和解释检查中的作用。在一项系统回顾和 Meta 分析中，腹部超声对闭合性创伤儿童腹膜积血的检测灵敏度适中（66%），但特异性较低。此外，超声检查阴性作为排除儿童创伤患者腹腔内损伤的唯一诊断方法是可疑的。相反，FAST 的用处似乎在于评估血流动力学不稳定的患者，以帮助确定受伤部位并帮助确定干预措施的优先次序[19-21]。

腹部和骨盆 CT 是目前评估腹膜腔和腹膜后情况的标准。静脉对比剂提供有关器官灌注、腹膜内游离积液及肠道特征的大量信息。在急性创伤情况下通常不需要肠对比造影，它可以引导抽吸[19]。据报道，实体器官损伤的严重程度与相关游离液产生的可能性和体积之间存在相关性。无论损伤部位（脾脏或肝脏）在何处，游离液最常见的位置是骨盆。与肝脏损伤（69%）相比，脾损伤（82%）中游离液更为常见[20]。

由于担心长期放射线暴露的风险，因此人们对儿童中任何电离放射线的使用都进行了严格审查，并尽可能地加以限制。尽管 CT 是必不可少的成像手段，但暴露于电离辐射下会增加患癌症的风险，特别是在儿童中[22]。与成人相比，儿童辐射暴露的癌症风险并非微不足道，并且可能因多种因素，这种影响更为明显。与成人相比，相同剂量的辐射由于儿童的横截面面积较小，因此对儿童的剂量相对较高。与成熟组织相比，正在生长和发展的组织和器官对辐射的影响更为敏感，辐射的肿瘤学作用可能具有更长的潜伏期。另外，与成人相比，婴儿或儿童具有更长的预期寿命，在此期间可以显示出潜在的放射肿瘤效应。因此，为了减少辐射暴露，放射科医生使用的辐射剂量应尽可能低（ALARA），这意味着使用的辐射不应超过为获得必要的诊断信息，并仅在必要时进行这些研究所需的辐射[23]。

三、手术治疗

由于实体器官损伤引起的出血通常是自限性的，因此 CT 或 FAST 上腹膜内血液的存在并不一定要求进行探查。总体而言，只有不到10% 的实体器官损伤儿童和不到 15% 的腹膜出血儿童需要进行剖腹手术。

血流动力学不稳定的儿童伴有腹腔内损伤及 NOM 失败的儿童通常应进行手术治疗。但是，对血流动力学不稳定和 NOM 衰竭的精确定义尚不清楚。一些将失败定义为超过 40ml/kg 的密集红细胞输血，而其他人则将其定义为任何输血要求。由于尚未发现任何单一的生命体征、测试或其他生理参数来指示正在进行的出血，因此临床判断是最好的工具[24]。

手术治疗的目标是尽可能控制出血和保留脾脏。用于脾脏损伤的创伤性剖腹手术通常通过中线上方切口进行，从而也可以进入其他可能受伤的器官。脾脏暴露应分步进行，以便充分检查脾脏，同时最大限度地减少受伤的机会。对于脾脏外伤，血肿通常会剥离韧带附着物，并有助于将脾脏快速递送至伤口。首先将脾膈韧带和脾肾韧带的外侧附着体分开，使脾和胰尾作为一个单位从外侧向内侧分离。然后将胃短血管分开。由于脾脏的双重供血，可以结扎较短的胃血管而不损害脾脏的生存能力。脾暴露的最后一步是脾结肠韧带的分裂[25, 26]。

然后完整检查脾脏，决定保留脾（脾修补术）或脾切除术。该决定中的因素包括是否存在持续的出血、脾损伤的程度、患者的整体状况及相关损伤的存在。仅当患者血流动力学稳定时才应尝试修复。根据损伤的部位和程度，有多种修复脾脏的技术。小伤口可以通过压缩和局部使用止血药来处理，如氧化纤维素、可吸收明胶海绵（纯或饱和凝血酶）、微纤维胶原蛋白，以及组织黏合剂，如纤维蛋白胶和其他药物。脾实质暴露区域的出血可使用电灼或氩束凝结器进行控制。如果脾实质严重破坏而被包膜完整，可采用可吸收缝线穿过被包膜并合并脾实质；脱脂棉或许对支持修复有用。大网膜可进一步用于加强修复，将其缝合在脾脏的原始表面上或包装成缺损。考虑到脾脏供血的分段性，也可以进行部分脾切除术。用可吸收的网状物包裹脾脏是另一种技术。脾修补术后最常见的并发症是持续的出血或再出血，此时需要行脾切除术[25, 26]。

当脾脏出血无法控制或其他因素要求快速手术时，应行脾切除术。如前所述，在脾脏暴露之后，脾门被分离到动脉和静脉蒂。然后将脾门结扎并分开，完成脾切除术。然后注意检查止血情况，评估三个主要方面：膈肌下表面、胃大弯，尤其是胃短血管的区域和脾门。自体移植是有争议的，自体移植后有大量的脾切除术后败血症报道，这表明该技术不能普遍地成功恢复免疫功能[25, 26]。

随着微创外科手术的出现，腹腔镜技术已被越来越多地使用，其中包括创伤在内的情况，尽管通常仅限于血流动力学稳定的患者。在 2006 年 Feliz 等的回顾性研究中，腹腔镜检查的诊断准确率为 100%，40% 的患者避免了非治疗性开腹手术，57% 的患者避免了开腹手术。在整个研究过程中，需要手术干预的患者中，有较大比例的患者接受了腹腔镜检查[27]。据报道，腹腔镜脾脏抢救技术包括使用血纤蛋白胶和胶原纤维束缚的密封剂[28, 29]。因此，紧急腹腔镜检查已被证明是血流动力学稳定的儿童腹部损伤安全的诊断和治疗方法。

四、非手术治疗

闭合性脾损伤的 NOM 包括确定的卧床休息时间，评估正在进行的出血程度，连续的血细胞比容监测，确保禁食、恢复饮食和下床活动情况，并在出院前进行监测等。关于理想的卧床休息时间，NPO 状态和连续血细胞比容的频率，以及是否需要进一步成像和充分活动的时间长度限制（即接触运动、骑自行车等），存在很大争议。

1968 年，多伦多的 Upadhyaya 和 Simpson 首先描述了在血流动力学稳定的钝性脾损伤儿童中使用选择性 NOM，其在历史上行急诊脾切除术的儿童和成人中得到了越来越多普遍的接受。避免脾切除术后败血症及伴随的手术发病率和死亡率促使 NOM 产生。最初人们对 NOM 表示怀疑和担心，认为它会增加输血率和死亡率，但事实证明 NOM 是安全有效的，输血率和住院时间出人意料地减少了[30-34]。NOM 的批评者还提到可能会遗漏其他腹部内伤，以及无法在多处受伤的患者中应用 NOM。然而，研究尚未证实关于漏诊的腹腔内损伤的担忧，其中包括更难以捉摸的空腔内脏损伤[35, 36]。在血流动力学稳定的伴有闭合性头部受伤或其他非腹部伤害的儿童中，也没有绝对禁忌证，其成功地用于遭受远离腹部的伤害、合并多发伤的儿童，其中包括腹部检查不可靠且精神状态改变的儿童[37, 38]。

NOM 已成为血流动力学稳定患儿脾损伤的标准护理，成功率 > 90%。NOM 在小儿闭合性实体器官损伤中的巨大成功实际上促进成人采用了类似的治疗方案，因此，NOM 对肝脏和脾脏的闭合性损伤现已成为儿童和成人的标准治疗方法。成人闭合性脾损伤的 NOM 成功率不如儿童人群高，这被认为是由儿童脾脏弹性更大，血管收缩和缩回能力增强所致 [12]。

自从最初描述以来，治疗实体器官受损儿童的医生们就注意到了实践模式的差异 [39, 40]。NOM 已经进行了重大修改和改进，以尽量减少卧床休息和住院时间，同时保持对钝性脾损伤儿童最安全的治疗计划。2000 年，美国儿科外科协会首次发布了基于 CT 损伤分级的多机构数据分析的钝性肝脾损伤 NOM 循证指南（表 140-1）[40, 41]。卧床休息的时间等于放射线的伤害等级加 1 天，可正常活动的时间等于伤害的等级加 2 周。重症监护病房仅限于 IV 级受伤。不推荐随访影像 [40]。随后在 1998—2000 年期间在 16 个中心对其安全性进行前瞻性验证，结果使 312 例患有孤立性肝和脾损伤的儿童接受了非手术治疗，没有不良后果。这导致改善了患者管理的依从性，并减少了影像学和实验室研究、ICU 住院时间、住院时间、出院后影像学、活动限制的时间，以及减少了随后的费用，且结果没有改变，同时显著减少了资源使用、死亡率或医院再入院率 [42, 43]。值得注意的是，他们报道的 87% 没有随访影像学检查的患者都没有不良后遗症 [42]。最近发表的研究显示了简短卧床休息和活动限制方案的安全性和有效性，以及一些使用生理参数而不是放射分级的研究。

Mehall 等的前瞻性研究报道称血流动力学稳定的儿童不需要 ICU 监护或长期住院，小儿

实体器官损伤的治疗应基于血流动力学稳定性而不是 CT 分级的器官损伤 [33]。该中心在 5 年的时间里进一步回顾了该方案的使用，并得出结论：基于复苏的生理反应和血流动力学状态，NOM 对于孤立性脾损伤的儿童不仅安全，而且能减少住院时间。他们还报道说，出院后恢复正常的童年活动，仅限制健身房和接触运动是安全有效的 [44]。一项简短的规程建议卧床休息天数等于受伤等级加 1（I 级和 II 级）或加 2（III 级和 IV 级）。预计该方案的实施将影响其 65.8% 的患者，每位患者平均可节省 2.0±1.5 住院日 [45]。

多伦多儿童医院是 1968 年首次提出 NOM 的地方，该医院总结了他们 50 年的医疗机构经验，其中包括 486 例钝性脾损伤患者。在最近的时代，接受非手术治疗的患者比例增加到 99%。在整个系列中，死亡率和血液制品的使用量稳步下降。观察到的住院时间减少不仅归因于外科医生的安慰，还归因于资源限制，平均住院时间为 5 天。在 1992—2006 年的最近一系列病例中，尽管遵循了 APSA 指南，但只有 1 例（0.33%）死于损伤后 23 天的迟发性出血 [32]。

St. Peter 等报道了一种简化的卧床休息方案的应用，其中 I 级和 II 级损伤的卧床休息包括一晚，III 级和 IV 级损伤包括两晚。进入 ICU 仅基于生理参数。需要重新输血卧床休息一段时间。除非患者有症状并且出院后 6 周内没有接触运动，否则他们不会常规进行随访成像。他们报道，延迟出血事件没有增加。从生理上讲，

表 140-1　脾损伤量表（1994 年修订）

分　级	分型 / 损伤情况
I	血肿——囊下，表面积 < 10%；裂伤——包膜撕裂，实质深度 < 1cm
II	血肿——囊下，表面积为 10%~50%，实质内，直径 < 5cm；裂伤，包膜撕裂，实质深度 1~3cm，不牵涉小梁血管
III	血肿——囊下，表面积 > 50% 或正在膨胀，荚膜下破裂或实质性血肿，实质内血肿 ≥ 5cm 或扩大；裂伤，> 3cm 实质深度或累及小梁血管
IV	裂伤，涉及节段或脾门血管的裂伤导致严重的血供重建（> 25% 脾）
V	裂伤，脾脏完全碎裂；血管损伤，脾门血管损伤使脾脏血流不足

改编自 Moore EE, Cogbill TH, Jurkovich GJ, Shackford SR, Malangoni MA, Champion HR. Organ injury scaling: spleen and liver (1994 revision). *J Trauma*. 1995;38:323.

他们假设卧床休息是观察期，而不是治疗变量，前提是病情稳定的患者不再主动流血[46, 47]。没有证据表明卧床休息可防止再出血[24]。他们在2014 年进一步发表了最大的使用 2000—2009 年的国家数据库对儿童的闭合性肝和脾脏管理进行的长期全国评估，以识别 22 000 多例受伤儿童。他们报道说，与 APSA 指南相比，住院时间缩短了，手术趋势总体减少了，NOM 的安全性得到了提高。此外，他们的简短卧床方案的预计应用将大大减少住院时间，并可能显著节省成本。这些研究支持以下观念：复苏的生理反应比放射学发现更为重要[1, 24]。

2012 年，儿童创伤协会 Arizona-Texas-Oklahoma-Memphis-Arkansas 联盟（ATOMAC）制订了闭合性肝和脾损伤的实践管理指南，其具体参数定义了 ICU 入院、连续血红蛋白测量、卧床休息、饮食、输血，并考虑血管栓塞或手术。放射学损伤等级不是这些指南的一部分，只是生理参数。这些指南部分基于以下发现：50%以上的低血压受伤儿童患有严重的颅脑外伤，而不是明显的腹腔内出血。他们还指出，超过80% 的 CT 显影患儿不需要栓塞治疗[24]。

随着放射技术的进步，我们能够获得越来越多的信息。但是，这些信息在治疗中的最佳应用可能会引起争议。最初的静脉造影增强 CT扫描通常可显示对比剂显影或外渗，表明脾脏活动性出血。多项研究旨在确定：在最初的 CT评估中，这种放射学对比剂是否显影，是否与脾脏闭合性损伤［特别是 NOM 失败和（或）需要手术干预］患儿的阴性结果有关。成人人群文献显示，对比剂显影的存在可预测 NOM 失败，从而进一步促进了对儿科人群这一发现的评估[48]。尽管这可以识别出需要干预的一部分脾脏闭合性损伤儿童，但过分强调了预测性对比显影的价值也可能会导致脾切除术这种不必要的手术干预[49]。几个小组认为对比显影是一种解剖病变，容易使患者随后恶化，但在血流动力学稳定性没有明显改变的情况下，并不是绝

对的剖腹手术指征[12, 50-52]。Davies 等报道，有6.5% 的闭合性脾损伤患者出现显影，并伴有较高的损伤等级和较低的初始血红蛋白水平，而没有增加输血率，延长住院时间，升高死亡率或整体损伤的严重性。他们的小儿闭合性脾损伤 NOM 的机构成功率为 97%。他们得出的结论是，显影的患儿不会增加延迟性脾出血的风险或进行手术性脾干预的需要[32, 49]。

在血流动力学稳定及有持续出血迹象的儿童中，血管造影栓塞术是对闭合性脾脏损伤NOM 的一种有效且安全的辅助手段[53]。一项引用了 1985—2009 年文献的系统回顾评估了闭合性肝和（或）脾损伤和 CT 上出现对比色显影的儿童在进行和不进行血管栓塞治疗时NOM 的失败率，提示血管栓塞可能导致较少的失败，但引用的证据水平普遍较低，并且缺乏随机试验[54]。

NOM 中另一个有争议的地方是随访成像，以及出院后活动受限的时间和类型。随访影像学的基本原理是确保脾脏充分愈合，并在出现症状之前检测和治疗长期并发症。同样，放电后活动限制的目的是最大限度地减少对脾脏的伤害并避免脾脏出血延迟。Pranikoff 等报道，在 13 例（77%）Ⅰ 级和 Ⅱ 级损伤中，有 10 例（77%）损伤后 6 周通过 CT 完全愈合，但在 12例（8%）Ⅲ 级、Ⅳ 级或 Ⅴ 级损伤中，只有 1 例（8%）非手术治疗。为期 6 周的随访 CT 显示大部分脾脏裂口消失，并且先前未灌注的脾脏区域再次灌注。因此，他们建议对所有未进行 CT随访的患者进行 3 个月的限制活动，或者对随访 CT 显示损伤缓解的 Ⅰ 级和 Ⅱ 级损伤患者限制活动 6 周[55]。Lynch 等前瞻性地评估了连续超声在评估脾脏愈合方面的作用，直到观察到脾脏组织完全均匀而没有残留缺损或积液为止。Ⅰ、Ⅱ、Ⅲ 和 Ⅳ 级超声损伤的平均愈合时间分别为 3.1 周、8.2 周、12.1 周和 20.7 周。他们得出的结论是，影像学治愈的时间与 CT 分级的脾损伤的严重程度成正比[56]。然而，尽管有这

些研究，但尚无研究表明放射学证据与组织病理学愈合相关 [40]。因此，目前的指南不包括常规的随访成像 [42]。限制恢复到完整的活动可能会导致生活质量参数的显著下降，以及隐性成本，其中包括照顾者失去的工作日和工资，以及孩子在家时错过的活动需要额外照顾者 [44]。

尽管尚无确切的数据表明脾损伤的初始程度与长期并发症的发生率之间存在相关性，但人们仍对可能危及生命的并发症（如脾假性动脉瘤和脾出血延迟）感到担忧。但是，小儿闭合性脾损伤的 NOM 与最小的并发症相关。在 228 例脾脏闭合性损伤患者中，平均随访 5 年的长期并发症的发生率为 0.44%，即使有些患者在建议的 APSA 指南之前已恢复完全活动，这表明长期的限制性治疗是不需要的（如 6 个月或更长时间）[57]。报道的延迟并发症（如脾动脉假性动脉瘤、脾脓肿和延迟出血）的发生率为 0%~7.5%[58]。

这些中最令人担忧的可能是脾动脉假性动脉瘤，表现为实质内血肿的活跃出血，CT 检查时出现对比显影，也可以通过多普勒超声检查来发现。在成年人中，这些假性动脉瘤的很大一部分被认为会扩张和破裂，导致脾脏闭合性损伤的成年人中有 5%~6% 的出血延迟 [59]。相反，儿童脾脏动脉假性动脉瘤的发生率似乎较低，由于小儿脾脏的固有特性，自发压塞和血栓形成导致自发消退的可能性更大。此外，脾损伤的严重程度似乎对儿童脾动脉假性动脉瘤的发展没有预测价值。不幸的是，脾假性动脉瘤的自然病程尚不清楚，尤其是在儿童中。虽然大多数会自行痊愈，但那些持续存在的可能会逐渐增大体积和破裂，导致严重出血，据报道死亡率高达 15%[12, 58-60]。因此，适当的治疗仍存在争议。治疗选择包括观察、脾盂造影、部分脾切除术和脾动脉栓塞术 [6, 50, 60, 61]。儿童的血管栓塞也并非没有其固有的风险和发病率，因此不应掉以轻心。儿童较小的血管大小和增加的血管反应性会使栓塞困难，并导致在进入部

位形成动静脉瘘。栓塞后并发症虽然很少见，但包括疼痛、腹腔积液、动脉穿刺点损伤或血肿、急性肢体缺血、慢性腿部缺血、对比剂肾病、脾破裂、脾脓肿、囊肿、线圈移位、脾梗死和致命性脾切除术后感染 [53, 54, 59, 60]。此外，关于栓塞首选位置的争论也很多。尽管远端血管栓塞可能会引起梗死，但它具有更有针对性的栓塞优势。近端栓塞可以更好地保留脾脏的网状内皮功能，还可以控制具有多个出血部位的损伤。理论上，近端栓塞术可维持从侧支血管（短胃、左胃表皮神经和左胃分支）对脾脏的整体灌注，从而可能更好地长期保存脾脏。如果将动脉栓塞在胰腺的分支附近，则缺血可导致坏死性胰腺炎 [53, 60, 62]。由于已显示许多假性动脉瘤可自发消退，因此目前尚无关于常规成像或假性动脉瘤治疗指南的共识性建议。大多数建议仅根据临床症状进行影像学检查，然后进行相应的治疗 [24, 40, 59, 60, 63]。

延迟性脾出血（由 McIndoe 在 1931 年定义为创伤后 48h 以上发生的脾破裂出血）仍然有争议，因为很难区分真正的延迟性破裂和急性损伤的延迟表现 [64]。脾延迟出血的发生率为 0.33%（1/303）。自 1980 年及 NOM 出现以来，仅报道了 14 例脾脏延迟出血。尽管发病率较低，但仍应教育家庭这种可能的并发症及其相关的体征和症状，包括疼痛、苍白、头晕、呼吸困难、呕吐、肩膀疼痛加重、胃肠道出血或黑色柏油样便 [24, 65]。延迟性脾破裂的最大风险发生率估计为 0.3%，因此不支持对闭合性脾创伤儿童进行常规随访成像 [66]。

受创伤的患病脾脏的处理和患病脾脏自发性破裂的管理仍存在争议。在血流动力学稳定的患者中主张 NOM 的人认为，因感染性单核细胞增多症、人类免疫缺陷病毒 / 获得性免疫缺陷综合征、白血病或镰状细胞性贫血和自发性破裂导致的病理性脾大的患者，可能特别容易发生脾切除术后感染，并可能受益于脾脏保存。成功的 NOM 已经在继发于感染性单核细胞增多症的

病理性脾大、白血病伴自发性破裂的患者和维持钝性脾损伤的类似患者中被报道[67]，血友病和闭合性脾损伤的患者并不总是需要行脾切除术。手术挽救脾脏与围术期纠正凝血障碍已被报道（图 140-3）[68]。

NOM 失败的阈值尚未明确定义，因为大多数人认为这是血流动力学不稳定和需要持续输血所致。也许最能达成共识的参数是在受伤后的前 24h 内输血需求超过儿童血容量的 1/2，即 40ml/kg[24]。对于需要进行实体器官损伤手术的孩子，进行手术探查的必要性通常体现在前 24h。确认腹腔内脏损伤的 NOM 是外科医师做出的外科手术决定。继续根据异常的生理参数和失血量做出手术决定（图 140-4）。

五、结论

闭合性脾损伤的 NOM 已成为血流动力学稳定的儿童的护理标准，成功率超过 90%。只有一小部分儿童需要进行剖腹手术，并且有研究已经尝试描述了这一儿童群体的特征。宾夕法尼亚州的一项回顾性研究表明，接受脾切除术的儿童年龄较大（15—16 岁），在机动车或自行车碰撞及与运动有关的活动中总体受到了更严重的伤害。相比之下，因跌倒、攻击或虐待而受伤的儿童的脾切除率要低得多。脾切除

的独立决定因素包括格拉斯哥昏迷量表评分为 3～8 分，高级别的脾脏损伤和腹部非脾脏损伤[4]。在 6 年期间，对 7 例 I 级儿科创伤中心进行治疗的小儿实体器官损伤患者的回顾中，也观察到了类似的结果。大多数未通过 NOM 认证的患者在住院期间就这样做了，入院后 4h 的总体失败率最高[69]。

来自 7 个 I 级儿童创伤中心的回顾性队列研究发现，在 10 年的时间间隔内，2944 例儿童遭受了钝性腹部创伤。分为两个手术组：即刻手术和 NOM 失败（定义为到达后 3h 以上的剖腹手术）。总体手术率低，有 5% 需要开腹手术；该组患者中有 50% 患有脾损伤。对照组和手术组的平均年龄没有差异，尽管需要手术的患者的损伤严重程度更高（损伤严重程度评分较高），格拉斯哥昏迷评分中位数得分明显较低。在需要手术干预的 140 例患者中，有 81 例需要立即手术，其中 54% 患有脾损伤，59 例 NOM 失败，44% 患有脾损伤。两组中最常见的手术指征是血流动力学不稳定或出血。他们的分析表明，如果最初尝试但未成功进行 NOM，则无不良后果[70]。

尽管 NOM 在治疗钝性脾损伤的儿童中广泛使用，但在实践中，不仅基于外科医生的偏好，而且基于机构，存在着很大的差异，最明显的

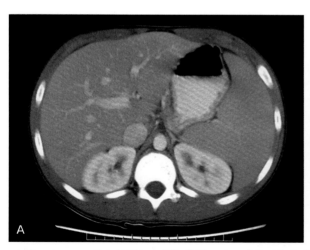 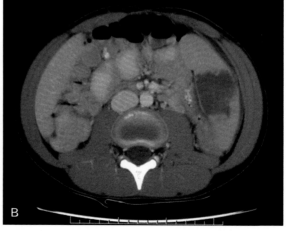

▲ 图 140-3 A. 腹部计算机断层扫描提示由于感染引起的病理性脾大、单核细胞增多症；B. 同一病变脾脏的创伤性撕裂伤

是在儿科和成人外科医生和医院之间。Lee 等在 2012 年报道，农村医院手术干预增加，血管造影术使用减少，可能是由于资源的实用性[71]。Mooney 等在 2000 年对 25 个州的 2191 例患有脾损伤的儿童进行了调查，覆盖了该国 68% 的人口。他们指出，脾损伤等级较高，患者年龄增加和多发损伤的存在，脾切除的风险增加。公认三种类型的儿科医院：独立式儿科医院、成人医院内的儿科单位和成人医院。总体而言，脾切除率为 12%。但是，在不同类型的儿科医院中，脾切除率差异很大：在独立儿童医院中为 3%，在成人医院中的儿科为 9%，在成人医院中为 15%。教学医院和患者数量较多的医院的脾切除风险较低[72]。与非创伤中心相比，多发伤患者和孤立伤患者的创伤中心手术率明显降低[73]。多项研究表明，非儿科医院的手术干预率高于儿科医院[3, 7, 8, 19, 74-78]。

由于绝大多数儿童没有在独立的儿童医院接受治疗，也没有接受儿科外科医生的治疗，因此，儿科外科医生有责任更好地教育成人普通外科医生和创伤外科医生，使他们了解成人生理学和儿科生理学之间的内在差异，以及儿童能自愈相当明显损伤的能力，从而避免脾切除[72]。

致谢

我要感谢 Mindy Statter 博士和已故的 Donald Liu 医生在第 7 版第 2 章写作方面做出的贡献。

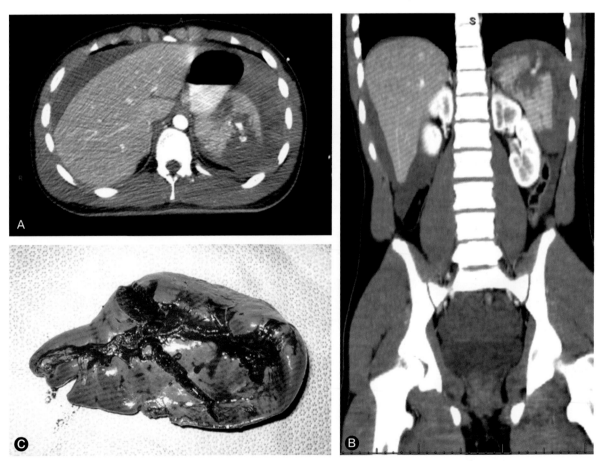

▲ 图 140-4　腹部计算机断层增强扫描明显强化，该患者伴有闭合性颅脑损伤，并伴有两次低血压发作，并且由于其血流动力学不稳定而接受了脾切除术
A. 轴位；B. 冠状位；C. 手术照片

第141章
因外伤以外疾病的脾切除
Splenectomy for Conditions Other Than Trauma

Rory L. Smoot　Mark J. Truty　David M. Nagorney **著**

周文策　甘　宇 **译**

摘要

脾脏可涉及多种血液和血管疾病。不论疾病如何，脾切除术均可用于诊断有症状的脾大或临床上明显的血细胞减少症。本章广泛评估了脾切除术在非创伤性疾病中的作用，并概述了脾切除术后状态的手术方法和管理。

关键词：脾切除；淋巴瘤；脾切除后疫苗接种；脾切除术后败血症

非创伤性疾病的全脾切除术需要仔细的风险收益分析和手术计划。考虑的关键因素包括潜在疾病的性质、症状的严重程度、替代治疗选择、手术风险和脾切除术的成功率。在过去的10年中，人们对潜在疾病有了更好的了解。已经有了更多有效的医学疗法，特别是免疫调节/免疫抑制方案；腹腔镜技术降低了手术风险；预防措施使脾切除术后感染的风险降到最低。这些进步挑战了一些有关脾切除术的传统观念。本章旨在总结外科医生在会诊中遇到的非创伤性条件下脾切除术的当前适应证和转归。这些疾病主要包括血液系统疾病，还包括脾脏肿块病变、脾脏血管疾病、医源性损伤和其他罕见疾病。

一、脾切除术应用于血液系统紊乱

脾脏具有重要的血液和免疫功能。它通过过滤和去除受损或衰老的细胞来维持血液循环成分。作为网状内皮系统中淋巴组织的最大聚集体，脾脏在抗体产生和吞噬作用中均起作用。因此，血细胞减少和脾大是涉及脾脏的血液系统疾病的两种常见表现。细胞减少症与脾功能亢进，与一种或多种血液成分的过度破坏有关。脾大定义为脾脏重量超过175g（正常情况下为90～150g），可能会变得庞大（1000～15 000g）。脾大的机械症状包括疼痛和早饱。当脾脏是疾病的唯一部位或是潜在的病理生理的主要原因时，可根治性地进行脾切除术。在大多数情况下，该方法可有效缓解难以接受药物治疗的患者的症状和并发症。通常，用于血液系统疾病的脾切除术可以是诊断性、治疗性、治愈性或姑息性的，并且针对特定的临床适应证而不是针对特定的诊断。

（一）引起血小板减少症的疾病

血小板减少症的定义是血小板计数少于150×10^9/L。血小板计数多为50×10^9/L或更高的患者通常无症状，并且偶然发现。直到血小板计数低于$(30 \sim 50) \times 10^9$/L时，才发生手术后过度渗血或轻微创伤后瘀青。血小板计数为$(10 \sim 20) \times 10^9$/L时，可能会发生自发性内出血。血小板减少症对治疗的反应在以前的研究中已被分别定义。完全缓解（CR）最常见的定义是在没有其他治疗的情况下，在脾切除后至少 30 天内达到 $150×10^9$/L 的血小板计数。当血小板计数至少达到 $50×10^9$/L 时，将产生部分缓解（PR），而当血小板计数连续 30 天保持低于 $50×10^9$/L 时，则定义为没有缓解（NR）。当血小板计数正常后血小板减少症复发时，就会发生复发 [1]。

1. 免疫性血小板减少性紫癜　免疫性血小板减少性紫癜（ITP），也称为原发免疫性血小板减少症（PIT），是最常见的需行脾切除术的血液系统疾病。受影响的患者可能没有症状，或可能出现瘀点、瘀斑、鼻出血、胃肠道出血或月经过多。蛛网膜下腔或颅内出血提示严重的血小板减少症。ITP 是由自身抗体介导的，通常针对多种血小板膜糖蛋白，如Ⅱ b/Ⅲ a、Ⅰ b/Ⅰ x、Ⅰ a/Ⅱ a、Ⅳ和Ⅴ。脾脏巨噬细胞会以加速的方式清除涂有免疫球蛋白 G 自身抗体的血小板 [2]。代偿性血小板生成受损或消失，继而发生血小板减少症。抗血小板抗体检测的敏感性仅为 49%～66%，特异性为 78%～92% [2, 3]。阳性检测不能明确诊断 ITP，而阴性检测不能排除 ITP。ITP 仍然是排除疾病的临床诊断。应根据药物或毒素的接触史、近期病毒感染、体格检查中脾大、外周涂片异常或骨髓发育不良提示寻找血小板减少的其他原因。尽管需要进行外周血涂片检查作为诊断测试，但考虑到 60 岁以上非典型表现且怀疑有其他疾病并考虑行脾切除术的患者，应考虑进行骨髓穿刺术 [4]。

儿童或成年后发病的时间决定了临床表现、自然病史和治疗方法。童年期 ITP 最常影响 2—5 岁的儿童，而没有性别差异。在约 90% 的患者中，该疾病表现为急性血小板减少症，与病毒性疾病、变态反应或免疫接种后的 4～8 周突然出现瘀斑有关 [5]。在先前疾病中形成的抗体会与血小板产生交叉反应。儿童 ITP 的自然历史是有利的；绝大多数（83%）无须治疗即可在 8 周内自发恢复，其中 10%～15% 作为慢性 ITP

持续存在 [6]。因此，避免了积极治疗。典型的管理包括观察和避免使用抑制血小板的药物及易引起创伤的活动。开始采取任何形式的治疗的决定通常是由于对颅内出血的风险、难治性临床症状的发展及影响儿童生活质量的活动限制的担忧。医学上的一线治疗，其中包括静脉内免疫球蛋白、皮质类固醇、抗 IgD 和血小板输注。脾切除术要尽可能长时间地延迟 [5]。但是，进行脾切除术时，预期的缓解率为 63%～86%。长期而言，这种反应在 45%～60% 的患者中得以维持 [7, 8]。脾切除术的获益可通过术前对 IVIG 的反应来预测，阳性预测值为 74%～91%，阴性预测值为 75%～100% [9, 10]。在儿科人群中，腹腔镜脾切除术不影响反应率，可以安全地进行手术，并且可以在不增加成本的情况下更快地康复 [11]。

成人 ITP 起病隐患，最常见于 18—40 岁的女性。自然史与儿童 ITP 的自然史相反，所有患者中仅 2%～9% 会自发缓解 [12]。大多数患者会发展为慢性 ITP。尽管疾病的病程通常是良性的，但患有严重或难治性血小板减少症的人面临的死亡风险是普通人群的 4 倍 [13]。开始治疗取决于出血风险，并根据患者的年龄、生活方式、血小板计数和伴随疾病进行估算 [4]。在过去的 10 年中，成人 ITP 的治疗方法发生了翻天覆地的变化 [14]。现在，标准的一线治疗方法包括皮质类固醇、IVIG 和抗 IgD。最近对接受地塞米松方案治疗的患者的研究表明，应答率高达 86%，持续应答率达 50%～74% [15, 16]。对于二线甚至三线治疗，其中包括利妥昔单抗、达那唑在内，还考虑了多种其他药物疗法，其中包括氨苯砜、硫唑嘌呤、环孢素 A、环磷酰胺、霉酚酸酯和血小板生成素（TPO）受体激动药。在最新的国际共识指南中，脾切除术被认为是二线治疗，但它也是 ITP 的最有可能的治疗方法 [14]。Kojouri 等的系统评价总结了 ITP 脾切除术的结果，报道了 130 篇文章 [1]，脾切除术的总体血小板反应率为 67%（37%～100%），随访 7 年（5～12.75 年）

的持续缓解率为 64%。脾切除术后的平均复发率为 15%（0%～51%），大部分发生在术后第 1 年。一项针对 140 名成年人的单中心研究表明，最初的总体血小板反应率为 78%，1 年后为 74%[4]。皮质类固醇、达那唑和（或）IVIG 挽救了 81% 的复发者[17]。预测术后成功预后的因素脾切除术也得到了研究[1, 12]（在美国，年龄较小，需要收集足够水平的循环血小板，离体进行放射性标记，然后重新注入患者体内）。

　　腹腔镜脾切除术已成为 ITP 患者的标准治疗方法。手术死亡率从开放性脾切除术的 1% 降低至腹腔镜脾切除术的 0.2%。同样，手术发病率也从 12.9% 降低到 9.6%[1]。术后恢复良好，疼痛减轻，出院较早。在不增加成本且不损害血液学应答率的情况下实现这些益处[18]。在不适合手术的虚弱患者中，可以考虑进行脾照射或部分脾栓塞治疗，但是这种治疗的经验有限。

　　脾附件组织可能存在于 16%～29% 的 ITP 患者中[1]。脾附件组织最常见的位置包括脾门、胃脾韧带、胃结肠韧带、大网膜、肠系膜和骶前间隙（图 141-1）[19]。无论手术方式是开放式还是腔镜，术中都应彻底检查，因为遗漏的副脾可能是 ITP 复发的原因。脾脏切除术后剩余功能性脾脏组织的存在由周围涂片上不存在 Howell-Jolly 体指示。

　　每 1000 例孕妇中有 1～2 例发生 ITP，无论是否存在既往诊断。鉴别诊断应排除遗传性血小板减少、妊娠性血小板减少、肝酶升高和血小板低的溶血综合征。在怀孕的 ITP 患者中，必须考虑母亲和胎儿的出血风险，因为母体 IgG 抗体会穿过胎盘并引起胎儿血小板减少。治疗包括仔细监测通常在孕晚期达到最低点的孕妇血小板计数。对于血小板计数 > 20×10⁹/L 的患者，通常直到分娩前才需要干预。产妇数 > 50×10⁹/L 被认为对任何分娩方式都是安全的，并且是治疗的目标。低致畸风险的治疗选择包括糖皮质激素或 IVIG，但其不良反应在妊娠期可能会加重，应仔细监测。通常避免进行脾切

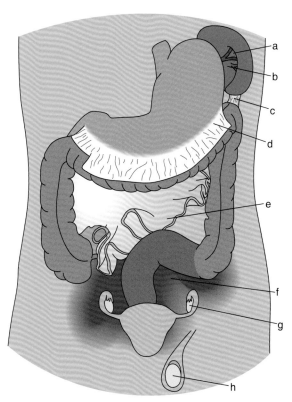

▲ 图 141-1　脾附件的常见位置

a. 脾门；b. 脾周血管；c. 脾韧带；d. 大网膜；e. 肠系膜；f. 骶前区；g. 肾上腺区；h. 性腺。该点的重量对应于在该位置可能发现副脾的频率（引自 Martin JK. Staging laparotomy. In: Donohue J, van HeerdenJ, Monson J, eds. *Atlas of Surgical Oncology*. Cambridge, MA:Blackwell Science; 1995:150.）

除术，但如有必要，应在孕中期进行脾切除术。孕妇血小板计数 > 50×10⁹/L 时，胎儿血小板减少症的发生率为 10%～15%，胎儿出血的发生率 < 1%[4, 20]。

　　对于具有提示颅内出血的神经系统症状，有内部或广泛的黏膜皮肤出血迹象的患者，以及因其他原因需要紧急手术的患者，应立即进行 ITP 干预。一线治疗包括 IVIG（每天 1g/kg，共 2 天），静脉注射甲基泼尼松龙（1g/kg，共 3 天）和血小板输注。难治性患者很少需要紧急脾切除术[4]。

　　2. 血栓性血小板减少性紫癜　与 ITP 不同，血栓性血小板减少性紫癜可能是高度致死性疾病。TTP 的特征是血小板减少症、溶血性贫血、发热、肾功能不全，较少见的是神经系统损害。特征性发现包括外周血细胞（碎片红细胞）和

微血管血栓形成的证据。TTP 的病理生理学涉及血管内皮损伤的不确定触发因素，导致释放异常大形式的血管假性血友病因子。随后出现血小板凝集异常和明显的脾内吞噬作用。目前，一线疗法包括与血浆皮质类固醇和抗血小板药物（如阿司匹林或双嘧达莫）一起进行的全血浆置换。全血浆置换通过将以前令人沮丧的存活率提高到 70%～85% 而彻底改变了 TTP 的治疗方法 [21, 22]。10 年内复发率仍高达 36%[23]。对标准或增加血浆置换和（或）糖皮质激素体积 / 频率难治的 TTP 最常使用利妥昔单抗治疗，并对继发原因（脓毒症、药物等）进行综合评估。单药利妥昔单抗已在 87%～100% 的患者中证明了临床缓解 [24-26]。脾切除术被建议用于在逐步升级药物治疗后仍难治的患者。在几个小系列患者中，脾切除术可导致 50% 的难治性患者 TTP 缓解 [27]，并将复发风险降低 70%～95%[27, 28]。但是，该患者的手术发病率可能很高，为 17%～39%。只有最近的报道表明，腹腔镜脾切除术降低了这些手术风险 [28, 29]。

3. 系统性红斑狼疮　系统性红斑狼疮（SLE）是一种原因不明的慢性自身免疫性疾病。在 78% 的 SLE 患者中显示出抗血小板抗体。这些致病性自身抗体和免疫复合物实际上影响每个人体系统。这些患者中有 8%～20% 的患者被抗体包裹的血小板破坏会导致严重的血小板减少症 [30]。一线治疗涉及旨在降低病原性免疫应答的药物：皮质类固醇、利妥昔单抗、达那唑、IVIG 和免疫抑制药（如霉酚酸酯）和抗肿瘤药（如环磷酰胺和长春新碱）。对药物治疗的反应率是变化的和短暂的。脾切除术适用于对药物治疗有依赖性或不耐受的患者。尽管以前有顾虑，但脾切除术的手术风险还是可以接受的。最近最大的单中心经验是 25 例接受脾切除术的患者报道 30 天死亡率为 0%，发病率为 24%，出血和感染是最常见的并发症 [30]。缓解率为88%，无复发长期缓解率为 64%。先前报道的初始缓解率为 21%～93%，先前的持续缓解率

仅为 10%～32%[30]。尽管 36% 的患者在初始缓解后复发（与先前报道的 6%～79% 一致），额外的药物治疗成功挽救了这些患者中的 55%[30]。由于通常不存在脾大，因此腹腔镜脾切除术是该患者人群的首选治疗方法。

4. 人类免疫缺陷病毒　慢性血小板减少症影响约 10% 的感染人类免疫缺陷病毒的患者和 33% 获得性免疫缺陷综合征的患者。出血并发症很少见，即使在严重血小板减少症患者的1%～5% 中也很少见 [31]。大多数患者的血小板计数高于 $50×10^9/L$。有些甚至可以自发地纠正其血小板减少症。HIV 血小板减少症的发病机制涉及：①与 ITP 相似的免疫介导的血小板破坏；②由于骨髓中巨核细胞被感染而导致血小板生成受损 [32]。因此，一线治疗包括①类似于ITP 的皮质类固醇、IVIG 和抗 D；②抗病毒药物，如齐多去定（AZT）或高效抗逆转录病毒联合疗法可治疗原发性疾病 [31, 33]。皮质类固醇的免疫抑制作用使其不适合长期使用。脾切除术适用于无反应、难治或不耐受药物治疗的患者。手术死亡率极低 [34]，尽管并发症发生率接近 24%[35]。83% 的 HIV 携带者和少数获得性免疫缺陷综合征患者 [35] 获得了良好的反应 [34, 36]。没有证据表明脾切除对获得性免疫缺陷综合征的进展、总生存率和无获得性免疫缺陷综合征生存率有不利影响 [35]，尽管取得了令人鼓舞的结果，但在 HIV 感染过程中进行脾切除术的时机和患者选择仍然存在争议。

5. Wiskott-Aldrich 综合征　Wiskott-Aldrich综合征（WAS）是一种 X 染色体相关免疫缺陷疾病，其特征在于血小板减少、湿疹、血管炎、进行性免疫缺陷和恶性肿瘤风险增加。其发病机制涉及缺陷的细胞质支架蛋白 [37]。尽管表型表达各异，但血小板减少症是 WAS 最常见的表现。对于具有严重症状和可利用的人类白细胞抗原（HLA）匹配的供体的患者，要根治性地进行骨髓移植。对于没有适当供体的有症状患者，脾切除术需结合预防性抗生素和免疫接种。

据报道，中位生存期可长达 25 年[38, 39]，这比以前令人沮丧的不到 5 年的中位生存期有了显著改善。IVIG 可单独使用或与脾切除术结合使用。

（二）引起贫血的疾病

1. 遗传性贫血　遗传性贫血可分为以下几类：①红细胞膜的缺陷（如遗传性球形红细胞增多症、遗传性卵母细胞增多症）；②红细胞酶的缺陷（如丙酮酸激酶缺乏症、葡萄糖 -6- 磷酸脱氢酶缺乏症）；③血红蛋白合成缺陷（如珠蛋白生成障碍性贫血、镰状细胞性贫血）。所有这些突变导致异常的红细胞形态和稳定性，并导致脾脏的溶血和吞噬作用增加。脾切除术的益处和用途因诊断而异。

（1）红细胞膜缺陷：HS 是北美和欧洲最常见的遗传性溶血病。它主要作为常染色体显性遗传特征传播。HS 的发病机制涉及膜结构蛋白的缺陷。受影响的血影蛋白家族包括 β 血影蛋白、锚蛋白、带 3 和蛋白 4 至 2，通常形成红细胞的支持性细胞骨架。这些蛋白质的功能异常会导致 RBC 形态异常，细胞膜脆性增加和寿命缩短。临床表现是可变的，包括贫血、黄疸和脾大。超声检查筛查的患者中高达 41% 的患者形成了色素性胆结石，在合并遗传性吉尔伯特病的患者中患病率更高[40]。HS 与其他贫血的区别在于网织红细胞计数升高，高胆红素血症，直接抗球蛋白试验阴性（DAT），外周涂片上的球细胞和红细胞渗透脆性增加[41, 42]。

脾切除术的适应证本身不是基于 HS 的诊断，而是其症状和并发症（表 141-1）[43]。对于轻度 HS 且无胆结石的患者，脾切除术无益处[44]。对于中度或重度疾病患者提示行脾切除术，但通常要推迟到 6 岁以后再到青春期之前，以最大限度地减少脾切除术后败血症的风险[42]。贫血加速、溶血频繁、输血依赖性或顽固性腿溃疡的儿童可能需要较早干预[41]。对于患者伴有症状性胆石症的患者，建议行腹腔镜脾切除术和胆囊切除术，并且可以安全地一起进行[45]。当胆囊结石无症状或偶然发现时，尚无最佳方法。选项包括观察、去除结石的胆囊切开术或胆囊切除术[46]。

脾切除术的最佳方法仍存在争议。小儿人群腹腔镜脾切除术术后恢复更快。当不存在脾大会增加手术风险时，应该选择这种方法[12, 47]。对于年龄很轻的重症患者，已提倡部分切除（80%～90%）[48] 或腹腔镜[49] 脾切除术，但必须保留脾功能平衡疾病复发的风险。最近，已经提出了近全脾切除术（98%）作为优化这种平衡的一种方法[50]。部分脾切除术已被证明在短期内可有效地解决血液学参数。然而，全脾切除术在血液学参数方面显示出更加强烈的反应[51, 52]。有报道称，接受脾切除术的 HS 患者的血管事件（动脉和静脉）增加，这归因于较低的血红蛋白和（或）胆固醇的保护作用非脾切除 HS 患者的新陈代谢[53]，因此应考虑密切监测或术后预防。

遗传性椭圆形红细胞增多症是 HS 的一种变体，也涉及缺陷的血影蛋白。这些患者通常

表 141-1　遗传性球形红细胞增多症分型

指　标	特　征	轻　度	中　度	重　度
血红蛋白（g/dl）	正常	11～15	8～12	6～8
网织红细胞（%）	＜ 3	3～6	＞ 6	＞ 10
胆红素（μmol/L）	＜ 17	17～34	＞ 34	＞ 51
血影蛋白，正常（%）	100	80～100	50～80	40～60
脾切除术	没有指征	常没有指征	青春期前考虑	通常需要延迟到 6 岁

患有轻度贫血，无须干预。脾切除术不能纠正异常的 RBC 形态，但对罕见的严重输血依赖性贫血患者有效。HS 还必须与其他罕见的 RBC 膜通透性疾病区分开，如遗传性口形红细胞增多。脾切除术无效且无根据，这些患者脾切除术后静脉血栓形成的风险较高[41]。

（2）红细胞酶缺陷：6- 磷酸葡萄糖脱氢酶缺乏症是最常见的 RBC 酶缺陷。它表现为轻度贫血，很少有脾大。脾切除术在这种疾病中的经验有限。丙酮酸激酶缺乏症导致红细胞能量生成减少。这种疾病的纯合形式导致严重的贫血伴脾大。脾切除术可有效减少输血需求[54]。

（3）血红蛋白病：镰状细胞病包括 SS、血红蛋白 C 病（SC）和镰状 β 珠蛋白生成障碍性贫血。镰刀状基因上的遗传点突变导致形成异常的 β 链血红蛋白，其脱氧形式的溶解度降低。镰状疾病的发病机制是由细胞氧含量低的血红蛋白 S 异常聚合引起的。该过程的指数传播使红细胞变硬和变形。进一步的复合因素包括内皮细胞黏附异常，异质细胞聚集体的形成，一氧化氮介导的血管舒张功能失调和局部炎症。所有这些因素都会导致 RBC 传输减慢，并使它们滞留在脉管系统和脾脏中[55]。结果导致微血管阻塞，镰状贫血患者的眼睛、肾脏、皮下组织和骨骼的终末器官损伤。当 RBC 被困在扩大的脾脏中，发生自体梗死时，就会发生脾脏隔离。在 7% 的 2—5 岁 SS 患者中会观察到这种情况。急性表现被称为急性脾隔离危象（ASSC），可能致命。患者患有严重的急性贫血（血红蛋白减少 > 2g/dl），网织红细胞增多症和血小板减少症。急性治疗需要通过 RBC 输注进行复苏。然而，复发具有 20% 的死亡率，在 50% 的 ASSC 存活者中可能发生复发[55]。作为预防未来 ASSC 的一种手段，已表明在 2—3 岁首次发作后的儿童中行选择性脾切除术，手术死亡率为 7%，5 年死亡率为 3.4%[56, 57]。该患者人群中脾切除术后败血症的风险约为 2%，但如果在 4 岁之前进行脾切除术则会大大增加

该风险[58-60]。儿科患者已将部分脾切除术与全脾切除术进行了比较，并且两组中脾切除术后的血红蛋白水平均未发生变化，这强调了脾切除术的决策过程，该过程的重点在于最大限度地减少并发症并改善生活质量。重要的是，在这项多机构观察性研究中，脾脏切除术后脓毒症的发生率与部分脾切除术与完全脾切除术相比没有差异[51]。脾切除术（部分或全部）未证明可增加生存率，但其益处包括减少输血依赖性，缓解疼痛脾大和脾梗死引起的脾脓肿的治疗[56, 61]。

重度珠蛋白生成障碍性贫血（或纯合子 β 型珠蛋白生成障碍性贫血）患者合成结构异常的血红蛋白，使红细胞变形，他们通常依靠多次输血来维持血红蛋白水平 > 10g/dl。当出现脾功能亢进的并发症时（如每年需输血量超过 250ml/kg 且铁超负荷），则应行脾切除术[62]。脾切除术可降低 32% 的患者对输血和去铁胺（铁螯合剂）的需求[63]。脾切除术后超过 80% 的珠蛋白生成障碍性贫血儿童恢复了正常体重和生长速度[64]。该患者人群中压倒性的脾切除术后败血症的风险很高，从长远来看约为 10%[65]。因此，脾切除术通常要推迟到 6—8 岁。已提倡在年幼的儿童中进行部分脾切除术[66]，在这些患者中，腹腔镜脾切除术无疑是可行的。

2. 获得性溶血性贫血　溶血性贫血可能源于多种病因。自身免疫性溶血性贫血（AIHA）是 IgG 介导的（温凝集素）溶血性贫血，Coombs 抗球蛋白试验呈阳性。红细胞破坏是由脾巨噬细胞介导的。AIHA 可能是特发性疾病或系统性疾病的表现，如病毒感染、SLE、类风湿关节炎、溃疡性结肠炎或慢性淋巴细胞性白血病（CLL）。虽然皮质类固醇仍然是一线治疗，利妥昔单抗还是作为二线治疗的首选，尽管缺乏随机数据支持这种方法[68]。脾切除术是针对皮质类固醇（或其他二线治疗）难治的疾病。它在近 64% 的患者中成功，并在另外 21% 的患者中降低了类固醇需求[54]。AIHA 与全身

性疾病相关时，成功率更高[69]。缓慢用类固醇可减轻脾切除术后表现，这很重要，因为快速撤药会导致急性溶血危机，可能模仿术后出血。相反，所谓的冷凝集素溶血性贫血是由 IgM 介导的。红细胞在肝脏中被隔离和破坏，因此脾切除术在这种情况下不起作用。

（三）其他血液病

1. Evans 综合征　Evans 综合征患者合并自身免疫性血小板减少性紫癜（ITP）和 AIHA。药物治疗通常涉及多种药物，最常用的是皮质类固醇和 IVIG[70, 71]。对于这种罕见疾病，脾切除术的作用有限[72]。尽管已报道了长期缓解的症状[73]，但一项研究观察到脾切除术后的中位反应持续时间只有 1 个月[70]。

2. Felty 综合征　Felty 综合征定义为类风湿关节炎、脾大和中性粒细胞减少症的组合，仅影响一小部分患者，尤其是具有破坏性类风湿关节炎 / 严重关节外症状和 HLA-DR4 单倍型的患者[74]。中性粒细胞减少性败血症是患者的主要死亡原因。一线治疗用造血生长因子，通常会导致快速有利的反应[75]。当中性粒细胞减少症不能充分或迅速改善时，建议行脾切除术。80% 的患者通过脾切除术纠正了中性粒细胞减少，术前主动感染在近 50% 的患者中得到解决[75]。

3. 自身免疫性白细胞减少症　受自身免疫性中性粒细胞减少症（一种罕见的疾病）影响的患者中性粒细胞计数通常为 500～1000/μl，但表现出粒细胞特异性抗体。它通常在婴儿期表现为反复感染。当它存在于成年人中时，它可能与如病毒感染、胶原血管疾病、ITP 或 AIHA 等潜在疾病有关。自身免疫性白细胞减少症通常以自身抗体的自发消失为特征，不需要特殊干预。但是，对于急性感染或手术过程，粒细胞集落刺激因子可有效改善中性粒细胞计数。共有 50%～60% 的患者对皮质类固醇和 IVIG 也有反应[72]。因此，脾切除术的作用仅限

于难于接受医学干预的罕见患者。

（四）淋巴系统疾病

1. 淋巴瘤　淋巴瘤分为两种不同的类型：霍奇金病（HD）和非霍奇金淋巴瘤（NHL）。外科医生在 HD 中的作用是腹内疾病分期，以确定是否应采用放射或化学疗法作为初始治疗方法。由于三维成像和正电子发射断层扫描的效果好，并且因为化学疗法已成为几乎所有形式的 HD 的首选治疗方法，因此 HD 的分期剖腹术已被放弃。脾切除术在 NHL 的几种亚型中提供姑息和治疗方案。

非霍奇金淋巴瘤：NHL 是由 B 淋巴细胞（约 80%）、T 淋巴细胞（15%～20%）或自然杀伤细胞（＜ 5%）产生的超过 20 种恶性肿瘤的多样化群体。特定的 NHL 诊断需要淋巴组织的组织学检查及流式细胞术和分子标记研究。NHL 患者经常出现发热、盗汗、不适和体重减轻等非特异性症状，外周淋巴结病不同程度地存在，并且淋巴扩散通常是不连续的。30%～40% 的 NHL 患者脾脏受波及[76]。虽然 NHL 与 HD 享有相同的 Ann Arbor 分期系统，但在 NHL 治疗中临床分期不太重要，因为大多数患者都患有晚期疾病。在 NHL 中分期手术没有作用，因为治疗很少被分期信息重定向[77]。

在 NHL 患者中，有三种脾切除术的适应证：①纠正脾功能亢进和由此产生的血细胞减少症，从而允许积极的化学疗法和（或）不依赖输血；②减轻淋巴细胞浸润引起的脾大症状；③当脾脏是疾病累及的主要部位时，无论是作为主要治疗方法还是作为残留疾病，都可以减瘤。自 1990 年以来发表的研究中，手术死亡率为 0%～3.5%，报道的手术发病率更高，为 11%～37%（表 141-2）[78-82]。最常见的严重并发症是静脉血栓形成和膈下脓肿。腹腔镜脾切除术与发病率降低相关，但需要专业技术知识，尤其是在存在脾大的情况下[81]。术后第 1 个月内，NHL 患者的血液计数正常化，达到

72%～89%。在相当大比例的患者中观察到持久的反应（表 141-2）。最后，脾切除术的这些潜在益处和风险必须与原发疾病的预后进行权衡。拟议的世界卫生组织分类系统（框 141-1）[83] 通过临床行为将 NHL 的亚型分类：惰性亚型的平均预期生存期以年为单位，而侵略性亚型的平均生存期仅以月为单位。

脾脏是 NHL 几种亚型的主要疾病部位。套细胞淋巴瘤（MCL）是一种罕见的类型，仅占 NHL 的 5%～8%。MCL 患者可能仅有极少的腺病，但有明显的结外病[84]。高达 60% 的患者会出现脾大[85]。对于以脾脏为主的 MCL 患者，应考虑行脾切除术以消除脾功能亢进或脾大或两者兼有。脾切除术可通过稳定病情，延迟化疗的开始并延长生存期而进一步使患者受益。对 26 例患者进行的回顾性研究[84] 发现，脾切除术是安全的（无手术死亡率和发病率 24%）。在 69% 的贫血患者、90% 的血小板减少症患者和 50% 的这两种患者中纠正了脾功能亢进。此外，90% 的患者直到脾切除术后至少 1 年才需要化疗。中位生存期为 5.5 年（通常为 3～4 年），而脾切除术是 15% 的患者唯一的治疗方法。

脾切除术的治疗作用在脾边缘区 B 细胞淋巴瘤（MZL）中更为突出。这种脾脏的原发性淋巴瘤仅占 NHL 的 1%，其特征是脾脏肿大，具有绒毛状突起的淋巴细胞，贫血，血小板减少和轻度单克隆丙种球蛋白病[86]。脾切除术后

82%～95% 的患者发生血细胞减少[86-90]，仅脾脏 MZL 患者的中位生存期为 8.5 年[87, 89]，3 年

框 141-1　世界卫生组织提议的淋巴肿瘤分类
婴幼儿淋巴瘤
● B 细胞淋巴瘤
小淋巴细胞淋巴瘤 /B 细胞慢性淋巴细胞白血病
淋巴浆细胞性淋巴瘤（±Waldenström 巨球蛋白血症）
浆细胞骨髓瘤 / 浆细胞瘤
毛细胞白血病
滤泡性淋巴瘤（Ⅰ级和Ⅱ级）
边缘区 B 细胞淋巴瘤
● T 细胞淋巴瘤
T 细胞大颗粒淋巴细胞白血病
假蕈样真菌病综合征
T 细胞淋巴细胞白血病
● 天然杀伤细胞淋巴瘤
自然杀伤细胞大颗粒淋巴细胞白血病
恶性淋巴瘤
● B 细胞淋巴瘤
滤泡性淋巴瘤（Ⅲ级）
弥漫性大 B 细胞淋巴瘤
● T 细胞淋巴瘤
外周 T 细胞淋巴瘤
间变性大细胞淋巴瘤，T/ 空细胞
高度恶性淋巴瘤
● B 细胞淋巴瘤
Burkitt 淋巴瘤
前体 B 淋巴细胞白血病 / 淋巴瘤
● T 细胞淋巴瘤
成人 T 细胞淋巴瘤 / 白血病
前体 T 淋巴细胞白血病 / 淋巴瘤

表 141-2　1990 年以来发表的非霍奇金淋巴瘤脾切除术的经验						
作者，年份	患者	手术方式	手术死亡率（%）	死亡率（%）	初步反应（1 个月）（%）	持续反应（%）
Delpero 等，1990[79]	62	开放	1.6	29	89	63（26 个月）
Lehne 等，1994[80]	35	开放	2.9	37	72	14
Brodsky 等，1996[89]	12	开放	0	17	80（3 个月）	不可用
Walsh 和 Heniford，1999[81]	9	腹腔镜	0	11	不可用	不可用
Xiros 等，2000[82]	29	开放	3.5	14	88	不可用

生存期为82%[86]。这些结果提示临床上局限性MZL患者的行为与局限性Ⅰ期NHL患者相似。总体生存期的延长与术后即刻的血细胞减少症的及时纠正有关[89]。脾切除术是局限性MZL患者的首选治疗方法。

2. 白血病　白血病的特征在于造血干细胞的恶性克隆增殖。对于急性淋巴细胞性或急性骨髓性白血病的患者，除脾破裂并伴有出血的患者外，脾切除术不起作用[20]。对于慢性白血病形式的患者，脾切除术可能表明可减轻脾大或血细胞减少的症状。脾切除术对白血病患者的生存益处仍存在争议。

CLL是最常见的慢性白血病。CLL的特征是形态正常但功能无能的B淋巴细胞积聚。患者要么遵循惰性疗程，不需要治疗；要么行加速疗程，有严重症状，需要干预[91]。CLL患者仅表现为无痛性淋巴结病或具有Rai分类所定义的其他特征，其中包括脾大、血细胞减少和体质症状（表141-3）。患有0期疾病的患者无须治疗，但是选定的患有Ⅰ期或Ⅱ期疾病的患者及所有患有Ⅲ期或Ⅳ期疾病的患者都应接受化疗，通常是氟达拉滨[79]。尽管CLL中的血细胞减少症可能是由骨髓衰竭、脾功能亢进、自身免疫破坏、化学疗法或其他任何方法引起的[92]，但脾切除术仍然是一种有效的逆转血细胞减少症的方法（表141-4）。在至少80%的患者中观察到CLL对血细胞减少症有持久的反应，脾切除术对血小板减少症而不是贫血的反

应率更高[85, 92-96]。然而，尚无对脾切除术血液学反应的预测因素[97]。有血液学反应的患者总生存期比没有反应的患者长[93, 94, 97]，但对于晚期CLL患者行脾切除术的生存获益仍有争议。在一项病例对照研究[93]中没有观察到生存率的显著差异，尽管在重度贫血患者（血红蛋白<10g/dl）或血小板减少（血小板计数<50×10⁹/L）患者的亚组分析中，脾切除术确实显著延长了中位生存期（分别为19个月 vs. 10个月和17个月 vs. 4个月），这些结果表明应考虑脾切除术。

慢性粒细胞性白血病（CML）由慢性良性期和急性转化期组成。患者通常在慢性期出现全身症状、脾大、白细胞增多和血细胞减少症。90%的CML患者存在染色体易位t（9;22）（即费城染色体），并且通过减少异常染色体的表达来监测治疗效果[77]。CML的治疗选择包括化疗（如羟基脲或白消安）、干扰素-α和骨髓移植[20]。脾切除术仅用于缓解难治性血细胞减少或疼痛性脾大。脾切除术似乎并未增加生存率或不会延迟急性破骨细胞转化的发作。急性原发性危机以不明原因的长时间发热、白细胞增多、血小板减少和外周血中超过30%的胚泡为特征，预后严峻，中位生存期数月。急性期禁用脾切除术。但是，在需要紧急适应证时，可以达到3.5%的30天低死亡率[91]。此外，脾切除术对感染的发生率、移植物抗宿主病或脾切除术后进行骨髓移植的总生存率没有不良影响[98]。

毛细胞白血病（HCL）占白血病的2%～5%，是一种慢性B淋巴细胞疾病，其特征是外周血细胞减少和巨脾。恶性细胞呈毛发状突起，主要聚集在脾脏的红髓中，但可通过抗酒石酸的酸性磷酸酶染色阳性在其他部位鉴别出来[97]。HCL的细胞减少症可能是脾功能亢进、骨髓衰竭或其他原因引起的。在1990年之前，脾切除术是唯一已知的HCL有效疗法。脾切除后的细胞减少症改善了60%～100%[97]，具有潜在的生存获益。在20世纪90年代初期，在一项随机试验中显示干扰素-α优于脾切除术治疗血细胞

分　期	描　述
0	淋巴细胞增多（白细胞>150 000/ml，骨髓淋巴细胞>40%）
Ⅰ	淋巴细胞增多和淋巴结肿大
Ⅱ	淋巴细胞增多和脾/肝大
Ⅲ	淋巴细胞增多和贫血（血红蛋白<11g/dl）
Ⅳ	淋巴细胞增多，淋巴结肿大，贫血和血小板减少症（血小板<100 000/ml）

表 141-3　慢性淋巴细胞性白血病的分类

表 141-4	1990 年以来发表的慢性淋巴细胞白血病脾切除术					
作者，年份	患 者	手术死亡率（%）	术后复发率（%）	对肌张力减退的反应（反应 %）	中位生存期（个月）	长期性肌张力减退（反应 %）
Thiruvengadam 等，1990[91]	30	不可用	不可用	不可用	71～87	36（18～62）
Neal 等，1992[92]	50	4	26	64～77（3 个月）	84～86	36（41 有反应；14 无反应）
Majumdar 等，1992[94]	14	0	28.5	84.6（2～3 个月）	不可用	44
Pegourie-Bandelier 等，1995[95]	29	0	34	不可用	85～100	不可用
Seymour 等，1997[96]	55*	9	25	38～81	不可用	27（vs. 23，*P*=0.96）
Cusack 等，1997[96]	77*	7.8	54	61～69	不可用	34（vs. 24，*P*=0.27）
Ruchlemer 等，2002[85]	47	6.4	35	47（3 个月）	不可用	56.4

*. 病例与接受氟达拉滨治疗的患者相匹配

减少症[99]。目前，干扰素 -α 和嘌呤类似物的药物治疗是有效的。因此，HCL 脾切除术的适应证仅限于诊断不确定、脾破裂、有症状性血细胞减少症的严重脾大或化学疗法难治的患者。干扰素治疗后切除残留的脾脏疾病可延长无进展生存期[100]。目前针对 HCL 脾切除术的经验有限。

（五）骨髓增生性疾病

慢性骨髓增生性疾病的特征是造血干细胞的克隆增殖异常。当骨髓对干细胞疾病产生纤维化反应时，就会发生骨髓纤维化（MMM），并可分为无源性（AMM）、血栓后（PTMM）和后多细胞（PPMM）三种类型。PTMM 和 PPMM 之前分别是原发性血小板增多症和多囊性红疹，脾切除术通常不能使这些患者受益[20, 101, 102]。AMM 的特征是外周血细胞减少和脾脏和肝脏进行性髓外造血。相关特征包括疼痛性脾大、门静脉血流量增加、静脉血栓形成引起的门静脉高压症（约 7%）[103] 和脾隔离引起的血细胞减少。AMM 的预后较差，中位生存期为 3～5 年。非手术疗法的选择是有限的。老年 AMM 患者通常不宜进行骨髓移植。输血、雄激素、皮质类固醇和干扰素 -α 在很大程度上是姑息治疗，

而脾脏照射仅是短暂有效的。因此，有症状患者应考虑行脾切除术。脾切除术后 1 年，有症状的脾大、体质症状和门静脉高压分别改善了 100%、67% 和 50%。在那些具有输血依赖性贫血的患者中，有 30% 的患者在 6 个月内不依赖输血。血小板减少症患者没有见到脾切除术的益处[104]。尽管有潜在的益处，但在该患者人群中进行脾切除术是高风险的[105]。在 1940 年之前，手术死亡率高达 40%，高得令人望而却步。目前，其发病率范围为 8%～11%，术后发病率范围为 31%～40%[100, 104, 106]。

出血、感染和血栓形成是最常见的非致命并发症。此外，还描述了该患者人群的几种并发症的特点[104]。脾切除术后 12%～29% 的患者发生进行性肝大。随着髓外造血在肝脏中的增加，有 7% 的人会发生致命性肝衰竭。脾切除术后严重的血小板增多症会影响 18%～50% 的 AMM 患者，特别是如果术前血小板计数 > 50×10^9/L。脾切除术后白血病转化发生在 11%～20% 的患者中，并表现为骨髓和外周血中的胚泡积聚[101]。脾切除术后胚泡转化是否影响整体患者生存仍存在争议[101, 102, 104, 107, 108]，并且不应阻止外科医生适当行脾切除术。脾切除术后总体中位生存

期为 2.3 年[104]。死亡的主要原因包括感染、血栓形成、出血和急性白血病。目前 AMM 患者脾切除术的适应证仍然姑息，包括严重的体质症状、脾大的机械症状、门静脉高压症并发腹水和静脉曲张出血，以及输血依赖性贫血[101]。

（六）肿瘤、囊肿和脓肿的脾切除术

1. 肿瘤　脾脏肿块通常是偶然发现的。当脾脏破裂，或因其体积过大或相关的脾功能亢进而出现症状时，其诊断不明，需进行手术干预。

脾脏恶性肿块的最常见原因是原发癌转移。因乳腺癌、肺癌、卵巢癌、胃癌和前列腺癌死亡的患者中，有 7% 发生脾转移[20]。黑色素瘤和其他皮肤癌也扩散到脾脏。当脾是转移的唯一部位时，脾切除术可以延长患者的生存期。

脾的原发性非淋巴性的恶性肿瘤包括血管肉瘤、血管内皮细胞瘤和恶性纤维组织细胞瘤。血管肉瘤是这些罕见肿瘤中最常见的。患者的中位年龄为 60 岁，患有腹痛、脾大和微血管性溶血性贫血。肿瘤表现为界限清楚的结节，并伴有中央坏死或出血。脾血管肉瘤患者的预后令人沮丧。89% 的患者死于转移性疾病，中位生存期为 5 个月[109]。脾切除术可用于姑息性治疗和脾破裂，这可能发生在 25% 的患者中。该病的罕见性阻碍了危险因素的识别，但是在单独的报道中涉及二氧化钍（胶质二氧化钍）、氯乙烯和合成代谢类固醇的暴露[109]。

脾良性肿瘤并不常见，其中包括错构瘤、炎性假瘤和血管病变（血管瘤、淋巴管瘤和骨质疏松症）。血管瘤是最常见的良性脾脏病变，起源于脾脏的红髓。它们可以变得非常大，具有突出的囊性成分。可以观察到 < 4cm 的非扩张性和无症状血管瘤[110]。脾切除术被认为或可预防或治疗脾功能亢进和脾大等并发症。脾的骨盆病单独发生或与肝的骨盆病有关。它是男性中更常见的疾病，是外源性雄激素和口服避孕药的结果，并伴有结核、糖尿病或肿瘤引起的慢性衰弱[20]。腹泻的并发症包括血栓形成和

脾破裂导致的致命性出血。当偶然发现骨质疏松症时，建议行脾切除术。据报道，脾脏错构瘤大至 2kg，需要手术干预以进行诊断。炎症性假瘤是一种鲜为人知的存在，患者出现发热、盗汗和体重减轻。必须通过免疫组织学研究将这些肿瘤与恶性淋巴瘤区分开，使得脾切除术对于许多患者的诊断是必要的。其他罕见的良性脾脏病变包括窦岸细胞血管瘤、血管内皮瘤和血管平滑肌脂肪瘤。

2. 囊肿

（1）寄生性囊肿：棘球蚴囊肿在地方病地区很常见，但在美国很少见。摄入被绦虫虫卵粪便污染的食物后，人类便成为中间宿主。包虫囊肿最常见于肝和肺。子囊肿中含有倍增的幼虫，称为粒状棘球蚴的囊肿是单腔的，多囊棘球蚴和伏地棘球蚴的囊肿是多腔的[12]。当抗寄生虫药物阿苯达唑难以治愈或囊肿大到足以破裂的风险时，应采取干预措施。脾切除术应小心进行，以避免囊肿破裂或渗漏。过敏反应和弥漫性黏液感染是严重的手术并发症。在囊肿操作前，阿苯达唑和高渗盐水或乙醇的注射已经被提倡以减少这些风险[12]。

（2）非寄生性囊肿：根据是否存在上皮内衬，非寄生性脾囊肿以前被分为真囊肿（约 20%）或假囊肿（约 80%）。真正的囊肿可能是表皮样的，也可能是皮下样的，这是由胚胎组织的脾脏包裹引起的。它们也可能与良性脾血管瘤或淋巴管瘤有关。假性囊肿通常与先前的脾外伤或脾梗死有关[20]。脾梗死发生于年轻患者的血液系统疾病（最常见的是镰状细胞病）或 40 岁以上患者的动脉栓塞（最常见的原因是房颤）[111]。然而，人们对确定囊肿内衬的可靠性提出了质疑。一个新提出的系统根据原因将脾囊肿分为先天性、肿瘤性、真正的创伤性和变性囊肿[112]。

具有良性囊肿影像学特征的无症状小脾囊肿（< 5cm）无须干预，即光滑、规则的囊肿壁，囊肿内部或壁内无固体成分（有或无钙化）[112]。对于因脾囊肿而出现疼痛或早饱的低手术风险患

者，通常考虑全脾切除术。最近开发的微创治疗选择包括使用酒精或四环素进行硬性囊肿抽吸术、囊袋化和囊肿局部切除术，伴或不伴有脾壁实质的部分囊壁。这些技术有很大的囊肿复发风险。腹腔镜或部分脾切除术由于其并发症少和囊肿复发率低而成为目前的首选治疗方法[113]。

3. 脓肿 尽管脾脓肿仍然是一种罕见的病因，但是如果不加以认识或不加以治疗，则同样致命。随着免疫抑制性疾病和药物的发生率增加，脾脓肿已变得越来越普遍[114]。为了及时诊断和取得良好的结果，需要高度怀疑。能够引起免疫反应的患者出现发热、白细胞增多和左上腹痛三联征。胸部或腹部 X 线通常显示左侧胸腔积液，偏侧膈升高，左上腹部肿块和腔外空气。计算机断层扫描具有很高的灵敏度，是首选的成像方式。脾脓肿通常具有厚实、不规则的边缘，中心低密度，但可能难以识别多发或粟粒性脓肿。

脾脓肿按其病因分类[12, 114]。最常见的病因是来自遥远的败血病源的原发性血源性播种（常见病源包括与瓣膜病相关的细菌性心内膜炎、静脉内吸毒、菌血症及术后或原发性腹腔内感染）。引起脾脓肿的最常见生物是链球菌和葡萄球菌，但沙门菌、革兰阴性大肠埃希菌和肠球菌，再加上真菌感染也会导致脾脓肿[115]。尽管大多数脾脓肿是单发的，但来自血源性传播的多发性脓肿更为常见。脾梗死的继发感染是脾脓肿的另一原因。脾脏结构或功能异常的患者最容易感染这种类型的感染。常见的相关疾病包括链球菌和葡萄球菌属、淋巴组织增生和骨髓增生性疾病、创伤和全身性动脉栓塞。链球菌和葡萄球菌属患者特征性地发展为沙门菌种类的脾脓肿。局部化脓性病灶的直接扩展也可能导致脾脓肿。这些感染源自胃、结肠、胰腺或肾上腺源。保守治疗脾脏外伤或医源性术中损伤后，会发生创伤后脾脏脓肿。免疫功能低下的宿主最多占脾脓肿患者的 35%。相关疾病包括

恶性肿瘤、器官移植、长期使用类固醇和 HIV 病毒 / 获得性免疫缺陷综合征。

脾脓肿的治疗选择包括广谱抗生素、脾切除术和左上腹部引流。对于不能忍受外科手术的重症患者，应尝试影像引导引流。当脓肿是离散的、单发的并且充满稀薄的液体时，非手术治疗的成功率高达 51%[114]。有时，密集的炎性粘连无法进行脾切除术，而脾切开术或外科引流术是唯一的手术选择。在这种情况下，延迟脾切除术是必要的，因为静脉内抗生素几乎永远不足以治疗脾脓肿。脾脓肿的死亡率仍为 0%～24%。免疫力低下的患者、诊断延迟、手术干预延迟均预后较差[114]。

二、血管疾病的脾切除术

（一）脾动脉瘤

脾动脉瘤（SAA）占内脏动脉瘤的 60%，是继主动脉瘤和髂动脉瘤之后最常见的腹主动脉瘤。SAA 的典型患者是多胎女性（在一系列 87 名女性中，每名女性的平均妊娠数为 4.5）[116]。其他相关疾病包括门静脉高压、先天性血管或结缔组织疾病和外伤。SAA 表现为：①破裂后血流动力学不稳定；②有症状的肿块；③偶然发现。破裂最常发生在妊娠中期，可能在 20%～30% 的患者中因前哨出血而被预先警告[117]。在妊娠患者中，母亲破裂后的死亡率为 70%，胎儿的死亡率接近 100%[118]。在未怀孕的患者中，SAA 破裂的死亡率为 25%[20]。一旦怀疑破裂，则表明应立即进行复苏，紧急脾切除和动脉瘤切除。所有症状性动脉瘤均需要手术干预。对于偶发性和无症状的动脉瘤，如果 SAA 直径＞2.5cm，并且患者怀孕或有生育能力，则应进行手术治疗[20, 119]。手术治疗因 SAA 的位置而异。在近端和远端结扎后切除近端 SAA。脾动脉和所有侧支血管的近端和远端结扎可排除中型 SAA。脾脏血流通过胃短动脉得以保留。远端或脾门 SAA 最常见，并经动脉瘤切除术和脾切

除术治疗 [116, 118, 120]。对于不能耐受手术的患者，可使用经导管栓塞术。这会导致脾梗死，并有远处栓塞、动脉破裂和动脉再通的风险，并可能将来破裂 [117, 119]。已有成功腹腔镜结扎和脾切除术的报道 [121, 122]。选择性治疗 SAA 的最佳方法取决于患者情况和医生的专业知识。

（二）脾静脉血栓形成

脾静脉血栓形成（SVT）使 7%～20% 的患者并发急性胰腺炎和胰腺肿瘤。非胰腺疾病，包括原发性腹膜后纤维化、消化性溃疡疾病和高凝状态，也可能与 SVT 相关 [123]。SVT 导致局限性门静脉高压，称为脾窦门静脉高压 [124]。侧支流动通过胃短血管导致胃底黏膜下静脉充血（胃静脉曲张）。如果左胃静脉也被血栓阻塞，则可能发生食管静脉曲张。胰腺炎后上消化道出血、脾大但无肝脏或血液系统疾病的患者，以及在上内镜检查中发现孤立的胃静脉曲张时，应怀疑诊断 SVT。超声、CT 检查和内脏血管造影均可确诊。对于有出血的患者，需要紧急脾切除术。由于胃周静脉曲张和炎症，手术出血的风险很高。为了降低这种风险，一些外科医生提倡术前脾动脉栓塞术 [124]。在不稳定患者或不适合手术的患者中，可进行内镜静脉曲张硬化或结扎术，但这通常无效 [125]。

在无症状的 SVT 患者中，脾切除的适应证存在争议。一直建议采用预防性脾切除术，因为有人认为多达 51% 的无症状 SVT 患者会发生急性静脉曲张破裂出血 [126]。研究发现了一种更为良性的 SVT 自然病史，临床出血发生率为 4%～18% [124, 126]。Loftus 等 [127] 最初提倡的预期管理已被普遍采用。对于不依从的患者，因其他原因而进行腹部手术的患者及具有内镜检查功能（如"红色斑点"）的患者，应考虑进行预防性脾切除术 [124, 125]。

（三）门静脉高压症

门静脉高压症患者常因脾窦内的血小板隔离而发展为血小板减少症 [20]。当血小板减少症引起的出血风险过多，无法进行药物治疗或静脉曲张对非手术耐受时，应考虑采用血供重建术或分流 [128]。门静脉高压并不是腹腔镜脾切除术的绝对禁忌证，但据报道转化率更高（9.6%）和发病率（11%）[128]。

（四）"游走脾"和脾扭转

当脾脏仅通过长而松散的血管蒂附着时，就会出现"游走脾"。脾脏在影像学检查中可能是异位的。儿童脾游移症源于先天性胃背系膜闭锁。在 20—40 岁的女性中，游走脾是由与妊娠相关的后天组织松弛导致的 [129]。这种情况可能导致血管蒂周围发生急性扭转，表现为急性腹痛、发热、呕吐、急性胰腺炎和胃压迫。如不进行清创，可发生脾梗死和坏疽。慢性扭转通常会引起静脉充血和脾大。对于没有脾梗死的儿童，选择的治疗方法是脾脏切除术，将脾脏缝合到膈肌、腹壁或大网膜上 [130]。有腹腔镜脾脏切除术报道 [131]。尽管脾脏切除术可以保留脾脏，但长期结果尚不清楚。对于成年人，脾切除术是首选。

三、医源性伤害的脾切除术

医源性脾损伤是由操作人员在介入放射学或外科手术过程中造成的意外伤害。与医源性脾损伤最相关的外科手术包括远端食管和胃手术、结肠手术、左肾切除术和上腹部血管手术 [20]。医源性损伤的危险因素包括先前的左上腹手术、恶性或炎性疾病及肥胖 [132]。由腹膜韧带束缚的脾脏加上密集的粘连容易受到不适当的牵引、牵开器放置或器械的伤害。

当发生医源性脾损伤时，应优化暴露于左上腹部，轻柔地去除血液和血块，并通过对胰腺上缘的脾动脉施加压力来缓解严重出血。可以通过电灼、氩束凝结或止血药（如纤维蛋白黏合剂、凝血酶浸透的 Gelfoam 和微纤维状胶原蛋白）包装来成功治疗有限的脾脏荚膜撕裂。

较深的裂伤可通过氩束凝结，脾脏中有无压疮的褥式缝合，将脾脏包裹在吸收性网中或分段脾切除术来挽救。如果最初的修复尝试失败，则应行脾切除术[133]。对于严重（＞4级）脾损伤、血流动力学不稳定或需要术后抗凝的患者，应行脾切除术。在各种系列中，用于医源性损伤的脾切除术可延长住院时间并将发病率从0%增至32%，从16%增至84%[132]。偶然的脾切除术是否会损害免疫功能并降低癌症患者的生存率尚不确定。成人计划外脾切除术后脓毒症的发生率很低，每545例成人年中有1例[132]。预防医源性损伤的措施包括放置切口和端口以最大限度地暴露，轻柔地回缩，对腹膜附件小心地向内或向下牵引，以及仅在分割脾韧带和脾脏粘连后才可操作胃和结肠[132]。

四、其他疾病的脾切除术

Gaucher 病是一种遗传性代谢疾病，表现为贫血、血小板减少、肝脾大和骨发育异常。溶酶体葡萄糖脑苷脂酶的遗传缺陷会导致在肝脏、骨骼和脾脏的网状内皮细胞中，富含葡萄糖基神经酰胺的巨噬细胞蓄积。酶替代疗法（Alglucerase 或 Imiglucerase）可有效改善 Gaucher 病的症状[134]。脾切除术适用于因大量脾大或难治性细胞减少症而出现压迫症状的患者。迄今为止，最大的系列报道的手术死亡率为2.1%，发病率为27%[135]。在 Gaucher 病患儿中，主张行脾部分切除术或另一种保留脾脏的技术。

脾大使6%的结节病患者复杂化，并与贫血、中性粒细胞减少或全血细胞减少有关。大多数患者有轻度和无症状的脾大，不需要治疗。脾切除术被认为是脾脏肿大或疼痛、难治性脾功能亢进，排除淋巴瘤或其他恶性肿瘤，以及预防脾破裂的选择。在单独的病例报道中，脾切除术结节病的结果是有利的[136]。

淀粉样变性是一种全身性浸润性疾病。当淀粉样蛋白沉积物使囊扩张并增加血管脆性时，可能会发生脾破裂[137]。脾破裂可能需要紧急行脾切除术。

五、脾切除术的操作注意事项

（一）术前准备

脾切除术的适应证、潜在疾病，以及患者的合并症、血液学状况和以前的治疗方法必须明确审查。

预期进行脾切除术或脾功能受损时应接种疫苗。正常的宿主对包囊生物的防御包括抗多糖抗体和调理作用。脾切除术既使免疫功能不足，又使不接种疫苗的患者更容易受到感染。脾切除术前至少2周应接种疫苗，因为如果在脾切除术后给予疫苗，可能会降低疫苗的免疫原性[138]。如果脾切除术已经出现并且需要术前接种疫苗，则必须进行术后免疫。有关脾切除术后疫苗接种、给药时间和排除标准的最新建议，可在疾病控制与预防中心的网站上找到。当前推荐的方案包括流感、肺炎球菌13价结合物（PCV13）、肺炎球菌多糖（PPSV23）、脑膜炎球菌4价结合物或多糖、脑膜炎球菌B和B型流感嗜血杆菌（Hib）。

必须考虑患者的血液学储备和手术风险。预计需要输血。进行实验室测试（如交叉匹配）并保留适当的血液成分。1U 的血小板通常会使血小板计数增加 $5 \times 10^9/L$，而 1U 的红细胞会使血红蛋白增加 1g/dl。在某些患有严重血小板减少症（血小板计数 $< 20 \times 10^9$）的高危患者中，麻醉诱导前可考虑输注 6U 血小板来降低气管插管时喉血肿的风险。ITP 患者应避免术前输注血小板，因为输注的血小板在结扎脾脏血管之前无法在脾循环中存活[20]。门静脉高压症患者对于大块脾大，可以进行术前脾动脉栓塞术以降低出血风险，但是，其潜在益处必须与胰腺炎、脾梗死脓肿、血肿形成和疼痛的风险相平衡。

在脾切除术之前，立即在手术室中使用几种药物。接受长期类固醇治疗的患者应接受大剂量的外源性类固醇缓解手术压力。免疫功能低下的患者或胃肠道开放时应使用预防性抗生素。对于易于血栓形成的患者（如骨髓增生性疾病），给予普通肝素（皮下注射 5000U，每天 3 次）和低分子量肝素或抗血小板药物（如阿司匹林）可能是有益的[139]。

（二）操作注意事项

脾切除术可以通过开放、手动或完全腹腔镜的方法进行。外科医生的经验和脾脏大小通常决定了所用的手术方法。脾脏越大，就越有可能需要开腹手术来安全地切除它。以前已经根据脾脏的重量和长度对脾大进行了很好的定义，可以分为中度脾大（500～1500g）或块状脾大（> 1500g）（图 141-2）[140-142]。该分类系统对应于诊断、手术入路可能性和总体并发症风险，与手术入路不同，这取决于基础疾病进程。

（三）开放脾切除术

开放脾切除术最常用的手术切口是左肋下和中线切口。对于肋弓狭窄或脾大的患者，首选后者。已有对左中腹垂直延伸的胸腹切口的描述，但很少使用[139]。大多数外科医生更喜欢通过经口胃管或鼻胃管进行胃减压。

脾切除术的初始步骤通常包括固定脾脏。胃和脾脏向内缩回，露出脾膈韧带和脾肾韧带。除非存在静脉曲张，否则韧带是无血管的，可以通过钝性或尖锐的解剖来分开。脾脏脱离其附着在膈肌和肾筋膜的后部附着物后，脾韧带分开，从脾下极释放结肠脾曲和网膜。脾脏可以被提起进入腹部切口（图 141-3）。避免用力过大，以免引起囊膜撕裂或脾血管撕脱。通过识别、夹紧、分离和结扎胃短血管来分离脾胃韧带。一些外科医生主张在胃壁上缝合这些血管，以防止术后胃膨胀时结扎松脱。现在，仅通过脾门血管附着脾脏。

脾切除术存在其他方法。第一步，对脾门处的脾血管进行控制。大网膜在胃网膜动脉弓的外侧面打开（图 141-4A）。脾脏动脉沿胰上缘触诊。血管切开应在脾门附近进行，以免损

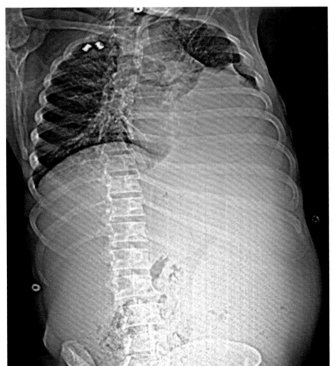
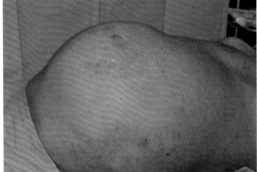
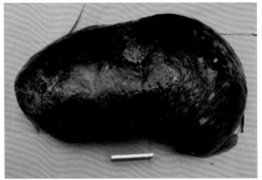

▲ 图 141-2　脾大，骨髓纤维化伴黄斑化生（48cm，13 085g）

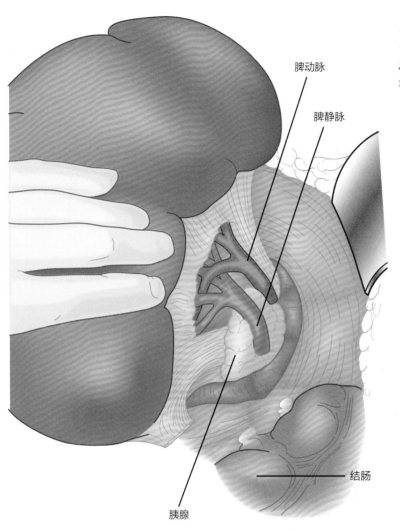

◀ 图 141-3　从其腹膜韧带上固定脾脏
引自 Scott-Conner CEH.*Chassin's Operative Strategy in General Surgery: AnExpositive Atlas*. Stamford, CT: Springer; 2002:736.

脾动脉

脾静脉

结肠

胰腺

伤胰腺尾部（图 141-4B 至 D）。脾动脉和静脉可以分开。然而，最好分开以防止动静脉瘘的形成。应当通过两次结扎控制脾脏动脉，并使用一根缝合线结扎。两次结扎后将脾静脉分开。当静脉明显扩大时，可使用连续的血管缝合线或血管吻合器。在存在巨脾、明显的肺门淋巴结病或密集的脾脏粘连的情况下，这种初始血管控制方法可能特别适合。ITP 也已被提倡，其中尽早结扎血管可尽早给予血小板输注。同样，它可能是首选的脾恶性肿瘤，因为它可以防止在脾动员和恶性细胞溢出期间无意中撕裂血管。

当考虑部分脾切除术时，在进入脾脏并分别结扎之前先确定脉管的分支。识别并标记血管分界平面后，应切除脾实质并切除全脾门，以减少

横切面的出血。将脱脂棉放置在彻底的流入阻塞缝合线上可减少部分脾切除术中的出血。

血液病摘除脾后，应在腹部常见部位探查副脾组织（图 141-1）。

闭合前，应通过检查膈肌下表面、左侧腹膜后、胃大弯和脾门来确定左上腹部的止血情况。左上腹部可被按压以促进止血。如果发生了任何浆膜损伤以防止胃瘘，则应通过中断的 Lembert 缝线将较大的胃大弯闭合。除非怀疑或记录到胰腺尾部有损伤，否则不建议采用封闭吸液引流术。

（四）腹腔镜检查

腹腔镜下脾切除术于 1991 年引入，因为对于大多数脾切除术适应证来说，病理检查不

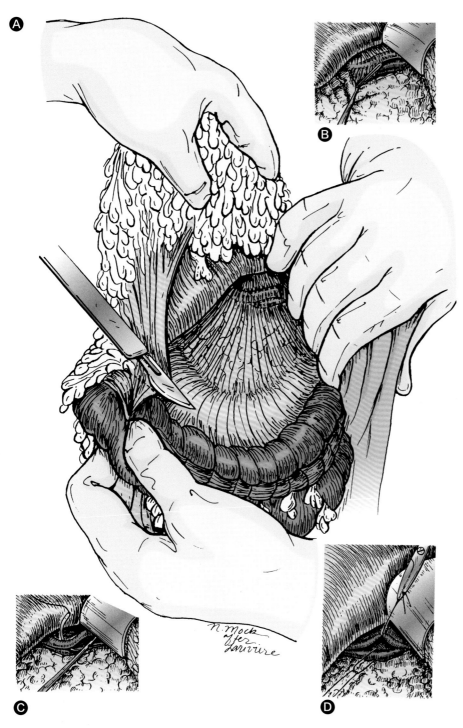

◀ 图 141-4　**A.** 通过小囊
接近脾门；**B.** 沿着胰腺的上
边界识别；**C** 和 **D.** 控制脾
脏血管
引自 Schwartz S. The spleen.
In: Zinner MJ, Schwartz
SI, Ellis H, eds. *Maingot's
Abdominal Operations*.
Stamford, CT: Appleton &
Lange;1997:2058.

需要整个完整的脾脏标本，因此可以在取出之前在袋内将其弄碎[143]。对于任何大小正常或轻度至中度扩大的脾脏均应考虑进行腹腔镜下脾切除术。没有使用大小上限的明确界限，因为：①通过增加孔洞，仍然可以在不进行正式剖腹手术的情况下去除较大的脾脏；②在较小的患者中，缺乏通过腹腔镜操作的空间可能会

限制选择，而大型患者中相同大小的脾脏可能适合腹腔镜切除。大部分脾脏占据腹部的整个左半部或横过仰卧位腹中线的患者，最好通过开放脾切除术治疗。有时由于开放手术或感染而导致的术后粘连会排除腹腔镜下脾切除术。此外，一些患有恶性血液系统脾病的患者可能因继发于髓外造血而导致合并肝大和

相关的门静脉高压症，因此可能增加腹腔镜手术的风险。

腹腔镜脾切除术可以使患者仰卧、半右卧位或全右卧位。外侧或悬挂式脾脏入路适用于脾脏较大的情况，因为与患者平卧相比，在脾的前部更容易操纵。

使用三个端口，上中线有一个 12mm 工作端口，可以按照指示进行扩展以进行手动端口放置，腹腔镜在左上腹部中有一个 10mm 端口（此位置会因脾脏大小而异，范围从肋缘附近到脐带附近的右下腹部），以及在左腋前线的第二个 12mm 端口（该位置将再次取决于脾脏大小）。

放置端口并检查左上腹部后，在抬高脾脏的同时，用电灼或超声解剖器切开尾极（脾韧带）。脾脏后部连续，脾脏韧带和脾肾韧带被外科医生右手的解剖器分开，用钝器向左牵开脾脏前部。一旦腹膜分裂，组织通常脆弱并且迅速分离。此时必须小心避免伤害脾门血管。切换器械后，用右手将脾向后缩回，用超声剥离器将脾胃韧带从尾端至头端分离（在这种组织解剖中，血管使单极电切术不太合适）。同样，胃短血管也被连续划分到脾脏的头极。然后检查脾门，评估胰尾的位置。脾门血管充分固定后，可以很容易地用线性内镜缝合器的血管负荷横切。

将分离的脾脏放置在标本袋中并粉碎。如果放置了手动端口，则可以通过上中线切口更轻松地切除较大的脾脏。应寻找副脾，尤其是在未获得术前 CT 或磁共振成像扫描的情况下。切除脾脏后，检查左上腹部，特别是脾门钉线是否止血。释放气腹并去除套管后，所有切口均用可吸收的筋膜和皮下缝合线闭合。

（五）术后管理和并发症

预计有巨脾（脾脏重量 > 1500g）或骨髓增生性疾病的患者术后并发症发生率最高，据报道其发病率高达 52%[144, 145]。

术后早期对所有患者的出血情况进行密切监测。术后立即出血可能性较大的最常见原因是未结扎胃大弯的胃短血管或胰尾周围的小静脉。当出现血红蛋白下降和血容量不足迹象时，应立即进行探查。肺不张是另一种常见的并发症，适当的疼痛控制和肺活量测定可以预防。膈下脓肿很少发生，但可能在脾床或打开胃肠道时发生止血不良和血栓形成。经皮引流加上肠胃外抗生素通常是适当的治疗方法。不到 1% 的脾切除患者发生胃或胰瘘，并与这些器官的医源性损伤有关。

白细胞增多症是对脾切除术的生理反应。可能难以与感染区分开。术后第 10 天白细胞计数 > $20×10^9$/L 的创伤性脾切除术患者更容易感染[146]，但针对非创伤性适应证的脾切除术后白细胞增多尚未得到彻底研究。同样，脾切除术后可能立即发生反应性血小板增多症，血小板在术后 2～3 周达到峰值。在没有止血或血管并发症的情况下，除非是血小板计数增加至 > $1000×10^9$/L 及那些易发生血栓形成风险［大量脾大和（或）溶血］的人，通常不建议对继发性血小板增多症进行抗血小板治疗贫血或恶性血液病适应证。

脾切除后，涉及肠系膜和门静脉的静脉血栓形成是严重的并发症。如果对所有患者进行筛查，凝块形成的发生率可能高达 50%，但只有 8% 出现症状。易患因素包括骨髓增生性疾病或溶血性贫血巨脾、术后血小板增多、先前未被诊断的全身高凝状态和脾静脉长残端[147]。腹腔镜下脾切除术与开放技术相比，门静脉和脾静脉血栓形成的发生率更高[148]。患者通常在脾切除术后 10 天内出现模糊症状，包括全身性腹痛和胀大、发热、恶心和厌食。最好通过对比增强的腹部 CT、MRI 或超声检查来获得诊断。立即开始全身性抗凝治疗并维持 6 个月。接受适当抗凝治疗的患者中有 90% 会发生再狭窄[149]。

所有无症状患者都有 OPSS 的风险。OPSS 的发生率为 1%～2.4%，在 45%～75% 的患者中是致命的。死亡的风险增加是终身的[50]。大多数病例发生在脾切除术的 3 年内，但可能会在数十年后发生。通常表现为上呼吸道症状或下呼吸道症状；但是，它可以在没有先前症状的情况下急剧发生。脓毒症住院或死亡的风险取决于脾切除术的指征。瑞典的一项登记研究对 2 万多名脾切除术后患者与非脾切除术患者进行了比较，发现 OPSS 风险显著上升[138]，创伤性脾切除术风险最低，良性血液病风险中等，在恶性血液病患者中脓毒症和相关死亡率的风险最大[150]。预防 OPSS 的措施包括疫苗接种和预防性抗生素[151]。在计划脾切除术前至少 2 周应进行术前接种疫苗。术后接种疫苗时（尽管通常在解散当天接种疫苗，以免使疫苗对发热的反应与术后并发症混淆并确保患者接受），有数据表明，如果在接种后 2 周内服用，则吞噬功能不足[152]。目前的疫苗建议包括具有 5 年加强剂量的 23 价 PPSV23、共轭多糖流感嗜血杆菌（大多数成年人已经具有免疫力）、2—55 岁的脑膜炎球菌结合物和 55 岁以上的人的多糖，

以及每年的流感疫苗，因为流感是脾脏患者中严重继发细菌感染的危险因素。对于高度免疫功能低下的患者、以前的 OPSS 幸存者及儿童，已提倡使用预防性抗生素，其中包括两种常用策略。首先，在脾切除术后的前 3 年内，每天向 5 岁以下的无脾儿童给予预防性抗生素。传统的治疗方案是每天一次服用青霉素、阿莫西林或红霉素。最近，已使用了具有更广谱的抗生素，其中包括阿莫西林 / 克拉维酸、头孢呋辛和甲氧苄啶 / 磺胺甲噁唑。预防性抗生素可以使感染率降低 47%，死亡率降低 88%[153]。最近，有关肺炎球菌耐药性增加和患者依从性差的担忧使这一做法受到质疑。另外，如果感染症状出现，可以为非成年人提供"备用"抗生素。应该强调的是，这些患者需要立即就医。所有患者和护理人员都应接受有关 OPSS 的教育，并记录患者的脾脏状态和接种状态，以及发放医疗警报手环，以帮助识别 OPSS。

第 142 章
脾脏囊肿和肿瘤
Cysts and Tumors of the Spleen

David T. Pointer Jr.　Douglas P. Slakey　著
周文策　周永婕　译

摘要

脾脏囊肿和肿瘤并不常见，因此给外科医生的诊疗带来了困难。全面的病史有助于鉴别诊断，并且必须包括可能的感染性病因。虽然超声是一个有用的筛查工具，但 CT 或 MRI 是必要的，以确定脾脏病变和其他并发疾病。可观察到 < 5cm 的无症状单纯囊肿。较大的、有症状的、复杂的囊肿需要治疗，最常见的治疗方案是脾切除术。实体瘤分为淋巴型或非淋巴型。众所周知，脾脏肿块不经过切除和病理检查很难或不可能准确诊断，与囊肿一样，是可以观察到具有血管瘤影像学特征的小肿瘤。有症状的肿瘤和那些生物学行为不确定的肿瘤应该通过脾切除术切除，不建议进行经皮穿刺活检。根据外科医生的治疗经验和病史询问，开放或腹腔镜手术都是合适的。本章提供了一个评估脾脏囊肿和实体瘤患者的治疗方案，并根据当前文献提供了一个治疗建议。

关键词：脾脏；脾脏囊肿；脾脏肿瘤；脾切除术

脾脏囊肿和肿瘤在临床上并不常见，在外科手术和治疗方面仍然存在挑战。这些疾病相对罕见也许可以解释与脾脏疾病相关的外科治疗经验不丰富。随着我们对脾脏了解的不断进步，文献参考资料为脾的无数假定功能和属性提供了基准。为了更好地了解脾脏功能的医学和科学探究，读者可以参考 McClusky 等的两部分综述，题为 "Tribute to a Triad：History of Splenic Anatomy，Physiology，and Surgery[1]"。从历史上看，人们一直质疑脾是否是生存所必需的。直到 20 世纪后半叶，脾才被认为是至关重要的。在大多数有记载的历史中，脾虽然常被描述为具有多种功能，但被认为是完全没有必要的，这反映在脾脏疾病的早期外科治疗中。尽管这些报道的真实性受到质疑[2]，Adrian Zacarelli 被人们认为在 1549 年对 1 例 24 岁的脾大女性进行了第一次脾切除术。后来，Buliemi Ballonii（Ballonius）在一份关于 1578 年给一位不知名的理发师进行的脾切除术的报道中问道："脾脏对生命如此必要吗？"最终，Edwin Beer 在 1928 年提出，任何脾脏手术都必须切除完美才能被认为是满意的[3]。

外伤性脾损伤提供了大多数早期评估脾切除术是否会成功治疗脾脏疾病的机会。在接下来的两个半世纪里，只有 10 名外科医生跟随Zacarelli 的脚步，证明了脾介入治疗的罕见，但是这些报道几乎无一例外地以患者恢复健康生活的成功故事作为结论。然而，1826 年 Karl Quittenbaum 对 1 例 22 岁的患有脾大的女性进行了选择性脾切除术，该脾大可能是由门静脉高压引起的，这是第一次有记录的失败，结果是术后死亡。考虑到患者有腹水和吻合口，且在切除的脾脏中发现了胰腺的一部分[2]，他在患者的选择和手术技术上受到了警告。这些忠告的作者 Sir Thomas Spencer Wells 还通过自己的失败指出，脾脏可能有一些必要但尚不清楚的血液学作用，选择性的全脾切除术可能只适合治疗危及生命的白血病。他根据观察结果推测，脾脏肿大常伴有大量白细胞，而外科医生通过切除脾脏发现这可能会阻止这些细胞的产生。他对那些要做这些手术的人的谨慎与长期以来认为器官不必要的观点形成了鲜明对比。他的假设虽然不正确，但对于开始应用方法论评估涉及脾脏的疾病的外科治疗是很重要的。随后对 49 例用于白血病治疗的脾切除术进行了回顾性研究，结果显示死亡率接近 90%，而脾切除术作为治疗白血病的首选方法，随后被放疗取代[4]。

在 20 世纪，临床医生继续质疑脾是不重要的这种流行的观点。到 1952 年，King 观察到接受脾切除术的儿童感染率增加[5]。对脾脏免疫功能的认识和脾切除术后凶险性感染（OPSI）的描述鼓励外科医生考虑切除手术以外的其他选择。Morgenstern 和 Shapiro 在 1980 年进行了第 1 例成功的表皮样囊肿开放性部分脾切除术[6]。Seshadri 等在微创手术方面不断取得进展。2000 年首次成功地完成了腹腔镜脾脏部分切除术[7]。外科技术的进步增加了脾脏病变的处理方法[8, 9]。在影像学方面的技术进步，同时腹部影像学的增加，导致更频繁地诊断脾脏异常，尤其是囊性和实性病变。

一、脾脏肿物的入路

与任何医学情况一样，病史和体格检查为脾损伤患者的评估提供了基础。在确定最合适的治疗方法之前，必须确定肿块的性质或类型。与涉及卵巢、肝脏或肾脏等其他实体器官的肿块相比，脾脏肿块是非常罕见的，因此医生可以通过简化的方法帮助正确诊断和及时治疗。患者可能会向外科医生提出典型的左上象限疼痛或其他模糊的腹部不适的主诉，但是，他们通常是无症状的，在其他目的的成像中偶然发

现肿块。无创性的影像学检查有助于将病变初步分为囊性或实性及提供大小测量。超声可以显示脓肿或血肿的内部回声，而圆形均匀的无回声增强信号是囊性结构的特征。计算机断层扫描与静脉造影或磁共振成像可以更好地描绘小梁或间隔性质，在确定肿块是囊性还是实性方面具有优越的特异性。在 CT 上观察到的囊肿通常表现为水相衰减而没有边缘强化。当视野受到肥胖或上覆肠腔气体或下位肋骨信号失真的限制时，CT 可能效果更佳[10]。

囊肿和实体瘤都进一步分为两大类。囊肿可分为原发性（真）囊肿，含有上皮；或更常见的是缺乏上皮的继发性囊肿（假性囊肿）。真正的囊肿要么是寄生虫性的，要么是非寄生虫性的，而假性囊肿最常见的原因是腹部钝性损伤。脾脏肿瘤可分为淋巴型和非淋巴型。淋巴肿瘤主要是霍奇金或非霍奇金类型。非淋巴型肿瘤，如果是原发性的，最常见的是血管源性肿瘤，可以是良性的也可以是恶性的。继发性非淋巴肿瘤是转移性的。这种广泛的模式可以作为一个起点来理解肿块的病因，从而提供最合适的治疗过程，而不会给患者带来不必要的免疫并发症风险（表 142-1）。

表 142-1 脾脏肿块的分类	
实性肿块	囊性肿块
淋巴型	原发性或真性
霍奇金	寄生虫性
非霍奇金	非寄生虫性
非淋巴型	先天性
良性	肿瘤
恶性（原发性或转移性）	假性囊肿
	创伤后
	其他

治疗选择包括持续观察和（或）外科干预的医疗措施。可供选择的干预措施包括脾切除

术、完全或部分脾切除术、经皮引流术、开窗术或造瘘术。处理方法将部分基于患者的表现，但也取决于病变的病因。

二、囊性病变

脾囊肿在生命的第二个和第三个十年最常见，尽管它们在包括婴儿在内的所有年龄组中都有发现。无症状的腹部肿块是 30%～45% 病例的表现特征。儿童和成人可能会出现腹痛或经体检结果发现等，但囊肿 6～8cm 时症状更常见。影像表现的产生是相邻结构被不断增大的质量压缩的结果。例如，控制不佳的高血压可能是由于左肾动脉受压或左肾或肾盂输尿管连接部受压和（或）受压引起的泌尿系统不适引起的。疼痛多是局限部位，也可能是指典型的左肩疼痛。系统回顾发现患者主诉会有胃肠道不适，这些主诉既与进食无关，抑酸药物也无效。呼吸系统疾病可能包括呼吸急促、胸膜炎性胸痛，甚至有左下叶肺炎的病史。先前无症状的患者可能会突然出现腹痛和破裂引起的腹膜炎症状，因为 > 5cm 的囊肿破裂的风险为 25%[11]。

一个脾囊肿分类系统由 Fowler 的 400 余例回顾性研究得出结论。Hansen 和 Moller 曾试图简化他的系统，最近他们共同审查了 800 例报道病例[9]。值得注意的是，美国原发性囊肿和继发性囊肿的患病率与世界其他地区不同，尤其是在包虫病流行的地区，如欧洲中南部、南美洲和澳大利亚。在世界范围内（但不包括美国），绝大多数原发性或"真性"脾囊肿是寄生虫，2/3 或更多是由棘球蚴引起的，细粒棘球蚴是最常见的种类。棘球蚴性脾囊肿由内部生发层和被纤维囊包围的外部层状层组成，其特征是外观多房，并在压力下充满液体。它可能包含子代囊肿和感染性头节。棘球蚴囊肿可能没有症状，或者当它们达到足够大的尺寸时，可能会引起压力症状，成为继发性感染或破裂。流行地区旅游史可作为诊断依据，并可通过间接血

凝或酶联免疫吸附试验来证实，这些试验在约 90% 的棘球蚴囊肿患者中呈阳性。虽然棘球蚴病的肝包虫囊肿可以通过经皮引流和阿苯达唑全身治疗来治疗[12]，但脾包虫囊肿的治疗选择是脾切除术。然而，有报道称，使用西曲米、3% 氯化钠或乙醇进行化学灭菌并排空囊肿以实现挽救脾脏的小单个囊肿（＜5cm）的成功率有限[13]。无论选择哪种方法，都必须小心避免腹膜内溢出及由此产生的过敏反应和低血压的可能性。据报道，需要同时接受脾和肝包虫囊肿外科治疗的患者发病率较低[14]。

非寄生虫性原发性囊肿的其他原因包括先天性和肿瘤性囊肿。先天性原因约占所有脾脏囊肿的 10%，占非寄生虫性囊肿的 25%。原发性非寄生虫性先天性囊肿主要见于儿童和年轻人，对这些囊肿提出的发育模型表明，它们是由间皮的脾囊内陷引起的，在本质上是原发性的[15]。肿瘤性非寄生虫性囊肿不太常见，传统上包括表皮样囊肿、皮样囊肿和内皮样囊肿，后者是最常见的。内皮样病变不是真正的囊肿，包括淋巴管瘤和血管瘤；它们将在后面作为实体病变讨论。皮样囊肿非常罕见，其特征是结构来源于所有 3 个胚层，类似于囊性畸胎瘤。如果病变很小（＜5cm），可以观察到这些病变，然后进行超声检查。较大的病变应该手术切除。

3/4 的非寄生虫性脾囊肿被称为继发性囊肿（假性囊肿），这些由外伤引起的[16]，尽管 30% 的患者可能不记得具体的事件[17]，这表明外伤以外的原因（如脾梗死或感染）可能起着比最初想象的更大的作用。继发性囊肿通常发生在年轻人和中年人，女性比男性受影响更大，原因不明，尽管怀孕期间的激素效应和变化被认为起了作用，继发性囊肿是由脾血肿包裹、随后的血液吸收和假囊肿壁的持续存在形成的[18]。在临床上，由于主诉的相似性、年龄组的重叠及患者病史中经常忽略创伤，很难区分原发性囊肿和继发性囊肿。然而，对于原发性和继发性囊肿的治疗指南也是相似的，因为 ＜5cm 的

肿块可以通过连续超声观察，而对于较大的肿块应该选择手术方法。肿瘤标志物癌胚抗原和 CA19-9 在原发性囊肿中可能升高，研究表明囊肿内层对抗 CA19-9[19, 20]，因为 CEA 或 CA19-9 水平的升高可能来自良性或恶性过程，记录变化的术前和术后水平有时是有用的。

三、实体病变

脾脏肿瘤是不常见的病变，可分为淋巴型或非淋巴型。脾脏淋巴肿瘤主要是霍奇金病或非霍奇金淋巴瘤。作为脾脏的原发性病变，这些肿瘤是罕见的；然而，脾脏通常是继发性病变的部位。无论是原发性还是继发性，淋巴样病变首先在白髓中观察到。该过程可以是弥漫性的，如结节性淋巴瘤；也可以是局限性的，如大细胞淋巴瘤。外科治疗总是包括完全脾切除术，或者作为霍奇金病分期手术的一部分，或者作为缓解症状性脾大或脾功能亢进的一种尝试。值得注意的是分期剖腹手术和（或）脾切除术对霍奇金病的有效性仍有争议，不在本章范围内。

非淋巴肿瘤可以是原发性的，也可以是继发性的（转移性的）。区分良性和恶性病变很重要。最常见的非淋巴原发性肿瘤是由良性和恶性血管瘤、淋巴管瘤和血管内皮瘤组成的血管肿瘤。其他肿瘤包括错构瘤、纤维肉瘤、炎性假瘤和脂肪瘤，尽管这些都是很少报道的病变。继发性或转移性肿瘤最常见于黑色素瘤、乳腺和肺肿瘤。虽然脾脏是体内最具血管性的器官之一，但转移性疾病并不常见。

血管瘤是脾脏最常见的良性肿瘤。这些肿瘤的典型表现是无症状的，在尸检或因其他原因切除的脾脏中偶然发现。它们可以是单个的、多个的，其中包括整个器官。如前所述，当病变增大到足以压迫邻近结构或增大到足以自发破裂时，可能会出现症状。脾血管瘤存在的血液学线索可能表现为血小板聚集引起的不明原因的消耗性凝血病。影像学表现可视为血管造影或对比 CT 上的"对比剂汇集"，类似于肝血管瘤（图 142-1）。淋巴管瘤不太常见，通常认为是淋巴系统的先天性畸形，这些畸形可能充满嗜酸性蛋白质物质，导致脾脏重量增加。这些病变通常会因为肿块而出现症状。由于缺乏与血管瘤相关的"湖泊"，它们可能与血管瘤有所不同。脾脏窦岸细胞血管瘤是一种罕见的良性肿瘤，起源于红髓细胞，可表现为脾大（图 142-2）。两种良性疾病的治疗考虑基于症状学，小的无症状病变观察处理，对较大的有症状血管瘤和淋巴管瘤进行完全脾切除术。

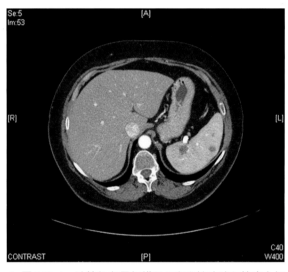

▲ 图 142-1 计算机断层扫描显示多发性脾脏血管瘤为低密度结构

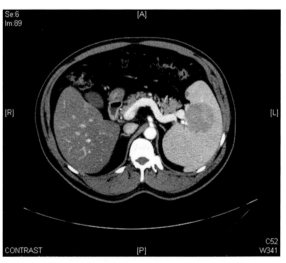

▲ 图 142-2 脾脏窦岸细胞血管瘤，一种脾脏的血管肿瘤，在计算机断层扫描上显示为一个大的不均匀肿块

原发性血管肉瘤虽然罕见，但却是脾脏最常见的原发恶性肿瘤。历史上，这些病变被称为血管肉瘤；然而，血管肉瘤现在是区别于淋巴管肉瘤的首选命名法。血管肉瘤生长迅速，并转移到局部淋巴结、肝脏、骨髓和肺。除了与脾大相关的临床表现外，由于恶性肿瘤的侵袭性，这些患者可能会出现恶病质，腹水和胸腔积液是不常见的发现，自发性破裂可能是最初的表现特征。影像学可能类似于血管造影术中的血管瘤，但必须小心尝试鉴别，因为血管瘤肉瘤的预后在几乎所有病例中仍然很差。如果合适，治疗手段仍然是脾切除术。

根据原发肿瘤的位置，报道中转移性疾病的发病率为 0.3%～7.3% 不等。关于这种较低转移率的原因的推测是基于解剖特征，如脾动脉与肿瘤栓塞的锐角、缺乏传入淋巴管的途径，以及功能特征，如脾的节律性收缩和脾淋巴组织的高抗肿瘤活性。脾脏转移疾病的发现要求对身体的其他部分进行彻底的评估，因为发现

脾脏作为转移的初始部位是极其罕见的。与其他脾脏病变的情况一样，症状通常归因于肿块效应，临床表现前疾病的进展可能是可变的。自发性破裂是一种令人担忧的并发症，尽管非常罕见且具有破坏性[21]。脾切除术是帮助缓解压迫症状的首选治疗方法。

四、外科方案

脾脏损伤的评估和治疗方法如图 142-3 所示。自 1952 年以来，随着脾切除患者（主要是儿童）死亡率因 OPSI 而增加的，人们对保留脾产生了兴趣[5]。据报道，脾切除术后凶险性感染的发病率为 0.2%～4.3%，5% 具有终生风险[22]。虽然总体发病率可能较低，但与背景人群相比，发生严重感染的风险要高 200 倍[23]。最重要的致病微生物是肺炎链球菌、脑膜炎奈瑟菌和流感嗜血杆菌[24]。针对这三种细菌的疫苗可用于不可避免的完全脾切除术[25]。据报道，部分脾切除术仅适用于孤立性脾囊肿。在多囊病的情

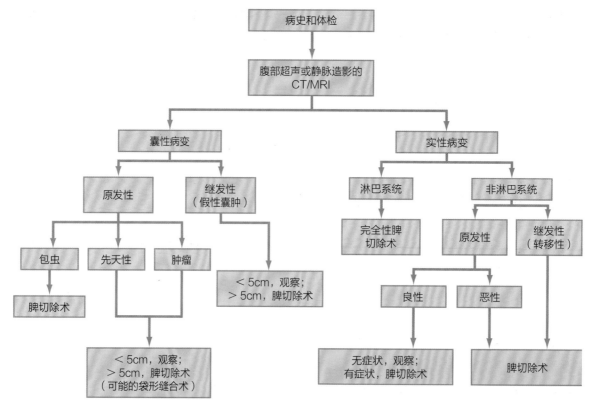

▲ 图 142-3　脾脏实性和囊性病变的处理、诊断和治疗方法

况下，需要对脾脏囊肿进行完整的脾切除术。

在实体瘤的情况下，应遵循合理的外科原则，即暴露良好、切除整个肿瘤而不破裂、足够的边缘和完美的止血。在分期手术中，如霍奇金病，已经报道了部分脾切除术的阴性分期错误的风险，因此建议不要这样做。同样，不建议经皮脾肿瘤活检，因为存在出血、肿瘤播散和细针或针标本诊断不确定的风险。对于原发性脾肿瘤，安全有效的手术原则最好通过全脾切除术来实现。如果脾有明显属于播散性转移疾病的肿瘤，仅行脾组织活检即可，因为脾切除术没有生存益处来证明风险。

（一）完全脾切除术

脾切除术可以通过传统的开放或腹腔镜（包括手辅助）方法进行。手术团队的经验和既往腹部手术史是影响选择的因素。对于开放性脾切除术，可以使用左侧肋下切口或中线切口来暴露脾脏，尽管 Morgenstern 等认为肋下切口是最佳的方法，但中线切口可使明显脾大的患者更好地显露 [26]。如果下极向下延伸至骨盆，中线视野可更好地隔离下极。第一步是横断韧带附件包括上极的脾胃韧带、下极的脾结肠韧带和脾肾韧带及腹膜后外侧附件。在韧带增厚的情况下，钝性剥离或尖锐剥离都可以完成这些任务。脾动脉或门动脉的早期结扎可使脾脏缩小，静脉流出量减少，更容易将脾脏输送到伤口中。在尝试移动之前，应完成容易到达的静脉（包括胃短静脉、前门血管和下极）的结扎。血管负荷为 30mm 或 60mm 的血管内吻合器可能比单独隔离胃和肺门短血管更有优势，尤其是在脾大或门静脉高压的情况下。比较少见的是，如果脾脏不容易从这些区域分离，可能需要切除部分壁腹膜或横膈膜。一旦脾脏被充分移动到中线，后肝门表面暴露，建议控制大的后脾静脉。试图控制来自前入路的脆弱静脉可能导致静脉破裂和大量出血，并且增加了损伤胰腺尾部的风险。切除脾脏时，应尝试对肝门

淋巴结进行取样。这些肿瘤通常位于肝门大血管附近，可能有助于脾脏肿瘤的分级 [26, 27]。

也有报道使用腹腔镜方法进行肿瘤完全脾切除术 [28, 29]。开放肿瘤手术的原则适用于腹腔镜。过去，腹腔镜脾切除术的反对者批评从腹膜腔中取出脾脏时进行脾脏粉碎的必要性。然而，在套管针的一个位置延伸 3cm，大多数脾脏可以完整地取出。Carroll 等证明，霍奇金病的分期手术可以完全在腹腔镜下进行 [28]，必须完整地切除脾脏，以避免潜在恶性细胞的腹膜扩散，因此不应进行粉碎。腹腔镜方法的支持者认为，脾脏可以更干净地解剖，并且由于更好的可视化，在手术过程中更安全地早期结扎血管，以防止通过操作脾脏的血液扩散。然而，Flowers 等警告说，在外科医生对这项技术感到满意之前，通常会经历 20 次腹腔镜脾切除术的学习曲线 [29]。我们已经成功地使用手辅助腹腔镜技术切除了 25cm 大的脾脏。患者被置于半俯卧位，左侧抬高约 45°。手孔切口在肚脐正上方的中线。

考虑到这些脾脏病变的相对罕见性和传统腹腔镜技术的技术难度，手助腹腔镜脾切除术可能是一种更实用的选择。这既提供了腹腔镜近距离检查的好处，也提供了对器官和肿瘤进行触诊的好处，就像在开放手术中一样。手易于暴露，通过触诊对局部淋巴结、胃和胰腺进行更完整的探查，必要时用手按压立即止血。完整的切除很容易通过手动孔洞完成，患者也可以获得腹腔镜手术的许多好处。

（二）部分脾切除术

正如在外科计划的早期讨论中所指出的，部分脾切除术通常仅适用于治疗脾囊肿。外科医生必须记住，至少需要 25% 的脾脏来维持对肺炎球菌（肺炎链球菌）的免疫力，肺炎球菌是与脾切除术后凶险性感染相关的最常见的生物体。建议所有患者在接受脾手术前 10～14 天进行肺炎链球菌免疫接种，并在 5～10 年内进行强化免疫。β 型流感嗜血杆菌和脑膜炎球菌疫苗

也是可用的和推荐的[22]。用胸腹吻合器或超声刀进行部分脾切除术使器官保存成为可能[30, 31]，并已证明优于自体移植等替代方法[32]。根据位置，该技术可以是开放的或腹腔镜的；然而，不管选择何种技术，都必须小心控制供应囊肿的血管。此外，通常很难控制脾部分切除术中出血。建议将氩束凝固器与市售止血药结合使用，以有效止血。需要输血的部分脾切除术导致的过度出血可能会抵消任何理论上的优势。外科判断在决定何时放弃部分脾切除术而选择完全脾切除术时至关重要。

（三）其他技术

当囊肿的位置较浅时，可以用侵入性较小的技术进行明确的治疗。然而，在选择患者和选择合适的技术时必须小心，以免增加复发的风险。经皮腹腔镜抽吸或留置导管引流已被特别推荐作为处理最终将接受手术切除的假性囊肿的桥接技术[33, 34]。开窗术包括切除脾外囊肿壁以在腹膜内形成永久性开口，通过开放或腹腔镜手术技术完成。必须小心移除足够大的囊肿壁以防止复发，并且可以附着网膜以覆盖实质缺损。一个更好的替代方法是部分脾解封，也称为造瘘术。这种方法包括用套管针对囊肿进行减压，同时切除外脾囊。脾壁上的连续锁定缝线用于确保止血，也可以进行外部引流。穿刺技术的一个潜在风险是过敏反应，如果潜在的病因是寄生虫感染和囊肿内容物溢出到腹膜腔。这种风险和随后的密集炎症反应可能使未来的复发手术更加困难的观察，与使用简单的穿刺技术形成对比。

五、结论

当面对脾病变时，肿块必需明确诊断为囊性或实性。幸运的是，这很容易通过当前的影像学检查来完成。全脾切除术适用于有症状或潜在恶性实体瘤，因此随着对囊性或实性病变性质的认识，手术处理大大简化。对于囊性结构，暴露在寄生虫的流行区域或钝性创伤史可能有助于确定适当的治疗，这可能不包括完全切除这一历史上未被重视的器官。此外，对于较小的脾囊肿，单独观察即可，省去了患者不必要的手术。如果需要手术，只要外科医生有必要的经验，腹腔镜和开腹技术同样有效和安全。